现代妇产科诊疗与生殖技术

张　良等◎编著

U0321720

吉林科学技术出版社

图书在版编目（CIP）数据

现代妇产科诊疗与生殖技术 / 张良等编著. -- 长春：
吉林科学技术出版社，2018.6
ISBN 978-7-5578-4691-6

Ⅰ．①现… Ⅱ．①张… Ⅲ．①妇产科病－诊疗②试管
婴儿－技术 Ⅳ．①R71②R321

中国版本图书馆CIP数据核字(2018)第140574号

现代妇产科诊疗与生殖技术

编　著　张　良等
出 版 人　李　梁
责任编辑　许晶刚　张延明
封面设计　长春创意广告图文制作有限责任公司
制　　版　长春创意广告图文制作有限责任公司
幅面尺寸　185mm×260mm
字　　数　605千字
印　　张　31.5
印　　数　650册
版　　次　2019年3月第2版
印　　次　2019年3月第2版第1次印刷

出　　版　吉林科学技术出版社
发　　行　吉林科学技术出版社
地　　址　长春市人民大街4646号
邮　　编　130021
发行部电话/传真　0431-85651759
储运部电话　0431-86059116
编辑部电话　0431-85677817
网　　址　www.jlstp.net
印　　刷　虎彩印艺股份有限公司

书　　号　ISBN 978-7-5578-4691-6
定　　价　130.00元

P 前言
Preface

　　妇产科是一个病情瞬间多变的高风险专业,尤其是产科,维系着母子两条性命,关系着优生优育的国策。近年来,我国妇产科事业发展迅猛,保护妇女健康、防治妇产科疾病已成为医学上重大的攻坚任务,从事相关学科工作的医务人员大量增加。

　　作为一名妇产科医生,不仅需要扎实的理论知识,更需要丰富的临床经验,要具备随时应付各种危急情况的应变能力。而后者对于低年资的住院医师而言,非一日之功,他们迫切希望能拥有一本可以随身携带、快速查阅的参考用书。为此,我们组织了具有丰富临床实践经验的专家教授,编写了《现代妇产科诊疗与生殖技术》一书。

　　本书参考了近期国内外大量文献,汇集了最新理论和诊疗技术,本着力求新颖、力求实用的宗旨,突出重点,撷取精华。全书共二十五章,分为妇科篇、产科篇和生殖技术篇,全面系统地阐述了妇产科常见病、多发病的临床诊疗情况,集中反映近年来与妇产科诊疗技术相关的新观点、新技术,并结合编者们的临床实践经验,力求使内容更深入、更具体。希望广大医护工作者能够从本书中获益,充分吸取经验,不断总结提高,为保障人民群众健康权益做出更大的贡献。

　　由于编写经验和水平有限,书中难免会有不足之处,在此诚挚地期盼广大师生及妇产科同道们提出宝贵意见。

《现代妇产科诊疗与生殖技术》编委会

2018 年 3 月

C目录
Contents

1

产　科　篇

生殖技术篇

现代妇产科诊疗与生殖技术

第一章 女性生殖系统炎症

第一节 宫颈炎症

宫颈炎症是指宫颈阴道部和宫颈管黏膜部位的炎症,是妇科常见疾病之一。临床上以宫颈管黏膜炎症多见,这是因为宫颈管黏膜上皮为单层柱状上皮,抗感染能力相对较差,并且宫颈管黏膜皱襞较多,病原体易在此藏匿,不易被清除掉,久而导致慢性炎症。宫颈阴道部的鳞状上皮是与阴道鳞状上皮相延续的,各种阴道炎症均可累及宫颈阴道部。

宫颈炎症的分类按发生时间可分为急性宫颈炎和慢性宫颈炎。也可按病原体不同来分类。本节内容以急性和慢性宫颈炎分类为基础,对不同病原菌所引起的宫颈炎症再分别给予描述。

一、急性宫颈炎

(一)病因和病原体

急性宫颈炎较慢性子宫颈炎少见,多在下列情形发生:①不洁性交后;②子宫颈损伤(如分娩、流产、宫颈手术或宫颈扩张等导致宫颈损伤)后继发感染;③化学物质刺激,如不恰当的使用高浓度酸、碱性药液冲洗阴道;④阴道异物,如由于医务人员不慎遗留的纱布或棉球,或小儿将小玩具放入阴道内等。

急性宫颈炎的病原体包括:①淋球菌和沙眼衣原体,两者是最常见的病原体,主要通过性方式传播,引起黏液脓性宫颈炎,淋球菌感染时多半合并沙眼衣原体感染。淋球菌和沙眼衣原体沿阴道黏膜上升或直接侵犯子宫颈的柱状上皮,沿黏膜面扩散引起浅层感染,而引起急性炎症。衣原体感染宫颈后可持续存在而无明显症状。近年来随着性病发病率的增长,淋球菌和沙眼衣原体引起的急性宫颈炎呈上升趋势。②一般化脓菌,如链球菌、葡萄球菌、肠球菌、大肠杆菌等。这类病菌侵入宫颈间质组织深层,并可沿着宫颈两侧的淋巴管向上蔓延,导致盆腔结缔组织炎症。③原虫,包括滴虫和阿米巴原虫。滴虫性阴道炎发生后,炎症可沿阴道黏膜蔓延,累积宫颈而引起急性炎症。自身肠道阿米巴感染或经性交带来的阿米巴包囊或滋养体感染阴道和宫颈后,可在宫颈表面形成溃疡、坏死,继发化脓性感染。

(二)病理

急性宫颈炎发生后可见宫颈增大,充血呈红色,这是由于宫颈间质水肿和血供增加所致。颈管黏膜水肿并有外翻。组织学表现:宫颈黏膜及间质见大量中性粒细胞浸润、血管充血以及组织水肿,腺腔扩张,充满脓性分泌物。重症者可有脓肿和灶性溃疡形成。

(三)对母儿的影响

妊娠期淋球菌感染的发病率为 0.5%,以淋菌性宫颈内膜炎多见,但播散性淋病较非孕期增多。妊娠期淋球菌感染对母儿均有不利影响,可引起胎儿宫内发育迟缓、绒毛膜羊膜炎,致胎膜早破、早产。约 1/3 新生儿通过未治疗孕妇产道时可感染,出现淋球菌结膜炎,治疗不及时感染可穿透角膜,导致失明。而产妇由于产道损伤,抵抗力差,易发生产褥期感染,甚至播散性淋病,引起全身感染。

(四)临床表现

阴道分泌物增多是急性宫颈炎最常见的症状,有时甚至是唯一症状。白带呈黏液脓性或脓血性,其刺激可引起外阴瘙痒及灼热感,患者多伴有不同程度的下腹坠痛、腰背疼痛、性交疼痛和尿路刺激症状,可有轻度发热等。当感染沿着宫颈淋巴管向周围扩散时，可引起宫颈上皮脱落，在宫颈局部形成溃疡。如果病变进一步蔓延导致盆腔结缔组织炎，可出现不同程度发热。由于急性宫颈炎常和阴道炎、急性子宫内膜炎同时发生，使得宫颈炎的症状被掩盖。亦有部分患者没有症状。

妇科检查见宫颈充血、红肿，宫颈管黏膜水肿、外翻，大量脓性分泌物从颈管内流出。当病原菌是淋球菌时，尿道、尿道旁腺、前庭大腺亦可同时感染而有脓液排出。部分病情严重的患者有盆腔炎表现。

有关沙眼衣原体所致子宫颈炎在后文有专门介绍。

（五）诊断

根据病史、症状及妇科检查，不难做出急性宫颈炎的诊断，关键是确定病原体，以便针对处理。各种病原体所致感染可表现出不同性状的分泌物，有时仅通过目检即可鉴别，但准确诊断仍需采用一定的相应检测方法。

目前较常用的淋病实验室检查方法是分泌物的涂片染色检查（敏感性 50%～70%，特异性 95% 以上），需同时做淋球菌的分离培养（敏感性 80%～90%）以确诊。对培养可疑的菌落，可采用单克隆抗体免疫荧光法检测。宫颈分泌物取材方法：注意使用盐水湿润窥器（不宜使用液体石蜡等润滑油）。先拭去宫颈外口表面分泌物，将棉拭子插入宫颈口内 1 cm 处，稍转动并停留 10～30 秒，让棉拭子充分吸附分泌物，轻轻涂布于载玻片上，待自然干燥后加热固定、染色、镜检。若光镜下平均每个高倍视野有 30 个以上中性粒细胞，即可诊断急性宫颈炎。在此基础上再进行明确病原体的相关检测。

（六）治疗

急性宫颈炎的治疗需采用全身治疗，不用局部药物治疗，更不宜做电灼等物理治疗，以免使炎症扩散。治疗要力求彻底，以免形成慢性宫颈炎。当合并急性子宫内膜炎和盆腔炎时，需要给予相应治疗。抗生素选择、给药途径、剂量和疗程要根据病原体和病情严重程度决定。

治疗主要针对病原体，主张大剂量单次给药。目前，由于耐青霉素淋菌日益增多，青霉素已不作为首选。淋菌性宫颈炎推荐的首选药物为第三代头孢菌素，如头孢曲松钠，250 mg，肌内注射，共 1 次。其他一线药物尚有（选择其中之一）：①环丙沙星 500 mg，口服，共 1 次。②氧氟沙星 400 mg，口服，共 1 次。备用药物（用于不能应用头孢菌素的患者，选择以下方案之一）：①大观霉素 4 g，肌内注射，共 1 次。②诺氟沙星 800 mg，口服，共 1 次。以上治疗时需同时给予抗沙眼衣原体治疗如四环素类的多西环素 100 mg，口服，每日 2 次，连用 7 天。或红霉素类中阿奇霉素 1 g，顿服；或红霉素 500 mg，每日 4 次，连服 7 日。或喹诺酮类如氧氟沙星 300 mg，每日 2 次，连服 7 日，左氧氟沙星 500 mg，每日 1 次，连服 7 日。一般化脓菌感染最好根据药物敏感试验进行治疗。念珠菌和滴虫性宫颈炎参见阴道炎的治疗方法。

二、慢性宫颈炎

（一）病因及病原体

慢性子宫颈炎是最育龄妇女最常见的妇科疾病，可在下列情形发生：①急性宫颈炎未治疗或治疗不彻底转变而来，这是由于宫颈黏膜皱褶较多，病原体侵入宫颈腺体深处后很难根除，导致病程迁延不愈所致。但绝大部分慢性宫颈炎无典型急性宫颈炎的过程。②宫颈损伤后继发感染。阴道分娩或宫颈手术等都可发生宫颈损伤，病原体侵入伤口可致感染。③阴道异物（如子宫托）、不洁性生活等。④雌激素水平低下，局部抗感染能力差，也易引起慢性宫颈炎。部分患者无明确原因。

慢性宫颈炎的病原体一般为葡萄球菌、链球菌、沙眼衣原体、支原体、淋球菌等，另外，真菌也是慢性宫颈炎的病原菌之一。过去认为细菌是慢性宫颈炎常见的病原体，但目前随着诊断技术的提高，发现支原体、衣原体感染者很多，这些病原体的感染大部分呈慢性过程。有统计显示，慢性宫颈炎患者宫颈管黏膜细胞内的沙眼衣原体阳性率高达 70.8%，宫颈糜烂时真菌检出率达 92%。许多性病的病原体，如人乳头瘤病毒、单纯疱疹病毒等也是慢性宫颈炎的病原体，并且与宫颈癌有着密切关系。

（二）病理

慢性宫颈炎可伴发多种病变。

1.宫颈糜烂

宫颈糜烂是慢性宫颈炎最常见的病理改变。此时临床所见为宫颈外口周围表面呈细颗粒状的红色区,肉眼观似糜烂面。实质上其表面为完整的宫颈管单层柱状上皮所覆盖,因柱状上皮菲薄,其下间质透出呈红色,并非病理学上所指上皮脱落、溃疡的真性糜烂。这一区域在阴道镜下表现为原始鳞柱交界部的外移。另外,在正常宫颈间质内存在着作为免疫反应的淋巴细胞,宫颈间质内淋巴细胞的浸润,并非一定意味着慢性炎症。基于上述认识,目前西方国家的妇产科教科书已废弃宫颈糜烂这一术语,而改称宫颈柱状上皮异位,并认为这种情况不是病理改变,而是宫颈的生理性变化之一。

我国教科书多年来将宫颈糜烂分为病理炎性糜烂和假性糜烂。在一些生理情况如青春期、妊娠期或口服避孕药妇女,由于雌激素水平增高,宫颈管柱状上皮增生,原始鳞柱交界外移,可见宫颈外口呈红色、细颗粒状,形似糜烂,此为假性糜烂(也称生理性宫颈糜烂)。当雌激素水平下降,柱状上皮可退回宫颈管。由于宫颈柱状上皮抵抗力低,病原体容易侵入发生炎症,形成宫颈炎性糜烂,但是发生机制仍不明确。由于宫颈糜烂这一术语在我国当前仍使用广泛,故本书仍继续沿用。

宫颈糜烂根据糜烂深浅程度分为三型。①单纯性糜烂:在炎症初期,糜烂面仅为单层柱状上皮所覆盖,表面平坦。②颗粒型糜烂:在单纯性糜烂基础上腺上皮过度增生并伴有间质增生,糜烂面凹凸不平呈颗粒状。③乳突型糜烂:当间质增生显著,表面不平现象更加明显呈乳突状。根据糜烂面积大小将宫颈糜烂分为三度。①轻度糜烂:指糜烂面积小于整个宫颈面积的 1/3;②中度糜烂:指糜烂面积占整个宫颈面积的 1/3～2/3;③重度糜烂:指糜烂面积占整个宫颈面积的 2/3 以上。诊断宫颈糜烂时应同时表示出糜烂的面积和深浅,如诊断为中度糜烂、乳突型。

宫颈表面的鳞状上皮因炎症或损伤而坏死脱落后,则形成真性糜烂。但这种真性糜烂很快被向外生长的颈管内膜所覆盖,当炎症病变稍减弱的情况下,邻近的鳞状上皮开始向覆盖在糜烂面的柱状上皮下生长,逐渐将腺上皮推移,最后完全由鳞状上皮覆盖,糜烂痊愈。但是实际上更多见的是间接替代,即在柱状上皮下常存在一行较小的圆形细胞,称基底细胞或储备细胞,在糜烂的愈合过程中这些细胞增生,最后分化成鳞状上皮。糜烂的愈合常呈片块状分布,并因这种新生的鳞状上皮生长于炎性组织的基础上,故表层细胞极易脱落而变薄,稍受刺激即又恢复糜烂。因此,愈合进程和炎症的扩展交替进行,治疗不易彻底,较难痊愈。

上述愈合过程不仅发生在糜烂表面,腺凹的腺体及增生的腺样间隙所被覆的柱状上皮同样可被复层上皮所替代。这种腺上皮的复层化与表皮化,通常称为鳞状上皮化生。化生程度有很大差异,有时腺上皮全部被替代,有时仅腺体的一边或腺体开口处被替代,有的整个腺样结构形成实质性细胞团块位于子宫颈间质之中。由于慢性子宫颈炎的发病率极高,因此在子宫颈活检中,鳞状上皮化生的发现率可高达70%～80%。需要强调的是,鳞状上皮化生是糜烂愈合过程的一种变化,没有形成癌的倾向,不应与作为癌前病变的非典型增生混淆。

宫颈生理性糜烂还包括下面两种情形:①先天性糜烂:在胚胎发育后期,阴道与子宫颈的阴道部分均为移行上皮所覆盖,至第 6 个月时,这种上皮向颈管内伸展,至足月时,宫颈管黏膜的柱状上皮向外生长,超越子宫颈外口,约有 1/3 新生女婴保持这种状态,其外观与成人的炎性宫颈糜烂相似,故有“先天性宫颈糜烂”之称。这种现象一般仅持续存在数天,随着来自母体的雌激素水平降落而自然消退。②第二种情形是由于宫颈内膜柱状上皮增生,超越宫颈外口所致,外观同炎性宫颈糜烂,该情形只发生于卵巢功能旺盛的生育期年龄,而不发生于青春期或绝经期后,尤其好发于妊娠期,并有产后自行消退的倾向。患者虽感白带增多,但为清洁黏液,病理检查在柱状上皮下没有炎性细胞浸润或仅见少数淋巴细胞,并以乳头状与腺样糜烂的组织像为特征。所有上述现象均说明这类糜烂的形成可能是性激素的平衡失调所致,而与炎症无关,只是在糜烂的基础上又可能继发炎症,但这仅仅是后果而不是发生糜烂的原因。糜烂可能是雌激素作用的缘故。但有些动物实验发现,注射睾酮后可获得类似人的腺性糜烂样变化。因此认为,雄激素能使子宫颈上皮改变成黏液性并趋向于形成腺体,孕激素的作用在这方面类似雄激素,而雌激素的作用是使上皮增生成为高度角化的复层扁平上皮。

综上所述,宫颈糜烂的病因绝大多数为炎症,此外还可能由内分泌紊乱因素所引起。在鉴别上应注意发生时期及有无与炎症相关的诱因与体征,病理学检查亦可供参考。

2.宫颈息肉

宫颈息肉指宫颈内膜长出的赘生物,又称宫颈内膜息肉,是慢性子宫颈炎所伴发的一种病变。慢性炎症的长期刺激使宫颈管局部黏膜不断增生,增生组织向宫颈外口突出而形成息肉。息肉数量及大小不等,多半为单发,色红,呈舌形,表面光滑,有时略带分叶,质软而脆,极易出血,蒂多细长,因此活动度大,偶尔也有基底部宽广者。息肉的根部多附着于宫颈外口,少数在宫颈管壁。光镜下见息肉实质部分由腺体、纤维间质、血管和淋巴细胞、浆细胞组成,表面覆盖与宫颈管上皮相同的单层高柱状上皮,蒂部为纤维组织及伸入息肉的血管。宫颈息肉极少恶变,文献报道在1%以下。由于炎症长期存在,除去息肉后仍易复发。

宫颈息肉因结构的不同在组织形态上表现为以下几种类型:①腺瘤样型;②腺囊肿型(腺体潴留性囊肿型);③肉芽型;④血管瘤样型;⑤鳞形化生型;⑥纤维型;⑦息肉样蜕膜反应;⑧高位宫颈息肉。

3.宫颈黏膜炎

宫颈黏膜炎病变局限于宫颈管黏膜及黏膜下组织,宫颈阴道部外观光滑,宫颈外口可见有脓性分泌物。有时宫颈管黏膜增生向外突出,可见宫颈口充血。由于宫颈管黏膜及黏膜下组织充血、水肿、炎性细胞浸润和结缔组织增生,可导致宫颈肥大。

4.宫颈腺体囊肿

宫颈腺体囊肿又称纳博特囊肿。在宫颈糜烂愈合过程中,新生的鳞状上皮覆盖宫颈腺管口或伸入腺管后阻塞腺管开口,腺管周围的结缔组织增生或瘢痕形成压迫腺管,使腺管变窄甚至阻塞,腺体分泌物引流受阻、潴留形成大小不等的囊形肿物。部分宫颈腺体囊肿可发生于生理性宫颈糜烂愈合时,而并非炎症表现。检查时见宫颈表面突出多个分散的青白色小囊泡,直径2~3 mm,偶可达1 cm,半透明状,内含无色黏液。若囊肿感染,则外观呈白色或淡黄色小囊泡,囊内液呈混浊脓性。在表面光滑的宫颈也常见到此类囊肿。

5.宫颈肥大

慢性炎症的长期刺激,宫颈组织充血、水肿和间质增生,或者在腺体深部可能有黏液潴留形成囊肿,以上因素均可使宫颈呈不同程度的肥大,可以2~3倍于正常大小,但表面多光滑,呈淡红色或乳白色,不易出血,有时可见到潴留囊肿突起。最后由于纤维结缔组织增生,使宫颈硬度增加。有时组织增生不均匀,呈小结节状突起。在子宫脱垂的患者,宫颈特别肥大。镜下见宫颈鳞状上皮增生增厚,表面角化,但细胞排列整齐,形态正常。

6.宫颈外翻

由于分娩、人工流产或其他原因发生宫颈口撕裂,未能及时修补,之后宫颈内膜增生并暴露于外形成宫颈外翻,很像糜烂。检查见宫颈口增宽,横裂或呈不规则撕裂,可见颈管下端的红色黏膜皱褶,宫颈前、后唇肥大,但距离较远。与糜烂不同的是外翻内膜呈纵行皱襞。在治疗上两者效果不同,宫颈糜烂可根据其发生原因经治疗而恢复正常,而外翻组织则治疗无效。

7.慢性宫颈炎伴急性变化

在慢性宫颈炎变化的基础上可见到血管扩张,间质中有中性白细胞浸润。这种宫颈炎的病程和组织病变都属于慢性,但同时有急性炎症变化,应予以治疗。

(三)临床表现

慢性宫颈炎主要表现为白带增多,有时是唯一症状。由于病原体种类、炎症的范围、程度和病程不同,白带的量、颜色、性状、气味也不同,可为乳白色黏液状至黄色脓性。伴有息肉等时,白带中可带有血丝或少量血液,或宫颈接触性出血。由于白带的刺激,常有外阴不适或瘙痒。若白带增多,似干酪样,应考虑是否合并念珠菌阴道炎;若白带呈稀薄泡沫状,有臭味,则应考虑合并滴虫性阴道炎。白带恶臭多为厌氧菌引起的感染。

其他症状包括:①疼痛:感染严重时可有腰骶部疼痛、下腹坠胀。有时疼痛可出现在上腹部等处,于月经期、性生活时加重。当炎症向周围蔓延形成慢性子宫旁结缔组织炎后,宫旁韧带增粗,疼痛更加明显。②尿路刺激征:慢性宫颈炎可直接向前蔓延或通过淋巴管扩散,当波及膀胱三角区及膀胱周围结缔组织时,可出现尿频或排尿困难等尿路刺激症状。重者发生继发性尿路感染。③较多的黏稠脓性白带有碍精子上行,可导致不孕。④其他症状:如月经不调、痛经、盆腔沉重感及肠道症状等。

妇科检查可见宫颈有不同程度的糜烂、肥大、宫颈裂伤,有时可见宫颈息肉、宫颈腺体囊肿、宫颈外翻等,宫颈口多有分泌物,亦可有宫颈触痛或宫颈接触性出血。

(四)诊断

慢性子宫颈炎的诊断多不困难,因其症状常被其他妇科疾病所掩盖,故多在例行妇科检查时才发现。窥器视诊检查所见如上述。仅有宫颈黏液增多而呈清澈黏液样者,可能是宫颈内膜增生或卵巢功能亢进所致,并非子宫颈炎。

宫颈糜烂必须与宫颈上皮内瘤样病变、早期宫颈癌、宫颈结核和宫颈尖锐湿疣鉴别。宫颈癌前病变及早期宫颈癌等在临床上仅凭肉眼不借助其他诊断方法,不可能与宫颈糜烂鉴别,因此应常规进行宫颈细胞学检查(TCT或宫颈刮片),必要时可做宫颈活检以明确诊断。阴道镜辅助下的宫颈活检对提高诊断准确率会有很大帮助。

(五)治疗

局部治疗为主,方法有物理治疗、药物治疗和手术治疗,其中又以生物物理治疗最常用。生物物理的基本原理是破坏炎变的子宫颈上皮,促进新生健康的鳞状上皮的生长,修复创面,具有疗法简单易行、安全可靠和疗效高的特点,可在门诊施行,便于普及推广。

在未治疗的宫颈糜烂中,宫颈癌的发生率为0.2%,所以积极治疗慢性宫颈炎具有防癌意义。治疗前需排除全身及内生殖器疾患,常规做白带检查,排除真菌、滴虫感染,以免影响术后的愈合。治疗前做宫颈刮片或其他检查,排除宫颈上皮内瘤变及早期宫颈癌后,再根据不同病原分别治疗。特殊病原菌的治疗参见相关章节。

1.宫颈糜烂

1)药物治疗:局部药物治疗适用于单纯性糜烂或糜烂面积小和炎症浸润浅的病例。常用药物有10%～20%的硝酸银和5%的重铬酸钾溶液,其他尚有聚甲酚磺醛栓和重组干扰素栓等。

(1)硝酸银和重铬酸钾液:二者为强腐蚀剂,用药量少,方法简单而实用,适宜于基层医院。当前已少用。

硝酸银的具体用法:常规消毒阴道,窥器暴露宫颈,清除阴道分泌物。75%酒精消毒宫颈后,用无菌棉球拭干局部,将无菌纱布填于阴道后穹窿处以保护正常组织。用棉签蘸5%～10%的硝酸银涂擦在子宫颈糜烂面及子宫颈口,涂擦后立即换用生理盐水棉签涂擦,使多余的硝酸银成为无腐蚀性氯化银,以防灼伤阴道黏膜,再用鱼肝油棉球紧贴于宫颈,次日取出,每周治疗一次,一般3～4次为一疗程。

5%重铬酸钾溶液有一定毒性,虽有渗透性,但用来腐蚀糜烂面仅能到一定程度,不致影响深部健康组织。据国内研究用于宫颈糜烂的治愈率达98%。具体用法:局部消毒后,消毒纱布填于阴道后穹窿处,用一棉签蘸5%重铬酸钾溶液后插入宫颈管内约0.5 cm处,保留一分钟。以另一棉签涂重铬酸钾溶液于子宫颈糜烂处并超过边缘。根据糜烂面性状,涂擦数次,直至糜烂面呈褐色状。换用0.1%新洁尔灭棉球擦净,取出纱布,将带有抗生素的棉球紧贴在宫颈上,24小时后取出。一般上药后2～3周可再上一次,1～4次创面可愈合。上药后阴道有水样分泌物、灰白色痂皮排出。上药期间应须保持外阴清洁,禁止坐浴。

(2)重组人干扰素 α-2b 栓(商品名:奥平):奥平栓具有抗病毒、抗肿瘤及免疫调节活性。常用于子宫颈糜烂,特别对轻、中度子宫颈糜烂效果较好。隔日一次,塞于阴道。10～12天为一个疗程,或者每晚一次,6天为一个疗程。通常使用2～3个疗程。

(3)聚甲酚磺醛栓(商品名:爱宝疗):隔日一次,放入阴道,12天为一个疗程,一般需1～2个疗程。使用前注意充分冲洗阴道,洗掉前次残留药膜,减少对新塞入药栓疗效的影响。

(4)中药洗剂:如洁尔阴,其主要成分是蛇床子、黄柏、苦参、苍术。一般用10%的溶液行阴道冲洗或坐浴,每日一次,2周为一个疗程。

2)物理治疗:是目前治疗宫颈糜烂最常用的方法之一,具有疗程短、疗效好的优点。适用于中度、重度糜烂,糜烂面积较大、炎症浸润较深的患者。治疗原理在于使糜烂面坏死、脱落,原有柱状上皮为新生鳞状上皮覆盖。一般只需治疗一次即可治愈。当前临床使用的几种方式,各有优缺点,选择应用时要根据单位医疗设备和仪器情况而定。

(1)电熨:将电熨斗与糜烂面接触后加压,由内向外来回移动,直到略超过糜烂面(约3 mm),组织呈乳白色或微黄色为止。局部涂用1%甲紫。一般近宫口处烧灼稍深,并深入颈管内0.5~1 cm,越近边缘越浅。术后2~3天内阴道分泌物较多,有时可呈脓样,适当冲洗阴道有利于创面的愈合。2周内阴道可能有少量出血,2~3周后创面脱痂,鳞状上皮开始修复。治愈率约80%。

(2)激光治疗:激光使糜烂组织炭化结痂,术后3周左右痂皮脱落,创面生长出新的鳞状上皮而修复。照射范围应超过糜烂面2 mm,烧灼深度轻症为2~3 mm,重症为4~5 mm,治愈率为80%~90%。治愈时间为1~3个月,术后有脱痂、流水、出血等反应。

禁忌证:孕妇、月经过多或过频的患者以及全身性疾病(如血液病、肝病、严重的心脏病等)患者。

术后处理:如有继发感染时,采用抗菌药物和止血药物辅助治疗。每月复查一次,观察创面愈合情况。注意观察宫颈管有无狭窄。由于激光治疗对月经周期有一定影响,因此术后1~2次月经常出现提前、量增多和经期延长。

(3)冷冻治疗:以液氮为制冷源,运用快速降温装置达到超低温(-196℃)使糜烂面冻结、变性、坏死而脱落,新生的鳞状上皮重新覆盖宫颈阴道部而达到治疗目的。冷冻治疗不形成瘢痕,因此一般不会发生宫颈狭窄,所以对有生育要求的妇女较为合适。病变以宫颈直径不超过4 cm,糜烂范围不超过宫颈2/3为宜,这样能保证探头大小能盖住糜烂区。

冷冻治疗的原则是:快速冷冻,缓慢复温。在治疗过程中,探头与宫颈糜烂组织的时间越长,结冰的范围越广、越深,降温的速度越快,越容易形成冰晶。升温还原的时间越慢,越容易对细胞产生机械性的破坏,达到彻底破坏整层糜烂组织(即柱状上皮细胞及间质)的效果。另外,冷冻的刺激作用能激惹起柱状上皮下的储备细胞增生和鳞化,从而进行修复和愈合。

技术操作:治疗在月经后7~10天之内进行,无须麻醉。用窥器暴露宫颈,拭干其表面分泌物。选择一个与宫颈糜烂范围大小相符合的探头,将探头直接与糜烂面相接触,然后放冷气制冷。探头温度下降到-10℃~0℃左右,在探头四周开始出现一圈白霜。这时探头已吸住糜烂组织,即开始计算时间,冷冻时间是1分钟,时间一到立即停止冷气,使探头离开宫颈。这时宫颈糜烂组织仍呈冰冻状态。等待3~5分钟,糜烂组织的结冰完全溶化,组织的颜色还原后再冷冻第二遍,时间还是1分钟。冷冻后,用甲紫涂冷冻面,然后用呋喃西林粉喷宫颈及阴道。

不良反应:①阴道分泌物增多。冷冻后4~6小时开始有水样分泌物,到第3~4天分泌量达到最高峰,每天200~300 mL,待痂皮脱落后才逐渐减少,可持续一个月。疗效差的病例,水样分泌物可变成黏性白带。待宫颈痊愈后,分泌物自然消失。②出血。冷冻可使局部血管收缩止血,因此术后很少大出血,往往在冷冻后分泌物带有少量血液,呈血水样分泌,一般不需处理。痂皮脱落期,有时会遇到小血管破裂,出现活动性出血,则需要电凝或填塞纱布压迫止血。③冷冻能降低神经的敏感性,有麻醉和镇痛作用,治疗时患者一般无痛苦,但部分患者术中有头痛、眩晕、恶心等自主神经紊乱等反应。此外,部分患者会出现术后乏力等症状。

冷冻治疗对宫颈糜烂的治愈率为80%~90%,愈合时间平均2个月。主要缺点为阴道排液量多、时间较长,持续约为2~4周。

(4)微波治疗:微波电极接触局部病变组织时,瞬间产生高热效应(44℃~61℃)而达到使组织凝固的目的,并可出现凝固性血栓而止血。治愈率为90%左右。

(5)波姆光治疗:采用波姆光照射糜烂面,直至变为均匀灰白色,照射深度为2~3 mm,治愈率

80％左右。

物理治疗的注意事项：①治疗时间选择在月经干净后 3～7 天进行。②治疗前必须排除宫颈上皮内瘤样病变、早期宫颈癌、宫颈结核和急性炎症。③术后注意检查宫颈管有无狭窄。如有应予以适当分离或扩张。④术后 2～3 个月禁止性生活。⑤接受治疗的患者日后妊娠和分娩时要交代宫颈治疗史，以防止分娩时发生宫颈裂伤或宫颈性难产。

3)手术治疗：以上方法治疗无效，或宫颈肥大糜烂面深广，且颈管受累者，可考虑宫颈锥切术或全子宫切除术。

（1）宫颈 LEEP 术：适应证于子宫颈糜烂面较深广累及宫颈管者，宫颈肥大者，如经以上治疗无效，或疑有癌前病变者。由于切下的标本外缘已被电刀破坏，影响对疑有子宫颈癌的诊断。

（2）冷刀锥切术：切下的标本可以更好地进行病理检查。锥切后应缝合创面，此法瘢痕小，术后出血机会少。

（3）全子宫切除术：适用于年龄较大，久治不愈的慢性子宫颈炎并有癌前病变者。因慢性宫颈炎而行全子宫切除者现已罕见。

2.子宫颈息肉摘除术

适用于子宫颈息肉者。首先对症治疗积极控制感染，抗子宫颈炎症治疗。出血时，以止血为主，如口服安络血 5 mg，每日 3 次。或云南白药 1 g，每日 2～3 次。然后行宫颈息肉摘除术，用血管钳钳夹息肉，由蒂部摘除。如出血，用棉球压迫即可止血。息肉小者，用血管钳钳夹紧根部扭下即可。摘除术后并同时行止血，消炎治疗。因本病易复发，应定期复查，每 3 个月复查一次。手术摘除标本应常规行病理检查，若有恶变征象，应及时给予相应治疗。

术后注意事项：行药物治疗、物理治疗或手术治疗后，注意保持外阴清洁，在创面未愈合期间，禁止性生活、盆浴、游泳等。

三、病毒性宫颈炎

流行病学和分子生物学研究表明，病毒以性传播方式感染女性生殖道，宫颈是病毒容易侵犯的部位。人乳头状病毒（HPV）、单纯疱疹病毒（HSV）及巨细胞病毒（HCMV）是感染宫颈的常见病毒，除引起宫颈组织的炎症外，这些病毒在宫颈不典型增生和宫颈癌的发生和发展过程中扮演着极其重要的角色。

（一）宫颈人乳头状瘤病毒感染（宫颈尖锐湿疣）

尖锐湿疣在性病中发病仅次于淋病占第二位，由人乳头状瘤病毒（human papillo mavirus，HPV）所引起，好发于年轻妇女，60％通过性接触传染。HPV 有高度的宿主和组织特异性，只侵袭人体皮肤和黏膜，好发于男女生殖器部位，尤其是性生活受损的部位，如女性的会阴、阴道、宫颈。由于尖锐湿疣、HPV 与宫颈癌、外阴癌有密切关系，因而受到重视。

现已知 HPV 亚型中，约 20 余种与人类生殖道感染有关，在女性 HPV 感染中宫颈的感染率为 70％，其中 HPV 6、11 型主要引起尖锐湿疣病变。而 16、18、45 和 56 型则与宫颈上皮内瘤变和浸润癌有关。约 1/3 的 HPV 感染女性同时存在其他病原体引起的宫颈炎，但其他病原体宫颈炎的存在，对 HPV 的临床过程无明显影响。

1.临床表现

HPV 引起的宫颈损害平坦而湿润，与外阴和肛周皮肤上所见的典型生殖道尖锐湿疣明显不同，肉眼常不易看见，只有使用阴道镜检查（醋酸白色上皮、镶嵌、粗点血管）时才能看到。

宫颈湿疣通常导致宫颈局部丘疹性或斑疹性病变，即以扁平状多见；向外生长呈菜花状、乳头状的尖锐湿疣和向内生长的倒生性湿疣均较少见。扁平湿疣呈斑片状，粗糙面如苔藓，无明显的临床症状，故又称为亚临床乳头瘤病毒感染和不典型湿疣。镜下所见最突出的是鳞状上皮中出现挖空细胞，细胞核大、深染而边皱缩似葡萄干，有时见双核，核周为很宽的空化区，细胞边缘似较厚的细胞膜样。挖空细胞可作为 HPV 感染的证据。

宫颈扁平湿疣不太容易被发现,以3%～5%醋酸涂宫颈可增加其能见性,这样处理后可使累及部位像白色斑块样显示出来。外观似正常的宫颈也有检出HPV者。阴道镜检查常见宫颈扁平湿疣呈白色,上皮伴或不伴点状血管或呈镶嵌状。

2.诊断

宫颈尖锐湿疣主要表现为白带增多,外阴痒,性交后出血,绝经后阴道出血等,或以外阴赘生物而就诊。部分患者数月或数年前有外阴湿疣史,或性伴侣有生殖器湿疣病史。约18%患者无临床症状。妇科检查发现宫颈赘生物,向外生长呈菜花状、乳头状或桑葚状,大小不等,可单个或多个病灶,外阴、阴道可同时见到赘生物。宫颈湿疣常常表现为宫颈局部丘疹样或斑丘疹样病变,以扁平状多见,扁平湿疣呈斑片状,粗糙面如苔藓,局部上皮增厚,略高于周围组织,故临床表现不显著,又称亚临床湿疣或不典型湿疣。

尖锐湿疣潜伏期1～3个月,发病以生育年龄妇女多见。尖锐湿疣不易自然消失,往往经久不愈,治疗后容易复发,目前暂时无根治的方法。根据临床表现一般可诊断,局部组织取活检,也可明确诊断。由于HPV不能在体外组织细胞中培养,血清学试验敏感性及特异性不高,免疫组化也相对不敏感。临床常用以下方法。

(1)TCT与宫颈涂片:宫颈脱落细胞检查中可有挖空细胞。

(2)阴道镜检查:宫颈等病变部位可发现团块状、菜花成簇状的突起,绒毛内有不规则的绒线球状血管襻,病灶涂醋酸后变白色。丘疹型病变呈密集对称分布的泡状或单指状突起,涂醋酸后血管消失,病灶变白。宫颈扁平湿疣表现为白色上皮,伴或不伴点状血管或呈镶嵌状。

(3)HPVDNA检测:聚合酶链反应(polymerase chain reaction,PCR)检测HPV DNA阳性率达97.9%,敏感性和特异性达90%。该技术应用较广泛。近年来应用杂交捕获Ⅱ HPV DNA分析法(双基因体)进行初筛查获得了较高的敏感性。

(4)组织学检查:镜下可出现典型的挖空细胞,主要在中、表层。电子显微镜检查可见到HPV病毒颗粒。特征性的HPV病毒颗粒均在挖空细胞内出现。免疫组织化学可显示病毒抗原。

3.治疗

宫颈尖锐湿疣采用局部破坏性治疗,如激光、冷冻、电凝等。对于有宫颈不典型增生者,应进行阴道镜检查和宫颈活检,必要时刮取颈管组织,排除浸润癌后,再决定治疗方案。妊娠合并宫颈尖锐湿疣时宜在孕34周前进行局部治疗,以免分娩时发生宫颈裂伤等并发症。若妊娠足月合并较大的宫颈湿疣宜行剖宫产术,以防产后出血。

局部疗法应与全身疗法相结合。治疗中要保持局部清洁干燥。积极治疗与尖锐湿疣同时存在的其他阴道炎症和盆腔炎症,同时治疗宫颈外的尖锐湿疣。

(1)终止性生活,阻断传染源,积极治疗合并的性传播疾病。性伴侣必须同时治疗。

(2)局部药物治疗适用于小病灶。①0.5%的鬼臼毒素溶液或胶:可用于外生殖器疣患者,安全有效、方便,可由患者自行进行治疗。临床试验显示它对疣的完全清除率为45%～88%,3个月内的复发率为33%～60%。用法:局部涂擦,每日2次,连用3日为一个疗程,重复用药应间隔4天以上,最多4个疗程。总的用药面积不应超过10cm²,每日用药总量不超过0.5mL。孕期禁用,也不推荐用于肛周、直肠、尿道和阴道的病灶。用药局部可出现烧灼与疼痛感,一般较轻。②80%～90%三氯醋酸:局部涂擦,每周一次,一般1～3次可痊愈。使用时注意保护病损周围的正常组织。③氟尿嘧啶软膏:涂于患处,每日1～2次,疗程2～3周。孕妇禁用。

(3)物理治疗:为尖锐湿疣常用的方法,包括激光、冷冻、电灼、微波治疗,是目前应用较多的方法,其作用机制为采用热凝或冷凝的物理能将病变组织去除。一般来讲,激光治疗易于控制,出血少,术后痊愈快,一次治愈率达95%以上,并且不遗留瘢痕。冷冻法的治愈率也能达90%,冷冻后局部组织发生坏死和溃疡,一般持续1周。2～3周后愈合,再间隔1～2周后可以重复治疗,一个疗程为1～2次。电灼法如果使用者技术良好,治愈率能达到激光治疗的水平。宫颈尖锐湿疣作激光、冷冻、电灼法深度约为7 mm,以破坏宫颈腺体上皮为度。物理治疗后尖锐湿疣都有可能复发。

(4)手术治疗:对较大的疣体可应用手术切除。

（5）全身免疫治疗。使用免疫调节剂：①病毒灵片每次服一片，每日 3 次。②异丙肌苷为一种抗病毒药，并有增强机体免疫功能的作用，每次 1～1.5g，每日 2～3 次，连用 5 日。③转移因子：每次 2 mL，或每周 2 次，6 次为一个疗程，皮下注射或病害部位基底部注射。④干扰素具有抗病毒、调节免疫的作用，基因干扰素剂量为 100 万，隔日肌内注射一次，连续 3 周为一个疗程，也可采用病灶基底部注射。有研究结果显示，全身应用干扰素，其结果并不理想，而在病灶内注射干扰素，有 42％～62％的患者在治疗 12～20 周内病灶完全消除。由于干扰素给药途径不方便、有多种全身不良反应等原因，因此并不作为常规治疗方法。

总之，宫颈尖锐湿疣的治疗目前仍以局部治疗为主，全身用药需要与局部治疗相结合。使用避孕套有助于预防 HPV 感染，但不能阻止"潜伏的"HPV 的复活。

（二）单纯疱疹病毒感染——宫颈疱疹

单纯疱疹病毒（HSV）分为Ⅰ型和Ⅱ型，均可感染宫颈，但以Ⅱ型为主，占 85％～87％，其余为Ⅰ型病毒感染。生殖器疱疹病毒主要通过性生活传播，密切接触也是重要的传播途径。其表现为宫颈、外阴及阴道皮肤黏膜的疱疹样改变（群集丘疱疹、水疱、糜烂），由于该病毒引起的感染有向神经性，故还可引起中枢神经系统感染，偶见内脏感染。生殖道的单纯疱疹病毒感染与宫颈癌的发生可能有关，并可引起流产和新生儿死亡，因而引起越来越多的重视。

Ⅱ型 HSV 感染多发生于生殖器，病毒对下生殖道的皮肤、黏膜组织有亲和力。人是 HSV 的唯一宿主。HSV 感染后可沿感觉神经至骶神经节，有时病毒基因以抑制状态存在于被感染的细胞内，但不影响其存活与功能，此时 HSV 呈潜伏状态。当刺激原反复刺激后，使病毒基因活化，病毒复活，进行复制，合成病毒沿神经根下行返回原处，促使生殖器感染复发。

流行病学：西方国家 HSV 感染引起的生殖器疱疹是病毒性性传播疾病中发病率最高者。在美国，每年约有 70 万人感染生殖器 HSV，英国则以每年 13％的速度递增，但半数受累者不知道已感染此病毒。有更大比例的人查出 HSV-2 特异性抗体（IgG），有明确的血清学证据表明她们曾感染过 HSV-2，但这部分人群并没有表现出明显的感染症状。我国 HSV 感染和发病情况尚不清楚。

孕妇易感染 HSV，主要因与患有生殖道活动性病毒感染的男子发生性关系后感染而引起，感染率为 75％，为非孕期 2～3 倍，潜伏期 3～7 天，平均 6 天。孕妇感染 HSV 后，症状较非妊娠妇女重，尤其是怀孕前后 3 个月的孕妇，可导致内脏器官的播散性疱疹病毒感染，如肝炎、肺炎等，流产的发生率增加了 3 倍，患有新生儿疱疹感染的孩子早产率升高，而早产儿又是易感者。HSV 感染还可能引起胎儿畸形，胎儿在娩出过程中感染还可导致新生儿播散性病毒感染，死亡率高达 50％。围产期的主要问题是新生儿疱疹病毒感染，虽然超过 50％的新生儿病毒培养呈阳性，但并不表现为典型的皮肤或黏膜损害，因此人们常意识不到感染存在。

HSV 生殖器感染有三种类型：原发性感染、复发性感染和非原发性初次发作。原发性感染是指 HSV（1 或 2 型）的首次感染，以前未发现感染。复发性感染是指潜伏病毒的再次发作，不是再次感染新病毒。非原发性初次发作是指患者感染 1 或 2 型 HSV 后发作的第一期（临床或亚临床的），该患者以前曾感染过其他类型的病毒。

1.临床表现

（1）病史：原发病例多有性伴侣感染史，潜伏期平均 5 天。复发性感染多有诱因，如应激、劳累、月经期或性生活过频等。

（2）原发性感染：原发性感染潜伏期 2～10 天，平均持续时间 21 天，分为水疱期、溃疡期和结痂期。好发部位为外阴部及宫颈。真性原发性 HSV 感染的局部症状较为显著，典型病损：初起为红斑基础上群集粟粒大小的水疱，内含淡黄色渗出液，数天内小泡融合变为浅表溃疡，历经 2～3 周愈合。表现为灼痛及瘙痒，黏液脓性白带，并可引起严重排尿困难和尿潴留。急性期有全身反应，如发热、乏力、头痛、恶心、肌肉疼痛、双侧腹股沟淋巴结肿大伴压痛。对于免疫功能旺盛的成年人，疾病常是自限性的。少数患者伴有病毒性脑膜炎。

（3）复发性感染：原发性感染后虽可引发特异性免疫反应而产生中和抗体，但不能清除病毒阻止再次复发。复发损害与原发损害的症状相同,但病情轻且持续短,局部损害 7～10 天消退,全身反应也较轻。复发性感染多发生于原发性 HSV-2 感染后,较少见于 HSV-1 感染后。典型表现以局部前驱症状为主,如感觉异常、瘙痒或疼痛。局部症状较轻,持续时间为原发性感染首次发作期的一半。病损小且不伴有系统性病变。但在复发性发作时,可出现严重的症状。

(4)围生期感染:围生期的主要问题是新生儿疱疹病毒感染问题。妊娠期 HSV 感染对胎儿损害极大,可导致流产或早产。40%～60%的新生儿疱疹是经阴道分娩时感染,其余则为上行感染胎膜、胎盘而累及胎儿,少数新生儿通过院内感染病毒。新生儿疱疹可为播散型,可累及中枢神经系统而发生 HSV 脑炎;或为局限性,表现为皮肤、眼角膜或咽部疱疹性感染。新生儿病死率高于 50%,早产儿占 1/3。幸存者也常有畸形或智力障碍。

2.诊断

诊断依据包括病史、临床表现和辅助检查。

1)临床表现:患者可表现出全身症状如乏力、低热、头痛等。感染累及直肠及泌尿道时则有肛门疼痛或烧灼感、尿急、尿频等。局部症状有白带增多及阴道灼热感。临床检查所见:外阴、阴道、宫颈红肿,有触痛,伴有腹股沟淋巴结肿大。病情发展时,局部发生疱疹,破溃后出现表浅溃疡,疼痛剧烈。溃疡愈合后不留瘢痕。症状平均持续 2 周左右,整个病程 6 周以上。

2)辅助诊断。

(1)细胞学检查:从病毒基底部取材直接涂片、染色,可见到具有 HSV 感染特征的多核巨细胞和核内包涵体,这是一种位于细胞核内的嗜酸性病毒包涵体,此时即可做出快速诊断,但其阳性率仅为 50%。

(2)病毒培养:病毒培养是当前确诊疱疹病毒感染的最好诊断手段。在水疱液或溃疡边缘取材,注入内含病毒保存液的无菌试管中,送病毒室分离、鉴定并分型,阳性率可达 90%,且大多数标本在接种后 48～72 小时即可检测到阳性结果。首次发作比复发更易呈阳性。病程早期比晚期更容易出现阳性结果。

(3)抗体检测:在急性期及恢复期可做血清抗体检查以协助诊断。IgM 和 IgG 均可呈阳性,原发感染时抗体滴度比复发感染为高。

(4)免疫荧光检查:病损区取材涂片,丙酮固定后用 FITC 标记的抗 HSV 抗体染色,荧光显微镜下可见 HSV 感染细胞呈亮绿色荧光。其敏感性接近病毒分离。若检查无症状感染者的宫颈分泌物,则敏感性仅为病毒分离的 50%。

3.治疗

目前尚无特效治疗。临床采用对症处理、抗病毒、免疫调节的综合治疗,同时保持局部清洁,防止继发感染。

1)一般治疗:保持局部清洁干燥,可用 0.5%的新霉素软膏局部涂擦,注意不使疱疹破裂。糜烂渗液者可用 10%醋酸铅溶液湿敷,疼痛较重者可给予止痛药。对复发性、症状轻微的患者,可不用抗病毒治疗,仅通过支持疗法即能有效。

2)抗病毒治疗。

(1)阿昔洛韦(acyclovir,ACV):能选择性阻断胸腺嘧啶核苷酸激酶,抑制病毒 DNA 的合成。在未感染的细胞,阿昔洛韦的浓度较低,因此该药安全性高。阿昔洛韦能减少生殖器疱疹感染的严重程度,缩短病程,但不能清除骶神经节的潜伏病毒,停药后仍可复发,所以治疗愈早效果愈好。

阿昔洛韦可口服或静脉给药。口服剂型使用方便,用于下列情况:①原发性生殖器疱疹;②严重的复发性病变;③抑制频繁严重的发作。原发性疱疹时用法:200 mg,每日 5 次,连服 7～10 天。经常复发的生殖器疱疹则用 400 mg,每日 2 次,或者 200 mg,每日 3 次,连服 6 天,能明显减少复发。病情严重者改用静脉注射,15～30 mg/(kg·d),分为 3 次,每 8 小时 1 次,共 5～7 天。治疗中枢神经系统感染时宜用大剂量,即 ACV 30 mg/(kg·d),为一般剂量的 2 倍,这是因为脑脊液中 ACV 平均浓度只有血浆中的 30%～50%。ACV 静脉应用的主要不良反应为暂时性肾功能不全,这是由于药物在肾实质内形成结晶而引起的。若缓慢给药 1 小时以上或大量饮水可避免不良反应。局部使用阿昔洛韦无效。

（2）伐昔洛韦和法昔洛韦：两者比阿昔洛韦更容易口服吸收，它们通过干扰病毒DNA的合成来阻止病毒复制。①原发感染时的用法：伐昔洛韦1g，每日2次或法昔洛韦250 mg，每日3次，连服7～10天。②复发感染的用法：伐昔洛韦500 mg，每日2次或法昔洛韦125 mg，每日2次，连服5天。③每日抑制疗法用药剂量：伐昔洛韦250 mg，每日2次或500 mg，每日1次；法昔洛韦250 mg，每日2次。

3）免疫调节剂：常用γ干扰素5万U/(kg·d)，皮下注射，共1～2周。

4.预后

生殖器疱疹病毒感染呈慢性复发过程，尚无根治方法。它可能是宫颈癌的病因，是新生儿疱疹病的传染源。

对已经确诊生殖道疱疹病毒感染的孕妇，经检测胎儿无畸形，未破膜或破膜在4小时以内者，应行剖宫产术以防止产时胎儿感染。

（三）宫颈巨细胞病毒感染

巨细胞病毒感染被认为是性传播性疾病，其感染率与社会状态、经济条件以及地理位置等有着密切关系，在亚洲和非洲育龄妇女巨细胞病毒抗体阳性率为90%～100%。此病毒能通过胎盘侵袭胎儿或经阴道侵袭胎儿或经阴道分娩时感染新生儿。宫内感染可引起流产、胎死宫内、早产、发育障碍、畸形（如小头、耳聋、失明）、智力障碍等。巨细胞病毒被公认为是引起胎儿痴呆最重要的病原体，是宫内感染的最常见原因。

在原发性感染后，巨细胞病毒可以长期潜伏于机体内和淋巴细胞内，在特定条件下（如免疫系统受抑制时），潜伏的病毒可以再次活动，引起再发性感染。巨细胞病毒对女性生殖道中的宫颈最为敏感，多呈不显性感染和潜伏性感染。

巨细胞病毒属于疱疹病毒科，是一类双链DNA病毒。根据抗原性的差异，分为许多病毒株。巨细胞病毒感染组织学上最具特征的是核和胞质内的病毒包涵体，使细胞成为大空圆形，中央为深色小圆体犹如猫头鹰眼睛。在间质内有淋巴细胞浸润或有淋巴滤泡形成。

1.临床表现与诊断

宫颈感染巨细胞病毒后没有特征性的变化，患者也多没有明显的症状，是一种亚临床感染，因而不易被觉察。部分患者可表现为单核细胞增多症，有低热、乏力、关节肌肉疼痛和阴道分泌物增多等。

实验室检查：近年来对巨细胞病毒形成了一些实验室早期、快速诊断方法。①病毒分离：从组织、宫颈分泌物或尿液中分理处巨细胞病毒，是确诊巨细胞病毒感染的最可靠证据。但该方法不能区分首次和重复感染。②特异性抗体检测：检测巨细胞病毒感染时的特异性抗体IgG、IgM是早期诊断的最简便的方法。③基因诊断：应用核酸杂交、PCR等分子生物学技术检测巨细胞病毒DNA。由于体液中病毒DNA先于病毒感染的临床症状或血清学证据的出现，故PCR等技术可作为巨细胞病毒感染的早期指标。另外，由于PCR敏感性高，可从含极少量病毒颗粒的外周血检出病毒DNA。

2.治疗

当前对巨细胞病的感染尚无特效的治疗，抗病毒药物对巨细胞病毒感染尚缺乏实际应用价值，因此治疗主要是对症处理。

（1）嘌呤与嘧啶衍生物：包括嘧啶类的阿糖胞苷和嘌呤类的阿糖腺苷，前者主要抑制DNA多聚酶和二磷酸核苷还原酶，后者主要作用于DNA多聚酶。但此类药物对宿主的DNA多聚酶亦有影响，它们以非特异性的形式干扰了正常的DNA代谢，因此有较大的毒性。无症状者不建议使用。

（2）更昔洛韦：近年来被证实可用于治疗HIV感染患者的巨细胞病毒性视网膜炎，因而可用于巨细胞病毒感染的治疗，该药有毒性。

四、阿米巴性宫颈炎

由阿米巴原虫感染引起的宫颈炎为阿米巴性子宫颈炎，多继发于肠道阿米巴病，常与阿米巴性阴道炎并存。临床上很少见。

（一）临床表现与诊断

宫颈可见溃疡及坏死组织，早期呈不规则浅表溃疡或糜烂，晚期有广泛坏死，表面有污秽灰黄色分泌物覆盖，白带呈黄色脓性或血性黏液。组织脆，易出血，极似宫颈癌外观。由于合并肠道阿米巴病，患者可有长期腹泻病史。

确诊依靠分泌物涂片检查或宫颈活检，均可找到阿米巴滋养体。

宫颈阿米巴病应与宫颈癌及结核性子宫颈炎鉴别，鉴别方法为活检及分泌物中查找病原体。

（二）治疗

阿米巴性宫颈炎的治疗包括全身和局部用药，以全身治疗为主，局部治疗为辅。

1.全身用药

选择下述方法之一：①甲硝唑 400 mg，口服，每天 3 次，7 天为一个疗程，可迅速达到疗效。②氯喹宁 0.6 g，口服，连服 2 天后，改为 0.3 g，每天一次，2～3 周为一个疗程。③盐酸吐根碱，每天 1 mg/kg，深部肌内注射，6～9 天为一个疗程。间隔 3～4 周可重复。④其他药物如四环素、鸦胆子有抑制阿米巴作用，可口服。四环素 0.5 g，每日 4 次，共 5～6 天。鸦胆子仁 10～15 粒，一天 3 次，一周为一个疗程。

2.局部用药

用 10%乳酸或 1：5000 高锰酸钾冲洗阴道后，将甲硝唑阴道泡腾片 400 mg 置于阴道内，每天一次，7～10 天为一个疗程。

五、放线菌性子宫颈炎

放线菌性子宫颈炎非常少见，是由放线菌感染女性生殖道，也包括宫颈感染引起的。多是在人工流产或放置宫内节育器时，经手术器械污染传播，或直接由盆腔、肛门传染而来。如治疗不及时，可发生全身性感染，重者可危及生命。

（一）诊断

其特征性病变是局限性肿块，中央有黄色硫黄样颗粒，此颗粒在镜下为革兰阳性分支菌。具有边缘部呈栅状排列的小球形膨大。宫颈表现为慢性或亚急性局部肉芽肿样炎症，可有溃疡形成。

宫颈涂片行巴氏染色时，放线菌的发现率为 18.5%～69%。免疫荧光法检查较敏感而准确。

（二）治疗

（1）氨苄西林 500 mg，肌内注射，每日 4 次，共 10 天。

（2）病情严重者，给予大剂量青霉素，每日 1000 万～1500 万单位，静脉滴注，共 5 天。以后口服青霉素至少 2 周。同时给予灭滴灵，以防厌氧菌合并感染。

本病未治愈前，禁止作任何腹部手术或宫腔操作。放置宫内节育器后发现涂片阳性者，应立即取出节育器。

六、宫颈血吸虫病

宫颈血吸虫病病原体是埃及血吸虫，发生于血吸虫病流行地区，罕见，通常继发于血吸虫所引起的盆腔感染和子宫静脉病变。该病引起扁平上皮呈假上皮病样增生，在宫颈发生巨大乳头状增生，表面有溃疡形成和接触性出血，类似宫颈癌的表现。有时还可产生宫颈内膜息肉，引起月经间期和性交后出血。在患者的尿液和粪便中发现血吸虫卵可确诊。在宫颈肉芽肿病变处取活检偶可发现血吸虫卵。血清学检查和真皮内试验也有助于诊断。

治疗采用全身治疗，局部治疗无效。全身治疗后宫颈病变会逐渐痊愈。方法：六氯对二甲苯 80 mg/kg，一个疗程总量不超过 40 g，分 10 天口服，每天 2～3 次。

七、沙眼衣原体性宫颈炎

·(一)概述

沙眼衣原体所引起的生殖道感染已成为性传播疾病中最常见的一种,甚至比淋病更多见,且有上升趋势。据估计,每年约有 9 亿人感染沙眼衣原体。沙眼衣原体感染对妇女的健康影响很大,有相当一部分能发展为盆腔炎,从而导致不孕、异位妊娠和慢性盆腔疼痛。更为严重的是,在衣原体感染的妇女中,获得性免疫缺陷病的发病率高。孕妇感染后在分娩时感染新生儿的眼和肺。

沙眼衣原体与病毒类似,必须在宿主细胞内才能生长,这是因为其本身不能产生代谢能量,必须依靠宿主细胞提供。沙眼衣原体呈球形或椭圆形,大小介于细胞与病毒之间。沙眼衣原体有 12 种血清型,除 L 血清型外,沙眼衣原体只感染黏膜柱状上皮及移行上皮,而不向深层侵犯。子宫颈是沙眼衣原体的入侵门户及隐藏地之一。沙眼衣原体的发病机制被认为是一种免疫介导反应。

国外文献报道,宫颈沙眼衣原体感染率为 33%～40%;国内报道为 1%～10.8%。在性传播疾病患者和不孕症患者中感染率更高。在一些特定因素下更易患病,如 20 岁以下性生活活跃者沙眼衣原体感染率比年龄大的女性高 2～3 倍。多个性伴侣、经济和卫生条件差的妇女沙眼衣原体感染率高。妊娠妇女宫颈沙眼衣原体感染率为 2%～24%。沙眼衣原体常与淋球菌混合感染。

在女性生殖道中最易受感染的解剖部位是宫颈,再从宫颈内膜逆行向上累及子宫内膜和输卵管内膜。多数是男性首先感染衣原体,为非淋菌性尿道炎,通过性交传给女方,潜伏期 7～12 天。

临床上子宫颈有黏液脓性分泌物者,沙眼衣原体的阳性检出率达 34%～63%。患者的宫颈肥大、充血,白带为黏液脓性,也可完全无症状。镜下可见病灶在鳞状上皮交界即移行带处,该处细胞适合于沙眼衣原体寄生。临床上除了可引起宫颈管炎外,还可引起急性尿路综合征(尿急、尿频、尿痛、无菌尿)及前庭大腺炎。

(二)临床表现及诊断

沙眼衣原体性宫颈炎症状多不明显,大约 2/3 的患者无任何症状,1/3 有症状者表现为宫颈分泌物增多(宫颈内膜炎)、点滴状出血或尿路刺激症状(尿急、尿频、尿痛、无菌尿)以及前庭大腺炎,缺乏特异性。妇科检查:轻症患者宫颈无明显异常改变,重者宫颈肥大、充血,管口可见黏液性或黏液脓性分泌物。伴发子宫内膜炎时,表现为持续性发热、月经过多、阴道不规则流血。由于无症状或症状不明显,多数感染了衣原体的妇女未曾治疗,感染存在数年,并扩散至上生殖道,结果导致不孕或异位妊娠。

孕妇患沙眼衣原体宫颈炎可引起早产、胎膜早破,60%～70% 新生儿经阴道分娩时感染衣原体,25%～50% 的新生儿在生后 2 周发生沙眼衣原体结膜炎,10%～20% 的新生儿在生后 3～4 个月发生衣原体肺炎。

沙眼衣原体的诊断主要依靠实验室检查。常用方法有单层细胞培养法、免疫荧光法和 PCR 检测。①培养法:敏感性 65%～95%,特异性 100%,是检测的"金标准",但操作复杂,耗时长,费用高;②免疫荧光法:敏感性为 80%～90%,特异性为 99%,但结果受主观因素影响明显;③PCR 检测:目前被认为是最敏感和特异性最高的方法。需要注意的是由于衣原体是寄生在细胞内的,所以标本必须含有上皮细胞,阴道和尿道分泌物并不是合适的标本。实验室结果与取材方法和能否迅速送检有密切关系。取材方法:宫颈取材时,用不涂润滑剂的窥器扩张阴道,先将宫颈口拭干净,然后再用一拭子插入宫颈内 1～2cm,1 分钟后稍用力转动 1～3 圈或用小刮匙刮取细胞。将标本放入运送培养基送检。服用抗生素的患者的标本以及新近用过阴道制剂和清洗剂的患者的标本不宜作培养。

(三)治疗

可选用下列药物之一:①多西环素 100 mg,口服,每日 2～4 次,共 7 天。②阿奇霉素 1g,顿服;或 100 mg,每日 1 次,连服 3～7 天。③氧氟沙星 300 mg,口服,每天 2 次,共 7～14 天。④红霉素 500 mg,口服,每 6 小时 1 次,共 7 天;或 250 mg,每 6 小时 1 次,连服 14 天。有其他生殖道部位衣原体感染的治疗根据病情轻重而定,重者需要住院治疗。

通常在治疗 3 周后复查，以确定是否痊愈。强调同时对配偶进行诊治以免反复感染。

八、支原体宫颈炎

作为一种独特的微生物，支原体通常寄居在呼吸道和生殖道黏膜。目前所知道的寄居在人泌尿生殖道黏膜上的支原体有 3 种，即人型支原体、发酵型支原体和解脲型支原体。与人类生殖道感染有关的是人型支原体和解脲支原体两种。支原体的共同特点有：①无细胞壁，呈高度多角形；②能在无细胞培养基上繁殖；③特异性抗体可抑制其生长繁殖；④生长时需要固醇；⑤对抑制蛋白合成的抗生素敏感，而对干扰细胞壁合成的抗生素有耐药性。

支原体通过性接触传播。可与宿主共生而不发生感染征象，某些条件下则作为病原体引起感染。人型支原体和解脲支原体均能引起宫颈炎，使宫颈充血、分泌物增多，其临床表现无特异性。支原体常与其他病原体合并感染，如与衣原体共存可致非淋菌性尿道炎，与阴道嗜血杆菌共存时可发生非特异性阴道炎，与淋菌、衣原体同时存在时可导致盆腔炎。孕妇患生殖道支原体感染可致绒毛膜羊膜炎。

生殖道支原体感染的确诊依靠实验室检查，包括支原体培养、血清学检查和支原体 DNA 片段的检测。由于支原体寄居在整个下生殖道，所以尿道与阴道标本联合培养可获得最高的阳性率，故建议采集标本作病原学检查时，应从不同部位取材。在宫颈或阴道用无菌棉拭子取分泌物时，窥器不涂润滑剂和消毒剂。

支原体感染的病例可采用多西环素治疗，每次 100 mg，每日 2 次，共 7～14 日，首次可加倍用药。或红霉素 500 mg，口服，每 6 小时 1 次，共 7～14 天。治疗结束后需要复查。

（刘玉莹）

第二节　盆腔炎症

女性内生殖器及其周围的结缔组织、盆腔腹膜发生炎症时，称为盆腔炎（pelvic inflammatory disease，PID），主要包括子宫内膜炎（endometritis）、输卵管炎（salpingitis）、输卵管卵巢脓肿（tubo ovarian abscess，TOA）、盆腔腹膜炎（peritonitis）。炎症可局限于一个部位，也可同时累及几个部位。性传播感染（sexually transmitted infection，STI）的病原体如淋病奈瑟菌、沙眼衣原体是主要的致病原。一些需氧菌、厌氧菌、病毒和支原体等也参与 PID 的发生。多数引起 PID 的致病微生物是由阴道上行发生的，且多为混合感染。延误对 PID 的诊断和有效治疗都可能导致上生殖道感染后遗症（输卵管因素不育和异位妊娠等）。

一、女性生殖道的自然防御功能

女性生殖道的解剖、生理、生化及免疫学特点具有比较完善的自然防御功能，增强了对感染的防御能力，在健康妇女阴道内虽有某些病原体存在，但并不引起炎症。

（1）两侧大阴唇自然合拢，遮掩阴道口、尿道口。

（2）由于盆底肌的作用，阴道口闭合，阴道前后壁紧贴，可防止外界污染。

（3）阴道正常菌群尤其是乳杆菌可抑制其他细菌生长。此外，阴道分泌物可维持巨噬细胞的活性，防止细菌侵入阴道黏膜。

（4）宫颈内口紧闭，宫颈管黏膜为分泌黏液的高柱状上皮所覆盖，黏膜形成皱褶、嵴突或陷窝，从而增加黏膜表面积；宫颈管分泌大量黏液形成胶冻状黏液栓，为上生殖道感染的机械屏障；黏液栓内含乳铁蛋白、溶菌酶，可抑制细菌侵入子宫内膜。

（5）育龄妇女子宫内膜周期性剥脱，也是消除宫腔感染的有利条件。此外，子宫内膜分泌液含有乳铁蛋白、溶菌酶,可清除少量进入宫腔的病原体。

(6)输卵管黏膜上皮细胞的纤毛向宫腔方向摆动以及输卵管的蠕动,均有利于阻止病原体的侵入。输卵管液与子宫内膜分泌液一样,含有乳铁蛋白、溶菌酶,可清除偶然进入上生殖道的病原体。

(7)生殖道的免疫系统:生殖道黏膜如宫颈和子宫含有不同数量的聚集淋巴组织及散在的淋巴细胞,包括 T 细胞、B 细胞。此外,中性粒细胞、巨噬细胞、补体以及一些细胞因子均在局部有重要的免疫功能,发挥抗感染作用。

当自然防御功能遭到破坏,或机体免疫功能下降、内分泌发生变化或外源性致病菌侵入,均可导致炎症发生。

二、病原微生物

几乎所有致病原都是通过阴道而感染宫颈并上行,主要由三类微生物引起:①性传播感染(sexually transmitted infection,STI)致病微生物。②需氧菌。③厌氧菌。

目前国外比较一致的观点认为,PID 的主要致病菌是 STI 致病微生物,最值得一提的是淋菌和沙眼衣原体。美国 1991 年有研究显示淋球菌和沙眼衣原体分别占 PID 病原体的 53% 和 31%。现在美国的一些资料显示 40%~50% 的 PID 是由淋病奈瑟菌引起,10%~40% 的 PID 分离出沙眼衣原体,对下生殖道淋病奈瑟菌及衣原体的筛查及治疗,已使美国盆腔炎发病率有所下降。在我国,STI 近年来发病率迅速增加,由此引起的 PID 及其并发症、后遗症当应予以重视。2001 年安徽省对 PID 的致病微生物研究显示,STI 病原占 42.3%;2003 年天津医药杂志报道淋病奈瑟菌、沙眼衣原体、人型支原体和厌氧菌感染分别占 PID 病原体的 10%、26%、47.5% 和 3%。2003 年青岛市对 325 例 PID 病原体分布的研究显示淋菌占 11.1%,而沙眼衣原体占 15.6%,解脲支原体占 41.2%。国内报道淋球菌的阳性率为 6.19%~10.10%,衣原体的阳性率为 4.16%~26.10%。最新的一项全国多中心的前瞻性研究报告了中国 PID 的致病菌情况:在 477 例 PID 微生物测定的检查中细菌培养阳性占 18.8%、衣原体检查阳性占 19.9%、支原体阳性占 32.4%、淋菌阳性占 10.1%、厌氧菌阳性 25.0%。而细菌培养中以大肠埃希菌最多,其次为金黄色葡萄球菌、链球菌和表皮葡萄球菌。

性传播感染可同时伴有需氧及厌氧菌感染,可能是衣原体或淋病奈瑟菌感染造成输卵管损伤后,容易继发需氧菌及厌氧菌感染。

三、感染途径

(一)沿生殖道黏膜上行蔓延

病原体侵入外阴、阴道后,沿黏膜面经宫颈、子宫内膜、输卵管黏膜至卵巢及腹腔,是非妊娠期、非产褥期盆腔炎的主要感染途径。淋病奈瑟菌、衣原体及葡萄球菌等常沿此途径扩散。

(二)经淋巴系统蔓延

病原体经外阴、阴道、宫颈及宫体创伤处的淋巴管侵入盆腔结缔组织及内生殖器其他部分,是产褥感染、流产后感染及放置宫内节育器后感染的主要感染途径。链球菌、大肠埃希菌、厌氧菌多沿此途径蔓延。

(三)经血循环传播

病原体先侵入人体的其他系统,再经血循环感染生殖器,为结核菌感染的主要途径。

(四)直接蔓延

腹腔其他脏器感染后,直接蔓延到内生殖器,如阑尾炎可引起右侧输卵管炎。

四、高危因素

(一)宫腔内手术操作后感染

如刮宫术、输卵管通液术、子宫输卵管造影术、宫腔镜检查、人工流产、放置宫内节育器等,由于手术消毒不严格或术前适应证选择不当,导致下生殖道内源性菌群的病原体上行感染。

（二）下生殖道感染

淋病奈瑟菌性宫颈炎、衣原体性宫颈炎以及细菌性阴道病与 PID 密切相关。10％～17％的淋病可发生上生殖道的感染。

（三）性活动

盆腔炎多发生在性活跃期妇女，尤其是过早性交、有多个性伴侣、性伴侣有性传播感染者。

（四）经期卫生不良

使用不洁的月经垫、经期性交等，均可使病原体侵入而引起炎症。

（五）年龄

据美国资料，盆腔炎的高发年龄在 15～25 岁。年轻者容易发生盆腔炎可能与频繁的性活动、宫颈柱状上皮生理性移位（高雌激素影响）、宫颈黏液的机械防御功能较差有关。

（六）邻近器官炎症直接蔓延

如阑尾炎、腹膜炎等蔓延至盆腔，病原体以大肠埃希菌为主。

五、病理及发病机制

（一）子宫内膜炎及急性子宫肌炎

多见于流产、分娩后。

（二）输卵管炎、输卵管积脓、输卵管卵巢脓肿

急性输卵管炎主要由化脓菌引起，轻者输卵管仅有轻度充血、肿胀、略增粗；重者输卵管明显增粗、弯曲，纤维素性脓性渗出物增多，造成与周围组织粘连。急性输卵管炎因传播途径不同而有不同的病变特点。

1. 炎症

经子宫内膜向上蔓延，首先引起输卵管黏膜炎，输卵管黏膜肿胀、间质水肿、充血及大量中性粒细胞浸润，重者输卵管上皮发生退行性变或成片脱落，引起输卵管黏膜粘连，导致输卵管管腔及伞端闭锁，若有脓液积聚于管腔内则形成输卵管积脓。淋病奈瑟菌及大肠埃希菌、类杆菌以及普雷沃菌除直接引起输卵管上皮损伤外，其细胞壁脂多糖等内毒素引起输卵管纤毛大量脱落，最后输卵管运输功能减退、丧失。因衣原体的热休克蛋白与输卵管热休克蛋白有相似性，感染后引起的交叉免疫反应可损伤输卵管，导致严重输卵管黏膜结构及功能破坏，并引起盆腔广泛粘连。

2. 病原菌

通过宫颈的淋巴管播散到宫旁结缔组织，首先侵及浆膜层，发生输卵管周围炎，然后累及肌层，而输卵管黏膜层可不受累或受累极轻。病变以输卵管间质炎为主，其管腔常可因肌壁增厚受压变窄，但仍能保持通畅。卵巢很少单独发炎，白膜是良好的防御屏障，卵巢常与发炎的输卵管伞端粘连而发生卵巢周围炎，称输卵管卵巢炎，习称附件炎。炎症可通过卵巢排卵的破孔侵入卵巢实质形成卵巢脓肿，脓肿壁与输卵管积脓粘连并穿通，形成输卵管卵巢脓肿（TOA）。TOA 可为一侧或两侧病变，约半数是在可识别的急性盆腔炎初次发病后形成，另一部分是在慢性盆腔炎屡次急性发作或重复感染而形成。脓肿多位于子宫后方或子宫、阔韧带后叶及肠管间粘连处，可破入直肠或阴道，若破入腹腔则引起弥散性腹膜炎。

（三）盆腔腹膜炎

盆腔内器官发生严重感染时，往往蔓延到盆腔腹膜，发炎的腹膜充血、水肿，并有少量含纤维素的渗出液，形成盆腔脏器粘连。当有大量脓性渗出液积聚于粘连的间隙内，可形成散在小脓肿；若积聚于直肠子宫陷凹处则形成盆腔脓肿，较多见。脓肿的前面为子宫，后方为直肠，顶部为粘连的肠管及大网膜，脓肿可破入直肠而使症状突然减轻，也可破入腹腔引起弥散性腹膜炎。

（四）盆腔结缔组织炎

内生殖器急性炎症时，或阴道、宫颈有创伤时，病原体经淋巴管进入盆腔结缔组织而引起结缔组织充血、水肿及中性粒细胞浸润。以宫旁结缔组织炎最常见，开始局部增厚，质地较软，边界不清，以后向两侧盆壁呈扇形浸润，若组织化脓则形成盆腔腹膜外脓肿，可自发破入直肠或阴道。

（五）败血症及脓毒血症

当病原体毒性强、数量多、患者抵抗力降低时，常发生败血症。多见于严重的产褥感染、感染性流产及播散性淋病。近年有报道放置宫内节育器、人工流产及输卵管绝育术损伤脏器引起败血症，若不及时控制，往往很快出现感染性休克，甚至死亡。发生感染后，若身体其他部位发现多处炎症病灶或脓肿者，应考虑有脓毒血症存在，但需经血培养证实。

（六）Fitz-Hugh-Curtis 综合征

Fitz-Hugh-Curtis 综合征是指肝包膜炎症而无肝实质损害的肝周围炎。淋病奈瑟菌及衣原体感染均可引起。由于肝包膜水肿，吸气时右上腹疼痛。肝包膜上有脓性或纤维渗出物，早期在肝包膜与前腹壁腹膜之间形成松软粘连，晚期形成琴弦样粘连。5%～10%的输卵管炎可出现此综合征，临床表现为继下腹痛后出现右上腹痛，或下腹疼痛与右上腹疼痛同时出现。

六、临床表现

可因炎症轻重及范围大小而有不同的临床表现。轻者无症状或症状轻微。常见症状为下腹痛、发热、阴道分泌物增多。腹痛为持续性、活动或性交后加重。若病情严重可有寒战、高热、头痛、食欲缺乏。若有腹膜炎，则出现消化系统症状如恶心、呕吐、腹胀、腹泻等。月经期发病可出现经量增多、经期延长。若有脓肿形成，可有下腹包块及局部压迫刺激症状；包块位于子宫前方可出现膀胱刺激症状，如排尿困难、尿频，若引起膀胱肌炎还可有尿痛等；包块位于子宫后方可有直肠刺激症状；若在腹膜外可致腹泻、里急后重感和排便困难。若有输卵管炎的症状及体征并同时有右上腹疼痛者，应怀疑有肝周围炎。由于感染的病原体不同，临床表现也有差异。淋病奈瑟菌感染以年轻妇女多见，多于月经期或经后 7 天内发病，起病急，可有高热，体温在 38 ℃以上，常引起输卵管积脓，出现腹膜刺激征及阴道脓性分泌物。非淋病奈瑟菌性盆腔炎起病较缓慢，高热及腹膜刺激征不如淋病奈瑟菌感染明显。若为厌氧菌感染，患者的年龄偏大，容易有多次复发，常伴有脓肿形成。衣原体感染病程较长，高热不明显，长期持续低热，主要表现为轻微下腹痛，并久治不愈。患者体征差异较大，轻者无明显异常发现。典型体征呈急性病容，体温升高，心率加快，下腹部有压痛、反跳痛及肌紧张，若病情严重可出现腹胀、肠鸣音减弱或消失。

盆腔检查：阴道可有充血，并有大量脓性臭味分泌物；宫颈充血、水肿，将宫颈表面分泌物拭净，若见脓性分泌物从宫颈口流出，说明宫颈管黏膜或宫腔有急性炎症。穹窿触痛明显，须注意是否饱满；宫颈举痛；宫体稍大，有压痛，活动受限；子宫两侧压痛明显，若为单纯输卵管炎，可触及增粗的输卵管，压痛明显；若为输卵管积脓或输卵管卵巢脓肿，则可触及包块且压痛明显，不活动；宫旁结缔组织炎时，可扪及宫旁一侧或两侧片状增厚，或两侧宫骶韧带高度水肿、增粗，压痛明显；若有盆腔脓肿形成且位置较低时，可扪及后穹窿或侧穹窿有肿块且有波动感，三合诊常能协助进一步了解盆腔情况。

七、诊断及鉴别诊断

根据病史、症状和体征可做出初步诊断。由于急性盆腔炎的临床表现变异较大，临床诊断准确性不高，尚需做必要的辅助检查，如血常规、尿常规、宫颈管分泌物检查等。

（1）最低诊断标准：①子宫压痛。②附件压痛。③宫颈举痛。

下腹压痛同时伴有下生殖道感染征象的患者，诊断 PID 的可能性大大增加。生育期妇女或 STI 门诊人群，可按最低诊断标准。

（2）支持 PID 诊断的附加条件：①口腔温度≥38.3 ℃。②宫颈或阴道黏液脓性分泌物。③阴道分泌物显微镜检查有白细胞增多。④血沉加快。⑤C 反应蛋白水平升高。⑥实验室检查证实有宫颈淋病奈瑟菌或沙眼衣原体感染。

大多数 PID 患者都有宫颈黏液脓性分泌物或阴道分泌物镜检有白细胞增多。如果宫颈分泌物外观正常并且阴道分泌物镜检无白细胞，则 PID 诊断成立的可能性不大，需要考虑其他可能引起下腹痛的病因。

如有条件应积极寻找致病微生物。

（3）PID的最特异标准包括：①子宫内膜活检显示有子宫内膜炎的病理组织学证据。②经阴道超声检查或磁共振显像技术显示输卵管管壁增厚、管腔积液，可伴有盆腔游离液体或输卵管卵巢包块。③腹腔镜检查结果符合PID表现。

盆腔炎应与急性阑尾炎、输卵管妊娠流产或破裂、卵巢囊肿蒂扭转或破裂等急症相鉴别。

八、治疗

（一）治疗原则

盆腔炎主要为抗生素药物治疗，必要时手术治疗。抗生素治疗可清除病原体，改善症状及体征，减少后遗症。经恰当的抗生素积极治疗，绝大多数急性盆腔炎能彻底治愈。由于急性盆腔炎的病原体多为需氧菌、厌氧菌及衣原体的混合感染，需氧菌及厌氧菌又有革兰氏阴性及革兰阳性之分，故抗生素多采用联合用药，并覆盖到所有可能的病原微生物。

（二）具体方案

1. 静脉给药

对于症状较重者给予静脉治疗。

（1）头孢替坦2 g,静脉滴注，每12小时1次；或头孢西丁2 g,静脉滴注，每6小时1次。加用：多西环素100 mg,口服，每12小时1次（或米诺环素100 mg,口服，每12小时1次）；或阿奇霉素0.5 g,静脉滴注或口服，每日1次。

注意：①其他第二代或第三代头孢菌素（如头孢唑肟、头孢噻肟和头孢曲松）也可能对PID有效并有可能代替头孢替坦和头孢西丁，而后两者的抗厌氧菌效果更强。②对输卵管卵巢脓肿的患者，通常在多西环素（或米诺环素或阿奇霉素）的基础上加用克林霉素或甲硝唑，从而更有效的对抗厌氧菌。③临床症状改善后继续静脉给药至少24小时，然后转为口服药物治疗，共持续14天。

（2）克林霉素900 mg,静脉滴注，每8小时1次，加用庆大霉素负荷剂量（2 mg/kg）,静脉滴注或肌内注射，维持剂量（1.5 mg/kg）,每8小时1次；也可采用每日一次给药。

注意：①临床症状改善后继续静脉给药至少24小时，继续口服克林霉素450 mg,每日1次，共14天。②对输卵管卵巢脓肿的患者，应用多西环素（或米诺环素或阿奇霉素）加甲硝唑或多西环素（或米诺环素或阿奇霉素）加克林霉素比单纯应用多西环素（或米诺环素或阿奇霉素）对治疗厌氧菌感染更优越。③注意庆大霉素的毒副作用。

（3）喹诺酮类药物：氧氟沙星400 mg,静脉滴注，每12小时1次，加用甲硝唑500 mg,静脉滴注，每8小时1次；或左氧氟沙星500 mg,静脉滴注，每日1次，加用甲硝唑500 mg,静脉滴注，每8小时1次；或莫西沙星400 mg,静脉滴注，每日1次。

（4）氨苄西林/舒巴坦3 g,静脉滴注，每6小时1次，加用：多西环素100 mg,口服，每12小时1次，或米诺环素100 mg,口服，每12小时1次；或阿奇霉素0.5,静脉滴注或口服，每日1次。

2. 非静脉药物治疗

症状较轻者可采用以下方案。

（1）氧氟沙星400 mg,口服，每日2次/天，加用甲硝唑500 mg,口服，每日2次，共14日；或左氧氟沙星500 mg,口服，每日1次，加用甲硝唑500 mg,口服，每日2次，共14日；或莫西沙星400 mg,口服，每日1次，共14天。

（2）头孢曲松250 mg肌内注射，单次给药；或头孢西丁2 g,肌内注射，加丙磺舒1 g,口服，均单次给药；或其他第三代头孢类药物，例如头孢唑肟、头孢噻肟等非静脉外给药。加用：多西环素100 mg,口服，每12小时1次；或米诺环素100 mg,口服，每12小时1次；或阿奇霉素0.5,口服，每日1次，共14天。可加用甲硝唑500 mg,口服，每日2次，共14天。

（3）阿莫西林/克拉维酸加用多西环素可以获得短期的临床效果,但胃肠道不良反应可能会影响该方案的依从性。

（三）手术治疗

1.适应证

（1）药物治疗无效:输卵管卵巢脓肿或盆腔脓肿经药物治疗48～72小时,体温持续不降,患者中毒症状加重或包块增大者,应及时手术,以免发生脓肿破裂。

（2）脓肿持续存在:经药物治疗病情有好转,继续控制炎症数日（2～3周）,包块仍未消失但已局限化,应手术切除,以免日后再次急性发作,或形成慢性盆腔炎。

（3）脓肿破裂:突然腹痛加剧,寒战、高热、恶心、呕吐、腹胀,检查腹部拒按或有中毒性休克表现,应怀疑脓肿破裂。若脓肿破裂未及时诊治,死亡率高。因此,一旦怀疑脓肿破裂,需立即在抗生素治疗的同时行剖腹探查。

2.手术方式和范围

可根据情况选择经腹手术或腹腔镜手术。手术范围应根据病变范围、患者年龄、一般状态等全面考虑。原则以切除病灶为主。年轻妇女应尽量保留卵巢功能,以采用保守性手术为主;年龄大、双侧附件受累或附件脓肿屡次发作者,行全子宫及双附件切除术;对极度衰弱危重患者的手术范围须按具体情况决定。若盆腔脓肿位置低、突向阴道后穹窿时,可经阴道切开排脓,同时注入抗生素。

（四）随访

患者应在开始治疗3天内出现临床情况的改善,如退热、腹部压痛或反跳痛减轻、子宫及附件压痛减轻、宫颈举痛减轻等。在此期间病情无好转的患者需住院治疗,进一步检查以及手术治疗。

对于药物治疗的患者,应在72小时内随诊,明确有无临床情况的改善（具体标准如前所述）。如果未见好转则建议住院接受静脉给药治疗以及进一步检查。建议对于沙眼衣原体和淋病奈瑟菌感染的PID患者,还应在治疗结束后4～6周时重新筛查上述病原体。

（五）性伴侣的治疗

对PID患者出现症状前60日内接触过的性伴侣进行检查和治疗。这种检查和评价是必要的,因为患者有再感染的危险,而且其性伴侣很可能感染淋病及沙眼衣原体。由淋病或沙眼衣原体感染引起PID患者的男性性伴侣常无症状。无论PID患者分离的病原体如何,均应建议患者的性伴侣进行STI的检测和治疗。在女性PID患者治疗期间应避免无保护屏障（避孕套）的性交。

（六）中药治疗

主要为活血化瘀、清热解毒药物,例如:银翘解毒汤、安宫牛黄丸或紫血丹等。

九、预防

（1）做好经期、孕期及产褥期的卫生宣传。

（2）严格掌握产科、妇科手术指征,做好术前准备;术时注意无菌操作;术后做好护理,预防感染。

（3）治疗急性盆腔炎时,应做到及时治疗、彻底治愈,防止转为慢性盆腔炎。

（4）注意性生活卫生,减少性传播感染,经期禁止性交。

十、并发症

（一）复发性盆腔炎

有25%的急性盆腔炎可于以后重复发作,年轻患者的重复感染是一般年龄组的2倍。由于输卵管在上次感染时的损害,对细菌的侵犯敏感性增加。

（二）输卵管积水

慢性输卵管炎双侧居多,输卵管呈轻度或中度肿大,伞端可部分或完全闭锁,并与周围组织粘连。若输卵管伞端及峡部因炎症粘连闭锁,浆液性渗出物积聚形成输卵管积水;有时输卵管积脓中的脓液渐被吸收,浆液性液体继续自管壁渗出充满管腔,亦可形成输卵管积水。积水输卵管表面光滑,管壁甚薄,由于输卵管系膜不能随积水输卵管囊壁的增长扩大而相应延长,故积水输卵管向系膜侧弯曲,形似腊肠或呈曲颈的蒸馏瓶状,卷曲向后,可游离或与周围组织有膜样粘连。应行手术治疗。

（三）输卵管卵巢囊肿

输卵管发炎时波及卵巢,输卵管与卵巢相互粘连形成炎性肿块,或输卵管伞端与卵巢粘连并贯通,液体渗出形成输卵管卵巢囊肿,也可由输卵管卵巢脓肿的脓液被吸收后由渗出物替代而形成。常无病原体,抗生素治疗无效,应行手术治疗。

（四）慢性腹痛

盆腔炎后遗留慢性腹痛（超过 6 个月）,可达 18%。相比较,没有 PID 历史的,罹患慢性腹痛者只有 5%。疼痛常常是周期性的,主要和输卵管、卵巢及其周围组织粘连有关。

（五）不孕

盆腔炎是造成输卵管梗阻及不孕的重要原因,增加不孕的机会与 PID 发作的次数和严重性有关。盆腔炎后不孕发生率为 20%～30%。有文献报道 1 次盆腔炎发作,不孕危险为 13%,2 次为 36%,3 次为 60%～75%。

（六）宫外孕

输卵管由于炎症的损害,其攫取受精卵及转送受精卵的功能受到影响。因而,PID 后宫外孕的发生率明显上升,比未发生过 PID 者高 7～10 倍。

（七）骶髂关节炎

PID 后可有 68% 发生骶髂关节炎,而对照组只有 3%。虽然以骶髂关节炎形式出现的脊椎的慢性关节炎在女性比在男性少,但有 PID 历史的,却是一个重要的易患因素。

十一、护理

(1)保持室内空气新鲜:保持室温在 18 ℃～22 ℃,湿度 50%～70%。每日通风 3 次,并注意保暖。患者宜卧床休息,取半卧位以利于脓液聚积于直肠子宫陷窝,使炎症局限。

(2)注意饮食调理:进食高热量,高蛋白,高维生素、易消化饮食,注意多饮水,纠正电解质紊乱及酸碱失衡。如腹胀禁食糖、奶,可多进流质饮食,以促进肠蠕动。

(3)密切观察患者体温:体温突然升高或骤降要随时测量。高热时可采用物理降温,如酒精擦浴、温水擦浴等。出汗后及时更换衣服。

(4)解除焦虑:家属应耐心倾听患者诉说,关心体贴理解其病痛。

(5)注意患者疼痛有无加重:可采用热敷,理疗,按摩等方法缓解疼痛。观察有无突然腹痛加重、拒按。腹胀患者可轻轻顺时针按摩腹部,以促进肠蠕动。

(6)注意外阴清洁:每日清洁外阴 2 次,做好日常生活及卫生处理,避免性生活。

十二、健康教育

(1)卧床休息及半卧位的重要性:有利于脓液聚积于直肠子宫陷窝,使炎症局限。修养环境要安静舒适,温湿度适宜。注意通风,使室内空气新鲜。注意休息,以防疾病复发。

(2)饮食的重要性:高营养饮食可提高机体抵抗力,促进康复。选择高蛋白、高维生素饮食,如瘦肉、鸡蛋、牛奶、鱼类,还应注意粗细粮搭配。

(3)有关疾病常见病因:产后感染、不洁性生活、体质虚弱等。人工流产、放置子宫内节育器、诊断性刮宫等治疗 1 个月内避免性生活。性生活要适度,避免不洁性生活,性伴侣也应接受治疗。

(4)应及时彻底治疗急性盆腔炎:保持良好的心境,增强自信心,愉快的心情有利于疾病康复。

(5)保持外阴清洁的重要性:防止感染,做好经期、孕期及产褥期卫生。经期:注意适当休息,用消毒月经垫,经期避免性生活;孕期:妊娠 32 周后适当减轻工作量,不值夜班及避免重体力劳动,保证足够的睡眠时间,勤洗澡,勤换内裤,不宜盆浴,可选用淋浴或擦浴,以防污水进入阴道,引起感染。每日用温水清洗外阴部,妊娠 12 周以内及 32 周以后均应避免性生活;产褥期:勤换内衣及床单,温水擦浴,保持外阴部清洁,禁止盆浴及性生活。

(刘玉莹)

第三节　外阴及阴道炎症

外阴及阴道炎症是妇科最常见的疾病。外阴及阴道炎可单独存在,也可同时存在。

一、概述

(一)阴道自净作用

生理情况下,雌激素使阴道上皮增生变厚并富含糖原,增加对病原体的抵抗力,糖原在阴道乳杆菌作用下分解为乳酸,维持阴道正常的酸性环境(pH≤4.5,多在 3.8～4.4),使适应弱碱性环境中的病原体受到抑制,称为阴道自净作用。

1.阴道正常菌群

正常阴道内有病原体寄居形成阴道正常菌群。正常阴道中以产生 H_2O_2 的乳杆菌占优势,乳杆菌一方面分解糖原,使阴道处于酸性环境;另一方面,产生的 H_2O_2 及其他抗微生物因子可抑制或杀灭其他细菌包括厌氧菌,在维持阴道正常菌群中起关键作用。

2.阴道生态系统及影响阴道生态平衡的因素

虽然正常阴道内有多种细菌存在,但由于阴道与这些菌群之间形成生态平衡并不致病,阴道环境影响菌群,菌群也影响阴道环境。阴道生态平衡一旦被打破或外源病原体侵入,即可导致炎症发生。影响阴道生态平衡的因素主要为 pH,体内雌激素水平、频繁性交、阴道灌洗等均可改变阴道 pH,进而影响阴道生态平衡。雌激素水平低,阴道上皮糖原含量下降,阴道 pH 升高;性交后阴道 pH 可上升至 7.2 并维持6～8小时;阴道灌洗,尤其是中性或碱性灌洗液可中和阴道分泌物,使阴道 pH 上升,不利于乳杆菌生长。阴道菌群的变化也可影响阴道生态平衡,如长期应用抗生素抑制乳杆菌生长,从而使其他致病菌成为优势菌。其他因素如阴道异物也可改变阴道生态平衡,引起炎症。

(二)阴道分泌物

正常妇女有一定量的阴道分泌物,分泌物清亮,透明或乳白色,无味,不引起外阴刺激症状。除外阴阴道炎外,宫颈炎症、盆腔炎症等疾病也可导致阴道分泌物增多,因此,对阴道分泌物异常者应做全面的妇科检查。

外阴及阴道炎症的共同特点是阴道分泌物增加及外阴瘙痒,但因病原体不同,分泌物特点、性质及瘙痒轻重不同。在进行妇科检查时,应注意阴道分泌物的颜色、气味及 pH。应取阴道上、中 1/3 侧壁分泌物作 pH 测定及病原体检查。

二、非特异性外阴炎

(一)病因

外阴与尿道、肛门临近,经常受到经血、阴道分泌物、尿液、粪便的刺激,若不注意皮肤清洁易引起外阴炎;其次,糖尿病患者糖尿的刺激、粪瘘患者粪便的刺激以及尿瘘患者尿液的长期浸渍等也可引起外阴炎;此外,穿紧身化纤内裤导致局部通透性差、局部潮湿以及经期使用卫生巾的刺激,亦可引起非特异性外阴炎(non-specific vulvitis)。

(二)临床表现

外阴皮肤瘙痒、疼痛、烧灼感,于活动、性交、排尿及排便时加重。

检查见局部充血、肿胀、糜烂,常有抓痕,严重者形成溃疡或湿疹。慢性炎症可使皮肤增厚、粗糙、皲裂,甚至苔藓样变。

（三）治疗

1.病因治疗

积极寻找病因,去除可能的发病因素,若发现糖尿病应及时治疗糖尿病,若有尿瘘或粪瘘应及时行修补术。

2.局部治疗

可用0.1%聚维酮碘或1:5 000高锰酸钾液坐浴,每日2次,每次15～30分钟。坐浴后擦涂抗生素软膏等。此外,可选用中药水煎熏洗外阴部,每日1～2次。急性期还可选用微波或红外线局部物理治疗。

三、前庭大腺炎

病原体侵入前庭大腺引起炎症,称前庭大腺炎(bartholinitis)。因前庭大腺解剖部位的特点,其位于两侧大阴唇后1/3深部,腺管开口于处女膜与小阴唇之间,在性交、分娩等其他情况污染外阴部时,易发生炎症。此病以育龄妇女多见,幼女及绝经后妇女少见。

（一）病原体

主要病原体为葡萄球菌、大肠埃希菌、链球菌、肠球菌。随着性传播感染发病率的增加,淋病奈瑟菌及沙眼衣原体已成为常见病原体。急性炎症发作时,病原体首先侵犯腺管,腺管呈急性化脓性炎症,腺管开口往往因肿胀或渗出物凝聚而阻塞,脓液不能外流、积存而形成脓肿,称前庭大腺脓肿(abscess of Bartholin gland)。

（二）临床表现

炎症多发生于一侧。初起时多为前庭大腺导管炎,表现为局部肿胀、疼痛、灼热感、行走不便,有时会致大小便困难。检查见局部皮肤红肿、发热、压痛明显,有时患侧前庭大腺开口处可见白色小点。当脓肿形成时,疼痛加剧,脓肿直径可达3～6 cm,局部可触及波动感。部分患者出现发热等全身症状,腹股沟淋巴结可呈不同程度增大。当脓肿内压力增大时,表面皮肤变薄,脓肿自行破溃,若破孔大,可自行引流,炎症较快消退而痊愈;若破孔小,引流不畅,则炎症持续不消退,并可反复急性发作。

（三）治疗

急性炎症发作时,需卧床休息,局部保持清洁。可取前庭大腺开口处分泌物做细菌培养,确定病原体。根据病原体选用口服或肌内注射抗生素。此外,可选用清热、解毒中药局部热敷或坐浴。脓肿形成后可切开引流并作造口术,因单纯切开引流只能暂时缓解症状,切口闭合后,仍可形成囊肿或反复感染。

四、前庭大腺囊肿

（一）病因

前庭大腺囊肿(Bartholin cyst)系因前庭大腺管开口部阻塞,分泌物积聚于腺腔而形成。

前庭大腺管阻塞的原因:①前庭大腺脓肿消退后,腺管阻塞,脓液吸收后由黏液分泌物所代替。②先天性腺管狭窄或腺腔内黏液浓稠,分泌物排出不畅,导致囊肿形成。③前庭大腺管损伤,如分娩时会阴与阴道裂伤后瘢痕阻塞腺管口,或会阴侧切开术损伤腺管。前庭大腺囊肿可继发感染形成脓肿反复发作。

（二）临床表现

前庭大腺囊肿多由小逐渐增大,有些可持续数年不变。若囊肿小且无感染,患者可无自觉症状,往往于妇科检查时方被发现;若囊肿大,患者可有外阴坠胀感或有性交不适。检查见囊肿多呈椭圆形,大小不等,囊肿多为单侧,也可为双侧。

（三）治疗

行前庭大腺囊肿造口术取代以前的囊肿剥出术,造口术方法简单,损伤小术后还能保留腺体功能。近年采用CO_2激光或电刀做囊肿造口术效果良好,术中出血少,无须缝合,术后不用抗生素,局部无瘢痕形成,并可保留腺体功能。

（四）护理

(1)提供清凉的环境,室内注意通风,空气清新,保持室温在18 ℃～20 ℃,湿度50％～60％为宜。嘱患者卧床休息,减少活动时对脓肿的刺激,限制活动量。

(2)进食清淡的高蛋白、高热量、高维生素、易消化饮食,增强机体抵抗力。鼓励患者多喝水,每日饮水量保持1 500～2 000 mL。

(3)注意会阴部清洁,常换内衣裤。遵医嘱用中药或抗生素治疗,局部热敷或坐浴。脓肿形成后可切开引流或做造口术。

(4)测量体温:体温突然升高或骤降要随时测量。体温高可给予物理降温。遵医嘱给予抗生素、退热药。出汗后要及时更换衣服,注意保暖。

（五）健康教育

(1)卧床休息及半卧床的重要性:有利于脓液聚积于直肠子宫陷凹,使炎症局限。适当休息活动。

(2)患者局部热敷及坐浴的方法和注意事项:用1∶5 000高锰酸钾坐浴,每天1～2次,注意浓度准确,温度40 ℃左右,时间20～30分钟。

(3)饮食指导:进高蛋白、高维生素、易消化食物。

五、滴虫阴道炎

滴虫阴道炎(trichomonal vaginitis)由阴道毛滴虫引起,是常见的阴道炎。阴道毛滴虫适宜在温度25～40 ℃、pH5.2～6.6的潮湿环境中生长,pH在5以下或7.5以上的环境中不生长。月经前后阴道pH发生变化,经后接近中性,故隐藏在腺体及阴道皱襞中的滴虫于月经前、后常得以繁殖,引起炎症发作。滴虫能消耗或吞噬阴道上皮细胞内的糖原,阻碍乳酸生成,使阴道pH升高。滴虫阴道炎患者的阴道pH一般在5～6.5,多数pH>6。滴虫不仅寄生于阴道,还常侵入尿道或尿道旁腺,甚至膀胱、肾盂以及男方的包皮皱褶、尿道或前列腺中。

滴虫性阴道炎属性传播感染,与沙眼衣原体感染、淋病奈瑟菌感染、盆腔炎性疾病、宫颈上皮内瘤样病变、人获得性免疫缺陷病毒感染,以及早产、胎膜早破、低出生体重儿存在相关性。

（一）传播方式

1.经性交直接传播

成人滴虫性阴道炎90％由性交传播。由于男性感染滴虫后常无症状,易成为感染源。

2.间接传播

较少见,主要是幼女滴虫感染的主要原因。经公共浴池、浴盆、浴巾、游泳池、坐式便器、衣物、污染的器械及敷料等传播。

（二）临床表现

潜伏期为4～28天。25％～50％的患者感染初期无症状,症状有无及症状轻重取决于局部免疫因素、滴虫数量多少及毒力强弱。

主要症状是阴道分泌物的增多及外阴瘙痒,间或有灼热、疼痛、性交痛等。分泌物的典型特点为稀薄脓性、黄绿色、泡沫状、有臭味。分泌物特点因炎症轻重及有无合并感染而不同。分泌物呈脓性是因分泌物中含有白细胞,若合并其他感染则呈黄绿色;呈泡沫状、有臭味是因滴虫无氧糖酵解,产生腐臭气体。瘙痒部位主要为阴道口及外阴。若尿道口有感染,可有尿频、尿痛,有时可见血尿。阴道毛滴虫能吞噬精子,并能阻碍乳酸生成,影响精子在阴道内存活,可致不孕。

检查见阴道黏膜充血,严重者有散在出血点,甚至宫颈有出血斑点,形成"草莓样"宫颈,后穹窿有多量白带,呈灰黄色、黄白色稀薄液体或黄绿色脓性分泌物,常呈泡沫状。带虫者阴道黏膜无异常改变。

（三）诊断

典型病例容易诊断,若在阴道分泌物中找到滴虫即可确诊。最简便的方法是生理盐水悬滴法,显微镜下见到呈波状运动的滴虫及增多的白细胞。在有症状的患者中,其阳性率达80%～90%。对可疑患者,若多次悬滴法未能发现滴虫时,可送培养,准确性达98%左右。取分泌物前24～48小时避免性交、阴道灌洗或局部用药,取分泌物时窥器不涂润滑剂,分泌物取出后应及时送检并注意保暖,否则滴虫活动力减弱,造成辨认困难。目前聚合酶链反应(PCR)可用于滴虫的诊断,敏感性及特异性均与培养法相似,但较培养方法简单。

（四）治疗

硝基咪唑类药物是主要用于治疗滴虫性阴道炎的药物,滴虫性阴道炎经常合并其他部位的滴虫感染,故不推荐局部用药。主要治疗药物为甲硝唑。

1.推荐方案

全身用药:甲硝唑,2 g,单次口服;或替硝唑,2 g,单次口服。

2.替代方案

全身用药:甲硝唑,400 mg,口服,2次/d,共7天。

对于不能耐受口服药物或不适宜全身用药者,可选择阴道局部用药,但疗效低于口服用药。

3.性伴侣的治疗

滴虫阴道炎主要经性行为传播,性伴侣应同时进行治疗,治疗期间避免无保护性交。

4.治疗后随诊

治疗后无临床症状及初始无症状者不需随访。

5.妊娠期滴虫阴道炎的处理

对妊娠期滴虫阴道炎进行治疗,可缓解阴道分泌物增多症状,防止新生儿呼吸道和生殖道感染,阻止阴道毛滴虫的进一步传播,但临床中应权衡利弊,知情选择。治疗可选择甲硝唑,400 mg,口服,2次/天,共7天。

六、外阴阴道假丝酵母菌病

外阴阴道假丝酵母菌病(vulva vaginal candidiasis,VVC)是一种由念珠菌引起的机会性真菌感染,是常见的妇产科感染性疾病,占微生物所致阴道炎的1/4～1/3。

（一）病原体及诱发因素

80%～90%的VVC由白色念珠菌引起,少数由非白色念珠菌(如光滑念珠菌、近平滑念珠菌以及热带念珠菌等)引起。有研究认为,近年来非白色念珠菌引起的VVC有上升的趋势。酸性环境适宜假丝酵母菌的生长,有假丝酵母菌感染的阴道pH多在4.0～4.7,通常pH<4.5。

白假丝酵母菌为双相菌,有酵母相及菌丝相,酵母相为芽生孢子,在无症状寄居及传播中起作用;菌丝相为芽生孢子伸长成假菌丝,侵袭组织能力加强。假丝酵母菌对热的抵抗力不强,加热至60 ℃后1小时即死亡;但对干燥、日光、紫外线及化学制剂等抵抗力较强。

白假丝酵母菌为条件致病菌,10%～20%非孕妇女及30%孕妇阴道中有此菌寄生,但菌量极少,呈酵母相,并不引起症状。只有在全身及阴道局部细胞免疫力下降,假丝酵母菌大量繁殖,并转变为菌丝相,才出现症状。

VVC是一种内源性疾病,念珠菌是人阴道内20多种微生物中的一种,在10%的正常女性阴道和30%妊娠女性阴道内可以存在而不致病,我们称之为定殖。在女性阴道内,占优势的乳杆菌对维持阴道正常菌群及阴道的自净作用起关键作用,同时它分泌的一些物质(如硬脂酸)可以抑制念珠菌由孢子相转为菌丝相,从而减少其繁殖的机会。任何原因造成的乳杆菌减少或消失,都可以给念珠菌提供繁殖的能源和条件。

常见发病诱因主要有以下几种。

1.妊娠

妊娠时机体免疫力下降,性激素水平高,阴道组织内糖原增加,酸度增高,有利于假丝酵母菌生长,雌激素还有促进假菌丝形成的作用。

2.糖尿病

糖尿病患者机体免疫力下降,阴道内糖原增加,适合假丝酵母菌繁殖。

3.大量应用免疫抑制剂

使机体抵抗力降低。

4.长期应用广谱抗生素

改变了阴道内病原体之间的相互制约关系。

5.其他诱因

胃肠道假丝酵母菌、穿紧身化纤内裤及肥胖,后者可使会阴局部温度及湿度增加,假丝酵母菌易于繁殖引起感染。

(二)传染途径

主要为内源性传染,假丝酵母菌除作为条件致病菌寄生于阴道外,也可寄生于人的口腔、肠道,一旦条件适宜可引起感染。部分患者可通过性交直接传染或通过接触感染的衣物间接传染。

(三)临床表现

主要表现为外阴瘙痒、灼痛,严重时坐卧不宁,异常痛苦,还可伴有尿频、尿痛及性交痛。部分患者阴道分泌物增多,分泌物由脱落上皮细胞和菌丝体、酵母菌和假菌丝组成,其特征是白色稠厚呈凝乳或豆腐渣样。若为外阴炎,妇科检查外阴可见地图样红斑,即在界限清楚的大红斑周围有小的卫星病灶,另可见外阴水肿,常伴有抓痕。若为阴道炎,阴道黏膜可见水肿、红斑,小阴唇内侧及阴道黏膜上附有白色块状物,擦除后露出红肿黏膜面,急性期还可能见到糜烂及浅表溃疡。

(四)诊断

典型病例不难诊断。若在分泌物中观察到白假丝酵母菌即可确诊。

1.悬滴法

取少许凝乳状分泌物,放于盛有10％氢氧化钾的玻片上,混匀后在显微镜下找到芽孢和假菌丝。由于10％氢氧化钾可溶解其他细胞成分,使假丝酵母菌检出率提高,阳性率为70％～80％,高于生理盐水的30％～50％。

2.涂片法

取少许凝乳状分泌物,均匀涂在玻片上,革兰染色后在显微镜下找到芽孢和假菌丝。菌丝阳性率70％～80％。

3.培养法

若有症状而多次涂片检查为阴性,或为顽固病例,为确诊是否为非白假丝酵母菌感染,可采用培养法,应同时进行药物敏感试验。

pH值测定具有重要鉴别意义,若pH<4.5,可能为单纯假丝酵母菌感染,若pH>4.5,并且涂片中有多量白细胞,可能存在混合感染。

(五)治疗

消除诱因,根据患者情况选择局部或全身应用抗真菌药物。

1.消除诱因

消除诱因是减少或防止复发的关键。若有糖尿病应积极治疗,及时停用广谱抗生素、雌激素及皮质类固醇激素。

2.局部用药

可选用下列药物放于阴道内:①咪康唑栓剂,每晚200 mg,连用7天;或每晚400 mg,连用3天;或1 200 mg,单次应用。②克霉唑栓剂,每晚100 mg,塞入阴道深部,连用7天;或500 mg,单次用药。③制霉菌素栓剂,每晚10万U,连用10～14天。

局部用药前,是否行阴道冲洗及用何种液体冲洗,目前观点尚不一致。多数国内学者认为,急性期阴道冲洗可减少分泌物并减轻瘙痒症状。临床多用 2%～4%硼酸液冲洗阴道,帮助阴道恢复为弱酸性环境。

3.全身用药

症状严重者、经局部治疗未愈者、不能耐受局部用药者、未婚妇女及不愿采用局部用药者均可选用口服药物。首选药物:氟康唑 150 mg,顿服。也可选用伊曲康唑每次 200 mg,每日 2 次,仅用 1 天。

4.复发性外阴阴道假丝酵母菌病(recurrent vulvovaginal candidiasis,RVVC)的治疗

由于外阴阴道假丝酵母菌病容易在月经前后复发,故治疗后应在月经前后复查阴道分泌物。若患者经治疗临床症状及体征消失,真菌学检查阴性后又出现真菌学证实的症状称为复发,若1年内发作 4 次或以上称为复发性外阴阴道假丝酵母菌病。

外阴阴道假丝酵母菌病经治疗后 5%～10%复发,部分 RVVC 病例有诱发因素,但大部分患者的复发机制不明。对复发病例应检查并消除诱因,并应检查是否合并其他感染性疾病,如艾滋病、滴虫阴道炎、细菌性阴道病等。

应根据药物敏感试验结果及患者个人情况选择抗真菌药物,原则是先采用长疗程的强化治疗后,复查有效者开始长达半年左右的低剂量巩固治疗。

5.性伴侣治疗

约 15%男性与女性患者接触后患有龟头炎,对有症状男性应进行念珠菌检查及治疗,预防女性重复感染。

6.妊娠期 VVC 的处理

感染率为 9.4%～18.5%,可引起新生儿真菌感染。无症状者不需要治疗,如出现外阴瘙痒、白带增多时,应治疗。妊娠期 VVC 的治疗以阴道用药为主,可选用克霉唑或制霉菌素等。

七、细菌性阴道病

细菌性阴道病(bacterial vaginosis,BV)是以阴道乳杆菌减少或消失,相关微生物增多为特征的临床症候群。与盆腔炎、不孕、不育、流产、妇科和产科手术后感染、早产、胎膜早破、新生儿感染和产褥感染等发生有关。

(一)病因

与 BV 发病相关的微生物包括:阴道加德纳菌、普雷沃菌属、动弯杆菌、拟杆菌、消化链球菌、阴道阿托普菌(atopobium vaginae)和人型支原体等。

正常阴道内以产生 H_2O_2 的乳杆菌占优势。细菌性阴道病时,阴道内产生 H_2O_2 的乳杆菌减少而其他细菌大量繁殖,其中以厌氧菌居多,厌氧菌数量可增加 100～1 000 倍。厌氧菌繁殖的同时可产生胺类物质(尸胺、腐胺、三甲胺),使阴道分泌物增多并有臭味。

促使阴道菌群发生变化的原因仍不清楚,推测可能与多个性伴侣、频繁性交或阴道灌洗使阴道碱化有关。

(二)临床表现

大约半数 BV 患者无临床症状,有症状者可表现为白带增多伴腥臭味,体检见外阴阴道黏膜无明显充血等炎性反应,阴道分泌物呈灰白色,均匀一致,稀薄,常黏附于阴道壁,但黏度很低,容易将分泌物从阴道壁拭去。

(三)诊断

下列 4 项中有 3 项阳性即可临床诊断为细菌性阴道病,其中线索细胞阳性必备。

(1)匀质、稀薄、白色的阴道分泌物。

(2)阴道 pH>4.5(pH 通常为 4.7～5.7,多为 5.0～5.5)。

(3)氨试验(Whiff test)阳性:取阴道分泌物少许放在玻片上,加入 10%氢氧化钾 1～2 滴,产生一种烂鱼肉样腥臭气味,这是由于胺遇碱释放氨所致。

(4)线索细胞(clue cell)阳性:取少许分泌物放在玻片上,加一滴生理盐水混合,高倍显微镜下寻找线索细胞,在严重病例,线索细胞可达20%以上,但几乎无白细胞。线索细胞即阴道脱落的表层细胞,于细胞边缘贴附颗粒状物即各种厌氧菌,尤其是加德纳菌,细胞边缘不清。

此外,有条件者可采用阴道涂片 Nugent 评分诊断。

本病应与其他阴道炎相鉴别(表 1-1)。

表 1-1　细菌性阴道病与其他阴道炎的鉴别诊断

	细菌性阴道病	外阴阴道假丝酵母菌病	滴虫阴道炎
症状	分泌物增多,无或轻度瘙痒	分泌物增多,重度瘙痒	烧灼感,轻度瘙痒
阴道分泌物特点	白色,匀质,腥臭味	白色,豆腐渣样	稀薄、脓性、泡沫状
阴道黏膜	正常	水肿、红斑	散在出血点
胺试验	阳性	阴性	阴性
显微镜检查	线索细胞,极少白细胞	芽孢及假菌丝,少量白细胞	阴道毛滴虫,多量白细胞
阴道 pH	>4.5(4.7~5.7)	<4.5	>5(5~6.5)

(四)治疗

选用抗厌氧菌药物,主要有甲硝唑、克林霉素。

1.治疗指征

有症状患者、妇科和产科手术前患者、无症状孕妇。

2.具体方案

(1)首选方案:甲硝唑 400 mg,口服,每日 2 次,共 7 天;或甲硝唑阴道栓(片)200 mg,每日1 次,共5~7 天;或2%克林霉素膏(5 g),阴道上药,每晚 1 次,共 7 天。

(2)替换方案:克林霉素 300 mg,口服,每日 2 次,共 7 天。

可选用恢复阴道正常菌群的制剂。

应用甲硝唑期间及停药 24 小时之内禁止饮酒。

3.性伴侣的治疗

本病虽与多个性伴侣有关,但对性伴侣给予治疗并未改善治疗效果及降低其复发,因此,性伴侣不需常规治疗。

4.妊娠期细菌性阴道病的治疗

由于本病与不良妊娠结局有关,应在妊娠中期进行细菌性阴道病的筛查,任何有症状的细菌性阴道病孕妇及无症状的高危孕妇(有胎膜早破、早产史)均需治疗。妊娠期应用甲硝唑需采用知情选择原则。

(1)首选方案:甲硝唑 400 mg,口服,每日 2 次,共 7 天。

(2)替换方案:克林霉素 300 mg,口服,每日 2 次,共 7 天。

八、老年性阴道炎

老年性阴道炎(senile vaginitis)见于自然绝经及卵巢去势后妇女,因卵巢功能衰退,雌激素水平降低,阴道壁萎缩,黏膜变薄,上皮细胞内糖原含量减少,阴道内 pH 增高,局部抵抗力降低,致病菌容易入侵、繁殖引起炎症。

(一)临床表现

主要症状为阴道分泌物增多及外阴瘙痒、灼热感。阴道分泌物稀薄,呈淡黄色,严重者呈脓血性白带。可伴有性交痛。检查见阴道呈老年性改变,上皮萎缩、菲薄,皱襞消失,上皮变平滑。阴道黏膜充血,有小出血点,有时见浅表溃疡。

（二）诊断

根据年龄及临床表现，诊断一般不难，但应排除其他疾病才能诊断。应取阴道分泌物检查，显微镜下见大量基底层细胞及白细胞而无滴虫及假丝酵母菌。应注意查找造成老年性阴道炎的致病微生物，多为需氧菌和厌氧菌感染引起。

对有血性白带者，应与子宫恶性肿瘤鉴别。对阴道壁肉芽组织及溃疡需与阴道癌相鉴别，可行局部活组织检查。

（三）治疗

治疗原则为增加阴道抵抗力及抑制病原微生物生长。

1.增加阴道抵抗力

给予雌激素制剂，可局部给药，也可全身给药。

2.抑制微生物生长

用1%乳酸或0.5%醋酸液冲洗阴道，每日1次，增加阴道酸度，抑制细菌生长繁殖。阴道冲洗后，应用抗生素如甲硝唑200 mg或诺氟沙星100 mg，放于阴道深部，每日1次，7～10天为1个疗程。

九、婴幼儿外阴阴道炎

婴幼儿阴道炎（infantile vaginitis）常见于5岁以下幼女，多与外阴炎并存。

（一）病因

1.婴幼儿解剖特点

幼女外阴发育差，不能遮盖尿道口及阴道前庭，细菌容易侵入。

2.婴幼儿的阴道环境

新生儿出生数小时后，阴道内即可检测出细菌，由于受母亲及胎盘雌激素的影响，阴道上皮内富含糖原，阴道 pH 低，为4～4.5。此时，阴道内优势菌群为乳杆菌。出生后2～3周，雌激素水平下降，阴道上皮逐渐变薄，糖原减少，pH 上升至6～8，乳杆菌不再为优势菌，易受其他细菌感染。

3.婴幼儿卫生习惯不良

外阴不洁、大便污染、外阴损伤或蛲虫感染均可引起炎症。

4.阴道误放异物

婴幼儿好奇，在阴道内放置橡皮、纽扣、果核、发夹等异物，造成继发感染。

（二）病原体

常见病原体有大肠埃希菌及葡萄球菌、链球菌等。其他有淋病奈瑟菌、滴虫、假丝酵母菌等。病原体常通过患病母亲或保育员的手、衣物、毛巾、浴盆等间接传播。

（三）临床表现

主要症状为阴道分泌物增多，呈脓性。临床上多由母亲发现婴幼儿内裤上有脓性分泌物而就诊。由于大量分泌物刺激引起外阴痛痒，患儿哭闹、烦躁不安或用手搔抓外阴。部分患儿伴有泌尿系统感染，出现尿急、尿频、尿痛。若有小阴唇粘连，排尿时尿流变细或分道。

检查可见外阴、阴蒂、尿道口、阴道口黏膜充血、水肿，有脓性分泌物自阴道口流出。病变严重者，外阴表面可见溃疡，小阴唇可发生粘连，粘连的小阴唇有时遮盖阴道口及尿道口。在检查时还应做肛诊排除阴道异物及肿瘤。对有小阴唇粘连者，应注意与外生殖器畸形鉴别。

（四）诊断

婴幼儿语言表达能力差，采集病史常需详细询问女孩母亲，同时询问母亲有无阴道炎病史，结合症状及查体所见，通常可做出初步诊断。用细棉拭子或吸管取阴道分泌物找滴虫、假丝酵母菌或涂片染色做病原学检查，以明确病原体，必要时做细菌培养。

（五）治疗

（1）保持外阴清洁、干燥、减少摩擦。

（2）针对病原体选择相应口服抗生素治疗，或用吸管将抗生素溶液滴入阴道。

（3）对症处理有蛲虫者，给予驱虫治疗；若阴道有异物，应及时取出；小阴唇粘连者外涂雌激素软膏后，多可松解，严重者应分离粘连，并涂以抗生素软膏。

（刘玉莹）

第四节　生殖器结核

一、流行情况与发病机制

由结核杆菌引起的女性生殖器炎症，称为女性生殖器结核。多见于 20～40 岁妇女，也可见于绝经后的老年妇女。常首先侵犯输卵管，继而感染子宫内膜、卵巢、子宫颈、盆腔，侵犯阴道、外阴者甚为少见。主要通过血行传播；也可经腹膜直接蔓延；经腹腔淋巴结逆行传播和经阴道上行的直接感染。男性患有泌尿生殖器结核，有可能通过性传播，引起女方外阴或阴道的原发性结核病变。

据国外文献报道，女性生殖器结核的发病年龄有向后推迟趋势，50 岁以上患者占总数的 20％～45％，提示，近年来老年妇女发病有增长趋势。在农村或边远山区经济条件差的地方，生殖器结核仍是妇女不育的主要原因之一。世界各地不孕门诊中不孕妇女患生殖器结核占 5％～10％，各国差异很大，澳大利亚不到 1％，天津（1974）报道为 5.4％，印度则为 19％。这显然与不同国家和地区结核病的流行状况有密切的关系。Schaefer（1976）报告尸解死于肺结核的女尸，有生殖器结核者占 8％。

二、病理改变

（一）输卵管结核

占女性生殖器结核的 85％～95％，占所有慢性输卵管炎性疾病的 10％左右。多为双侧性，随着病情发展一般可分为下列四种类型。

1.溃疡干酪型

输卵管红肿增粗，管径扩大，伞端封闭，管腔内充满或部分节段有灰黄色黏厚的干酪样物质，易被误诊为卵巢囊肿。

2.粟粒结节型

输卵管充血水肿，与周围器官有紧密粘连。输卵管浆膜层散布有大量粟粒状灰白色结节。有时盆腔腹膜、肠管表面及卵巢表面均有类似结节，并可能合并有腹腔积液或并发腹腔积液型结核性腹膜炎。

3.单纯肥大型

输卵管增粗肥大与一般非结核性慢性间质性输卵管炎相似，但伞端常向外翻出呈烟斗状嘴；这是不同于一般炎症的。管腔内有时露出干酪样物质。

4.峡部结节型

输卵管僵直变粗，峡部有多个结节突起。

镜下检查，如病变严重而有广泛肉芽肿增生波及肌层及浆膜层时，在肉芽组织中可发现大量吞噬细胞或典型的结核结节，此时诊断确立，但在那些局部病变不明显的患者，往往需作大量连续切片，并在黏膜层内找到结核结节后方可确诊。有时虽未发现结核结节或上皮样增生时，但黏膜被破坏且相互融合呈现腺样增生时，即应考虑有结核的可能，由于镜检时此种增生、黏膜皱折聚集成腺瘤样颇似输卵管腺癌，需予鉴别。如输卵管结核已痊愈，往往很难再找到明确的结核病变，仅能在切片中见到纤维化、玻璃样性变或钙化区。

（二）子宫内膜结核

输卵管结核 50％～80％并发于子宫底及子宫内膜结核。病变主要在子宫底及子宫双角，子宫大小、形状均可正常,结核病变一般局限在内膜,早期仅有散在的结节,而其余的内膜及腺体基本正常。结节周围内膜的葡萄糖含量低,持续在增生期状态。在结节更外围的内膜则有典型的分泌期改变。因而结核病变的内膜有不同程度的功能障碍,约60%患者月经正常。由于子宫内膜周期性脱落,则不可能形成广泛而严重的结核病灶,干酪化、纤维化以及钙化等现象亦很少见。少数严重病例可累及肌层,黏膜部分或全部破坏,为干酪样组织所替代形成溃疡,宫腔积脓,子宫内膜受到不同程度的破坏,最后代以瘢痕组织,可使子宫腔粘连、变形、缩小。尚有一型少见的增生型内膜结核,内膜全部转变为干酪样肉芽肿样组织,临床上出现大量浆液性恶臭白带,子宫球形增大,易与宫体癌相混淆,子宫内膜改变是诊断生殖器结核的主要依据。

(三)卵巢结核

常双侧受侵,有卵巢周围炎及卵巢炎两型,前者为卵巢肿块,在卵巢表面有结核性肉芽组织,局限于卵巢的皮质的外围部分;后者在卵巢深层间质中形成结节或干酪样坏死性脓肿。

(四)盆腔结核

多合并输卵管结核,常分两型。

1.渗出型

在整个腹膜和盆腔器官的浆膜上,散在无数大小不等的灰黄结节,腹膜充血,渗出,有腹腔积液,腹腔积液为浆液性草黄色液体,可被吸收形成多数包裹性囊肿。

2.粘连型

多数渗出型的后期,腹膜增厚,与网膜、肠管、输卵管等发生紧密粘连,其粘连组织常有干酪样坏死、钙化或瘘管形成。

(五)子宫颈结核

较为少见,病理检查见宫颈组织内有结核结节及干酪坏死。病变多局限于子宫颈表层,有时可发生溃疡及干酪样坏死。病理上可分为溃疡型、乳头型、间质型、黏膜型(结核病变局限于宫颈管内)。

三、临床表现

由于女性生殖器结核病程缓慢,病变隐伏,临床表现可随病情的轻重、久暂而有很大差异。如有的除不孕外,可无任何症状与体征;而较重病例,除有典型的盆腔结核表现外,尚有明显的全身症状,常与晚期恶性肿瘤相混淆。临床表现大致可归纳如下。

(一)不孕

不孕是生殖器结核的主要症状,是就诊的常见原因,患者往往是通过不孕症的常规检查而发现生殖器结核。以不孕为唯一主诉,就医求治,经检查获得诊断的占生殖道结核患者的40%～50%。据统计,本病患者基本上都有原发或继发不孕,尤以前者为主,可达85%。主要是由于输卵管黏膜破坏与粘连,常使管腔狭窄或阻塞;或由于输卵管周围粘连,即使管腔尚保持部分通畅,但黏膜纤毛被破坏,输卵管僵硬,蠕动受限,丧失其运输功能,影响精子或受精卵的输送而致不孕。子宫内膜结核妨碍受精卵着床而造成不育或流产。

(二)月经异常

一般月经不受影响,当引起盆腔器官淤血或子宫内膜有炎症改变时,会出现各种各样的月经变化。在炎症初期,因子宫内膜充血及溃疡,可有月经量过多、经期延长或不规则子宫出血。多数患者就诊时患病已久,子宫内膜遭受不同程度破坏,表现为月经稀少,甚至闭经。

(三)下腹坠痛

50%～75%患者有轻微下腹痛。由于盆腔炎症和粘连,可有不同程度的下腹坠痛,于经期、性交后、体力活动时加重。如合并有化脓菌感染,则有明显的腹痛、发热、压痛性包块等类似急性盆腔炎的表现,有的腹腔内粟粒性结核急性播散亦可引起急腹症。

（四）白带增多

盆腔或子宫内膜结核病变均可导致白带增多。特别是宫颈结核时,其分泌物呈脓性或脓血性,有时甚至有接触性出血及臭性脓血带。

（五）全身症状

若为活动期,可有结核病的一般症状,如发热、盗汗、乏力、食欲不振或体重减轻等,但多数生殖器结核患者缺乏自觉症状,常在其他原因体检时发现。真正发热者较自觉发热者多一倍,尤其在月经期明显。

（六）全身及妇科检查

由于病变程度与范围不同而有较大差异,较多患者因不孕而行诊断性刮宫才发现患有子宫内膜结核,而无明显体征和其他自觉症状。较严重患者若有腹膜结核,检查时腹部有柔韧感或腹腔积液征,形成包裹性积液时,触及囊性包块而误诊为卵巢囊肿。生殖器结核患者的子宫活动度可能正常或因粘连而活动受限,子宫一般发育较差。若附件受累,在子宫两侧可触及双侧硬索条状物,严重者于附件处可触及大小不等及形状不规则的肿块,质硬、表面凹凸不平或乳头状突起,或可触及钙化结节。

四、诊断

多数患者缺乏明显症状,阳性体征不多,故诊断时易被忽略。为提高确诊率,应详细询问病史,患有原发不孕,月经稀少或闭经时;未婚女青年有低热、盗汗、盆腔炎或腹腔积液时;慢性盆腔炎久治不愈时;既往有结核病接触史或本人曾患肺结核、胸膜炎、肠结核等,均应考虑有生殖器结核的可能。

（一）辅助诊断方法

1.病理检查

子宫内膜病理检查是诊断子宫内膜结核最可靠的依据。于月经前2～3天或月经来潮时12小时内做刮宫术。在术前3日及术后4日应抗结核治疗,以预防刮宫引起结核病灶扩散。由于子宫内膜结核较多由输卵管结核蔓延而来,故刮宫时应注意刮取子宫角内膜,并将全部刮出物送病理检查,在病理切片上找到典型的结核结节,诊断即可成立;但阴性结果并不能排除结核的可能。遇有子宫腔小而坚硬,无组织物刮出,结合临床病史及症状,也应考虑子宫内膜结核,并做进一步检查。刮取内膜标本分两组,一组固定于10%甲醛液做病理检查,一组放入干燥试管,立即送做细菌培养或PCR检菌及动物接种。病理检查最好做连续切片,以免漏诊。闭经时间长的患者可能刮不出内膜,可收集宫腔血液做细菌培养或PCR检菌、动物接种。若宫颈有结核可疑,做活组织检查,可明确诊断。

2.X线检查

（1）胸部X线平片:必要时做消化道或泌尿系统X线检查;以便发现原发病灶。

（2）盆腔X线平片:检查若摄片显示多个钙化阴影,表示盆腔淋巴结或输卵管区发生结核病灶形成的钙化,内生殖器结核的诊断可基本肯定。片中未见钙化影,不能排除结核病的存在,可能病程较短,钙化尚未形成。

（3）子宫输卵管碘油造影:在月经净后3～7天造影,闭经者随时进行,手术前后3日,每日肌内注射链霉素0.75 g,以防病灶扩散。结核杆菌侵犯输卵管、卵巢、子宫后所造成的组织损害程序不同,始自干酪样坏死、溃疡形成,发展至最终有瘢痕形成或钙化,因此,X线片上表现各异。

诊断价值较高的影像特征为:①盆腔内有多个散在钙化影。②输卵管腔多处狭窄,碘显影剂呈串珠状。③输卵管中段阻塞,伴碘显影剂进入管壁间质。④子宫腔重度狭窄或变形。⑤碘显影剂进入宫壁间质或宫旁淋巴管、血管。⑥卵巢区域见环状或球状钙化影。

可能征象有:①盆腔内仅有单个孤立的钙化影。②输卵管腔僵直,远端阻塞。③输卵管形态不规则,并有阻塞。④双输卵管峡部阻塞。⑤输卵管远端闭锁,管腔内有充盈缺损。⑥子宫腔边缘不规则,呈锯齿形。

3.腹腔镜检查

可直接观察病变情况,并可在镜下取活检做病理检查,腹腔积液做直接涂片抗酸染色镜检或送细菌培养,以及 PCR 检菌敏感性高度增加,尤其对子宫内膜异位症或卵巢癌的鉴别价值较大。许多超声扫描及CT 等检查不能确诊的疑难病例,经腹腔镜而确诊。对病变严重病例,由于致密粘连常可致肠管损伤而列入禁忌,遇此情况可做一小切口取标本更为安全。轻型输卵管结核,外观可无明显改变或仅峡部有结节隆起。随病情发展,可见两种类型的改变:①输卵管表面有大量黄白色结节,增粗、变硬、伞端明显肿大,管口张开—增生粘连型。②管壁有广泛肉芽肿反应及干酪样坏死,管腔内充满干酪样物及渗出液,输卵管膨胀,伞端外翻或封闭,与周围仅有轻度甚至无粘连—渗出型。卵巢结核亦有两种改变,即卵巢周围炎和卵巢炎。

4.结核菌培养与动物接种

刮取子宫内膜,收集血或宫腔、宫颈分泌物做结核杆菌培养或豚鼠接种。于 6～8 周处死豚鼠,取接种周围的淋巴结涂片找结核菌或进行病理检验,可确立诊断,但一般阳性率不高,急性活动期可高些。

5.其他

白细胞计数不高,分类中淋巴细胞可能增多,不同于一般化脓性炎症。活动期血沉增快,但血沉正常不能除外结核病变。结核菌素试验若为阳性说明体内曾有结核感染;若为强阳性说明目前仍有活动结核病变,但不能说明病灶部位;若为阴性不能完全排除结核病。这些化验检查均非特异性,只能作为诊断的参考。

(二)鉴别诊断

1.慢性盆腔炎(非特异性)

慢性盆腔炎多有分娩、流产、急性盆腔炎病史,月经量一般较多,闭经极少见;而生殖器结核多为不孕、月经量减少甚至闭经,盆腔检查时有时可触及结节。

2.子宫内膜异位症

子宫内膜异位症与生殖器结核的临床表现有很多相似之处,如低热、痛经,盆腔有粘连、增厚及结节等。但子宫内膜异位症痛经明显,月经量一般较多,经诊断性刮宫及子宫输卵管碘油造影及腹腔镜检查可协助诊断。

3.卵巢肿瘤

结核性腹膜炎有包裹性积液时应和卵巢囊肿鉴别,可根据发病过程、有无结核病史、B 型超声波检查帮助鉴别;结核性附件炎形成的包块表面不平,有结节感或乳头状突起,须和卵巢癌鉴别。临床上有时将卵巢癌误认为盆腔腹膜和生殖器结核,长期采用抗结核治疗,以致延误病情,甚至危及患者生命,故诊断困难时,可做腹腔镜检查或剖腹探查以明确诊断。

4.宫颈癌

宫颈结核可有乳头状增生或溃疡,与宫颈癌不易鉴别,应做宫颈刮片及宫颈活组织检查。

五、治疗与预后

(一)药物治疗

参照结核病的治疗。

(二)手术治疗

抗结核药物治疗对生殖器结核的疗效虽已较肯定,但在一些情况下,仍需手术治疗。

1.手术指征

(1)药物治疗 6 个月,盆腔包块持续存在。

(2)包裹性积液较大。

(3)药物治疗正规、足量,但无效或反复发作。

(4)瘘管形成未能愈合。

(5)盆腔附件结核,特别是输卵管内积留大量干酪样坏死物或腹腔积液合并感染者。

(6)怀疑同时有生殖道肿瘤存在等,方可考虑手术治疗。

2.术前准备

为了避免手术时感染扩散,减少盆腔器官广泛粘连、充血而导致手术操作困难,也有利于腹壁切口愈合,术前应做抗结核治疗1～2个月。如有盆腔结核所形成的瘘管,手术前应做泌尿系及全消化道X线检查,以了解瘘管的全部情况。术前数日开始服新霉素、灭滴灵、庆大霉素等药物进行肠道准备。

3.手术范围

根据年龄及病变范围而定。

(1)年龄40岁以上,不论病情轻重,均宜行双附件及子宫切除术,以清除病灶及避免术后复发。

(2)年轻妇女可考虑保留卵巢功能,但术中必须剖视卵巢,肉眼无可疑病灶者,可切除双输卵管及子宫。对于要求保留月经者,必须经病理检查证明子宫内膜结核已治愈,才考虑保留子宫。如双输卵管卵巢已形成难以分离的包块,则不论患者年龄大小,均需行双附件及子宫全切术。

(3)结核性包裹性积液经探查,确认不能完全切除时,可行造袋术。在壁上做一小切口,吸净囊液后,将囊壁切口边缘缝于直肌前筋膜使成袋口,用纱条填塞囊腔,一端露于腹壁外。以后每2～3天更换纱条一次,直至囊腔封闭为止。

(4)术中注意事项:①凡炎块粘连严重,应避免用力作钝性剥离。一经在器官间做出分离线后,即做锐性剥离,每次宜少剪,循序渐进,以避免损伤邻近脏器。②陈旧性肠管彼此粘连不必予以分离。③愈着性粘连宁可残留小部分宫壁或输卵管于肠管或膀胱,比强行切除全部更为安全。如遇盆腔器官粘连重、广泛,应查明圆韧带,先游离子宫底,便于确定手术方向,进行剥离。

(5)术后药物治疗:①手术已将双附件及子宫完整切除,腹腔内病灶全部除净,无并存其他器官结核,则术后再做1～2个月抗结核治疗即可,避免复发。②若病灶未完全清除,或合并其他器官结核(如肺、腹膜或泌尿系结核等),则需继续用药6～12个月,以求根治。③行包裹性积液造袋术者,术后给予抗结核治疗,直至囊腔完全封闭为止。

(三)预后

当前,由于手术的进步及抗结核药物的发展,女性生殖器结核预后较好,但若生殖器官破坏造成功能障碍,则很难恢复。曾有文献报道100例生殖器结核,经治疗后,虽再孕率可达20%,但其中14例有1次或多次宫外孕,3例自然流产,而维持到足月产者仅2%～3%。

有人认为,目前已有可靠的抗结核药物,对年轻患者,仍尽量保留子宫及一侧或双侧卵巢为宜。如术前能确诊为结核,免予手术。结核性输卵管炎行修复(重建)术意义不大,正常宫内妊娠的机遇微乎其微,严格说来,这些人应视为不孕者。

患者应由妇科医生长期随访,关于抗结核药的应用,应与结核科医生共同研究,制订合理的化疗方案。

(刘玉莹)

第二章 女性生殖系统肿瘤

第一节 子宫颈癌

2007 年美国流行病学调查数据显示全球新发子宫颈癌 55 094 例,死于该病的患者 309 808 名,其中超过 85% 的患者来自发展中国家;我国每年子宫颈癌新发病例约 17.5 万,占世界的三分之一。高发年龄呈双峰,第一峰为 35~39 岁,第二峰为 60~64 岁,平均发病年龄为 52.2 岁。近年来的研究数据还表明,本病的发病率明显上升且呈年轻化的趋势。中国医科院统计显示,35 岁以下发病的患者从 20 世纪 70 年代至 80 年代的 1.22%~1.42% 上升到 90 年代的 9.88%。子宫颈癌是一个可以预防的疾病,其潜伏期长,若能早期发现、及时治疗则其预后较好,且 5 年存活率高达 90% 以上。故其筛查和预防具有十分重要的意义。

一、病因

与所有的肿瘤一样,本病的发生也是多种因素协同作用的结果。与子宫颈癌发病有关的因素主要有性传播疾病、性生活相关因素等。

(一)性传播疾病

易感染生殖道的病毒主要包括人乳突状瘤病毒(human papilloma virus,HPV)、单纯疱疹病毒 II 型(HSV-II)、巨细胞病毒(CMV)等。其中 HPV 感染与子宫颈癌发病关系最为密切。迄今为止,已经鉴定出的 HPV 亚型多达 100 余种,其中 HPV16、18、33、58 等亚型与子宫颈上皮内瘤样病变(CIN)以及子宫颈癌的发生、发展密切相关,故称之为高危型病毒。而 HPV 6、11、42、43 等亚型与子宫颈癌的发生、发展无明显相关关系,故称其为低危型病毒。

学者们认为,子宫颈癌是一种由病毒感染引起的恶性肿瘤。流行病学及相关研究资料显示,超过 80% 的 CIN 样本中 HPV DNA 为阳性,95% 的子宫颈癌标本中 HPV DNA 为阳性,并且 HPV DNA 含量与子宫颈病变程度呈正相关。此外,研究还表明,20 岁是女性 HPV 感染的高峰年龄,25~35 岁是 CIN 发生的高峰年龄段,而 40 岁以上是子宫颈癌发生的高峰年龄,提示 HPV 感染与子宫颈癌的发生呈时序关系,符合生物学的时相规律。

HPV 的致瘤作用与 HPV DNA 在宿主中的状态有关。HPV 感染宿主细胞后先以游离状态潜伏于基底细胞的核内,然后病毒核酸整合到宿主细胞内,整合后的 DNA 发生致癌作用的主要部分为 E6、E7 和 E2。HPV 病毒通过 E1、E2 的开放读码框断裂并线性化插入到人体上皮细胞的染色体中,E2 开放阅读框架断裂后该片段发生丢失或失活。E2 蛋白是一种特异性的 DNA 束缚蛋白,可以调节病毒 mRNA 的转录、DNA 的复制以及 E6、E7 的转化,故 E2 片段的缺失可导致 E6 和/或 E7 片段表达失控。此外,E6、E7 还可分别与抑制基因 P53、Rb 基因结合,并与细胞周期调控蛋白发生相互作用,干扰正常的细胞周期调控,促进细胞的转化,从而诱发肿瘤。

(二)与性生活相关因素

流行病学资料显示,早年性生活(即 20 岁以前有性生活者,子宫颈癌的发病率比 20 岁后有性生活者高 3 倍)、早育、性生活紊乱(有多个性伴侣)、多产等均是子宫颈癌发病的高危因素。

（三）其他

（1）自身免疫低下。

（2）性激素（E）促进作用。

（3）化学致癌因素：如包皮垢。动物试验也证实精液中的精液组蛋白为致癌物质。

（4）精神刺激、吸烟、社会经济地位较低等因素。

二、组织及病理学

（一）正常子宫颈上皮生理变化

子宫颈上皮包括阴道部的鳞状上皮（即扁平上皮）和子宫颈管的柱状上皮。二者交界部即鳞—柱交接（squamou-columnar junction，SCJ），又称转化区或移行带，此区细胞增生活跃，是宫颈癌的好发部位。鳞—柱交接又分为原始鳞—柱交接和生理性鳞—柱交接。原始鳞—柱交接指胎儿期来源于泌尿生殖窦的鳞状上皮向上生长，到子宫颈外口与子宫颈管柱状上皮相邻所形成。原始鳞—柱交接随体内雌激素水平变化发生移位，称为生理性鳞—柱交接。

（二）子宫颈移行带柱状上皮被鳞状上皮替代的机制

1.鳞状上皮化

生鳞状上皮化生指暴露在子宫颈阴道部的柱状上皮受阴道酸性环境的影响，柱状上皮下未分化的储备细胞增生转化为绝大多数不成熟的鳞状上皮，上皮无表、中、底层之分，且代谢活跃，易受外界刺激发生细胞分化不良、排列紊乱、核异常、有丝分裂增加，或发生子宫颈上皮内瘤样病变，甚至癌变。

2.鳞状上皮化

鳞状上皮化指宫颈阴道部的鳞状上皮直接长入柱状上皮与其基膜间并最终替代柱状上皮。

（三）子宫颈上皮内瘤样病变及转归

子宫颈上皮内瘤样病变（cervical intraepithelial neoplasia，CIN）分 3 级，如图 2-1 所示。

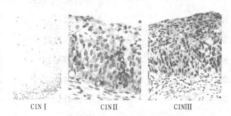

CIN Ⅰ   CIN Ⅱ   CINⅢ

图 2-1　子宫颈上皮内瘤样病变分级

1.CIN Ⅰ

CIN Ⅰ即轻度非典型增生，指上皮下 1/3 层细胞核增大，核浆比例稍增大、细胞核染色稍加深、分裂象少，细胞极性正常。60%～85%能自然消退，但应该检测 HPV 状态，并进行随访，若病灶持续 2 年，应采用激光或冷冻治疗。

2.CIN Ⅱ

CIN Ⅱ即中度非典型增生，指上皮下 1/3～2/3 层细胞核明显增大，核浆比例增大，细胞核深染、分裂象较多，细胞数量明显增加，细胞极性存在。约 20%发展为原位癌，5%发展为浸润癌。

3.CIN Ⅲ

CINⅢ包括重度不典型增生及原位癌（carcinoma in situ，CIS），指病变细胞几乎或全部侵及上皮全层，细胞核异常增大，核浆比例显著增大，细胞核染色深、分裂象多、形状不规则，细胞拥挤、排列紊乱、极性消失。

4.浸润癌

CIN 病变突破上皮下基膜，浸润间质，即形成浸润癌。

（四）组织学分类

常采用 WHO 子宫颈恶性肿瘤组织学分类（表 2-1）。

表 2-1　WHO **子宫颈恶性肿瘤组织学分类**(2003 年)

(一)上皮肿瘤	3.其他上皮肿瘤
1.鳞状肿瘤和前体	(1)瘤腺鳞癌
(1)鳞状细胞癌,非特异型	(2)毛玻璃状细胞癌型
1)角化	(3)腺样囊性癌
2)非角化	(4)腺样基底细胞癌
3)基底样	4.神经内分泌肿瘤
4)疣状	(1)类癌
5)湿疣性	(2)非典型类癌
6)淋巴上皮瘤样	(3)小细胞癌
7)鳞状移行性	(4)大细胞神经内分泌癌
(2)早期浸润(微灶浸润)	5.未分化癌
(3)鳞状细胞癌	(二)间叶肿瘤
(4)原位鳞状细胞癌	1.平滑肌肉瘤
2.腺性肿瘤和前体	2.子宫内膜间质肉瘤,低度恶性
(1)腺癌	3.未分化宫颈内膜肉瘤
1)黏液腺癌	4.葡萄状肉瘤
2)宫颈内型	5.软组织腺泡状肉瘤
3)肠型	6.血管肉瘤
4)印戒细胞型	7.恶性周围神经鞘瘤
5)微偏型	(三)上皮和间叶混合性肿瘤
6)绒毛膜性	1.癌肉瘤(恶性苗勒混合瘤、化生癌)
(2)子宫内膜样腺癌	2.腺肉瘤
(3)透明细胞腺癌	3.恶性黑色素瘤
(4)浆液性腺癌	(四)杂类肿瘤
(5)中肾性腺癌	1.干细胞型肿瘤
(6)早期浸润腺癌	2.卵黄囊瘤
(7)原位腺癌	3.恶性淋巴瘤(特定型)
	4.白血病(特定型)
	(五)继发肿瘤

(五)巨检

1.鳞状细胞癌

鳞状细胞癌是最常见的,占子宫颈癌的 $80\%\sim85\%$,分为外生型、内生型、宫颈管型和溃疡型 4 种类型。

(1)外生型:最多见,肿瘤向外生长呈菜花状或乳头状,组织脆,易有接触出血,肿瘤多累及阴道。

(2)内生型:肿瘤浸润宫颈深部组织,多有宫颈肥大、变硬,呈桶状,肿瘤多累及宫旁组织。

(3)宫颈管型:肿瘤发生于子宫颈管,多有脉管浸润和盆腔淋巴结转移。

(4)溃疡型:在外生型和内生型的基础上继续发展并合并感染、坏死,组织脱落后形成溃疡、空洞,形成火山口样宫颈。

2.腺癌

腺癌占子宫颈癌的 $15\%\sim20\%$,其中黏液性腺癌最多见。微偏腺癌(宫颈恶性腺瘤)约占 1%,是一种少见的子宫颈腺癌;腺鳞癌占 3%～5%,含腺癌和鳞癌两种成分。

（六）转移途径

子宫颈癌主要以直接蔓延及淋巴转移为主,晚期可有血行播散。

1.直接蔓延

子宫颈癌的转移途径以直接蔓延最多见。

(1)向上:浸润子宫体。

(2)向下:浸润阴道。

(3)两侧:浸润宫旁组织,甚至累及盆腔侧壁,压迫输尿管,导致输尿管扩张和肾盂积水。

(4)前后:晚期可浸润膀胱或直肠(少见),形成膀胱阴道瘘或直肠阴道瘘。

2.淋巴转移

研究报道,子宫颈癌盆腔淋巴结转移率与 FIGO 分期呈正相关,Ⅰ期～Ⅳ期子宫颈癌盆腔淋巴结转移率分别为 15%,30%,50%,60%。Henrlken 将盆腔淋巴结区域分为两级,即初级(1 级:Ⅰ station)和次级(2 级:Ⅱ station)。初级盆腔淋巴结包括:宫旁淋巴结、宫颈旁淋巴结、闭孔淋巴结、髂内淋巴结、髂外淋巴结、髂总淋巴结、骶前淋巴结;次级盆腔淋巴结包括:腹股沟深浅淋巴结和腹主动脉旁淋巴结。

3.血行播散

子宫颈癌血行播散少见,约占 5%,远处受累器官常见于肺、骨、肝、肾等。

三、临床表现与诊断

（一）临床表现

1.早期

早期可无明显症状,部分患者有白带增多、白带带血或接触性出血(同房出血)等症状。妇科检查(包括双合诊和三合诊):宫颈糜烂或粗、硬,宫旁无增厚(无浸润)。

2.晚期

晚期多有阴道不规则出血(或多、或少,甚至大出血),绝经后妇女可出现阴道出血,血性、脓性或水样白带并伴有特殊臭味,部分患者表现为恶病质。妇科检查(包括双合诊和三合诊):宫颈菜花样、浸润结节型、溃疡出血或伴坏死,阴道或宫旁组织增厚浸润等。

（二）诊断

根据病史和体格检查、辅助检查、病理组织学检查结果确诊。

早期辅助诊断方法如下所述。

1.宫颈脱落细胞学检查

宫颈脱落细胞学检查筛查子宫颈癌的首选方法。希腊医师 Papanicolaou(巴氏)于 1941 年发明,从 20 世纪 40 年代开始沿用了近半个世纪的用于子宫颈癌筛查的传统手工方法为巴氏涂片(Pap Smear)。现发展为液基薄层细胞学技术(TCT),该技术明显提高了子宫颈癌前病变以及子宫颈癌的诊断率,降低了假阴性率。1988 年 Bethesda 应用 TBS 报告系统(the Bethesda system),创建了实验报告的标准框架,即除包含了对标本的评估外,还包括了描述性诊断。该系统统一的诊断术语,为临床处理提供了帮助,达到了细胞病理和临床的有效交流。

2.阴道镜指导下活体组织检查(colposcopic directed biopsy)

阴道镜是一座架于临床与病理形态学之间的观察活组织形态学的桥梁。它在醋酸和碘染色的帮助下,将子宫颈阴道部黏膜放大 6 倍～40 倍,通过观察肉眼看不见的表面形态和终末血管网(terminal vascular network)的变化来评价局部病变,以提高早期诊断的准确性,达到早期治疗的目的。

3.子宫颈和子宫颈管活体组织检查(ECC)

组织病理学检查结果是诊断的“金标准”。临床上对宫颈脱落细胞学检查结果异常或可疑患者可取部分子宫颈组织做病理学检查,确定病变的性质,帮助医师决定最终的治疗方法。临床上 ECC 包括点切法、子宫颈管搔刮术、子宫颈锥切术三种方法。①点切法：常用于子宫颈脱落细胞学检查可疑或异常而需进一步明确诊断者。②子宫颈管搔刮术：用于明确子宫颈管内是否有病变或癌灶是否浸润子宫颈管，和点切法联合使用可进一步提高子宫颈上皮内瘤样病变及早期子宫颈癌的检出率。③子宫颈锥切术（conization or cone biopsy）：该法不仅可用作诊断也可用于治疗。当子宫颈脱落细胞检查多次发现癌细胞而另外两种子宫颈活体组织检查法均未发现异常；或为明确已诊断的子宫颈原位癌或镜下早期浸润癌患者是否为浸润癌时，可用该法明确诊断。此外，该法可作为子宫颈上皮内瘤样病变患者的治疗方法之一。

4.其他检查

根据患者的具体情况可选择 CT、MRI、膀胱镜、直肠镜、静脉肾盂造影、腹腔镜、穿刺活体组织检查等。

（三）鉴别诊断

病理组织学检查结果是诊断与鉴别诊断的"金标准"。

1.子宫颈良性病变

子宫颈良性病变包括息肉、重度糜烂、乳突瘤、子宫颈结核、尖锐湿疣以及位于子宫颈及阴道穹隆的子宫内膜异位结节等病变。

2.子宫颈恶性肿瘤

子宫颈恶性肿瘤包括原发于子宫颈的恶性黑色素瘤、肉瘤、淋巴瘤以及其他转移到子宫颈的恶性肿瘤。

四、临床分期

临床分期在治疗前由 2 位或 3 位妇科肿瘤专科高年资医师共同评估后作出，治疗后不能更改。子宫颈癌的临床分期详见表2-2。

表 2-2　子宫颈癌的临床分期（2006 年）

FIGO 分期	肿瘤范围	TNM 分类
	原发肿瘤无法评估	T_X
	没有原发肿瘤的证据	T_0
0 期	原位癌（浸润前癌）	T_{is}
Ⅰ期	肿瘤局限于子宫颈（包括累及子宫体）	T_1
Ⅰa	肉眼未见癌灶，仅通过显微镜可见浸润癌	T_{1a}
Ⅰa1	间质浸润深度≤3 mm，宽度≤7 mm	T_{1a1}
Ⅰa2	3 mm≤间质浸润深度≤5 mm，宽度≤7 mm	T_{1a2}
Ⅰb	临床可见癌灶局限在子宫颈，或通过显微镜可见病变>Ⅰa2	T_{1b}
Ⅰb1	临床可见癌灶最长径≤4 cm	T_{1b1}
Ⅰb2	临床可见癌灶最长径>4 cm	T_{1b2}
Ⅱ期	癌灶超出子宫颈，未达盆腔壁；累及阴道，未达阴道下 1/3	T_2
Ⅱa 期	无子宫旁浸润	T_{2a}
Ⅱb	有子宫旁浸润	T_{2b}
Ⅲ期	癌肿扩散至盆腔壁和/或累及阴道下 1/3，导致肾盂积水或无功能肾	T_3
Ⅲa	癌累及阴道下 1/3，但未达盆腔壁	T_{3a}
Ⅲb	癌已达盆腔壁，或有肾盂积水或无功能肾	T_{3b}
Ⅳ期		
Ⅳa	肿瘤播散超出真骨盆或癌浸润膀胱黏膜或直肠黏膜	T_4
Ⅳb	肿瘤有远处转移	M_1

分期注意事项如下所述。

（1）不分期：子宫体浸润不列入分期。

（2）0 期：不典型细胞覆盖上皮全层，但无间质浸润。

（3）Ⅰₐ期：为显微镜下诊断。

（4）Ⅲ期：①肿瘤浸润到达盆腔侧壁，完全无间隙，且肿瘤呈结节状。②当其他检查确定肿瘤为Ⅰ或Ⅱ期，但肿瘤浸润输尿管引起癌性狭窄、肾盂积水或肾功能丧生时应确定为Ⅲ期。

（5）Ⅳ期：仅有膀胱泡样水肿者不能确定为本期，当膀胱冲洗液查见肿瘤细胞时，还应做活体组织检查取得病理组织学证据后方能确诊。

五、治疗

要高度重视首次治疗。首先应明确诊断及临床分期，根据患者年龄、全身情况、是否有生育要求、病理类型以及医疗技术水平、设备等制订个体化的治疗方案。按照以放射、手术为主，辅以化疗、中医药、免疫治疗等综合治疗的原则进行治疗。

（一）放射治疗

1.适应证

放疗适用于：①各期子宫颈癌，且不受内科疾病的影响。②Ⅱ♭以上的患者首选。③术后有淋巴结转移，切缘阳性，子宫旁浸润，淋巴或血管间隙、深部间质浸润等高复发风险的患者需补充放疗。

2.规范的子宫颈癌根治性放疗的方案

规范的子宫颈癌根治性放疗的方案是盆腔外照射加盆腔内近距离照射。此外，国际上还推荐同步放化疗。

（1）体外照射：盆腔野包括子宫、子宫颈、子宫旁和上 1/3 阴道（Ⅲa 患者包括全阴道）、盆腔淋巴结、腹股沟深淋巴结。扩大野主要是腹主动脉旁淋巴结范围。照射前应设定好照射野，并用铅板或多叶光栅技术保护正常组织。

照射野包括：①盆腔前后野，又称矩形野，上界为 L₄ 与 L₅ 间隙，下界为闭孔下缘或肿瘤下缘下 2 cm 以上，侧界为真骨盆外 1.5～2 cm。②四野箱式照射，前界为耻骨联合前缘处的垂直线，后界为 S₂ 与 S₃ 间隙处的垂直线，上、下界同盆腔前后野。③扩大野照射：当髂总和/或腹主动脉旁淋巴结受累时，照射野可从以上两野上缘向上扩大到所需照射的部位。全盆腔照射剂量为 45～50 Gy；或每次 1.8～2.0 Gy，5 次/周。扩大野照射剂量约为 45 Gy，每次 1.8～2.0 Gy，5 周完成。当肿瘤体积大时，先进行体外照射 30 Gy 后再做盆腔内近距离照射，疗效更理想。

（2）盆腔内近距离照射：根据对"A"点（子宫颈外口上 2 cm 与旁 2 cm 的交点）的放射剂量率分为高（超过 20 cGy/min）、中（3.33～20 cGy/min）、低（0.667～3.33 cGy/min）剂量率。多采用高剂量率盆腔内照射，每次 6～7 Gy，1 次/周，总剂量为 35～42 Gy。

当局部肿瘤体积大、出血多时，可选用阴道盒、组织间插植治疗等方法。

（3）同步放化疗：研究已证实放疗同时辅以铂类为基础的化疗可明显控制盆腔肿瘤，提高患者生存率。因为化学药物可以充当放疗的敏感剂，此外其本身还能杀死肿瘤细胞，两种治疗手段的联合，可明显阻止肿瘤细胞的修复，使肿瘤细胞更加同步化，减少了缺氧细胞的比例。同步放化疗（concurrent）的具体方案如下所述。

顺铂（DDP）60～70 mg/m²，静脉滴注，第 1 天和第 29 天联合放疗；氟尿嘧啶（5-FU）3～4 g/m²，96 小时持续静脉滴注，第 1 天和第 29 天联合放疗。

顺铂 40 mg/m²，静脉滴注，第 1 天、第 8 天、第 15 天、第 22 天、第 29 天和第 35 天联合放疗。

3.并发症

子宫颈癌放疗的并发症包括早期及晚期并发症。

（1）早期并发症：早期并发症是指放疗中或放疗结束不久发生的并发症，如子宫穿孔等机械性损伤，局部感染，尿频、尿急、尿痛、血尿等泌尿道反应，以及里急后重、腹泻、便血等胃肠反应等，多较轻。经对症处理，并保证富含蛋白质和多种维生素且易消化的饮食后，患者多能坚持治疗。严重的患者可暂停放疗，经对症治疗好转后，再恢复照射。

（2）晚期并发症：晚期并发症常见的有放射性直肠炎、膀胱炎、小肠炎、局部皮肤及皮下组织的改变、盆腔纤维化等。这里简单介绍最常见的放射性直肠炎和膀胱炎。

放射性直肠炎：多在放疗后半年至一年内发生，按直肠病变程度分为三度。①轻度：有症状，临床检查直肠无明显异常，但直肠镜检查见直肠壁黏膜充血、水肿。②中度：有明显症状，临床检查肠壁有明显增厚或溃疡。③重度：出现需要手术治疗的疾病，如肠梗阻、肠穿孔或直肠阴道瘘等。轻度和中度的放射性直肠炎以消炎、止血、对症处理的保守治疗为主，也可用药物保留灌肠；重度者一经诊断应择日手术。

放射性膀胱炎：多发生在放疗后一年以上，按临床表现分为三度。①轻度：有尿急、尿频、尿痛等症状，膀胱镜下见黏膜充血、水肿。②中度：膀胱黏膜毛细血管扩张性血尿，反复发作，甚至形成溃疡。③重度：膀胱阴道瘘的患者。轻度和中度放射性膀胱炎，采用抗炎、止血、对症治疗的保守治疗；重度者，应择日手术治疗。

盆腔纤维化：即盆腔呈冰冻骨盆状。严重者可导致输尿管梗阻及淋巴管阻塞，可采用活血化瘀类中药治疗，必要时手术。

（二）手术治疗

手术治疗的优点是能保护年轻患者所保留的卵巢及阴道的功能。适用于早期Ⅱa以前、全身情况良好，且无手术禁忌证的患者。

1.手术类型

根据肿瘤对子宫旁、阴道、宫骶韧带、主韧带浸润范围选择不同的手术方式。

（1）I_{a1}期：年轻有生育要求的妇女可选择子宫颈锥形切除术，无生育要求的妇女可选择子宫全切术，可保留卵巢，无须清除淋巴结（淋巴结转移率小于1％时）。

（2）I_{a2}期：筋膜外子宫全切术（extrafascial hysterectomy）及盆腔淋巴结清扫术（pelvic lymphadenectomy）。对渴望生育的妇女可选用子宫颈广泛性切除术及盆腔淋巴结清扫术（腹膜外或腹腔镜下），保留正常卵巢，严密随访。

（3）I_{b1}期：次广泛子宫切除术或广泛子宫切除术（subradical/Radical hysterectomy）及盆腔淋巴结清扫术。肿瘤病灶最长径小于2 cm，渴望生育的妇女可选用子宫颈广泛性切除术及盆腔淋巴结清扫术（腹膜外或腹腔镜下），保留正常卵巢，严密随访。

（4）I_{b2}期～Ⅱ$_b$期：先行新辅助化疗，确定有效后行广泛性子宫切除术及盆腔淋巴结清扫术，可保留正常卵巢。若术中发现髂总淋巴结有肿瘤转移者，应行腹主动脉旁淋巴结切除或取样。

（5）Ⅲ期以上：放化疗联合治疗。

2.手术中和手术后常见并发症的预防及处理

（1）出血：术中出血常有两处，其一是清除淋巴结时直接损伤动、静脉，其二是分离主韧带或打输尿管隧道时损伤盆膈（盆底）静脉丛。若能看清出血点，可立即钳夹、缝扎止血。否则只有用纱布压迫或使用血管收缩剂，然后再缝扎止血；髂内动脉结扎，有时也能取得较好的效果；必要时还可盆膈填塞长纱条，术后24～48小时后取出。术后出血可因出血点漏扎或结扎线松脱所致。若为阴道断端出血且可见者，可钳夹后缝扎止血；若为腹腔内出血，应立即开腹止血；若术后多日发生，多继发于感染，应加强抗感染并对症处理，积极预防出血可能导致的并发症。预防出血的关键是提高手术技能，操作轻柔，严密结扎止血。

（2）泌尿系统并发症：包括术中的直接损伤和术后的缺血性损伤两类。输尿管直接损伤多发生于处理骨盆漏斗韧带、宫骶韧带和打输尿管隧道等时，故术中应仔细解剖，避免误伤。缺血性损伤是因为局部血液循环差，造成局部输尿管缺血、坏死，故术中要注意保护膀胱、输尿管的营养血管，术后要保持输尿管通畅,积极纠正贫血、加强支持、预防感染。此外,由于手术可不同程度地损伤支配膀胱、尿道的神经;而膀胱功能麻痹也是常见的并发症之一,其发生率高达50%。因此,保留神经功能的手术方式越来越引起大家的关注。

(3)感染:随着抗生素的不断发展,感染的发生率明显降低。预防的措施包括术前仔细准备患者的阴道;术中严格无菌操作;术毕放置引流管,加强引流;术后积极支持患者全身情况,采用广谱预防性或治疗性的抗生素预防感染等。

(4)盆腔淋巴囊肿:由于腹膜后淋巴组织清除后留有死腔,回流的淋巴液潴留在此形成囊肿。大的淋巴囊肿产生压迫症状,甚至引起输尿管梗阻。部分患者在淋巴囊肿的基础上合并感染,甚至高热,对这类患者应在抗感染的基础上行腹膜外淋巴囊肿切开引流术。子宫颈癌淋巴组织清除术中应仔细结扎淋巴管近、远端,预防盆腔淋巴囊肿的发生。

(5)其他并发症:如切口感染、肠梗阻、栓塞性静脉炎及肺栓塞等,其防治方法与其他腹部手术相同,在此不再赘述。

(三)化学药物治疗

近年来,化疗在子宫颈癌治疗中的作用得到了较大的提升。目前已知单药有效的药物包括:顺铂(DDP)、卡铂(CBP)、长春新碱(VCR)、紫杉类药物、拓扑替康、环磷酰胺(CTX)、异环磷酰胺(IFO)、氟尿嘧啶(5-FU)、博来霉素(BLM)、丝裂霉素(MMC)等,其中以顺铂效果较好。禁忌证为再生障碍性贫血、恶病质以及有严重脑、心、肝、肾病变的患者。治疗模式包括:缓解性化疗(姑息性化疗,palliative chemotherapy)、同步放化疗(concurrent chemoradiation)、新辅助化疗(neoadjuvant chemotherapy,NAC)、辅助化疗(adjuvant chemotherapy)。其中,NAC最令人瞩目。

NAC主要适用于局部肿瘤体积大的I_{b2}期~II_a期子宫颈癌患者以及较年轻的II_b期子宫颈癌患者。其目的是在手术或放疗前先行1~3个疗程的化疗,能缩小肿瘤体积、降低分期,使手术更容易实施。同时可控制肿瘤的微小转移,提高疗效。目前的研究证实动脉和静脉化疗疗效相当,按照WHO实体瘤疗效评价标准,NAC总有效率大于80%,但尚未证实该方法能提高患者生存率。

(四)特殊类型的子宫颈癌的处理

1.子宫颈癌合并妊娠

子宫颈癌合并妊娠时应综合考虑临床期别、孕周、患者及家属的要求来进行治疗。总的原则如下所述。

(1)尽快处理,否则影响预后。

(2)若孕周超过28周,估计胎儿能够存活,可先行剖宫产手术,再根据临床分期决定手术类型。

(3)若孕周不足28周,胎儿不能存活,可先行放化疗使胎儿流产后再根据临床分期决定手术类型或治疗方案。

2.复发子宫颈癌

规范手术治疗1年后、根治性放疗治疗3个月后经体检和影像提示,病理证实的复发灶出现即为复发,多数复发灶在盆腔。治疗应根据患者的具体情况制订个体化综合治疗方案。

3.子宫颈残端癌

子宫颈残端癌指子宫次全切除术后所剩子宫颈发生的癌变。其预防、诊断、治疗及预后与普通子宫颈癌没有明显差别,但需特别注意的是对手术的技巧要求更高,损伤发生的概率较大。

(张宗凤)

第二节　子宫内膜癌

一、概念及概述

子宫内膜癌又称子宫体癌,发生在子宫体的内膜。发病率在女性生殖道恶性肿瘤中仅次于子宫颈癌居第二位,发病年龄在58～61岁,其平均发病年龄为60岁左右。

二、病因

子宫内膜癌的病因尚不清楚,可能与子宫内膜长期受雌激素刺激而无孕酮对抗;体质因素如肥胖、高血压、糖尿病、不孕不育、绝经延迟;子宫内膜增生性病变;遗传因素等有关。1987年,国际妇科病理协会(ISGP)将将子宫内膜增生性病变分为单纯增生、复合增生和不典型增生,分别约有1%、3%、30%可发展成为子宫内膜癌。

三、病理

(一)巨检

根据病变形态和范围分为两种类型。

1.局限型

局限型常发生于宫底部,病灶常发生于部分黏膜,呈息肉状或小菜花状,表面有溃疡,易出血。

2.弥漫型

在内膜内蔓延,子宫内膜大部分或全部被癌组织侵犯,使之增厚或呈不规则息肉状,质脆,色灰白或浅黄色,表面有出血及坏死。

(二)镜检

按组织细胞学特征分为以下类型。

1.内膜样腺癌

内膜样腺癌最常见,占子宫内膜癌的80%～90%。

2.浆液性乳头状腺癌

浆液性乳头状腺癌约占10%,恶性程度很高,常见于年老的晚期患者。

3.透明细胞癌

透明细胞癌约占4%,恶性程度较高,易早期转移。

4.其他

其他类型包括鳞状细胞癌、黏液性癌。

四、转移途径

早期病变局限于子宫内膜。其特点为生长缓慢,转移较晚。转移途径主要是直接蔓延和淋巴转移,晚期可血行转移。

(一)直接蔓延

癌灶沿子宫内膜蔓延,可侵犯输卵管、卵巢以及盆腹腔;侵犯宫颈、阴道;侵犯肌层甚至浆膜并可广泛种植在盆腔腹膜、大网膜等。

(二)淋巴转移

淋巴转移为主要的转移途径。当癌灶浸润至深肌层,或扩散到宫颈管,或癌组织分化不良时,易发生淋巴转移。其转移途径与癌灶生长部位有关。

五、临床分期

现多采用 FIGO 1971 年提出的子宫内膜癌临床分期标准,见表 2-3。

表 2-3　子宫内膜癌临床分期(FIGO,1971)

期别	肿瘤范围
0 期	腺瘤样增生或原位癌(不列入治疗效果统计)
Ⅰ期	癌局限于子宫体
Ⅰ$_a$ 期	宫腔长度≤8 mm
Ⅰ$_b$ 期	宫腔长度>8 mm
	根据组织学分类,Ⅰ$_a$ 及Ⅰ$_b$ 期又分为 3 个亚期。G$_1$,高分化腺癌;G$_2$,中分化腺癌;G$_3$,未分化癌
Ⅱ期	癌已侵犯宫颈
Ⅲ期	癌扩散到子宫以外盆腔内(阴道或宫旁组织可能受累),但未超出真骨盆
Ⅳ期	癌超出真骨盆或侵犯膀胱黏膜或直肠黏膜,或有盆腔以外的播散
Ⅳ$_a$ 期	癌侵犯附近器官,如膀胱、直肠
Ⅳ$_b$ 期	癌有远处转移

六、临床表现

(一)症状

极早期患者可无明显症状,一旦出现症状则可表现如下。

1.阴道流血

阴道流血是最重要和最早出现的症状,常在绝经后出血,血量不多。绝经前患者月经周期紊乱,表现为不规则出血或持续性出血。

2.阴道排液

早期往往为浆液性或浆液血性白带,合并感染可出现脓性或脓血性排液,有恶臭。

3.疼痛

晚期肿瘤可累及盆腔,引起剧烈疼痛,多为下腹及腰骶部疼痛,并可向腿部放射。

4.全身症状

晚期患者可出现贫血、消瘦、恶病质、全身衰竭等。

(二)体征

早期患者妇科检查子宫正常大小,稍晚子宫可增大变软。有时可扪及转移性结节或肿块。

七、诊断

对近绝经期有异常阴道流血、绝经后阴道流血或排液的妇女,特别是有高危因素者,应考虑到有子宫内膜癌的可能,需做以下检查以明确诊断。

(一)分段诊断性刮宫

确诊子宫内膜癌需根据病理检查结果,分段诊刮是最常用的刮取内膜的方法。先刮颈管,再刮子宫内膜,刮出物分别送病理检查。诊刮时操作要轻柔,以免引起穿孔,尤其是当刮出物为豆渣样组织,高度怀疑为子宫内膜癌时,只要组织已足够送病检,应停止操作。

(二)宫腔细胞学检查

用特制的宫腔吸管或宫腔刷放入宫腔,吸取分泌物做细胞学检查,可提高阳性率。可作为内膜癌的筛选手段。

（三）宫腔镜检查

宫腔镜可直接观察宫腔情况、估计肿瘤的范围,并可在直视下取材做组织学检查。

（四）B型超声检查

子宫增大,内膜增厚,失去线性结构,宫腔内有不规则回声增强光团,内膜与肌层边界模糊,内部回声不均。有时还可判断肌层浸润等情况。

（五）其他

有条件或必要时可选用 MRI、CT、血清 CA125 等检查,以协助诊断。

八、鉴别诊断

(1)功能性子宫出血、子宫黏膜下肌瘤、子宫内膜息肉均可有不规则阴道流血,诊刮及宫腔镜检查有助于与子宫内膜癌鉴别。

(2)子宫颈癌也可有不规则阴道流血及白带增多,可行妇科检查、宫颈刮片及活检鉴别。

(3)老年性阴道炎及老年性子宫内膜炎主要表现为血性白带,妇科检查见内、外生殖器萎缩,阴道壁充血或黏膜有散在出血点,宫腔镜检查可见子宫内膜薄,有点片状出血。抗炎治疗有效。

九、处理

（一）手术治疗

手术治疗是治疗子宫内膜癌的主要方法。术中应探查全腹并进行腹水或腹腔洗液细胞学检查,并根据临床分期选择手术范围。对Ⅰ期癌选择行子宫全切术及双附件切除术。必要时行盆腔及腹主动脉旁淋巴结活检或清扫术。Ⅱ期癌应行广泛子宫切除术及双侧盆腔淋巴结、腹主动脉旁淋巴结清扫术。

（二）手术加放射治疗

Ⅰ期患者腹水中找到癌细胞或深肌层有浸润、淋巴结可疑或已有转移,手术后都需加用放疗,以 ^{60}Co 或直线加速器外照射。Ⅱ、Ⅲ期癌根据病灶大小,术前可先行腔内或体外照射,灭活癌细胞,减少手术复发及远处转移的可能,放射治疗结束后 1～2 周内手术。体外照射结束后 4 周手术。

（三）放射治疗

放射治疗包括 ^{60}Co、^{157}Cs(铯)腔内照射及 ^{60}Co、直线加速器体外照射。子宫内膜癌对放射线不甚敏感,但对老年或有严重内科合并症不能耐受手术者以及晚期不宜手术者,可行放疗,仍有一定疗效。

（四）孕激素治疗

手术后有残余癌、复发或转移癌,宜加用孕激素治疗,可抑制癌细胞生长。常用的药物有己酸羟孕酮、甲羟孕酮及甲地孕酮。一般用较大的冲击量数周。以后逐渐减至维持量,维持 1～2 年。如甲羟孕酮每日 200～400 mg,每周治疗 2 次,至少用 10～12 周才可评价疗效。

（五）化学治疗

化学治疗疗效不肯定。主要用于晚期不能手术或治疗后复发以及有高危因素患者的辅助治疗。常用的药物有顺铂、环磷酰胺、氟尿嘧啶、多柔比星(阿霉素)等。

十、随访与预后

完成治疗后应定期随访,了解有无复发。术后 2 年内,每 3～6 个月 1 次,术后 3～5 年内,每半年 1 次。

子宫内膜癌患者,Ⅰ期和Ⅱ期病例占 80%,5 年生存率约 80% 左右。

（张宗凤）

第三节　子宫肉瘤

子宫肉瘤是一类来源于子宫内膜间质、结缔组织或平滑肌的子宫恶性肿瘤,好发于围绝经期妇女,多发生在 40～60 岁。临床十分少见,占妇科恶性肿瘤 1%～3%,占子宫恶性肿瘤的 2%～6%。子宫肉瘤虽少见,但组织成分繁杂,分类也繁多,主要有子宫平滑肌肉瘤、子宫内膜间质肉瘤和子宫恶性苗勒管混合瘤等。由于子宫肉瘤恶性程度高,预后较差,不易早期诊断,术后易复发,放射治疗和化学治疗不甚敏感,故病死率高,其 5 年生存率徘徊在 30%～50%。

一、组织发生及病理

根据组织来源,主要分为以下几种。

(一)平滑肌肉瘤

平滑肌肉瘤最多见,来自子宫肌层或子宫血管壁平滑肌纤维,也可由子宫肌瘤恶变而来,称子宫肌瘤肉瘤变性或恶变。巨检见肉瘤呈弥漫性生长,与子宫肌层无明显界限;肌瘤肉瘤变者常从中心开始向周围播散。剖面失去漩涡状结构,常呈均匀一片或鱼肉状,色灰黄,质地脆且软。50% 以上见出血坏死。镜下见平滑肌细胞增生,细胞大小不一,排列紊乱,核异型,染色质多、深染且分布不均,核仁明显,有多核巨细胞,核分裂象超过 5 个/10HP 及有凝固性坏死。

(二)子宫内膜间质肉瘤

子宫内膜间质肉瘤来自于宫内膜间质细胞,分两类。

1.低度恶性子宫内膜间质肉瘤

此类以往称淋巴管内间质异位等,少见。巨检见子宫球状增大。剖面见子宫内膜层有息肉状肿块,鱼肉样,棕褐色至黄色,可有出血、坏死和囊性变。镜下见子宫内膜间质细胞高度增生并浸润肌层,细胞大小一致,呈圆形或小梭形,核分裂象不超过 3 个/10HP。

2.高度恶性子宫内膜间质肉瘤

此类又称子宫内膜间质肉瘤,少见,恶性程度较高。巨检形似前者,但体积较大。镜下见内膜间质细胞呈梭形或多角形,大小不等,异形性明显,分裂象多,超过 10 个/10HP。

(三)恶性中胚叶混合瘤肿瘤

恶性中胚叶混合瘤肿瘤含肉瘤和腺癌两种成分,故又称癌肉瘤或恶性中胚叶混合瘤,较罕见的子宫恶性肿瘤,来自中胚叶。巨检见肿瘤从子宫内膜长出,向宫腔突出呈息肉样,多发性或分叶状,底部较宽或形成蒂状,质软,表面光滑或有溃烂,肿瘤切面呈鱼肉状,有出血和小囊腔。晚期浸润周围组织。镜下见癌(腺癌为主)和肉瘤两种成分混合存在。

二、临床表现

(一)症状

早期症状不明显,向宫腔内生长者,症状出现较早,随病情变化可出现以下症状。

1.不规则阴道出血

不规则阴道出血是最常见的症状,量或多或少,系宫腔生长的肿瘤表面破溃所致。若合并感染坏死,可有大量脓性分泌物排出,内含组织碎片,味臭。肿瘤可自宫腔或宫颈脱至阴道内。

2.下腹部块物

子宫肌瘤迅速增大,尤其是绝经后的患者,应考虑为恶性。

3.压迫症状

晚期肿瘤向周围组织浸润,压迫周围组织,加上肿瘤生长迅速而出现下腹痛、腰痛等。压迫直肠、膀胱时出现相关脏器压迫症状。

4.晚期癌症状

癌肿转移腹膜或大网膜时出现血性腹水,晚期出现恶病质、消瘦、继发性贫血、发热等全身衰竭现象。

(二)体征

妇科检查:子宫增大,质软,表面不规则。有时宫口扩张,宫口内见赘生物或从宫口向阴道脱出的息肉样或葡萄状赘生物,呈暗红色,质脆,触之易出血。晚期肉瘤可浸润盆壁。

三、临床分期

常用国际抗癌协会(UICC)的分期法如下所述。

Ⅰ期:癌肿局限于宫体。

Ⅱ期:癌肿已浸润至宫颈。

Ⅲ期:癌肿已超出子宫范围,侵犯盆腔其他脏器及组织,但仍局限于盆腔。

Ⅳ期:癌肿超出盆腔范围,侵犯上腹腔或已有远处转移。

四、转移途径

有直接蔓延、淋巴转移及血行转移,以血行转移多见。

五、诊断

根据病史、症状、体征,应疑有子宫肉瘤的可能。分段诊刮是有效的辅助诊断方法,刮出物送病理检查可确诊。但因子宫肉瘤组织复杂,刮出组织太少易误诊为腺癌;有时取材不当仅刮出坏死组织以致误诊或漏诊,若肌瘤位于肌层内,尚未侵犯子宫内膜,刮宫无法诊断,B型超声及CT等检查可协助诊断,但最后诊断必须根据病理切片检查结果。手术切除的子宫肌瘤标本也应逐个详细检查,可疑者应做快速病理检查以确诊。子宫肉瘤易转移至肺部,故应常规行胸部X线片。

六、治疗

治疗原则是以手术为主。Ⅰ期行全子宫及双侧附件切除术。宫颈肉瘤、子宫肉瘤Ⅱ期、癌肉瘤应行子宫广泛性切除术及盆腔及主动脉旁淋巴结切除术。根据病情早晚,术后加用化疗或放疗可提高疗效,恶性苗勒管混合瘤对放疗较敏感,手术加放疗疗效较好。目前对肉瘤化疗效果较好的药物有顺铂、阿霉素、异环磷酰胺等,常用三药联合方案。子宫恶性中胚叶混合瘤和高度恶性子宫内膜间质肉瘤对放疗敏感。低度恶性子宫内膜间质肉瘤含雌孕激素受体,孕激素治疗有一定疗效,通常用醋酸甲羟孕酮或甲地孕酮。

七、预后

子宫肌瘤肉瘤变的恶性程度一般较低,预后较好。恶性苗勒管混合瘤恶性程度高,预后差。子宫肉瘤的5年存活率仅为20%~30%。

(张宗凤)

第四节　输卵管肿瘤

一、输卵管良性肿瘤

输卵管、子宫及宫颈都是由胚胎期的副中肾管发育而成的,凡是子宫或宫颈可以发生的肿瘤,在输卵管也可发生,故输卵管肿瘤尽管发生率低,但种类甚多。根据肿瘤的组织发生和形态特征分类如下:①上皮来源,如乳头状瘤等。②间胚叶来源,包括平滑肌瘤、纤维瘤、脂肪瘤、神经肿瘤和腺瘤样瘤等。③生殖细胞来源,如囊性成熟性畸胎瘤、甲状腺瘤等。其中腺瘤样瘤相对多见,其他均属罕见。输卵管良性肿瘤体积一般很小,而平滑肌瘤或畸胎瘤有时体积较大甚或巨大。

(一)诊断步骤

1.病史采集

输卵管原发性良性肿瘤很少见,且常无临床症状,故很少在术前做出诊断。

(1)现病史:除在生育年龄伴有不孕外,常无临床症状,往往因其他手术而发现。输卵管乳头状瘤患者随肿瘤发展渐渐出现阴道排液,浆液性,无臭味,合并感染时呈脓性。畸胎瘤患者可有盆腔或腹部疼痛、痛经、月经不规则及绝经后流血。肿瘤扭转时可有急腹痛,肿瘤破裂时出现腹膜刺激症状。

(2)既往史:多无特殊病史。

(3)生育史:多发于生育年龄女性,可有不孕史。

2.体格检查

肿瘤体积较小时一般无明显的体征,待肿瘤体积逐渐变大时,通过盆腔检查可触及附件形成的肿块。

3.辅助检查

(1)B型超声:在肿瘤早期阶段,超声检查不一定能发现输卵管的肿瘤,当患者有临床症状出现时,多数能在附件区发现异常。

(2)腹腔镜及宫腔镜:对于有怀疑,但是超声检查不能确定的患者,可以进行腹腔镜或宫腔镜检查,以协助诊断,但是最后的确诊还依赖病理组织学检查。

4.诊断

(1)病史:除在生育年龄伴有不孕外,常无临床症状,往往因其他手术而发现。

(2)临床表现:肿瘤体积较小时一般无明显的体征,待肿瘤体积逐渐变大时,通过盆腔检查可触及附件形成的肿块。

(3)辅助检查:在肿瘤早期阶段,超声检查不一定能发现输卵管的肿瘤,当患者有临床症状出现时,多数能在附件区发现异常。对于有怀疑,但是超声检查不能确定的患者,可以进行腹腔镜或宫腔镜检查,以协助诊断。

5.鉴别诊断

输卵管良性肿瘤应与子宫、卵巢的肿瘤,输卵管恶性肿瘤,输卵管炎症相鉴别。

(1)卵巢肿瘤:输卵管肿瘤和卵巢肿瘤位置接近,从体征方面很难区分。影像学显示正常卵巢可排除卵巢肿瘤,若显示肿块呈长椭圆形,应考虑输卵管疾病可能,必要时进行腹腔镜检查或剖腹探查。

(2)输卵管恶性肿瘤:典型的患者可有阵发性阴道排液,腹痛及盆腔肿块“三联征”,少数患者阴道脱落细胞学检查可找到恶性细胞。

(3)输卵管炎症:常发生在产后、流产后或宫腔内操作后,表现为两下腹隐痛,两侧附件增粗或有肿块,抗感染治疗有效。

(二)治疗方案

治疗原则按良性肿瘤处理,一般行患侧输卵管切除术,预后良好。

二、输卵管恶性肿瘤

输卵管恶性肿瘤远较良性肿瘤多见,但也仅占女性生殖器肿瘤的 0.5%~1%。输卵管恶性肿瘤有原发和继发两种。绝大多数为继发性癌,占输卵管恶性肿瘤的 80%~90%,原发灶多位于宫体和卵巢,少数由宫颈癌、直肠癌或乳腺癌转移而来。转移途径主要有直接蔓延及淋巴转移。组织形态与原发灶相同。症状、体征和治疗取决于原发灶,预后不良。

（一）原发性输卵管癌

原发性输卵管癌其发病率仅占妇科恶性肿瘤的 0.5%，但由于部位隐匿，恶性度高，预后较差。平均发病年龄为 52 岁，多发生于绝经后。

1.病因

病因不明，可能与慢性输卵管炎有关。70% 的输卵管癌患者有慢性输卵管炎，50% 有不孕史。

2.病理

单侧居多，好发于壶腹部，病灶起自输卵管黏膜。输卵管肿大增粗形如腊肠，类似输卵管积水或积脓，肿瘤大小多数直径在 5～10 cm 左右。晚期癌瘤可穿出浆膜层，并可侵犯整个输卵管，与周围组织粘连。切面见输卵管管腔扩大，腔内充满灰白色乳头状或颗粒状癌组织。伞端有时封闭，内有血性液体。镜下为腺癌，根据癌细胞分化程度及组织结构分 3 级。多数输卵管癌为中分化或低分化癌。组织结构多类似于卵巢的乳头状浆液性腺癌，可找到砂粒体。此外，肿瘤有多种变型，如子宫内膜样癌、腺棘癌、腺鳞癌、鳞癌、透明细胞癌、移行细胞癌及黏液性乳头状癌等。

3.转移途径及分期

癌细胞可经开放的伞端种植于腹膜，造成腹腔内广泛种植转移，也可经髂部、腰部及主动脉旁淋巴结转移，癌细胞还可经血液循环转移至阴道及肺等全身器官。现一般采用 FIGO 2000 年制订的分期方法。

4.临床表现

患者的发病年龄 40～60 岁，平均 55 岁。不育史常见。输卵管癌早期无症状，体征常不典型，易被忽视或延误诊断。临床上常表现为阴道排液、腹痛、盆腔肿块，称输卵管癌"三联征"。

（1）阴道排液：排液是输卵管癌患者最常见也是最具特征性的症状，为浆液性黄水，量多少不一，呈间歇性，有时为血水样稀液。一般无气味，但个别有恶臭。液体可能是输卵管上皮在癌组织的刺激下产生的渗液，由于输卵管伞端常常闭锁或被癌瘤阻塞而通过管腔自阴道流出。

（2）腹痛：大约半数患者有下腹部疼痛，多发生于患侧，为钝痛，一般不重，以后逐渐加剧呈痉挛性绞痛。当阴道排出水样或血性液体后，疼痛常随之缓解。钝痛可能与肿瘤发展，分泌物积聚，使输卵管壁承受压力有关，绞痛可能是由于输卵管企图排出其内容而增加输卵管蠕动所致。如出现剧烈腹痛，则多系并发症引起。

（3）下腹或盆腔包块：部分患者自己能在下腹扪及肿块。妇科检查可触及实性、囊性或囊实性肿物，大小不一，位于子宫一侧或后方，有的深陷于直肠子宫陷凹内，活动受限或固定不动。

（4）阴道出血：阴道不规则出血亦是常见症状之一，出血为肿瘤坏死侵破血管，血液流入子宫经阴道排出。

（5）腹水较少见：呈淡黄色，有时呈血性。

（6）其他：晚期肿块压迫附近器官或广泛转移，可出现排尿不畅、部分肠梗阻的症状，以致恶病质。

5.诊断

本病因少见，易被忽视，术前诊断率极低。如注意患者的临床症状，提高警惕，结合盆腔检查及各种辅助检查，术前诊断率将会提高。常用的辅助检查方法有以下几个方面。

（1）阴道细胞学检查：由于输卵管与宫腔相通，涂片中找到癌细胞的机会也较卵巢癌高。阴道涂片阳性，特别是涂片中见不典型腺上皮纤毛细胞，而宫颈和子宫内膜检查又排除癌症存在者，应考虑为输卵管癌的诊断。

（2）分段诊断性刮宫：对绝经后阴道出血或不规则阴道出血，阴道排液者，经分段诊刮，排除宫颈及子宫内膜病变，有助于输卵管癌的诊断。

（3）腹腔镜检查：见输卵管增粗，外观如输卵管积水，有时可见到赘生物。但晚期病变播散到盆腹腔器官及卵巢，并有粘连，腹腔镜检查不易与卵巢癌相鉴别。

（4）B超、CT 及 MRI 检查：可确定肿块部位、大小、性质及有无腹水等，有助于明确诊断和术前估计分期。

（5）血清 CA125 测定：有助于诊断，但无特异性。

6.鉴别诊断

输卵管癌与卵巢肿瘤、输卵管卵巢囊肿不易鉴别。若不能排除输卵管癌,宜及早剖腹探查确诊。

(1)附件炎性肿物:原发性输卵管癌与输卵管积水或输卵管卵巢囊肿均可表现为活动受限的附件囊肿,盆腔检查时很难区别,且两者均可有长期不育的病史。但是如果患者有阴道排液,则应多考虑为输卵管癌。有时两者在手术中仍难鉴别,应在切下肿物后立即剖开,如输卵管腔内有乳头状组织应送冰冻检查,以利于诊断。

(2)卵巢肿瘤:早期时根据其临床表现鉴别一般不困难,当晚期伴有广泛的盆腹腔种植转移时,术前很难鉴别。

(3)子宫内膜癌:症状易混淆。一般内膜癌没有子宫外的肿块,通过刮宫病理即可确诊。但晚期输卵管癌侵及宫腔并扩散至附件时很难鉴别。

7.治疗

治疗原则同卵巢上皮性癌。

8.预后

输卵管癌的 5 年存活率为 20%～30%。预后与临床分期密切相关,Ⅰ期高达 77%,Ⅱ期约 40%,Ⅲ期仅 20%。

(张宗凤)

第五节　阴道肿瘤

一、阴道实性良性肿瘤

阴道实性良性肿瘤包括乳头瘤、平滑肌瘤等。其发病原因尚不明了。可能与慢性感染的刺激、结缔组织增生、阴道壁内肌组织或血管壁内肌组织的平滑肌细胞增生有关。

(一)诊断要点

1.乳头状瘤

(1)一般无症状,合并感染时阴道分泌物增多,或少量血性白带。

(2)妇科检查:阴道内可见小菜花状突起的肿物,系由许多小乳头组成。色白,质脆,触之能脱落,有时可合并存在尖锐湿疣。

(3)病理活检:阴道黏膜下鳞状上皮向外呈乳头状增生,伴有不全角化及过度角化。

2.纤维瘤

(1)肿瘤小时无症状,较大时可有阻塞感性交障碍;若肿瘤位于阴道前庭,可有排尿不畅及阴道刺激症状。

(2)妇科检查:阴道前壁可见 1～2 cm 的有蒂肿物,单发,质硬,表面光滑,可活动。如合并感染,则有坏死、破溃。

(3)病理检查:镜下可见增生的纤维结缔组织,伴以少量肌纤维,属良性。

3.平滑肌瘤

(1)一般无症状,较大时,有下坠、阻塞感及性生活障碍。合并感染时分泌物增多。

(2)妇科检查:阴道前壁黏膜下有结节或息肉状肿物,单发或多发,大小不一,质硬。合并感染时,表面坏死、溃疡。

(3)病理活检:镜下可见增生的平滑肌纤维及纤维结缔组织。

(二)鉴别诊断

阴道实性良性肿瘤应与下列疾病相鉴别。

1.尖锐湿疣

常有外阴处病变,自觉瘙痒,局部涂片或活检可找到空泡细胞。

2.阴道原发性癌

肿瘤出现坏死或溃疡时主要根据病理活检区别。

三种类型的良性肿瘤的鉴别可根据好发部位、形状、质地鉴别,但确诊病理活检。

（三）治疗

(1)冷冻、电灼适用于乳头瘤。

(2)局部病灶切除适用于三型实性肿瘤。

(3)抗生素如合并感染时,可选用:①青霉素:80万U/次,3次/天,肌内注射,皮试阴性后使用。②安必仙胶囊:0.5 g/次,3次/天,口服。③安西林胶囊:0.5 g/次,3次/天,口服。④灭滴灵:200 mg/次,3次/天,口服。

（四）注意事项

(1)手术切除时注意防止膀胱、尿道、直肠的损伤。

(2)标本应送病理检查以排除恶性肿瘤。

(3)各类治疗前应做宫颈防癌涂片检查。

二、阴道癌

阴道癌有原发性及继发性两种,以继发性阴道癌多见。继发性阴道癌的治疗,常为原发癌整体治疗的一部分,本节主要涉及原发性阴道癌。原发性阴道癌包括鳞状细胞癌及腺癌,以鳞状细胞癌多见,占阴道癌的90%,腺癌约占5%～10%。

（一）原发性阴道鳞状细胞癌

1.概述

原发性阴道鳞状细胞癌较少见,仅占女性生殖道恶性肿瘤的1%～2%。此肿瘤以老年妇女多见,国外报道平均发病年龄为65岁。国内报道发病年龄的高峰在40～59岁,较国外为低。

2.病因

本病的病因不清楚,可能与阴道黏膜受到长期刺激或损伤有关,如子宫脱垂配戴子宫托、阴道壁膨出、阴道慢性炎症,阴道白斑等。近年来,女性下生殖道HPV感染与生殖道癌的发生引起人们的关注,HPV感染与阴道癌之间的关系,需要进一步研究。

3.组织发生

原发性阴道鳞状细胞癌来源于阴道的鳞状上皮,可以由阴道上皮内瘤样病变(Vaginal Intraepithelial Neoplasia,VAIN)进展而来,VAIN包括阴道鳞状上皮的不典型增生及原位癌,VAIN可分为三级,Ⅰ级为阴道上皮轻度不典型增生,即异型细胞局限在上皮的下1/3;Ⅱ级为阴道上皮中度不典型增生,即异型细胞占据上皮层的下2/3;Ⅲ级为阴道上皮的重度不典型增生及原位癌,即异型细胞占据上皮超过下2/3或已达全层,但未穿破基底膜。

4.病理检查

(1)大体检查:大体检查可分为3种类型。①菜花型—外生型:最常见,多发生在阴道后壁上1/3,灰白色,质稍硬、脆易出血、很少向内浸润,癌细胞多呈高分化,预后较好。②结节型—内生型:多发生在阴道前壁,肿瘤向黏膜下浸润,呈硬节状,表面隆起,可向阴道周围浸润,以致阴道壁僵硬,病灶中心可出现坏死,溃疡,预后较差。③表层型—黏膜型:较少见。病灶长时间局限在阴道黏膜,发展缓慢。此型常为多灶性病变,早期发现预后较好。

(2)显微镜检查:多为中分化鳞癌,含少量角化珠,有角化不良细胞和细胞间桥。

5.转移途径

由于阴道壁薄,黏膜下结缔组织疏松,并且阴道壁的血管、淋巴管丰富,有利于癌的生长及扩散,阴道癌的转移途径主要有直接浸润及淋巴转移。

（1）直接浸润：向前累及膀胱、尿道，向后累及直肠及直肠旁，向上累及宫颈，向下累及外阴，向两侧累及阴道旁组织。

（2）淋巴转移：病灶位于阴道上 1/3 者，转移途径与宫颈癌相同，可转移至髂内、闭孔、骶前淋巴结。病灶位于阴道下 1/3 者，转移途径与外阴癌相同，可转移至腹股沟淋巴结。病灶位于中 1/3 者，则同时具有阴道上 1/3 及下 1/3 的转移特点。

（3）血行转移：少见，发生于晚期。

6.临床分期

原发性阴道癌的 1992 年 FIGO 分期标准如下。

0 期：原位癌、上皮内癌。

Ⅰ期：癌局限于阴道黏膜。

Ⅱ期：癌已浸及阴道下组织，但未达盆壁。

Ⅲ期：癌已达盆壁。

Ⅳ期：癌已超过真骨盆或临床已累及膀胱直肠黏膜，但泡样水肿不属于Ⅳ期。

ⅣA 期：肿瘤侵及临近器官或直接扩展出真骨盆。

ⅣB 期：肿瘤扩散至远处器官。

有人提出将Ⅰ期进一步分为：①ⅠA 期：癌侵犯阴道黏膜小于 2 cm。②ⅠB 期：癌侵犯阴道黏膜超过 2 cm。③ⅠC 期：癌侵犯阴道黏膜全长。

将Ⅱ期进一步分为：①ⅡA 期：癌侵及阴道壁下组织，但未侵犯宫旁及阴道旁组织。②ⅡB 期：癌侵及宫旁组织但未达盆壁。

7.诊断要点

1）病史：阴道黏膜长期慢性炎症刺激病史。

2）症状：在病变的早期，尤其 VAIN 时可无症状或仅表现为性交后血性分泌物或少量出血，随着病变的进展，可出现以下症状。

（1）阴道出血：绝经前患者可表现为不规则阴道出血，绝经后患者表现为绝经后出血，流血时间可长可短、流血量或多或少，但多为接触性出血。

（2）阴道排液：阴道排液可为水样，米汤样或混有血液，排液主要与肿瘤组织坏死、感染有关。

（3）疼痛：与肿瘤大小及组织反应有关。

（4）压迫症状：晚期可出现压迫症状，如压迫膀胱、尿道可出现尿急、尿频、血尿。压迫直肠可出现排便困难、里急后重，穿透直肠可出现便血。

（5）恶液质：晚期癌表现。

3）体征：妇科检查时可看到或扪及肿瘤。外生型肿瘤由阴道壁向阴道腔呈菜花状突出，触之易出血，并可伴有坏死、感染，体征较明显。而结节型由于向阴道黏膜下生长，有时阴道壁表面变化不大，但触诊时感觉阴道壁僵硬。表层型应注意病灶的多中心性。

4）辅助检查。

（1）阴道细胞学检查：对阴道检查的可疑区域行阴道细胞学检查，可做为初筛的方法之一。

（2）阴道镜检查：对早期病变有价值，可发现阴道上皮有白色、镶嵌、点状等异常上皮和或异常血管病变区。

（3）活体组织检查：在碘试验的不着色区及阴道镜下做活体组织检查，可提高阳性检出率。由于临床上继发性阴道癌比较多见，因此要诊断原发性阴道癌需符合以下条件：①癌灶局限于阴道。②子宫颈完整，活组织检查证实无癌存在。③其他部位无原发性肿瘤依据。

8.鉴别诊断

原发性阴道癌需同继发性阴道癌相鉴别，并确定病灶是否原发于阴道上皮或来自宫颈、尿道、外阴、前庭大腺、宫体、卵巢、直肠、膀胱等部位。此外还需同良性疾病相鉴别,如结核性溃疡、梅毒性溃疡、腺病、子宫内膜异位症、外伤性溃疡等,必要时行活检进行鉴别诊断。

9.治疗

1)VAIN 的治疗:主要以局部治疗为主,但在治疗前应除外浸润癌,可行局部电凝或 CO_2 激光治疗,或采用 5%氟尿嘧啶(5-FU)霜剂局部应用,每日 1 次连用 5d,8～12d 后复查,观察治疗效果。如仍有病灶,继续应用一个疗程,如无效改用其他治疗方法。根据病变范围及部位也可选择手术治疗,如病灶仅累及阴道穹隆小部分组织可行全子宫切除及局部阴道穹隆切除;如为其他部位的小病灶,可选择局部病灶切除术;如病变累及大部或全部阴道,可行部分阴道切除术或全阴道切除术,或行放射治疗。

2)阴道浸润癌的治疗:阴道浸润癌的治疗以放疗和手术为主,或两者联合应用。由于阴道癌毗邻膀胱和直肠,就诊时多为中、晚期,治疗比较困难。

(1)放射治疗:各种阴道癌均可行放射治疗,包括阴道腔内放疗及体外放疗。腔内治疗主要是针对阴道内原发灶及其周围浸润区。阴道腔内放疗应根据癌灶的位置、范围及深度选用放疗方法。可采用模型敷贴,组织内插植、阴道限线筒照射,后装式腔内放疗等,可参考以下方法:①癌灶位于阴道上 1/3 者,与宫颈癌放疗方法类似。阴道腔内肿瘤基底放射剂量 70 Cy/4～5 周左右,每周治疗 1 次。②癌灶位于阴道下 1/3,且肿瘤较局限者,可采用镭针(^{60} Co 针或其他放射源)做阴道原发灶的组织间插植,肿瘤放射总剂量为 70～80 Gy/7d 内;或者采用阴道腔内后装治疗,肿瘤放射剂量给予 70 Gy/5～6 周。③癌灶位于阴道中 1/3 者,可选用后装腔内放或模型敷贴,肿瘤放射剂量 70 Gy 左右。

体外放疗主要是针对阴道旁组织、盆壁及其所属的淋巴区进行照射。可采用 ^{60} Co、加速器等。对阴道浸润癌应常规给予体外照射,照射范围应根据病灶位置决定。若癌灶位于阴道上1/3,体外放疗同子宫颈癌,采用盆腔四野照射,剂量为 40～50 Cy。如癌灶位于阴道中、下 1/3 段,应同时将盆髂、腹股沟区包入放射野,照射面积较一般宫颈癌常规体外放疗的放射野为大,肿瘤放射剂量 40～50 Gy/5～6 周。

(2)手术治疗:手术治疗主要适用于原位癌及较早期的病例(Ⅰ、Ⅱ期)和部分Ⅳ期仅累及膀胱或直肠的病例。手术切除范围应根据病灶的位置及浸润的深度而定。对位于阴道上 1/3 处的原位癌,可行单纯子宫切除加阴道上段切除。阴道中、下段原位癌、因手术损伤大,不宜采用手术治疗,可选用放疗。对于Ⅰ期及Ⅱ期病例,病灶位于阴道上 1/3 者,可按宫颈癌根治式式行广泛性全子宫切除和阴道上 2/5 切除术及盆腔淋巴结清扫术。病灶位于阴道下 1/3 者,可作外阴广泛切除及阴道下 1/3 切除,必要时同时作盆髂淋巴结及腹股沟淋巴结清扫术。对于病灶位于阴道中 1/3 者,可行全阴道切除术、广泛性全子宫切除术及盆腔淋巴结清扫术,因手术创伤大,要选择合适的病例施行此手术。对于部分Ⅳ期仅累及膀胱或直肠、患者年轻、体质好,可行盆腔内脏清除术,即在阴道手术同时切除受累膀胱、直肠,行结肠造瘘或尿路改道。关于盆腔内脏清除术是否可改善患者的生存率,国内外有争论,多因手术范围太大,患者生存质量低,而不被患者所接受。

(3)化疗:可作为辅助治疗手段。常用的化疗药物有顺铂、平阳霉素、阿霉素、环磷酰胺、长春新碱等。化疗可以静脉给药,也可行动脉灌注治疗,以盆腔动脉灌注化疗为好,可与手术或放疗联合使用。

(4)综合治疗及治疗方法的选择:阴道癌的主要治疗方法有放疗及手术,如何选择治疗方法及两者联合应用,可参考以下意见:①病灶位于阴道上 1/3 者:早期可行手术治疗,即行广泛性全子宫切除加盆腔淋巴结清扫术,加部分阴道切除术,术后根据情况决定是否行体外放疗。晚期行放射治疗(包括腔内及体外照射)或先行化疗再行放疗。②病灶位于中 1/3 者:以放疗为主,如病灶较小,肿瘤直径小于 2 cm 时,可行组织间插植放疗。如患者年轻,一般情况好,也可行全阴道切除术。对病灶较大者,可先行体外放疗,待病灶缩小后行腔内放疗,也可先行化疗后再行放疗。③病灶位于下 1/3 者:以手术治疗为主,对病灶较大者,可先行体外放疗,待肿瘤缩小后,行阴道腔内放疗或手术切除。

10.预后

阴道癌总的 5 年生存率为 50%。阴道癌的预后与分期、原发部位及治疗方法有关。Ⅰ期 5 年生存率为 85%,Ⅱ期 55%～65%,Ⅲ期 30%～35%,Ⅳ期 5%～10%。病灶在后穹隆部位,因较少累及邻近脏器及盆腔淋巴结,预后相对较好,而位于阴道下 1/3 的肿瘤,则容易侵犯邻近器官,且易有盆腔及腹股沟淋巴结转移,5 年生存率很低。总之,阴道癌的预后较宫颈癌、宫体癌为差,因此,临床应注意在防癌普查时,同时注意阴道有无异常,以便早期发现阴道癌,及时治疗,改善预后。

(二)阴道透明细胞腺癌

1.概述

原发阴道透明细胞腺癌是一种极少见的阴道恶性肿瘤,可发生于幼女、年轻妇女及老年妇女、但多见于年轻妇女。其组织来源于残留的中肾管、副中肾管或异位的子宫内膜。其发病原因可能与胚胎发育期母亲服用 DES 导致阴道腺病,进而恶变形成阴道透明细胞腺癌。但也有少部分患者并无 DES 接触史,其病因不明。

2.病理检查

(1)大体病理:肿瘤可呈结节状、息肉状或扁平斑,质地硬脆,可伴有溃疡,肿瘤大小不等,小者仅 1 mm,大者可达10 cm。

(2)显微镜检查:镜下见癌细胞胞浆透明,核呈鞋钉状,细胞结构可呈管囊型、实片型、乳头型、子宫内膜样型等。

3.转移途径及分期

同阴道鳞状细胞癌。

4.诊断要点

(1)病史:胚胎期母亲服用 DES 史。

(2)发病年龄:多在 20 岁左右。

(3)症状:可表现为阴道出血和阴道排液。

(4)体征:妇科检查见病变多位于阴道前壁上 1/3,大小不一,肿瘤一般比较表浅,呈息肉状、结节状、扁平斑,表面可有溃疡形成,质硬。

(5)辅助检查:①阴道脱落细胞学检查:可发现异常细胞。②阴道镜检查:可明确病变累及阴道的范围,协助选取活检部位。③活组织检查:是确诊方法。

5.鉴别诊断

本病需与阴道腺病及其他阴道恶性肿瘤鉴别,活体组织检查为最后确诊的方法。

6.治疗

(1)手术治疗:用于早期(Ⅰ、Ⅱ期)病例,病灶位于阴道上 1/3,可行广泛性子宫切除、阴道上段切除术及盆腔淋巴结清扫术;如病变侵犯阴道下 2/3,除行广泛性全子宫切除术、盆腔淋巴结清扫术外,应行全阴道切除术。

(2)放射治疗:Ⅱ期及Ⅱ期以上的病例可行放射治疗,放射治疗可参照阴道鳞状细胞癌。

(3)化疗:常用药物有环磷酰胺、长春新碱、5-FU、甲氨喋呤等,因例数太少,疗效不肯定。

7.预后

预后与肿瘤期别、病灶部位、淋巴结有无转移有关。据报道,总的 5 年生存率为 80%,其中Ⅰ期为 87%,Ⅱ期为 76%,Ⅲ期为 30%,阴道上段病变较下段预后好,淋巴结有转移者预后差。

三、阴道肉瘤

阴道肉瘤极为罕见,仅占阴道恶性肿瘤的 2% 以下,包括平滑肌肉瘤、纤维肉瘤、葡萄状肉瘤。

(一)平滑肌肉瘤

1.概述

平滑肌肉瘤可发生于任何年龄,但 40 岁以上者多见,肿瘤可位于阴道任何部位,但常见于阴道后壁,肿瘤的性状与身体其他部位的平滑肌肉瘤相似,开始为小的黏膜下硬结,表面黏膜完整,随病情发展,可穿透黏膜,呈乳头状,菜花状、也可形成溃疡。

2.病理检查

(1)大体检查:肿瘤大小不一,直径 3～10 cm,瘤体质地较硬,切面呈灰红色,可有出血。

(2)显微镜检:镜下可见圆形细胞,梭形细胞及混合性 3 种类型,其中以梭形细胞肉瘤为最常见,核异型明显,分裂相多,一般认为分裂相超过 5 个/10 高倍视野,可考虑为平滑肌肉瘤。

3.转移途径

平滑肌肉瘤生长快,可较迅速地直接浸润邻近脏器,还可通过淋巴及血行转移至区域引流淋巴结及远处器官。

4.分期

同阴道鳞状细胞癌。

5.诊断要点

(1)病史:约 1/3 患者有盆腔放射治疗史。

(2)发病年龄:以 40～60 岁多见。

(3)症状:早期无临床症状,随着病情进展可出现白带增多,阴道不规则出血,阴道胀痛及阴道下坠感,性生活不适等。如肿瘤压迫或侵犯膀胱、直肠可致排尿、排便困难。

(4)体征:妇科检查可见阴道壁肿物,多位于阴道上 1/3,肿物呈结节状,或呈浸润状硬块,阴道壁坚硬、狭窄,表面可有溃疡、坏死。

(5)辅助检查:活组织检查可确诊。

6.治疗

由于肉瘤的恶性程度高,手术、放疗、化疗疗效均差。目前的治疗原则是手术为主,化疗为辅,放疗疗效不满意,有人主张术后可以试用放疗。总之此病的预后极差。多数在 5 年内死亡。

(二)胚胎性横纹肌肉瘤

1.概述

胚胎性横纹肌肉瘤过去亦称之为葡萄状肉瘤或中胚叶混合瘤,恶性度极高。幼女及青春期女孩均可发病,但以幼女多见,尤其在 2 岁以内,据报道 5 岁以下发病者占 85%～90%,而 2 岁以下发病者占50%～66%。

2.组织发生

有关胚胎性横纹肌肉瘤的组织起源不清楚,有人认为系苗勒氏管发育异常所致,也有人认为来源于成熟肌源组织,或者来源于具有迷走分化能力的中胚叶组织(过去称之为中胚叶混合瘤),在肉瘤成分中可见到中胚叶成分,尤其是胚胎性横纹肌。因此称之为胚胎性横纹肌肉瘤。

3.病理检查

(1)大体检查:肿瘤好发于阴道前壁下 2/3 处,呈有蒂或无蒂的息肉样组织,远端膨大为圆形水泡状物,形似一串葡萄突向阴道,甚至突出于阴道口外,因此亦称之为葡萄状肉瘤,肿瘤呈淡红色或紫红色,质软,切面呈灰白或呈半透明黏液状,可有出血及坏死。

(2)显微镜检:镜下可见肿瘤表面被覆正常阴道上皮,肿瘤由横纹肌细胞、星形或梭形细胞组成,核异型明显。

4.转移途径

(1)局部浸润:胚胎性横纹肌肉瘤以局部浸润为主,肿瘤恶性程度高,可迅速向四周蔓延。由于肿瘤多发生在阴道前壁,阴道前壁筋膜的下 1/3 与膀胱筋膜紧密融合,其间无间隙,故早期即可侵及膀胱后壁。发生在阴道后壁者由于有阴道直肠隔的存在,侵及直肠较晚。肿瘤亦可直接侵及阴道两侧,并可达子宫直肠窝。

(2)淋巴转移:以区域淋巴为主,转移途径与阴道鳞状细胞癌相同。

(3)血行转移:晚期病例可出现血行转移。

5.诊断要点

(1)症状:婴幼儿女性出现阴道分泌物增多和阴道出血,发现阴道口有组织物脱出。如肿瘤侵犯膀胱或尿道可出现尿急、尿频、排尿困难或血尿。

（2）体征：由于此病多发生于婴幼儿，阴道检查困难，可行一指检查，如必要时行轻度麻醉，用气管镜、尿道镜或其他可屈内窥镜作阴道检查，可见肿瘤呈息肉状物突向阴道，或达阴道口外，肿瘤状似葡萄，表面光滑、淡红色、质软。盲肠指检可了解阴道情况及阴道周围浸润情况。

（3）辅助检查：①活组织检查：凡婴幼儿发现阴道肿物均应行活组织检查以明确诊断。②膀胱镜检查：可了解膀胱是否累及。

6.鉴别诊断

阴道胚胎性横纹肌肉瘤需与先天性阴道囊肿、阴道良性息肉、处女膜息肉鉴别，鉴别诊断主要依靠活体组织检查。阴道异物也可表现为阴道出血及分泌物增多，应仔细询问病史，阴道检查发现异物即可确诊。

7.治疗

胚胎性横纹肌肉瘤的恶性程度高，多数在出现症状后数月内死亡，各种治疗方法均不理想，主要的治疗方法有手术、化疗，目前手术及化疗的联合应用受到人们的重视。

（1）手术治疗：20世纪70年代前，手术范围主张子宫、阴道切除术、盆腔淋巴结清扫术及全盆腔脏器清扫术，显然手术较彻底，但手术并发症及死亡率均较高。目前治疗趋势是行子宫及阴道切除术和盆腔淋巴结清扫术，术后辅以化疗及放疗。由于肿瘤的转移以局部浸润及淋巴转移为主，很少累及卵巢，为提高患儿的生存质量，手术时可保留卵巢。如术后需放疗，术中可将卵巢移植，躲开放射区。

（2）化疗：化疗常作为综合治疗的一个方法。常用化疗方案有VAC及PVB。化疗可与手术联合应用，术前给予化疗，常可使肿物缩小，有利于手术操作，术后继续给予化疗，可提高手术疗效。化疗也可与放疗联合应用，傅应显（1986年）报道1例经化疗及放疗治疗后，肿瘤完全消失，最近北京协和医院报道1例，经阴道局部注射治疗胚胎性横纹肌肉瘤获得短时间缓解。

（3）放射治疗：放射治疗对胚胎性横纹肌肉瘤有一定疗效，但由于婴幼儿正值发育期，肿瘤周围正常组织对放射线敏感性高，极易引起功能障碍。近年由于放疗设备及技术的改进，使放疗的并发症减少，提高放疗效果。

由于胚胎性横纹肌肉瘤多发生在婴幼儿，人们多希望在不影响治疗效果的情况下，缩小手术范围，尽量维持脏器功能。术前或术后辅以化疗，在治疗中的地位日渐重要。

8.预后

预后极差，5年生存率15％左右，多在2年内死亡。

（张宗凤）

第六节　外阴肿瘤

一、外阴良性肿瘤

外阴良性肿瘤较少见，主要有平滑肌瘤、纤维瘤、脂肪瘤、乳头瘤、汗腺瘤等。神经纤维瘤、淋巴管瘤、血管瘤等更少见。

（一）平滑肌瘤

外阴平滑肌瘤来源于外阴平滑肌、毛囊立毛肌或血管平滑肌。多发于生育期，好发于大阴唇、阴蒂及小阴唇，呈质硬、表面光滑的肿物，有蒂或突出于皮肤表面。镜下见平滑肌细胞排列成束，与胶原纤维束纵横交错或形成漩涡状结构，常伴退行性变。治疗原则为局部切除或深部摘除。

（二）纤维瘤

外阴纤维瘤来源于外阴结缔组织，由纤维细胞增生而成，是常见的外阴良性实性肿瘤。多发生于育龄妇女，大阴唇多见,初起为皮下硬结,可增大形成大小不一、质硬、带蒂的实性肿物,表面可有溃疡感染和坏死。其切面为致密、灰白色纤维结构,镜下见胶质束和纤维细胞呈波浪状或相互盘绕。治疗原则为沿肿瘤根部切除。

(三)脂肪瘤

外阴脂肪瘤来自大阴唇或阴阜脂肪组织。皮下组织内圆形分叶状、大小不等、质软的肿物,可带蒂,生长缓慢。镜下见成熟脂肪细胞间有纤维组织混杂。小脂肪瘤无须处理,肿瘤较大影响行走或性生活者,需手术切除。

(四)乳头瘤

外阴真性乳头状瘤是以上皮增生为主的病变,较少见,多为单个肿块,表面见多数小乳头状突起于皮肤表面,呈指状,直径数毫米至数厘米,覆有油脂性物质,大乳头瘤表面因反复摩擦可破溃、出血、感染。需与外阴尖锐湿疣鉴别。镜下表现为指状疏松纤维基质,覆以增生的鳞状上皮,表皮增厚以棘细胞层和基底细胞层为主。2%～3%有恶变倾向,应手术切除,术时做冷冻切片,证实有恶变者,根据情况应行外阴广泛切除。

(五)汗腺瘤

外阴汗腺瘤来自外阴汗腺上皮增生。生长慢,直径常在 $1～2$ cm,包膜完整,与表皮无粘连。镜下为乳头状结构或腺瘤样,应与腺癌鉴别,如镜下见高柱状或立方形腺上皮,一般为良性。治疗原则为先做活检,确诊后行局部切除。

二、外阴上皮内瘤样病变

外阴上皮内瘤样病变(vulvar intraepithelial neoplasia,VIN)是一组外阴上皮内、基底膜之上病变的病理学诊断名称。包括外阴鳞状上皮内瘤变和外阴非鳞状上皮内瘤变,45 岁左右妇女多见。近年发病率有所增加,发病年龄趋年轻化。很少发展为浸润癌。

(一)病因

病因不完全清楚。分子生物学技术检测提示 80% 与 HPV(16 型)感染有关。细胞病理学变化,包括病毒蛋白在细胞核周围形成晕圈、细胞膜增厚及核融合多发生于表层细胞。其他高危因素包括外阴性传播疾病、肛门—生殖道瘤变、免疫抑制和吸烟。

(二)临床表现

症状与外阴上皮非瘤变相似,无特异性,主要为瘙痒、烧灼感、皮肤破损、溃疡等。体征表现为单个或多个丘疹或斑点,融合或分散,色灰白或粉红,个别为略高出表面的色素沉着。

(三)诊断

1.活组织病理检查

对任何可疑病变应做多点活检,注意取材深度。阴道镜检查或采用 1% 甲苯胺蓝涂抹外阴病变部位可提高准确率。

2.病理学诊断与分级

(1)VIN 诊断与分级:分 3 级。VIN Ⅰ,即轻度不典型增生。VIN Ⅱ,即中度不典型增生。VIN Ⅲ,即重度不典型增生及原位癌。

(2)外阴非鳞状上皮内瘤样病变:主要指外阴 Paget's 病。病理特征可 Paget's 细胞,表皮基底膜完整。

(四)治疗

1.外阴上皮内瘤变

VIN Ⅰ:5% 氟尿嘧啶(5-FU)软膏,涂于外阴病灶,每日 1 次。或 CO_2 激光治疗。

VIN Ⅱ～Ⅲ:外阴病灶局部切除或单纯外阴切除。一般要求切除病灶外正常皮肤 $0.5～1$ cm。

2.外阴非上皮内瘤变

Paget's 病多超出肉眼所见,偶然有浸润。应行较广泛局部病灶切除或单纯外阴切除。

三、外阴恶性肿瘤

外阴恶性肿瘤约占女性全身恶性肿瘤的1%,占女性生殖道癌肿的3%~5%,多见于60岁以上妇女。外阴鳞状细胞癌最常见,其他有外阴恶性黑色素瘤、基底细胞癌、外阴前庭大腺癌、汗腺癌及外阴肉瘤等。

(一)外阴鳞状细胞癌

外阴鳞状细胞癌占外阴恶性肿瘤的80%~90%,近年发生率有所增加。

1.病因

病因尚不完全清楚,常与VIN并发。可能与性传播疾病、病毒感染(单纯疱疹病毒Ⅱ型、人乳头瘤病毒、巨细胞病毒)及外阴慢性皮肤疾病有关,外阴癌患者常并发外阴色素减退疾病,其中仅5%~10%伴不典型增生者可能发展为外阴癌,外阴受慢性长期刺激如乳头瘤、尖锐湿疣、慢性溃疡等也可发生癌变;外阴癌可与宫颈癌、阴道癌并存。

2.临床表现

(1)症状:久治不愈的外阴瘙痒和不同形态的肿物,如结节状、菜花状、溃疡状。肿物合并感染或较晚期癌可有疼痛、渗液和出血。

(2)体征:癌灶可生长在外阴任何部位,大阴唇最多见,其次为小阴唇、阴蒂、会阴、尿道口、肛门周围等。早期局部丘疹、结节或小溃疡;晚期为不规则肿块,伴或不伴破溃或呈乳头样肿瘤,转移至腹股沟淋巴结者,可扪及一侧或双侧腹股沟淋巴结增大,质硬而固定。

3.转移途径

外阴鳞状细胞癌主要转移方式为直接浸润、淋巴转移,晚期可发生血行转移。

(1)直接浸润:癌灶逐渐增大,沿皮肤、黏膜向内侵及阴道和尿道,晚期可累及肛门、直肠和膀胱等。

(2)淋巴转移:外阴淋巴管丰富,故外阴癌以淋巴转移为主,而且两侧淋巴管互相交通组成淋巴网,一侧癌灶可经由双侧淋巴结扩散(主要是通向同侧),最初转移至腹股沟淋巴结,再至股深淋巴结,并经此进入盆腔淋巴结,如髂总、髂内、髂外、闭孔淋巴结等,最后转移至腹主动脉旁淋巴结。阴蒂癌灶常向两侧侵犯,并可绕过腹股沟浅淋巴结直接至股深淋巴结。外阴后部及阴道下段癌可直接转移至盆腔内淋巴结。

4.临床分期

目前有两种分期方法,即国际妇产科联合会(international federation of ohstericsandgynecology,FIGO)分期和国际抗癌协会(international union against cancer,UICC)的TNM分期(表2-4)。目前多采用FIGO分期法。

表 2-4　外阴癌分期

FIGO	肿瘤范围
0期	原位癌(上皮内癌)
Ⅰ期	局限于外阴和(或)会阴,病变直径≤2 cm
ⅠA期	病变直径≤2 cm 伴间质浸润≤1 cm
ⅠB期	病变直径≤2 cm 伴间质浸润>1 cm
Ⅱ期	肿瘤局限于外阴和(或)会阴,直径>2 cm
Ⅲ期	肿瘤侵犯下尿道或阴道,或肛门
ⅣA期	肿瘤侵犯尿道上段、膀胱黏膜和/或单侧区域淋巴结转移、直肠黏膜,或固定于骨盆
ⅣB期	任何远处转移,包括盆腔淋巴结转移

*浸润深度测量从最浅的表皮-间质处的真皮乳头到浸润的最深处

5.诊断

根据活组织病理检查,诊断不难。早期易漏诊。应重视外阴瘙痒及小结节,争取早日就医,对可疑病灶应及时做活组织检查,采用1％甲苯胺蓝染色外阴部,再用1％醋酸洗去染料,在蓝染部位做活检,或借用阴道镜观察外阴皮肤也有助于定位活检,以提高活检阳性率。

6.治疗

手术治疗为主,辅以放射治疗与化学药物治疗。

(1)手术治疗:手术范围根据病灶大小、浸润深浅及有无淋巴结转移而定。

0期:单纯外阴切除(多灶病变)。

Ⅰ期:ⅠA期,外阴广泛局部切除术。ⅠB期,病灶位于一侧,外阴广泛局部切除术,外阴同侧腹股沟淋巴结切除术。病灶位于中线则行外阴广泛局部切除术;外阴及双侧腹股沟淋巴结切除术。

Ⅱ期:同ⅠB期,若有腹股沟淋巴结转移,术后应放疗,也可以加化疗。

Ⅲ期:同Ⅱ期或加尿道前部切除与肛门皮肤切除。

Ⅳ期:外阴广泛切除、直肠下段和肛管切除、人工肛门形成术及双侧腹股沟盆腔淋巴结清扫术。癌灶浸润尿道上段与膀胱黏膜,则需做相应切除术。

(2)放射治疗:外阴鳞癌对放射线敏感,但外阴正常组织对放射线耐受性差,使外阴癌灶接受剂量难以达到最佳放射剂量。由于放疗设备和技术的改进,放疗不良反应已明显降低。不能耐受手术者、手术不可能切净或切除困难者、晚期外阴癌患者、复发可能性大或复发性外阴癌,可采用放射治疗。放疗采用体外放疗(^{60}Co、^{137}铯、直线加速器或电子加速器)与组织间插植放疗(放射源针^{60}Co、^{137}铯、^{192}Ir和^{226}镭插入癌灶组织内)。

(3)化学药物治疗:较晚期癌或复发癌可采用化疗药物作为综合治疗,但效果尚不明确。常用药物有阿霉素类、顺铂类、博来霉素、氟尿嘧啶和氮芥等。采用盆腔动脉灌注给药可以提高局部药物浓度。

7.预后

预后与病灶大小、部位、细胞分化程度、有无淋巴结转移、治疗措施等有关。无淋巴结转移的Ⅰ、Ⅱ期外阴癌手术治愈率＞90％;淋巴结阳性者,治愈率仅为30％～40％,预后差。

8.预防

注意外阴部清洁卫生,每日清洗外阴部;积极诊治外阴瘙痒、结节、溃疡或色素减退疾病。

9.随访

第1年,术后1～6个月每个月1次;7～12个月每2个月1次;第2年,每3个月1次;第3～5年,每6个月1次;第5年及以后每年1次。

(二)外阴恶性黑色素瘤

外阴恶性黑色素瘤占外阴恶性肿瘤的2％～3％,常来自结合痣或复合痣。可发生于任何年龄妇女,多见于小阴唇、阴蒂,病灶稍隆起,有色素沉着,结节状或表面有溃疡,患者常诉外阴瘙痒、出血、色素沉着范围增大。典型者诊断并不困难,但需根据病理检查结果区别其良恶性。治疗原则是行外阴根治术及腹股沟淋巴结及盆腔淋巴结清扫术。预后与病灶部位、大小、有无淋巴结转移、浸润深度、是否波及尿道和阴道、有无远处转移、手术范围等有关。由于外阴部黑痣有潜在恶变可能,应及早切除,切除范围应在病灶外1～2 cm处,深部应达正常组织。

(三)外阴基底细胞癌

外阴基底细胞癌可能来源于表皮的原始基底细胞或毛囊。很少见,占外阴恶性肿瘤的2％～13％。多见于55岁以上妇女。临床表现为大阴唇小肿块伴瘙痒和烧灼感,发展缓慢,很少侵犯淋巴结,仅局部浸润,很少转移,但切除不全时易局部复发。镜下见肿瘤组织自表皮基底层长出,细胞成堆伸向间质,分化好的基底细胞癌有时呈囊性、腺性或角化等形态的细胞和未分化的、成分一致的细胞混合而成。若在外阴部仅见一个病灶,应检查全身皮肤有无基底细胞瘤。本病也常伴其他原发性恶性肿瘤如乳房、胃、直肠、肺、宫颈、子宫内膜及卵巢癌等,须与前庭大腺癌相鉴别。治疗原则是较广泛切除局部病灶,不需做外阴根治术及腹股沟淋巴结清扫术。单纯局部切除后约20％局部会复发,须再次手术。5年生存率80％～95％。

(张宗凤)

第三章 女性生殖内分泌疾病

第一节 功能失调性子宫出血

功能失调性子宫出血(简称功血,dysfunctional uterine bleeding)是因下丘脑-垂体-卵巢轴内分泌功能调节失衡所导致的大量的子宫出血,而没有器质性原因。功血可发生在青春期至绝经期之间的任何年龄,表现为周期的缩短、经期的延长和(或)月经量的增多,是妇产科的常见病和多发病之一。临床上一般分为无排卵型和有排卵型两大类,85%的患者为无排卵型,其中绝大部分发生在绝经前期。

功血出血所涉及的机制各不相同,但每个机制均与类固醇激素的刺激相关。临床治疗的关键是要识别或确定发生机制。各式各样的内外生殖道病理都可以表现成无排卵性出血。仔细询问月经病史和体格检查,通常可提供区别于其他异常出血的原因的大部分信息。当强烈怀疑有器质性改变或经验治疗失败时,需额外的评估。

一、病理生理机制

(一)正常月经出血的生理

月经期的阴道流血是子宫内膜在卵巢周期的调控下发生的规律性剥脱的结果。它的正常周期的范围应是 25～35 d,平均 28～30 d。月经期的时间范围应是 2～7 d,平均 3～5 d。月经量平均是每周期 80 mL左右。子宫内膜在卵巢周期的卵泡期中受雌激素的影响,发生增生期改变;排卵后,黄体形成分泌大量的孕激素和雌激素,子宫内膜发生分泌期改变。如果排出的卵母细胞没有发生受精,黄体的寿命为10～12 d,当黄体自然萎缩造成雌孕激素的水平骤然下降到一定的水平,子宫内膜的血管破裂出血,形成黏膜下血肿和出血,内膜组织崩解,月经来潮。

1.月经的出血机制

经典的关于月经期出血的机制认为,一个月经周期的子宫内膜变化,是由于雌孕激素的撤退诱导子宫内膜基底层中的螺旋小动脉血管痉挛,引起内膜缺氧的凝固性坏死,导致月经的开始。而持续更强烈的血管收缩导致子宫内膜萎缩坏死脱落,月经血止。在下一个周期中产生的雌激素作用下子宫内膜上皮再生。

但是较近期的调查结果不支持经典的月经缺氧学说。在月经前,经过灌注研究未能证明子宫内膜血流减少,人类在处于月经前期子宫内膜并未测到经典的缺氧诱导因子。组织学证明,月经早期的子宫内膜是呈灶性坏死、炎症和凝血改变,而不是血管收缩和缺氧引起的弥漫性透明变性或凝固性坏死。过去十年中,月经发生机制的理论已经有所改变。可能不能完全用"血管事件"来解释,推测是延伸到子宫内膜基底层螺旋动脉系统上的子宫内膜功能层的毛细血管丛的酶的自身消化引发月经。月经止血的经典机制没有发生变化,包括了凝血机制、局部的血管收缩和上皮细胞再形成。血管事件在月经止血中发挥重要的作用。

2.月经出血机制相关的酶活性

由雌孕激素的撤退引起的子宫内膜酶降解机制,包括细胞内溶酶体酶的释放数量,炎性细胞的浸润蛋白酶和基质金属蛋白酶。在分泌早期,酸性磷酸酶和其他溶解酶只限于细胞内溶酶体内,孕激素抑制溶酶体膜的稳定,抑制酶的释放。由于雌激素和孕激素水平在经前下降,溶酶体膜破坏,酶释放到上皮细胞和间质细胞的胞浆中,最终进入细胞间隙。完好的子宫内膜表层和桥粒可以阻碍这些蛋白酶对自身的消化降解,桥粒的溶解也就破坏了这个防御功能,造成内膜细胞连接的崩解导致血管内皮细胞中血小板沉积,前列腺素释放,血管栓塞,红细胞渗出和组织坏死。

3.月经出血时内膜的炎性反应

孕激素撤退也会刺激子宫内膜的炎性反应。在月经前期,子宫内膜白细胞总数显著增加,较血浆增加高达40%,子宫内膜中炎性细胞浸润(包括中性粒细胞、嗜酸性粒细胞巨噬细胞和单核细胞),趋化因子合成的白细胞介素-8(IL-8)等细胞因子增加。月经时,白细胞产生一系列细胞分子活化,包括细胞因子、趋化因子以及一系列的酶,有助于降解细胞外基质,直接或间接地激活其他蛋白酶。

基质金属蛋白酶是蛋白水解酶家族的一种,可降解细胞外基质和基膜。基质金属蛋白酶包括了可降解细胞间质和基膜的胶原酶,进一步消化胶原的胶原酶,可连接纤维蛋白、层粘连蛋白和糖蛋白的纤维连接蛋白。每个家族成员都需要酶作用底物和以酶原形式存在,能被纤维蛋白酶、白细胞蛋白酶或其他金属蛋白酶激活。在月经前期子宫内膜酶原被广泛激活并显著增加。总之,孕激素抑制子宫内膜金属蛋白酶的表达,孕激素的撤退促进了细胞外基质的金属蛋白的酶的分泌,局部子宫内膜上皮细胞,基质和血管内皮细胞和局部组织的基质金属蛋白酶抑制了酶的活化。在正常月经后因为增加的雌激素水平,金属蛋白酶的表达也是被抑制的。

4.月经的内膜毛细血管出血机制

由于子宫内膜内逐渐增加的酶的降解,最终扰乱了内膜下毛细血管和静脉血管系统,导致间质出血;内膜的表面破溃,血液流入子宫内膜腔。最终内膜的改变延伸到功能层,基底动脉破裂导致增厚、水肿和松懈的内膜间质出血。子宫内膜脱落开始并逐步延伸至宫底。

月经血是包括子宫内膜碎片、大量的炎症细胞、血红细胞和蛋白水解酶。由于纤维蛋白溶解酶对纤维蛋白的溶解作用,使月经血呈不凝固,并促进蜕变组织排出。纤维蛋白酶原(纤维蛋白溶酶原激活剂)常出现在分泌晚期和月经期内膜中,激活了蛋白激酶导致出血。在一定程度上,月经出血量是由纤维蛋白溶解和凝固之间的平衡所决定的。子宫内膜间质细胞组织因子和纤溶酶原激活物抑制物(PAI)-1促进凝血纤维溶解之间的平衡。月经早期,血管内血小板以及血栓形成自限性地减少出血量。血小板减少症及血友病的妇女月经量多,可以推断在月经止血中血小板和凝血因子的重要作用。然而,最终的月经出血停止依赖于血管收缩反应,有可能是子宫内膜基底层螺旋动脉,或子宫肌层的动脉的收缩。内皮素是强有力的长效血管收缩剂,月经期子宫内膜含有高浓度的内皮素和前列腺素,两者共同作用导致螺旋动脉收缩。

5.子宫内膜月经期出血还受到内分泌和免疫系统各种因子的调节

(1)前列腺素(prostaglandins,PGs):PGs在全身分布广泛。子宫内膜不仅是PGs的合成场所,也是作用部位。主要的种类是$PGF_{2\alpha}$和$PGE_{2\alpha}$。PGs在月经周期各个阶段都有分泌,但在月经期含量最高。PGs对血管平滑肌有强收缩作用,在雌孕激素的调控下,使月经期子宫内膜血管发生痉挛,出血。

(2)血管内皮素(endothelin,ET):内皮素-1是一种强血管收缩剂,在子宫内膜中合成和释放。它能够促使$PGF_{2\alpha}$的合成,对月经后内膜修复起重要的作用。

(3)雌激素受体和孕激素受体:雌激素受体有ERα和ERβ两个亚型,在内膜中以ERα为主。孕激素受体亦有PRA和PRB两个亚型,位于子宫内膜的受体以PRA为主。雌孕激素通过其受体分别作用在子宫内膜上,使子宫内膜产生周期性改变。雌激素促使子宫内膜腺体和腺上皮增生,而孕激素则促使子宫内膜间质水肿,使间质中的酸性黏多糖结构崩解,便于内膜的剥脱。

(4)溶酶体酶:在月经周期中的子宫内膜,受雌孕激素调节,合成许多溶酶体,包含很多种水解酶。当雌孕激素水平下降或撤退时,溶酶体膜释放大量水解酶和胶质酶,使子宫内膜崩解,刺激PGs的大量合成,使螺旋小动脉痉挛性收缩,继而破裂出血。

(5)基质金属蛋白酶(matrix metalloproteinase,MMPs):MMPs包括胶原酶、明胶酶、间质溶解素等,月经期子宫内膜中分泌增多,这些酶对细胞外基质有强的降解作用,可能参与月经内膜的溶解和破坏的机制。

6.正常月经出血的自限性模式

(1)在雌孕激素同时撤退时,子宫内膜脱落产生月经。由于月经周期中的雌孕激素均匀作用于整个子宫内膜,导致内膜功能层脱落和基底上皮层血管收缩、血液凝固、上皮重建等机制有效地限制出血的量和时间。

(2)随着雌孕激素序贯刺激子宫内膜,使上皮细胞增殖、间质细胞和微血管的结构稳定,避免了内膜的突破性出血。

7.子宫内膜对类固醇激素的生理和药理反应

正常月经出血是由一个排卵周期结束后雌孕激素同时撤退引起的。同样的出血机制也出现在黄体酮撤退时或激素剂量不足时,包括绝经后雌孕激素替代治疗后和规律口服避孕药后的阴道出血。在这种情况下,出血一般是可预测的,量和时间都是可控的。

(1)雌激素撤退性出血:卵巢去势,即双侧卵巢切除术后的妇女或绝经后妇女接受单一的雌激素替代治疗时或停药时可发生出血,或某些患者排卵前雌激素短暂下降时可引起月经间期出血。

(2)雌激素突破性出血:发生在各种原因的长期持续性无排卵的妇女。雌激素突破性出血的量和持续时间取决于子宫内膜雌激素作用的剂量和持续时间。相对较低的长时间的雌激素刺激通常出血量少或点滴出血,但持续时间较长。而持续的高水平雌激素刺激常在时间不等的闭经后,发生急剧的大量出血。

(3)孕激素撤退性出血:发生在外源性孕激素治疗停止后。孕激素撤退性出血通常只发生在已经有一定外源性或内源性雌激素的子宫内膜中。出血量和持续时间差别很大,一般与既往雌激素刺激子宫内膜的时间和量有关。雌激素水平作用或闭经时间很短时,出血程度轻,量很少,甚至可能不会发生出血。雌激素高水平持续作用或闭经很长时间时,出血可能量大,持续时间长,但仍然是自限性的。在接受外源性雌激素和孕激素治疗的妇女,即使雌激素持续应用,孕激素撤退仍然可以发生出血;当雌激素水平提高10倍时,孕激素撤退性出血可能会延长。

(4)孕激素突破性出血:孕激素突破性出血发生在孕激素和雌激素的比值较高时,特别是单独使用孕激素避孕药或其他长效孕激素(孕激素植入物,甲羟孕酮)时,除非有足够的雌激素水平与孕激素对抗才能止血。非常类似于雌激素水平低时的突破性出血。使用结合雌孕激素口服避孕药的妇女有时也会有突破性出血。尽管所有的口服避孕药含有标准药理学上雌激素和孕激素的剂量,但孕激素始终是主导成分。

(二)功血的出血机制

1.无排卵性功血

因排卵障碍,下丘脑-垂体-卵巢轴的功能紊乱,卵巢自然周期丧失,子宫内膜没有周期性的雌孕激素的作用,而为单一的雌激素刺激,不规则地发生雌激素突破性出血(breakthrough bleeding)。因为雌激素对内膜的增生作用,间质缺少孕激素所诱导的溶解酶的生成和基质的降解,子宫内膜常常剥脱不完全,修复不同步,使阴道出血淋漓不尽。内膜组织反复剥脱,组织破损使纤维溶解酶活化,子宫内膜纤溶亢进,局部凝血功能缺陷,出血不止;但如果雌激素水平较高,对内膜的作用较强,子宫内膜持续增厚而不发生突破性出血,临床上出现闭经。一旦发生突破性出血,血量将会很大,甚至出现失血性贫血和休克。最严重的无排卵性出血往往发生在雌激素水平持续刺激,而无孕激素作用的妇女。临床上多见的是多囊卵巢综合征、肥胖女性、青春期和绝经期妇女。青少年可出现贫血,老年妇女则担心的是患癌症的风险。

无排卵性妇女的卵巢类固醇激素对子宫内膜刺激的模式是混乱和不可预测的。根据定义,无排卵女性总是处于卵巢周期的卵泡期和子宫内膜增生期。子宫内膜唯一接受的卵巢激素是雌激素,子宫内膜受雌激素持续刺激,异常增生但高度脆弱。持续性增生和局灶增殖的子宫内膜近基质层表面的细胞小血管多灶破裂,基质细胞内毛细血管的血小板/纤维蛋白血栓形成脱落。因此,功血的发生不仅与异常增生的上皮和基质细胞组成的子宫内膜密切相关,还与内膜表面的微循环有关。

在持续增生和增殖的子宫内膜中毛细血管非正常增加、扩张,超微结构的研究揭示了这种非正常的结构使得组织变脆弱。微血管异常也可能是导致不正常出血的直接原因。从组织学和分子生物学研究表明,增生的异常血管结构脆弱、易破裂,引起溶酶体蛋白水解酶的释放,周围上皮细胞、基质细胞、迁徙白细胞和巨噬细胞聚集,导致了无排卵性出血。一旦启动,这个过程进一步加剧了局部前列腺素的释放尤其是前列腺素 $E_2(PGE_2)$,其他分子抑制毛细血管血栓和降低毛细血管静脉丛的形成。因为局部浅表组织破损子宫内膜基底层和肌层血管不发生收缩。正常月经的止血机制是子宫上皮细胞修复重建和内膜增生。然而,在异常月经出血中多个局灶上皮细胞修复和脱落出血和局灶性脱落。

2.有排卵性功血

有排卵性功血的子宫内膜虽然有周期性的雌孕激素刺激,但其规律和调节机制的缺陷,使子宫内膜不能正常剥脱。①黄体萎缩不全是由于溶黄体因子功能不良或缺陷,使黄体萎缩的时间过长,孕激素持续分泌,子宫内膜呈不规则剥脱,出现阴道持续流血不止。②黄体功能不足也是一种常见的内分泌紊乱,卵泡缺乏足够的 FSH 的刺激,卵泡颗粒细胞增生不良,不能分泌足够的雌激素,并且卵泡不能成熟,因而无法具备正常的颗粒黄体细胞来提供孕酮的分泌。还可以因为下丘脑-垂体分泌促性腺激素 LH 的频率和幅度的异常,使得卵泡黄体细胞不能产生足够的孕酮,子宫内膜的分泌相对滞后和缩短,月经周期变短和频繁,出血量增多。

二、诊断

一般视月经周期短于 21 d,月经期长于 7 d 或经量多于 80 毫升/周期,为异常子宫出血,经临床检查排除器质性的病变,如子宫肌瘤、凝血机制障碍等,方能作出功血的诊断。如果出血量较多,可能伴随失血性贫血的临床症状和体征。

(一)病史

月经史是区别无排卵性子宫出血和其他异常出血最简单而重要的方法。详细记录月经周期时间(天数,规律性)、月经量(多,少,或变化)、持续时间(正常或延长,一致的或变化的)、月经异常的发病特点(初潮前,突然的,渐进的)、发生时间(性交后,产后,体重增加或减少)、伴随症状(经前期不适,痛经,性交困难,溢乳,多毛)、全身性疾病(肾,肝,造血系统,甲状腺)和药物(激素,抗凝血剂)等均可以快速帮助评估出血原因,是否需要治疗。

(二)体检

体格检查应发现贫血的全身表现,应排除明显的阴道或宫颈病变,确定子宫的大小(正常或增大)、轮廓(光滑,对称或不规则),质地(硬或软)和触痛。

(三)辅助检查

对大多无排卵性子宫出血的妇女,根据月经史便可以制订治疗方案,不需要额外的实验室或影像学检查。

1.妊娠试验

可以迅速排除任何与妊娠相关或妊娠并发症导致的异常子宫出血。

2.血常规

对于经期延长或经量增多的妇女,血常规可排除贫血和血小板减少症。

3.内分泌激素

(1)在黄体期血清孕酮测定可鉴别有无排卵,当数值大于 3 ng/mL 均提示有排卵可能。但出血频繁时很难确定检查孕激素的适当时机。

(2)血清促甲状腺激素(TSH)水平可迅速排除甲状腺疾病。

4.凝血机制检测

对那些有可疑的个人史或家庭史的青少年,出现不明原因月经过多,凝血筛选实验可排除出血性疾病。对于血友病患者凝血因子的检测是最好的筛查指标,同时需咨询血液病学家。

5.子宫内膜活组织检查

可以排除子宫内膜增生过长或癌症。年龄 40 岁以上是子宫内膜疾病的危险因素,所以需进行子宫内膜活检。在绝经前妇女的子宫内膜组织学异常的比例相对较高(14%),而月经规则者则较低(小于 1%)。

目前广泛应用的宫腔吸引管较传统的方法可减少患者痛苦。除了可以发现任何子宫内膜疾病,活检有助于对子宫异常出血进一步诊断或直接止血。在异常出血,近期没有服用外源性孕激素的妇女,"分泌期子宫内膜"给排卵提供可靠的证据,就需进一步检查其他器质性病变。

6.子宫影像学检查

可以帮助区分无排卵性和器质性病变所致子宫出血,最常见的是子宫肌瘤、子宫内膜息肉。标准的经阴道超声检查可以检测子宫平滑肌瘤大小、位置,可以解释因肌瘤所致的异常出血或月经量过多。还可发现宫腔损坏,或薄或厚的子宫内膜。子宫内膜很薄(小于 5 mm)时,内膜活检可能根本取不到组织。在围绝经期和绝经后妇女子宫异常出血时,如果子宫内膜厚度小于 4 或 5 mm,则认为没有必要进行子宫内膜活检,因为此时子宫内膜发生增生或癌症的风险很小。同样适用于绝经前期异常出血的妇女。但是否活检取决于临床证据和危险因素,而不是超声检测子宫内膜的厚度,一旦子宫内膜厚度增厚(大于 12 mm),就增加了疾病的危险。抽样研究表明,即使在临床病理诊断疾病风险低时也需行内膜活检;特别是当临床病史提示有长期雌激素作用史时,即使子宫内膜厚度正常,都应进行活检;当子宫内膜厚度大于 12 mm,即使临床没有发现病变时都应该行活检。

宫腔声学造影(hydrosonography)经阴道超声下,导管灌注无菌生理盐水充盈宫腔显示宫腔轮廓,显现子宫内小占位,敏感性和特异性均高于经阴道超声和宫腔镜检查。宫腔镜检查同时能诊断和治疗宫腔内病变。磁共振(MRI)方法可以诊断子宫内膜病变的性质,是否向基层浸入。

7.宫腔镜检查

在治疗疾病中较其他方法入侵最小,现代宫腔镜手术直径仅有 2 mm 或 3 mm,对可疑诊断进行直观的诊断和精细手术操作。目前在各级医院已经相当的普及。

三、分类诊断标准

(一)无排卵性功血

1.诊断的依据

各项排卵功能的检查结果为无排卵发生:①基础体温(basic body temperature,BBT)测定为单相。②闭经时、不规则出血时、经期 6 小时内或经前诊断性刮宫提示子宫内膜组织学检查无分泌期改变。③B超动态监测卵巢无优势卵泡可见。④激素测定提示孕激素分泌始终处于基础低值水平。⑤宫颈黏液始终呈单一雌激素刺激征象。

2.病理诊断分类

(1)子宫内膜增生过长(国际妇科病理协会 ISGP,1998)。①简单型增生过长:即囊腺型增生过长。腺体增生有轻至中度的结构异常。子宫内膜局部或全部增厚,或呈息肉样增生。镜下为腺体数目增多,腺腔囊性扩大,犹如瑞士干酪样外观。腺上皮细胞高柱状,可形成假复层排列,无分泌表现。②复杂型增生过长:即腺瘤型增生过长。腺体增生拥挤且结构复杂。子宫内膜腺体高度增生,形成子腺体或突向腺腔,腺体数目明显增多,出现背靠背现象。腺上皮细胞呈复层或假复层排列,细胞核大、深染,有核分裂,但无不典型病变。③不典型增生过长:即癌前病变,10%~15%可转化为子宫内膜癌。腺上皮出现异型改变,增生层次增多,排列紊乱,细胞核大、深染有异型性。

(2)增生期子宫内膜:与正常月经周期的增生期子宫内膜完全一样,但不发生分泌期改变。

(3)萎缩型子宫内膜:子宫内膜萎缩,菲薄,腺体少而小,腺管狭而直,腺上皮为单层立方形或低柱状细胞。

3.常见的临床分类

(1)青春期功血:是指初潮后 1~2 年内,一般不大于 18 岁,由于下丘脑-垂体-卵巢轴发育不完善,雌激素对下丘脑和垂体的反馈机制不健全,不能形成血 LH 的峰值诱发排卵,使子宫内膜缺乏孕激素作用而长期处于雌激素的刺激之下,继而出现子宫内膜不能同步脱落引发的子宫多量的不规则出血。

（2）围绝经期功血：该类患者由于卵巢功能衰退，雌激素分泌显著减少，不能诱导垂体的 LH 峰值发生排卵，出现周期、经期和经量不规则的子宫出血。

（3）育龄期的无排卵性功血：该组患者常常由于下丘脑-垂体-卵巢轴以及肾上腺或甲状腺等内分泌系统功能紊乱造成。例如，多囊卵巢综合征造成的慢性无排卵现象，在临床上除了闭经、月经稀发外，也常常表现为功血。

（二）有排卵型功血

1.诊断依据

卵巢功能检测表明有排卵发生而出现的子宫异常出血：①基础体温（BBT）测定为双相。②经期前诊断性刮宫提示子宫内膜组织学检查呈分泌期改变。③B 超动态监测卵巢可见优势卵泡生长。④黄体中期孕酮测定≥10 ng/mL。⑤宫颈黏液呈周期性改变。

2.常见的临床分类

（1）黄体功能不足：因不良的卵泡发育和排卵以及垂体 FSH、LH 分泌，导致的黄体期孕激素分泌不足造成的子宫异常出血。表现为：①经期缩短和经期延长。②基础体温高温相持续短于 12 d。③黄体期子宫内膜病理提示分泌相有 2 天以上的延迟，或分泌反应不良。④黄体中期的孕酮值持续 5～15 nmol/L。

（2）子宫内膜不规则脱落：发育良好的黄体萎缩时间过长，雌、孕激素下降缓慢，使子宫内膜不能同步剥脱，出现异常子宫出血。表现为：①经期延长，子宫出血淋漓不净。②基础体温高温下降缓慢，伴有子宫不规则出血。③月经期第 5 天子宫内膜病理，提示仍可见到分泌期子宫内膜，并呈残留的分泌期子宫内膜和新增生的子宫内膜混合现象。

（三）子宫异常出血的其他类型鉴别

并非所有的不规则或月经过多或经期延长都是因为不排卵。妊娠并发症可通过一个简单的怀孕测试排除。任何可疑的子宫内膜癌和生殖道肿瘤都需要宫颈和子宫内膜活检。

1.慢性子宫内膜炎

慢性子宫内膜炎很少单独引起出血，但往往可能是一个间接的或促使异常出血的原因。炎症细胞释放蛋白水解酶，破坏上皮的毛细血管丛和表面上皮细胞，组织变脆弱。蛋白酶阻止内膜修复和血管的再生。此外，白细胞和巨噬细胞释放血小板活化因子和前列腺素这些强血管扩张剂使血管扩张，出血增加。

慢性炎症相关的异物反应，几乎可以肯定是导致月经增多的原因，这与带铜宫内节育器（IUD）导致异常子宫出血的机制相同。组织学研究提示慢性子宫内膜炎也与黏膜下肌瘤或肌壁间肌瘤、子宫内膜息肉引起的异常出血有关。

2.子宫肌瘤

子宫异常出血最常见的临床原因是子宫肌瘤，特别是导致排卵女性持续大量出血的主要病因，大多数患子宫肌瘤的妇女有正常月经。子宫肌瘤发病率高，首先需鉴别异常出血的原因是否为排卵异常或有其他原因。因此，肌瘤在不能排除其他明显因素导致异常出血，特别是当肌瘤不凸出在宫体外或脱出在子宫腔内的时候。经阴道超声通常提供关于肌瘤大小、数量和位置。

宫腔声学造影更清楚地显示肌瘤与子宫腔的关系，因此可帮助诊断无症状的肌瘤。肌瘤导致子宫异常出血的机制不是很清楚，可能主要取决于肌瘤的位置。组织学研究表明，黏膜下肌瘤和大而深的壁间肌瘤导致子宫内膜拉长和受压。受压迫的上皮细胞可能会导致慢性炎症，甚至溃烂、出血。在压迫或损坏的子宫内膜，血小板等其他止血机制也可能受到损害，进一步导致经期延长和大量出血。远离子宫内膜的多发的大肌瘤使患者宫腔表面积严重扩大，导致月经过多。

对有些妇女，内科治疗可以降低由子宫肌瘤导致的异常出血。黏膜下肌瘤的妇女使用口服避孕药可减少月经量和持续时间。非甾体抗炎药和促性腺激素释放激素激动剂对控制出血也有益处。

对造成异常出血的子宫肌瘤的手术治疗必须考虑到个性化，肌瘤大小、数量以及位置、相对风险、手术利益和不同手术方案，以及年龄和生育要求。一般来说，对于单个黏膜下小肌瘤，不论年龄和生育要求宫腔镜下肌瘤切除术是合适的选择。对于多个黏膜下大肌瘤,宫腔镜下黏膜下肌瘤手术需要更多的技术和更大的风险,这些更适于有生育要求的妇女。位置较深的黏膜下子宫肌瘤根据手术技巧和生育要求选择宫腔镜下子宫肌瘤切除术、腹式子宫肌瘤切除术或子宫切除术。对于经验丰富的医生,腹腔镜子宫肌瘤切除术为未生育妇女提供了更多选择。对于多个子宫大肌瘤,没有生育要求的妇女首选的治疗是子宫切除术。

3.子宫内膜息肉

子宫内膜息肉是因慢性炎症和表面侵蚀等造成血管脆性增加的异常出血,较大的有蒂息肉在其顶部毛细血管缺血坏死,阻止血栓形成。阴道超声或子宫声学造影可发现息肉,宫腔镜手术是一种简单高效治疗方法。

4.子宫内膜异位症

子宫内膜异位症是非子宫肌瘤而因月经过多行子宫切除最常见的病因。超声见到子宫肌层出现特异性回声可帮助诊断。磁共振成像也可用于鉴别子宫腺肌病和子宫肌瘤,主要表现局部厚度增加大于12 mm或与肌层厚度比小于40%,为最有价值的诊断标准,但是性能价格比是否合适还是需要考虑。带孕酮宫内避孕器是一种有效的治疗方法。在80%的患者子宫腺肌病和子宫肌瘤是同时发生的,增生的肌层多在子宫内膜异位灶附近,发生的机制可能类似于肌瘤。

5.出血性疾病

许多研究已提示月经过多与遗传的凝血功能障碍有关。当出现不能解释的月经过多时需要查凝血功能。血管性血友病是最常见的女性遗传性出血的疾病。血管性血友病在血液循环中缺少凝血因子Ⅷ,以致在血管损伤部位的血小板黏附蛋白和血栓形成减少。这种疾病有几个亚型,出血倾向在个人和家庭之间有很大的差异。

四、治疗原则

(一)无排卵性功血

1.支持治疗

对长期出血造成贫血的患者,要适当补充铁剂和其他造血营养成分;对急性大出血的患者,要及时扩容,补充血液成分,防止休克发生;对已经发生休克的患者,在争分夺秒止血的同时,应积极抗休克治疗,防止重要器官的衰竭;对长期出血的患者,要适当给予预防感染的治疗。去氨加压素是一种精氨酸加压素合成类似物,可用于治疗子宫异常出血的凝血功能障碍,特别是血管性血友病患者。该药物可静脉注射和可作为高度集中的鼻腔喷雾剂(1.5 mg/mL)使用。鼻腔喷雾制剂一般建议血友病的预防性治疗。

2.止血

(1)刮宫:适用于绝经前和育龄期出血的患者,可以同时进行子宫内膜的病理诊断;如果青春期功血在充分的药物治疗无效和生命体征受到威胁时,也可在麻醉下进行刮宫;雌激素低下的患者在刮宫后可能出现淋漓不净的子宫出血,需补充雌激素治疗。

(2)甾体激素。

雌激素:适用于内源性雌激素不足的患者,过去常用于青春期功血,现已较少用。①苯甲酸雌二醇 2 mg,每 6 小时 1 次,肌内注射,共 3~4 d 血止;之后每 3 天减量 1/3,直至维持量 2 mg,每天 1 次,总时间 22~28 d。②结合雌激素 1.25~2.5 mg,每 6 小时 1 次,血止后每 3 天减量 1/3,直至维持量每天 1.25 mg,共 22~28 d。③雌二醇 1~2 mg,每 6 小时 1 次,血止后每 3 天减量 1/3,直至维持量每天 1 mg,共22~28 d。

孕激素:适用于有一定内源性雌激素水平的无排卵性功血患者。炔诺酮 2.5 mg,每 6 小时 1 次,3~4 d 血止后;以后每 3 天减量 1/3,直至维持量 2.5 mg,每天 2 次,总时间 22~28 d。含左炔诺孕酮(LNG)释放性宫内节育器(曼月乐)是 2000 年批准在美国使用的唯一的孕激素释放性宫内节育器,使用年限是 10 年。近年来,在国际上因为性能价格比优越被广泛使用。由于孕酮可使子宫内膜转化,可使月经量减少 75%。与非类固醇消炎药或抗纤溶药物相比,宫内节育器更有效。手术可以更显著地减少出血量,但闭经发生率高,这两种治疗方案在临床的满意度最高。

雌孕激素联合止血:是最常用和推荐的方法。①在孕激素止血的基础上,加用结合雌激素0.625～1.25 mg,每天1次,共22～28 d。②在雌激素止血的基础上,于治疗第2天起每天加用甲羟孕酮10 mg左右,共22～28 d。③短效避孕药2～4片,每天1次,共22～28 d。无论有无器质性病变,口服避孕药明显减少月经量。在不明原因的月经过多者,预计将减少约40%的出血量。

雄激素:适用于绝经前功血。甲睾酮25 mg,每天3次。每月总量不超过300 mg。

其他药物:①非甾体抗炎药:抗前列腺素制剂氟芬那酸200 mg,每天3次;在月经周期的人类子宫内膜中PGE_2和PGF_{2a}逐渐增加,月经期含量最高。非类固醇消炎药可以抑制PG的形成,减少月经失血量。甾体抗炎药也可改变血栓素A_2(血管收缩剂和血小板聚集促进剂)和前列环素(PGI_2)(血管扩张剂和血小板聚集抑制剂)的水平。一般情况下,类固醇抗炎药减少了约20%的失血量。非类固醇消炎药可被视为无排卵性和功能性子宫大量出血的一线治疗方案。不良反应很少,通常开始出血时使用并持续3 d。在正常月经中,甾体抗炎药可改善痛经症状。②一般止血药,如纤溶药物氨甲苯酸、卡巴克洛等。③促性腺激素释放激素激动剂(GnRH-α)可以短期止血,经常作为异常出血术前辅助治疗。月经过多伴严重贫血者术前使用GnRH-α暂时控制出血,可使血红蛋白恢复正常,减少手术输血的可能性。GnRH-α治疗也往往减少子宫肌瘤和子宫的体积。在因为大肌瘤的子宫切除术前使用可以缩小子宫便于经阴道手术,并减少手术难度。GnRH-α可以减少在器官移植后免疫抑制药物降低性激素造成的毒性作用。然而,由于价格昂贵和低雌激素不良反应,使其不能作为长期治疗方案。

3.调整周期

止血治疗后调整周期的治疗是提高治愈效果的关键。止血周期撤药性出血后即开始周期治疗,共连续4～6个周期。对无生育要求的患者,可以长期周期性用药。

(1)对子宫内膜增生过长的患者,可给甲羟孕酮10 mg,每天1次,共22～28 d。

(2)对高雄激素血症,长期无排卵的患者,可给半量或全量短效避孕药周期用药。

(3)对雌激素水平较低的患者,可给雌孕激素序贯治疗调整周期,结合雌激素0.625 mg,或雌二醇2 mg于周期第5天起,每天1次,共22～28 d,于用药第12～15 d起,加用甲羟孕酮8～10 mg,每天1次共10 d,两药同时停药。

4.诱导排卵

对要求生育的患者,在调整周期后,进行诱导排卵治疗。

(1)氯米芬:50～100 mg,于周期第3～5天起,每天1次共5 d;B超监测卵泡生长。

(2)促性腺激素(HMG或FSH):于周期第3天起,每天0.5～2支(75 U/支),直至卵泡生长成熟;也可和氯米芬合用,于周期第5～10 d,氯米芬50 mg,每天1次,于周期第2～3天开始,每日或隔日1次肌内注射HMG或FSH 75 U,直至卵泡成熟。

(3)人绒毛膜促性腺激素(hCG):于卵泡生长成熟后,肌内注射hCG 5000 U,模拟内源性LH峰值促进卵母细胞的成熟分裂,发生排卵。

(4)促性腺激素释放激素(LHRH):对下丘脑性功能失调的患者,可给LHRH泵式脉冲样静脉注射25～50 μg,每90～120分钟的频率,促使垂体分泌FSH和LH刺激卵巢排卵。

5.手术治疗

对药物治疗无效,并且已经没有生育要求的患者,可以行手术治疗。

(1)子宫内膜去除术:现有的子宫内膜去除术包括热球法、微波法、电切法、热疗法、滚球法等。可以有效地破坏子宫内膜的基底层结构,起到止血的目的。这些操作大多在宫腔镜下进行,需要有经验的医师进行很细致的手术,防止子宫穿孔。热球法较为方便安全,但是内膜有可能残留,造成出血淋漓不净,也有个别手术后怀孕的病例。

(2)子宫血管选择性栓塞术:在大出血的急诊情况下,或黏膜下和肌壁间肌瘤,或子宫肌腺症患者,可以在X线下进行放射介入的选择性子宫血管栓塞术。能够紧急止血,并减少日后的出血量。有报道术后的患者似乎仍然可能妊娠。

（3）子宫切除术：对合并子宫器质性病变、不能或不愿行子宫内膜去除术的患者，可行子宫次全或全切术。

（4）子宫内膜消融术：是另一种日益流行的治疗月经过多的方法，尤其是药物治疗失败、效果不佳或耐受性的。有多种子宫内膜射频消融的方法，宫腔镜下 Nd：YAG（钕：yttrIUm-铝-garnet）激光气液化治疗现已超过 20 年的历史；虽然许多患者消融治疗后还需要后续治疗，使治疗费用升高，但获得的满意率高近期有一些新的不需要宫腔镜的子宫内膜消融技术，与传统的宫腔镜相比，在技术上更容易掌握，需要更短的时间。新设备和新技术仍在发展和完善中。

接受子宫内膜消融术后，80% 的患者减少了出血量，闭经占 25%，痛经减少了 70%，75% 对手术满意，80% 的不需要在 5 年之内行后续治疗。有证据显示，子宫内膜消融术后可能发生子宫内膜癌，往往能在宫腔残余部分的孤立的子宫内膜发展成腺癌，因为没有出血不易被发现。因此应充分强调术前评估的重要性，其中包括子宫内膜活检，消融的规范和患者的选择。不建议在子宫内膜癌高风险的患者使用子宫内膜消融术。

（二）有排卵型功血

针对患者的不同病因，采用个体化的治疗方案。

1.黄体功能不足

主要是促排卵治疗以促进黄体功能，通常采用氯米芬方案刺激卵泡生长，并辅以黄体酮20 mg或口服孕激素，或 3 d 一次肌内注射 hCG 2000 U，每 3 天 1 次肌内注射的健黄体治疗。

2.子宫内膜不规则脱落

于排卵后开始，黄体酮 20 mg 每天肌内注射，或甲羟孕酮 10 mg 每天 1 次口服，共 10～14 d，促使黄体及时萎缩。

3.排卵期出血

雌孕激素序贯疗法可以改善症状，一般需要连续治疗 4～6 个月。

4.月经过多

在不需要生育的情况下可以使用口服短效避孕药，或进行子宫内膜去除术，减少月经量。

（三）疗效评估

治愈标准：①恢复自发的有排卵的规则月经者。②月经周期长于 21 d，经量少于 80 mL，经期短于 7 d 者。

（四）治疗原则

考虑到异常月经出血是最常见的就诊原因，所有医生都必须在治疗前有能力给出充分的合乎逻辑的评估和处理问题的方法。

（1）某一个月经周期突然的异常出血，最常见的原因是偶然的妊娠及其并发症。

（2）无排卵性子宫出血通常是不规则的，不可预测的，月经量不定，时间长短和性质不定，最常见于青少年和老年妇女、肥胖妇女，有多囊卵巢综合征的妇女。

（3）规则的、逐渐加重的或长时间的出血往往是子宫结构异常的原因，而不是因为无排卵。

（4）从月经初潮开始就出现、创伤或手术时失血过多，月经过多未见其他原因，往往警惕出血性疾病的可能性。一般常发生在自月经初潮以来月经过多的青少年和不明原因重度或长期月经过多的妇女，检查凝血试验即可明确诊断。

（5）当临床病史和检查显示无排卵性出血时，可行经验性治疗，不需要额外的实验室或影像学检查。但怀孕测试和全血细胞计数是合理的和必需的。

（6）当不确定是否为无排卵性出血时，测定血清孕酮的水平帮助诊断。TSH 检查可以排除无排卵患者的甲状腺疾病。

（7）无论年龄如何，长期暴露于雌激素的患者在治疗前需行子宫内膜活检，除非子宫内膜很薄（<5 mm）时。子宫内膜异常增厚（>12 mm），无论如何都应该行子宫内膜活检。

（8）当病史（出血周期、持续时间，新发的月经间期出血）、实验室检查（血清孕酮大于 3 ng/mL），或子宫内膜活检（分泌期）均显示有排卵时，经验性治疗失败，需行子宫声学造影与超声显像检查，以发现子宫异常大小或轮廓。

（9）宫腔声学造影及子宫内膜活检组合是一个高灵敏度的、预测子宫内膜癌和子宫结构异常的指标。

（10）孕激素治疗对于异常出血的无排卵妇女是合适的，但没有避孕目的，此时雌孕激素避孕药是更好的选择。

（11）对长期大量无排卵性出血的患者，通常最佳治疗是口服避孕药，必要时增加起始剂量（一次一片，2 次/日，持续 5～7 d），然后逐渐变成标准避孕药的剂量。治疗失败时需进一步的评估。

（12）当子宫内膜脱落不全或萎缩不全时雌激素是最好的治疗药物。临床上雌激素治疗对象包括组织活检数量极少、长期接受孕激素治疗和子宫内膜较薄的妇女。治疗失败时需进一步的评估。

（13）当需立即止血的或来不及使用止血药物的患者需要行诊刮术时，宫腔镜检查下诊刮更有助于协助诊断。

（14）长期无排卵妇女，因为无孕激素作用会导致子宫内膜增生，往往没有细胞学异型性改变。除了少数例外，可使用周期孕激素疗法或雌孕激素避孕药。

（15）有细胞学异型性的子宫内膜增生是一种癌前病变，除了有生育要求的妇女，最佳治疗方案是手术。非典型子宫内膜增生需要高剂量孕激素治疗，需定期行子宫内膜活检和长期的密切随访。

（16）子宫肌瘤是常见病，如没有排除其他明显原因的阴道异常出血，特别当肌瘤不凸进子宫腔。宫腔声学造影明确界定肌瘤的位置，帮助区分无害的肌瘤。

（17）类固醇消炎药、雌激素、孕激素避孕药，以及宫内节育器，可有效地治疗子宫腺肌症、宫腔扩张与多个肌壁间肌瘤和其他不明原因的月经过多。

（18）宫腔镜下子宫内膜消融，在异常子宫出血患者中替代治疗时，尤其是药物治疗被拒绝、失败或效果不佳，不能耐受药物时采用。

功血，特别是长期的无排卵性功血，不仅有出血、不孕的近期问题，长期单一的内源性雌激素的刺激会带来子宫内膜癌、冠心病、糖尿病、高脂血症等一系列远期并发症，造成致命的健康损害。适当合理的药物治疗可以改善和治愈部分患者的功血，但对有些患者的治疗周期可能会较长。一般坚持周期性的治疗可以较好地改善出血，保护子宫内膜，甚至妊娠，但药物治疗也有一定的不良反应；对顽固不愈的患者，或合并有其他疾患的患者，可以选择手术治疗。

功能失调性子宫出血是妇科一种常见的疾病，是一种内分泌系统的功能紊乱。它的临床类型和发病原因非常复杂，在诊断和治疗功血的问题时，一定要非常清楚地理解月经生理和雌孕激素的治疗原理和机制，治疗一定要针对病因，并且采用个体化的方案，才能得到较为有效和合理的治疗。

（宋瑞华）

第二节　卵巢过度刺激综合征

卵巢过度刺激综合征（ovarian hyperstimulation syndrome，OHSS），是一种以促排卵为目的而进行卵巢刺激时，特别在体外受精（IVF）辅助生育技术中，所发生的医源性疾病，是辅助生殖技术最常见且最具潜在危险的并发症，严重时可危及生命，偶有死亡病例报道。

OHSS 为自限性疾病，多发生于超促排卵周期中的黄体期与早妊娠期，发病与 HCG 的应用密不可分。按发病时间分为早发型与晚发型两种；早发型多发生于 HCG 应用后的 3～9 d 内，其病情严重程度与卵泡数目、E_2 水平有关。如无妊娠，10 d 后缓解，如妊娠则病情加重。晚发型多发生于 HCG 应用后 10～17 d，与妊娠尤其是多胎妊娠有关。

一、流行病学

大多数 OHSS 病例的发生与应用促性腺激素进行卵巢刺激有关,尤其发生在体外受精助孕技术应用促性腺激素进行卵巢刺激后;也有病例在应用克罗米酚后被观察到;非常个别的病例报道发生在未行卵巢刺激而自然受孕的早孕期,称为自发性 OHSS。

(一)OHSS 的高危因素

OHSS 的高危因素包括原发性高危因素和继发性高因素。

1.原发性高危因素

(1)年龄<35 岁。

(2)身体瘦弱。

(3)PCOS 患者或 B 超下卵巢表现为"项链"征的患者。

(4)既往有 OHSS 病史。

2.继发性高危因素

(1)血 E_2>3 000 pg/mL。

(2)取卵日卵泡数>20 个。

(3)应用 HCG 诱导排卵与黄体支持。

(4)妊娠。

(二)发病率

OHSS 发病率的不同依赖于患者因素、监测方法与治疗措施。轻度 20%~33%;中度 3%~6%;重度 0.1%~2%。轻度病例的发生在用促性腺激素进行控制性卵巢刺激的 IVF 中将近 30%或更多,但由于症状与体征的温和往往不被认识。通常 IVF 中少于 5%的患者将可能发展为中度症状,1%患者将发展为重度症状。妊娠患者的发病率是非妊娠患者的 4 倍。

二、病理生理学

OHSS 是在促排卵后卵泡过度反应的结果,但发生在黄体期 LH 峰后或外源性 HCG 应用后。其严重性与持续时间因为应用外源性 HCG 进行黄体支持及内源性 HCG 水平的升高而加重与延长。其病理生理机制于 1983 年由 Haning 等首次提出,现已认为促排卵后卵巢内生成一种或几种由黄体颗粒细胞分泌的血管活性因子,其释放入血,可以引起血管通透性升高、液体渗出,导致第三腔隙液体积聚,从而形成胸腔积液、腹水,继而导致血液浓缩与血容量减少,甚至血栓形成(图 3-1)。

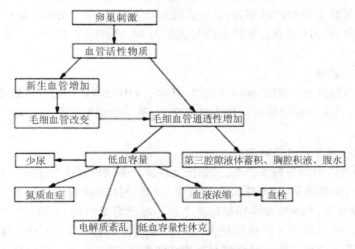

图 3-1　OHSS 的病生理改变

可能参与 OHSS 病理生理的因子目前研究认为有肾素-血管紧张素系统(RAS)中的活性肾素与血管紧张素Ⅱ、血管内皮生长因子(VEGF)、其他细胞因子家族与内皮素等。这些因子较多文献报道参与了卵泡与黄体生成的正常生理过程。促排卵后过多卵泡被刺激生长,HCG 应用后形成的黄体使这些血管活性因子生成量增加,它们直接或间接进入血循环甚至腹腔,引起广泛的血管内皮通透性增加从而形成胸腔积液与腹水,偶有严重者发生心包积液、全身水肿。胸腔、腹腔穿刺后这些物质的减少有助于毛细血管通透性的降低,临床上可改善病情。

文献报道表明血管紧张素Ⅱ在 OHSS 患者的血清、卵泡液中含量比促排卵未发生 OHSS 者显著升高,并且随着病情好转明显降低;免疫组化显示排卵前卵泡的颗粒细胞与黄体细胞内均存在血管紧张素Ⅱ与其两型受体 AT_1、AT_2;动物实验中应用 ACEI 阻断血管紧张素Ⅱ生成,降低了 OHSS 的发生率。因此我们的研究提示卵巢内 RAS 以自分泌的形式引起或参与了 OHSS 的发病。

与 OHSS 发生的相关因子还包括 VEGF。过多的 VEGF 引起的血管过度新生导致血管通透性增加。颗粒细胞生成的 VEGF 可被 HCG 升调节,血与腹水中非结合性 VEGF 的水平随 OHSS 的发展而升高,因此有作者认为非结合性 VEGF 的水平与 OHSS 的严重性相关。VEGF 的作用是通过 VEGFR-2 完成的,动物实验中应用 VEGFR-2 的特异抗体(SU5416)可以阻断 VEGFR-2 的细胞内磷酸化而致血管通透性降低,从而抑制 OHSS 的发展。

家族自发性 OHSS 可能是由于 FSH 受体的变异,导致其对 HCG 的过度敏感所致;因此本病多在同一患者重复发生,或同一家族中多人发病。发病与妊娠相关,其中最多一例患者 6 次妊娠均发病。与医源性 OHSS 不同,其发病时间多在妊娠 8～14 周,亦即内源性 HCG 升高之后,作用于变异的 FSH 受体,引发卵巢内窦卵泡生长发育,之后 HCG 又作用于 LH 受体,而致卵泡黄素化,启动 OHSS 的病理生理过程。

三、对母儿的影响

(一)OHSS 与妊娠

1.OHSS 对妊娠率的影响

OHSS 的发生与妊娠密切相关,妊娠是晚发型 OHSS 的发病因素之一,因此在 OHSS 人群妊娠率往往高于非 OHSS 人群。有资料显示 OHSS 患者妊娠率约 82.8%,明显高于非 OHSS 人群 32.5%,符合 OHSS 的发患者群的倾向性。但是对于早发型 OHSS 对移植后是否影响胚胎着床一直存在争议。有学者认为 OHSS 患者中过高的 E_2 水平以及 P/E_2 比例的改变,尤其是后者对内膜的容受性产生影响,从而降低妊娠率;过高的细胞因子如 IL-6 也将降低妊娠率;OHSS 患者的卵子与胚胎质量较非 OHSS 患者差,从而影响妊娠率;但也有研究发现相反结论:OHSS 妊娠患者与未妊娠患者相比 E_2 水平反而略高;OHSS 患者虽高质量卵子比例低于非 OHSS 患者,但因其获卵数多,最终高质量胚胎数与非 OHSS 患者无差异。而也有学者观察到早发型 OHSS 患者移植后的妊娠率为 60.5%,较非 OHSS 人群 32.5% 的妊娠率高,支持后者观点。

2.妊娠对 OHSS 的影响

有研究发现妊娠与晚发型 OHSS 密切相关,并影响了 OHSS 病程的长短;妊娠与病情轻重虽无显著性相关,但病情重者与多次腹腔穿刺患者均为妊娠患者,进一步说明了妊娠影响了 OHSS 病情的发展与转归。

(二)中重度 OHSS 对孕期流产的影响

中重度 OHSS 是否会增加妊娠流产率,文献报道较少。多数研究认为过高的 E_2 水平,血管活性因子包括肾素-血管紧张素、细胞因子、前列腺素水平改变,以及 OHSS 病程中的血流动力学变化、血液浓缩、低氧血症、肝肾功能异常等,都将增加早期妊娠流产率。有学者对同期 OHSS 与非 OHSS 患者进行了对比分析,两组总体流产率(早期流产＋晚期流产)相近,分别为 16.9% 与 18.7%,与 Mathur 的结果相同。我们同时观察到妊娠丢失与患者的继发妊娠所致病情加重、病程延长有一定的相关性,但并未改变总体流产率。这一点可能与我们在发病早期就积极进行扩容治疗有关,扩容后改变了原先的血液浓缩状态,甚至降低了妊娠期的血液浓缩状态,减轻了因高凝状态、低氧血症等对妊娠的不良影响,因此中度、病程短的患者妊娠丢失率降低,而病情越重、病程越长,引起的血液改变、肝功升高等持续时间延长,相应地增加了妊娠丢失。

（三）中重度 OHSS 对远期妊娠的影响

有文献报道 OHSS 患者因血液浓缩,血栓素与肾素-血管紧张素水平升高,孕期并发症如子痫前期与妊娠期糖尿病的发生率升高;但 Wiser 的研究显示 OHSS 患者中子痫前期与妊娠期糖尿病的发病率与对照组无差异。也有研究发现妊娠期并发症包括 PIH、GDM 与前置胎盘的发病率略高于对照组,但无统计学差异,支持后者观点;且与对照组相比正常分娩比例、出生缺陷率相同;早产与低体重儿比例略高于对照组,但无统计学差异,这点可能与 OHSS 组双胎率略高有关;发病早晚、病情轻重、病程长短也均未影响早产率与低体重儿比例,而双胎与早产、双胎与低体重儿均显著性相关,此结果与常规妊娠结局相同。因此我们认为 OHSS 的发生并未影响远期的妊娠发展,未增加妊娠期并发症,对妊娠的分娩结局(包括早产率与低体重儿率)也未产生不良影响。

四、临床表现

（一）胃肠道症状

轻度患者可有恶心、呕吐、腹泻,因卵巢增大与腹水增多腹胀逐渐加重。

（二）腹水

腹胀加重,腹部膨隆,难以平卧;腹壁紧绷即称为张力性腹水,有腹痛感;膈肌被压迫上抬可出现呼吸困难。

（三）胸腔积液

多数单独发生,30%患者合并有腹水;胸腔积液可单侧或双侧发生;表现为咳嗽,胸腔积液加重致肺组织萎缩出现呼吸困难。

（四）呼吸系统症状

胸腔积液与大量腹水可致胸闷、憋气、呼吸困难;发生肺栓塞或成人呼吸窘迫综合征(ARDS)时出现呼吸困难,并有低氧血症。

（五）外阴水肿

张力性腹水致腹部压力增大,特别是久坐或久立后,压迫下腔血管使其回流受阻,甚至引起整个大阴唇水肿。

（六）肝功异常

液体渗出可致肝水肿,约 25%患者出现肝酶升高,AST↑,ALT↑,ALP 往往处于正常值上限,肝功升高水平与 OHSS 病情轻重相关,并随病情的好转恢复正常。

（七）肾功异常

血容量减少或因大量腹水致腹腔压力增大,导致肾灌注减少,出现少尿、低钠血症、高钾血症与酸中毒,严重时出现 BUN↑,Cr↑,也随病情好转恢复正常。

（八）电解质紊乱

液体渗出同时入量不足,出现少尿甚至无尿;另外可能出现低钠、高钾血症或酸中毒表现。

（九）低血容量性休克

液体渗出至第三腔隙,血容量减少可发生低血容量性休克。

（十）血栓

发病率在重度 OHSS 患者中约占 10%,多发生于下肢、脑、心脏与肺,出现相应部位症状,病时间甚至出现在 OHSS 好转后的数周。血栓形成是 OHSS 没有得到及时正确的治疗而发生的极严重后果,危及患者生命,甚至可留下永久性后遗症,必须予以积极防治。

OHSS 具有自限性,如未妊娠它将在月经来潮时随着黄体溶解自然恢复。表现为腹水的进行性减少与尿量的迅速增多。如果妊娠,在排卵后的第 2 周,由于升高的内源性 HCG,症状与体征将进一步持续或加重,如果胚胎停育,OHSS 症状也可自行缓解。临床处理经常需要持续 2～4 周时间,一般在孕 6 周后逐渐改善。

五、诊断

依据促排卵史、症状与体征,结合 B 超下腹水深度与卵巢大小的测量,检测血细胞比容(HCT)、WBC、电解质、肝功能、肾功能等,以诊断 OHSS 及其分度,并确定病情严重程度。

六、临床分级

1989 年 Golan 等根据临床症状、体征、B 超以及实验室检查将其分为轻、中、重三度及五个级别(表 3-1)。

表 3-1　OHSS 的 Golan 分级

	轻	中	重
I	仅有腹胀及不适		
II	I＋恶心、呕吐,腹泻卵巢增大 5～12 cm		
III			II＋B 超下有腹水
IV			III＋临床诊断胸水/腹水,呼吸困难
V			IV＋低血容量改变,血液浓缩,血液黏度增加,凝血异常,肾血流减少,少尿,肾功能异常,低血容量休克

Navot 等于 1992 年又将重度 OHSS 分为严重与危重 2 组,其依据更为重视实验室检查(表 3-2)。

表 3-2　OHSS 的 Navot 分级

重度症状	严重	危重
卵巢增大	≥12 cm	≥12 cm
腹水、呼吸困难	大量腹水伴或不伴呼吸困难	大量腹水致腹部胀痛伴或不伴呼吸困难
血液浓缩	Hct＞45％,WBC＞$15×10^9$/L	HCT＞55％,WBC＞$25×10^9$/L
少尿	少尿	少尿
血肌酐	0～133 μmol/L	≥1.6 mg/dL
重度症状	严重	危重
肌酐清除率	≥50 mL/min	＜50 mL/min
低蛋白血症	重度	重度
	肝功能异常	肾衰竭
	全身水肿	血栓
		AIDS

2010 年 Peter Humaidan 等根据 OHSS 各项客观与主观指标将其分为轻、中、重三度,这一分度临床应用似更简便、明晰(表 3-3)。

七、治疗

(一)治疗原则

OHSS 为医源性自限性疾病,OHSS 的病情发展与体内 HCG 水平相关,未妊娠患者随着月经来潮病情好转;妊娠患者早孕期病情加重。

表 3-3　OHSS 的 Peter Humaidan 分级

客观指标	轻	中	重
直肠窝积液	√	√	√
子宫周围积液（盆腔）		√	√
肠间隙积液			
Hct>45%		√[a]	√
WBC>15×10^9/L		±[a]	√
低尿量<600 mL/d		±[a]	√
Cr>133 μmol/L		±[a]	±
肝功能升高		±[a]	±
凝血异常			±[c]
胸水			±[c]
主观指标			
腹胀	√	√	√
盆腔不适		√	√
呼吸困难	±[b]	±[b]	√
急性疼痛	±[b]	±[b]	±[b]
恶心、呕吐	±	±	√
卵巢增大	√	√	√
妊娠	±	±	√

注释：±可有可无；a≥2次，住院；b≥1次，住院；c≥1次，加强监护

1.轻度 OHSS

被认为在超促排卵中几乎不可避免，患者无过多不适，可不予处理，但需避免剧烈活动以防止卵巢扭转，也应警惕长期卧床休息而致血栓。

2.中度 OHSS

可在门诊观察，记 24 h 尿量，称体重，测腹围。鼓励患者进食，多饮水，尿量应不少于 1 000 mL/d，2 000 mL/d 以上最佳，必要时可于门诊静滴扩容。

3.重度 OHSS

早期与中度 OHSS 相同，可在门诊观察与治疗，适时监测血常规、电解质与肝功、肾功，静滴扩容液体，必要时行腹腔穿刺；病情加重后应住院治疗。

（1）住院指征：①严重的腹痛与腹膜刺激征。②严重的恶心呕吐，以致影响每日食水摄入。③严重少尿（<30 mL/h）甚至无尿。④张力性腹水（tense ascites）。⑤呼吸困难或急促。⑥低血压、头昏眼花或晕厥。⑦电解质紊乱（低钠，血钠<135 mmol/L；高钾，血钾>5.5 mmol/L）。⑧血液浓缩（Hct>45%，WBC>15×10^9/L）。⑨肝功异常。

（2）病情监护：每日监测 24 h 出入量、腹围、体重，监测生命体征，检查腹部或肺部体征；每日或隔日检测血细胞比容（HCT）、WBC、尿渗透压；每 3 天或 1 周监测电解质、肝功、肾功，B 超监测卵巢大小及胸腔积液及腹水变化，必要时监测 D-Dimer 或血气分析，以了解治疗效果，病情危重时随时复查。

（二）治疗方法

1.扩容

OHSS 因液体外渗第三腔隙致血液浓缩，扩容是最主要的治疗。扩容液体包括晶体液与胶体液。晶体液可选用 5% 葡萄糖、10% 葡萄糖、5% 葡萄糖盐或乳酸林格液，但避免使用盐林格液；一般晶体液用量

约 500～1 500 mL。只用晶体液不能维持体液平衡,因此需加用胶体液,如清蛋白、贺斯、低分子右旋糖酐、冰冻血浆等胶体液扩容。

(1)清蛋白:为低分子量蛋白质,由肝产生,75%的胶体渗透压由其维持,50 g 的清蛋白可以使大约 800 mL 液体 15 min 内回流至血循环中;同时可以结合并运送大分子物质如一些激素、脂肪酸、药物等,以减少血中血管活性物质的生物浓度。OHSS 患者因液体外渗,血中清蛋白浓度降低,因此最初选用清蛋白作为扩容药物,可用 10～20 g/d 静滴,如病情加重,最大剂量可用至 50 g/d。但因清蛋白为血液制品,有传播病毒等风险,现在临床应用已严格控制,因此仅用于低蛋白血症的患者。

(2)羟乙基淀粉:平均分子量为 200 000,半衰期大于 12 h,可有效降低血液黏度、血细胞比容,减少红细胞聚集;因其为糖原结构,在肝内分解,因此不影响肝肾功能,并可显著改善肌酐清除率;因无抗原性,是血浆代用品中过敏反应率最低的一种。静滴剂量为 500～1 000 mL/d,应缓慢静滴以避免肺部充血。因其价格低于白蛋白,且为非血液制品,现已作为中重度 OHSS 时首选扩容药物。

(3)低分子右旋糖酐:可以增加肾灌注量、尿量,降低血液黏滞度,改善微循环,防止血栓形成;但低分子右旋糖酐有降低血小板黏附的作用,有出血倾向者禁用,个别患者存在过敏反应,且有临床死亡病例报道;因此临床使用应慎重,一般应用剂量为 500 mL/d。

2.保肝治疗

肝功升高者需用保肝药物治疗,轻度升高者可用葡醛内酯 400～600 mg/d、维生素 C 2～3 g/d 静滴;肝功升高,ALT＞100 U/L 时,可加用古拉定 0.6～1.2 g/d 静滴。经治疗后肝功一般不会进一步恶化,并随 OHSS 症状的好转而恢复。

3.胸腔、腹腔穿刺

适应证:①中等量以上胸腔积液伴明显呼吸困难。②重度腹水伴呼吸困难。③纠正血液浓缩后仍少尿(＜30 mL/h)。④张力性腹水。但是在有腹腔内出血或血流动力学不稳定的情况下禁忌腹腔穿刺;腹腔穿刺放水可采用经腹与经阴道两途径。一般多采用经腹途径。穿刺应在扩容后进行,要在 B 超定位下施行,避免损伤增大的卵巢。穿刺不仅可以减少腹腔压力,增加肾血流灌注,从而增加尿量。同时减少了与发病相关的血管活性因子而缩短病程,腹水慢放至不能留出为止,有研究表明最多曾放至约 6 000 mL;穿刺后症状明显缓解,且不增加流产率。有学者认为穿刺后临床治疗效果好于扩容效果,故建议适应证适宜时尽早穿刺。

4.多巴胺

肾衰竭或扩容并腹腔穿刺后仍少尿的患者可应用低剂量多巴胺静滴,用法为 20 mg＋5%葡萄糖 250 mL 静滴,速度为 0.18 mg/(kg·h),(不影响血压和心率),同时监测中心静脉压、肺楔压。但应注意的是大剂量多巴胺静滴作用于 α 受体,有收缩外周血管作用;而低剂量多巴胺作用于 β₁ 受体与 DA 受体,具有扩血管作用,特别是直接扩张肾血管,增加肾血流,同时抑制醛固酮释放,减少肾小管上皮细胞对水钠的重吸收,从而起到排钠利尿的作用。

也有文献报道口服多卡巴胺 750 mg/8 h,临床症状与腹水逐渐好转。也有人曾于腹腔穿刺时于腹腔内应用多巴胺,同样起到增加尿量作用。

5.利尿剂

已达到血液稀释仍少尿(Hct＜38%)的患者可静脉应用呋塞米 20 mg。血液浓缩、低血容量、低钠血症时禁用。过早、过多应用利尿剂,将加重血液浓缩与低血容量而致血栓,视为禁忌。

6.肝素

个人或家族血栓史或确诊血栓者可静脉应用肝素 5 000 U/12 h,另外也有学者认为 48 h 扩容后仍不能纠正血液高凝状态,也应该静滴肝素。如妊娠则肝素用至早孕末,或依赖于 OHSS 病程及高危因素的存在与否。为了防止血栓栓塞综合征,对于各种原因需制动的患者,可以应用低剂量阿司匹林,但是腹腔穿刺时有出血风险。

7.卵巢囊肿抽吸

B超下抽吸卵巢囊肿可以减少卵巢内血管活性物质的生成,但有引起囊肿破裂、出血可能,因此原则上不建议囊肿抽吸。促排卵后多个卵泡未破裂但妊娠的患者,如病情危重,卵巢>12 cm,放腹水后病情无改善时,可行 B 超指引下卵巢囊肿抽吸,术后应严密观察有无腹腔内出血征象。

8.终止妊娠

合并严重并发症,如血栓、ARDS、肾衰竭或多脏器衰竭,在持续扩容并反复多次放腹水后仍不能缓解症状时,也可考虑终止妊娠。终止妊娠是 OHSS 不得已而行的有效治疗方法,随着 HCG 的下降,OHSS 症状迅速好转。终止妊娠的方法首选人工流产术,同时应监测中心静脉压、肺楔压、尿量、血肌酐,以及肌酐清除率、血气分析。

八、预防

(一)个体化刺激方案

首先确认 OHSS 高危人群。对于瘦小、年轻、有 PCO 卵巢表现的患者,以及既往发生过 OHSS 的高危人群,在刺激方案上应慎重。对于 PCO 患者多采用 r-FSH 75~150 U 起始,同时用去氧孕烯炔雌醇片(妈富隆)等避孕药物抑制卵巢反应性。促排卵后一定要 B 超监测卵泡生长,并应根据个体对药物的敏感性不同及时调整药物剂量。需注意长方案、短方案与拮抗剂方案都可能发生 OHSS,即使氯米芬促排卵也有可能。

(二)HCG 的应用

因 OHSS 与 HCG 密切相关,故 HCG 的应用与否、应用剂量及使用时间与 OHSS 的发生密切相关。

1.不用 HCG 促卵子成熟

在高危人群中不用 HCG,可抑制排卵与卵泡黄素化,避免 OHSS 的发生;但是未应用 GnRH 激动剂降调节的患者,停用 HCG 并不能避免自发性 LH 峰的出现,不能完全防止 OHSS 的发生。

2.减少 HCG 量

HCG 剂量减至 5 000 U 甚至 3 000 U,与 10 000 U 相同,均可达到促卵泡成熟效果,并可减少 OHSS 的发病率并减轻病情,但不能完全避免 OHSS 的发生。

3.GnRH-a 替代 HCG 促排卵

对未用 GnRH 激动剂降调节患者,或应用 GnRH 拮抗剂的患者,可用短效 GnRH-a 代替 HCG 激发内源性 LH 峰,促卵泡成熟。因其作用持续时间明显短于 HCG,从而减少 OHSS 的发生。但 GnRH-a 有溶黄体作用,未避免临床妊娠率下降,应相应补充雌、孕激素,同时监测血中 E_2 与 P 水平,及时调整雌孕激素剂量,维持 $E_2>200$ pg/mL,P>20 ng/mL,文献报道临床妊娠率较 HCG 组无显著性降低。也有文献报道在使用 GnRH-a 同时加用小剂量 HCG 1 000~2 000 U,使得临床妊娠率可不受影响。GnRH-a 可用 Triptorelin(商品名达菲林)0.2~0.4 mg,或 Buserelin 200 mg×3 次。

4.Coasting

对于 OHSS 高危人群,当有 30% 卵泡直径超过 15 mm,血 $E_2>3$ 000 pg/mL,总卵泡数>20 个时,停止促性腺激素的使用,而继用 GnRH-a,此后每日测定血中 E_2 浓度,当 E_2 再次降到 3 000 pg/mL 以下时,再应用 HCG,可明显降低 OHSS 的发生率。其理论是根据 FSH 阈值学说,停用促性腺激素后,部分小卵泡因为"饥饿"而闭锁,但大卵泡生长不受影响,从而使得活性卵泡数量减少,以及生成血管活性因子的颗粒细胞数量减少,因而 OHSS 发生率降低。Coasting 的时间如过长则会影响卵母细胞质量、受精率、胚胎质量及妊娠率,因此一般不超过 3 d。

(三)GnRH 拮抗剂方案

对易发生 OHSS 高危人群,促排卵可采用 GnRH 拮抗剂方案,因为此方案可用短效 GnRH-a 代替 HCG 促卵泡成熟,以降低 OHSS 发生。

（四）黄体支持

HCG 的应用增加了 OHSS 的发病率，因而对于高危人群不用 HCG 支持黄体，仅用孕激素支持黄体，可降低 OHSS 发病率。

（五）静脉应用白蛋白

对于高危患者在取卵时静脉应用有渗透活性的胶体物质可以降低 OHSS 的危险与严重程度。对于雌激素峰值达到 3 000 pg/mL 的患者，或大量中小卵泡的患者，推荐在取卵时或取卵后即刻静脉应用清蛋白（25 g）。基于 meta 分析，估计每 18 个清蛋白治疗的患者，有 1 例患者将避免 OHSS。然而对高危患者预防性应用清蛋白仍存在争议，就像关于它的花费与安全性问题存在争议一样。

（六）静脉应用贺斯

取卵后应用贺斯 500～1 000 mL 替代清蛋白静滴，同样可以减少 OHSS 的发生。在我们的随机对照研究中，取卵后静滴贺斯 1 000 mL×3 d，与静滴清蛋白 20 g×3 d，同样起到了减少 OHSS 发病的作用。因其为非生物制品，可避免应用清蛋白所致的感染问题。

（七）选择性一侧卵泡提前抽吸术（ETFA）

应用 HCG 后 10～12 h 行选择性一侧卵泡提前抽吸，可降低 OHSS 发生率，但因结果的不确定性并不过多推荐使用。

（八）多巴胺激动剂

文献报道 VEGF 是参与 OHSS 病理生理机制的重要血管活性因子，内皮细胞上的 VEGFR-2 是其引起血管通透性增加的作用受体；经研究证实多巴胺激动剂可以减少 VEGFR-2 酪氨酸位点的磷酸化，而磷酸化对于 VEGFR-2 的下游信号传导至关重要。因此，多巴胺激动剂通过抑制了 VEGF 的生物学活性而起到减少 OHSS 发病的作用。因此文献报道高危患者自 HCG 应用日开始使用多巴胺激动剂卡麦角林 0.5 mg/d×8 d，OHSS 的发病率、腹水与血液浓缩显著性降低，而着床率与妊娠率并未受影响。

（九）二甲双胍

对于有胰岛素抵抗的 PCOS 患者，口服二甲双胍 1 500 mg/d，可以降低胰岛素与雄激素水平，相应地降低了 OHSS 发病率。

（十）腹腔镜 PCOS 患者卵巢打孔

对于 OHSS 高危的 PCOS 患者可以采用腹腔镜进行双侧卵巢打孔的方法，术后血中雄激素与 LH 水平下降，从而在超促排卵后 OHSS 的发病率得以下降，且妊娠率增加，流产率降低，打孔时应注意控制打孔操作的时间与电功率，避免过度损伤卵巢组织。

（十一）单囊胚移植

对于已有中度 OHSS 的患者可以观察到取卵后 5～6 d，如症状未加重，可行单囊胚移植，以避免多胎妊娠对 OHSS 发病的影响。

（十二）未成熟卵体外成熟培养（IVM）

此技术最早于 1991 年由 Cha 等提出并报道了妊娠个案。其将卵巢中不成熟卵母细胞取出，使之脱离高雄激素环境于体外培养，成熟后应用 ICSI 技术使之受精，从而避免了超排卵所致 OHSS 的发生。

（十三）冷冻胚胎

OHSS 高危者可冷冻胚胎，从而避免因妊娠产生的内源性 HCG 的作用，避免了晚发型 OHSS 的发生。虽然不可以完全避免早发型 OHSS 的发生，但因其避免了妊娠致病情的进一步加重，从而缩短了病程。

（宋瑞华）

第三节 痛 经

凡在行经前后或月经期出现下腹痛、坠胀、腰酸或其他不适,程度较重影响生活和工作者称为痛经。痛经多呈痉挛性,通常还伴有其他症状,如腰腿疼、头痛、头晕、乏力、恶心、呕吐、腹泻、腹胀等。痛经分为原发性痛经和继发性痛经两种,原发性痛经是指不伴有其他明显盆腔疾病的单纯性、功能性痛经;继发性痛经是指由盆腔器质性疾病导致的痛经。

痛经的发生率很高,文献报道为 30%～80%。由于每个人的疼痛阈值存在差异,临床上缺乏客观的评价指标,因此难以计算确切的痛经发病率。1980 年全国抽样调查结果发现:痛经发生率为 33.19%,其中原发性痛经占 36.06%。在不同年龄段,痛经的发生率也不同。初潮时发生率较低,随后逐渐升高,16～18 岁达顶峰,30～35 岁时开始下降,生育期稳定在 40%左右,50 岁时约为 20%。

一、原发性痛经

（一）发生机制

1.子宫收缩异常

正常月经期子宫的基础压力<1.33kPa,宫缩时可达 16kPa,收缩频率为 3～4 次/分钟。痛经时宫腔的基础压力升高,收缩频率增高且不协调。因此原发性痛经可能是子宫平滑肌活动增强、过度收缩所致。

2.前列腺素(PG)合成和释放过多

子宫内膜是合成前列腺素的重要场所,子宫合成和释放前列腺素过多可能是导致痛经的主要原因。

前列腺素的增多不仅可以刺激子宫平滑肌过度收缩,导致子宫缺血,还能使神经末梢对痛觉刺激变得敏感,痛觉阈值降低。

3.血管紧张素和催产素

血管紧张素可以引起子宫平滑肌和血管的平滑肌收缩加强,原发性痛经患者体内升高的血管紧张素水平被认为是引起痛经的另一个重要因素。催产素也可能参与痛经的发生机制。

4.其他因素

主要是精神因素,紧张、压抑、焦虑、抑郁等都会影响对疼痛的反应和主观感受。

（二）临床表现

原发性痛经主要发生在年轻女性有排卵的月经周期。由于月经初潮后的 2 年以内往往无排卵,所以刚来月经时很少有痛经,待到排卵型月经建立后才开始有痛经。原发性痛经的疼痛通常在月经来潮前几小时或刚来时发生,可以持续 48～72 h。这种疼痛与分娩时的疼痛相似,有耻骨上绞痛,可以伴有腰骶背痛,疼痛放射至大腿,常伴有恶心、呕吐和面色苍白,偶有昏厥。严重的原发性痛经可影响日常生活和工作。

（三）诊断及鉴别诊断

诊断原发性痛经,首先要排除器质性盆腔疾病的存在。采集病史,进行全面的体格检查,必要时结合辅助检查,如 B 超、腹腔镜、宫腔镜、子宫输卵管碘油造影及生化指标等,排除子宫器质性疾病。鉴别诊断主要是排除子宫内膜异位症、子宫腺肌症、盆腔炎等疾病,还要与慢性盆腔痛相区别。

部分原发性痛经可能由病变轻微的子宫内膜异位症引起,由于子宫内膜异位症很轻,各种检查都不能发现病灶,因此被诊断为原发性痛经。

（四）治疗

1.一般治疗

对痛经患者,尤其是青春期少女,必须进行有关月经生理知识的教育,消除其对月经的心理恐惧。痛经时可卧床休息,热敷下腹部;还可服用非特异性的止痛药。

2.药物治疗

(1)前列腺素合成酶抑制药:非类固醇类抗感染药是前列腺合成酶抑制药,通过阻断环氧化酶通路,抑制前列腺素合成,使子宫张力和收缩力下降,达到止痛的效果,有效率达60%～90%。前列腺素合成酶抑制药服用简单,不良反应小,还可以缓解其他相关症状,如恶心、呕吐、头痛、腹泻等。一般于月经来潮、痛经出现前开始服用,连续服用2～3天。前列腺素在月经来潮的最初48 h释放最多,连续服药的目的是为了减少前列腺素的合成和释放。疼痛时临时、间断给药效果不佳,往往难以控制疼痛。

布洛芬和酮洛芬的起效很快,服药30～60 min血药浓度就达到峰值。吲哚美辛等对胃肠道刺激较大,容易引起消化道大出血,不建议作为痛经的一线药物使用。

(2)口服避孕药:适用于需要采用避孕措施的痛经患者,口服避孕药可以有效地治疗原发性痛经。可以使50%的患者疼痛完全缓解,40%明显减轻。作用机制是口服避孕药可以抑制子宫内膜生长抑制排卵、减少前列腺素和血管加压素的合成。各类雌、孕激素的复合避孕药均可以减少痛经的发生,不同避孕药的疗效无显著差异。

用法:如复方去氧孕烯片、环丙孕酮/炔雌醇等;从月经周期的第3～5天开始,每天服用1片,连续服用21天。服药3～6个周期后停药。

3.麻醉剂

如果患者对口服避孕药治疗没有反应,每月可用氢可酮或可待因治疗2～3天;在加用麻醉剂以前应做诊断性腹腔镜检查以排除心理因素和器质性病变。绝大多数原发性痛经对上述治疗有反应。

4.手术治疗

(1)扩宫颈术:宫颈狭窄,经血排出不畅时,子宫收缩力会增强,这被认为是原发性痛经的病因之一。当药物治疗效果不佳时,扩宫颈术有可能使痛经缓解。

(2)神经节切除术:对药物治疗无效的顽固性病例,也可以采用骶前神经节切除术,该方法疗效好,但有一定的并发症。近年也有采取子宫神经部分切除术治疗原发性痛经者。

二、继发性痛经

继发性痛经的发病年龄往往较大,但如果是由子宫畸形引起的痛经,患者的年龄也可以较小。继发性痛经的疼痛常在月经来潮前1～2周开始,持续至月经干净后数天。子宫肌瘤、盆腔粘连和盆腔静脉瘀血引起的痛经症状往往较轻,而子宫内膜异位症和子宫腺肌症引起的痛经症状往往较重,且有进行性加重的趋势。盆腔粘连和子宫内膜异位症患者在非经期性交时往往有下腹痛。

(一)病因

继发性痛经的病因较多,下面介绍一些常见的疾病。

1.处女膜闭锁

表现为原发性闭经,并有周期性下腹痛。痛经时妇科检查发现患者处女膜闭锁,但向外突起。超声检查发现子宫、卵巢正常,阴道内有积血。切开处女膜时有积血流出。

2.阴道横膈

多为不完全横膈,通过妇科检查和超声检查可以诊断。

3.宫腔粘连(Asherman综合征)

宫腔手术后月经量明显减少且伴有痛经者应高度怀疑宫腔粘连。超声检查、子宫输卵管碘油造影和宫腔镜检查可以协助诊断。

4.子宫平滑肌瘤

虽然子宫肌瘤引起痛经的情况较少见,但是当痛经与子宫肌瘤同时存在时不能排除子宫肌瘤引起痛经的可能。妇科检查发现子宫增大,但不规则;超声检查可以协助诊断。

5.子宫腺肌症

子宫腺肌症大多伴有痛经,妇科检查发现子宫均匀增大,一般不超过孕3个月大小。超声检查可以协助诊断。

6.子宫内膜异位症

子宫内膜异位症是引起继发性痛经最常见的病因,其痛经严重程度不一定与病灶大小呈正比。大的卵巢子宫内膜异位囊肿可能仅引起较轻的痛经,而散在的盆腔小病灶可能会引起非常严重的痛经。另外,许多患者还有性交痛、腰骶痛、月经失调等表现。妇科检查常发现子宫呈后位、固定,有时可触及结节状病灶,尤其是在骶骨韧带处;盆腔两侧可扪及以囊性为主的肿块。超声检查可以协助诊断,腹腔镜检查是诊断子宫内膜异位症的最佳方法。

（二）病理生理机制

继发性痛经的发病机制可归因于月经血排出不畅、子宫平滑肌过度收缩、月经血刺激子宫峡部和宫颈内口处的神经丛、局部前列腺素合成过多等因素。子宫内膜异位症和子宫腺肌症患者体内产生过多的前列腺素,可能是痛经的主要原因之一。前列腺素合成酶抑制药可以缓解该类疾病的痛经症状。环氧化酶(COX)是前列腺素合成的限速酶,其在子宫内膜异位症和子宫腺肌症患者体内表达量过高。这些均说明前列腺素合成代谢异常与继发性痛经的疼痛有关。

宫内节育器的不良反应主要是月经过多和继发性痛经,其痛经的主要原因可能是子宫的局部损伤和白细胞浸润导致的前列腺素合成增加。

（三）诊断及鉴别诊断

诊断继发性痛经,除了详细的病史外,主要通过盆腔检查和相关的辅助检查,如 B 超、腹腔镜、宫腔镜、生化指标的检测等,找出相应的病因。

（四）治疗

继发性痛经的处理原则是治疗原发病。非类固醇抗感染药物和口服避孕药治疗继发性痛经的疗效不如治疗原发性痛经的疗效好。对有生育要求的患者,在治疗时应尽可能地保留其生殖功能。

(1)生殖道畸形和宫腔粘连者通过手术使月经血排出后,痛经就会缓解。

(2)对子宫内膜异位症和子宫腺肌症患者来说,有手术指征者采用手术治疗,无手术指征者采用药物治疗。常用的药物有长效 GnRH 激动剂、孕三烯酮、达那唑(丹那唑)和口服避孕药等。月经期疼痛发作时给予前列腺素合成酶抑制药。子宫内膜异位症患者在行保留生育功能或保留卵巢功能手术后,痛经可能依然存在。术后使用 GnRH 激动剂、孕三烯酮或达那唑可减少痛经的发生。

(3)子宫肌瘤引起的痛经一般可以忍受,无须特殊处理。

(4)盆腔充血者以小剂量雌、孕激素为主的连续口服避孕药、大剂量的孕激素和 GnRH 类似物常能使疼痛缓解。

(5)骶前神经切除术:以前曾用骶前神经切除术或交感神经切除术来治疗痛经,现在成功率高的药物治疗已取代了大部分的骶前神经切除术。尽管如此,骶前神经切除术仍适用于传统治疗不能缓解的或对多学科镇痛治疗无反应的原发性、继发性痛经。继发性痛经对骶前神经切除术的反应发生率为 $50\%\sim75\%$。神经切除只能缓解子宫颈、子宫和输卵管近端来源的疼痛（$T_{11}\sim L_2$）,骶前神经切除不影响骶前神经的支配,因此正常的排尿、排便和分娩功能不受影响。

(6)子宫切除术:常用于治疗盆腔痛,据有关资料显示 30%的痛经患者做该手术后,疼痛并没有缓解。子宫切除术适用于无生育要求且痛经与子宫内膜异位症、子宫腺肌症之类的子宫疾病有关的患者。

（王丽娜）

第四节　经前期综合征

经前期综合征(premenstrual syndromes,PMS)又称经前紧张症(premenstrual tension,PMS)或经前

紧张综合征（premenstrual tension syndrome，PMTS），是育龄妇女常见的问题。PMS 是指月经来潮前 7～14 d（即在月经周期的黄体期），周期性出现的躯体症状（如乳房胀痛、头痛、小腹胀痛、水肿等）和心理症状（如烦躁、紧张、焦虑、嗜睡、失眠等）的总称。PMS 症状多样，除上述典型症状外，自杀倾向、行为退化、嗜酒、工作状态差甚至无法工作等也常出现于 PMS。由于 PMS 临床表现复杂且个体差异巨大，因此诊断的关键是症状出现的时间及严重程度。PMS 发生于黄体期，随月经的结束而完全消失，具有明显的周期性，这是区分 PMS 和心理性疾病的重要依据；上述心理及躯体症状只有达到影响女性正常的工作、生活、人际交往的程度才称为 PMS。

一、历史、概念及在疾病分类学中的位置

有关 PMS 的定义、概念以及其在疾病分类学中的位置在相当一段时间并无定论。Dalton（1984）的定义为"经前再发症状，月经后期则缺乏症状"。美国精神病协会（APA）出版的《诊断统计手册》第三修订版（DSM-Ⅲ-R，1987）用"黄体后期心境恶劣障碍（late-luteal phase dysphoric disorder，LLPDD）"来概括经前出现的一组症状，后来在《诊断统计手册第四版》（DSM-Ⅳ，1994）更名为"经前心境恶劣障碍（premenstrual dysphoric disorder，PMDD）"。国际疾病分类系统（ICD-9，1978；ICD-10，1992）将大多数疾病实体按他们的主要表现分类，PMS 被包括在"泌尿生殖疾病"类目之下，犹如伴发于女性生殖器官和月经周期的疼痛或其他状态一样。因此，国际上两大分类系统对 PMS 作了不同的处理，DSM 认为它可能是一种心境障碍，ICD 则视为妇科疾病。《中国精神疾病分类方案与诊断标准第二版》修订（CCMD-2-R，1995）将 PMS 列入"内分泌障碍所致精神障碍"类目中，认为 PMS"能明确内分泌疾病性质"，但命名为经期精神障碍（经前期紧张综合征）。

PMS 的临床特点必须考虑：①在大多数月经周期的黄体期，再发性或循环性出现症状。②症状于经至不久缓解，在卵泡期持续不会超过 1 周。③招致情绪或躯体苦恼或日常功能受累或受损。④症状的再发，循环性和定时性，症状的严重性和无症状期均可通过前瞻性逐日评定得到证实。

二、流行病学研究

PMS 的患病率各地报道不一，这与评定方法（回顾性或前瞻性）、调查者的专业、调查样本人群、症状严重水平不一，以及一些尚未确定的因素有关。在妇女生殖阶段可发生，初潮后未婚少女的患病率低，产后倾向出现 PMS。

美国妇产科学院委员会声明 66 号（1989 年 1 月）指出，一般认为 20%～40% 妇女在经前体验到一些症状，只有 5% 对工作或生活方式带来一定程度的显著影响。

对生活方式不同（包括尼姑、监狱犯人、女同性恋者）的 384 名妇女进行 147 项问卷研究，结果发现家庭主妇和教育水平低者有较多的水潴留，自主神经症状和负性情感，但年龄、种族、性偏向、显著的体育活动、婚姻状态或收入与 PMS 的发生率不相关（Friedman 和 Jaffe，1985）。双生儿研究显示单卵双生儿发生 PMS 的同病率为 94%，双卵双生儿为 44%，对照组为 31%（Dalton 等，1987）。另一项来自伯明翰的 462 对妇女双生儿的研究亦支持 Dalton 等的结果，并认为 PMS 是具遗传性的（Vanden Akker 等，1987）。口服避孕药（OC）似可降低 PMS 的发生率。爱丁堡大学于 1974 年调查 3 298 名妇女，其中 756 人服用 OC，2542 人未服，结果发现口服 OC 者较少发生 PMS（Sheldrake 和 Cormack，1976）。月经长周期（>40 d）和周期不规律者 PMS 发生率低，而且主要表现为躯体症状如胃痛、背痛和嗜睡。月经周期长度在 31～40 d 者体验到较多的经前症状，而且躯体症状和情绪症状均明显。短而不规律的月经周期妇女则经前症状主要表现为情绪症状，如抑郁、紧张和激惹（Sheldrake 和 Cormack，1976）。

PMS 与产后抑郁症呈正相关，已得到证实。Dalton（1982）报告 610 例 PMS 妇女中，56% 在产后出现抑郁症。一些妇女回忆 PMS 是继产后抑郁症之后发生的，另一些则报告受孕前出现 PMS，但 PMS 的严重程度却在产后抑郁症减轻后加重。

PMS 与围绝经期综合征的相关性也为多数学者研究证实。PMS 与围绝经期综合征均有心理症状及

躯体症状,均可表现为与卵巢激素水平波动相关的烦躁、抑郁、疲惫、失眠及乳房胀痛、水肿等,在激素水平稳定后(月经结束及绝经后数年)原有症状及体征消失。在经前期和围绝经期原有的抑郁等心理疾患可表现增强,因此 PMS 和围绝经期抑郁均需和原发心理疾病相鉴别。除了临床表现的相关性,围绝经期综合征和 PMS 在流行病学上也密切相关。Harlow 等的研究发现,围绝经期综合征的女性在抑郁流行病学评分(CES-D)中表现为明显抑郁者,多数患有 PMS。同样 Becker 等用视觉模拟评分(VAS)评价女性的心情状态,也发现女性围绝经期的情绪感受与既往经前期的心境变化明显相关。Freeman 等的研究认为患有 PMS 的女性在围绝经期出现抑郁、失眠、性欲低下的可能性大。因此,PMS 在一定程度上可以预测围绝经期抑郁的出现。在易感人群中,PMS 和围绝经期抑郁不但易相继出现,还常常同时发生。围绝经期女性,患有围绝经期抑郁的较未患者出现月经周期相关症状及 PMDD 的明显增多。在 Richards 等的研究中有 21% 的围绝经期抑郁患者同时伴有中度以上的 PMDD,而仅有 3% 的围绝经期非抑郁女性出现这一疾病。此外,患有 PMS 及围绝经期抑郁的女性也常伴有其他激素相关的情绪异常如产褥抑郁,及其他激素非相关的心理疾患如抑郁症。

经前期综合征与精神疾病关系受到妇科学家、心理学家、精神病学家较多的重视与研究。妇女复发性精神病状态,不论是认知、情感或混合功能障碍均易于在经前复发。Schukit(1975)和 Wetzel(1975)报告类似结果,情感性疾病患者不仅 PMS 发生率高(72%),症状严重,出现经前不适症状亦较正常人多(Coppen,1956),并且现存的情感症状在经前趋向恶化。精神分裂症患者往往在经前恶化,急性精神病症状掩盖了经前不适,导致对检出 PMS 发生率带来困难。多数研究指出,经前期和月经期妇女自杀较之其他阶段多,但这些资料的取得多系回顾性。Mackinnon(1959)的研究并非回顾性,而系死后病理检查子宫内膜改变以确定月经周期。他们指出,黄体期自杀者增多,其高峰在黄体期的早、中期,死于黄体中期者约占60%;与其他死亡者比较,自然死亡发生于黄体期者占 84%,意外事故为 90%,自杀为 89%,提示在月经周期后半期内妇女容易死于自杀、外伤、中毒和疾病。

三、病因与发病机制

近年研究表明,PMS 病因涉及诸多因素的联合,如社会心理因素、内分泌因素及神经递质的调节等。但 PMS 的准确机制仍不明,一些研究结果尚有矛盾之处,进一步的深入研究是必要的。

(一)社会心理因素

情绪不稳定及神经质、特质焦虑者容易体验到严重的 PMS 症状。应激或负性生活事件可加重经前症状,而休息或放松可减轻之,均说明社会心理因素在 PMS 的发生或延续上发挥作用。

(二)内分泌因素

1.孕激素

英国妇产科学家 Dalton(1984)推断 PMS 是由于经前孕酮不足或缺陷,而且应用黄体酮治疗可以获得明显效果。然而相反的报道则发现 PMS 妇女孕酮水平升高。Hammarback 等(1989)对 18 例 PMS 妇女连续 2 月逐日测定血清雌二醇和孕酮,发现严重 PMS 症状与黄体期血清这两种激素水平高相关。孕酮常见的不良反应如心境恶劣和焦虑,类似普通的经前症状。

这一疾病仅出现于育龄女性,青春期前、妊娠期、绝经后期均不会出现,且仅发生于排卵周期的黄体期。给予外源性孕激素可诱发此病,在激素替代治疗(hormone replace therapy,HRT)中使用孕激素建立周期引发的抑郁情绪和生理症状同 PMS 相似;曾患有严重 PMS 的女性,行子宫加双附件切除术后给予HRT,单独使用雌激素不会诱发 PMS,而在联合使用雌孕激素时 PMS 复发。相反,卵巢内分泌激素周期消失,如双卵巢切除或给予促性腺激素释放激素激动剂(GnRHa)均可抑制原有的 PMS 症状。因此,卵巢激素尤其是孕激素可能与 PMS 的病理机制有关,孕激素可增加女性对甾体类激素的敏感性,使中枢神经系统受激素波动的影响增加。

2.雌激素

(1)雌激素降低学说:正常情况下雌激素有抗抑郁效果,经前雌激素水平下降可能与 PMS,特别是经前心境恶劣的发生有关。Janowsky(1984)强调雌激素波动(中期雌激素明显上升,继之降低)的作用。

(2)雌激素过多学说:持此说者认为雌激素水平绝对或相对高,或者对雌激素的特异敏感性可招致PMS。Morton(1950)报告给妇女注入雌激素可产生PMS样症状。Backstrom 和 Cartenson(1974)指出,具有经前焦虑的妇女,雌激素/黄体酮比值较高。雌孕激素比例异常可能与PMS发生有关。

3.雄激素

Lahmeyer(1984)指出,妇女雄激素来自卵巢和肾上腺。在排卵前后,血中睾酮水平随雌激素水平的增高而上升,且由于大部分来自肾上腺,故于围月经期并不下降,其时睾酮/雌激素及睾酮/孕激素之比处于高值。睾酮作用于脑可增强两性的性驱力和攻击行为,而雌激素和孕酮可对抗之。经前期雌激素和孕酮水平下降,脑中睾酮失去对抗物,这至少与一些人PMS的发生有关,特别是心境改变和其他精神病理表现。

(三)神经递质

研究表明在PMS女性中血清性激素的浓度表现为正常,这表明除性激素外还可能有其他因素作用。PMS患者常伴有中枢神经系统某些神经递质及其受体活性的改变,这种改变可能与中枢对激素的敏感性有关。一些神经递质可受卵巢甾体激素调节,如5-羟色胺(5-HT)、乙酰胆碱、去甲肾上腺素、多巴胺等。

1.乙酰胆碱(Ach)

Janowsky(1982)推测 Ach 单独作用或与其他机制联合作用与PMS的发生有关。在人类 Ach 是抑郁和应激的主要调节物,引起脉搏加快和血压上升,负性情绪,肾上腺交感胺释放和止痛效应。Rausch(1982)发现经前胆碱能占优势。

2.5-HT 与 γ-氨基丁酸

经前5-HT缺乏或胆碱能占优势可能在PMS的形成上发挥作用。选择性5-HT再摄取阻断剂(SS-RLS)如氟西汀、舍曲林问世后证明它对PMS有效,而那些主要作用于去甲肾上腺素能的三环抗抑郁剂的效果较差,进一步支持5-HT在PMS病理生物学中的重要作用。PMDD患者与患PMS但无情绪障碍者及正常对照组相比,5-HT在卵泡期增高,黄体期下降,波动明显增大,因此 Inoue 等认为,5-HT与PMS、PMDD出现的心理症状密切相关。5-羟色胺能系统对情绪、睡眠、性欲、食欲和认知具有调节功能,在抑郁的发生发展中起到重要作用。雌激素可增加5-HT受体的数量及突触后膜对5-HT的敏感性,并增加5-HT的合成及其代谢产物5-羟吲哚乙酸的水平。有临床研究显示选择性5-HT再摄取抑制剂(SSRIs)可增加血液中5-HT的浓度,对治疗PMS/PMDD有较好的疗效。

另外,有研究认为在抑郁、PMS、PMDD的患者中 γ-氨基丁酸(GABA)活性下降,Epperson 等用磁共振质谱分析法测定 PMDD 及正常女性枕叶皮质部的 GABA、雌激素、孕激素等水平发现,PMDD者卵泡期 GABA 水平明显低于对照组;同时 Epperson 等认为 PMDD 患者可能存在 GABA 受体功能的异常。PMS女性黄体期异孕烷醇酮水平较低,而异孕烷醇酮有 GABA 激活作用,因此低水平的异孕烷醇酮使PMS女性 GABA 活性降低,产生抑郁。此外,雌激素兼具增加 GABA 的功能及 GABA 受体拮抗剂的双重功能。

3.类阿片物质与单胺氧化酶

Halbreich 和 Endicott(1981)认为内啡肽水平变化与PMS的发生有关。他们推测PMS的许多症状类似类阿片物质撤出。目前认为在性腺类固醇激素影响下,过多暴露于内源性阿片肽并继之脱离接触可能参与PMS的发生(Reiser 等,1985)。持单胺氧化酶(MAO)学说则认为PMS的发生与血小板 MAO 活性改变有关,而这一改变是受孕酮影响的(Klaiber 等,1971)。正常情况下,雌激素对 MAO 活性有抑制效应,而黄体酮对组织中 MAO 活性有促进作用。MAO 活性增强被认为是经前抑郁和雌激素/孕激素不平衡发生的中介。MAO 活性增加可以减少有效的去甲肾上腺素,导致中枢神经元活动降低和减慢。MAO学说可解释经前抑郁和嗜睡,但无法说明其他众多的症状。

4.其他

前列腺素可影响钠潴留,以及精神、行为、体温调节及许多PMS症状,前列腺素合成抑制剂能改善

PMS 躯体症状。一般认为此类非甾体抗炎药物可降低引起 PMS 症状的中介物质的组织浓度起到治疗作用。维生素 B_6 是合成多巴胺与五羟色胺的辅酶，维生素 B_6 缺乏与 PMS 可能有关，一些研究发现维生素 B_6 治疗似乎比安慰剂效果好，但结果并非一致。

四、临床表现

历来提出的症状甚为分散，可达 200 项之多，近年研究提出大约 20 类症状是常见的，包括躯体、心理和行为 3 个方面。其中恒定出现的是头痛、疼痛、肿胀、嗜睡、易激惹和抑郁，行为笨拙，渴望食物。但表现有较大的个体差异，取决于躯体健康状态，人格特征和环境影响。

（一）躯体症状

1.水潴留

经前水潴留一般多见于踝、小腿、手指、腹部和乳房，可导致乳房胀痛、体重增加、面部虚肿和水肿，腹部不适或胀满或疼痛，排尿量减少。这些症状往往在清晨起床时明显。

2.疼痛

头痛较为常见，背痛、关节痛、肌肉痛、乳房痛发生率亦较高。

3.自主神经功能障碍

常见恶心、呕吐、头晕、潮热、出汗等。可出现低血糖，许多妇女渴望摄入甜食。

（二）心理症状

主要为负性情绪或心境恶劣：

1.抑郁

心境低落、郁郁不乐、消极悲观、空虚孤独，甚至有自杀意念。

2.焦虑、激动

烦躁不安，似感到处于应激之下。

3.运动共济和认知功能改变

可出现行动笨拙、运动共济不良、记忆力差、自感思路混乱。

（三）行为改变

可表现为社会退缩，回避社交活动；社会功能减低，判断力下降，工作时失误；性功能减退或亢进等改变。

五、诊断与鉴别诊断

（一）诊断标准

PMS 具有三项属性（经前期出现；在此以前无同类表现；经至消失），诊断一般不难。

美国国立精神卫生研究院的工作定义如下：一种周期性的障碍，其严重程度是以影响一个妇女生活的一些方面（如为负性心境，经前一周心境障碍的平均严重程度较之经后一周加重 30%），而症状的出现与月经有一致的和可以预期的关系。这一定义规定了 PMS 的症状出现与月经有关，对症状的严重程度做出定量化标准。美国精神学会对经前有精神症状（premenstrual dysphoric disorder，PMDD）的 PMS 测定的诊断标准见表 3-4。

（二）诊断方法

前瞻性每日评定计分法目前获得广泛应用，它在确定 PMS 症状的周期性方面是最为可信的，评定周期需患者每天记录症状，至少记录 2 至 3 个周期，见表 3-5。

（三）鉴别诊断

1.月经周期性精神病

PMS 可能是在内分泌改变和心理社会因素作用下起病的，而月经周期性精神病则有着更为深刻的原因和发病机制。PMS 的临床表现是以心境不良和众多躯体不适组成，不致发展为重性精神病形式，可与月经周期性精神病区别。

表 3-4　PMDD 的诊断标准

对患者 2～3 个月经周期所记录的症状前瞻性评估。在黄体期的最后一个星期存在 5 个(或更多个)下述症状,并且在经后消失,其中至少有 1 种症状必须是 1、2、3 或 4。
1.明显的抑郁情绪,自我否定意识,感到失望。
2.明显焦虑、紧张、感到"激动"或"不安"。
3.情绪不稳定,比如突然伤感、哭泣或对拒绝增加敏感性。
4.持续和明显易怒或发怒或与他人的争吵增加。
5.对平时活动(如工作、学习、友谊、嗜好)的兴趣降低。
6.主观感觉注意力集中困难。
7.嗜睡、易疲劳或能量明显缺乏。
8.食欲明显改变,有过度摄食或产生特殊的嗜食渴望。
9.失眠。
10.主观感觉不安或失控。
11.其他身体症状,如乳房触痛或肿胀、头痛、关节或肌肉痛、肿胀感、体重增加。
这些失调必是明显干扰工作、学习或日常的社会活动及与他人的关系(如逃避社会活动,生产力和工作学习效率降低)。
这些失调务必不是另一种疾病加重的表现(如重症抑郁症、恐慌症、恶劣心境或人格障碍)

2.抑郁症

PMS 妇女有较高的抑郁症发生风险以及抑郁症患者较之非情感性障碍患者有较高的 PMS 发生率已如上述。根据 PMS 和抑郁症的诊断标准,可作出鉴别。

3.其他精神疾病经前恶化

根据 PMS 的诊断标准与其他精神疾病经前恶化进行区别。

须注意疑难病例诊断过程中妇科、心理、精神病专家协作的重要性。

六、治疗

PMS 的治疗应针对躯体、心理症状、内在病理机制和改变正常排卵性月经周期等方面。此外,心理治疗和家庭治疗亦受到较多的重视。轻症 PMS 病例采取环境调整、适当膳食、身体锻炼、改善生活方式、应激处理和社会支持等措施即可,重症患者则需实施以下治疗。

(一)调整生活方式

包括合理的饮食与营养、适当的身体锻炼、戒烟、限制盐和咖啡的摄入。可改变饮食习惯,增加钙、镁、维生素 B_6、维生素 E 的摄入等,但尚没有确切,一致的研究表明以上维生素和微量元素治疗的有效性。体育锻炼可改善血液循环,但其对 PMS 的预防作用尚不明确,多数临床专家认为每日锻炼 20～30 min 有助于加强药物治疗和心理治疗。

(二)心理治疗

心理因素在 PMS 发生中所起的作用是不容忽视的。精神刺激可诱发和加重 PMS。要求患者日常保持乐观情绪,生活有规律,参加运动锻炼,增强体质,行为疗法曾用以治疗 PMS,放松技术有助于改善疼痛症状。生活在经前综合征妇女身边的人,如父母、丈夫、子女等,要多关心患者,对她们在经前出现的心境烦躁,易激惹等给以容忍和同情。工作周围的人也应体谅她们经前发生的情绪症状,在各方面予以照顾,避免在此期间从事驾驶或其他具有危险性的作业。

表 3-5　经前症状日记

姓名		日期			末次月经		
	周一	周二	周三	周四	周五	周六	周日
月经(以×表示)							
体重增加							
臂/腿肿胀							
乳房肿胀							
腹部肿胀							
痛性痉挛							
背痛							
身体痛							
神经紧张							
情绪波动							
易怒							
不安							
失去耐心							
焦虑							
紧张							
头晕							
抑郁							
健忘							
哭闹							
精神错乱							
失眠							
嗜甜食							
食欲增加							
头痛							
疲劳							
兴奋							
松弛							
友好							
活力							
每天体重							
每天基础体温							

1.每晚记下你注意到的上述症状:无:空格;轻:记1;中:记2(干扰每天生活);重:记3(不能耐受);2.记录每天清晨的体重(排空膀胱);3.起床前测基础体温

（三）药物治疗

1.精神药物

(1)抗抑郁药:5-羟色胺再摄取抑制剂(selective serotonergic reuptake inhibitors,SSRIs)对PMS有明显疗效,达60%～70%且耐受性较好,目前认为是一线药物。如氟西汀(百忧解)20 mg每日一次,经前口服至月经第3天。减轻情感症状优于躯体症状。舍曲林(sertraline)剂量为每日50～150 mg。三环类抗抑郁药氯丙咪嗪(clomipramine)是一种三环类抑制5羟色胺和去甲肾上腺素再摄取的药物,每天

25～75 mg对控制 PMS 有效,黄体期服药即可。SSRIs 与三环类抗抑郁药物相比,无抗胆碱能、低血压及镇静等不良反应,并具有无依赖性和无特殊的心血管及其他严重毒性作用的优点。SSRIs 除抗抑郁外也有改善焦虑的效应,目前应用明显多于三环类。

(2)抗焦虑药:苯二氮䓬类用于治疗 PMS 已有很长时间,如阿普唑仑为抗焦虑药,也有抗抑郁性质,用于 PMS 获得成功,起始剂量为 0.25 mg,1 天 2～3 次,逐渐递增,每日剂量可达2.4 mg或 4 mg,在黄体期用药,经至即停药,停药后一般不出现戒断症状。

2.抑制排卵周期

(1)口服避孕药:作用于 H-P-O 轴可导致不排卵,常用以治疗周期性精神病和各种躯体症状。口服避孕药对 PMS 的效果不是绝对的,因为一些亚型用本剂后症状不仅未见好转反而恶化。就一般病例而论复方短效单相口服避孕药均有效。国内多选用复方炔诺酮或复方甲地孕酮。

(2)达那唑:一种人工合 17α-乙炔睾酮的衍生物,对下丘脑-垂体促性腺激素有抑制作用。100～400 mg/d对消极情绪、疼痛及行为改变有效,200 mg/d 能有效减轻乳房疼痛。但其雄激素活性及致肝功能损害作用,限制了其在 PMS 治疗中的临床应用。

(3)促性腺激素释放激素激动剂(GnRHa):GnRHa 在垂体水平通过降调节抑制垂体促性腺激素分泌,造成低促性腺激素水平及低雌激素水平,达到药物切除卵巢的疗效。有随机双育安慰剂对照研究证明 GnRHa 治疗 PMS 有效。单独应用 GnRHa 应注意低雌激素血症及骨量丢失,故治疗第 3 个月应采用反加疗法(add-back therapy)克服其不良反应。

(4)手术切除卵巢或放射破坏卵巢功能:虽然此方法对重症 PMS 治疗有效,但卵巢功能破坏导致绝经综合征及骨质疏松性骨折、心血管疾病等风险增加,应在其他治疗均无效时酌情考虑。对中、青年女性患者不宜采用。

3.其他

(1)利尿剂:PMS 的主要症状与组织和器官水肿有关。醛固酮受体拮抗剂螺内酯不仅有利尿作用,对血管紧张素功能亦有抑制作用。剂量为 25 mg 每天 2～3 次,可减轻水潴留,并对精神症状亦有效。

(2)抗前列腺素制剂:经前子宫内膜释放前列腺素,改变平滑肌张力,免疫功能及神经递质代谢。抗前列腺素如甲芬那酸 250 mg 每天 3 次,于经前 12 d 起服用。餐中服可减少胃刺激。如果疼痛是 PMS 的标志,抗前列腺素有效。除对痛经、乳胀、头痛、痉挛痛、腰骶痛有效,对紧张易怒症状也有报告有效。

(3)多巴胺拮抗剂:高催乳素血症与 PMS 关系已有研究报道。溴隐亭为多巴胺拮抗剂,可降低 PRL 水平并改善经前乳房胀痛。剂量为 2.5 mg,每日 2 次,餐中服药可减轻副反应。

七、临床特殊情况的思考和建议

由于经前期综合征临床表现复杂且个体差异巨大,因此诊断的关键是症状出现的时间及严重程度。PMS 发生于黄体期,随月经的结束而完全消失,具有明显的周期性。轻症 PMS 病例通过调整环境、改善生活方式、提供社会支持等予以治疗。重症患者尤其伴有明显负性情绪或心境恶劣如焦虑、抑郁、甚至有自杀意念等,应及时与精神疾病科联系,协作管理治疗,包括采用抗抑郁、抗焦虑药物的治疗。

(王丽娜)

第五节 绝经综合征

绝经是每个妇女生命进程中必经的生理过程。多数国家调查表明,妇女自然绝经的平均年龄为 50 岁左右。随着人类期望寿命的延长,妇女超过 1/3 的生命将在绝经后期度过。据统计,在占我国总人口约 11％的 40～59 岁的妇女中,50％以上存在不同程度的绝经相关症状或疾病。绝经相关问题和疾病严重困扰广大中老年妇女的身心健康。确立围绝经期治疗对策,改善围绝经期与绝经后期妇女的生活质量是妇产科工作者义不容辞的职责。

一、定义

绝经综合征是指妇女绝经前后出现性激素波动或减少所致的一系列躯体及精神心理症状。绝经分为自然绝经和人工绝经。自然绝经指卵巢内卵泡生理性耗竭所致的绝经;人工绝经指两侧卵巢经手术切除或受放射或化学治疗所致的绝经。人工绝经患者更易发生绝经综合征。

有关绝经名词的定义与分期:生殖衰老的基础是卵巢内始基卵泡储备逐渐耗竭,它有一个渐进、累积的过程。1994 年 WHO 将这一时期命名为"绝经过渡期",定义为"绝经前从临床特征、内分泌、生物学方面开始出现趋向绝经的变化,直到最终月经止",此后的生命期定义为绝经后期。绝经是指妇女一生中最后一次月经,只能回顾性地确定,当停经达到或超过 12 个月,认为卵巢功能真正衰竭,以至月经最终停止。绝经后 5 年内一般定义为绝经后早期,5 年后为绝经后晚期。对绝经过渡期的研究认为,准确认识绝经过渡期的分期、月经改变与卵巢组织学、激素变化、临床症状的关系有助于临床治疗的研究和制订治疗策略。

STRW 为国际第一个标准化绝经过渡期分期系统,其对绝经过渡期早期和晚期的定义:35 岁后,即往月经规则,月经失去规律,出现周期长度>7 天,但<2 个月,提示过渡期早期开始;当停经 2~11 个月,提示进入绝经过渡期晚期。围绝经期是指绝经前后一段时期,自临床特征、内分泌学及生物学开始出现绝经征象(40 岁左右)持续至最后一次月经后 1 年。围绝经期起点与绝经过渡期的起点一致,而终点不同。表中♯指月经第 2~5 天血清 FSH>101U/L,为最可能出现潮热的时间。对于 40~45 岁 FSH 水平正常者,可酌情进行复查。本分期系统不适用于:抽烟、BMI<18 或>30,重需氧运动、慢性月经不规则、切除子宫、妇科疾病(肌瘤、内异症)的妇女。

二、围绝经期与绝经后期的内分泌变化

妇女一生中卵细胞的储备功能在胎儿期已成定局,出生后不再增加。经历绝经过渡期与绝经,卵巢储备功能也经历下降至衰竭的过程,内分泌出现一系列改变。

（一）促性腺激素

绝经过渡期 FSH 水平升高,呈波动型,与卵巢分泌的抑制素水平有关。FSH 对抑制素的负反馈抑制较 LH 敏感。绝经后 FSH 增高 10~20 倍(>301U/L),LH 约增加 3 倍,于绝经后 1~3 年达最高值,以后稍有下降。

（二）促性腺激素释放激素

下丘脑弓状核分泌的 GnRH,于绝经后水平升高。与垂体分泌的促性腺激素 FSH、LH 释放一致,呈脉冲式释放。

（三）雌激素

绝经过渡期雌激素水平呈波动状态,当 FSH 升高对卵泡过度刺激时可使 E_2 分泌过多,导致早期雌激素水平高于正常卵泡期水平。当卵泡生长发育停止时,雌激素水平下降。绝经后卵巢不再分泌雌激素,循环中雌二醇(10~20pg/mL)多来自雌酮的外周转化;雌酮(30~70pg/mL)主要来自雄烯二酮的外周转化。转化的部位主要在肌肉和脂肪,肝、肾、脑等组织也可促使转化。

（四）孕酮

绝经过渡期卵巢尚有排卵功能,但黄体功能不全,孕酮分泌减少;绝经后卵巢停止分泌孕酮。

（五）雄激素

绝经后雄激素来源于卵巢间质细胞及肾上腺,总体雄激素水平下降。其中雄烯二酮主要来源于肾上腺,量约为绝经前的 1/2。卵巢主要产生睾酮,由于升高的 LH 对卵巢间质细胞的刺激增加,使睾酮水平较绝经前无明显下降。

（六）抑制素

围绝经期妇女血抑制素浓度下降，较雌二醇下降早且明显。通过反馈抑制垂体 FSH 和 GnRH 对自身受体的升调节，使抑制素水平与 FSH 水平呈负相关。绝经后卵巢分泌的抑制素极低，FSH 升高。

（七）催乳素

绝经后催乳素水平变化不大，有人认为 FSH、LH 升高会使催乳素下降。

（八）甲状旁腺素（PTH）

由甲状旁腺分泌，雌激素与其相拮抗，并共同参与体内血钙平衡的调节，雌激素水平下降，甲状旁腺激素升高。

（九）降钙素（CT）

由甲状腺滤泡细胞分泌，受雌激素刺激分泌增加，两者呈正相关，绝经后减少。

（十）生长激素（GH）

随年龄增加而减少。

（十一）β-内啡肽

绝经后明显降低。

以上内分泌改变会对绝经妇女产生一系列生理与心理改变，激素补充治疗可以改善低雌激素状态，对延缓各系统衰老有一定作用。

三、潮热病因机制

潮热是典型的更年期症状，也是围绝经期妇女最主要的主诉。绝经期妇女潮热发生率高达 75%，历来研究者研究更年期症状的发病机制，往往从潮热病因机制研究入手。

（一）血管舒缩功能变化

围绝经期由于雌激素等内分泌的变化，可引起体表及末梢血管舒缩功能改变，末梢血管扩张，血流增加，引起潮热发生。其可能机制为绝经后雌激素缺乏，反馈性地引起去甲肾上腺素能神经元活性增强从而激发下丘脑视前区 GnRH 神经元的释放活性，引起与之相毗邻体温调节神经元散热功能的激活，人体出现活跃的潮红发作。

（二）体温调节中枢异常

下丘脑体温调节中枢是体温调节的关键，温敏神经元与冷敏神经元起着调定点的作用。当机体温度偏离调定点，体温调节中枢会及时发出指令，调控效应器的产热和散热状况，直至达到与调定点相适应的水平。体温偏离调定点需要达到阈值才能激活体温调节中枢，但在围绝经期，这个阈值范围缩小，导致女性体温调节过度敏感，出现血管扩张、潮热、发汗症状。

（三）其他神经递质的作用

雌激素的部分作用是通过神经递质来调节实现的，主要是 β-内啡肽、去甲肾上腺素以及 5-羟色胺。

随着卵巢功能的下降，雌激素减少，下丘脑 β-内啡肽活性也下降，对去甲肾上腺素抑制作用减弱。研究发现血浆去甲肾上腺素代谢产物在潮热发作前期以及发作时升高，认为其可诱发潮热。另有研究显示，绝经过渡期 5-羟色胺水平高于育龄期，绝经后升高更明显，但随绝经期延长逐渐减低，时间上与潮热的出现高峰期吻合，因此认为，5-羟色胺升高及活性增强与潮热的发生有关。但亦有不同的报道，患者使用 5-羟色胺受体再摄取抑制药治疗抑郁时，观察到潮热症状减轻。5-羟色胺通过与受体结合发挥作用，已发现 5-羟色胺受体的 7 种类型及 15 个亚型，其作用机制复杂。可能由于雌激素减少或波动，导致 5-羟色胺亚型受体平衡破坏，引起体温调节中枢不稳定和 GnRH 神经元兴奋，导致 LH 升高与潮热发生。有关神经递质的作用还需深入研究。

四、临床表现

(一)早、中期症状

1.月经紊乱

在一项绝经过渡期女性的研究中,82%女性存在闭经、月经稀发和(或)月经过少,18%存在月经过多、月经不规则出血或月经频发。后者发现19%的患者组织学上有癌前病变和恶性变。此期无排卵功血往往先有数周或数月停经,然后有多量出血,也可一开始即为阴道不规则出血。严重出血或出血时间长可导致贫血,休克和感染。一些妇女也可伴随潮热、出汗、情绪改变等更年期症状。处理详见功血章。

2.血管舒缩症状

潮热可视为卵巢功能衰退的标志性症状。自然绝经潮热发生率在75%以上,持续1~2年,25%的妇女将持续4~5年或更长。手术绝经潮热发生率更高,往往在手术后1周内开始。

患者有时感自胸部向颈及面部扩散的阵阵上涌热浪,同时上述部位皮肤有区域性弥散性或片状发红,伴有出汗,汗后又有畏寒。潮热突然出现,可持续数秒到数十秒,甚至达1个小时,通常约1~2分钟,发作次数由每周1~2次到每天数次至数十次。发作的频率、严重程度以及持续时间个体差异很大,发作多在凌晨乍醒、黄昏或夜间、活动、进食、穿衣、盖被过多、热量增加的情况下或情绪激动时,伴头痛、心悸。症状严重者影响情绪、工作、睡眠,困扰患者使之感到痛苦。82%的患者此症状持续1年左右,有时还能维持到绝经后5年,在绝经前及绝经早期较严重,随绝经时间进展,发作频度及强度亦渐渐减退,最后自然消失。

3.精神神经症状

情绪症状如烦躁、焦虑、抑郁等;记忆力可减退及注意力不能集中。

据统计绝经妇女中精神神经症状发生率为58%,其中抑郁78%、淡漠65%、激动72%、失眠52%。约有1/3有头痛、头部紧箍感、枕部和颈部疼痛向背部放射。也有人出现感觉异常,常见的有走路漂浮、登高晕眩、皮肤划痕、瘙痒及蚁走感,咽喉部异物梗阻(俗称梅核气)。

4.泌尿生殖道萎缩症状

绝经后生殖器官各部均出现萎缩性变化,阴道黏膜变薄,阴道脱落细胞检查以底、中层细胞为主。阴道黏液分泌减少、干燥、阴道缩小狭窄可致性生活困难及反复阴道感染。绝经妇女泌尿道平滑肌和条纹肌有明显退行性改变,膀胱肌纤维化,膀胱容量减少,排尿速度减慢,残余尿量增多。Alroms及Torrens曾对50岁前后女性进行了排尿试验,<50岁者,排尿速度>75mL/s,>50岁者,排尿速度>18mL/s,每秒排尿少于15mL,即有尿道梗阻存在。尿道和膀胱黏膜变薄,抵抗力下降可发生尿路感染,脏器脱垂;尿道缩短及萎缩性改变可致尿失禁。

(二)远期症状

1.骨密度降低与骨质疏松

绝经后骨矿含量将以每年3%~5%的速率丢失,头5年丢失最快,并将持续10~15年。流行病学调查显示绝经后骨质疏松症严重威胁妇女的健康及生活质量,据统计,年龄超过50岁的女性一生可遭受一次或更多次椎体骨折者占30%;如发生髋部骨折则有30%的患者可能因并发症如静脉栓塞、感染等原因死亡,30%的患者可能致残。

雌激素对骨质疏松的防治作用通过以下骨代谢调节实现:①与成骨细胞和破骨细胞上的雌激素受体结合,直接抑制破骨细胞的溶酶体酶活性,降低其在骨切片上产生陷窝的能力。②调节成骨细胞产生的细胞因子,其中包括IL-1、IL-6、TNF等溶骨因子,从而改变破骨细胞的功能。③促进降钙素分泌,抑制骨吸收。④调节骨对甲状旁腺素(PTH)的敏感性,减少低钙对PTH的刺激,抑制PTH分泌,减少骨吸收。⑤提高1a羟化酶活性,使$1,25(OH)_2O_3$合成增加,促进钙吸收和骨形成。

2.心血管疾病

雌激素通过对脂代谢的良性作用改善心血管功能并抑制动脉粥样硬化。妇女绝经前冠心病发病率明显低于同龄男性,绝经后冠心病发病率及并发心肌梗死的死亡率随年龄增加,成为妇女死亡的主要原因。

多数研究表明,雌激素可降低心血管疾病的发病率及死亡率。雌激素对心血管的保护作用主要表现为预防动脉粥样硬化斑块形成、稳定或缩小动脉粥样硬化斑块,并减少发生栓塞的危险性。其中30%～50%归于对脂代谢的有利影响,其他包括雌激素对动脉壁细胞的作用,对糖代谢及对生长因子和细胞因子的调控等。

有关雌激素补充治疗对心血管疾病的影响,目前主张在机会窗口内应用有防治作用。

3.阿尔茨海默病(AD)

表现为老年痴呆、记忆丧失、失语失认、定向计算判断障碍及性格行为情绪改变。阿尔茨海默病脑病理改变呈弥散性脑萎缩,累及额、顶、颞、枕各叶。组织学形态呈现神经纤维缠结、老年斑痕、颗粒空泡变性。脑血流量减少,低氧可抑制脑中乙酰胆碱的合成。雌激素通过改善脑血流量、刺激中枢神经系统乙酰胆碱代谢,增加发育型的胶质细胞数量而支持神经功能。体内随机对照神经显像实验表明,在年轻女性和中年女性:脑功能受到卵巢功能的正常的变化的调节;卵巢激素的急速丧失会增加神经元细胞膜的破裂;卵巢功能的急速抑制与对记忆至关重要的脑区的激活下降有关。

五、诊断

根据临床表现包括年龄、病史、症状及体格检查,诊断较易确定。为便于对症状的严重程度进行评估,在临床及研究工作中采用了评分的方法对绝经综合征进行量化。Kupperman 及 Greene 症状评分标准是较广泛采用的方法之一。

辅助检查如下。

(一)阴道细胞学涂片

显示底、中层细胞为主。

(二)血激素测定

1.雌激素

雌二醇低于 20pg/mL,或 150pmol/L,但围绝经期妇女血 E_2 也可不低。

2.促性腺激素

FSH 大于 40IU/L(国际单位/升)

(三)盆腔超声检查

可展示子宫和卵巢全貌,帮助排除妇科的器质性疾病。

围绝经期也是许多器质性疾病的好发阶段,因此应认真地进行鉴别诊断,应与冠心病、高血压病、甲状腺功能亢进、精神病以及经前紧张症相鉴别。

六、综合治疗

围绝经期妇女健康是重要的公共健康问题。针对围绝经期妇女的健康问题应采取多学科、多层次的综合干预措施。妇女从开始进入围绝经期就应该重视围绝经期保健,积极预防和处理围绝经期综合征。激素补充治疗(HRT)是围绝经期及绝经后妇女综合保健措施中重要的一项,近几年的多项临床研究更加深我们对其正确应用的认识。其他措施主要包括心理保健、合理饮食、锻炼、戒烟酒、日光照射、非激素药物治疗如降糖降血脂及抗骨质疏松类药物等。

激素补充治疗(HRT)是当机体缺乏性激素,并因此发生或将会发生健康问题时外源性地给予具有性激素活性的药物,以纠正与性激素不足有关的健康问题。HRT 是针对与绝经相关健康问题的必要医疗措施。"HRT"这一术语包括了雌激素、孕激素、联合疗法和替勃龙等各种激素治疗。

（一）激素补充治疗认识的进展

1.以往的认识及 WHI 研究结果带来的冲击

我们已认识到 HRT 对绝经妇女的有利之处，如对绝经过渡期的月经失调有调节作用；迅速缓解血管运动功能不稳定状态；减少骨量的迅速丢失；减少老年痴呆发生率。也认识到 HRT 对子宫内膜癌、乳腺癌、血栓性疾病可能造成的风险。1998 年以前多数学者认为，预防冠状动脉粥样硬化性心血管疾病（CHD）是绝经后妇女选用 HRT 的重要指征，且应尽早、长期应用。但 2002 年 7 月 WHI 以及 1998 年 HERS 循证医学的研究结果进一步提示，HRT 不应该用于心血管疾病的一级和二级预防。WHI 中期报告显示雌、孕激素联合组冠心病相对危险增加 29%，脑卒中风险增加 41%，乳腺癌风险增加 26%；单用雌激素组不增加乳腺癌、冠心病的发生率，降低了骨折的风险，与雌孕激素联合治疗组相似，增加了卒中的风险。

2.国际绝经学会就 WHI 研究结果表达的观点

经历了 2002 年夏天 WHI 研究的中期叫停事件，有关激素治疗与临床心脏保护、乳腺癌风险、大脑老化等有关信息，在女性、医护人员和媒体中引起巨大的困惑和担忧。随着进一步分析与冷静思考，许多国家的绝经学会均相继发表了观点。国际绝经学会（IMS）执行委员会于 2003 年 12 月举行的第四届 IMS 工作会议上，讨论并着重阐明以下观点。

WHI 试验的妇女年龄 50～79 岁，平均 63.3 岁，平均为绝经后 12 年，受试妇女很少（＜10%）是处于绝经后关键的头 5 年。因此不能推广应用于绝经过渡期妇女，这些妇女一般都有症状，开始治疗时一般≤55 岁。WHI 研究对象与年龄状况不支持 WHI 作为心血管病一级预防的临床研究，因为许多人入组时已有亚临床的血管或者心血管疾病。这也是以往 HRT 显示心血管保护作用的观察性研究与未能显示该作用的 WHI 研究的主要区别。

作为随机对照研究的标准应用实践，WHI 的结果不能扩大应用于未设计参加的人群。目前关于激素治疗对绝经过渡期妇女的心脏保护作用的有效研究仅限于流行病学和观察性研究，而且与实验室和动物实验研究结果是一致的，均提示绝经过渡期开始雌激素治疗可能具有心脏保护作用。

基于以上观点，IMS 建议继续现有的全球所接受的激素治疗，没有新的理由对 HT 期限做强行限制，包括强迫停止那些已经开始激素治疗且症状得到缓解的围绝经期妇女的治疗。继续用药应每年进行利弊评估、咨询、知情、个体化用药，适时进行乳腺造影和生殖道检查以除外病变。认为 HT 的并发症仍是一个重要的问题，HT 相关的深静脉血栓与肺栓塞、乳腺癌以及结肠癌、骨折等发生的利弊均是医生与患者需探讨的主题。同时也指出老年男女应用激素或激素替代物将是延缓衰老和提高生活质量的重要措施之一。

2007 年国际绝经学会就 WHI 等大型临床实验再次分层分析后公布的结果，再次阐述了激素治疗的益处与风险。中华医学会绝经学组与全国相关领域专家继 2003 年公布经讨论发表的 HRT 临床应用指南后，于 2006 年再次对指南进行了讨论和修订。强调 HT 是针对与绝经相关健康问题的必要措施；使用 HT 必须有明确的适应证，并排除禁忌证；必须低剂量、个体化；尽量从绝经早期开始用药；没有必要限制 HT 的期限，应用 HT 应至少于每年进行 1 次个体化危险/受益评估，应根据评估情况决定疗程的长短，并决定是否继续或长期应用；应定期监测。

（二）激素替代治疗的临床应用

激素替代治疗已有半个多世纪的国内外临床应用的历史，近年来国际上大规模随机对照的临床研究，更从循证医学方面丰富了人们的认识。随着对 WHI 临床研究资料分层再分析，近期国际绝经协会、亚太更年期协会及我国中华医学会妇产科分会绝经学组均相继发表了新的立场观点，为 HT 的临床应用做出了指南性的意见。

1.激素治疗的利弊分析

（1）激素治疗的益处。

更年期症状：HT 仍然是对血管舒缩症状和雌激素缺乏引起的泌尿生殖道症状最有效的治疗方法。生活质量和性功能是治疗衰老时考虑的最关键的因素。使用个体化的 HT（包括在需要时使用雄激素）既可以改善性功能也可以改善总的生活质量。

绝经后骨质疏松：HT 可以降低所有骨质疏松相关性骨折的发生率，包括椎骨、髋骨骨折，甚至对骨折低风险发生率的患者也有效。根据关于疗效、花费和安全性的最新资料，对绝经后妇女特别是小于 60 岁的妇女，HT 可以作为适合的一线治疗来防止骨折风险增加和阻止过早绝经的妇女骨质丢失。不推荐单纯为了预防骨折而在 60 岁以上的人群中开始使用 HT。

心血管疾病：是导致绝经后妇女患病和死亡的主要原因。主要的初级预防方法（除了戒烟和控制饮食）有：减轻体重、降低血压、控制血糖和血脂。有证据表明，如果从绝经前后就开始使用 HT 并且长期持续（经常作为"机会窗口"被提到），可能有心血管保护作用。HT 可以显著降低糖尿病的风险，并且通过改善胰岛素抵抗状态，对其他心血管疾病的风险因素如高血脂和代谢征也有效。

其他的益处：HT 对结缔组织、皮肤、关节和椎间盘都有益。EPT 可以减少结肠癌的风险。最近，体内随机对照神经显像实验表明，在年轻女性和中年女性，脑功能受到卵巢功能的正常的变化的调节；卵巢激素的急速丧失增加神经元细胞膜的破裂；卵巢功能的急速抑制与对记忆至关重要的脑区的激活功能下降有关。在绝经前后或在比较年轻的绝经后妇女中使用 HT，可能降低阿尔茨海默病的风险，对此还需进一步临床研究证实。

（2）激素治疗的风险。

乳腺癌：不同国家乳腺癌的发病率也不同。因此，现有的资料不一定具有普遍性。乳腺癌和绝经后激素治疗的相关程度仍有争论。HT 相关的乳腺癌可能风险很小（小于每年 0.1%）。乳房摄片密度基础值和乳腺癌发病风险有关。这不一定适用于由激素治疗引起的乳房 X 线片密度增加。联合雌孕激素治疗会引起乳房摄片密度的增加，这可能会妨碍对乳房摄片做出诊断性的解释。

子宫内膜癌：使用无对抗的雌激素会对子宫内膜产生剂量依赖性的刺激。有子宫的妇女需补充使用孕激素。雌孕激素连续联合治疗可以使子宫内膜增生和内膜癌的发病率比普通人更低一些。采用直接的宫内释放系统可能有更多的优点。低/极低剂量的雌孕激素治疗方案可以使子宫内膜刺激更小，出血也更少。

血栓栓塞和心血管事件：和 HT 相关的严重的静脉血栓栓塞风险随着年龄增加（尽管 60 岁以前很小），并与肥胖和血栓形成倾向正相关。较晚使用标准剂量 HT 的人可能冠状动脉事件的风险会有短暂的轻度增加。脑卒中的风险和年龄有关。在 60 岁以后 HT 可能会增加中风的风险。

总之，HT 的安全性很大程度上依赖于年龄，＜60 岁者安全性较高。在有明确指征的情况下使用，有很多潜在益处，而且风险很小。

2. 激素治疗的适应证、禁忌证、慎用情况

（1）中华医学会妇产科学分会绝经学组 2006 年通过的激素治疗适应证：①绝经相关症状（A 级推荐）；②泌尿生殖道萎缩相关的问题（A 级推荐）；③有骨质疏松症的危险因素（含低骨量）及绝经后骨质疏松症（A 级推荐）。

（2）禁忌证：①已知或怀疑妊娠；②原因不明的阴道出血；③已知或怀疑患有乳腺癌；④已知或怀疑患有与性激素相关的恶性肿瘤；⑤患有活动性静脉或动脉血栓栓塞性疾病（最近 6 个月内）；⑥严重肝肾功能障碍；⑦血卟啉症、耳硬化症、系统性红斑狼疮；⑧脑膜瘤（禁用孕激素）。

（3）慎用情况：①子宫肌瘤；②子宫内膜异位症；③子宫内膜增生史；④尚未控制的糖尿病及严重高血压；⑤有血栓形成倾向；⑥胆囊疾病、癫痫、偏头痛、哮喘、高催乳素血症；⑦乳腺良性疾病；⑧乳腺癌家族史。

3. 激素治疗药物、途径、剂量的选择

（1）雌激素：推荐应用天然雌激素。天然口服给药有结合雌激素（倍美力 0.3～0.625mg/d）、戊酸雌二醇（补佳乐）或微粒化雌二醇 1～2mg/d。长效雌三醇制剂有尼尔雌醇（国产）1～2mg/2 周。经皮肤制剂有雌二醇凝胶，每日涂抹 1.25～2.50g（含 17β-雌二醇 0.75～1.50mg）；雌二醇贴剂如松奇，每贴含半水合雌二醇 1.5mg，活性成分释放为 50μg 17β-雌二醇/24 小时，作用时间为 7 天，每周更换一次，每次 1/2～1 贴。

经阴道制剂有倍美力软膏、雌三醇软膏欧维婷、更宝芬胶囊与乳膏等。雌激素经阴道给药,多用于治疗下泌尿生殖道局部低雌激素症状。在仅用于治疗外阴阴道症状时,应首选阴道局部用药,此时短期应用可不加用孕激素。

非口服 HRT(经皮肤治疗系统)是近年来 HRT 取得的重要进展,尤其适用于患慢性肝胆、胃肠道疾患等不能耐受口服给药的绝经妇女。非口服的雌激素和孕激素避开了肝脏的首过效应,因而对肝脏刺激较小,对代谢的影响小,因此在降低心血管和静脉血栓形成的风险方面较为有利。

(2)孕激素:天然孕激素,有微粒化孕酮如琪宁、益马欣等,每日剂量 200~300mg,每周期 10~12 天或 100mg/d 连续服用,可有效保护内膜。地屈孕酮是最接近天然孕酮的药物 10~20mg/d。合成孕激素有 19-去甲基睾酮衍生物如醋炔诺酮 1mg/d,17α-羟孕酮衍生物如甲羟孕酮 2.5~5mg/d,后者雄激素活性较低,对肝代谢影响较小,较接近天然孕酮。建议使用天然孕酮或接近天然孕酮的孕激素。

(3)雄激素:甲睾酮 1.25~2.5mg/d,动物试验及绝经前妇女去势后用雄激素可能提高性欲。雄激素有肝损、水钠潴留、男性化及对血脂的不利影响,现已不推荐应用。安雄(十一酸睾酮)口服有效而对肝脏无毒性作用。此药口服后经肠道吸收,然后通过淋巴系统进入血液循环。临床研究证实每天口服安雄 80mg,可有效治疗男子更年期综合征。目前在国内市场,尚无适合绝经后妇女使用的雄激素补充制剂。替勃龙具有雌、孕、雄激素三种活性作用,诊断雄激素不足的绝经妇女可酌情选用。

(4)其他:克龄蒙和芬吗通是雌、孕激素周期序贯复方制剂。克龄蒙由 11 片戊酸雌二醇(2mg/片)和 10 片戊酸雌二醇(2mg/片)加醋酸环丙孕酮(1mg/片)组成;芬吗通(含两种剂型)由 14 片 17β-雌二醇(1mg/片或 2mg/片)和 14 片 17β-雌二醇(1mg/片或 2mg/片)加地屈孕酮(10mg/片)组成。复方制剂配伍的雌、孕激素各有其优势特点且患者服用方便。

替勃龙:其结构为 7-甲基异炔诺酮,口服后在体内迅速代谢为△4 异构体、3α-OH 和 3β-OH 三种代谢产物,具有雌、孕、雄激素三种活性作用。有人称为仿性腺药物。欧洲剂量为 2.5mg/d。国内剂量为 1.25~2.5mg/d。替勃龙是一个具有组织特异性的甾体。"组织特异性"是指激素药物对不同的组织和器官有不同的临床效果,除了对骨骼、心血管参数、萎缩性阴道炎等绝经症状有良好的作用外,且不刺激内膜增生,不增加乳房图像密度及乳房胀痛发生率。与传统的 HRT 不同,有子宫的绝经后妇女应用替勃龙治疗时不需要再使用孕激素对抗内膜的增殖。由于含雄激素活性,替勃龙可更有效地改善情绪,提高性欲。

选择性雌激素受体调节制(SERM)是一类人工合成的类似雌激素的化合物,选择性地作用于不同组织的雌激素受体,起类似雌激素或抗雌激素作用。有他莫昔芬、雷诺昔芬(易维特)及其一系列衍生物。他莫昔芬具有抗雌激素及雌激素的双重效应,长期应用可能导致内膜的增生过长与内膜癌。新一代的 SERM 制剂如雷诺昔芬等可以保护心血管、减少骨质丢失、抑制乳腺癌生长、不刺激子宫内膜增殖,目前用于绝经后骨质疏松症。但它不能解除围绝经期妇女潮热、出汗症状,也不能防治泌尿生殖道萎缩症状。

剂量推荐选择最低有效剂量。使用低于标准剂量的制剂可以使很大比例的患者维持生活质量。目前还缺乏关于使用低剂量对骨折风险和心血管相关性的长期资料。尽管减少骨质丢失的量和雌激素的剂量有关,但是对大多数妇女来说,使用低于标准剂量的制剂也可以对骨指数产生积极的影响。妇女 HOPE 研究中的低剂量成分同样可以改善绝经症状,提供适当的子宫内膜保护作用,对脂质、脂蛋白、凝血因子、糖代谢的改变有良好的作用。

4.HRT 方案

(1)单用雌激素:仅运用于子宫已切除的患者。

(2)雌、孕激素合用:主要目的是防止子宫膜增生及内膜腺癌,具体方案如下。

周期序贯法:雌激素 21~28 天,后期加孕激素 10~14 天,停药后有撤退性流血。主要应用于绝经过渡期及围绝经期雌激素水平降低妇女。

连续序贯法:连续应用雌激素,每月加孕激素 10~14 天。一般有撤退性出血。

连续联合法:连续应用雌、孕激素而不间断,孕激素剂量可减少。更适用于绝经年限较长的妇女。方法简便,阴道出血率低,依从性好。

周期联合法：连续应用雌、孕激素各25天，停药撤退后再重复。

5.HRT过程中的医疗监护

初剂4~8周，以后3~6个月复查，了解疗效、顺应性及不良反应。监测指标包括：血压、体重、乳腺、血脂、骨密度、盆腔及肝胆超声等，如有并发症患者应进行多科协作管理。注意患者的不规则阴道流血，应行超声检查了解子宫内膜厚度，必要时行内膜活检及诊断性刮宫，排除子宫内膜过度增生或子宫内膜癌。一般子宫内膜厚度<5mm者可采用HRT。关于乳腺监测应教会患者自检。随访时医生应进行扪诊，乳房超声检查，必要时行乳腺X线检查。推荐至少每年1次盆腔B超、血糖、血脂及肝肾功能检查；乳房检查也应至少每年进行一次，根据患者的具体情况，酌情调整检查频率。

目前我国使用HT人群仍较少(在国内城市妇女中的使用率不到5%)，顾虑及恐惧较多。在有明确指征的情况下，HT是有很多潜在益处的，而且风险很小。只要合理掌握HT适应证、禁忌证和慎用情况；权衡利弊、低剂量、个体化；尽量从绝经早期开始用药，多学科协作管理，注意随访及监护；并与其他健康措施联合使用，HT是安全的，围绝经期妇女妇女可以从HT中受益，提高生活质量。

（韩　敏）

第六节　性早熟

一、性早熟的发生机制和分类

对女孩来说，8岁之前出现第二性征就称为性早熟。根据发病机制，性早熟可分为GnRH依赖性性早熟和非GnRH依赖性性早熟两大类。

(一)正常青春期的启动机制

了解正常的青春期启动机制是理解性早熟发生机制的基础。正常女孩的青春期启动发生在8岁以后，临床上表现为8岁以后开始出现第二性征的发育。性早熟患儿在8岁前就出现青春期启动。

正常青春期启动是由两个生理过程组成，它们分别被称为性腺功能初现和肾上腺皮质功能初现。女性性腺功能初现是指青春期下丘脑-垂体-卵巢轴(H-P-O轴)被激活，卵巢内有卵泡的发育，卵巢性类固醇激素分泌显著增加，临床上表现为乳房发育和月经初潮。肾上腺皮质功能初现是指肾上腺皮质雄激素分泌显著增加，临床上主要表现为血脱氢表雄酮(DHEA)和硫酸脱氢表雄酮(DHEAS)水平升高及阴毛出现，青春期阴毛出现称为阴毛初现。目前认为性腺功能初现和肾上腺功能初现是两个独立的过程，两者之间不存在因果关系。对女性来讲，青春期启动主要是指卵巢功能被激活。

青春期出现的最主要的生理变化是第二性征的发育和体格生长加速。女性第二性征的发育表现为乳房发育、阴毛生长和外阴发育。乳房是雌激素的靶器官，乳房发育反映的是卵巢的内分泌功能，Tanner把青春期乳房发育分成5期(表3-6)。阴毛生长是肾上腺皮质分泌的雄激素作用的结果，因此反映的是肾上腺皮质功能初现，Tanner把青春期阴毛生长也分成5期。Tanner 2期为青春期启动的标志。一般来说，肾上腺皮质功能初现的时间较性腺功能初现的时间早，月经初潮往往出现在乳房开始发育后的2~3年内。

表3-6　女孩青春发育分期(Tanner分期)

女性	乳房发育	阴毛发育	同时的变化
1期	青春前	无阴毛	
2期	有乳核可触及，乳晕稍大	有浅黑色阴毛稀疏地分布在大阴唇	生长速度开始增快
3期	乳房和乳晕继续增大	阴毛扩展到阴阜部	生长速度达高峰，阴道黏膜增厚角化，出现腋毛
4期	乳晕第二次凸出于乳房	类似成人，但范围小，阴毛稀疏	月经初潮(在3期或4期时)
5期	成人型	成人型	骨骺闭合，生长停止

青春期体格生长加速又称为生长突增,女孩青春期生长突增发生的时间与卵巢功能初现发生的时间一致,临床上表现为生长突增发生在乳房开始发育的时候。青春期启动前女孩生长速度约为每年5cm,生长突增时可达9～10cm。生长突增时间持续2～3年,初潮后生长速度明显减慢,整个青春期女孩身高可增加25cm。

（二）性早熟的发生机制及病因分类

性早熟的病因分类见表3-7。GnRH依赖性性早熟又称为真性性早熟或中枢性性早熟(CPP),是由下丘脑-垂体-卵巢轴提前激活引起的。其中未发现器质性病变的GnRH依赖性性早熟,称为特发性GnRH依赖性性早熟。非GnRH依赖性性早熟又称为假性性早熟或外周性性早熟,该类性早熟不是由下丘脑-垂体-卵巢轴功能启动引起的,患者体内性激素水平的升高与下丘脑GnRH的作用无关。所谓同性性早熟是指提前出现的第二性征与患者的性别一致,如女性提前出现乳房发育等女性第二性征。异性性早熟是指提前出现的第二性征与其性别相反或不一致,如女性提前出现男性的第二性征。不完全性性早熟又称为部分性性早熟。单纯乳房早发育可以认为是正常的变异,其中一部分可以发展为中枢性性早熟,因此需要长期随访。单纯性阴毛早现是由肾上腺皮质功能早现引起的,多数单纯的月经初潮早现与分泌雌激素的卵巢囊肿自然消退有关。

表 3-7　性早熟的病因分类

GnRH 依赖性性早熟

　1.特发性

　2.中枢性神经系统异常

　　先天性:如下丘脑错构瘤、中隔神经发育不良、蛛网膜囊肿等

　　获得性:化疗、放疗、炎症、外伤、手术等

　　肿瘤

　3.原发性甲状腺功能减退

非 GnRH 依赖性性早熟

　1.女性同性性早熟

　　McCune-Albright 综合征

　　自律性卵泡囊肿

　　分泌雌激素的卵巢肿瘤

　　分泌雌激素的肾上腺皮质肿瘤

　　异位分泌性腺激素的肿瘤

　　外源性雌激素

　2.女性异性性早熟

　　先天性肾上腺皮质增生症

　　分泌雄激素的卵巢肿瘤

　　分泌雄激素的肾上腺皮质肿瘤

　　外源性雄激素

不完全性性早熟

　1.单纯性乳房早发育

　2.单纯性阴毛早现

　3.单纯性月经初潮早现

McCune-Albright 综合征是一种少见的 G 蛋白病,临床上以性早熟、多发性骨纤维异常增殖症及皮肤斑片状色素沉着为最常见的症状,病因是胚胎形成过程中的鸟嘌呤核苷酸结合蛋白(G 蛋白)α 亚基(Gsα)基因发生突变,使 α 亚基的 GTP 酶活性增加,引起腺苷酸环化酶活性持续被激活,导致 cAMP 水平升高,最后出现卵巢雌激素分泌。McCune-Albright 综合征是一个典型的假性性早熟,它还可以有其他内分泌异常:结节性甲状腺增生伴甲状腺功能亢进、甲状旁腺腺瘤、多发性垂体瘤伴巨人症或高泌乳素血症、肾上腺结节伴库欣综合征等。

原发性甲状腺功能减退引起性早熟的机制与促甲状腺素释放激素(TRH)有关。一般认为 TRH 水平升高时不仅使促甲状腺素(TSH)和泌乳素分泌增加,也可使 FSH 和 LH 分泌增加,这可能是原发性甲状腺功能减退引起性早熟的原因。有学者认为原发性甲状腺功能减退引起性早熟的机制与过多的 TSH 和 FSH 受体结合,导致雌激素分泌有关。

（三）诊断及鉴别诊断

8 岁之前出现第二性征就可以诊断为性早熟。为区别性早熟的类型和病因,临床上要做一系列辅助检查。

1.骨龄测定

骨龄超过实际年龄 1 年或 1 年以上就视为提前,是判断骨质成熟度最简单的指标。

2.超声检查

可了解子宫和卵巢的情况。卵巢功能启动的标志是卵巢容积＞1mL,并有多个直径＞4mm 的卵泡。另外盆腔超声可鉴别卵巢肿瘤,肾上腺超声可鉴别肾上腺肿瘤。

3.头颅 MRI 检查

对 6 岁以下的女性性早熟者应常规做头颅 MRI 检查,目的是除外中枢神经系统病变。

4.激素测定

性早熟儿体内的雌激素水平明显升高,升高程度与 Tanner 分期相关。另外肿瘤患者体内的激素水平异常升高,21-羟化酶患者体内的睾酮水平常≥2ng/mL,17-羟孕酮水平超过正常水平的数十倍或数百倍。

非 GnRH 依赖性性早熟者体内的促性腺激素水平通常不升高,但异位分泌促性腺激素的肿瘤患者例外。从理论上讲,GnRH 依赖性性早熟患者体内的促性腺激素水平升高,但临床上测定时却可能发现 GnRH 依赖性性早熟患者体内的促性腺激素水平并无升高。这与青春期启动早期促性腺激素分泌存在昼夜差别有关,在青春期早期促性腺激素分泌增加只出现在晚上。因此,白天测定出来的促性腺激素水平并无增加。

测定甲状腺功能对鉴别甲状腺功能减退是必要的。

5.促性腺激素释放激素(GnRH)兴奋试验

该试验是鉴别 GnRH 依赖性性早熟和非 GnRH 依赖性性早熟的重要方法:GnRH50～100 μg 或 2.5～3.0μg/kg 静脉注射,于 0、30、60 和 90 min 分别采集血样,测定血清 FSH 和 LH 浓度。如果 LH 峰值＞12 IU/L,且 LH 峰值/FSH 峰值＞1,则考虑诊断为 GnRH 依赖性性早熟。

（四）性早熟的处理原则

性早熟的处理原则是去除病因,抑制性发育,减少不良心理影响,改善最终身高。对由中枢神经系统病变引起的 GnRH 依赖性性早熟,有手术指征者给予手术治疗,无手术指征者治疗原则同特发性 GnRH 依赖性性早熟。特发性 GnRH 依赖性性早熟主要使用 GnRH 类似物(GnRH-a)治疗,目的是改善成年身高,防止性早熟和月经早初潮带来的心理问题。甲状腺功能减退者需补充甲状腺素。

二、特发性 GnRH 依赖性性早熟的治疗

特发性 GnRH 依赖性性早熟的治疗目的是阻止性发育,使已发育的第二性征消退;抑制骨骺愈合,提高成年身高;消除不良心理影响,避免过早性交。目前,临床上常用的药物有孕激素、GnRH 类似物、达那

唑和生长激素等,首选 GnRH 类似物。

（一）孕激素

用于治疗特发性 GnRH 依赖性性早熟的孕激素有甲羟孕酮、甲地孕酮和环丙孕酮。

1.甲羟孕酮

主要作用机制是通过抑制下丘脑-垂体轴抑制促性腺激素的释放,另外甲羟孕酮还可以直接抑制卵巢类固醇激素的合成。可使用口服或肌内注射给药。口服,$10\sim40mg/d$;肌内注射 $100\sim200mg/m^2$,每周 1 次或每 2 周 1 次。临床上多选口服制剂。

长期大量使用甲羟孕酮的主要不良反应有:①皮质醇样作用,能抑制 ACTH 和皮质醇的分泌。②增加食欲,使体重增加。③可引起高血压和库欣综合征样表现。

2.甲地孕酮

其作用机制和不良反应与甲羟孕酮相似。用法:甲地孕酮 $10\sim20mg/d$ 口服。

3.环丙孕酮

环丙孕酮有抗促性腺激素、孕激素活性,作用机制和不良反应与甲羟孕酮相似。环丙孕酮最大的特点是有抗雄激素活性。用法:每天 $70\sim100mg/m^2$ 口服。

由于孕激素无法减缓骨龄增加速度,因此对改善最终身高没有益处。另外,许多患儿不能耐受长期大量使用孕激素。目前临床上更主张用 GnRH 类似物来代替孕激素。

（二）达那唑

达那唑能抑制下丘脑—垂体—卵巢轴,增加体内雌二醇的代谢率,因此能降低体内的雌激素水平。临床上常用达那唑治疗雌激素依赖性疾病,如子宫内膜异位症、子宫内膜增生症和月经过多等。有作者用达那唑治疗 GnRH 依赖性性早熟也取得了不错的疗效。北京市儿童医院李文京等用 GnRH 激动剂治疗特发性 CPP $1\sim2$ 年后,改用达那唑治疗 1 年,剂量为 $8\sim10mg/kg$,结果发现达那唑药物治疗可以促进骨龄超过 12 岁的性早熟患儿身高生长。另外,达那唑还可以作为 GnRH 激动剂停药后继续用药的选择（表 3-8）。

表 3-8　GnRH 激动剂治疗最后 1 年与达那唑治疗 1 年后的比较

项目	GnRH 激动剂治疗的最后 1 年	达那唑治疗 1 年后
生物年龄（CA）（岁）	（9.76±1.7）	（10.6±1.7）
骨龄（BA）（岁）	（11.85±0.99）	（12.81±0.78）
△BA/△CA	（0.58±0.36）	（0.95±0.82）
身高增长速度（厘米/年）	（4.55±2.63）	（6.78±3.11）
预测身高（PAH）（cm）	（156.79±7.3）	（158.01±6.66）

达那唑的主要不良反应有:①胃肠道反应:恶心、呕吐等不适。②雄激素过多的表现:皮脂增加、多毛等。③肝功能受损。由于达那唑的不良反应比较明显,因此许多患儿无法耐受。事实上,在临床上达那唑也很少用于治疗性早熟。

（三）GnRH 类似物

根据作用机制可以将 GnRH 类似物分为 GnRH 激动剂和 GnRH 拮抗剂两种,它们均可用于治疗 GnRH 依赖性性早熟。目前,临床上最常用的是长效 GnRH 激动剂,如亮丙瑞林、曲普瑞林、戈舍瑞林等,一般每 4 周肌肉或皮下注射一次。长效 GnRH 激动剂对改善第二性征、抑制下丘脑—垂体—卵巢轴有非常好的疗效。另外,由于它能延缓骨龄增加速度,增加骨骺愈合时间,所以能改善最终身高。

1.GnRH 激动剂治疗规范

关于 GnRH 激动剂的使用,中华医学会儿科学分会内分泌遗传代谢学组提出以下建议供参考。

（1）GnRH 激动剂的使用指征:为改善成年身高,建议使用指征为:①骨龄:女孩≤11.5 岁,骨龄＞年龄 2 岁或以上。②预测成年身高:女孩＜150cm。③骨龄/年龄＞1,或以骨龄判断身高的标准差积分

(SDS)≤−2。④发育进程迅速,骨龄增长/年龄增长>1。

(2)慎用指征:有以下情况时,GnRH激动剂改善成年身高的疗效差,应酌情慎用:①开始治疗时骨龄:女孩>11.5岁。②已有阴毛显现。③其靶身高低于同性别、同年龄正常身高平均值2个标准差($\bar{x}-2S$)。

(3)不宜使用指征:有以下情况不宜应用GnRH激动剂,因为治疗几乎不能改善成年身高:①骨龄:女孩≥12.5岁。②女孩月经初潮。

(4)不需应用的指征:因性发育进程缓慢(骨龄进展不超越年龄进展)而对成年身高影响不大的CPP不需要治疗,但需定期复查身高和骨龄变化。

(5)GnRH激动剂使用方法。

剂量:首剂为80～100μg/kg,2周后加强1次,以后每4周1次,剂量为60～80μg/kg,根据性腺轴功能抑制情况(包括性征、性激素水平和骨龄进展)而定,抑制差者可参照首次剂量,最大剂量为每次3.75 mg。为确切了解骨龄进展的情况,临床医师应自己对治疗前后的骨龄进行评定和对比,不宜只按放射科的报告。

治疗监测:首剂3个月末复查GnRH激发试验,LH激发值在青春前期水平说明剂量合适,以后对女孩只需定期复查基础血清雌二醇(E₂)浓度判断性腺轴功能抑制状况。治疗过程中每2～3个月测量身高和检查第二性征。每6个月复查骨龄,同时超声复查子宫和卵巢。

疗程:为改善成年身高,GnRH激动剂的疗程至少需要2年。一般在骨龄12～12.5岁时可停止治疗。对年龄较小开始治疗者,在年龄已追赶上骨龄,且骨龄已达正常青春期启动年龄时可停药,使其性腺轴功能重新启动。

停药后监测:治疗结束后第1年内应每6个月复查身高、体重和第二性征。

2.GnRH激动剂的不良反应

GnRH激动剂没有明显的不良反应。少部分患者有过敏反应及注射部位硬结或感染等。临床上人们最关心的是GnRH激动剂对患者的远期影响,目前的研究表明长期使用GnRH激动剂不会给下丘脑-垂体-卵巢轴造成永久性的抑制。一旦停用GnRH激动剂,受抑制的下丘脑-垂体-卵巢轴会很快恢复活动。另外,有患者担心使用GnRH激动剂可造成将来的月经失调,目前尚无证据说明患者以后的月经失调与GnRH激动剂治疗之间存在着联系。

3.GnRH拮抗剂

GnRH拮抗剂也可用于治疗GnRH依赖性性早熟,它与GnRH激动剂的区别在于开始使用时就会对下丘脑－垂体－卵巢轴产生抑制作用。

（四）生长激素

生长激素(GH)是由垂体前叶生长激素细胞产生的一种蛋白激素,循环中的生长激素可以单体、二聚体或聚合体的形式存在。80%为相对分子质量22×10³单体,含有191个氨基酸,20%为相对分子质量20×10³单体,含有176个氨基酸。GH对正常的生长是必需的。青春期性激素和GH的水平同步增加提示这两类激素之间存在着相互调节作用,一般认为是性激素驱动GH的分泌和促生长作用。

GnRH激动剂可以减慢生长速率及骨骼成熟、提高患儿最终身高,但一部分患儿生长速率过缓,以致不能达到成年预期身高。近年来,为了提高CPP患者的最终身高,采取了与生长激素联合治疗的方案。Pasquino等用曲普瑞林治疗20例ICCP 2～3年后发现这些患儿的身高比正常同龄儿童低25个百分点,随后他们把这些患儿平均分成两组:一组继续单用曲普瑞林,而另一组同时加用GH继续治疗2～4年后发现,GnRH激动剂加生长激素组的平均成年身高比治疗前预期成年身高高(7.9±1.1cm),而单用GnRH激动剂组只比治疗前预期成年身高高(1.6±1.2cm)。国内一些学者的研究也得出了类似的结果。这说明GnRH激动剂联合生长激素治疗可提高患者的成年身高。

临床上使用的生长激素是用基因重组技术合成的,与天然生长激素具有完全相同的药效学和药代学的人生长激素(HGH)。HGH半衰期为3 h,皮下注射后4～6 h出现GH峰值。用法:每周皮下注射

0.6～0.8IU/kg,分 3 次或 6 次给药,晚上注射。一般连续治疗 6 个月以上才有意义。

不良反应:①注射部位脂肪萎缩,每天更换注射部位可避免。②亚临床型甲状腺功能减退,约 30％的用药者会出现,此时需要补充甲状腺素。③少数人会产生抗 rGH 抗体,但在多数情况下抗体不会影响生长速度。

（五）心理教育

青春期过早启动可能会对儿童的心理产生不利影响。为了避免这种情况的发生,家长和医生应告诉患儿有关知识,让她们对性早熟产生正确的认识。另外,还应对患儿进行适当的性教育。

三、其他性早熟的治疗

对于除特发性 GnRH 依赖性性早熟以外的性早熟治疗来说,治疗的关键是去除原发病因。

（一）颅内疾病

包括颅内肿瘤、脑积水及炎症等。颅内肿瘤主要是下丘脑和垂体部位的肿瘤,这些肿瘤可以引起GnRH依赖性性早熟,治疗主要采用手术、放疗或化疗。脑积水者应行引流减压术。

（二）自律性卵泡囊肿

自律性卵泡囊肿是非 GnRH 依赖性性早熟的常见病因。青春期前儿童卵巢内看到生长卵泡属于正常现象,但这些卵泡直径通常<10mm。个别情况下,卵泡增大成卵泡囊肿,直径可>5cm。如果这些卵泡囊肿反复存在且分泌雌激素,就会导致性早熟的出现。

自律性卵泡囊肿发生的具体机制尚不清楚,有研究提示部分患者可能与 FSH 受体或 LH 受体基因突变,导致受体被激活有关。

自律性卵泡囊肿有时需要与卵巢颗粒细胞瘤相鉴别。另外,自律性卵泡囊肿与其他卵巢囊肿一样,也可出现扭转或破裂,临床上表现为急腹症,此时需要手术治疗。

自律性卵泡囊肿的处理:可以在超声监护下行卵泡囊肿穿刺术。另外,也可口服甲羟孕酮抑制雌激素的合成。

（三）卵巢颗粒细胞瘤

青春期儿童可以发生卵巢颗粒细胞瘤,由于卵巢颗粒细胞瘤能分泌雌激素,因此这些儿童会发生性早熟。一旦诊断为卵巢颗粒细胞瘤,应立即手术,术后需要化疗。

卵巢颗粒细胞瘤能分泌抑制素和抗苗勒管激素（AMH）,这两种激素被视为卵巢颗粒细胞瘤的肿瘤标志物,可用于诊断和治疗后随访。

（四）McCune-Albright 综合征

McCune-Albright 综合征的发病机制和临床表现见前面所述。治疗为对症处理。对性早熟可用甲羟孕酮治疗。

（五）先天性肾上腺皮质增生症

导致肾上腺皮质雄激素分泌过多的先天性肾上腺皮质增生症患者会发生女性异性性早熟,临床上表现为女性儿童有男性化体征。这些疾病中最常见的是 21-羟化酶缺陷。

（六）芳香化酶抑制剂的使用

芳香化酶是合成雌激素的关键酶,其作用是将雄激素转化成雌激素。芳香化酶抑制剂可以抑制芳香化酶的活性,阻断雌激素的合成,从而降低体内的雌激素水平。目前临床上有作者认为可用芳香化酶抑制剂如来曲唑等,治疗非 GnRH 依赖性性早熟,如 McCune-Albright 综合征等。

（韩　敏）

第四章　子宫内膜异位症与子宫腺肌病

第一节　子宫内膜异位症

当具有生长功能的子宫内膜组织出现在子宫腔被覆黏膜以外的身体其他部位时,称为子宫内膜异位症。病变出现在盆腔内生殖器官和其邻近器官的腹膜面时,称为盆腔子宫内膜异位症;子宫内膜出现和生长在子宫肌层时,称为子宫腺肌病。

子宫内膜异位症为目前常见的妇科疾病之一,它是激素依赖性疾病,因此主要见于育龄妇女,发病高峰年龄为 30～40 岁。近年来,其发病率越来越高,其为良性病变,但具有类似恶性肿瘤远处转移和种植生长的能力。在妇科剖腹手术中可发现 20％～25％ 的患者患有子宫内膜异位症。由于它与不孕症和盆腔痛的关系,在这些女性人群中,其患病率明显要高。据报道,其患病率不孕症妇女为 25％～35％,盆腔痛的妇女达 39％～59％。而内异症患者 50％ 的患者有明显的痛经,30％ 合并不孕,严重地影响中青年妇女的健康和生活质量。

一、病因

子宫内膜异位症的病因至今不十分清楚,其主要学说为子宫内膜种植、上皮化生、血道和淋巴道转移等,但以种植学说最受重视。例如,由于经血倒流,经血中所含的内膜间质和腺细胞经输卵管进入腹腔,形成盆腔子宫内膜异位症。手术后导致的腹壁及外阴切口的子宫内膜异位症,无疑都为手术时将子宫内膜带至切口直接种植所致。除此以外,近年来发现免疫因素和遗传等因素均可能参与子宫内膜异位症的发生。

二、病理

子宫内膜异位症的主要病理变化为异位内膜随卵巢激素的变化而发生周期性出血,伴有周围纤维组织增生和粘连形成,在病变区出现紫褐色斑点或小泡,最终可发展为大小不等的紫色实质结节或包块。如果累及卵巢,可因病灶反复出血形成单个或多个囊肿,称为卵巢子宫内膜异位囊肿,也可发生于宫骶韧带、直肠子宫陷凹、子宫后壁下段等部位,并可波及子宫颈、阴道、外阴。除此之外,脐、膀胱、肾、输尿管、肺、胸膜、乳腺、淋巴结,甚至手、臂、大腿处均可发生,但罕见,病变可因发生部位不同和程度不同而有所差异。

镜下典型结构为:病灶周围可见子宫内膜上皮、腺体或腺样结构、内膜间质及出血。有时临床表现典型,但子宫内膜异位症的组织病理特征极少,镜检时能找到少量内膜间质细胞即可确诊。异位子宫内膜可出现不典型增生,少数发生恶变,多为卵巢子宫内膜样癌或透明细胞癌。

三、诊断及鉴别诊断

(一)临床表现

1.症状

(1)痛经和持续性下腹痛:为主要症状,多为继发性、进行性逐渐加剧的痛经,以下腹及肛门坠张痛为主,可于经前 1～2 d 开始,月经干净后消失,疼痛的程度与异位的部位有关,但与病灶的大小不成正比。25％ 左有可无痛经。

（2）月经失调：15％～30％的患者有经量增多或经期延长，或点滴出血，与卵巢功能失调及合并子宫腺肌病或子宫肌瘤等有关。

（3）不孕：子宫内膜异位症患者不孕率高达40％，多为继发性不孕，主要为子宫内膜异位症后造成盆腔粘连，使输卵管功能及卵巢功能障碍所致。多认为子宫内膜异位症患者的不孕还可能与黄体功能不足及未破卵泡黄素化综合征等因素有关，也有认为与自身免疫反应有关。

（4）性交痛：30％左右的患者可出现性交痛，多由于发生于直肠子宫陷凹、直肠阴道隔的子宫内膜异位症使周围组织肿胀，性交时子宫颈受到碰撞及子宫收缩向上提而发生疼痛。

（5）其他症状：如果异位灶位于直肠子宫陷凹及直肠附近时，患者经期可有排便痛、便秘或腹泻，甚至周期性少量便血。严重肠道子宫内膜异位症可因直肠或乙状结肠肠腔受压出现肠梗阻症状。异位灶位于膀胱时可有周期性尿频、尿痛症状，侵犯膀胱黏膜时可发生周期性血尿。身体其他部位发生子宫内膜异位种植和生长时，均在病变部位出现周期性疼痛、出血或肿块增大。如果卵巢子宫内膜异位囊肿发生破裂，可出现急性腹痛的症状，多发生于经期前后。

2.体征

随着病变部位、范围以及程度而有所不同。典型的盆腔子宫内膜异位症表现为子宫粘连，致后屈固定，子宫可增大，一般不超过鹅蛋大。子宫一侧或两侧附件处可扪及与子宫相连的不活动囊性肿块。直肠子宫陷凹或子宫骶骨韧带、子宫后壁下段等部位可有不规则的米粒大小至蚕豆大小的硬节，单个或多个，触痛明显。如在阴道、子宫颈或手术瘢痕处见到紫蓝色结节，月经期更为明显，则可确诊。

（二）实验室检查

1.血清卵巢相关抗原CA125值测定

CA125是一种存在于胚胎体腔上皮、中肾旁管衍生物及其赘生物组织中的一种糖蛋白，能与单克隆抗体OC125发生特异性结合。作为一种肿瘤相关抗原，对卵巢癌有一定的诊断价值，但在子宫内膜异位症患者血清CA125值可升高，但一般不超过200 U/mL，且随子宫内膜异位症期别的增加，阳性率也上升。其敏感性和特异性都很高，因此对于子宫内膜异位症的诊断有一定的帮助，也可用于监测子宫内膜异位病变活动的情况，同时也可以监测子宫内膜异位症的疗效。

2.抗子宫内膜抗体（EMAb）

血清EMAb的检测为子宫内膜异位症患者诊断及疗效观察的有效检查手段。子宫内膜异位症患者子宫内膜抗体的检测率为70％～80％。

（三）特殊检查

（1）B型超声检查：可以根据囊肿B超声图像的特点诊断卵巢子宫内膜异位囊肿并确定其位置、大小、形状，发现妇科检查时未扪及的包块。

（2）腹腔镜检查：为诊断子宫内膜异位症的最佳方法，是借助腹腔镜直接窥视盆腔，见到异位病灶即可明确诊断，并可根据镜检情况决定分期，确定治疗方案。子宫内膜异位症的分期如下，具体内容详见表4-1。

表4-1　美国生育协会修订子宫内膜异位症分期　　　（单位：分）

	异位病灶		<1cm	1～3cm	>3cm
腹膜	表浅		1	2	4
	深层		2	4	6
卵巢	右	表浅	1	2	4
		深层	4	16	20
	左	表浅	1	2	4
		深层	4	16	20

子宫直肠窝封闭			部分	完全	
			4	40	
粘连			<1/3 包裹	1/3~2/3 包裹	>2/3 包裹
卵巢	右	轻	1	2	4
		重	4	8	16
	左	轻	1	2	4
		重	4	8	16
输卵管	右	轻	1	2	4
		重	4*	8*	16
	左	轻	1	2	4
		重	4*	8*	16

注:* 如伞端完全闭锁,更改为16,分期:Ⅰ期(微小)1~5 分,Ⅱ期(轻)6~15 分,Ⅲ期(中)16~40 分,Ⅳ期(重)>40 分。

(3)X 线检查:可做单独盆腔充气造影、子宫输卵管碘酒造影辅助诊断盆腔子宫内膜异位症。

(4)CT 和 MRI 检查:一般以超声诊断为主,但对卵巢、直肠阴道隔、阴道周围、直肠乙状结肠之间子宫内膜异位显示较好。

(四)诊断要点

根据病史、症状、体征和辅助检查进行诊断,具体标准如前所述。

(五)鉴别诊断

(1)卵巢恶性肿瘤:患者一般情况差,病情发展快,常常伴持续性腹痛、腹胀;检查时可扪及盆腔包块,同时常伴有腹水。B 超显示肿瘤为实性或混合性,形态不规则。

(2)盆腔炎性包块:患者多有急性盆腔感染和反复感染发作史,表现为经期疼痛,且平时也有腹部隐痛,常伴发热,抗感染治疗有效。

(3)子宫腺肌病:患者也有痛经,但疼痛可更剧烈。子宫一般呈均匀性增大,质硬;经期检查,子宫压痛明显;B 超检查,可见子宫肌层内不规则的回声增强。但往往与盆腔子宫内膜异位症并存。

(4)直肠癌:直肠癌患者大便经常带血或便血,且症状不受经期影响,肛诊时手指有血染,但当盆腔子宫内膜异位病情严重时,可侵犯直肠导致直肠狭窄,伴大便坠胀,甚至大便带血,一般症状的出现与月经周期有关。需与直肠癌相鉴别,可行钡剂灌肠或者内镜检查确诊。

(5)与妇科、外科急腹症相鉴别:如与妇科异位妊娠、黄体破裂、卵巢囊肿蒂扭转等相鉴别。同时,也应与外科急性阑尾炎相鉴别。由于目前子宫内膜异位症的发生率不断上升,相应卵巢子宫内膜异位囊肿破裂的发生也成为妇产科临床的一个新问题。如发生破裂应立即进行手术处理。

四、治疗

治疗原则应根据年龄、症状轻重、病变部位及程度、对生育的要求全面考虑,治疗包括非手术、手术治疗、药物与手术联合治疗。

(一)非手术治疗

1.随访观察

适用于病变轻微、无症状或症状轻微的患者。应定期进行妇科检查,以了解病情变化。

2.性激素治疗

(1)孕激素疗法:可暂时缓解症状,并防止病情继续发展。常用药物为炔诺酮(妇康片)、甲地孕酮(妇宁片)、甲羟孕酮(安宫黄体酮)等,自月经周期第 6~25 d 服药,每天 4~8 mg,以抑制排卵,连续服用 3~6 个周期。

（2）假孕疗法：长期口服大量高效孕激素，辅以大剂量雌激素防止突破性出血以造成类似妊娠的人工闭经，称为假孕疗法。临床上常用高效或长效孕酮类药物，如己酸孕酮、甲地孕酮、甲羟孕酮等，并加用一定量的雌激素。如选用炔诺孕酮 0.3 mg/d 和炔雌醇 0.03 mg/d 口服，连续用药 6～12 个月。若出现突破性出血，则可增加剂量。

（3）假绝经疗法：口服达那唑，暂时减少卵巢激素的分泌，使子宫内膜萎缩，导致短暂绝经的疗法。达那唑 400～800 mg/d，一般于月经第 1 天开始，持续不间断用药 6 个月。

（4）孕三烯酮 2.5 mg，每周 2 次，月经第 1 天开始，连服 3～6 个月。

（5）他莫昔芬 10～20 mg/d，月经第 5 天开始，连服 20 d 为 1 个周期，可连用 3～6 个周期。

（6）促性腺激素释放激素类似物（GnRHa）：使用 GnRHa 以后，可使病灶萎缩和消失、症状改善等，其制剂种类有多种，但多为皮下和喷鼻给药的短效制剂，如 GnRHa 100 μg/d，皮下注射，月经周期的第 1 天开始，连续应用 3～6 个月。另外，缓释长效制剂戈舍瑞林 3.6 mg/次，月经周期第 1 天皮下注射一针，以后每隔 28 d 再注射一针，共用药 3～6 次。为防止骨质丢失，目前主张用药 3 个月以上者给予反加疗法，即用药同时每天给予补佳乐 1 mg 及甲羟孕酮 2 mg。

（7）Ru486（米非司酮）：主要应用其抗孕激素作用，用药后造成闭经，使病灶萎缩、疼痛缓解，每天 10 mg，连续应用 3～6 个月。

（二）手术治疗

手术治疗用于药物治疗症状不缓解、局部病变加剧或生育功能未恢复者；卵巢子宫内膜异位囊肿直径＞5 cm，特别是迫切希望生育者可行手术治疗。根据手术范围不同可分为保留生育功能手术、保留卵巢功能手术和根治性手术 3 种。

1.保留生育功能的手术

年轻需保留生育功能的患者，可根据病情施行保守性手术，尽量去除病灶，行异位病灶切除或电凝、卵巢子宫内膜异位囊肿剥除手术、输卵管周围粘连分离术、骶前神经切除术等，保留子宫及双侧附件或一侧附件。

（1）腹腔镜手术：在腹腔镜下切除病灶，分离粘连或行子宫内膜异位囊肿穿刺抽液，然后冲洗，注入无水乙醇、黄体酮等进行治疗，或行囊肿切除术或附件切除术。

（2）B 超监测下经腹或后穹隆囊肿穿刺抽液，然后冲洗，注入无水乙醇或黄体酮。术后继续药物治疗，适用于单纯卵巢子宫内膜异位囊肿，且囊肿直径在 5 cm 以上者。

（3）剖腹手术：适用于粘连广泛、病灶巨大的患者。应在直视下手术，尽量切除病灶，分离粘连，提高生育功能。

2.保留卵巢功能的手术

病变范围较广泛，临床症状重，无法保留生育功能或者无生育要求者，年龄在 45 岁以下，行全子宫及盆腔病灶切除术，仅保留一侧卵巢或部分卵巢以维持患者内分泌功能。

3.根治性手术

对于重症患者，年龄在 45 岁以上或尽管年轻，但由于盆腔病灶广泛，卵巢受累严重，无法保留者，行全子宫及双侧盆腔肉眼可见病灶的切除术。卵巢切除后，即使残留部分病灶，也可逐渐自行萎缩退化。

4.局部病灶切除术

对于手术瘢痕部位及脐部等局部异位病灶，应进行相应的病灶切除术。

（三）药物与手术联合治疗

手术治疗前可先用药物治疗 3～6 个月以使内膜异位灶缩小、软化，使其有可能适当缩小手术范围和有利于手术操作。

手术后也可给予药物治疗 3～6 个月以使残留子宫内膜异位病灶萎缩退化，降低术后复发率。

五、疗效及预后

根据文献报道，保留生育功能的手术术后复发率为 12％～45％，保留卵巢功能者手术后复发率则为

5%左右。

六、随访

子宫内膜异位症患者进行保留生育功能和保留卵巢功能的手术后,均存在复发的危险性,因此术后应进行随访,且术后 3～6 个月内进行药物巩固治疗,以防复发。可 3～6 个月随访一次。

（郝美霞）

第二节　子宫腺肌病

子宫腺肌病也为妇科的常见疾病之一,多发生于 30～50 岁经产妇。据报道妇科手术切除的标本中 6%～40% 有子宫腺肌病。子宫腺肌病的特点为子宫内膜异位于子宫肌层生长,常常与盆腔子宫内膜异位症同时存在。约半数患者同时合并子宫肌瘤,约 15% 的患者合并子宫内膜异位症。

一、病因

子宫腺肌病的发病理论很多,但其确切的发病机制尚不完全清楚,但通过对子宫腺肌病标本的连续切片检查发现。子宫肌层中的内膜病灶与子宫腔面的子宫内膜有些直接相连,故认为多次妊娠和分娩所致子宫壁的创伤可能为导致此病的主要原因,其次刮宫时过度的搔扒及多次人工流产造成肌壁的损伤,以及子宫手术(如肌瘤剔除手术、子宫畸形整形手术及剖宫产等)将子宫内膜种植于子宫肌层,造成子宫腺肌病。除此以外,也认为卵巢功能失调,雌激素过度刺激,可使子宫内膜向肌层生长,也可通过淋巴道、血道将子宫内膜移至肌层。

二、病理

子宫多呈均匀性增大,很少超过 12 周妊娠子宫大小,子宫内膜侵入肌层后以两种方式生长。一种为弥漫型生长。内膜侵入整个子宫肌壁内,以后壁为多见,剖开子宫壁可见子宫肌层明显增厚且硬,在肌层中可见到粗厚的肌纤维和微囊腔,腔中部分可见陈旧性血液。另一种为局限型生长,异位内膜侵及某部分肌壁,形成团块及结节,与周围正常组织无分界,称为子宫腺肌瘤。镜下:在子宫深部肌层内有散在的、形态大小不等的呈岛状分布的子宫内膜腺体及间质。

三、诊断

(一)临床表现

1.症状

(1)痛经:出现继发性的、逐渐加剧的痛经为子宫腺肌病的主要症状,约 30% 可无痛经症状。

(2)月经量增多:约 2/3 的患者有月经过多及经期延长。这是由于子宫体积增大。子宫腔内膜面积增加及子宫肌壁间异位子宫内膜影响子宫肌纤维的收缩所致。

2.体征

妇科检查时子宫呈均匀性增大或局限性结节,质硬而有压痛,经期压痛更为显著。

(二)特殊检查

(1)B超检查:声像图特点为子宫增大,子宫肌壁回声不均,有多个散在的无回声反射,局限性的子宫腺肌症或子宫腺肌瘤,表现为子宫壁肿块与正常子宫肌层界限不清,病灶多位于子宫后壁。

(2)CT、MRI 及子宫输卵管造影:可作为诊断的参考。

(三)诊断要点

(1)症状:经量增多,经期延长,呈继发性、进行性加剧的痛经。

（2）体征：子宫均匀性增大或局限性结节隆起，质硬，有压痛。

（3）根据 B 超、CT、MRI 及子宫输卵管造影检查，协助诊断。

（四）鉴别诊断

（1）盆腔子宫内膜异位症：患者有痛经，同时在盆腔可扪及包块，子宫正常大小，后倾固定。

（2）子宫肌瘤：一般不伴痛经，子宫增大，结节不平。

（3）功能性子宫出血：不伴痛经，月经不规则，量多或经期过长，但妇科检查子宫无异常。

四、治疗

治疗方法的选择应视患者年龄和症状而定。

（一）非手术治疗

对年轻患者或近绝经期的妇女，若症状轻可行非手术治疗。一般选用能降低体内雌激素水平的药物，如达那唑、孕三烯酮、他莫昔芬、GnRHa 等，均有一定的治疗效果，其药物的用法、用量可参考盆腔子宫内膜异位症的治疗，由于子宫腺肌病的异位内膜对孕激素缺乏反应，因此用孕激素及假孕疗法治疗一般效果较差。可行对症治疗，减轻疼痛症状，如布洛芬、萘普生等。

（二）手术治疗

对于无生育要求，且症状严重者行子宫全切术，尽可能保留卵巢。对年轻患者且要求生育者也可考虑病灶切除，但往往由于病灶周围界限不清，使手术无法彻底，症状无法完全解除，故术后易复发。

（郝美霞）

第五章　妊娠滋养细胞疾病

第一节　葡萄胎

葡萄胎是指妊娠后胎盘绒毛滋养细胞增生,终末绒毛转变成水泡,水泡间相连成串,形如葡萄得名,亦称水泡状胎块。葡萄胎是良性疾病,有时具有恶性倾向,成为发生恶性滋养细胞肿瘤的前身。

一、病因及分类

(一)病因

葡萄胎的真正发病原因不明。病例对照研究发现葡萄胎的发生与营养状况、社会经济及年龄有关。病因学中年龄是一显著相关因素,年龄大于 40 岁者葡萄胎发生率比年轻妇女高 10 倍,年龄小于 20 岁也是发生完全性葡萄胎的高危因素,这两个年龄阶段妇女易有受精缺陷。部分性葡萄胎与孕妇年龄无关。

通过细胞遗传学结合病理学研究证明两类葡萄胎——完全性葡萄胎与部分性葡萄胎各有遗传学特点。完全性葡萄胎的染色体基因组是父系来源,即卵子在卵原核缺失或卵原核失活的情况下和精原核结合后发育形成。染色体核型为二倍体,其中 90% 为 46,XX,由一个"空卵"(无基因物质卵)与一个单倍体精子(23,X)受精,经自身复制恢复为二倍体(46,XX),再生长发育而成,称为空卵受精。其少数核型为46,XY,这是两个性染色体不同的精子(23,X 及 23,Y)同时使空卵受精,称为双精子受精。部分性葡萄胎核型常是三倍体,80% 为 69,XXY,其余是 69,XXX 或 69,XXY,来自一个正常卵子与双精子受精,由此带来一套多余的父方染色体成分;也可由于一个正常的单倍体卵子(或精子)与减数分裂失败的二倍体配子结合所致。

(二)分类

葡萄胎可分为以下两类。

1.完全性葡萄胎

整个子宫腔内充满水泡,胎盘绒毛全部受累,无胎儿及其附属物可见。

2.部分性葡萄胎

仅部分胎盘绒毛发生水泡状变性,胎儿多已死亡。部分性葡萄胎很少转化为恶性。

二、诊断

(一)病史

停经后有不规则阴道出血、腹痛,妊娠呕吐严重且出现时间较早,妊娠早期出现妊娠期高血压疾病征象,尤其在妊娠 28 周前出现先兆子痫,有双侧卵巢囊肿或甲状腺功能亢进征象。

(二)临床表现

典型的临床表现如下。

1.阴道流血

阴道流血是葡萄胎的重要症状。一般于停经后 2～3 个月,或迟至 3～4 个月开始少量、断续的褐色或暗红色阴道流血。量渐增多,常伴贫血。在胎块排出时常大量出血,可致休克,甚至死亡。在排物中可见到水泡。

2.子宫迅速增大

由于葡萄胎生长快及宫腔内出血,多数患者子宫增大较快,大于停经月份,子宫下段宽软饱满。完全性葡萄胎时,摸不到胎体,查不到胎心、胎动。

3.黄素化囊肿

由于大量绒毛膜促性腺激素(HCG)的刺激,一侧或双侧卵巢可出现大小不等的黄素化囊肿。

4.妊娠呕吐及高血压征象

由于增生的滋养细胞产生大量的HCG,葡萄胎患者妊娠呕吐往往比正常妊娠者为重。因为子宫增长快,宫内张力大,在孕早、中期即可出现妊娠高血压疾病的表现,甚至发生心力衰竭或子痫。

5.其他症状

患者可有轻重不等的下腹痛。少数患者有咯血,多于清宫后自然消失。个别患者可有甲状腺功能亢进的表现。

(三)辅助检查

血 β-HCG 在 100U/L 以上,常超声检查见子宫增大,有"落雪状"或"蜂窝状"宫腔声像图,或子宫无明显增大,宫腔内含有水泡样结构及一部分正常胎盘组织,有时可见完整胎儿。

(四)病理检查

1.大体所见

葡萄样水泡大小不一,直径数毫米至 3 cm,水泡壁薄,透亮,内含黏液性液体,绒毛与之将其相连,水泡间空隙充满血液及凝血块。

2.组织学特点

①滋养细胞呈不同程度增生。②绒毛间质水肿。③间质内血管消失或仅有极稀少的无功能血管。

三、鉴别

(一)流产

不少病例最先被误诊为先兆流产。流产有停经史及阴道流血症状,妊娠试验可阳性,而葡萄胎患者子宫多大于同期妊娠子宫,孕期超过12周时HCG水平仍高。B型超声图像显示葡萄胎特点。

(二)双胎妊娠

子宫较同期单胎妊娠大。HCG水平亦稍高,易与葡萄胎混淆,但双胎妊娠无阴道出血,B型超声显像可确诊。

(三)羊水过多

羊水过多可使子宫迅速增大,虽多发生于妊娠后期,但发生在中期妊娠者需与葡萄胎鉴别,羊水过多时不伴阴道流血,HCG水平较低,B型超声显像可确诊。

四、规范化治疗

(一)清除宫腔内容物

葡萄胎确诊后应及时清除宫腔内容物,一般采用吸宫术迅速排空宫腔,即使子宫增大至妊娠6个月左右大小,仍可使用负压吸引。注意在输液、配血准备下,充分扩张子宫颈管,用大号吸管吸引。待子宫缩小后轻柔刮宫,在宫口扩大后可以应用缩宫素。一般尽量一次吸刮干净,子宫过大者可在1周后第二次刮宫,每次刮出物均需送病理检查。

(二)黄素囊肿的处理

因囊肿可自行消退,一般无须处理。

(三)预防性化疗

葡萄胎恶变率为 10％～25％,为防止葡萄胎恶变,应对高危患者进行预防性化疗:①年龄大于 40 岁。

②葡萄胎排出前 HCG 值异常升高。③滋养细胞高度增生或伴有不典型增生。④葡萄胎清除后,HCG 下降曲线不呈进行性下降,而是降至一定水平后即持续不再下降,或始终处于高值。⑤出现可疑转移灶者。⑥无条件随访者。一般选用氟尿嘧啶或放线菌素 D 单药化疗 1～2 个疗程。

（四）葡萄胎处理后

应避孕 1～2 年,宜用阴茎套或阴道隔膜避孕,一般不宜采用宫内节育器,因可混淆子宫出血原因。而含有雌激素的避孕药有促进滋养细胞生长的作用,亦不应用。

（五）随访

定期随访极重要,可早期发现持续性或转移性滋养细胞疾病。葡萄胎清除后每周一次作 HCG 定量测定,直到降至正常水平。开始 3 个月内仍每周复查一次,此后 3 个月每半月一次,然后每月一次持续半年,第 2 年起改为每半年一次,共随访 2 年,随访内容除每次必须监测 HCG 外,应注意有无阴道异常流血、咳嗽、咯血及其他转移灶症状,并作妇科检查,盆腔 B 超及 X 线胸片检查也应重复进行。

（王雪玲）

第二节　侵蚀性葡萄胎

侵蚀性葡萄胎指葡萄胎组织侵入子宫肌层局部,少数转移至子宫外,因具恶性肿瘤行为而命名。侵蚀性葡萄胎来自良性葡萄胎,多数在葡萄胎清除后 6 个月内发生。侵蚀性葡萄胎的绒毛可侵入子宫肌层或血管或两者皆有,起初为局部蔓延,水泡样组织侵入子宫肌层深部,有时完全穿透子宫壁,并扩展进入阔韧带或腹腔,半数病例随血运转移至远处,主要部位是肺和阴道,预后较好。

一、病理

大体可见水泡状物或血块,镜检时有绒毛结构,滋养细胞过度增生及不典型增生的程度不等,具有过度的侵蚀能力。组织学分为 3 型:①1 型:肉眼见大量水泡,形态似葡萄胎,但已侵入子宫肌层或血窦,很少出血坏死。②2 型:肉眼见少量或中等量水泡,滋养细胞中度增生,部分细胞分化不良,组织有出血坏死。③3 型:肿瘤几乎全部为坏死组织和血块,肉眼仔细观察才能见到少数水泡,个别仅在显微镜下找到残存肿大的绒毛,滋养细胞高度增生并分化不良,形态上极似绒癌。

二、临床表现

（一）原发灶表现

最主要症状是阴道不规则流血,多数在葡萄胎清除后几个月开始出现,量多少不定。妇科检查子宫复旧延迟,葡萄胎排空后 4～6 周子宫未恢复正常大小,黄素化囊肿持续存在。若肿瘤组织穿破子宫,则表现为腹痛及腹腔内出血症状。有时触及宫旁转移性肿块。

（二）转移灶表现症状、体征

视转移部位而异。最常见部位是肺,其次是阴道、宫旁,脑转移少见。在肺转移早期,胸片显示肺野外带单个或多个半透明小圆形阴影为其特点,晚期病例所见与绒癌相似。阴道转移灶表现为紫蓝色结节,溃破后大量出血。脑转移典型病例出现头痛、呕吐、抽搐、偏瘫及昏迷,一旦发生,致死率高。

三、诊断

（一）病史及临床表现

根据葡萄胎清除后半年内出现典型的临床表现或转移灶症状,结合辅助诊断方法,临床诊断可确立。

（二）HCG 连续测定

葡萄胎清除后 8 周以上 HCG 仍持续高水平,或 HCG 曾一度降至正常水平又迅速升高,临床已排除葡萄胎残留、黄素化囊肿或再次妊娠，可诊断为侵蚀性葡萄胎。

（三）超声检查

B型超声宫壁显示局灶性或弥散性强光点或光团与暗区相间的蜂窝样病灶，应考虑为侵蚀性葡萄胎或绒癌。

（四）组织学诊断

单凭刮宫标本不能作为侵蚀性葡萄胎的诊断依据，但在侵入子宫肌层或子宫外转移的切片中，见到绒毛结构或绒毛退变痕迹，即可诊断为侵蚀性葡萄胎。若原发灶与转移灶诊断不一致，只要任一标本中有绒毛结构，即应诊断为侵蚀性葡萄胎。

四、治疗

治疗原则以化疗为主，手术为辅。侵蚀性葡萄胎化疗几乎已完全替代了手术，但手术治疗在控制出血、感染等并发症及切除残存或耐药病灶方面仍占重要地位。

（一）化学药物治疗

1.所用药物

药物包括氟尿嘧啶（5-FU）、放线菌素 D（Act-D）、甲氨蝶呤（MTX）及其解救药亚叶酸钙（CF）、环磷酰胺（CTX）、长春新碱（VCR）、依托泊苷（VP-16）、顺铂（CDDP）等。

2.用药原则

Ⅰ期通常用单药治疗；Ⅱ～Ⅲ期宜用联合化疗；Ⅳ期或耐药病例则用 EMA-CO 方案，完全缓解率高，不良反应小。

3.不良反应

以造血功能障碍为主，其次为消化道反应，肝功能损害也常见，严重者可致死，治疗过程中应注意防治。脱发常见，停药后可逐渐恢复。

4.停药指征

化疗须持续到症状、体征消失，HCG 每周测定一次，连续 3 次在正常范围，再巩固 2～3 个疗程，随访 5 年无复发者为治愈。

（二）手术治疗

病变在子宫、化疗无效者可切除子宫，手术范围主张行次广泛子宫切除及卵巢动静脉高位结扎术，主要切除宫旁静脉丛。年轻未育者尽可能不切子宫，以保留生育功能；必须切除子宫时，仍应保留卵巢见绒癌处理。

五、预后

一般均能治愈，个别病例死于脑转移。病理分型中 3 型常发展为绒癌，预后较差。

六、随访

临床痊愈出院后应严密随访，观察有无复发。第 1 年内每月随访 1 次，1 年后每 3 个月随访 1 次，持续至 3 年，再每年 1 次至 5 年，此后每 2 年 1 次。随访内容重点同葡萄胎。

（王雪玲）

第三节　绒毛膜癌

绒毛膜癌是一种高度恶性的肿瘤，继发于葡萄胎、流产或足月分娩以后。其发病情况为

0.0001％～0.36％,少数可发生于异位妊娠后,多为生育年龄妇女。偶尔发生于未婚妇女的卵巢,称为原发性绒毛膜癌。在 20 世纪 50 年代前,病死率很高,近年来应用化学药物治疗,使绒癌的预后有了显著的改观。

一、病因

目前尚不清楚,有以下几种诱因。

(1)与营养缺乏、多次分娩、近亲结婚有关:尚缺乏足够证据。

(2)病毒学说:尚未得到进一步的证明。

(3)染色体异常:可能是病变的后果,尚难以肯定是病因。

(4)免疫学方面的异常:与本病的发生有一定关系,但亦有待于寻找更多的证据。

(5)其他:滋养细胞在一定条件下由隐匿型非增生细胞进入增生状态,形成肿瘤。患者年龄大,与前次妊娠间隔时间长,HCG 水平极高,肿瘤大,有肝、肾、脑转移,曾行过化疗者,夫妇双方为单一血型 A、B、及 AB 型,均属绒毛膜癌高危因素,发生的绒毛膜癌恶性度高,难以治愈,预后差。

二、诊断

(一)病史及症状

1.前次妊娠性质

在妊娠性绒毛膜癌中,前次妊娠性质可以为葡萄胎,也可以为流产(包括宫外孕、人工流产、自然流产、稽留流产)或足月产(包括早产)。

2.潜伏期

从前次妊娠之后至发病,中间相隔的时间自数月至数年不等,偶尔亦可与妊娠同时存在,此时称妊娠合并绒毛膜癌。文献报道的直接绒毛膜癌即妊娠一开始就是绒毛膜癌,中间无间隔期。

3.临床症状

(1)阴道流血:在产后,流产后,特别在葡萄胎清宫后。有不规则流血,量多少不定。如绒毛膜癌已侵入子宫肌壁间而子宫内膜病变较轻者,可无阴道流血。

(2)腹部包块:因增大的子宫或阔韧带内形成血肿,或增大的黄色囊肿,患者往往主诉为下腹包块。

(3)腹痛:癌组织侵蚀子宫壁或子宫腔积血所致,也可因癌组织穿破子宫或内脏转移所致。

(二)盆腔检查

阴道分泌物极臭。子宫增大,柔软,形状不规则。患侧的子宫动脉有明显搏动。如有盆腔动静脉瘘存在,可触到像猫喘样的血流感觉。有时可摸到双侧黄素化囊肿,但不常见,如破入阔韧带,则在其内形成血肿。

(三)转移症状

绒毛膜癌的滋养细胞最早侵入宫旁组织的静脉内,由此逆行而转移到阴道,上行经右心而至肺,再由肺继发转移而扩散至全身各主要器官,如脑、肝、肾、胃肠等。

1.肠转移

绒毛膜癌主要以血行转移,其中肺部转移的发生率占第一位,转移灶侵犯支气管黏膜时可造成咯血;侵犯胸膜时可出现胸痛、胸腔积液、积血。如广泛的微血管内出现细胞栓塞,可引起呼吸困难。

2.阴道转移

阴道转移仅次于肺,占第二位。其特征为紫蓝色的结节,突出于阴道黏膜面,为实质的肿块,如表面破裂,可引起大出血,也易感染。

3.脑转移

脑转移常继发于肺转移之后,是绒毛膜癌患者常见的死亡原因之一。在最早期,是脑动脉内瘤栓期,造成局部缺血,出现一过性症状,如突然跌倒、失语,失明,过几秒或几分钟后恢复。以后血管内瘤细胞继续生长发展,产生破坏性症状,造成蛛网膜下隙及附近脑组织出血,主要的症状为头痛、偏瘫、呕吐、平衡失调、视觉障碍、失语、高热、抽搐,以至昏迷,如引起脑疝,患者可突然死亡。

4.肝转移

肝区压痛,肝大,破裂时可引起内出血。

(四)血或尿内 HCG 测定

滴定度升高或者血、尿 HCG 阴性后又出现阳性。

(五)X 线胸片

X 线胸片可见肺部有球样阴影,分布于两侧肺野,有时仅为单个转移病灶。或几个结节融合成棉球、团块状病变。

(六)病理诊断

子宫肌层内或其他切除的脏器中,可见大片坏死组织和凝血块,在其周围可见大量活跃的滋养细胞,不存在绒毛结构。

三、鉴别诊断

绒毛膜癌和侵蚀性葡萄胎的临床鉴别要点如下。

(一)前次妊娠性质

根据经病理证明的病例资料总结,继流产(包括宫外孕,稽留流产和人工流产)或足月产(包括早产)发生恶变的,几乎全部为绒毛膜癌(只有极个别的继人工流产后发现为侵蚀性葡萄胎,但病史不清,刮出物亦未经病检,很可能流产前已是葡萄胎)。继葡萄胎后发生恶变的,则可能是侵蚀性葡萄胎,也可能是绒毛膜癌。可依据下述葡萄胎排出时间进行区分。

(二)葡萄胎排出时间

凡葡萄胎排出后在 6 个月内,96.6%为侵蚀性葡萄胎。凡葡萄胎排出后已超过 1 年者,92.0%为绒毛膜癌。葡萄胎排出在 6 个月至 1 年者,侵蚀性葡萄胎和绒毛膜癌的可能性各占一半。在这些病例中,有时进行鉴别还有困难,一般说来间隔时间越长,绒毛膜癌的概率越大。

四、规范化治疗

(一)治疗原则

以化疗为主,手术为辅,年轻未育者尽可能不切除子宫,以保留生育功能,如不得已切除子宫,卵巢仍可保留。

(二)化学药物治疗

在一般早期病例,可单用一种药物,以氟尿嘧啶(5-FU)为首选。如病情急或已到晚期则需两种或两种以上药物合用。常用的为氟尿嘧啶(5-FU)加放线菌素 D。氟尿嘧啶、放线菌素 D 疗效最好,不良反应小,对肺、消化道、泌尿道及生殖道的转移均有效。可用作静脉给药、动脉灌注、腔内或瘤内注射,也可口服。

(1)单药治疗:所用剂量比多种用药时要大,如氟尿嘧啶 28~30 mg/(kg·d)。

(2)联合治疗:剂量较单药治疗略小,疗程较短,如氟尿嘧啶为 26 mg/(kg·d),放线菌素 D 为6 μg/(kg·d)。

(3)药物剂量:要获得满意效果,各种药物的用量必须达到患者最大耐受量,尤其是第一、第二疗程更为重要,药物选择合适,用量足够,则多数病例可以迅速见效。

(三)手术治疗

自从证明化学药物治疗有较多的效果后,手术治疗已较少应用。

(四)放射治疗

绒毛膜癌及恶性葡萄胎对放疗敏感。若肺部、盆腔、腹腔等孤立性病灶,手术有困难或经多个疗程化疗消退不明显者,可考虑放射治疗,用 ^{60}Co 或深部 X 线照射,脑转移者可行全脑照射,不能切除的阴道转移结节亦可用镭局部治疗。绒毛膜癌适宜剂量为 3 000~4 000 cGy/3~4 周,恶性葡萄胎为

2 000～3 000 cGy/2～3 周。

（五）外阴及阴道出血的处理

转移瘤未破溃，除氟尿嘧啶静脉滴注外，可加用氟尿嘧啶 250～500 mg 转移瘤内注射。隔 2～3 天注射一次，至转移瘤明显缩小为止。若转移瘤已破溃出血，可用纱布条压迫止血，或纱布条上涂上无菌出血药物，如云南白药也有效。如经过以上方法仍不能止血时，可考虑手术切除或缝合。

（六）腹腔内出血的处理

如有急性明显腹腔内出血时，应立即剖腹手术，切除子宫。术后继续全身化疗。

（七）脑转移的处理

（1）全身化疗：首选药物是常用的氟尿嘧啶与放线菌素 D 联合化疗。

（2）对症治疗：使化疗发挥作用，降低颅内压用甘露醇或山梨醇 250 mL，每 4～6 小时 1 次，半小时滴完。

（3）镇静：控制抽搐可用地西泮、巴比妥或哌替啶等药物。

（4）防止并发症：昏迷、抽搐跌倒、咬伤、吸入性肺炎等，要做好护理工作，同时要及时纠正电解质紊乱及酸碱平衡失调。

（八）咯血的处理

一旦发生大咯血时应及时处理。①垂体后叶素：20 U 加入 5％葡萄糖液 500 mL 静脉滴注。②止血药物：可用氨甲苯酸及对羧基苄胺等。③手术：如能确定出血部位，条件及时间许可，考虑行肺叶切除术。④注意抗休克。纠正贫血，抗感染及防止咯血而引起窒息。

（王雪玲）

第四节　胎盘部位滋养细胞肿瘤

胎盘部位滋养细胞肿瘤（placental site trophoblastic tumor，PSTT）指来源于胎盘种植部位的一种特殊类型的、较为罕见的滋养细胞肿瘤。本病一般为良性，但也可以为恶性。

一、病理

肿瘤呈实性，一般局限于子宫，多突向宫腔，呈息肉状生长，也可侵入肌层，甚至穿破子宫壁。肿瘤切面呈白色或黄色，质软，偶见小出血灶。PSTT 在镜下主要由中间型滋养细胞（intermediate cell）构成，肿瘤细胞呈圆形、多角形或梭形，胞质丰富，呈异染性，核分裂象少见。无广泛性出血及坏死，也无绒毛结构。肿瘤细胞可产生 HCG 及 HPL（人胎盘生乳素）。

二、病情分析

（一）病史

一般继发于足月产（或早产）、流产或葡萄胎后，或与妊娠同时存在。

（二）症状

主要表现为不规则阴道流血，有时闭经，可伴有贫血。少数病例以转移症状为首发症状，转移部位以肺为主，也可经血行多处转移。

（三）妇科检查

子宫可呈均匀或不规则增大。一般如 8～16 周大小。其他体征有贫血貌、肾病综合征者可有水肿、蜘蛛痣、脾肿大、高雄激素体征等。

（四）辅助检查

（1）血 HCG 测定：仅 1/3～1/2 患者 HCG 升高，通常低于 3 000 IU/L。

（2）血 HPL 测定。

（3）超声检查：B 超提示子宫肌层内肿块，有时类似子宫肌瘤回声，彩色多普勒超声显示为舒张期成分占优势的低阻抗富血流肿块图像。

（4）胸片检查：以诊断肺转移。

（5）MRI：以诊断子宫病灶。

（6）诊断性刮宫：许多胎盘部位滋养细胞肿瘤（PSTT）常通过刮宫首先做出诊断，一般根据刮宫标本已可进行 PSTT 病理组织学诊断。

三、诊断与鉴别诊断

（一）诊断

PSTT 的诊断必须依靠病理。其特点如下。

（1）单一类型的中间型滋养细胞，缺乏典型的细胞滋养细胞和合体滋养细胞，无绒毛结构，出血坏死较少见。

（2）免疫组化染色，大多数肿瘤细胞 HPL 阳性，仅少数 HCG 阳性。

（3）临床上可以通过刮宫标本诊断 PSTT。但若准确判断 PSTT 侵蚀子宫肌层的深度，必须靠子宫切除标本。

（4）血 β-HCG 可轻度升高或正常，血 HPL 可有轻度升高。

（5）B 型超声显示子宫肌层内低回声区。彩色多普勒超声可见肿瘤部位呈现血流丰富、低阻抗血流图像。

（二）鉴别诊断

（1）稽留流产：宫内刮出物有胎囊及绒毛。

（2）绒癌：有典型的细胞滋养细胞和合体滋养细胞，常伴大量出血和坏死。

（3）合体细胞子宫内膜炎：胎盘部位浅肌层有合体细胞浸润，并混有不等量的炎细胞。

（4）当 PSTT 的肿瘤细胞呈梭形时需与平滑肌肉瘤相鉴别，PSTT 核分裂象少，其临床表现也不同于平滑肌肉瘤。

四、预后

大多数 PSTT 表现为良性，仅 10%～15% 预后不良。影响 PSTT 的预后因素如下。

（1）先行妊娠至临床诊断间隔时间大于 2 年者预后不良。

（2）先行妊娠为足月妊娠者易发生转移。

（3）核分裂象高者尤其伴大片出血坏死者预后差。

（4）子宫外转移者预后差。

五、治疗

（一）手术

手术是首选治疗方法，手术范围一般为全子宫加双侧附件切除术。对疑有淋巴转移者可加行盆腔淋巴结清扫术。年轻妇女，无卵巢转移证据者可保留卵巢。

（二）化疗

化疗主要适用手术后辅助化疗及年轻要求保留生育功能患者刮宫后。一般主张联合用药。

（三）诊断性刮宫

诊断性刮宫适用于年轻要求保留生育功能，组织学检查可提示核分裂相等，影像学检查子宫增大不明显，且有条件随访者。

（四）放疗

放疗主要适用于转移瘤，对孤立、局部复发病变最有效。

（王雪玲）

第六章 女性生殖器官损伤性疾病

第一节 子宫脱垂

子宫脱垂是子宫从正常位置沿阴道下降,宫颈外口达坐骨棘水平以下,甚至子宫全部脱出阴道口以外。子宫脱垂常伴有阴道前壁和后壁脱垂。

一、临床分度与临床表现

(一)临床分度

我国采用 1981 年全国部分省、市、自治区"两病"科研协作组的分度,以患者平卧用力向下屏气时,子宫下降最低点为分度标准。将子宫脱垂分为 3 度(图 6-1)。

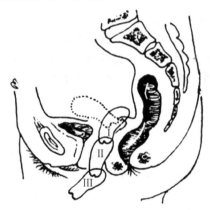

图 6-1 子宫脱垂

Ⅰ度:轻型,宫颈外口距处女膜缘小于 4 cm,未达处女膜缘;重型,宫颈外口已达处女膜缘,阴道口可见子宫颈。

Ⅱ度:轻型,宫颈已脱出阴道口外,宫体仍在阴道内;重型,宫颈及部分宫体脱出阴道口。

Ⅲ度:宫颈与宫体全部脱出阴道口外。

(二)临床表现

1.症状

Ⅰ度:患者多无自觉症状。Ⅱ、Ⅲ度患者常有程度不等的腰骶区疼痛或下坠感。

Ⅱ度:患者在行走、劳动、下蹲或排便等腹压增加时有块状物自阴道口脱出,开始时块状物在平卧休息时可变小或消失。严重者休息后块状物也不能自行回缩,常需用手推送才能将其还纳至阴道内。

Ⅲ度:患者多伴Ⅲ度阴道前壁脱垂,易出现尿潴留,还可发生压力性尿失禁。

2.体征

脱垂子宫有的可自行回缩,有的可经手还纳,不能还纳的,常伴阴道前后壁脱出,长期摩擦可致宫颈溃疡、出血。Ⅱ、Ⅲ度子宫脱垂患者宫颈及阴道黏膜增厚角化,宫颈肥大并延长。

二、病因

分娩损伤，产后过早体力劳动，特别是重体力劳动；子宫支持组织疏松薄弱，如盆底组织先天发育不良；绝经后雌激素不足；长期腹压增加。

三、诊断

通过妇科检查结合病史很容易诊断。检查时嘱患者向下屏气或加腹压，以判断子宫脱垂的最大程度，并分度。同时注意观察有无阴道壁脱垂、宫颈溃疡、压力性尿失禁等，必要时做宫颈细胞学检查。如可还纳，需了解盆腔情况。

四、处理

（一）支持疗法
加强营养，适当安排休息和工作，避免重体力劳动，保持大便通畅，积极治疗增加腹压的疾病。
（二）非手术疗法
1.放置子宫托
子宫托适用于各度子宫脱垂和阴道前后壁脱垂患者。
2.其他疗法
其他疗法包括盆底肌肉锻炼、物理疗法和中药补中益气汤等。
（三）手术疗法
手术疗法适用于国内分期Ⅱ度及以上子宫脱垂或保守治疗无效者。
1.阴道前、后壁修补术
其适用于Ⅰ、Ⅱ度阴道前、后壁脱垂患者。
2.曼氏手术
曼氏手术包括阴道前后壁修补、主韧带缩短及宫颈部分切除术。适用于年龄较轻、宫颈延长、希望保留子宫的Ⅱ、Ⅲ度子宫脱垂伴阴道前、后壁脱垂患者。
3.经阴道子宫全切术及阴道前后壁修补术
其适用于Ⅱ、Ⅲ度子宫脱垂伴阴道前、后壁脱垂、年龄较大、无需考虑生育功能的患者。
4.阴道纵隔形成术或阴道封闭术
其适用于年老体弱不能耐受较大手术、不需保留性交功能者。
5.阴道、子宫悬吊术
阴道、子宫悬吊术可采用手术缩短圆韧带，或利用生物材料制成各种吊带，以达到悬吊子宫和阴道的目的。

五、预防

推行计划生育，提高助产技术，加强产后体操锻炼，产后避免重体力劳动，积极治疗和预防使腹压增加的疾病。

（梅丽君）

第二节　阴道脱垂

阴道脱垂包括阴道前壁脱垂与阴道后壁脱垂。

一、阴道前壁脱垂

阴道前壁脱垂常伴有膀胱膨出和尿道膨出，以膀胱膨出为主(图6-2)。

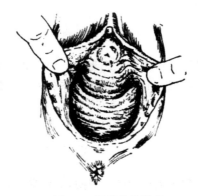

图 6-2　阴道前壁脱垂

(一)病因病理

阴道前壁的支持组织主要是耻骨尾骨肌、耻骨膀胱宫颈筋膜和泌尿生殖膈的深筋膜。

若分娩时，上述肌肉、韧带和筋膜，尤其是耻骨膀胱宫颈筋膜、阴道前壁及其周围的耻尾肌过度伸张或撕裂，产褥期又过早从事体力劳动，使阴道支持组织不能恢复正常，膀胱底部失去支持力，膀胱及与其紧连的阴道前壁上2/3段向下膨出，在阴道口或阴道口外可见，称为膀胱膨出。膨出的膀胱随同阴道前壁仍位于阴道内，称Ⅰ度膨出;膨出部暴露于阴道口外称Ⅱ度膨出;阴道前壁完全膨出于阴道口外，称Ⅲ度膨出。

若支持尿道的耻骨膀胱宫颈筋膜严重受损，尿道及与其紧连的阴道前壁下1/3段则以尿道外口为支点，向后向下膨出，形成尿道膨出。

(二)临床表现

轻者可无症状。重者自觉下坠、腰酸，并有块物自阴道脱出，站立时间过长、剧烈活动后或腹压增大时，阴道"块物"增大，休息后减小。仅膀胱膨出时，可因排尿困难而致尿潴留，易并发尿路感染，患者可有尿频、尿急、尿痛等症状。膀胱膨出合并尿道膨出时，尿道膀胱后角消失，在大笑、咳嗽、用力等增加腹压时，有尿液溢出，称张力性尿失禁。

(三)诊断及鉴别诊断

诊断及鉴别诊断主要依靠阴道视诊及触诊，但要注意是否合并尿道膨出及张力性尿失禁。患者有上述自觉症状，视诊时阴道口宽阔，伴有陈旧性会阴裂伤。阴道口突出物在屏气时可能增大。若同时见尿液溢出，表明合并膀胱膨出和尿道膨出。触诊时突出包块为阴道前壁，柔软而边界不清。如用金属导尿管插入尿道膀胱中，则在可缩小的包块内触及金属导管，可确诊为膀胱或尿道膨出，也除外阴道内其他包块的可能，如黏膜下子宫肌瘤、阴道壁囊肿、阴道肠疝、肥大宫颈及子宫脱垂(可同时存在)等。

(四)预防

正确处理产程，凡有头盆不称者及早行剖宫产术，避免第二产程延长和滞产;提高助产技术，加强会阴保护，及时行会阴侧切术，必要时手术助产结束分娩;产后避免过早参加重体力劳动;提倡做产后保健操。

(五)治疗

轻者只需注意适当营养和缩肛运动。严重者应行阴道壁修补术;因其他慢性病不宜手术者，可置子宫托缓解症状，但需日间放置、夜间取出，以防引起尿瘘、粪瘘。

二、阴道后壁脱垂

阴道后壁脱垂常伴有直肠膨出。阴道后壁脱垂可单独存在，也可合并阴道前壁脱垂。

（一）病因病理

经阴道分娩时，耻尾肌、直肠-阴道筋膜或泌尿生殖膈等盆底支持组织由于长时间受压而过度伸展或撕裂，如在产后未能修复，直肠支持组织消弱，导致直肠前壁向阴道后壁逐渐脱出，形成伴直肠膨出的阴道后壁脱垂（图 6-3）。

若较高处的耻尾肌纤维严重受损，可形成子宫直肠陷凹疝，阴道后穹隆向阴道内脱出，内有肠管，称肠膨出。

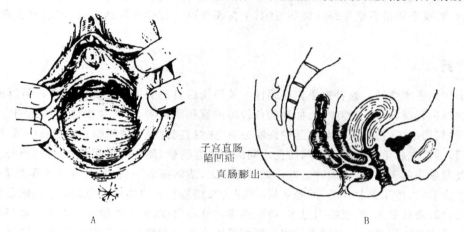

子宫直肠
陷凹疝

直肠膨出

图 6-3 阴道后壁脱垂
A.直肠膨出；B.直肠膨出矢状面观

（二）临床表现

轻者无明显表现，严重者可感下坠、腰酸、排便困难，甚至需要用手向后推移膨出的直肠方能排便。

（三）诊断与鉴别诊断

检查可见阴道后壁呈球形膨出，肛诊时手指可伸入膨出部，即可确诊。

（四）预防

同阴道前壁脱垂。

（五）治疗

轻度者不需治疗，重者需行后阴道壁及会阴修补术。

（梅丽君）

第三节　粪　瘘

粪瘘是指肠道与生殖道之间有异常通道，致使粪便由阴道排出，以直肠阴道瘘居多。

一、病因和发病机制

(1)阴道直肠瘘是由于难产时胎头压迫阴道后壁及直肠过久所致，由于骶骨凹陷缓解了胎头对软组织的压迫，所以发生机会少，粪瘘发生也低于尿瘘。

(2)会阴Ⅲ度裂伤未缝合或缝合未愈，也可引起粪瘘。

(3)会阴修补时肠线穿透直肠黏膜感染后形成瘘管。

(4)由于晚期癌症或癌症放疗后引起。

二、病情分析

(1)自阴道排出稀薄粪便，自阴道内排气。

(2)粪瘘高位者,大便可积于阴道内,使阴道不洁及感染。

(3)合并尿瘘时,尿及粪同时由阴道排出发生外阴皮炎。

三、诊断要点

(1)阴道内可见粪便,瘘孔位于阴道后壁。

(2)瘘孔小时仅于阴道后壁见鲜红肉芽组织,子宫探针可通过此处到达直肠,肛诊时在直肠内可触及探针。

四、治疗要点

粪瘘的治疗为手术修补。修补效果比尿瘘佳。其损伤后自愈的机会也比尿瘘多。新鲜创伤(如手术或外伤),应立即进行修补,陈旧性粪瘘,如为部位较高的直肠阴道瘘,则按尿瘘修补的原则方法及手术需求,分离瘘孔的周边组织,使阴道壁与直肠壁黏膜分离,先缝直肠壁(不透黏膜),后缝合阴道壁。如直肠阴道壁近于肛门,则首先从正中剪开肛门与瘘孔之间的阴道直肠壁,使会阴Ⅲ度裂伤,再行修补。

如系粪瘘与尿瘘两者并存,宜同时修补。如粪瘘较大,或瘢痕组织较多,估计手术困难者可先作腹壁结肠造瘘及尿瘘修补,待尿瘘愈合后,间隔4周,再进行粪瘘修补。成功后再使造瘘之结肠复位。

直肠阴道瘘的瘘孔巨大,瘢痕组织过多,瘘孔经多次修补失败,可考虑做永久性人工肛门手术。

确诊之小肠或结肠阴道瘘宜经腹修补或行肠切除吻合术。粪瘘的术前准备及术后护理,对粪瘘修补的愈合关系较大。故术前3～5 d开始进无渣半流质,并给予甲硝唑(灭滴灵)0.2 g,每日3～4次;共服3～4 d,庆大霉素8万U,肌内注射,1日2次,用3～4 d,或术前口服新霉素1 g,或每日口服链霉素1 g,3～4 d,以减少肠道感染机会。术前1口服番泻叶15 g(冲饮),或术前晚清洁灌肠,并冲洗阴道。术后继续给予无渣半流质饮食并控制排便3～5 d,可给予5%鸦片酊5 mL,每日3次;继给甲硝唑(灭滴灵)等预防感染,促进伤口愈合。自术后第4日起每晚服液体石蜡30～40 mL,或每日服番泻叶15 g,使粪便变稀软化易于排出(排便次数过多时可停服)。此外,术后还应保持外阴清洁。

五、预防

产时处理避免第二产程过长;注意保护会阴,避免会阴Ⅲ度裂伤;会阴裂伤缝合后应常规肛查,发现有缝线穿透直肠黏膜时,应立即拆除重缝;避免长时间放置子宫托不取出;生殖道癌肿放射治疗时,应掌握放射剂量和操作技术。

(梅丽君)

第四节　尿　瘘

尿瘘是指生殖道与泌尿道之间形成的异常通道。根据泌尿生殖瘘的发生部位,可以分为膀胱阴道瘘、膀胱宫颈瘘、尿道阴道瘘、膀胱尿道阴道瘘及输尿管阴道瘘等。临床上以膀胱阴道瘘最多见。

一、病因和发病机理

(一)产伤

产伤引起尿瘘以往在我国农村常见。产伤所致的尿瘘多因为难产处理不当引起,有坏死型和创伤型两种。

(二)妇科手术损伤

通常是由于手术时组织粘连误伤输尿管或因输尿管末端游离过度导致的输尿管阴道瘘,也可以误伤膀胱造成膀胱阴道瘘。经阴道手术时,可以误伤膀胱、尿道而形成膀胱阴道瘘和尿道阴道瘘。

（三）其他

如膀胱结核、生殖器放射治疗后,晚期生殖道或膀胱癌肿长期放置子宫托等,均能导致尿瘘,但并不多见。

二、临床症状

（一）漏尿

漏尿为主要症状,尿液不断自阴道流出,不能自主。病因不同,出现漏尿的时间也不同。分娩时压迫及手术时组织剥离过度所致的坏死型尿瘘,多在产后及手术后3～7 d开始漏尿。手术直接损伤者,术后立即开始漏尿。漏尿的表现形式因瘘孔部位不同而不同。如膀胱阴道瘘通常不能控制排尿,尿液均由阴道流出;尿道阴道瘘仅在膀胱充盈时才漏尿,一侧性输尿管阴道瘘因对侧尿液仍可进入膀胱,在漏尿同时仍有自主排尿;膀胱内瘘孔极小或瘘道曲折迂回者,在某种体位可能不漏尿,变更体位后出现漏尿。

（二）外阴皮炎

由于尿液长期刺激,外阴部甚至臀部及大腿内侧常出现皮炎,范围较大。

1.尿路感染

伴有膀胱结石者多有尿路感染,出现尿频、尿急、尿痛症状。

2.闭经

不少患者长期闭经或月经稀少,可能与精神创伤有关。

（三）体征

用窥阴器检查或经阴道指诊,可查到阴道前壁上的瘘孔即可确诊。瘘孔小,无法找到可用探针或金属导尿管插入尿道,与阴道内手指配合探查瘘孔。

三、诊断与鉴别诊断

根据病史症状、体征及亚甲蓝试验,腚胭脂试验,排泄性尿路造影辅助检查,可初步确诊。

（一）实验室检查

1.亚甲蓝试验

将尿道导管向膀胱注入稀释消毒亚甲蓝溶液100～200 mL,然后夹紧导尿管,扩开阴道进行检查。如见到有蓝色液体从阴道前壁小孔流出者,为膀胱阴道瘘;子宫颈外口流出者,为膀胱宫颈瘘或膀胱子宫瘘;阴道内流出清亮尿液,则为输尿管阴道瘘。

2.腚胭脂试验

静脉推注腚胭脂5 mL,阴道内置干纱布观察,约5～7 min可见蓝色液体由瘘孔流出。本实验用于亚甲蓝试验阴性患者,以进一步确诊瘘孔部位。

3.膀胱镜检查

帮助了解瘘孔数目、位置、大小以及与输尿管口和尿道口的关系。

（二）排泄性尿路造影

又称静脉肾盂输尿管造影,即经静脉注入泛影葡胺后摄片,以了解双肾功能及输尿管有无异常。本病应与输尿管开口异位、张力性尿失禁、女性尿道下裂相鉴别。

四、治疗原则

均需手术治疗。结核、癌肿所致尿瘘者,应针对病因治疗;产后和妇科手术后7日内发生的尿瘘,经尿道放较粗的保留尿管,开放引流4～6周,小的瘘孔有可能愈合,较大者可减少其孔径。年老体弱不能耐受手术者,考虑采用尿收集器保守治疗。

（一）手术时间选择

（1）直接器械损伤新鲜清洁瘘孔，可在发现后立即手术修补。

（2）缺血坏死或伴感染的瘘孔，应等3～6个月待炎症消失、局部血供恢复后再行手术。

（3）瘘孔修补失败后，至少等三个月再行手术。

（4）膀胱内有结石伴炎症者，应在控制炎症后行取石和修补术。

（二）手术途径选择

有经阴道、经腹和经阴腹联合手术之分。原则上应根据瘘孔类型和部位选择不同途径。绝大多数膀胱和尿道瘘经阴道手术为宜，输尿管瘘均采取经腹途径。

（三）术前准备

目的在于为手术创造条件，以促进伤口的愈合：①术前3～5 d用1:5 000高锰酸钾坐浴。有外阴湿疹者，在坐浴后局部涂搽氧化锌油膏，待痊愈后再行手术。②老年妇女或闭经患者，应每晚口服乙烯雌酚1 mg，连服20 d，以促进阴道上皮增生，有利于伤口愈合。③有尿路感染者，应先控制感染，再行手术。

（四）术后护理

修补手术是否成功，除手术本身外，术后护理也是重要环节之一。术后保留导尿管或耻骨联合上膀胱造瘘，应保证膀胱引流持续通畅，发生阻塞及时处理，一般7～14 d不等。术后每天进液量不少于3 000 mL，大量尿液可起到冲洗膀胱的作用，有利于防止尿路感染。每天应将阴道擦洗，术后继续用抗生素预防感染。

（梅丽君）

第五节　压力性尿失禁

一、定义

压力性尿失禁（SUI）是指腹压的突然增加导致尿液不自主流出，不是由逼尿肌收缩压或膀胱壁对尿液的张力压引起的。其特点是正常状态下无遗尿，而腹压突然增高时尿液自动流出，也称真性压力性尿失禁、张力性尿失禁、应力性尿失禁。压力性尿失禁在绝经后妇女的发生率为17.1%。

二、病因

压力性尿失禁分为两型。90%以上为解剖型压力性尿失禁，为盆底组织松弛引起。盆底松弛的原因：①妊娠与阴道分娩损伤。②绝经后雌激素减低或先天发育不良所致的支持薄弱。③尿道、阴道手术。④盆腔巨大肿物等原因。不到10%的患者为尿道内括约肌障碍型，为先天发育异常所致。

三、临床表现

几乎所有的下尿路症状及许多阴道症状都可见于压力性尿失禁。腹压增加下不自主溢尿是最典型的症状，而尿急、尿频、急迫尿失禁和排尿后膀胱区胀满感亦是常见的症状。80%的压力性尿失禁患者伴有膀胱膨出。

四、分度

客观分度主要基于尿垫试验，临床常用简单的主观分度。

（1）轻度：尿失禁发生在咳嗽和打喷嚏时，至少每周发作2次。

（2）中度：尿失禁发生在快步行走等日常活动时。

(3)重度:在站立位时即发生尿失禁。

五、诊断

无单一的压力性尿失禁的诊断性试验。以患者的症状为主要依据,压力性尿失禁除常规查体、妇科基础知识篇检查及相关的神经系统检查外,还需相关压力试验、指压试验、棉签试验和尿动力学检查等辅助检查,排除急迫性尿失禁、充盈性尿失禁及感染等情况。

(一)压力试验

压力试验是将一定量的液体(一般为 300 mL)注入膀胱后,嘱患者取站立位,用力咳嗽 8～10 次,观察阴部有无尿液漏出。如有尿液流出,为阳性。

(二)指压试验

检查者把中、食指放入阴道前壁的尿道两侧,指尖位于膀胱与尿道交接处,向前上抬高膀胱颈,再行诱发压力试验,如压力性尿失禁现象消失,则为阳性。

(三)棉签试验

患者仰卧位,将涂有利多卡因凝胶的棉签置入尿道,使棉签头处于尿道膀胱交界处,分别测量患者在静息时及 Valsalva 动作(紧闭声门的屏气)时棉签棒与地面之间形成的角度。在静息及做 Valsalva 动作时该角度差小于 15°为良好的结果,说明有良好的解剖学支持;如角度差大于 30°,说明解剖学支持薄弱;15°～30°时,结果不能确定。

六、鉴别诊断

在症状和体征最易混淆的是急迫性尿失禁,可通过尿动力学检测来鉴别诊断。

七、治疗

(一)非手术治疗

用于轻、中度压力性尿失禁治疗和手术治疗前后的辅助治疗。非手术治疗包括盆底肌肉锻炼、盆底电刺激、膀胱训练、尿道周围填充物注射、α-肾上腺素能激动药和雌激素替代药物治疗。非手术治疗患者有30％～60％能改善症状。

(二)手术治疗

压力性尿失禁的手术方法很多。种类有 100 余种。目前公认有效的手术方法为阴道无张力尿道中段悬吊带术和耻骨后膀胱尿道悬吊术,为一线治疗方法。

1.阴道无张力尿道中段悬吊带术

除解剖型压力性尿失禁外,尿道内括约肌障碍型压力性尿失禁和合并有急迫性尿失禁的混合性尿失禁均是悬吊带术适应证。悬吊带术可用自身筋膜或合成材料,有经耻骨后路经和经闭孔路径。近年来以聚丙烯材料为主的合成材料的悬吊带术因方便、微创、疗效肯定,已得到普遍认同和广泛应用,治愈率在90％左右,尤其对年老和体弱患者增加了手术安全性。

2.耻骨后膀胱尿道悬吊术

术式很多,有经腹和"缝针法"途径。所有术式遵循 2 个基本原则,仅在应用上有所差别。缝合尿道旁阴道或阴道周围组织,以提高膀胱尿道交界处;缝合至相对结实和持久的结构上,最常见为髂耻韧带,即Cooper 韧带(称 Butch 手术)。Butch 手术目前在耻骨后膀胱尿道悬吊术应用最多,有开腹途径完成和腹腔镜途径完成。手术治愈率为 85％～90％。

3.阴道前壁修补术(Kelly 手术)

通过对阴道前壁的黏膜修剪和筋膜缝合达到增加膀胱尿道后壁的支持作用,以往曾用于压力性尿失禁的治疗。该手术方法比较简单,但解剖学和临床效果均较差,术后 1 年治愈率约为 30％,并随时间推移而下降。目前认为阴道前壁修补术不适用于压力性尿失禁的治疗。

(梅丽君)

第六节　子宫损伤

一、子宫穿孔

子宫穿孔(uterine perforation)多发生于流产刮宫,特别是钳刮人工流产手术时,但诊断性刮宫、安放和取出宫腔内节育器(intrauterine device,简称 IUD)均可导致子宫穿孔。

(一)病因

1.术前未作盆腔检查或判断错误

刮宫术前未做盆腔检查或对子宫位置、大小判断错误,即盲目操作,是子宫穿孔的常见原因之一。特别是当子宫前屈或后屈,而探针,吸引头或刮匙放入的方向与实际方向相反时,最易发生穿孔。双子宫或双角子宫畸形患者,早孕时误在未孕侧操作,亦易导致穿孔。

2.术时不遵守操作常规或动作粗暴

初孕妇宫颈内口较紧,强行扩宫,特别是跳号扩张宫颈时,可能发生穿孔。此外,如在宫腔内粗暴操作,过度搔刮或钳夹子宫某局部区域,均可引起穿孔。

3.子宫病变

以往有子宫穿孔史、反复多次刮宫史或剖宫产后瘢痕子宫患者,当再次刮宫时均易发生穿孔。子宫绒癌或子宫内膜癌累及深肌层者,诊断性刮宫或宫腔镜检查时,可导致或加速其穿孔或破裂。

4.萎缩子宫

当体内雌激素水平低落,如产后子宫过度复旧或绝经后,子宫往往小于正常,且其肌层组织脆弱、肌张力低,探针很容易直接穿透宫壁,甚至可将 IUD 直接放入腹腔内。

5.强行取出嵌入肌壁的 IUD

IUD 已嵌入子宫肌壁,甚至部分已穿透宫壁时,如仍强行经阴道取出,有引起子宫穿孔的可能。

(二)临床表现

绝大多数子宫穿孔均发生在人工流产手术,特别是大月份钳刮手术时。子宫穿孔的临床表现可因子宫原有状态、引起穿孔的器械大小、损伤的部位和程度,以及是否并发其他内脏损伤而有显著不同。

1.探针或 IUD 穿孔

凡探针穿孔,由于损伤小,一般内出血少,症状不明显,检查时除可能扪及宫底部有轻压痛外,余无特殊发现。产后子宫萎缩,在安放 IUD 时,有时可穿透宫壁将其直接放入腹腔而未察觉,直至以后 B 型超声随访 IUD 或试图取出 IUD 失败时方始发现。

2.卵圆钳、吸管穿孔

卵圆钳或吸管所致穿孔的孔径较大,特别是当穿孔后未及时察觉仍反复操作时,常伴急性内出血。穿孔发生时患者往往感突发剧痛。腹部检查,全腹均有压痛和反跳痛,下腹部最为明显,但肌紧张多不显著,如内出血少,移动性浊音可为阴性。妇科检查宫颈举痛和宫体压痛均极显著。如穿孔部位在子宫峡部一侧,且伤及子宫动脉的下行支时,可在一侧阔韧带内扪及血肿形成的块状物;但也有些患者仅表现为阵性颈管内活跃出血,宫旁无块状物扪及,宫腔内亦已刮净而无组织残留。子宫绒癌或葡萄胎刮宫所导致的子宫穿孔,多伴有大量内、外出血,患者在短时间内可出现休克症状。

3.子宫穿孔并发其他内脏损伤

人工流产术发生穿孔后未及时发现,仍用卵圆钳或吸引器继续操作时,往往夹住或吸住大网膜、肠管等,以致造成内脏严重损伤。如将夹住的组织强行往外牵拉,患者顿感刀割或牵扯样上腹剧痛,术者亦多觉察往外牵拉的阻力极大,有时可夹出黄色脂肪组织、粪渣或肠管,严重者甚至可将肠管内黏膜层剥脱拉出。因肠管黏膜呈膜样,故即使夹出亦很难肉眼辨认其为何物。肠管损伤后,其内容物溢入腹腔,迅速出现腹膜炎症状。如不及时手术,患者可因中毒性休克死亡。

如穿孔位于子宫前壁,伤及膀胱时可出现血尿。当膀胱破裂,尿液流入腹腔后,则形成尿液性腹膜炎。

（三）诊断

凡经阴道宫腔内操做出现下列征象时,均提示有子宫穿孔的可能。

（1）使用的器械进入宫腔深度超过事先估计或探明的长度,并感到继续放入无阻力时。

（2）扩张宫颈的过程中,如原有阻力极大,但忽而阻力完全消失,且患者同时感到有剧烈疼痛时。

（3）手术时患者有剧烈上腹痛,检查有腹膜炎刺激征,或移动性浊音阳性;如看到夹出物有黄色脂肪组织、粪渣或肠管,更可确诊为肠管损伤。

（4）术后子宫旁有块物形成或宫腔内无组织物残留,但仍有反复阵性颈管内出血者,应考虑在子宫下段侧壁阔韧带两叶之间有穿孔可能。

（四）预防

（1）术前详细了解病史和作好妇科检查,并应排空膀胱。产后三月哺乳期内和宫腔小于6 cm者不放置 IUD。有剖宫产史、子宫穿孔史或哺乳期受孕而行人工流产术时,在扩张宫颈后即可注射子宫收缩剂,以促进子宫收缩变硬,从而减少损伤。

（2）经阴道行宫腔内手术是完全凭手指触觉的"盲目"操作,故应严格遵守操作规程,动作轻柔,安全第一,务求做到每次手术均随时警惕有损伤的可能。

（3）孕 12～16 周而行引产或钳副术时,术前 2 天分四次口服米菲司酮共 150 mg,同时注射利凡诺100 mg至宫腔,以促进宫颈软化和扩张。一般在引产第三天,胎儿胎盘多能自行排出,如不排出时,可行钳刮术。钳刮时先取胎盘,后取胎体,如胎块长骨通过宫颈受阻时,忌用暴力牵拉或旋转,以免损伤宫壁。此时应将胎骨退回宫腔最宽处,换夹胎骨另一端则不难取出。

（4）如疑诊子宫体绒癌或子宫内膜腺癌而需行诊断性刮宫确诊时,搔刮宜轻柔。当取出的组织足以进行病理检查时,则不应再作全面彻底的搔刮术。

（五）治疗

手术时一旦发现子宫穿孔,应立即停止宫腔内操作。然后根据穿孔大小、宫腔内容物干净与否、出血多少和是否继续有内出血、其他内脏有无损伤、以及妇女对今后生育的要求等而采取不同的处理方法（图 6-4）。

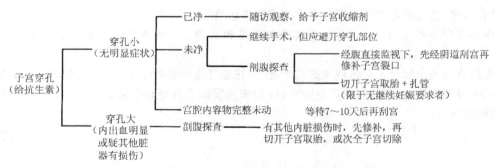

图 6-4　人工流产导致子宫穿孔的处理方法

（1）穿孔发生在宫腔内容物已完全清除后,如观察无继续内、外出血或感染,三天后即可出院。

（2）凡穿孔较小者(用探针或小号扩张器所致),无明显内出血,宫腔内容物尚未清除时,应先给予麦角新碱或缩宫素以促进子宫收缩,并严密观察有无内出血。如无特殊症状出现,可在 7～10 d 后再行刮宫术;但若术者刮宫经验丰富,对仅有部分宫腔内容物残留者,可在发现穿孔后避开穿孔部位将宫腔内容物刮净。

（3）如穿孔直径大,有较多内出血,尤其合并有肠管或其他内脏损伤者,则不论宫腔内容物是否已刮净,应立即剖腹探查,并根据术时发现进行肠修补或部分肠段切除吻合术。子宫是否切开或切除,应根据有无再次妊娠要求而定。已有足够子女者,最好作子宫次全切除术;希望再次妊娠者,在肠管修补后再行子宫切开取胎术。

(4)其他辅助治疗:凡有穿孔可疑或证实有穿孔者,均应尽早经静脉给予抗生素预防和控制感染。

二、子宫颈撕裂

子宫颈撕裂(laceration of uterine cervix)多发生于产妇分娩时,一般均在产后立即修补,愈合良好。但中孕人流引产时亦可引起宫颈撕裂。

(一)病因

多因宫缩过强但宫颈未充分容受和扩张,胎儿被迫强行通过宫颈外口或内口所致。一般见于无足月产史的中孕引产者。加用缩宫素特别是前列腺素引产者发生率更高。

(二)临床表现

临床上可表现为以下三种不同类型。

1.宫颈外口撕裂

与一般足月分娩时撕裂相同,多发生于宫颈6或9点处,长度可由外口处直达阴道穹隆部不等,常伴有活跃出血。

2.宫颈内口撕裂

内口尚未完全扩张,胎儿即强行通过时,可引起宫颈内口处黏膜下层结缔组织撕裂,因黏膜完整,故胎儿娩出后并无大量出血,但因宫颈内口闭合不全以致日后出现习惯性流产。

3.宫颈破裂

凡裂口在宫颈阴道部以上者为宫颈上段破裂,一般同时合并有后穹隆破裂,胎儿从后穹隆裂口娩出。如破裂在宫颈的阴道部为宫颈下段破裂,可发生在宫颈前壁或后壁,但以后壁为多见。裂口呈横新月形,但宫颈外口完整。患者一般流血较多。窥阴器扩开阴道时即可看到裂口,甚至可见到胎盘嵌顿于裂口处。

(三)预防和治疗

(1)凡用利凡诺引产时,不应滥用缩宫素特别是不应采用米索前列醇加强宫缩。引产时如宫缩过强,产妇诉下腹剧烈疼痛,并有烦躁不安,而宫口扩张缓慢时,应立即肌内注射哌替啶100 mg及莨菪碱0.5 mg以促使子宫松弛,已加用静脉注射缩宫素者应尽速停止滴注。

(2)中孕引产后不论流血多少,应常规检查阴道和宫颈。发现撕裂者立即用人工合成可吸收缝线修补。

(3)凡因宫颈内口闭合不全出现晚期流产者,可在非妊娠期进行手术矫正,但疗效不佳。现多主张在妊娠14~19周期间用10号丝线前后各套2 cm长橡皮管绕宫颈缝合扎紧以关闭颈管。待妊娠近足月或临产前拆除缝线。

(梅丽君)

第七节　外生殖器损伤

外生殖器损伤主要指外阴(包括会阴)和阴道损伤,以前者为多见。在外阴损伤中,又包括处女膜裂伤和外阴血肿或裂伤。本节主要介绍外阴血肿或裂伤。

一、病因

由于外阴部血供丰富且皮下组织疏松,当骑车、跨越栏杆或坐椅、沿楼梯扶手滑行、乘公交车突然刹车或由高处跌下时,外阴部直接撞击到硬物,均可引起外阴部皮下血管破裂,而皮肤破裂很小或无裂口时,易形成外阴血肿(vulvar hematoma),特别是当患者合并局部静脉曲张,或者损伤到前庭球或阴蒂静脉时,更易发生外阴血肿。有时外阴血肿很大,或撞击时,外阴皮肤错位撕裂,常合并外阴裂伤(vulvar laceration)。

二、临床表现

外阴血肿或外阴裂伤多发生于未成年少女或年轻女性。受伤后,患者当即感到外阴部疼痛,伴有或不伴有外阴出血。如血肿继续增大,患者除感到外阴剧烈疼痛和行走困难外,还扪及会阴块物。甚至因巨大血肿压迫尿道而导致尿潴留。

检查可见外阴部一侧大小阴唇明显肿胀隆起,呈紫蓝色,有时血肿(hematoma)波及到阴阜,压痛明显。血肿伴有裂伤时,可见皮肤黏膜破损、渗血或活动性出血。

三、诊断

患者有明显的外阴撞击史,伤后外阴疼痛,检查外阴局部隆起呈紫蓝色,伴有或不伴有皮肤破损即可诊断外阴血肿或外阴裂伤。但在检查时应特别注意有无尿道、直肠和膀胱的损伤。如外阴为尖锐物体所伤,可引起外阴深部穿透伤。严重者可穿入腹腔、肠道和膀胱。

四、治疗

外阴血肿的治疗应根据血肿大小、是否继续增大以及就诊时间而定。

血肿小,无增大趋势,可行保守治疗。嘱患者卧床休息,可采用臀部垫高的方法,降低会阴静脉压。最初24小时内宜局部冷敷(冰敷),以降低局部血流量和减轻外阴疼痛。24小时后,可改用热敷或超短波远红外线等治疗,以促进血肿吸收。血肿形成4~5 d后,可在严密消毒情况下抽出血液,以加速血肿的消失。但在血肿形成的最初24小时内,特别是最初数小时内切忌抽吸血液,因渗出的血液有压迫出血点而达到防止继续出血的作用,早期抽吸可诱发再度出血。

血肿大,特别是有继续出血者,应在良好的麻醉条件下(最好骶管麻醉或鞍麻),切开血肿、排出积血,结扎出血点后再缝合。术毕应在外阴和阴道内同时用纱布加压以防继续渗血。同时放置导尿管开放引流。

止血同时,应使用有效抗生素预防感染,适当补液,必要时输血。对合并有脏器损伤者应先治疗关键性的损伤,暂时做简单的生殖器官损伤的止血处理,待重要器官损伤止血处理后,生命体征平稳,再处理外阴损伤。如果同时有多量出血,又可以同时处理者,应进行外阴清创缝合,以免失血过多,手术需在全麻下进行。

（梅丽君）

第七章 女性生殖器官发育异常

第一节 子宫发育异常

子宫发育异常由副中肾管产生的器官,以子宫最易发生畸形。副中肾管发生、发育异常越早出现,它所造成的畸形越严重。绝大多数的子宫畸形为双角子宫、双输卵管、单子宫颈,占70%;最危险的子宫畸形是双子宫,其中一侧为残角子宫,占5%。其之所以严重是因为残角子宫不易被发现,一旦宫外孕破裂,容易导致死亡。

一、分类及临床表现

(一)子宫未发育或发育不全

1.先天性无子宫(congenital absence of uterus)

先天性无子宫为两侧副中肾管中段及尾段未发育,未能在中线会合形成子宫。常合并无阴道,但卵巢发育正常,临床表现为原发性闭经,第二性征正常,肛查触不到子宫,偶尔在膀胱后触及一横行的索条状组织。

2.始基子宫(primordial uterus)

始基子宫又称痕迹子宫,为双侧副中肾管向中线横行伸展会合后不久停止发育所致。子宫极小,仅长1~3 cm,无宫腔,多数因无子宫内膜而无月经。

3.子宫发育不良(hypoplasia of uterus)

子宫发育不良又称幼稚型子宫,是因两侧副中肾管融合后在短时间内即停止发育。子宫发育小于正常,子宫颈相对较长而外口小,宫体和宫颈之比为1∶1或2∶3,有时子宫体呈极度的前屈或后屈。临床表现为月经量过少,婚后不孕,直肠-腹部诊可扪及小而活动的子宫。

(二)子宫发育畸形

1.双子宫(uterus didelphys)

双子宫为两侧副中肾管完全未融合,各自发育形成双子宫、双宫颈及双阴道。左右侧子宫各有单一的卵巢和输卵管。患者多无自觉症状,不影响生育,常在产前检查、人工流产或分娩时被发现。偶有双子宫单阴道,或双子宫伴阴道纵隔,常因性交困难或经血不畅而就诊。妊娠晚期胎位异常率增加,产程中难产机会增多,以子宫收缩乏力、胎先露下降受阻为常见。

2.双角子宫(uterus bicornis)及鞍状子宫(saddle form uterus)

两副中肾管中段的上部未完全融合而形成双角子宫,轻者仅子宫底部下陷而呈鞍状或弧形。一般无症状,妊娠后易发生流产及胎位异常。

3.单角子宫(uterus unicornis)

仅一侧副中肾管发育而成为单角子宫,常偏向一侧,仅有一条输卵管及一个卵巢,未发育侧的输卵管及卵巢多缺如。单角子宫一旦妊娠,多发生流产或早产。

4.残角子宫(rudimentary horn of uterus)

残角子宫为一侧副中肾管发育正常,另一侧发育不全形成残角子宫,正常子宫与残角子宫各有一条输卵管和一个卵巢。多数残角子宫与对侧的正常子宫腔不相通仅有纤维带相连,若残角子宫内膜无功能,多无自觉症状,若残角子宫内膜有功能,可因宫腔积血而引起痛经,甚至并发子宫内膜异位症。偶有残角子宫妊娠至16～20周时发生破裂,出现典型输卵管妊娠破裂的症状和体征,若不及时手术治疗可因大量内出血而危及生命。

5.纵隔子宫(uterus septum)

纵隔子宫为两侧副中肾管已完全会合,但纵隔未完全退化所致。子宫外形正常,由宫底至宫颈内口将宫腔完全隔为两部分为完全纵隔,仅部分隔开者为不全纵隔。纵隔子宫易发生流产、早产及胎位异常。子宫输卵管造影及子宫镜检查是诊断纵隔子宫的可靠方法(图 7-1)。

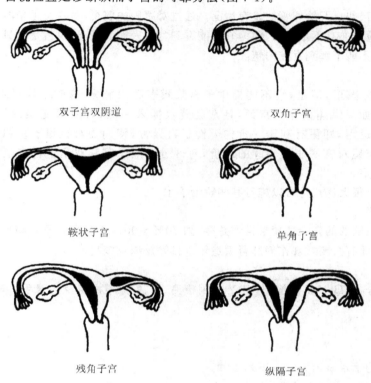

双子宫双阴道　　　　　　　　　双角子宫

鞍状子宫　　　　　　　　　单角子宫

残角子宫　　　　　　　　　纵隔子宫

图 7-1　各种子宫发育畸形

二、诊断

由于某些子宫畸形不影响生理功能,若无症状可终生不被发现。而部分患者由于生殖系统功能受到不同程度的影响,到了月经初潮、婚后、妊娠期、分娩期出现临床症状或人工流产并发症时才被发现。先天性无子宫患者无月经,因往往同时合并有先天性无阴道,致婚后性交困难;幼稚子宫、残角子宫等可表现为月经过少、痛经、经期不规律;双子宫、双角子宫可表现月经过多及经期延长。患者常有不育。如有妊娠,常有并发症。往往引起流产、早产、胎膜早破、胎位异常,其中臀位横位发生率高。发育畸形之子宫围产病率、新生儿死亡率均增高。

近年来,由于腔道造影、内镜、超声、CT、MRI 等诊断技术的广泛应用,发现女性生殖道畸形这类疾患已非少见,上述畸形的诊断并不困难,关键是要想到这些异常的存在。如患者有原发性闭经、痛经、不孕、习惯性流产、流产不全史、重复胎位不正、难产等病史,家属或姐妹中有子宫畸形史,应考虑到子宫畸形的可能,需作仔细的妇科检查,用探针探测宫腔大小、方向、有无隔的存在,必需时选择下列检查。

(一)B超检查

其特点是简便、直观、无损伤、可重复多次检查。能清晰显示子宫形态、大小、位置及内部解剖结构。

近年逐渐普及的阴道超声,可更清楚地显示子宫内膜、宫颈和子宫底部。在对纵隔子宫与双子宫或双角子宫的诊断中,应把 B 超检查作为首要的选择方法。但子宫 B 超检查难以了解纵隔子宫、双角子宫、残角子宫与阴道的畸形衔接及子宫腔之间相通的情况。

（二）X 线造影

X 线造影是利用一定的器械将造影剂从子宫内口注入子宫、输卵管的检查方法。能较好地显示子宫内腔的形态、输卵管通畅及异常的子宫通道情况,是诊断先天性子宫畸形最常用、最有效的方法之一。但是不能发现Ⅱ型和Ⅲ型残角子宫,改用盆腔充气造影可以发现。

（三）腹腔镜检查

可以直接观察子宫、卵巢及输卵管的发育情况。通过对腹腔的窥视,对各类生殖器畸形能做出全面的了解和评估。腹腔镜检查亦有不足之处,因为它只能看到盆腔表面的情况,也就是说只有子宫表面的畸形才能够准确地诊断,并不能了解到宫腔内情况。

（四）宫腔镜检查

可证实或发现子宫畸形,但是,它不能提供子宫浆膜表面的情况,有时不能对纵隔子宫和双角子宫做出肯定的区别。如果纵隔延伸到宫颈,且宫腔镜仅插入一侧,有时可能误诊为单角子宫。如果宫腔镜和腹腔镜联合运用,即更有利于评价先天性子宫异常,特别是对纵隔子宫和双角子宫的区别。结合宫腔镜,通过腹腔镜对宫底表面轮廓的评价,对区分纵隔子宫和双角子宫有较大价值,同时亦可弥补宫腔镜检查的不足。

宫腔镜检查的一个很大优点是可以施行某些矫治手术。

（五）静脉肾盂造影

生殖系统和泌尿系统的的先天性畸形常常并存,如 70%～90% 单肾合并子宫畸形,而 15% 先天性无阴道合并肾脏畸形,因此有必要常规作静脉肾盂造影以排除泌尿系统畸形。

（六）其他

可行染色体核型分析,H-Y 抗原检测,SRY 基因检测,酶、性激素测定及性腺活检等,以明确有无遗传性疾病或性分化异常。

三、手术治疗

对子宫畸形常用的手术矫治方法有下列 4 种。

（一）子宫吻合术（双子宫的合并术）

子宫吻合术适宜于双子宫,纵隔子宫以及双侧子宫角发育相称的双角子宫患者。子宫畸形经过整形手术后宫腔成为一较大的整体,有利于胚胎发育,减少流产和早产的发生。

（二）子宫纵隔切除术

子宫纵隔切除术适宜于完全或部分子宫纵隔者,有 3 种手术途径。

（1）经腹部手术。

（2）宫腔镜下切除子宫纵隔:手术时间选在卵泡期。

（3）经阴道切除子宫纵隔:在腹腔镜或 B 超监视下施行手术。

（三）残角子宫切除术

临床上,残角子宫多是由于残角子宫妊娠时被发现,一经确诊,及时切除;在剖宫产或妇科手术时发现残角子宫,亦应切除。若粘连重难以切除时,应将患侧输卵管结扎。

（四）宫腔积血的人工通道术

部分双子宫、双宫颈患者,一侧宫颈流出道受阻于起自两侧宫颈之间、斜行附着于同侧阴道壁的隔膜,这称为阴道斜隔综合征。结果是受阻侧宫腔积血,继发感染即形成积脓,一般在初潮后不久即出现进行性痛经。由于隔后的阴道子宫腔积血或积脓,妇科检查时在一侧穹隆或阴道侧壁触到囊性肿物,该侧子宫颈暴露不清,其上子宫有时误诊为包块。一经确诊,即行斜隔切开术。关于患侧子宫去留问题,意见不一。

有学者主张开腹切除患侧子宫,而有的学者则持相反意见。因患者都是未婚或尚未生育者,保留积血侧子宫有可能提高受孕能力。

(李爱丽)

第二节 阴道发育异常

一、先天性无阴道

先天性无阴道为双侧副中肾会合后未能向尾端伸展形成管道所致,多数伴无子宫或只有始基子宫,但极少数也可有发育正常的子宫。半数伴泌尿系畸形。一般均有正常的卵巢功能,第二性征发育也正常。

(一)临床表现

(1)先天性无阴道几乎均合并无子宫或仅有痕迹子宫,卵巢一般均正常。

(2)青春期后一直无月经,或婚后性生活困难而就诊。

(3)第二性征发育正常。

(4)无阴道口或仅在阴道外口处见一浅凹陷窝,或有 2 cm 短浅阴道盲端。

(5)极少数先天性无阴道者仍有发育正常的子宫,至青春期因宫腔积血出现周期性腹痛,直肠腹部联合诊可扪及增大子宫。

(二)诊断

(1)原发闭经。

(2)性生活困难。

(3)周期性腹痛:有子宫或残留子宫及卵巢者,可有周期性腹痛,症状同处女膜闭锁症。

(4)全身检查:第二性征正常,常伴有泌尿系统和骨骼系统的畸形。

(5)妇科检查:外阴发育正常,无阴道和阴道短浅,肛查无子宫颈和子宫,或只扪到发育不良子宫。

(6)卵巢功能检查:卵巢性激素正常。

(7)染色体检查:为 46XX。

(8)B 超检查:无阴道,多数无子宫,双侧卵巢存在。

(9)腹腔镜:可协助诊断有无子宫,卵巢多正常。

(三)鉴别诊断

(1)阴道短而无子宫的睾丸女性化:染色体检查异常。

(2)阴道横膈:多伴有发育良好的子宫,横膈左侧多见一小孔。

(四)治疗

1.压迫扩张法

此法适用于阴道下段有一定深度者。从光而圆的小棒沿阴道轴方向加压,每日 2 次,每次 20 min,2～3 个月为 1 个疗程,可使局部凹陷加深。

2.阴道成形术

(1)手术时间的选择:无阴道无子宫者,术后只能解决性生活问题,故最好在婚前或婚后不久进行,有正常子宫者,在初潮年龄尽早手术,以防经血潴留。

(2)手术方法的选择。①Willian 法:术后 2 个月即可结婚。②羊膜或皮瓣法:应在婚前半年手术。

(3)手术注意点:①避免损伤直肠与尿道。②术后注意外阴清洁,防止感染。③坚持带模型,防止阴道塌陷。皮肤移植,应于术后取出纱布后全日放模型 3 个月,然后每晚坚持直到结婚,婚后如分居仍应间断放置模型。羊膜移植后,一般放模时间要 6～12 个月。

（五）注意事项

（1）阴道成形术并不复杂，但由于瘢痕再次手术更为困难，故应重视术后防止感染、粘连及瘢痕形成，否则会前功尽弃。

（2）副中肾管缺如者半数伴泌尿系畸形，故于术前须做静脉肾盂造影。

二、阴道闭锁或狭窄

胚胎发育时两侧副中肾管下端与泌尿生殖窦未能形成空腔，或空腔贯通后发育不良，则发生阴道闭锁或狭窄。后天性发病多系药物腐蚀或创伤所引起。

（一）临床表现

（1）症状与处女膜闭锁相似。

（2）处女膜无孔，但表面色泽正常，亦不向外膨隆。

（3）直肠指诊扪及向直肠凸出的阴道积血肿块，其位置较处女膜闭锁者为高。

（二）诊断

（1）青春期后无月经来潮，并有逐渐加重的周期性下腹痛。如系阴道狭窄，可有经血外流不畅。

（2）性生活困难。

（3）妇科检查：处女膜完整，但无阴道，仅有陷窝，肛门指检于闭锁以上部分扪及积血所形成的包块。阴道窄狭者，阴道壁僵硬，窥器放置困难。

（4）B超检查：闭锁多为阴道下段，上段可见积液包块，子宫及卵巢正常。

（三）鉴别诊断

主要通过B超、妇科检查与先天性无阴道及处女膜闭锁相鉴别。

（四）治疗

（1）尽早手术治疗，切开闭锁阴道段阴道并游离阴道积血段阴道黏膜，再切开积血段阴道黏膜，再切开积血肿块，排出积血。

（2）利用已游离的阴道黏膜覆盖创面。

（3）术后定期扩张阴道，防止阴道下段挛缩。

（五）注意事项

手术治疗应充分注意阴道扩张问题，以防挛缩。

三、阴道横膈

胚胎发育时双侧副中肾管会合后的尾端与泌尿生殖窦未贯通，或部分性贯通所致。横膈位于阴道上、中段交界处为多见，完全性横膈较少见。

（一）临床表现

（1）常系偶然或因不育检查而发现，也有少数因性生活不满意而就诊发现。

（2）横膈大多位于阴道上、中段交界处，其厚度约1 cm。

（3）月经仍可正常来潮。

（二）诊断

1.腹痛

完全性横膈可有周期性腹痛，大多表现为经血外流不畅的痛经。

2.不孕

因横膈而致不孕或受孕率低。

3.闭经

完全性横膈多有原发性闭经。

4.妇科检查

月经来潮时可寻找到横膈的小孔,如有积血可扪及包块。

5.横膈后碘油造影

通过横膈上小孔注入碘油,观察横膈与子宫颈的距离及厚度。

6.B超检查

子宫及卵巢正常,如有积血可呈现积液影像。

(三)鉴别诊断

注意与阴道上段不完全阴道闭锁鉴别:通过肛腹诊或B超探查观察有无子宫及上段阴道腔可确诊。

(四)治疗

1.手术治疗

横膈切开术。若横膈薄,只需行"X"形切口;横膈厚,应考虑植羊膜或皮片。

2.妊娠期处理

分娩时发现横膈,如薄者可切开横膈,由阴道分娩;如厚者,应行剖宫产,并将横膈上的小孔扩大,以利恶露排出。

(五)注意事项

(1)术后应注意预防感染和瘢痕挛缩。

(2)横膈患者经阴道分娩时,要注意检查横膈有无撕裂出血,如有则应及时缝合以防产后出血。

四、阴道纵隔

本病系由双侧副中肾管会合后,其中隔未消失或未完全消失所致。分为完全纵隔、不完全纵隔。完全纵隔形成双阴道,常合并双子宫颈及双子宫。如发育不等,也可以一侧大而一侧小,有时则可成为斜隔。

(一)临床表现

(1)绝大多数阴道纵隔无临床症状。

(2)有些婚后性生活困难才被发现。

(3)也有在作人工流产时发现,一些晚至分娩时产程进展缓慢才发现。

(4)临床有完全纵隔和不全纵隔两种,前者形成双阴道、双宫颈、双子宫。

(5)有时纵隔偏向一侧,形成斜隔,以致该侧阴道闭锁而有经血潴留。

(二)诊断

1.完全性阴道纵隔

一般无症状,少数人有性交困难,或分娩时造成产程进展缓慢。

2.阴道斜隔

因宫腔、宫分泌物引流不畅可出现阴道流恶臭脓样分泌物。

3.妇科检查

妇科检查可确诊。但要注意双阴道在进入一侧时常难发现畸形。

4.B超检查

子宫、卵巢正常。

(三)鉴别诊断

1.阴道囊性肿物

斜隔检查时阴道一侧隔易与阴道囊性肿物相混淆,可行碘油造影鉴别。

2.继发性阴道狭窄

有外伤、炎症、局部使用腐蚀药史。

（四）治疗

1.完全阴道纵隔

一般无须特殊处理。

2.部分性阴道纵隔

影响性生活、经血排出不畅时,可于非孕时行纵隔切除术。

3.分娩时发现阴道纵隔阻碍分娩时

宫口开大 4～5 cm 后,将纵隔中央切断,胎儿娩出后再检查处理伤口。

4.阴道斜隔合并感染

斜隔切开术,引流通畅,并用抗生素治疗。

(1)首选青霉素:每次 80 万 U,每日 3 次,肌注,皮试阴性后用。

(2)氨苄青霉素:每日 6 g,分 3 次静脉推注,皮试阴性后用;或氨苄青霉素每次 1.5 g 加入 5％葡萄糖 100 mL 中静滴,每日 4 次,皮试阴性后用。

耐药菌株可选用以下两种。①头孢吩:每日 2～8 g。分 4 次静注或静滴。②头孢哌酮:每日 3～6 g,分 3～4 次静注。

如对青霉素过敏者可选用以下 3 种。①庆大霉素:每次 8 万 U,每日 2～3 次,肌注。②复方磺胺甲噁唑:每次 2 片,每日 2 次,口服。③林可霉素:每日 1.2 g,静滴。

(李爱丽)

第三节　卵巢发育异常

一、卵巢发育不全

原发性卵巢发育不全(hypoplasia of ovary)多发生于性染色体畸变女性,以 45,XO 为最常见,亦可见于 XO 核型的镶嵌体或单纯的多 X 核型。女性正常发育必须有两条正常结构的 X 性染色体,缺失一条或多一条 X 性染色体即影响卵巢的正常发育,均为双侧性。卵巢细长形、淡白色、质硬、呈条索状。其表现可为女性,但由于卵巢发育不全,性激素缺乏,使性器官及第二性征均不发育,往往伴有其他畸形。可有单侧卵巢发育不全,常伴有同侧输卵管,甚至肾脏缺如。

治疗原则:主要治疗闭经,其次为增加身高。对骨骺未闭合者,均先给予蛋白同化类激素,以促进体内蛋白质合成代谢和钙质蓄积,约半年后再用雌孕激素序贯疗法作人工周期诱导使月经来潮,同时辅以调整月经的中成药,注意增加营养等。

此类患者绝大多数都没有生育能力,国内已有采用赠送胚胎移植成功的报道。

二、卵巢异位

卵巢异位(ectopic ovary)系卵巢在发育过程中受阻,仍停留在胚胎期位置未下降至盆腔,位置即高于正常卵巢部位。如位于肾脏下极附近,或位于后腹膜组织间隙内,常伴有卵巢发育不良。如下降过度,可位于腹股沟疝囊内。

所有异位卵巢都有发生肿瘤的倾向,应予以切除。

三、额外卵巢

额外卵巢(additional ovary)罕见,除外正常位置的卵巢外,尚可在他处发现额外的卵巢组织,其部位可在腹膜后,乙状结肠系膜及盆腔等处。这些额外卵巢是由于胚胎发生的重复而形成的,大小不一,小者仅数毫米,大者可达正常大小。因其他原因行剖腹手术时,偶然发现,应予以切除。

四、副卵巢

副卵巢(paraovary)即在正常卵巢附近出现多余的卵巢组织,一般小于 1 cm,偶有 2~3 个副卵巢出现,常呈结节状,易误认为淋巴结,需病理检查才能确诊。

五、单侧卵巢缺失和双侧卵巢缺失

单侧卵巢缺失(absence of unilateral ovary)和双侧卵巢缺失(absence of bilateral ovary)均少见,前者可见于单角子宫,后者可见于 45,XO Turner 综合征患者。

治疗:异位卵巢和多余卵巢,一经发现应予切除。双侧卵巢缺如,可行性激素替代疗法。

疗效标准与预后:异位卵巢和多余卵巢有发生肿瘤的倾向。双侧卵巢缺如施行性激素替代疗法,有助于内外生殖器及第二性征发育,对精神有安慰作用,但对性腺发育无作用,不可能恢复生育功能。

(李爱丽)

第四节　输卵管发育异常

输卵管是两个苗勒管上端各自分离的一段,因此,输卵管较子宫、阴道发生畸形的机会少得多。

一、分类

(一)输卵管未发育

尚未见双侧输卵管未发育单独出现的报道。这种畸形多伴有其他严重畸形而不能存活,往往与同侧的子宫不发育合并存在。输卵管不发育的原因,有原发性和继发性两种。前者原因不明,是指整个一侧的苗勒管都未形成,不但没有输卵管,同侧的子宫、子宫颈也不发育。后者如真两性畸形,一侧有卵巢,另一侧有睾丸或卵睾。在有睾丸或卵睾的一侧不形成输卵管,甚至不形成子宫。

(二)输卵管发育不全

实性的输卵管、索状的输卵管及发育不良的输卵管,都属于输卵管发育早期受到程度不同的抑制或阻碍使其不能完全发育所致。有时与发育不良的子宫同时存在。

(三)小副输卵管

小副输卵管是一个比较短小的输卵管,它有完整的伞端(单侧或双侧),附着于正常输卵管的上面。有的副输卵管腔与正常的输卵管腔沟通,有的不沟通而在其附着处形成盲端。

(四)单侧双输卵管或双侧双输卵管

双输卵管均有管腔通于子宫腔。发生机制不明。

(五)输卵管憩室

憩室较易发生于输卵管的壶腹部,容易造成宫外孕而危及生命。

(六)输卵管中段缺如

类似输卵管绝育手术后的状态,缺失段组织镜下呈纤维肌性。

(七)输卵管位置异常

在胎儿的分化发育过程中因发育迟缓未进入盆腔,使之位置异常(包括卵巢)。

二、临床表现

无明显临床表现,临床上多因检查不孕症、子宫畸形腹腔镜检查,或剖腹探查,或宫外孕破裂才被发现。

三、辅助检查

（一）子宫输卵管碘油造影

子宫输卵管碘油造影可提示小副输卵管、单侧或双侧双输卵管、输卵管憩室。但不能鉴别输卵管缺如与输卵管梗阻。

（二）腹腔镜

腹腔镜可在直视下发现输卵管发育异常（包括位置异常）（图7-2）。

四、诊断

输卵管先天性畸形不易被发现，原因首先是常与生殖道先天畸形同时存在而被忽略，其二是深藏在盆腔侧方。常用的诊断方法，子宫输卵管造影术后发现单角子宫单侧输卵管，双输卵管。腹腔检查可能发现各种畸形。剖腹术可予较明确的诊断。

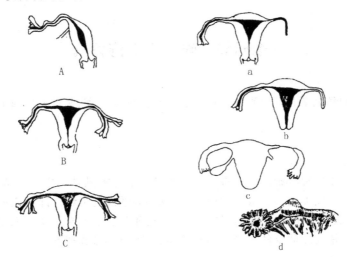

图7-2　输卵管畸形

A.单侧输卵管及单侧子宫；B.小副输卵管（左侧）；C.双侧双输卵管

a.实管输卵管；b.输卵管发育不良（左）；c.中段节断性输卵管；d.输卵管憩室

五、治疗

对由于输卵管异常引起不孕者，在腹腔镜或剖腹术行输卵管整形术。发生输卵管妊娠破裂或流产者，术中认真检查，对可修复的输卵管畸形不要轻易切除，应采取显微手术技巧进行整复输卵管，以保留功能。

（李爱丽）

第八章 女性性传播疾病

第一节 获得性免疫缺陷综合征

一、病因及传播

获得性免疫缺陷综合征(acquired Immuno-Deficiency Syndrome,AIDS)又称艾滋病,是由人类免疫缺陷病毒(Human Immuno Deficiency Virus,HIV)引起的一种以人体免疫功能严重损害为临床特征的高度传染性疾病,患者机体完全丧失抵御各种微生物侵袭的能力,极易遭受各种机会性感染及多种罕见肿瘤,死亡率极高,确诊后 1 年病死率为 50%。HIV 是一种逆转录病毒,即一种含 RNA 的病毒,它能将遗传物质转移到宿主细胞的 DNA 中去。HIV 结构简单,有一个被内部的基质蛋白(18P)包裹的核,其外再被一层糖蛋白膜所包裹,其中被称作信封蛋白的 gp120 负责封闭辅助淋巴细胞($CD4^+$)受体,促使 HIV 感染淋巴细胞。这一蛋白具有高度的可变性,因此可逃避免疫监视。

HIV 主要存在于人类的血液、体液、精液、眼泪、唾液、阴道分泌物、胎盘和乳汁中,故其主要传播途径为:①通过性关系直接传播(异性恋、同性恋)。②感染 HIV 的注射器和血制品的血行传播。③母婴通过胎盘垂直传播,分娩时经阴道传播和出生后经母乳传播等途径。

二、流行病学

HIV 感染是目前世界范围内流行最严重的性传播疾病(STD),在美国自 1981 年 6 月正式报告第 1 例艾滋病患者以来,10 年间,异性接触感染率由 1.9% 上升至 9%,AIDS 妇女上升了近 3 倍,每年有 7 000 例 HIV 阳性孕妇分娩,其中 1 000~2 000 名新生儿因垂直传播而感染 HIV。

在非洲,东非和中非是最大的流行区域,有 20%~30% 的孕妇感染,在亚洲以泰国 HIV 感染率最高,泰国孕妇感染率为 8%,有 25.7% 的垂直传播率。世界卫生组织预测分析至 2000 年,全世界将有 4 000 万人携带 HIV,其中大部分在发展中国家。非洲的绝对感染数最高,亚洲的感染率上升最快。今后亚洲将是继非洲之后又一艾滋病严重流行地区。

三、临床表现

最初感染 HIV 后,超过半数的人有类似普通感冒的症状出现,多易被忽视而成为 HIV 携带者。艾滋病潜伏期不等,儿童最短,妇女最长。小于 5 岁儿童潜伏期为 1.97 年,大于 5 岁者平均为 6.23 年。男性潜伏期为 5.5 年,女性可长达 8 年以上。

艾滋病早期常无明显异常,部分患者早期有原因不明的淋巴结肿大,以颈、腋窝最明显,而成为 AIDS 先兆。

AIDS 发病后,由于 HIV 对宿主免疫系统,特别是细胞免疫系统的进行性破坏,造成宿主的免疫缺陷而致病。多为全身性、进行性病变,主要表现在以下几个方面:

(一)机会性感染

本病突出的特征是感染的范围广,发生频率高,引起感染的病原体多是正常宿主中罕见的、对生命有威胁的,与患者有限的免疫反应及无能力控制感染相符合,主要类型有四种。

1.肺型

卡氏肺囊虫性肺炎占51%,是致死性感染,最常见,其他感染源为巨细胞病毒、真菌、隐球菌及分支杆菌,主要表现为发烧、咳嗽、胸痛、呼吸困难、排痰。

2.中枢神经型

脑脓肿、脑炎、脑膜炎等由鼠弓形体、隐球菌、白色念珠菌等引起,表现为头痛、人格改变、意识障碍、局限性感觉障碍及运动神经障碍。

3.胃肠型

常由隐球菌、鞭毛虫、阿米巴、分支杆菌引起,主要表现为慢性腹泻,每日大便由数次至数十次,排粪量大于3 000 mL,伴有腹痛,吸收不良,体重下降,严重者因腹泻电解质紊乱,酸中毒死亡。

4.发热型

发热型为原因不明的发烧、乏力、不适、消瘦。骨髓、淋巴结、肝活检证实为鸟型结核分枝杆菌的细胞内感染。

AIDS患者的条件性感染可能是一种致病菌接着另一种致病菌的连续感染,也可能是多种病原体的重复混合感染。

(二)恶性肿瘤

在欧美30%以上患者为卡波氏(kaposi)肉瘤,表现为广泛的红褐色或蓝色的斑疹,结节或斑块,半数胃肠黏膜受累,全身淋巴结肿大,多于20月内死亡,患者往往伴有机会性感染。恶性肿瘤中还包括未分化非何杰金氏B细胞淋巴瘤,原发性中枢神经系统淋巴瘤,口或直肠的鳞癌等。

(三)皮肤表现

1.真菌感染

口腔、咽、食管、腹股沟及肛周念珠菌及真菌感染。

2.病毒感染

多核巨细胞病毒所致的慢性、溃疡性肛门周围疱疹及人乳头瘤病毒引起的肛门周围巨大尖锐湿疣。

3.细菌感染

AIDS患者皮肤对葡萄球菌及链球菌极易感染,也可引起隐球菌性播散性感染。

4.非感染性皮肤表现

非感染性皮肤表现为多发性瘢痕及溃疡,脂溢性皮炎,紫癜等。

上述各种临床表现中,以卡氏肺囊虫性肺炎、卡波氏肉瘤、中枢神经并发症、慢性腹泻最易危及生命,在欧美以Kaposi肉瘤及卡氏肺囊虫性肺炎最多见。在非洲以腹泻、消瘦、真菌感染、播散性结核、中枢神经系统弓形体病较多。

四、HIV与妇产科的关系

(一)HIV与STD、妇科病

在感染HIV的妇女中,无症状的HIV感染常被一般的妇科症状所掩盖,而被临床医师所忽视。当HIV感染加重时,淋巴细胞亚群中$CD4^+$细胞明显下降至低于$50/mm^3$,患者可有无法解释的大量阴道分泌物,严重的阴道疼痛和阴道溃疡;性传播性疾病与AIDS的关系已引起人们的关注,其原因是STD有利于HIV传播,而HIV又易增加STD的发生,文献报道淋菌与HIV感染有明显相关性。HIV阳性妇女易反复发生生殖道真菌和病毒感染。HIV感染加速了宫颈上皮内瘤样病变(CIN)的发展,文献报道HIV阳性妇女宫颈癌发病率明显高于普通人群。患宫颈癌的HIV阳性者中,肿瘤的发展速度也明显增加。为此,1992年美国疾病控制中心将浸润性宫颈癌包括在AIDS监测范围之内。

（二）HIV 与妊娠

HIV 对妊娠的影响十分不利，可引起流产、早产、低体重儿、死胎，但关于胚胎病（Embryopathy）和先天畸形尚未见报道（Tenwerman，1994 年）。HIV 感染可增加自然流产率（Miotti，1992 年），可能是由于 HIV 感染者的蜕膜免疫细胞发生变化，进而影响胚胎着床和滋养细胞层生长发育而致流产。HIV 感染及不正常的胎盘功能引起的胎儿宫内发育迟缓可致低体重儿。感染进程的发展可引起绒毛膜羊膜炎导致早破水及宫内死胎。

（三）HIV 的垂直传播

与 HIV 病毒的量和母亲的免疫功能状况有关，垂直传播率为 15％～35％，妊娠期以下列三阶段易引起垂直传播：①妊娠 20 周至孕 40 周。②分娩过程中。③母乳喂养期。

（1）分娩前后血清中 HIV RNA 水平与垂直传播明显相关，当病毒 RNA＞50 000 拷贝/mL 时，常可导致垂直传播的发生，而病毒 RNA＜20 000 拷贝/mL 时，其传播率减少。也与母体免疫状况有关，当 CD4$^+$计数小于 200/mm^3 易发生垂直传播，CD4$^+$计数大于 500/mm^3 时，传播几率明显减少。此外孕期损伤性检查，如经腹羊膜腔穿刺或羊膜镜检查均与 HIV 传播有关。

（2）约 2/3 的 HIV 垂直传播发生在分娩时，此时产道出血，胎儿暴露于母血中。此外胎盘剥离，使 HIV 通过胎盘导致感染，胎膜破裂时间与 HIV 垂直传播呈正相关、剖宫产是否降低 HIV 感染率，目前尚有争论。但分娩时大出血、羊膜破裂持续时间及早产与 HIV 在分娩时传播有关，多数人已达共识。传播与分娩状态关系的研究还表明，分娩时 HIV 的垂直传播不仅通过胎盘而且可经上行途径感染。

（3）产后 HIV 传播主要通过母乳喂养，HIV 阳性母亲的母乳喂养可使 HIV 的感染率增加7％～22％。

五、诊断

（1）早期患者可有外周血白细胞计数降低，中性粒细胞降低及淋巴细胞升高，结核菌素试验呈无反应状态。

（2）AIDS 的免疫缺陷主要表现在细胞免疫系统中，T 细胞的两种主要亚群，辅助侦导淋巴细胞（CD4$^+$）减少及抑制/细胞毒性淋巴细胞（CD8$^+$）的升高，以及 CD4$^+$/CD8$^+$ 比值的降低。正常人的 CD4$^+$ 细胞总数应大于 1 000/mm^3。在临床前期无症状患者，由于每天要有上百万的病毒被复制和消灭，大量淋巴细胞被破坏和消耗，当 CD4$^+$＜500/mL 便逐渐出现 AIDS 症状。B 细胞系统被激活，表现为 IgA、IgM 及 IgG 升高。

（3）在感染初期 P24 抗原试验和聚合酶链反应（PCR）检测 HIV RNA 可阳性，但因抗体尚未产生，酶联免疫吸附试验（EILSA）和蛋白印迹法检测结果呈阴性。

（4）抗体检测要在感染后 2～6 个月才出现阳性，EILSA 常为筛选试验，当结果阳性时，需用蛋白印迹法判定 HIV 抗原和抗体结合带，来确定诊断。

（5）对 HIV 血清学（＋）或病毒学（＋）患者定为 HIV 携带者，当确诊有下列疾病之一时可诊为 AIDS：①播散性组织胞浆菌病。②隐孢子虫病引起的腹泻。③支气管或肺念珠菌感染。④弥漫性或未分化的非何杰金氏淋巴瘤。⑤年龄小于 60 岁，组织学证实为淋巴肉瘤。⑥年龄＜13 岁组织学上证实有慢性淋巴样间质肺炎。⑦在诊断 AIDS 为标志的条件性感染后 3 个月，发生淋巴网状恶性肿瘤。

六、治疗

无特效药，多为对症治疗，主要治疗目标是攻击破坏 HIV 及纠正改善宿主免疫缺陷。

（1）抗病毒药物：苏拉明及三氮唑核苷。

（2）α-干扰素：治疗 Kaposi 肉瘤效果是暂时的。

（3）免疫刺激剂：白细胞介素-2，γ-干扰素，免疫球蛋白。

（4）对感染的特异性治疗。

（5）HIV 疫苗及免疫球蛋白正在研制中。

（周金婷）

第二节 尖锐湿疣

尖锐湿疣(condyloma acuminata)是由人乳头瘤病毒(HPV)在两性生殖器、会阴或肛门周围等皮肤黏膜所致的病毒感染,主要经性接触传染,或与污染的物品如内裤、浴盆、浴巾等密切接触传染,胎儿经感染的产道传染。我国尖锐湿疣的发病逐年上升,已居性传播疾病的第三位,并仍有扩大蔓延的趋势。此外,研究表明,尖锐湿疣的慢性感染直接导致了宫颈癌的发病,对此应引起重视。

一、病史采集

(一)现病史

在阴道口、肛周、会阴和阴阜出现单个或多个散在或密集成片的小丘疹,逐渐发展为指头或粟子大小。皮损可孤立存在,也可互相融合形成大片肿块,皮损间的裂隙内可溢出有臭味的分泌物。患者多无不适,如合并感染,可有痒痛感。

(二)过去史

有不洁性交史,配偶有感染史。

二、体格检查

对于大多数典型的尖锐湿疣,肉眼就可以诊断。表现为在生殖器、会阴、肛门等经常发生尖锐湿疣部位出现乳头状、蒂状、指状、鸡冠状、半球状、菜花状或鸡冠状增生物,表面为灰白色密集颗粒。

三、辅助检查

对于肉眼不能确诊的病变,可以采用醋酸白试验或阴道镜检查。

(1)醋酸白试验的具体做法是,在病变部位皮肤处涂上 5% 醋酸,3～5 min 后,可疑部位的皮肤若变白,表明该处可能有 HPV 感染。醋酸白试验的敏感性很高,特异性较低,故仅对病变区域有提示作用,没有确诊作用。

(2)对于阴道、宫颈上的病变,可以在阴道镜指引下进行活检。也可以先涂上醋酸后,再在阴道镜指引下进行活检,阳性率较高。

(3)病理组织学检查有较大的诊断价值,目前是诊断尖锐湿疣的基本方法和标准。在显微镜下,尖锐湿疣部位的上皮呈假性上皮瘤样增生。表皮角化不全,角化不全细胞核增大,浓染,有不典型增生倾向。棘层肥厚,皮突延长。基底细胞也增生,层次增多。表皮各层内可见特征性挖空细胞。挖空细胞体积大,核大深染或双核,核固缩或不规则,核周有空晕,呈环状,核周胞浆淡、空化或有少许细丝状结构。真皮层有血管周围炎性细胞浸润。绝大多数病变经组织学检查都可以确诊。

(4)由于 HPV 感染和宫颈癌的发生密切相关,因此对于尖锐湿疣患者应当常规进行宫颈刮片检查,以期早期发现宫颈癌变。

四、诊断

(一)病史

患者可能有不洁性交史或配偶感染史,在阴道口、肛周、会阴和阴阜可有小丘疹、瘙痒、分泌物增多等。

(二)临床表现

在阴道口、肛周、会阴和阴阜发现形状为蒂状、指状、鸡冠状、半球状,表面为灰白色密集颗粒的增生物,状如菜花。

（三）辅助检查

①阴道脱落细胞涂片呈特征性变化。②阴道镜检查见泡状、山峰状、结节状指样隆起。③病理组织学检查可见典型表现。

五、鉴别诊断

（一）外阴肛周恶性肿瘤

皮损体积大，呈肿块状，多态性浸润，病理检查有核异形变。

（二）扁平湿疣

扁平湿疣好发于肛周及会阴等皱褶潮湿部位，其丘疹密集成片，表面潮湿，刮取液镜检查到大量梅毒螺旋体，梅毒血清试验阳性。

（三）绒毛状小阴唇

绒毛状小阴唇又称假性湿疣，皮损多发于小阴唇内侧，对称分布，大量密集，如针头大小，醋酸白试验阴性。

（四）其他疣

也有扁平疣、寻常疣、传染性软疣等发生于外阴部，但多伴有身体其他部位的皮损。

六、治疗

（一）一般治疗

现在主要使用干扰素或其类似物对尖锐湿疣进行治疗。干扰素具有调节免疫功能、抗增殖和抗病毒作用，可在皮损内、肌内及皮下注射，每次 100 万～300 万 U，一周 3 次，10 次为一疗程。在局部治疗的基础上，加用干扰素全身治疗，可以提高疗效、降低复发率。

（二）药物治疗

1.三氯醋酸

传统的方法是使用三氯醋酸对局部病变进行腐蚀。其作用机制是通过使蛋白质沉淀而杀死细胞，使疣体脱落，临床常用 50％三氯醋酸溶液外擦，每周一次，3 次为一疗程，可重复用药 2～3 个疗程。对微小的病变效果非常好。

2.鬼臼毒素

传统的治疗药物，其作用机制是抑制受 HPV 感染细胞的有丝分裂，有致畸作用，所以禁止用于孕妇。也只能治疗病变较小的疣，对于大的、融合成片的病变无效。临床用 0.5％酊剂，每日 2 次外用，连续 3 d，停用 4 d，为一疗程，可用 1～3 个疗程。

3.5-氟尿嘧啶（5-FU）

在治疗 HPV 感染方面被广泛的认同接受，最大的优点就是可以用于阴道内，或者外用。也能用于较大面积的病变，减少亚临床复发。在药理机制上，它是抑制 HPV 病毒的 DNA 合成酶，选择性地抑制病毒 DNA 的合成。有 5％霜剂和 2.5％溶液两种剂型，每日 2 次外用，7 天为一疗程。但是也不能用于孕妇。

（三）手术治疗

对于体积大、孤立的尖锐湿疣病变，可以手术切除病变。但是当病变广泛或妊娠时，也有困难。因为病变广泛或孕期时，血管增加，血液供应丰富，手术会引起失血过多、术后水肿。由于激光气化在治疗尖锐湿疣方面更加优越，所以有条件时，最好选用激光气化。

（四）其他治疗

1.激光气化

在治疗生殖道 HPV 病变方面，二氧化碳激光是一个有利的工具。其优点是准确性高，可以去除面积较大的病灶，治疗阴道上部和宫颈病变。激光治疗具有痛苦小、瘢痕少、愈合时间短等优点。

2.冷冻治疗

冷冻治疗的优点就在于它不会使母婴双方产生任何并发症,并且不需要麻醉,但复发率高。

3.电凝与微波治疗

电凝与微波治疗属于局部治疗方法,前者主要用于治疗病灶比较小的尖锐湿疣,其原理与外科手术刀切除、气化病灶的原理一样;后者的适用范围与前者基本相同,但是主要是利用微波产生的高热凝固局部的病变组织,使病变部位的组织产生蛋白质凝固、变性和坏死。这两种方法与激光治疗一样,对肉眼看不到的亚临床感染病灶都无法进行治疗。在妊娠合并尖锐湿疣的患者,比较小的病灶也可以使用电凝或微波进行治疗。

(周金婷)

第三节 淋 病

淋病(gonorrhea)是指由淋病奈瑟菌(neisseria gonorrheae),又称淋球菌或淋病双球菌引起的急性或慢性传染病,主要引起泌尿生殖器黏膜的化脓性炎症,也可侵犯眼、咽喉、直肠,甚至全身各脏器,引起相应的损害。

淋病是我国最常见的性传播性疾病,发病率占传统性病之首。在妇产科门诊经常可以见到,每一个妇产科医师对其都应该熟悉。它是一种古老的性病,最早记载于《圣经旧约》。1879 年 Albert Neisser 从35 个急性尿道炎、阴道炎及新生儿急性结膜炎患者分泌物中找到淋球菌,并相继为许多学者所证实,淋菌的病原学诊断获得突破性进展。1882 年,Leistikow 和 Loeffler 首次在体外培养淋球菌获得成功。1885 年,Bumm 在人、牛或羊的凝固血清上培养淋菌成功,接种于健康人尿道亦产生同样症状,从而确定了淋球菌为淋病的病原体。淋病在新中国成立前流行甚广,新中国成立后,取缔娼妓、禁止卖淫,仅 15 年时间就基本消灭了性病。但从 20 世纪 80 年代初开始,随着国际交往增多及旅游事业的迅速发展,淋病再次在我国死灰复燃,成为危害人们身体健康的最主要性病。

一、微生物学

淋病的病原体是淋病双球菌,属奈瑟菌属,与同属的脑膜炎双球菌在微生物学上十分接近。人类对淋球菌普遍易感,无先天免疫性。虽然多数人在感染后经治疗或自然恢复,但获得性免疫力很低,所以再感染和慢性感染普遍存在。淋病双球菌为严格的人体寄生菌,对其他动物不致病。

在形态上,淋球菌外形呈肾形、卵圆形或豆形,常成双排列,故称淋病双球菌。两球菌邻近面扁平或略凹陷,$0.6\sim0.8\mu m$ 大小,革兰染色阴性。从感染机体内直接取样涂片形态较典型,急性淋病的脓液标本涂片,可见淋球菌多位于多核白细胞胞浆内,而慢性感染患者标本涂片,淋菌多在多核白细胞外。若从人工培养的菌落上取材涂片,由于自溶作用,可见菌体大小和染色深浅差异较大。淋菌表面有菌毛,无鞭毛,无荚膜,不形成芽孢。

在体外,淋球菌对培养的营养要求较复杂,在普通培养基上不易生长,需在含有动物蛋白及细菌生长所需各种因子的特殊培养基,如 Thayer-Martin(T-M)培养基、New York City(NYC)培养基和 Martin-Lewis(mL)培养基等上培养。最适宜的培养温度为 $35\sim36$ ℃,pH 以 7.5 为宜。淋球菌为需氧菌,但最初从人体分离时,为促进其生长发育,需在 5%～10%二氧化碳环境中培养,湿度以 70%为宜。淋球菌能分解葡萄糖,产酸不产气,但不分解麦芽糖、蔗糖、乳糖和果糖,不产生靛基质及硫化氢,不还原硝酸盐。氧化酶阳性,过氧化物酶阳性。

淋菌对外界的抵抗力很弱,对热作用很敏感,不耐干燥,干燥环境下 $1\sim2$ h 就死亡,加热至 55 ℃时5 min可灭活,42 ℃时存活 15 min,室温下可存活 $1\sim2$ d。在温暖潮湿的环境中存活时间较长,如附着于衣裤、被褥和潮湿的毛巾上存活 10～24 h,在脓液中可生存数天,在马桶座圈上存活 18 h。对各种消毒剂的抵抗力也极差,易被灭活,1∶4000 硝酸银能使淋球菌在 2 min 内死亡,在 1% 石炭酸溶液中 1～3 min 死亡。

二、流行病学

人对淋球菌有易感性,而且人是淋球菌唯一的天然宿主,主要通过性接触传染,但是也可以通过污染的衣裤、寝具、毛巾、浴盆、马桶和手等间接传染。成年人淋病几乎都由性行为引起,极少数通过间接方式感染。幼女常通过间接途径受感染。新生儿主要是分娩时通过接触污染的分泌物而感染。口交或肛交可使患者咽喉及直肠受到直接感染,导致淋菌性咽喉炎和淋菌性直肠炎。

淋病经历了第二次世界大战时期及 20 世纪 70 年代两个发病高峰。20 世纪 80 年代以来,淋病发病率呈逐年下降趋势,但是仍然是美国的第 1 位传染性疾病。在病因,1991 年淋菌的年发病率为 233/10 万。美国在非性病门诊筛查出的淋菌感染率为 2.7%,在公立医院的妇产科门诊为 5%,而在性病门诊的检出率为 25%,妊娠期淋病发病率为 0.5%～7%。东南亚国家和非洲国家,淋病的流行情况较为严重。泰国的淋病年发病率为 400/10 万,非洲撒哈拉南部国家一些城市淋病年发病率高达(3 000～10 000)/10 万不等。虽然总体上呈下降趋势,但是在某些人群中仍然在不断上升。据世界卫生组织(WHO)估计,1995 年全球新发性病例 3.4 亿,其中淋病感染 6 200 万。

解放初期,淋病在我国占性病的第 2 位,到 20 世纪 60 年代中期,已经基本绝迹。20 世纪 70 年代末重新出现,其发病率不断上升。1991－1995 年全国上报性病病例共 1 279 196 例,其中淋病 804 994 例,淋病在性病中的构成比为 62.93%,占性传播疾病的第 1 位。1995 年,全国淋病患者已超过 20 万,城市及农村淋病发病率分别为 81.6/10 万和 31/10 万,好发年龄为 20～29 岁。全国性病控制中心对 1997 年全国性病疫情进行流行病学分析后发现,全国性传播疾病仍然呈上升趋势,1997 年报告性病 461 510 例,较1996 年增长 15.81%,报告总发病率 37.34/10 万。由于梅毒在 8 种性病中增幅大,淋病的构成比降低,非淋病性尿道炎上升为第 1 位,从而使得淋病成为发病率第 2 位的性传播疾病。人群中淋病的检出率以暗娟和嫖客为最高。尽管淋病发病率逐年上升(年增长率 28.1%),但其在性病中所占比重却呈下降趋势(1987 年构成比为 76.9%,1995 年为 56.4%)。女性淋病增加明显,男女淋病发病比例逐年缩小,1995 年下降至 1.7∶1。淋病在我国的流行特点是,南方高于北方,沿海高于内地。并且有逐步向青少年、老年人蔓延,家庭内部感染上升、儿童淋病明显增加、高学历和文盲人群同时增加等趋势。

三、发病机制

淋球菌的细胞外层是淋球菌致病的最重要结构,在发病过程中起关键作用。淋球菌细胞外膜主要成分为膜蛋白、脂多糖和菌毛,其中膜蛋白分为蛋白Ⅰ、Ⅱ及Ⅲ。蛋白Ⅰ为外膜主要蛋白,占外膜蛋白的60%。不同菌株的蛋白Ⅰ不同,其抗原性也不同,但抗原性稳定,故可制成单克隆抗体对淋球菌进行分型。当淋球菌黏附于人体黏膜后,蛋白Ⅰ的分子迅速转移至人体细胞膜,淋球菌即被吞食,被吞食后的淋球菌再从细胞内排至细胞外黏膜下引起感染。蛋白Ⅰ也可在细胞膜上形成孔道,能使嗜水性物质如糖及某些抗生素通过细胞膜进入细胞内。蛋白Ⅱ能使淋球菌与宿主上皮细胞、白细胞及淋球菌本身相互黏合。蛋白Ⅱ性质不稳定,在不同环境下易发生改变。蛋白Ⅲ的性质不明。外膜结构中的脂多糖为淋球菌的内毒素,它在人体黏膜下与体内补体协同作用,引起炎症反应,使上皮细胞坏死脱落,与多核白细胞形成脓液。从淋菌表面伸出的菌毛由 1 000 个相同的蛋白亚单位(菌毛蛋白)组成,呈单丝状结构,在致病过程中起重要作用。有学者报告,有菌毛的淋球菌比无菌毛的淋球菌更易黏附到人的黏膜细胞而引起感染。

淋球菌感染人体以黏附过程开始。淋球菌外膜的菌毛、蛋白Ⅰ、蛋白Ⅱ使淋球菌黏附于柱状上皮细胞(泌尿生殖道、直肠、口咽及眼结合膜上皮细胞)上,淋球菌被上皮细胞吞饮,并在细胞内繁殖直至充满整个细胞。与此同时,淋球菌外膜释放脂多糖内毒素,介导免疫反应,引起黏膜细胞受损、免疫细胞聚集、黏膜上皮脱落、溶解,微脓疡形成,淋球菌随之侵入黏膜下间隙,引起黏膜下组织感染(图 8-1)。

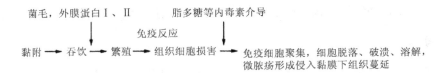

图 8-1 淋球菌致病过程示意图

淋球菌感染后,黏膜上皮及黏膜下组织充血、水肿、渗出,上皮脱落,白细胞聚集形成脓液。炎症严重时,泌尿生殖道腺体开口阻塞形成脓肿,如女性前庭大腺脓肿。淋球菌沿泌尿道黏膜感染形成急性尿道炎、尿道旁腺炎;淋球菌沿生殖系统黏膜上行感染,在女性引起阴道炎、前庭大腺炎、急性宫颈炎和急性盆腔炎性疾病。孕妇感染淋病后,可发生胎膜早破、羊膜腔内感染、早产。宫内及分娩过程中感染胎儿,可引起新生儿淋菌性眼炎,若治疗不当,可致新生儿失明。约 1‰淋病可经血行扩散引起播散性淋病,引起全身其他器官感染,造成中毒性休克等严重后果。急性淋病治疗不当引起迁延不愈或反复发作,在男性演变成慢性尿道炎、慢性前列腺炎和慢性精囊炎等,被破坏的黏膜上皮可由结缔组织所替代,结缔组织纤维化可引起尿道狭窄、输精管狭窄或闭锁,最后引起继发性不育。在女性引起慢性盆腔炎、输卵管粘连、阻塞、积水,导致不孕、异位妊娠、盆腔内器官粘连以及下腹疼痛等。另外,若治疗不彻底,淋球菌可长期潜伏在腺体(如尿道旁腺、宫颈腺体)深部而反复发作,迁延不愈。

四、临床类型与表现

感染淋球菌后,潜伏期一般为 3～7 d,在女性侵犯部位常为尿道旁腺、宫颈管、前庭大腺等,最早往往始于宫颈。但 40％～60％的妇女无明显症状,称为亚临床感染,有传染性,是容易忽略的淋病"感染库"。临床上对这一部分病例,应该予以更多注意。

(一)女性单纯性淋病(无合并症淋病)

1.女性急性淋病

(1)淋菌性宫颈炎:症状有白带增多,常为黄绿脓性,有时白带中带血,伴有外阴瘙痒或灼热感。妇科检查会发现宫颈口有脓性分泌物流出,宫颈红肿、糜烂,有触痛,触之易出血。

(2)淋菌性尿道炎:表现为尿频、尿急、尿痛,妇科检查外阴尿道口充血,有脓性分泌物自尿道口溢出,挤压后有脓液流出。

(3)淋菌性前庭大腺炎:外阴部疼痛,双侧多见。检查可见腺体开口处红肿、触痛、溢脓。

女性急性淋病常常首先出现尿频、尿急、尿痛等急性尿道炎症状,并有白带增多,外阴瘙痒及前庭大腺炎。但是很多妇女的病变并不局限于某一部位,而是多器官、多部位发病,在临床上很难区分出某一部位为主。另外,由于亚临床感染在女性中尤其多见,所以在临床上对无症状的妇女,要高度重视。

2.女性慢性淋病

急性淋病未经治疗或治疗不彻底,转为慢性。淋球菌潜伏在宫颈腺体、尿道旁腺、前庭大腺深处,反复发作,表现为下腹坠痛、腰酸、背痛或白带增多。实验室检查常常找不到病原体,但具有传染性。

3.幼女淋菌性外阴阴道炎

幼女生殖器自然防御功能不完善,阴道上皮由于缺乏雌激素而十分薄嫩,容易受淋球菌感染。临床表现为外阴红肿,常有抓痕,阴道口有较多脓性分泌物,常有尿痛、尿频、尿急及外阴瘙痒,严重时可见会阴及肛周红肿、糜烂。

4.其他部位的淋病

(1)淋菌性咽炎:多因口交所致,很少因接吻而感染。通常症状轻微,咽部轻度充血、咽痛、急性咽炎、扁桃体炎等,但 80％～90％的患者不表现出任何症状,比较难以治疗。

(2)淋菌性直肠炎:多见于男性同性恋者。女性则因为会阴生殖部位的特殊性,系阴道分泌物感染所致,个别情况系肛交感染。女性患者大多无症状,少数患者可主诉肛门烧灼不适感、里急后重、脓血便等,并有黏液及脓性分泌物排出。

(3)肝周围炎:是由于盆腔感染衣原体或淋球菌后,炎症波及肝包膜及邻近腹膜所致。

(二)有合并症淋病

有合并症淋病是指单纯性淋病未经治疗而进一步发展,感染了女性盆腔脏器,在这些部位形成了炎症,主要类型有子宫内膜炎、输卵管卵巢炎、盆腔结缔组织炎,甚至形成输卵管脓肿、盆腔脓肿和腹膜炎等。女性淋病发生合并症的主要诱因有:经期卫生不良,如月经期性交、使用不洁月经垫;产后或流产感染;宫腔手术后感染等。10%~20%的单纯性淋病会发展为有合并症淋病,多在月经期或经后1周内发病。临床表现常为经期延长、月经过多,发热,体温38℃以上,伴寒战、头痛、食欲缺乏、恶心、呕吐或下腹痛等,白带量多,脓性;若盆腔内脓液积聚,可有肛门坠痛感。妇科检查两侧下腹有深压痛,若有盆腔腹膜炎则下腹出现肌紧张及反跳痛。妇科检查宫颈充血、水肿,有举痛、颈口有脓性分泌物溢出。扪诊两侧附件增厚或条索状增粗,有明显压痛;若有输卵管积脓或输卵管卵巢脓肿,可触及附件区包块,多为囊性,压痛明显;若有盆腔积脓,则后穹饱满、有波动感,压痛明显;若脓肿破裂,出现弥漫性腹膜炎表现。治疗不当,可形成输卵管粘连、阻塞、积液等,常造成不孕不育和异位妊娠,以及盆腔内脏器之间的粘连。

(三)淋病合并妊娠

妊娠期感染淋病,对母婴危害极大。宫内感染易致自然流产、早产及胎儿宫内发育迟缓。分娩时母婴垂直传播,可致新生儿淋菌性眼炎,治疗不及时可致盲。产妇抵抗力低,加上分娩时软产道损伤出血,淋病易扩散蔓延引起急性子宫内膜炎、子宫肌炎,成为产褥感染的重要病原菌,严重者可致产后败血症、感染性休克,甚至死亡。妊娠期淋病的临床表现与非孕期相同。妊娠期淋病也有部分患者无明显症状而呈亚临床感染状态。据符玉良等报道,在广州市妇产科门诊常规检查中随机抽取1697例孕妇,检出淋病8例,发病率0.5%。

新生儿淋菌性结膜炎:主要为分娩时胎儿经过母体软产道时感染所致。多在新生儿出生后2~3 d发病,新生儿哭闹不安,检查时可见双侧眼睑红肿,有大量脓性分泌物,结膜充血,角膜呈云雾状。若治疗不当或不及时,可致角膜溃疡、穿孔,甚至失明。Kerr曾调查美国及加拿大盲人学校的351名学生,发现有23.9%的学生是由于淋球菌感染导致失明。淋菌性结膜炎也可以见于成年人,主要为自身接种所致。

(四)播散性淋病

播散性淋病是指淋球菌经血液传播,到达全身各个器官引起全身淋球菌感染,发病率为0.5%~3%。多见于女性月经期、月经后或妊娠期,特别是经期和产后更易导致淋球菌全身扩散。其主要原因是:经期及产后均有阴道流血,为淋球菌的繁殖提供了极为有利的条件;经期及产后宫颈口未很好关闭,也无黏液栓的保护,有利于病原体在宫腔内繁殖,月经期子宫内膜剥脱出血以及分娩时软产道创面的形成,有利于淋球菌直接进入血液而迅速播散。常见症状有寒战、高热、关节炎及皮疹等,典型皮疹为脓疱疹,常见于手指及踝等小关节附件,严重者可有心内膜炎及脑膜炎。

播散性淋病分菌血症和关节化脓两个阶段。菌血症阶段持续时间短,有寒战、高热(38~40℃)、关节痛、皮疹,多侵犯膝、腕、肘、踝关节。发病2 d内,关节液淋球菌培养多阴性而血培养阳性。也可发生腱鞘炎,多见于腿、臂的远端伸、屈肌肌腱的腱膜,表现为局部红肿、压痛。关节化脓阶段多在出现菌血症症状4 d以后,全身症状较菌血症阶段轻,很少有皮肤病变。一般侵犯某一个关节,也可侵犯多个关节,关节腔内渗出液较多。关节液中有大量白细胞,可找到淋球菌,但此时血培养阴性。关节化脓多发生在大关节,如膝关节,其次为肩、肘关节。化脓性关节炎如不治疗,关节面可被破坏而形成纤维性或骨性强直。播散性淋病的皮肤病变为出血型及水疱血疹型两种类型。出血型首先出现红斑,不痛不痒,1 d内红斑中间隆起一小脓疱,可出血,破溃后形成溃疡,周围为红斑,3~4 d后愈合,不留瘢痕,渐变成紫色。多见于手掌及足跖部,也可见于躯干,很少见于面部。水疱血疹型则在红斑上先出现丘疹,后变成水疱再形成脓疱,多见于四肢被侵犯关节的四周,全身分布不对称,病变区有疼痛感,4~5 d后隐退,如再发热仍可出现。皮肤损害涂片难以找到淋球菌,但直接荧光染色可找到染成草绿色的淋球菌上的抗原物质。

淋菌性脑膜炎较为少见,其症状与脑膜炎球菌引起的暴发性脑膜炎相似,有脑膜刺激症状,脑脊液中可培养出淋球菌。淋菌性心内膜炎也较少见,严重程度介于金黄色葡萄球菌与绿色链球菌心内膜炎之间。主动脉瓣和二尖瓣易受损,常伴皮肤斑丘疹,分批出现。可并发脑、肾及其他部位动脉栓子栓塞引起的相应病变。

五、诊断

淋病虽然是一个常见病,但是容易漏诊误诊。主要原因是40%～60%的女性患者表现为亚临床感染,没有任何症状,容易漏诊;另外,淋菌感染与非淋菌性感染的临床表现基本相同,单凭经验容易产生误诊。因此,女性淋病的正确诊断必须建立在病史、临床表现及实验室结果基础之上,其中实验室检查是确定病原体诊断的关键。

（一）淋病的实验室检查

实验室检查方法主要有涂片法、培养法、药敏试验和产青霉素酶的淋球菌菌株鉴定。

1.涂片法

依据细菌的形态,检测快速、简便,临床上比较常用,是基层医疗单位诊断淋病的主要手段。对男性淋病有较高的价值,敏感性和特异性均在95%以上,但对女性淋病,敏感性只有50%～60%。因此,涂片法在女性仅仅只能作为一种筛查手段。涂片时切忌用力涂擦,应将棉签在玻片上轻轻滚动即可。涂擦过度会导致细胞破裂或变形,使淋球菌从细胞内逸出,造成诊断上的混淆,涂片厚度要合适,过厚容易造成假阳性。

在可疑部位取材涂片后,自然干燥,加热固定,将玻片迅速通过火焰二三次,消除玻片上的水汽,然后进行革兰染色。淋球菌为革兰染色阴性,呈卵圆形或圆形,成对排列,常位于中性粒细胞胞浆内,二菌接触面扁平或稍凹,像二粒黄豆在一起。不少脓细胞中常含数对,甚至20～50对淋球菌。发现多形核白细胞内有革兰阴性双球菌者,为阳性。但在女性患者,符合率仅50%左右,故不能作为诊断手段。凡是发现可疑患者,或多形核白细胞的细胞外有革兰阴性双球菌,均需将标本送细菌培养,以证实诊断。

2.培养法

培养法是诊断淋病的标准方法,也是诊断淋病的"金标准",除了能确定淋球菌的病原学诊断外,还能行药敏试验。由于淋病菌耐药问题严重,原则上应对每一个患者都使用培养法确诊,并行药敏试验。

淋球菌对营养要求复杂,培养基中应含有动物蛋白及细菌生长所需的各种因子,目前国内常用的是血琼脂或巧克力琼脂。为抑制杂菌生长,通常在培养基中加入了抗生素如多黏菌素 B($25\mu g/mL$)和万古霉素($3.3\mu g/mL$)等。所用血液如羊血、兔血和人血均可,浓度8%～10%,或冻干血红蛋白粉,避免在血液中含有抗凝剂。培养基 pH 以 7.4 为好。国外常用 Thayer-Martin(T-M)培养基、New York City(NYC)培养基和 Martin-Lewis(mL)培养基。T-M 培养基是在 GC 基础培养基中,加入 2%血红蛋白,抗生素(万古霉素 $5\mu g/mL$、多黏菌素 $7.5\mu g/mL$ 和制霉菌素 $12.5\mu g/mL$)和淋球菌增菌剂,使绝大多数杂菌被抑制,淋球菌在平皿中几乎呈纯培养,从而提高了淋球菌培养的阳性率。

为了保证培养成功,取材后应立即接种,标本离体时间越短越好。如离实验室较远,应将标本浸在运送培养箱中,以保证淋球菌存活,标本运送过程中要保温。接种用的培养基应先放在 37 ℃温箱中预温,最适宜温度为 35～36 ℃。淋球菌为需氧菌,但最初从人体分离时,为促进其生长发育,需在 5%～10%二氧化碳环境中培养,最适宜湿度为 70%。部分淋球菌对万古霉素敏感,因此可出现假阴性,所以培养中最好不要加万古霉素。淋球菌在血平板上培养 36 h 后,是最佳观察时间。培养 24 h 后,虽也能见到细小的菌落,但难以辨认其特点,超过 36 h,菌落特征会有较大改变,对于无任何细菌生长的培养基,应培养到 72 h后,方能报告为培养阴性。

无论是涂片还是培养,取材都是保证正确诊断的关键。在女性患者,取材时最好取膀胱截石位,暴露宫颈后,以无菌棉签拭去宫颈表面分泌物,以另一棉签插入宫颈管 1～2 cm,转动并停留 20～30 s,取出后作涂片并送培养,取标本时棉签勿碰阴道壁以免影响结果。对于疑为尿道炎的妇女,取材前 4 h 内避免排尿,以无菌生理盐水清洁外阴、尿道口后,然后以一手指插入阴道内,向尿道口方向挤压尿道,以无菌棉签自尿道口蘸取分泌物涂片和培养。对于盆腔积液患者,可在消毒下经后穹穿刺取穿刺液送涂片和培养。在腹腔镜手术过程中,怀疑患者有盆腔急性感染,或发现有肝周围炎征象时,应该在腹腔镜下取标本送检。对于疑有播散性淋病患者,或产褥感染者,应在发热时抽血作淋菌培养,一般应送检4次,以避免漏诊。对婴幼儿或少女,可采集阴道标本送检。

3.确证试验

培养出细菌后,根据菌落形态、氧化酶试验及革兰染色等,一般都可以做出诊断。但有少数患者标本难以诊断,应该进行确证试验。主要适用于菌落形态不典型;标本来自咽部、眼和非生殖道部位;就诊者为感染性病的低危人群,尤其是儿童等;涉及性犯罪的法医鉴定病例;治疗失败的病例标本。直接免疫荧光染色也常用来确证淋球菌。

4.药敏试验

主要用于选择抗生素。

(二)诊断与鉴别诊断

由于性传播性疾病的诊断在我国是一个比较复杂而又敏感的问题,所以对淋病的诊断必须采取谨慎的态度,诊断一定要建立在确凿可信的实验室结果之上,并尊重患者隐私,为患者病情保密。否则会造成夫妻不和、家庭解体、医患纠纷,甚至面临司法诉讼等诸多问题。多聚酶链式反应因其质控难以保证,存在较高的假阳性,卫生部已明令禁止。

在成人,凡是有不洁性交史者,加上典型的症状与体征和实验室结果,诊断并不难。对于其配偶或性伴侣,即使没有症状与体征,也要高度怀疑,加强检查。由于家庭中淋病的患病率不断上升,家中幼女有白带增多等症状时,要考虑到淋病的可能。凡是新生儿眼结膜炎患者,都要取分泌物送检。对无症状感染及有合并症淋病患者,有条件时应在普通淋球菌培养的同时行淋球菌 L 型培养和药敏试验,以避免误诊和漏诊,并提高治疗效果。

在鉴别诊断方面,主要与非淋菌性尿道炎、滴虫性阴道炎、念珠菌性阴道炎及细菌性阴道病等相鉴别,其中最主要的是与非淋菌性尿道炎鉴别。后者主要由生殖道衣原体和支原体感染所致。需要特别指出的是,临床上沙眼衣原体生殖道感染常与淋球菌感染混合存在。

六、治疗

淋病的治疗以抗生素治疗为主。1935 年,仅用磺胺药百浪多息就能治愈淋病。青霉素问世后,更是以其疗效确切、治愈率高、不良反应小而一直是治疗的首选药物。1944 年,10 万 U 的青霉素便可治愈90%的淋病。但自 20 世纪 70 年代中期分离出 PPNG 后,发现 PPNG 菌株在全世界迅速蔓延。我国1983 已有 PPNG 的报道,1987−1992 年全国性病耐药协作组监测青霉素对淋球菌 MIC≥1 μg/mL 的菌株,平均阳性率高达 56.83%。对四环素的耐药也达到 70%,大观霉素也有 1.2%,耐药菌株并且逐年递增。耐药菌株的传播蔓延,给淋病的治疗带来了麻烦。为了有效治疗淋病,控制淋病的蔓延,正确掌握淋病的治疗原则和合理选择抗生素十分重要。目前,WHO 已不再把青霉素列为淋病治疗的首选药。

(一)治疗原则

(1)按淋病的临床类型,特别是有无合并症,进行针对性治疗。

(2)及时、足量、规范、彻底。

(3)同时治疗配偶及性伴侣。

(4)鉴于淋球菌耐药情况日益严重,故有条件的话,用药前应作药敏试验,或边培养边治疗。久治不愈的患者,均应先培养,并行药敏试验后,根据药敏试验结果用药。

(5)治疗结束后及时复查,判定治疗效果。

(6)治疗其他性传播疾病。

（二）亚临床感染与无合并症淋病

WHO1993年推荐治疗方案如下：①环丙沙星500 mg，一次口服（孕妇、儿童忌用）。②头孢曲松250 mg，一次肌内注射（儿童按25～50 mg/kg，一次肌内注射，最大量不超过125 mg）。③头孢克肟400 mg，一次口服。④大观霉素4 g，一次肌内注射（儿童25 mg/kg，最大量为75 mg）。如应用上述药物有困难，可根据耐药情况选用如下替代方案：卡那霉素2 g，一次肌内注射（儿童25 mg/kg，最大量75 mg）；复方磺胺甲基异噁唑，口服10片，每日1次，共3 d（每片含TMP 80 mg，SMZ 400 mg）。上述每种治疗之后应加服抗沙眼衣原体药物多西环素或米诺环素，均为100 mg，每日2次，共7 d。近年来文献报告阿奇霉素具有抗淋球菌、沙眼衣原体及支原体的作用，半衰期68 h，一次口服1 g，淋病治愈率95％～97％，沙眼衣原体99％，但此药一般不用于15岁以下儿童。

（三）有合并症淋病

所使用的药物及剂量同上，但疗程需延长至10～15 d，并同时给予多西环素或米诺环素，100 mg，每日2次，2～3周。

对于症状严重，体征明显的淋菌性盆腔炎性疾病，WHO（1993）推荐的方法强调同时对衣原体、支原体及某些厌氧菌有效的药物。对于住院治疗的患者，建议使用以下方案：①头孢曲松500 mg，肌内注射，每日1次，加多西环素100 mg，口服或静脉滴注，每日2次，或四环素500 mg，每日4次，再加甲硝唑400～500 mg，口服或静脉滴注，每日2次。②克林霉素900 mg，静脉滴注，每8小时1次，加庆大霉素1.5 mg/kg静脉滴注，每8小时1次。③环丙沙星500 mg口服，每日2次；或大观霉素1 g，肌内注射，每日2次，加多西环素100 mg，口服或静脉滴注，每日2次，或多西环素500 mg，口服，每日4次，再加用甲硝唑400～500 mg，每日2次，口服或静脉滴注。多西环素或四环素，在患者治疗明显好转后2 d再应用，至少2周。前者为100 mg口服，每日2次，后者500 mg口服，每日4次。

对于无法住院，在门诊治疗的患者，推荐采用无合并症淋病单剂量药物再加多西环素口服，每日2次，或四环素500 mg口服，每日4次，均为14 d。还需加服甲硝唑400～500 mg，每日2次，共14 d。也可以采用替代方案，即复方磺胺甲基异噁唑，每日1次口服10片，连续3 d，然后改为每次2片，每日2次，连服10 d。并加用多西环素100 mg口服，每日2次，或四环素500 mg口服，每日4次，均连用14 d。再加甲硝唑400～500 mg，每日2次，共14 d。有宫内节育器的患者，建议取出宫内节育器（IUD），因为IUD是诱发盆腔炎性疾病的危险因素。

对于播散性淋病患者，WHO（1993）推荐使用头孢曲松1 g，肌内注射或静脉注射，每日1次，共7 d；也可用其他第三代头孢菌素替代，但每日需用数次，或大观霉素2 g，肌内注射，每日2次，共7 d。淋菌性心内膜炎同上述头孢曲松之剂量，但应静脉注射，疗程4周。

对于淋病合并妊娠患者，应按有合并症淋病方案选择药物。但忌用四环素族类、喹诺酮类和甲硝唑等药物。新生儿娩出后，以1％硝酸银溶液、0.5％红霉素眼膏或1％四环素眼膏预防新生儿淋菌性眼结膜炎。发生新生儿眼结膜炎后，使用头孢曲松50mg/kg，一次肌内注射，最大量为125 mg；或卡那霉素或大观霉素，均为25 mg/kg肌内注射，每日1次，最大75 mg，应用时间以5～7 d为宜，并以1％硝酸银溶液点眼或1％四环素眼膏涂眼。使用卡那霉素时，注意药物对肾脏功能和听力的损害，最好在能够检测药物浓度的情况下使用。没有条件检测药物浓度的，最好使用其他药物。

对于淋菌性咽炎患者，使用头孢曲松250 mg，一次肌内注射；或环丙沙星500 mg，一次顿服。淋菌性直肠炎患者，使用头孢曲松250 mg，一次性肌内注射；或头孢克肟400 mg，一次口服；或环丙沙星500 mg，一次口服。

（四）治愈标准

治疗结束后2周内，在无性病接触史的情况下，符合如下标准，即判为治愈：①症状体征全部消失。②尿液常规检查阴性。③在治疗结束后第4日和第8日，分别对女性患者宫颈和尿道取材进行涂片和培养，两次均阴性。

七、特殊淋球菌感染的诊断与处理

（一）L 型淋球菌

临床上，主要依靠分离培养加药敏试验来确诊。分离培养指除用常规培养外，还要行 L 型细菌培养。凡在 L 型细菌培养基上发现有呈多形态性、细胞壁缺损、染色不规则的菌落，就可以考虑为 L 型菌株。将 L 型菌落接种于血平板等传代返祖、直至恢复细胞壁。返祖后行糖发酵试验来鉴定是否为 L 型淋球菌，或者使用免疫染色抑制试验进行鉴定。

由于 L 型淋球菌缺乏细胞壁，所以治疗时应该联合应用作用于细胞壁与抑制蛋白质合成的药物，如头孢唑啉、头孢曲松加琥珀红霉素或阿米卡星等，或者在高渗培养的基础上行药敏试验，根据药敏结果使用药物。

（二）产青霉素酶的淋球菌

怀疑有产青霉素酶菌株时，应使用 Whatman Ⅰ 号滤纸，检测淋球菌菌株是否对青霉素耐药。产青霉素酶阳性菌株会使其颜色由蓝变黄，表明菌株具有分解青霉素的 β-内酰胺酶。

治疗上最好是进行药敏试验后，根据药敏试验结果选择敏感药物。

（周金婷）

第四节　梅　毒

梅毒（syphilis）是由梅毒螺旋体引起的一种性传播疾病。早期主要侵犯皮肤、黏膜，晚期侵犯心血管系统和中枢神经系统。梅毒螺旋体只感染人类，人是梅毒的唯一传染源。梅毒螺旋体只有通过紧密的直接接触，经由皮肤黏膜处的破损或微小损伤，才能进入人体，造成感染，其中性接触感染占 95％以上，通过间接途径如患者的污物、毛巾、食具、医疗器械等传播者，相当罕见。输入含有梅毒螺旋体的血液，可引起二期梅毒病变。梅毒螺旋体可通过胎盘传给胎儿，引起胎儿先天性梅毒或死胎，对胎儿危害极大，为此应当引起妇产科医师的高度重视。

一、病史采集

（一）现病史

1. 一期梅毒

初期表现为在外阴、阴道处出现无痛性红色炎性硬结，称为硬下疳。经过 1 个月左右时间，可不治而愈，留下表浅瘢痕。在硬下疳出现 1～2 周后，局部淋巴结（多为腹股沟）肿大，多为单侧，较硬，表面无炎症，不化脓。

2. 二期梅毒

硬下疳消失至二期梅毒疹出现前无明显症状，在感染后 7～10 周或硬下疳出现后 4～12 周，出现流感样综合征以及全身无痛性淋巴结肿大，皮肤出现斑疹、丘疹、脓疱疹等。二期梅毒疹经 2～3 个月后可自行消退。

3. 三期梅毒（晚期梅毒）

在感染后 3～4 年，出现结节性梅毒疹、树胶肿，累及骨、眼、心血管和神经系统时，出现相应的症状。

4. 先天梅毒（胎传梅毒）

先天梅毒指经胎盘传染的梅毒，孩子出生后在早期（2 岁以内）出现类似于成人二期梅毒的症状，晚期（2 岁以上）出现类似成人三期梅毒的症状。

（二）过去史

有婚外性行为，不洁性交史，配偶感染史，新生儿母亲感染史。

二、体格检查

(一)一期梅毒

硬下疳90％发生在外阴、阴唇、阴道、宫颈或肛周,也可以出现在口腔、乳房、眼等处。呈圆形或椭圆形,直径1～2 cm,边界清楚,周围堤状隆起,基底平整,呈肉红色。上有少量浆液渗出物,内含大量梅毒螺旋体,传染性强。边缘毛细血管扩张成红晕,与周围表皮分界明显。

(二)二期梅毒

皮疹形态多样,表现多种多样如斑疹、丘疹、斑丘疹或脓疱疹,常出现在躯干前面和侧面、四肢屈侧、手掌等处,也可出现在面部与前额部。在肛门、外阴等皮肤摩擦和潮湿部位,可见丘疹性梅毒疹的特殊类型即扁平湿疣,其形态为扁平或分叶的疣状损害,基底宽而无蒂,直径1～3 cm,周围有暗红色浸润。颜面部毛发或阴毛受到螺旋体浸润性损伤后,发生梅毒性秃发,表现为0.5 cm左右大小的虫蚀状秃发斑。此外,在50％～85％的患者,有全身淋巴结肿大,但不痛、不化脓、不破溃。

(三)三期梅毒

皮肤黏膜损害有结节性梅毒疹和树胶肿,前者多发生于感染后3～4年内,好发于头、面、肩、背及四肢伸侧,表现为直径0.3～1.0 cm大小的结节,质硬,有浸润,结节可吸收,留下小的萎缩斑,愈后可留下表皮瘢痕。后者多在感染后3～5年内发生,多发生在皮肤黏膜,开始为无痛性皮下结节,暗红色,逐渐增大,而后中心破溃,形成特异性马蹄形溃疡,边界清楚,基底紫红,无疼痛,分泌黏稠脓汁似树胶,故为树胶肿。

(四)先天梅毒

早期先天梅毒相当于后天二期梅毒,但病情较重,出生后1～3周才出现临床症状,新生儿发育营养差,老人貌,梅毒疹与成人二期梅毒疹相似。晚期先天梅毒一般在5～8岁才开始发病,13～14岁才表现出多种症状,如间质性角膜炎、神经性耳聋、畸形牙、梅毒疹、鼻中隔穿孔、马鞍鼻等。早期先天性梅毒的特点是没有硬下疳,有传染性,病变较后天梅毒为重,晚期先天性梅毒病变较轻,无传染性,心血管受累少,骨骼、感官系统如耳、眼、鼻受累多见。

三、辅助检查

(一)梅毒螺旋体检查

梅毒螺旋体检查包括暗视野显微镜检查、免疫荧光染色检查、活体组织检查,均可以见到梅毒螺旋体。

(二)梅毒血清学检查

梅毒血清学检查主要包括非螺旋体抗原血清试验和梅毒螺旋体抗原血清试验。非螺旋体试验有快速血浆反应素试验(RPR),螺旋体试验有苍白螺旋体颗粒凝集试验(TPPA)。RPR操作简便,但特异性低,适用于普查。TPPA可以作为确诊试验,适用于RPR阳性患者。

四、诊断

(一)病史

有婚外性行为,不洁性交史,梅毒感染史,配偶感染史,生母患梅毒等,梅毒患者临床表现比较复杂,早期梅毒的表现不典型,可以出现各种各样的皮疹,晚期可有结节性梅毒疹和树胶肿的出现。

(二)临床表现

1.一期梅毒

主要在外阴、阴唇、阴道、宫颈或肛周出现硬下疳。

2.二期梅毒

全身出现斑疹、丘疹、斑丘疹或脓疱疹,有全身淋巴结肿大,但不痛、不化脓、不破溃。

3.三期梅毒

皮肤黏膜损害有结节性梅毒疹和树胶肿。

4.先天梅毒

早期先天梅毒的症状相当于后天二期梅毒,晚期先天梅毒的症状相当于后天三期梅毒。

（三）辅助检查

①暗视野显微镜检查见梅毒螺旋体。②梅毒血清学检查呈阳性。

五、鉴别诊断

（1）一期梅毒应与软下疳、生殖器疱疹、急性女阴溃疡等鉴别。

（2）二期梅毒应与银屑病、玫瑰糠疹、病毒疹、药疹、脂溢性皮炎、扁平苔藓、汗斑、伤寒玫瑰疹等鉴别。

（3）三期梅毒应与寻常性狼疮、慢性下肢溃疡、麻风、结节病、孢子丝菌病、着色真菌病等鉴别。

不同期别的梅毒与其他疾病的鉴别诊断,除了在临床表现方面有一定不同以外,最主要的鉴别手段还是实验室检查。看到梅毒螺旋体,或者是梅毒血清学检查呈阳性是鉴别的最重要标准。

六、治疗

梅毒治疗最有效的方法是药物治疗,以青霉素为首选,要早期、足量、正规使用,妊娠期梅毒与非妊娠期梅毒治法基本相同。

（1）对于一期、二期梅毒患者及早期潜伏梅毒患者,治疗上使用:①苄星青霉素 240 万 U（皮试阴性后）,分两侧臀部肌内注射,一期患者一次性肌内注射即可。对于二期及早期潜伏梅毒患者,则每周 1 次,连续 2～3 周。②或普鲁卡因青霉素 80 万 U,肌内注射,每日一次,连续 10～15 d。对青霉素过敏者选用四环素或红霉素,0.5 g,每日 4 次,连用 15 d。③或口服多西环素 100 mg,每日 2 次,连续 15 d。

（2）晚期患者使用:①苄星青霉素 240 万 U（皮试阴性后）,分两侧臀部肌内注射,每周 1 次,连续 3 周。②或普鲁卡因青霉素 80 万 U,肌内注射,每日一次,连续 20 d。对青霉素过敏者选用四环素或红霉素,0.5 g,每日 4 次,连用 30 日；或口服多西环素 100 mg,每日 2 次,连续 30 d。

（3）妊娠期梅毒或潜伏梅毒患者,治疗上以青霉素为主,剂量和疗程与非妊娠期相同。青霉素治疗可有效阻止和治疗胎儿感染,常规应用青霉素治疗后,婴儿先天性梅毒发生率极低。相反,70%～100% 未治疗患者的胎儿发生宫内感染,其中 1/3 发生死产。首选苄星青霉素治疗,推荐对早期梅毒在治疗后 1 周再予苄星青霉素 G 240 万 U 肌内注射 1 次。对青霉素过敏孕妇,应在有抢救条件下脱敏处理（如重复青霉素皮试或口服青霉素）后应用青霉素治疗。多西环素和四环素对胎儿发育有影响,不能用于孕妇。

（4）对于先天梅毒,可采取水溶性青霉素 G 每日 10～15 万 U/kg（皮试阴性后）,最初 7 d,每次 5 万 U/kg,静脉注射,每 12 小时 1 次,以后每 8 小时 1 次,总疗程 10 d。或苄星青霉素 G 5 万 U/kg,肌内注射 1 次。对青霉素过敏者,可用红霉素治疗。8 岁以下儿童禁用四环素。

青霉素是高效抗梅毒螺旋体的药物,血清浓度高于 0.03 U/mL 时,即可杀灭梅毒螺旋体。由于青霉素注射后引起大量的螺旋体死亡放出异性蛋白,可引起 Herxheimer 反应,在早期患者这种反应常在注射后 3～12 h 出现发热、乏力及皮肤损害或骨膜炎疼痛等症状加重,一般可于 24 h 左右缓解。但在晚期梅毒偶可引起病灶性反应,如注射后心血管梅毒患者出现心绞痛、心律不齐,甚至发生主动脉瘤破裂等；亦可使神经梅毒症状加重,如耳聋加重或出现头痛症状。有人主张在用青霉素治疗心血管或神经梅毒前 2～3 d 开始用强的松,可减轻 Herxheimer 反应。具体用法为,每日 20～30 mg 口服,治疗开始 2～3 d 后,如无反应或反应较轻即逐渐减量,然后停药。

（周金婷）

第五节　生殖器疱疹

一、病因

生殖器疱疹(genital herpes)是由单纯疱疹病毒(HSV)引起的性传播疾病。特点是引起生殖器及肛门皮肤溃疡,易复发。HSV属双链DNA病毒,分HSV-1及HSV-2两型。70%～90%原发性生殖器疱疹由HSV-2引起,由HSV-1引起者占10%～30%。复发性生殖器疱疹主要由HSV-2引起。

生殖器疱疹感染后,经过一定的静止期复发。引起复发的因素有发热、月经期、精神创伤等。

二、传播途径

由于HSV在体外不易成活,主要由性交直接传播。有疱疹病史而无症状的带菌者也是传染源。孕妇合并HSV感染时,HSV可通过胎盘造成胎儿宫内感染(少见)或经软产道感染新生儿(多见)。

三、发病机制

HSV是嗜神经病毒,经破损的皮肤黏膜进入角质形成细胞,在细胞内复制,细胞肿胀、变性、坏死,产生皮肤损害。感染细胞可与未感染细胞融合,形成多核巨细胞。HSV也可不产生临床症状而沿感觉神经轴索迁移到骶神经节,形成潜伏感染。HSV感染后1周血中出现特异性IgM抗体,2周左右出现特异性IgG抗体,抗体可中和游离病毒,阻止病毒扩散,但抗体不能清除潜伏的病毒,也不能防止疱疹复发。在机体免疫力降低或某些因素如日晒、月经、寒冷、发热、劳累等可激活潜伏的HSV,病毒沿感觉神经轴索下行到末梢而感染邻接的皮肤黏膜细胞并进行增殖,导致局部疱疹复发。

四、临床表现

(一)原发性生殖器疱疹

潜伏期为3～14 d。原发病灶是外阴部出现一个或多个小而瘙痒的红色丘疹,丘疹很快形成水疱,疱液中可有病毒。2～4 d疱疹破裂形成溃疡,伴有疼痛,随后结痂自愈,若未继发细菌感染,不留痕迹。好发部位为大阴唇、小阴唇、阴道口、尿道口、阴道、肛门周围、大腿或臀部,约90%累及宫颈。亦有原发疱疹仅累及宫颈,宫颈表面易破溃而产生大量排液。发病前可有全身症状如发热、全身不适、头痛等。有骶2～4节段神经细胞感觉异常。几乎所有患者均出现腹股沟淋巴结肿大、压痛。部分患者出现尿急、尿频、尿痛等尿道刺激症状。病情平均经历2～3周缓慢消退,但预后容易复发。

(二)复发性生殖器疱疹

50%～60%原发性感染患者在半年内复发。发病前局部烧灼感、针刺感或感觉异常,随后群簇小水疱很快破溃形成糜烂或浅溃疡。复发患者症状较轻,水疱和溃疡数量少,面积小,愈合时间短,病程7～10 d,较少累及宫颈,腹股沟淋巴结一般不肿大,无明显全身症状。

(三)妊娠妇女感染

孕妇感染HSV-2型后,可导致流产、死产、胎儿畸形,主要是阴部疱疹引起的病毒血症造成。患阴部疱疹的孕妇,易发生早产或流产,其中所生的婴儿40%～60%在通过产道时感染,新生儿可出现高热、呼吸困难和中枢神经系统症状,约有60%的新生儿死亡,幸存者也常留后遗症,如胎儿畸形、眼部及中枢神经系统疾病。

五、诊断

根据病史、典型临床表现可做出临床诊断,若下列实验室检查中的1项阳性即可确诊。

（一）细胞学检查

将水泡疱疹顶除去,用一刮板在新暴露出的溃疡边缘(不包括底)取材,取玻璃片用蜡烛划一圆圈,圈内滴少许 95％乙醇,将所取材料迅速放在玻璃片内与乙醇混合,乙醇蒸发 5 min,再用巴氏（Whight-Giemsa）染色,加盖玻片后镜下观察。如显微镜下见到具有特征性的多核巨细胞或核内嗜酸性包涵体,对 HSV 感染有诊断意义。

（二）病毒抗原检测

从皮损处取标本,以单克隆抗体直接免疫荧光试验或酶联免疫吸附试验检测 HSV 抗原,是临床常用的快速诊断方法。

（三）病毒培养

取皮损处标本进行病毒培养、分离、鉴定、分型,是诊断 HSV 感染的金标准方法,注意准确取材和尽快接种,是获得病毒分离的成功关键。

（四）核酸检测

已有报道应用核酸杂交技术及 PCR 技术诊断生殖器疱疹,可提高诊断的敏感性,并可进行分型。

（五）免疫荧光检查

常用皮损细胞涂片,丙酮固定后,用 FITC 标记的抗 HSV 抗体染色,在荧光显微镜下观察,HSV 感染细胞可见亮绿色荧光。

六、治疗

生殖器疱疹为易复发疾病,尚无彻底治愈方法。治疗目的是减轻症状,缩短病程,减少 HSV 排放,控制其传染性。

（一）一般治疗

(1)保持疱疹壁完整、清洁与干燥。阴部用生理盐水冲洗,每日 2～3 次,无菌巾吸干水分,防止继发感染。

(2)合并细菌感染时,应用敏感抗生素。

(3)局部疼痛明显,可外用盐酸利多卡因软膏或口服止痛药。

(4)宫颈病变反复发作的患者,应早期做宫颈细胞涂片检查,除外子宫颈癌,减少思想负担,避免精神恐惧,积极治疗本病。

（二）抗病毒治疗

1.原发性生殖器疱疹

阿昔洛韦 200 mg,每日 5 次,口服,连用 7～10 d;或伐昔洛韦 300 mg,每日 2 次,口服,连用7～10 d;或伐昔洛韦 250 mg,每日 3 次,口服,连用 5～10 d。

2.复发性生殖器疱疹

最好在出现前驱症状或损害出现 24 h 内开始治疗。阿昔洛韦 200 mg,每日 5 次,连服 5 d;或伐昔洛韦 300 mg,每日 2 次,连服 5 d;或伐昔洛韦 125～250 mg,每日 3 次,连服 5 d。

3.频繁复发患者(1 年内复发 6 次以上)

为减少复发次数,可用抑制疗法。阿昔洛韦 400 mg,每日 2 次口服;或伐昔洛韦 300 mg,每日 1 次口服;或伐昔洛韦 125～250 mg,每日 2 次口服。这些药物需长期服用,一般服用 4 个月至 1 年。

4.严重感染

严重感染指原发感染症状严重或皮损广泛者。阿昔洛韦每次 5～10 mg/kg 体重,每 8 小时 1 次,静脉滴注,连用5～7 d或直至临床症状消退。

（三）局部治疗

保持患处清洁、干燥。皮损处外涂 3％阿昔洛韦霜、喷 1％阿昔洛韦乳膏或酞丁胺霜等。

（四）早期妊娠妇女

患生殖器疱疹，应终止妊娠。晚期妊娠感染 HSV 者，应做剖宫产，避免传染新生儿。

（周金婷）

第六节　衣原体感染

生殖道衣原体感染是指由沙眼衣原体引起的泌尿生殖道的炎症，如宫颈炎、盆腔炎、尿道炎、附睾炎和前列腺炎等，以及由 L 型血清型引起的性病性淋巴肉芽肿（第四性病）。就目前所知，沙眼衣原体共有 15 个血清型，其中 A、B、Ba 和 C 型引起沙眼，D、E、F、G、H、I、J、K 8 个型引起泌尿生殖道的炎症、肝周炎和 Reiter 综合征等，而 L_1、L_2 和 L_3 引起性病性淋巴肉芽肿。可见，虽然在分类学上同属于沙眼衣原体属，但由于血清型不同，所引起的疾病在症状和体征上也有很大差别。

一、病因

衣原体感染是由衣原体引起的。早期人们曾将衣原体视为细菌，后来发现它的某些性状和细菌有显著不同。现在的分类方法是 20 世纪 70 年代建立的，衣原体被列为独立的目即衣原体目，它含一个科即衣原体科，一个属即衣原体属。同处于衣原体属的微生物，除沙眼衣原体外，还有鹦鹉热衣原体和肺炎衣原体。在沙眼衣原体中又可分为 3 个生物变种，即沙眼变种（含 A、B、Ba、C 和 D～K12 个血型）、LGV 变种（L_1、L_2 和 L_3 3 个血清型）和鼠肺炎变种。引起泌尿生殖道感染的为 D～K 血清型和 L 型，其中 D、E 和 F 型最为常见。新近由于单克隆技术的发展，除上述 15 个型以外，还鉴定出 Ia、Da、L_{2a}、D-和 I-等血清型。

沙眼衣原体由于缺少某些酶系统，需由宿主细胞提供能量，因而它是严格的细胞内寄生物。它的生命周期可分为原体和始体（网状体）两个阶段。原体呈球形，直径为 0.2～0.4 μm，代谢缓慢。它具有一层保护性细胞壁，使其能在细胞外存活。它具有感染性，能吸附于敏感细胞表面的受体蛋白，进而侵入敏感细胞。进入细胞后原体体积增大，胞浆变松成为始体（网状体）。网状体体积稍大，直径为 0.6～1.5 μm，代谢活跃，能在细胞内行二分裂增殖，但它无细胞壁。多个原体进入同一细胞后，它们可相互融合，形成一个含多个原体的吞噬体。随着增殖复制，吞噬体体积越长越大，填充了整个胞浆，将细胞核挤在一边。吞噬体内原体和始体可同时存在，因而又称为包涵体。包涵体有糖原产生，因而在碘染色时呈红棕色。通常在吸附后的 18～24 h，网状体开始转化为原体，原体释放出来再去感染新的细胞。从原体到始体再到原体整个生长周期需 48～72 h 才得以完成。

衣原体的细胞壁缺乏胞壁酸，但含有青霉素结合蛋白。在体外试验中青霉素可抑制衣原体的增殖，但不能将它杀死。衣原体能通过细菌滤器，且为多途径感染。因而操作时应该小心谨慎，把一切未知标本都当成阳性标本对待。衣原体对常用消毒剂敏感，加热能将其迅速杀死，这为医院和实验室的污物处理提供了方便条件。

L 型衣原体的生物学性状和 D～K 型类同，唯其侵袭力较强，能侵入多种不同类型的细胞，可在巨噬细胞中增殖，因而在细胞内培养 L 型衣原体较培养 D～K 型衣原体容易。

二、流行病学

目前，在经典性病如梅毒和淋病的发病趋于稳定的情况下，衣原体生殖道感染却迅速上升。在某些工业化国家已超过淋病占据各种 STD 的首位。但由于检测手段的匮乏和相当数量无症状感染者的存在，衣原体感染的人数尚难精确统计，在很多情况下只能用 NGU 的年发病数来估计衣原体感染的发病情况（NGU 中近一半是由衣原体引起）。在英格兰和威尔士，1960—1986 年上报的 NGU 病例数已从 2.2 万上升到 11 万，而淋病在 1971 年达到高峰后已逐年下降。在美国，1972 年到私人诊所就医的 NGU 人数首次超过了淋病。1993年发表的一份资料表明,衣原体感染的发病率已从1987年的91.4/10万上升到1991年的197.5/10万,36个州报告的病例为282 810例,但实际发病例数可能远远大于这个数字,估计1990年就已为400万例,成为最常见的STD。也有一些国家用实验室报告系统来估计衣原体感染的发病情况。如在瑞典,1983年检查16.7万份标本,阳性达3.8万份,但实际年发病数预计在10万例以上。近年来由于艾滋病流行,人们的性行为和性态度发生改变,在部分人群中多性伴和随便的性接触已减少,避孕套使用增多,医生们也比以往更加重视衣原体感染,积极治疗患NGU的男性及其性伴,给予积极的咨询和教育,使衣原体感染有下降的趋势。

生殖道衣原体感染率在不同人群中变化很大。在女性中,年轻和性活跃者是生殖道衣原体感染的好发人群。妓女对衣原体的传播起着核心人群的作用。作人流的孕妇中感染率也相当高。男性中除年轻者感染率较高外,其他因素对衣原体感染率的影响常不易确定,原因是沙眼衣原体不是法定传染病,医生尚不够重视,或不易做微生物学检查,以及无症状者较多等。

泌尿生殖道衣原体感染在我国呈逐年上升趋势。当然,病例构成比的上升也与医务工作者和患者对该病的重视和诊断手段的逐步改进有关。

国内不同人群中衣原体感染率有所差别,各地报告结果也迥异,但总起来说要低于国外。广州报告男性NGU患者中衣原体感染率为16.1%;女性中,婚外性行为者为12.2%,宫颈炎者为14.8%,有尿道炎者为8.3%,阴道炎者为7.9%,早孕人流者为5.7%。从性病门诊或劳教人员中分离的衣原体株以B组(B、D、E型)占优势,为54.2%,GF型为18%,C组(C、LH、I型)为18%。血清型分布与国外报道基本一致,提示这些病原多为境外传入。南京地区的调查材料也表明,生殖道衣原体感染在STD门诊的男性为8.7%,女性为8.7%,妇科门诊患者为3.0%,卖淫妇女为20.8%,性活跃男性为1.3%。感染的危险因素为年轻(小于30岁)、多性伴、有性病史和合并有其他性病。此外,在重庆、上海、南宁等地所进行的衣原体感染和HIV感染之间关系的调查表明,在456例STD门诊患者和卖淫嫖娼人员中,衣原体感染为22.2%。

LGV在东西非、印度、东南亚的部分国家和南美与加勒比地区呈地方性流行。在北美、欧洲、澳大利亚和南美与亚洲的部分地区呈散在发生。在非流行区,患者多为海员、士兵和旅游者,常因去过流行区而感染。患者多为性乱者及低经济收入阶层人员。我国自20世纪80年代以来偶有报告,但多为临床诊断,未做实验室检查,因而其真实程度有待考证。

三、临床表现

男女性生殖道沙眼衣原体感染的表现有所不同。在男性主要引起NGU、附睾炎、直肠炎、不育和Reiter综合征。NGU最为常见,好发于15~25岁的年轻人。潜伏期为2~35 d,常为7~21 d。尿道炎的症状有尿急、尿频、尿痛和尿道分泌物。但症状比淋病时轻或缺如,分泌物较少且较清稀,多为黏液性、浆液性和黏液脓性。附睾炎是男性NGU最重要的合并症,在衣原体性尿道炎就诊者中,约1%同时患有附睾炎。衣原体性附睾炎常为单侧。其主要表现为附睾肿大、变硬和触痛,输精管常增粗和疼痛。睾丸被累及时可有疼痛和触痛。Reiter综合征多发生于男性,其主要临床表现为非特异性生殖道感染(主要为NGU)、多发性关节炎和眼结膜炎,目前认为是沙眼衣原体感染激发了具有某种遗传素质(HLA-B$_{27}$)的人而发生此种综合征。

女性生殖道衣原体感染的症状不如男性典型,开始时常无症状,但可分离出衣原体,并可通过性接触传播给他们的性伴。尿道炎和宫颈炎是其主要表现。患者可有尿频、排尿困难和尿道分泌物增多等症状,但往往不明显。衣原体性宫颈炎时,宫颈常有肥大和滤泡样外观,有水肿、红斑、黏膜易碎,宫颈内有黏液脓性分泌物流出。因感染只发生在宫颈柱状上皮,不感染阴道的复层鳞状上皮,故不引起阴道炎。衣原体的上行感染可引起子宫内膜炎、输卵管炎和盆腔炎。输卵管炎是女性最常见的合并症,约有10%衣原体感染的女性发生上行性感染,可出现输卵管炎。输卵管炎如不积极控制,可导致盆腔炎,这是下生殖道感染中最严重的并发症,包括子宫内膜炎、卵巢炎、卵巢输卵管脓肿和盆腔腹膜炎等。近10年来的研究还证实,衣原体可引起肝脏表面和邻近腹膜的局限性纤维性炎症,可导致肝和膈肌粘连,引起右上腹疼痛,临床上表现为发热、盆腔痛和肝区痛。此外,衣原体感染尚可引起流产和不孕症。

LGV 时主要侵犯的是淋巴组织。初疮为阴茎上或阴道内的一过性无症状溃疡,也可为尿道炎或宫颈炎。第二期表现为发热、急性淋巴腺炎,腹股沟横痃形成。横痃多为单侧,有疼痛或触痛,可形成"沟槽征"和喷水壶状瘘管,并可伴急性出血性肠炎。部分患者进而发展成慢性炎症、瘘管、直肠狭窄和生殖器橡皮肿。

四、诊断

(1)有婚外性行为或配偶感染史,潜伏期常为 1～3 周。

(2)典型的临床表现为尿道刺痛、刺痒,伴有或轻或重的尿急、尿痛和排尿困难。女性有白带增多,宫颈水肿和下腹疼痛等。而 LGV 主要是淋巴结肿大、淋巴结炎,及由此而产生的横痃形成、瘘管和生殖器橡皮肿。

(3)实验室检查:男性尿道分泌物涂片,平均每油镜视野(1 000 倍)中脓细胞数≥5 个,女性宫颈分泌物涂片中≥30 个有诊断意义;尿道或宫颈取材作衣原体培养或衣原体抗原检查阳性。国外目前用连接酶联试验(LCR)检查患者的尿沉淀,避免了侵袭性取材方法,试验的敏感性和特异性均好。但由于试剂和仪器较贵,还不可能作常规使用。

五、治疗

衣原体对四环素敏感,目前仍为治疗沙眼衣原体感染的首选药物。红霉素为次选药物,且可用于孕妇及儿童。此外,多西环素、米诺环素、环丙沙星及复方新诺明等均有良好效果。

治疗方案主要有以下几种。

(1)四环素:口服,每次 0.5 g,每日 4 次,共 7～10 d。

(2)红霉素:口服,每次 250～500 mg,每日 4 次,共 5～7 d。

(3)多西环素:口服,每次 100 mg,每日 2 次,共 7～10 d。

(4)米诺环素:口服,每次 100 mg 每次 2 次,共 10 d。

(5)环丙沙星:口服,每次 500 mg 每日 1～2 次,共 7 d。

(6)交沙霉素:口服,每次 400 mg,每日 4 次,共 10 d。

(7)阿齐霉素:口服,每次 1 g。

(8)罗红霉素:口服,300 mg,每日 1 次,或 150 mg,每日 2 次,共 7 d。

如有合并症,可适当加大剂量或延长疗程。治疗结束 1 周后应复查,如症状、体征消失,衣原体检查转阴,即可判为治愈。

六、预防和控制

生殖道沙眼衣原体感染及其产生的合并症给人们的健康造成很大危害,尤其是隐性感染和不典型症状患者的存在更加重了预防工作的难度。归纳起来,预防和控制措施大致有以下几点。

(1)提倡性行为改变以降低获得和传播感染的危险性。包括推迟首次性交的年龄,减少性伴数,慎重选择性伴及使用避孕套。这种行为学的改变不仅对衣原体感染有效,也对控制其他性病起着重要作用。

(2)对已受感染者应预防合并症的发生。主要措施是筛选和治疗无症状感染者;治疗感染的性伴;对可疑的临床征象进行确诊和治疗。工作重点应放在易发生盆腔炎的年轻妇女。

此外,还应考虑预防衣原体感染的某些特殊策略。如在社区开展有效的宣传,使公众知道衣原体及其合并症和及时诊疗的重要性;父母、教师和卫生工作者需要知道年轻的性活跃者中衣原体的高发病率和不良后果;在制订和实施 HIV 和 STD 预防方案时应特别强调衣原体感染的高度危险性,达到有效改变行为;HIV 和 STD 的宣教材料中应包括衣原体感染;在体检项目中应增加衣原体检查并进行治疗;卫生保健人员应该了解衣原体的流行情况和疾病表现,参与筛查无症状者、治疗患者和性伴;医生应经培训,以掌握生殖道衣原体感染的诊断和治疗。

(周金婷)

现代妇产科诊疗与生殖技术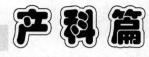

第九章 正常妊娠

妊娠是胚胎和胎儿在母体内发育成长的过程。卵子受精是妊娠的开始,胎儿及其附属物自母体排出是妊娠的终止。

第一节 妊娠生理

妊娠全过程平均约 38 周,是非常复杂、变化极为协调的生理过程。

一、胚胎形成与胎儿发育

（一）胚胎形成

受精卵形成及着床是胚胎形成过程中重要的部分。

1.受精卵形成

受精是指精子与卵子结合形成受精卵的过程。成熟精子在精液中没有使卵子受精的能力,精子在子宫腔和输卵管游动中,精子顶体表面糖蛋白被女性生殖道分泌物中的 α、β 淀粉酶降解,顶体膜结构中胆固醇/磷脂比率以及膜电位发生改变,使膜稳定性降低,此过程为获能。获能的主要场所是子宫和输卵管。卵子从卵巢排出后,经输卵管伞部数分钟后进入输卵管,到达壶腹部与峡部连接处时,由于该处肌肉收缩,停留约 2～3 d,等待受精。通常认为卵子受精必须发生在排卵后几分钟或不超过几小时,因此排卵时精子必须存在于输卵管。获能的精子与卵子的放射冠接触后,精子头部外膜和顶体前膜融合、破裂,释放一系列顶体酶,即所谓顶体反应,借助顶体酶,精子穿过放射冠、透明带,精子头部与卵子表面相结合。受精后,次级卵母细胞完成第二次成熟分裂,与精原核融合,形成二倍体受精卵。

2.受精卵着床

在受精后 30 h,受精卵在输卵管内缓慢向子宫方向移动,同时进行有丝分裂（又称卵裂）,大约在受精后 3 d,形成含有 16 细胞的细胞团,称为桑葚胚,进入子宫腔。桑葚胚中卵裂球之间的液体逐渐积聚形成早期囊胚。早期囊胚进入子宫腔并继续分裂发育成晚期囊胚。约在受精后第 6～7 d,晚期囊胚植入子宫内膜的过程,称受精卵着床。

着床必须具备的条件有:①透明带消失。②囊胚细胞滋养细胞分化出合体滋养细胞。③囊胚和子宫内膜同步发育并相互配合。④孕妇体内必须有足够数量的孕酮,子宫有一个极短的敏感期允许受精卵着床。受精卵着床经过定位、黏着和穿透三个阶段。

（二）胚胎和胎儿的发育及生理特点

1.胚胎、胎儿发育特征

以 4 周为一个孕龄（gestational age）单位。妊娠开始 8 周称为胚胎（embryo）,是其主要器官结构完成分化的时期。自妊娠 9 周起称为胎儿（fetus）,是其各器官进一步发育渐趋成熟时期。胚胎、胎儿发育特征如下。

4 周末:胚囊直径约 2～3 cm,胚胎长约 4～5 mm,可以辨认胚盘与体蒂。

8 周末:胚胎初具人形,头大占整个胎体一半。能分辨出眼、耳、鼻、口。四肢已具雏形。B 型超声可见早期心脏形成并有搏动。

12 周末:胎儿顶臀长 6～7 cm,体重约 14 g。外生殖器已发育,部分可辨出性别。多数胎儿骨内出现骨化中心,指(趾)开始分化,皮肤和指甲出现,胎儿四肢可活动。

16 周末:胎儿顶臀长 12 cm,体重约 110 g。从外生殖器可确定胎儿性别。头皮已长出毛发,胎儿已开始出现呼吸运动。皮肤菲薄呈深红色,无皮下脂肪。部分经产妇已能自觉胎动。

20 周末:胎儿身长约 25 cm,体重约超过 300 g,开始呈线性增长。皮肤暗红,出现胎脂,全身覆盖毳毛,并可见一些头发。开始出现吞咽、排尿功能。检查孕妇时可听到胎心音。

24 周末:胎儿身长约 30 cm,体重约 630 g,各脏器均已发育,皮肤出现特征性皱褶,皮下脂肪开始沉积,出现眉毛和睫毛。此期,支气管和细支气管扩大,肺泡导管出现,但是气体交换所需要的终末囊还未形成。

28 周末:胎儿身长约 35 cm,体重约 1100 g。皮下脂肪不多。皮肤粉红,有时有胎脂。眼睛半张开,有呼吸运动。此胎龄的正常婴儿有 90% 的生存几率。

32 周末:胎儿身长约 40 cm,体重约 1800 g。皮肤深红,面部毳毛已脱落,出现脚趾甲,睾丸下降,生活力尚可。除外其他并发症,此期出生婴儿通常可存活。

36 周末:胎儿身长约 45 cm,体重约 2 500 g。皮下脂肪较多,毳毛明显减少,面部皱褶消失。胸部、乳房突出,睾丸位于阴囊。指(趾)甲已超出指(趾)端。出生后能啼哭及吸吮,生活力良好。此时出生基本可以存活。

40 周末:胎儿身长约 50 cm,体重约 3 400 g。发育成熟,胎头双顶径值＞9cm。皮肤粉红色,皮下脂肪多,头发粗,长度＞2cm。外观体形丰满,肩、背部有时尚有毳毛。足底皮肤有纹理。男性睾丸已降至阴囊内,女性大小阴唇发育良好。出生后哭声响亮,吸吮能力强,能很好存活。

2.胎儿生理特点

1)循环系统:胎儿的营养供给和代谢产物排出均需由脐血管经胎盘、母体来完成。胎儿血循环与母体血循环有根本不同。

(1)解剖学特点:①脐静脉一条,生后闭锁为肝圆韧带,脐静脉的末支静脉导管生后闭锁为静脉韧带。②脐动脉两条,生后闭锁,与相连的闭锁的腹下动脉成为腹下韧带。③动脉导管位于肺动脉及主动脉弓之间,生后闭锁为动脉韧带。④卵圆孔于生后数分钟开始关闭,多在生后 6～8 周完全闭锁。

(2)血循环特点:胎儿血循环约于受精后 3 周末建立,脐静脉将氧合血带给胎儿,经脐环入胎儿腹壁,到达胎儿肝脏后,脐静脉分为静脉导管和门静脉窦。静脉导管是脐静脉主支,穿过肝脏直接进入下腔静脉。门静脉窦与肝脏左侧的肝静脉汇合,然后流入下腔静脉。因此,下腔静脉流入右心房的是流经静脉导管的动脉样血和来自横膈以下多数静脉的氧含量较低血的混合血。

下腔静脉中含氧量高的血流倾向于在血管中央流动,含氧量低的血流沿侧壁流动,这样血流流向心脏的相反两侧。房间隔卵圆孔正对着下腔静脉入口,来自下腔静脉的氧合血优先流入卵圆孔到达左心房,然后到左心室和大脑。沿侧壁流动的低氧含量血进入右心房,经三尖瓣到达右心室。

上腔静脉血流入右心房,保证从大脑和上半身返回的低氧含量血直接流入右心室。由于肺循环阻力较高,动脉导管阻力低,右心室流到肺动脉的血液绝大部分经动脉导管流入主动脉,仅约 13% 血液经肺静脉入左心房。左心房血液进入左心室,继而进入主动脉直至全身后,经腹下动脉再经脐动脉进入胎盘,与母血进行交换。因此胎儿体内无纯动脉血,而是动静脉混合血。进入肝、心、头部及上肢的血液含氧量较高及营养较丰富以适应需要,注入肺及身体下半部的血液含氧量及营养较少。

2)血液系统。

(1)红细胞生成:胚胎早期红细胞生成主要来自卵黄囊,于妊娠 10 周以后肝是主要生成器官,最后是在骨髓完成造血功能。妊娠足月时骨髓产生 90% 红细胞。

胎儿红细胞生成主要由胎儿制造的红细胞生成素调节,母体红细胞生成素不能通过胎盘,胎儿红细胞生成素不受母体影响,由胎儿控制。红细胞生成素受睾酮、雌激素、前列腺素、甲状腺素和脂蛋白的影响,随着胎儿成熟,红细胞生成素水平逐渐增加。红细胞生成素的生成部位尚有争议,在肾脏生成前,胎儿肝脏是重要的生成场所。妊娠 32 周红细胞生成素大量产生,故妊娠 32 周以后的早产儿及妊娠足月儿的红细胞数均增多,约为 $6×10^{12}/L$。胎儿红细胞的生命周期短,仅为成人 120 d 的 2/3,故需不断生成红细胞。

(2)血红蛋白生成:血红蛋白在原红细胞、幼红细胞和网织红细胞内合成,外周血依次出现胚胎、胎儿及成人型血红蛋白。在妊娠前半期均为胎儿血红蛋白,至妊娠最后 4~6 周,成人血红蛋白增多,至临产时胎儿血红蛋白仅占 25%。在生后 6~12 月内,胎儿血红蛋白比例持续下降,最终降至正常成人血红蛋白的低水平。糖皮质激素调控血红蛋白由胎儿型向成人转化。

(3)白细胞生成:妊娠 8 周以后,胎儿血循环出现粒细胞。于妊娠 12 周胸腺、脾产生淋巴细胞,成为体内抗体的主要来源,构成防止病原菌感染及对抗外来抗原的又一道防线。妊娠足月时白细胞计数可高达 $15×10^9$~$20×10^9/L$。

3)呼吸系统:胎肺发育沿一定的时间表进行,5~17 周之间节段性支气管树生长,显微镜下肺像一个腺体,16~25 周呼吸性细支气管逐渐形成,继续分成多个囊性导管,最后原始肺泡形成,同时肺泡细胞外基质出现,毛细血管网和淋巴系统形成,Ⅱ型细胞开始产生表面活性物质。出生时仅有大约 15% 的成人肺泡数,出生后继续增长直至 8 岁为止。胎儿出生前需具备呼吸道(包括气管直至肺泡)、肺循环及呼吸肌的发育。B 型超声于妊娠 11 周可见胎儿胸壁运动,妊娠 16 周时出现能使羊水进出呼吸道的呼吸运动,具有使肺泡扩张及生长的作用,每分钟 30~70 次,时快时慢,有时也很平稳。若出现胎儿窘迫时,出现大喘息样呼吸运动。

4)消化系统。

(1)胃肠道:妊娠 10~12 周时开始吞咽,小肠有蠕动,至妊娠 16 周胃肠功能基本建立,胎儿能吞咽羊水,吸收水分、氨基酸、葡萄糖及其他可溶性营养物质,同时能排出尿液控制羊水量。胎儿吞咽在妊娠早期对羊水量影响很小,因为所吞咽量与羊水量相比很少。但在妊娠晚期,羊水总量会受到胎儿吞咽羊水量的较大调节,如吞咽活动被抑制,常发生羊水过多。胎粪中包含所吞咽羊水中未消化碎屑,以及大量分泌物如来自肺的甘油磷脂,脱落的胎儿细胞、毛发和胎脂。胎粪排出可能是成熟胎儿正常肠蠕动的结果,或者脐带受压迷走神经兴奋的结果,或者缺氧使垂体释放血管加压素使大肠平滑肌收缩,胎粪排入羊水。

(2)肝:胎儿红细胞寿命比成人短,因此产生较多胆红素,但胎儿肝内缺乏许多酶,只有少部分胆红素在肝内变成结合胆红素经胆道排入小肠氧化成胆绿素,胆绿素的降解产物导致胎粪呈黑绿色,大量游离胆红素通过胎盘转运到母体循环。同时胎儿体内的大部分胆固醇是在肝脏合成。

5)泌尿系统:妊娠 11~14 周时胎儿肾已有排尿功能,于妊娠 14 周胎儿膀胱内已有尿液。妊娠中期起,羊水的重要来源是胎儿尿液。肾脏对于胎儿宫内生存并非必需,但对于控制羊水量和成分非常重要。尿道、输尿管和肾盂梗阻时,肾实质受损并破坏解剖结构,导致无尿或尿量减少时常合并羊水过少和肺发育不全。

6)内分泌系统:甲状腺于妊娠第 6 周开始发育,是胎儿最早发育的内分泌腺。妊娠 12 周已能合成甲状腺激素。胎儿甲状腺激素对所有胎儿组织的正常发育起作用,先天性甲状腺功能减退引起一系列新生儿问题,包括神经系统异常、呼吸困难和肌张力减退等。

胎儿肾上腺发育良好,其重量与胎儿体重之比明显超过成人,其增大部分主要由胎儿带组成,约占肾上腺的 85% 以上,在生后很快退化,能产生大量甾体激素,与胎儿肝、胎盘、母体共同完成雌三醇的合成。

7)生殖系统及性腺分化发育:男性胎儿睾丸开始发育较早,约在妊娠第 6 周分化发育,Y 染色体断臂的 IAIA 区的 Y 基因性决定区(sex determining region Y gene,SRY)编码一种蛋白,促使性索细胞分化成曲细精管的支持细胞,至妊娠 14~18 周形成细精管,同时促使间胚叶细胞分化成间质细胞。睾丸形成后间质细胞分泌睾酮,促使中肾管发育,支持细胞产生副中肾管抑制物质,副中肾管退化。外阴部 5α-还原酶使睾酮衍化为二氢睾酮,外生殖器向男性分化发育。睾丸于临产前降至阴囊内。

女性胎儿卵巢开始发育较晚,在妊娠 11~12 周分化发育,原始生殖细胞分化成初级卵母细胞,性索皮质细胞围绕卵母细胞,卵巢形成。缺乏副中肾管抑制物质使副中肾管系统发育,形成阴道、子宫、输卵管。

二、胎儿附属物的形成及其功能

胎儿的附属结构包括胎盘、胎膜、脐带等,在妊娠早期由胚胎组织分化而来,为胚胎和胎儿的生长发育服务,但不是胎儿的组成部分。

(一)胎盘

1.胎盘的解剖

(1)足月胎盘的大体结构:正常胎盘呈圆形或椭圆形。在胚胎的第9～25天,作为胎盘的主要结构绒毛形成。于妊娠14周末胎盘的直径达6 cm。足月妊娠时胎盘的直径达15～20 cm,厚度为1～2.5 cm,中央厚边缘薄;胎盘重量多为500～600 g,约为胎儿的1/6。胎盘分为胎儿面和母体面。胎儿面覆盖有光滑的、半透明的羊膜,脐带动静脉从附着处分支向四周呈放射性分布,直达胎盘边缘。脐带动静脉分支穿过绒毛膜板,进入绒毛干及其分支。胎盘母面的表面呈暗红色,胎盘隔形成若干浅沟分为10～20个胎盘母体叶。

(2)胎盘的组织学结构:自胎儿面到母面依次为羊膜、绒毛膜板、胎盘实质部分及蜕膜板四部分。①羊膜:构成胎盘的胎儿部分,是胎盘胎儿面的最表层组织。是附着于绒毛膜板表面的半透明膜,表面光滑、无血管、神经和淋巴管,具有一定的弹性。正常羊膜厚0.5 mm,由上皮和间质构成。羊膜上皮为一层立方或扁平上皮,并可出现鳞状上皮化生。间质富有水分,非常疏松,与绒毛膜结合,很容易把两层分离。显微镜下具体可分为上皮细胞层、基底膜、致密层、成纤维细胞层和海绵层5层组成,电镜可见上皮细胞表面有微绒毛,随着妊娠的进展而增多,以增加细胞的活动能力。②绒毛膜板:主要为结缔组织,胎儿血管在其内行走,下方有滋养细胞。③胎盘实质:为绒毛干及其分支的大量游离绒毛,绒毛间隔是从蜕膜板向绒毛板行走,形成蜕膜隔。该层占胎盘厚度的2/3。④蜕膜板:底蜕膜是构成胎盘的母体部分,占足月妊娠胎盘很少部分。蜕膜板主要由蜕膜致密层构成,固定绒毛的滋养细胞附着在基底板上,共同构成绒毛间隙的底。从蜕膜板向绒毛膜方向伸出蜕膜间隔,将胎盘分成20个左右的母体叶。

(3)叶状绒毛:绒毛起源于胚胎组织,是胎盘最小的功能单位。在胎盘发育过程中绒毛不断分级,形成绒毛树。不同级别的绒毛分别称为初级绒毛、次级绒毛和三级绒毛。在绒毛内完成母胎之间的血气和物质的交换功能。

绒毛组织结构:妊娠足月胎盘的绒毛表面积达12～14m²,相当于成人肠道总面积。绒毛的直径随着妊娠的进展变小,绒毛内的胎儿毛细血管所占的空间增加,绒毛滋养层主要由合体细胞组成。细胞滋养细胞仅散在可见,数目极少。滋养层的内层为基底膜,有胎盘屏障(placental barrier)作用。

晚期囊胚着床后,滋养细胞迅速分裂增生。内层为细胞滋养细胞,是分裂生长细胞;外层为合体滋养细胞,是执行功能细胞,由细胞滋养细胞分化而来。在滋养细胞内有一层细胞,称为胚外中胚层,与滋养细胞共同构成绒毛膜。胚胎发育至13～21 d时,为绒毛膜发育分化最旺盛的时期,此时胎盘的主要结构绒毛逐渐形成。绒毛的形成经历3个阶段:①一级绒毛:指绒毛周围长出不规则突起的合体滋养细胞小梁,绒毛膜深部增生活跃的细胞滋养细胞也伸入其中,形成合体滋养细胞小梁的细胞中心索,此时称为初级绒毛。②二级绒毛:指初级绒毛继续生长,其细胞中心索伸长至合体滋养细胞的内层,且胚外中胚层也长入细胞中心索,形成间质中心索。③三级绒毛:指胚胎血管长入间质中心索。约在受精后3周末,绒毛内血管形成,建立起胎儿胎盘循环。

与底蜕膜接触的绒毛因营养丰富发育良好,称之为叶状绒毛。从绒毛膜板伸出的绒毛干,逐渐分支成初级绒毛、二级绒毛和三级绒毛,向绒毛间隙生长,形成终末绒毛网。绒毛末端悬浮于充满母血的绒毛间隙中,称之为游离绒毛(free villus),长入底蜕膜中的称之为固定绒毛(anchoring villus)。一个初级绒毛干及其分支形成一个胎儿叶(fetal lobe),一个次级绒毛干及其分支形成一个绒毛小叶(fetal lobule)。一个胎儿叶包括几个胎儿小叶,每个胎盘有60～80个胎儿叶,200个左右的胎儿小叶。由胎盘蜕膜板长出的隔把胎儿叶不完全地分隔为母体叶,每个母体叶包含有数个胎儿叶,每个胎盘母叶有其独特的螺旋动脉供应血液。

（4）滋养细胞：胎盘中滋养细胞的结构最复杂、功能最多、细胞增生最活跃。滋养细胞是与子宫蜕膜组织直接接触的胎儿来源的组织，具有营养胚胎、内分泌等功能，对适应母体的环境、维持妊娠等方面均有十分重要的意义。

根据细胞的形态，滋养细胞可分为细胞滋养细胞（cytotrophoblast）和合体滋养细胞（syncytiotrophoblast）。细胞滋养细胞是发生细胞，是合体滋养细胞的前体。它具有完整的细胞膜，单个、清楚的细胞核，细胞增生活跃，有分裂象。这些特点在合体滋养细胞中不存在，细胞间连接紧密，细胞之间分界不清，细胞形态不规则，细胞边界不清，多个细胞核，且大小和形态不一，极少见到有丝分裂。

在胚胎早期，胚胎着床时，细胞团周围的细胞滋养细胞具有黏附、侵入子宫内膜的作用，使胚胎着床。之后滋养细胞相互融合，形成合体滋养细胞。合体滋养细胞具有分泌、屏障等功能。

（5）胎盘血液循环：在胎盘的胎儿面，脐带动静脉在附着处分支后，在羊膜下呈放射性分布，再发出垂直分支进入绒毛主干内。每个绒毛主干中均有脐动脉和脐静脉，随着绒毛干的一再分支，脐血管越来越细，最终成为毛细血管进入绒毛终端。胎儿的血液以每分钟 500 mL 流量的速度流经胎盘。

孕妇的子宫胎盘动脉（螺旋动脉）穿过蜕膜板进入胎盘母叶，血液压力为 60～80 mmHg，母体血液靠母体压力差，以每分钟 500 mL 的流速进入绒毛间隙，绒毛间隙的血液压力为 10～50 mmHg，再经蜕膜板流入蜕膜板上的静脉网，此时的压力不足 8 mmHg。母儿之间的物质交换均在胎儿小叶的绒毛处进行。胎儿血液经脐动脉，直至绒毛毛细血管，经与绒毛间隙中的母血进行物质交换，两者之间不直接相通，而是隔着毛细血管壁、绒毛间质和绒毛表面细胞层，依靠渗透、扩散和细胞的主动转运等方式进行有选择的交换。胎儿血液经绒毛静脉、脐静脉返回胎儿体内。母血经底蜕膜上的螺旋静脉返回孕妇循环。

2.胎盘生理功能

胎盘具有十分复杂的生理功能，除了母胎交换功能外，还有分泌功能、免疫功能等。

（1）交换功能：胎盘可供给胎儿所需的氧气和营养物质，排泄胎儿的代谢产物及二氧化碳。胎儿和母体的血液循环是两个各自相对独立的循环系统，只有极少量的胎儿细胞可以通过胎盘进入母体循环。母血和胎血均流经胎盘，并在此通过胎盘屏障结构将母血和胎血隔开，使其不相互混合又能相互进行选择性物质交换。母血中的水分、电解质、氧及各种营养物质均能通过胎盘提供胎儿的生理需要，同时排除二氧化碳和代谢物质。免疫球蛋白中 IgG 能通过胎盘进入胎儿循环系统，以增加胎儿的免疫抗病能力，以至于出生后一段时间内新生儿仍有一定的免疫能力，其他免疫球蛋白（如 IgM、IgA 等）不能通过胎盘。由于胎盘的屏障功能，很多有害的病原体不能通过胎盘进入胎儿的循环系统，但这种屏障作用十分有限，如多种细菌、病毒、原虫等能通过胎盘进入胎儿体内，危害胎儿的健康。另外，尚有部分病原体可在胎盘部位形成病灶，影响胎盘的功能，间接危害胎儿，如结核双球菌、梅毒螺旋体、疟原虫等可在胎盘形成结节。大多数药物能通过胎盘屏障，尤其是磺胺类、抗生素类更易通过胎盘，对胎儿造成不良预后。

（2）免疫功能：胎盘是重要的免疫器官。胎儿的遗传物质中一半来自母亲，一半来自父亲，因此，母体和胎儿是半同源的两个个体。胎儿能在母体的宫腔内平安地生长发育，不发生排异反应，与胎盘的免疫功能是分不开的。

胎盘在母胎免疫中的作用主要表现为以下几个方面：①滋养层外层的合体滋养细胞无组织相容性抗原，孕妇对此不发生排异反应。②滋养层细胞介质可阻止胎儿抗原进入母胎循环。③滋养层表面覆盖有硅酸粘糖蛋白类，掩盖了胎盘的抗原性。④胎盘可吸附抗父系组织相容性抗原复合物的抗体。

滋养细胞是直接与母体细胞接触的细胞，其免疫特异性是母儿相互耐受的主要原因，滋养细胞的组织相容性抗原（major histocompatibility complex，MHC）的表达是有关研究的焦点。人类白细胞抗原（human leukocyte antigens，HLA）是主要的 MHC。HLA 基因存在于第 6 条染色体的短臂上，共有 17 个 HLA-1 型基因，分三类：HLA-1a、HLA-1b 和 HLA-1c。其中有生物学活性的基因包括：1a 类的 HLA-A、HLA-B 和 HLA-C 基因，1b 有 HLA-E、HLA-F 和 HLA-G 基因。在细胞滋养细胞中可以检测到 HLA-G 基因的表达。HLA-G 基因是一种单形态基因，HLA-G 抗原被认为是"自身抗原"，母体的免疫细胞对起源胎儿的滋养细胞表达的 HLA-G 抗原不发生应答。

(3)分泌功能：胎盘具有合成多种激素和酶的功能，主要可分为 3 类：①蛋白类激素：如绒毛膜促性腺激素(human chorionic gonadotropin，HCG)、人胎盘泌乳素(human placental lactogen，hPL)、促肾上腺皮质激素释放激素(corticotropin releasing hormone，CRH)、胰岛素样生长因子(insulin-like growth factor，IGF)。②甾体激素：雌激素、孕激素等。③多种酶：如催产素酶、胰岛素酶、二胺氧化酶、耐热碱性磷酸酶等。胎盘分泌的激素和酶往往是妊娠或分娩过程中需要的物质，同时也会影响孕妇和胎儿的生理变化。譬如，胎盘分泌的激素使孕妇的胰岛素抵抗作用加强，妊娠期易发生糖尿病。又譬如，胎盘的分泌和免疫功能改变与子痫前期的发病有关。另外，通过检测胎盘分泌的激素或酶的水平，可以间接了解胎盘的功能状态，预测妊娠的结局。

(二)胎膜

胎膜(fetal membrane)由羊膜(amnion)和绒毛膜(chorion)组成，是维持羊膜的完整，储存羊水的外周屏障。绒毛膜为胎膜的外层，与壁蜕膜相接触，在发育过程中由于营养缺乏而逐渐退化，形成平滑绒毛膜。羊膜为胎膜的内层，是一层半透明膜，覆盖在子宫壁的绒毛膜的表面、胎盘的胎儿面及脐带表面。

绒毛膜由滋养细胞层和胚外中胚层组成。在胚胎植入后，滋养细胞迅速分化为内层的细胞滋养细胞和外层的合体滋养细胞层，两层在胚泡表面形成大量的绒毛，突入蜕膜中，形成早期的初级绒毛干。在胚胎早期，绒毛均匀分布于整个绒毛膜表面。随着胚胎的长大，与底蜕膜接触的绒毛因营养丰富、血供充足而干支茂盛，形成绒毛板，是胎盘的主要组成部分；与包蜕膜接触的绒毛因营养不良血供不足而逐渐退化，称为平滑绒毛膜。随着胎儿的长大及羊膜腔不断扩大，羊膜、平滑绒毛膜和包蜕膜进一步突向子宫壁，最终与壁蜕膜融合，胚外体腔和子宫腔消失。

羊膜内无血管生长，是胎盘最内侧的组织，直接与羊水接触。在妊娠过程中具有独特的作用。胎膜早破是产科最常见的早产原因。羊膜是维持胎膜张力的主要支持组织。羊膜的成分变化对于防治胎膜早破，继续维持妊娠均有十分重要的意义。

羊膜的结构可分成 5 层：①上皮细胞层，由单层无纤毛的立方上皮细胞组成。②基底层，位于上皮细胞下的网状组织。③致密层，由致密结缔组织组成。④纤维母细胞层。⑤海绵层。

在妊娠早期，胚胎种植时，在胚胎与滋养细胞之间存在由小细胞组成的细胞团，是以后羊膜上皮细胞的前体。人类大约在妊娠 7～8 天时出现羊膜上皮。以后逐渐包绕羊膜囊，并且附着于绒毛膜的内层。绒毛膜与羊膜互相接触，且有一定的黏附性；但两者的来源不一致，绒毛膜来源于胚外中胚层，羊膜来源于胚胎的外胚层，即使在足月仍能被轻易分离。

由于羊膜有不同于绒毛膜的组织来源，两者的生物特性也不同。例如羊膜上皮的 HLA-Ⅰ抗原的特性不同于滋养细胞，更接近于胚胎细胞。另外羊膜中的间质细胞(interstitial cell)，主要为成纤维细胞(fibroblast-like cell)，也来源于胚胎的中胚层。上皮细胞层间质细胞层是羊膜的主要组成部分，完成羊膜的大部分功能。

胎膜具有防御功能，可阻止细菌通过子宫壁直接进入羊膜腔；同时，胎膜具有活跃的交换功能，可允许小分子物质，如尿素、葡萄糖、氯化钠等通过；母体血浆亦可通过胎膜进入羊水，对羊水交换起重要的调节作用。

胎膜中含有较多的酶参与激素的代谢。如花生四烯酸酯酶及催化磷脂质生成游离花生四烯酸的溶酶体。花生四烯酸为合成前列腺素的前身物质，因此，认为胎膜在分娩发动的过程中有十分重要的作用。

正常胎膜多在临产后宫口开大 3 cm 以上自然破裂。若胎膜在临产前破裂，称之为胎膜早破。宫口开全后胎膜仍未破裂者称为迟发破膜。胎膜早破往往与宫内感染有关，反之，胎膜早破后亦可导致继发性感染，诱导临产。这可能与胎膜的炎症导致前列腺素分泌增加有关。

（三）羊水

1.羊水的来源

妊娠期充满羊膜腔内的液体称为羊水。羊水的主要来源是母体的血浆、胎儿的尿液。在不同的孕周，羊水的来源不同。妊娠早期的羊水主要来自于母体的血浆，母体血浆通过胎膜渗透入羊膜腔。少量胎儿的体液可通过脐带表面的羊膜及华通胶渗透入羊膜腔，亦可发生在胎儿呼吸道黏膜及皮肤表面。因此，妊娠早期的羊水的成分与母体的血浆及组织间液的成分相似，渗透压亦相近。妊娠 12～14 周时发现胎儿膀胱内有尿液残留。妊娠 18 周时，胎儿 24 h 的尿量 7～17 mL。足月胎儿每小时的尿量平均为 43 mL，每日尿量为 600～800 mL。因此，妊娠中期以后，胎尿是羊水的主要来源，由于胎儿尿液的混入，羊水逐渐变为低渗（钠离子浓度降低），羊水的渗透压从孕早期的 280 mmol/L 降为 255～260 mmol/L；但尿酸、肌酐、尿素的浓度比母体血浆中的浓度高。

羊水量在妊娠 38 周前随孕周的增加不断增加，在妊娠 38 周以后却不断减少；但个体差异较大。妊娠 8 周时羊水量为 5～10 mL，12 周约为 50 mL，20 周为 200 mL，36～38 周达高峰，约 1000～1500 mL，以后逐渐减少。

妊娠早期的羊水为澄清液体，足月妊娠羊水乳白色，混浊、半透明，可见胎脂、上皮细胞及毳毛等有形物质。pH 为 8～9，比重 1.006～1.020。当羊水中混有胎粪时，羊水混浊，羊水的颜色可从淡黄色变到草绿色或深绿色。

2.羊水的代谢

羊膜在羊水的产生和吸收上起了十分重要的作用，约 50% 的羊水交换由羊膜完成。胎儿的消化道也是羊水交换的重要途径，足月胎儿每 24 h 可吞咽羊水 540～500 mL，或更多。因此，胎儿吞咽可调节羊水量。临床常见有消化道梗阻的胎儿，往往合并羊水过多。

其次，胎儿的呼吸道在羊水量的调节中也有十分重要的作用。足月妊娠胎儿肺的呼吸样运动，每天使 600～800 mL 的羊水通过肺泡的巨大毛细血管床回吸收，若胎儿肺部畸形、发育不全或肿瘤等可影响羊水的重吸收导致羊水过多。另外，脐带的华通胶亦参与羊水的代谢，每小时可吸收羊水 40～50 mL。

在正常情况下，母体-羊水和胎儿-羊水之间的交换率是相等的。母体-胎儿之间的液体交换主要通过胎盘进行，交换量约每小时 3500 mL；母体-羊水之间的液体交换主要通过胎膜，交换量约每小时 400 mL；羊水-胎儿之间的液体交换主要通过消化道、呼吸道、脐带和皮肤，总交换量与母体-羊水的交换量动态平衡。通过上述交换，母体、胎儿及羊水之间液体不等交换，保持动态平衡，羊水每 3 h 更新一次。在正常情况下，羊水量保持稳定。

3.羊水的成分

在妊娠 14 周前，羊水的成分和渗透压等与血浆基本一致，前白蛋白的含量低，甲胎蛋白的浓度高。随着孕周的增加，出现胎儿吞咽、呼吸样运动及排尿功能的建立，使羊水的成分发生很大的变化。到妊娠晚期，羊水的渗透压明显低于血浆，水分占 98%～99%，其余有形成分中有一半为有机物，另一半为无机物。

羊水中尿酸、肌酐、尿素等胎儿代谢产物随着妊娠的增加而增加。尿素由妊娠早期的 3.48 mmol/L 增加到足月妊娠的 5.01 mmol/L。肌酐含量由 28 周 88.4 μmol/L 上升到足月妊娠的 176.8 μmol/L，若羊水中肌酐浓度到达 194.48 μmol/L，尿酸浓度达到 595 μmol/L，提示胎儿肾脏发育成熟，但不意味着其他脏器发育成熟。

羊水中含有两种细胞：一种是来自胎膜，核大，胞质深染，核/浆比例为 1：3；另一种为胎儿皮肤脱落细胞，核小或无核，核/质比例为 1：8。用 0.1% 尼罗蓝染色，部分细胞可染成橘黄色。妊娠 34 周前，橘黄色细胞出现率<1%；足月妊娠达 10%～15%；妊娠 40 周后超过 50%。应用羊水细胞学检查，中期妊娠可诊断胎儿性别及染色体疾病，晚期妊娠可判别胎儿成熟度。

羊水中含有各种激素，包括皮质醇、雌三醇、孕酮、睾酮、催乳素、绒毛膜促性腺激素及前列腺素等。它们来源于胎盘和胎儿，其含量反映了胎儿-胎盘单位的功能状态，可以间接了解胎儿宫内的安危。另外，羊水中含有促肾上腺皮质激素（ACTH）、促卵泡生成素（FSH）、促黄体生成素（LH）以及促甲状腺激素

(TSH)等,这些激素与分娩的发动有关。

羊水中有许多酶,已知的有 25 种之多,各种酶的浓度变化亦可间接反映胎儿的状态。严重溶血症的胎儿的羊水中,乳酸脱氢酶及 α 羟丁酸脱氢酶的浓度升高。胎儿死亡前,脂酶突然下降;当羊水被胎粪污染时,碱性磷酸酶浓度升高。溶菌酶(lysozyme)可抑制大肠杆菌、金黄色葡萄球菌、类链球菌、变形杆菌、白色念珠菌等。在妊娠 25 周至足月妊娠期间,溶菌酶的作用最强,足月后下降。羊水中的溶菌酶浓度约为 4.2 μg/L,较母血中高 1～2 倍。

4.羊水的功能

(1)保护胎儿:羊水可保持羊膜腔内恒温、恒压、相对较稳定的内环境,免受外力的损伤。胎儿在羊水中可以自由活动。在胎儿发育过程中,不致受到挤压或阻碍导致胎儿畸形。在长期的羊水过少的患者中,由于无羊水的保护作用,胎儿的发育受限,发生各种畸形。保持胎儿体内生化方面的相对稳定。羊水中有一定量的水分和电解质,不仅是胎儿代谢产物排泄的通道,而且是胎儿水分调节的重要机制。羊水使羊膜腔保持一定的张力,从而支持胎盘附着于子宫壁,这样可以防止胎盘过早剥离。

(2)保护母体:减少妊娠期因胎动引起的母体不适。临产后,前羊膜囊可扩张软产道,防止胎头长期压迫软产道导致组织缺血损伤。破膜后,羊水可以润滑、冲洗产道,并有抑制细菌作用。

(四)脐带

脐带一端连着胎儿腹壁的脐轮,另一端附着于胎盘的子体面。胎儿通过脐带、胎盘,与母体相连,进行血气、营养以及代谢物质的交换。

脐带长度的正常范围是 35～70 cm,平均横切面积 1.5～2 cm²,脐带外面为一层羊膜,中间有一条管壁较薄、管腔较大的脐静脉,静脉两侧各有一条管壁较厚、管腔较细的脐动脉。脐带间质为华通胶(Wharton's jelly),有保护和支持脐血管的作用,胶质内有神经纤维存在,可控制脐带血管收缩及扩张。

脐动脉壁有 4 层平滑肌组织:内层为很薄的环纹肌,为调节血流之用;在其外有一层较厚的纵直平滑肌,为关闭脐动脉之用;在外表有一组较细的螺旋平滑肌,只有 8～10 根肌纤维,螺旋较短,收缩时可将脐动脉收缩为节段。

三、妊娠期母体适应性变化

(一)生殖系统的变化

1.子宫

(1)宫体:子宫由非孕时(7～8)cm×(4～5)cm×(2～3)cm 增大至妊娠足月时。宫腔容量非孕时约 10 mL 或更少,至妊娠足月子宫内容物约 5000 mL 或更多,故妊娠末期子宫的容积是非孕期的 500～1000 倍。子宫重量非孕时约 70 g,至妊娠足月约 1 100 g,增加近 20 倍,主要是子宫肌细胞肥大,而新生的肌细胞并不多。子宫肌细胞由非孕时长 20 μm、宽 2 μm,至妊娠足月长 500 μm、宽 10 μm,胞浆内充满有收缩性能的肌动蛋白(actin)和肌浆球蛋白(myosin),为临产后子宫阵缩提供物质基础。子宫肌壁厚度非孕时约 1 cm,至妊娠中期逐渐增厚达 2.0～2.5 cm,至妊娠末期又逐渐变薄,妊娠足月厚度为 1.0～1.5 cm 或更薄。在妊娠最初几个月,子宫增大主要受内分泌激素如雌孕激素的影响,而不是由胚胎造成的机械扩张所致,比如在异位妊娠的也可观察到类似的子宫增大。孕 12 周以后的子宫增大则主要因宫腔内压力增加。

妊娠最初几周子宫维持原先的梨形,随孕周增加逐渐呈球形,以后子宫长度比宽度增加更快显出卵圆形。妊娠 12 周后增大子宫逐渐超出盆腔,在耻骨联合上方可触及。妊娠晚期的子宫右旋,与乙状结肠在盆腔左侧占据有关。

自妊娠 12～14 周起,子宫出现不规则无痛性的收缩,特点为稀发、无规律和不对称,可由腹部检查时触知,孕妇有时也能感觉到,其幅度及频率随妊娠进展而逐渐增加,可以直到妊娠晚期,但宫缩时宫腔内压力通常在 5～25 mmHg,持续时间不足 30 s,这种无痛性宫缩称为 Braxton Hicks 收缩。

妊娠期胎儿生长营养物质的供应和代谢产物的排出依靠胎盘绒毛间隙的足够灌注。妊娠期子宫胎盘血流进行性加重,妊娠足月时子宫血流量为 450～650 mL/min,比非孕时增加 4～6 倍,其中 5% 供肌层,10%～15% 供子宫蜕膜层,80%～85% 供胎盘。宫缩时子宫血流量明显减少,当子宫收缩压力为 50 mmHg 时,速度下降 60%,子宫收缩对胎儿循环影响非常小。

(2)子宫峡部:位于子宫颈管内解剖学内口与组织学内口之间的最狭窄部位,非孕时长约 1 cm,妊娠后变软,妊娠 12 周后,子宫峡部逐渐伸展拉长变薄,形成子宫下段,临产后伸展至 7～10cm,成为产道一部分,有梗阻性难产发生时易在该处发生子宫破裂。

(3)宫颈:妊娠早期宫颈黏膜充血及组织水肿,致使肥大、紫蓝色及变软。宫颈管内腺体肥大,宫颈黏液增多,形成黏稠黏液栓,有保护宫腔免受外来感染侵袭的作用。接近临产时,宫颈管变短并出现轻度扩张。妊娠期宫颈管柱状上皮腺体增生、外翻,此时宫颈组织很脆弱、易出血。

2.卵巢与输卵管

妊娠期略增大,排卵和新卵泡成熟功能均停止。在孕妇卵巢中一般仅发现一个妊娠黄体,于妊娠 6～7 周前产生孕激素以维持妊娠继续,之后对孕激素的产生几乎无作用。妊娠期输卵管伸长,但肌层并不增厚。黏膜层上皮细胞稍扁平,在基层中可见蜕膜细胞,但不形成连续蜕膜层。

3.阴道与会阴

妊娠期阴道黏膜水肿充血呈紫蓝色(Chadwick 征),阴道脱落细胞及分泌物增多,黏膜皱襞增多、结缔组织松弛以及平滑肌细胞肥大,导致阴道伸展性增加为分娩扩张做好准备。阴道上皮细胞含糖原增加,使阴道 pH 降低,不利于致病菌生长,有利于防止感染。外阴部充血,皮肤增厚,大阴唇内血管增多及结缔组织松软,故伸展性增加。

(二)乳房的变化

乳房于妊娠早期开始增大,充血明显。孕妇自觉乳房发胀或偶有触痛及麻刺感,随着乳腺增大,皮肤下的浅静脉明显可见。乳头增大变黑,更易勃起,乳晕颜色加深,其外围的皮脂腺肥大形成散在的结节状隆起,称为蒙氏结节(Montgomery tubercles)。妊娠前乳房大小、体积与产后乳汁产生无关。

乳腺细胞膜有垂体催乳激素受体,细胞质内有雌激素受体和孕激素受体。妊娠期胎盘分泌雌激素刺激乳腺腺管发育,分泌孕激素刺激乳腺腺泡发育。此外,乳腺发育完善还需垂体催乳激素、人胎盘生乳素以及胰岛素、皮质醇、甲状腺激素等的参与。妊娠期间虽有多种激素参与乳腺发育,作好泌乳准备,但妊娠期间并无乳汁分泌,可能与大量雌、孕激素抑制乳汁生成有关。

(三)循环系统的变化

1.心脏

妊娠期静息时心率增加约 10 次/分。妊娠后期因膈肌升高,心脏向左、向前移位更贴近胸壁,心尖冲动左移 1～2 cm。心浊音界稍扩大。心脏移位使大血管轻度扭曲,加之血流量增加及血流速度加快,90% 孕妇有收缩期杂音,分娩后迅速消失。心电图因心脏左移出现电轴轻微左偏,无其他特异性改变。

2.心输出量

心输出量增加对维持胎儿生长发育极为重要。心输出量自妊娠 10 周逐渐增加,至妊娠 32 周达高峰。由于仰卧位时增大的子宫阻碍心脏静脉回流,孕妇侧卧位比仰卧位心输出量高很多,妊娠晚期孕妇从仰卧位转至左侧卧位时,心输出量增加 1 100 mL(20%)。临产后在第二产程心输出量明显增加。

3.血压

妊娠中期动脉血压降到最低点,以后再升高,舒张压的降低大于收缩压的降低,使脉压稍增大。孕妇动脉血压受体位影响,坐位稍高于仰卧位。妊娠对上肢静脉压无影响。妊娠 20 周开始下肢股静脉压在仰卧位时升高,从妊娠前 0.098 kPa(10 mmH₂O)增至 0.196～0.294 kPa(20～30 mmH₂O),由于妊娠后增大子宫压迫下腔静脉使血液回流受阻,侧卧位能解除子宫压迫、改善静脉回流。妊娠晚期孕妇长时间仰卧位姿势,增大子宫相对固定压迫静脉系统,引起下半身回心血量减少、心脏充血量减少、心输出量随之减少使血压下降,称为仰卧位低血压综合征。由于下肢、外阴及直肠静脉压增高,孕妇易发生下肢、外阴静脉曲张和痔。

（四）血液系统的变化

1.血容量

循环血容量于妊娠6～8周开始增加，至妊娠32～34周达高峰，增加40％～45％，平均增加1450 mL，维持此水平直至分娩。血容量增加为血浆容量和红细胞容量增加总和，血浆增加多于红细胞增加，血浆平均增加1000 mL，红细胞平均增加450 mL，故出现血液稀释。

2.血液成分

（1）红细胞：妊娠期骨髓造血功能增强、网织红细胞轻度增多、红细胞生成增加，，但由于血液稀释，血红蛋白、红细胞浓度及血细胞比容稍有下降，红细胞计数约为 $3.6 \times 10^{12}/L$（非孕妇女约为 $4.2 \times 10^{12}/L$），血红蛋白平均浓度为 12.5 g/L（非孕妇女约为 13.0 g/L）。妊娠晚期如果血红蛋白低于 11.0 g/L，应认为是缺铁引起，而不是妊娠期高血容量反应。

正常妊娠对铁需求的重量是 1 g，300 mg 铁主动向胎儿运输，200 mg 铁通过正常排泄途径丢失，另外500 mg 铁可以使红细胞总容量增加450 mL。增加的这部分红细胞所需要的铁无法从机体储备中获得，因此，妊娠中晚期如果外源性铁补充不够，血红蛋白含量和血细胞比容将随着母体血容量的增加而明显降低，出现贫血。因此应在妊娠中、晚期开始补充铁剂，以防血红蛋白值过分降低。

（2）白细胞：从妊娠 7～8 周开始轻度增加，至妊娠 30 周达高峰，为（5～12）$\times 10^9/L$，有时可达 $15 \times 10^9/L$，主要为中性粒细胞增多，而单核细胞和嗜酸粒细胞几乎无改变。分娩期和产褥早期可显著上升 $25 \times 10^9/L$ 或更多，平均为 $14 \times 10^9/L$。

（3）凝血因子：妊娠期血液处于高凝状态。因子Ⅱ、Ⅴ、Ⅶ、Ⅷ、Ⅸ、Ⅹ增加，仅因子Ⅺ、ⅩⅢ降低。血小板数无明显改变。血浆纤维蛋白原含量比非孕妇女约增加 50％，于妊娠末期平均达 4.5 g/L（非孕妇女平均为 3 g/L）。妊娠晚期凝血酶原时间（prothrombin time，PT）及活化部分凝血活酶时间（activated partial thromboplastin time，APTT）轻度缩短，凝血时间无明显改变。妊娠期纤溶酶原（plasminogen）显著增加，优球蛋白溶解时间（euglobulin lysis time）明显延长，表明妊娠期间纤溶活性降低，是正常妊娠的特点。

（五）泌尿系统的变化

妊娠期肾脏略增大，肾血浆流量（renal plasma flow，RPF）及肾小球滤过率（glomerular filtration rate，GFR）于妊娠早期均增加，整个妊娠期间维持高水平，RPF 比非孕时约增加 35％，GFR 约增加 50％，但肾小球滤过率的增加持续至足月，肾血浆流量在妊娠晚期降低。RPF 与 GFR 均受体位影响，仰卧位肾脏清除率下降很多，故仰卧位容易发生水钠潴留。由于 GFR 增加，肾小管对葡萄糖再吸收能力不能相应增加，约 15％孕妇饭后出现糖尿，如果糖尿反复出现，糖尿病的可能性就不容忽视了。

受孕激素影响，泌尿系统平滑肌张力降低，同时增大子宫对输尿管产生压迫，自妊娠中期肾盂及输尿管轻度扩张，输尿管增粗及蠕动减弱，尿流缓慢，可致肾盂积水，由于子宫右旋，故86％的孕妇右侧输尿管扩张更明显，孕妇易患急性肾盂肾炎，也以右侧多见。

（六）呼吸系统的变化

妊娠期横膈抬高约 4 cm，胸廓横径增加约 2 cm，肋膈角显著增宽，肋骨向外扩展，胸廓周径约增加6cm。孕期耗氧量妊娠中期增加 10％～20％，肺活量和呼吸次数无明显改变，但呼吸较深，通气量每分钟约增加 40％，有过度通气现象，肺泡换气量约增加 65％，使动脉血 PO_2 增高达 92 mmHg，PCO_2 降至32 mmHg，有利于供给孕妇及胎儿所需的氧。上呼吸道黏膜增厚，轻度充血、水肿，易发生上呼吸道感染。妊娠晚期子宫增大，膈肌活动幅度减少，胸廓活动加大，以胸式呼吸为主，气体交换保持不减。

（七）消化系统的变化

妊娠期胃肠平滑肌张力降低，贲门括约肌松弛，胃内酸性内容物逆流至食管下部产生胃烧灼感。胃液中游离盐酸及胃蛋白酶分泌减少。胃排空时间延长，易出现上腹部饱满感，孕妇应防止饱餐。肠蠕动减弱，粪便在大肠停留时间延长出现便秘，以及子宫水平以下静脉压升高，常引起痔疮或使原有痔疮加重。妊娠期齿龈受大量雌激素影响肥厚，齿龈容易充血、水肿，易致齿龈出血、牙齿松动及龋齿。

肝脏未见明显增大，肝功能无明显改变。孕激素抑制胆囊平滑肌收缩，使胆囊排空时间延长，胆道平滑肌松弛,胆汁黏稠、淤积,妊娠期间容易诱发胆石病。

（八）皮肤的变化

孕妇腺垂体分泌促黑素细胞激素(melanocyte stimulating hormone,MSH)增加,增多的雌、孕激素有黑色素细胞刺激效应,使黑色素增加,导致孕妇乳头、乳晕、腹白线、外阴等处出现色素沉着。面颊部出现蝶状褐色斑,习称妊娠黄褐斑(chloasma gravidarum),于产后逐渐消退。随妊娠子宫的逐渐增大和肾上腺皮质于妊娠期间分泌糖皮质激素增多,该激素分解弹力纤维蛋白,使弹力纤维变性,加之孕妇腹壁皮肤张力加大,使皮肤的弹力纤维断裂,呈多量紫色或淡红色不规律平行略凹陷的条纹,称为妊娠纹,见于初产妇。

（九）内分泌系统的变化

1.垂体

妊娠期垂体稍增大,尤其在妊娠末期,腺垂体增生肥大明显。垂体对于维持妊娠不是必须的,垂体切除的妇女可以成功妊娠,并接受糖皮质激素、甲状腺素及血管升压素治疗后自然分娩。催乳素(prolactin,PRL)从妊娠7周开始增多,随妊娠进展逐渐增量,妊娠足月分娩前达高峰约150 μg/L,为非孕妇女15 μg/L的10倍。催乳激素有促进乳腺发育的作用,为产后泌乳做准备。分娩后不哺乳于产后3周内降至非孕时水平,哺乳者多在产后80~100 d或更长时间才降至非孕时水平。

2.肾上腺皮质

(1)皮质醇:孕期肾上腺皮质醇分泌未增加,但其代谢清除率降低,故孕妇循环中皮质醇浓度显著增加,但75%与皮质类固醇结合球蛋白(CBG)结合,15%与清蛋白结合,起活性作用的游离皮质醇仅为10%,故孕妇无肾上腺皮质功能亢进表现。

(2)醛固酮:在妊娠后半期,肾素和血管紧张素水平增加,使外层球状带分泌醛固酮于妊娠期增多4倍,但起活性作用的游离醛固酮仅为30%~40%,不致引起水钠潴留。

3.甲状腺

妊娠期由于腺组织增生和血管增多,甲状腺呈中等度增大,约比非孕时增大65%。大量雌激素使肝脏产生甲状腺素结合球蛋白(TBG)增加2~3倍,血中甲状腺激素虽增多,但游离甲状腺激素并未增多,孕妇无甲状腺功能亢进表现。妊娠前3个月胎儿依靠母亲的甲状腺素,妊娠10周胎儿甲状腺成为自主器官,孕妇与胎儿体内促甲状腺激素(TSH)均不能通过胎盘,各自负责自身甲状腺功能的调节。

4.甲状旁腺

妊娠早期孕妇血浆甲状旁腺素水平降低,随妊娠进展,血容量和肾小球滤过率的增加以及钙的胎儿运输,导致孕妇钙浓度的缓慢降低,造成甲状旁腺素在妊娠中晚期逐渐升高。

（十）新陈代谢的变化

1.体重

妊娠12周前体重无明显变化。妊娠13周起体重平均每周增加350 g,直至妊娠足月时体重平均增加12.5 kg,包括胎儿(3 400 g)、胎盘(650 g)、羊水(800 g)、子宫(970 g)、乳房(405 g)、血液(1 450 g)、组织间液(1 480 g)及脂肪沉积(3 345 g)等。

2.碳水化合物代谢

妊娠期胰岛功能旺盛,分泌胰岛素增多,使血中胰岛素增加,故孕妇空腹血糖值低于非孕妇女,糖耐量试验血糖增高幅度大且恢复延迟。妊娠期间注射胰岛素降血糖效果不如非孕妇女,提示靶细胞有拮抗胰岛素功能或因胎盘产生胰岛素酶破坏胰岛素,故妊娠期间胰岛素需要量增多。

3.脂肪代谢

妊娠期血浆脂类、脂蛋白和载脂蛋白浓度均增加,血脂浓度与雌二醇、孕酮和胎盘催乳素之间呈正相关。妊娠期糖原储备减少,当能量消耗过多时,体内动用大量脂肪使血中酮体增加发生酮血症。孕妇尿中出现酮体多见于妊娠剧吐时,或产妇因产程过长、能量过度消耗使糖原储备量相对减少时。分娩后血脂、脂蛋白和载脂蛋白浓度明显降低,哺乳会促进这些浓度降低的速度。

4.蛋白质代谢

妊娠晚期母体和胎儿共储备蛋白质约 1 000 g,其中 500 g 供给胎儿和胎盘,其余 500 g 作为子宫中收缩蛋白、乳腺中腺体以及母体血液中血浆蛋白和血红蛋白。故孕妇对蛋白质的需要量增加,呈正氮平衡状态。

5.水代谢

妊娠期机体水分平均增加 7 L,水钠潴留与排泄形成适当比例而不引起水肿,但至妊娠末期组织间液可增加 1~2 L。大多数孕妇在妊娠晚期会出现双下肢凹陷性水肿,由于增大子宫压迫,使子宫水平以下静脉压升高,体液渗出潴留在组织间隙,妊娠期血浆胶体渗透压降低,以及雌激素的水钠潴留作用。

6.矿物质代谢

胎儿生长发育需要大量钙、磷、铁。胎儿骨骼及胎盘的形成,需要较多的钙,孕期需要储存钙 40 g,妊娠末期胎儿需要储钙约 30 g,主要在妊娠末 3 个月由母体供给,故早产儿容易发生低血钙。至少应于妊娠最后 3 个月补充维生素 D 及钙,以提高血钙值。

孕期需要增加铁约 1 000 mg,母体红细胞增加需要 500 mg,胎儿需要 290 mg,胎盘约需要 250 mg,孕期如不能及时补充外源性铁剂,会因血清铁值下降发生缺铁性贫血。

(十一)骨骼、关节及韧带的变化

骨质在妊娠期间通常无改变,仅在妊娠次数过多、过密又不注意补充维生素 D 及钙时,能引起骨质疏松症。部分孕妇自觉腰骶部及肢体疼痛不适,可能与松弛素使骨盆韧带及椎骨间的关节、韧带松弛有关。妊娠晚期孕妇重心向前移,为保持身体平衡,孕妇头部与肩部应向后仰,腰部向前挺,形成典型孕妇姿势。

(韩 敏)

第二节　妊娠诊断

根据不同的妊娠阶段,妊娠诊断可分为早期妊娠诊断和中、晚期妊娠诊断。早期妊娠诊断的目的主要是明确妊娠是否存在、妊娠时间、妊娠囊发育状况以及排除异位妊娠。中、晚期妊娠诊断则注重胎儿发育状况、畸形筛查、胎产式胎方位等。临床上通过病史、体格检查、辅助实验室检查和超声检查等来进行妊娠诊断。

一、早期妊娠诊断

(一)症状与体征

对病史的询问和详细的体格检查是妊娠诊断的基础。在采集病史时,必须详细询问患者的月经史,包括月经周期、经期、末次月经来潮日期、经量和持续时间等。应注意某些因素会影响对早期妊娠的诊断,如月经不规律、避孕、末次月经不典型、不规则阴道出血等。根据在早孕妇女的观察,高达 25% 妇女在早孕期会出现阴道出血,影响对早期妊娠的诊断。

早孕期典型的临床表现包括:

1.停经(missed menstruation)

育龄妇女,平时月经规则,如月经过期 10 天以上,应考虑妊娠可能,进行常规尿妊娠试验。应当注意的是,对于围绝经期妇女,如出现月经过期情况,也应当考虑到妊娠的可能。另外,某些情况下(如内分泌疾病、哺乳期、服用口服避孕药等药物)妇女可能在月经本来就不规则、稀发甚至无月经来潮的情况下发生妊娠,均应首先进行妊娠试验,明确是否妊娠后进行后续检查和治疗。

2.早孕反应(morning sickness)

约有半数以上妇女在妊娠 6 周左右开始出现食欲缺乏、偏食、恶心、晨起呕吐、头晕、乏力、嗜睡等症状,此为早孕反应。可能与血清 HCG 水平增高,胃肠道功能紊乱,胃酸分泌减少等有关。症状严重程度和持续时间各异,多在孕 12 周后逐渐消失。严重者可持续数月,出现严重水、电解质紊乱和酮症酸中毒。在末次月经不详的病例,早孕反应出现的时间可协助判断怀孕时间。

3.尿频

早期妊娠增大的子宫可能压迫膀胱或造成盆腔充血,产生尿频的症状,但不伴尿急、尿痛等尿路刺激症状,应与尿路感染相鉴别。随着妊娠子宫逐渐增大,一般妊娠 12 周后子宫上升进入腹腔,不再压迫膀胱,尿频症状消失。直到临产前先露入盆压迫膀胱,尿频症状再次出现。

4.乳腺胀痛

妊娠后由于雌孕激素、垂体泌乳素等妊娠相关激素的共同作用,乳腺管和腺泡增生,脂肪沉积,使乳腺增大。孕妇自觉乳房胀痛、麻刺感,检查可见乳头、乳晕着色变深,乳头增大、易勃起。乳晕上皮脂腺肥大形成散在结节状小隆起即蒙氏结节。

5.妇科检查

双合诊可及子宫增大、变软。随着妊娠进展,子宫体积逐渐增大,孕 8 周时子宫增大至未孕时的 2 倍;孕 12 周时为未孕时的 3 倍,超出盆腔,可在耻骨联合上方触及。大约孕 6 周左右由于宫颈峡部极软,双合诊时感觉宫颈与宫体似乎不相连,称为黑加征(Hegar sign)。孕 8～10 周时由于子宫充血,阴道窥视可见宫颈充血、变软,呈紫蓝色,此为 Chadwick 征。

(二)辅助检查

目前,随着许多实验室检查和超声检查的广泛应用,医生常可在上述症状与体征出现前就做出妊娠诊断。

1.实验室检查

许多激素可用于妊娠的诊断和检测,最常用的是人绒毛膜促性腺激素 β 亚单位(β-HCG)。其他还包括孕酮和早孕因子(early pregnancy factor)。另外,妊娠期间,滋养细胞还分泌许多激素,包括促皮质激素释放激素、促性腺激素释放激素、促甲状腺激素释放激素、生长激素、促肾上腺皮质激素、人绒毛膜促甲状腺激素、人胎盘泌乳素、抑制素、激活素、转化生长因子-β、胰岛素样生长因子-I和II、表皮生长因子、妊娠特异性 β-1 糖蛋白、胎盘蛋白-5、妊娠相关血浆蛋白-A 等。但是至今仍无临床上检测上述因子的商业性试剂盒。

(1)β-HCG:由于 HCG 分子中 α 链与 LH 的 α 链结构相同,为避免与 LH 发生交叉反应,通常测定特异性的 HCG-β 链(β-HCG)。HCG 由卵裂球合体层分泌。受精第 2 天 6～8 细胞的卵裂球中即可检测到 HCG mRNA。但直到受精后第 8～10 天胚胎种植、与子宫建立血管交通后才能在孕妇血清和尿中检测到 HCG。此后每 1.7～2.0 天上升 1 倍,至妊娠 8～10 周达到峰值,以后迅速下降,在妊娠中晚期降至峰值的 10%。目前最为常用的检测方法是放射免疫法,敏感度为 5 mIU/mL,受孕后 10～18 d 即可检测阳性。

(2)孕酮:血清孕酮水平测定对判断异常早期妊娠有一定帮助。孕酮由卵巢黄体产生分泌,正常妊娠刺激黄体孕酮的分泌。故检查血清孕酮水平可用于判断妊娠的结局。当血清孕酮含量超过 15 ng/mL 时,异位妊娠可能性较小。当血清孕酮水平高于 25 ng/mL(>79.5 nmol/L)时,宫内妊娠活胎可能性极大(敏感度 97.5%)。相反,如果血清孕酮水平低于 5 ng/mL(<15.9 nmol/L)可诊断胚胎无存活可能(敏感度 100%)。此时应对患者进行进一步检查,明确是宫内妊娠难免流产或异位妊娠。如果血清孕酮在 5～25 ng/mL 之间,应采用其他辅助检查方法,包括超声、其他妊娠相关激素、连续激素测定等,判断妊娠情况。

(3)早孕因子(early pregnancy factor,EPF):是自孕后早期即可从母体血清分离出来的免疫抑制蛋白,是受精后最早能够检测到的标志物。受精后 36～48 h 即可从母体血清中检出,在早孕早期达到峰值,足月时几乎检测不出。成功的体外受精胚胎移植后 48 h 也可检测出 EPF。分娩、终止宫内妊娠或异位妊娠 24 h 后 EPF 检测阴性。由于 EPF 分子分离尚较困难,检测方法还不成熟,目前临床使用还存在限制。但其能够在胚胎受精后、种植之前即可检测出,因此可能是将来精确早期妊娠诊断的有效方法。

2.超声检查

超声检查是诊断早孕和判断孕龄最快速准确的方法。经腹壁超声最早能在末次月经后 6 周观察到妊娠囊。阴道超声可较腹壁超声提早 10 天左右,末次月经后 4 周 2 天即能观察到 1～2 mm 妊娠囊。正常早期妊娠超声表现包括：

(1)正常早期妊娠的超声检查：首先能观察到的是妊娠囊，为宫内圆形或椭圆形回声减低结构，双环征为早期妊娠囊的重要特征。双环征的成因有学者认为是迅速增长的内层细胞滋养层细胞和外层合体滋养层，也有学者认为内环绝大多数由强回声的球形绒毛组织，包绕妊娠囊外层的低回声环则可能为周围的蜕膜组织。随着妊娠的进展，妊娠囊逐渐增大，内层强回声环逐渐厚薄不均，底蜕膜处逐渐增厚，形成胎盘。强回声环其余部分逐渐变薄，形成胎膜的一部分。

(2)末次月经后5~6周阴道超声：可见卵黄囊，为亮回声环状结构，中间为无回声区，位于妊娠囊内。卵黄囊是宫内妊娠的标志，它的出现可排除宫外妊娠时的宫内的假妊娠囊。卵黄囊大小3~8 mm，停经10周时开始消失，12周后完全消失。妊娠囊大于20 mm却未见卵黄囊或胎儿时，可能为孕卵枯萎。

(3)阴道超声：在停经5周时可观察到胚芽，胚芽径线超过2 mm时常能见到原始心血管搏动。6.5周时胚芽头臀长(crown-rump length，CRL)约与卵黄囊径线相等。7周多能分出头尾，8周时肢芽冒出。孕5~8周期间，可根据妊娠囊径线推断孕龄(表9-1)。孕6~18周期间根据头臀长推断孕龄。妊娠11~14周时可准确测量颈部透明带。颈部透明带的厚度联合血清标志物检查是筛查胎儿染色体非整倍体的重要方法。

表 9-1　平均妊娠囊径线与妊娠龄的关系

平均妊娠囊经线	预测妊娠周数(范围＝95%CI)	平均妊娠囊经线	预测妊娠周数(范围＝95%CI)
2	5.0(4.5~5.5)	14	6.5(6.0~7.0)
3	5.1(4.6~5.6)	15	6.6(6.2~7.1)
4	5.2(4.8~5.7)	16	6.7(6.3~7.2)
5	5.4(4.9~5.8)	17	6.9(6.4~7.3)
6	5.5(5.0~6.0)	18	7.0(6.5~7.5)
7	5.6(5.1~6.1)	19	7.1(6.6~7.6)
8	5.7(5.3~6.2)	20	7.3(6.8~7.7)
9	5.9(5.4~6.3)	21	7.4(6.9~7.8)
10	6.0(5.5~6.5)	22	7.5(7.0~8.0)
11	6.1(5.6~6.6)	23	7.6(7.2~8.1)
12	6.2(5.8~6.7)	24	7.8(7.3~8.2)
13	6.4(5.9~6.8)		

(4)在多胎妊娠中，早孕期超声检查对发现双胎或多胎妊娠，超声观察多胎妊娠绒毛膜囊、羊膜囊的个数对判断单卵双胎或双卵双胎有重要作用。

3.其他检查方法

(1)基础体温(BBT)：为双相型，体温升高后持续18天不下降，早孕可能性大；持续3周不降者，应考虑早孕。

(2)宫颈黏液检查：由于孕激素影响，伴随基础体温上升不降，宫颈黏液水、盐成分减少，蛋白含量增加，使宫颈黏液减少黏稠，形成宫颈黏液栓。涂片镜检可见排列成行的椭圆体，无羊齿状结晶。

(3)超声多普勒检查：最早在孕7周时可通过超声多普勒检查听到脐带杂音，随着妊娠进展，在增大的子宫区域可听到有节律的单一高调胎心音，胎心率150~160次/分。

(4)黄体酮试验：对可疑早孕妇女给予每日黄体酮20 mg肌注或地屈孕酮片10 mg口服，每日2次，连续3~5 d。停药后2~7 d内阴道出血者提示体内有一定雌激素作用，可排除妊娠。停药后无月经来潮者，妊娠可能性较大。

4.居家妊娠检测

目前有至少25种市售居家妊娠检测试制。其原理多为免疫检测，对尿HCG检测敏感度从

25～100 mIU/mL不等。通常妇女会在月经过期后的头一个礼拜内进行居家妊娠检测。需注意的是在此期间尿 HCG 水平在不同个体差异极大,变化幅度从 12 mIU/mL 到大于 2 500 mIU/mL。在月经过期后的第 2 周尿 HCG 水平也同样有极大个体差异,从 13 mIU/mL 到大于 6 000 mIU/mL。因此,在月经过期的头两周内,限于居家妊娠检测敏感性的限制,可能有一部分妇女因检测假阴性而被漏诊。

二、中、晚期妊娠诊断

随着妊娠进展,子宫逐渐增大,可感知胎动,腹部检查可及胎体,听到胎心音。此时,除通过宫底高度、超声检查等方式推断胎龄、胎儿大小和预产期外,重要的是通过各项筛查排除胎儿畸形、妊娠并发症等异常,早期诊断、早期治疗,确保母儿安全。

（一）症状与体征

1.症状

孕妇经历早孕期各种症状,自觉腹部逐渐增大,孕 16 周后开始感知胎动。

2.子宫增大

随妊娠进展,子宫逐渐增大,可根据宫底高度初步推断妊娠周数(表 9-2)。晚期妊娠期间可根据宫底高度和腹围推算胎儿体重,目前各种算法不下 10 种,准确率也相差甚远。在此仅列举较简便的一种算法,准确率约 88%。①胎头已衔接:宫高×腹围＋200(g)。②胎头浮动或臀位:宫高×腹围(g)。③胎膜已破,胎头衔接:宫高×腹围＋300(g)。

表 9-2　不同妊娠周数的宫底高度及子宫长度

妊娠周数	手测宫底高度	尺测耻上子宫长度(cm)
12 周末	耻骨联合上 2～3 横指	
16 周末	脐耻之间	
20 周末	脐下一横指	18(15.3～21.4)
24 周末	脐上一横指	24(22.0～25.1)
28 周末	脐上三横指	26(22.4～29.0)
32 周末	脐与剑突之间	29(25.3～32.0)
36 周末	剑突下两横指	32(29.8～34.5)
40 周末	脐与剑突之间或略高	33(30.0～35.3)

3.胎动

胎儿在子宫内的活动即为胎动(fetal movement,FM),是活胎诊断依据之一,也是评估胎儿宫内安危的重要指标之一。一般孕 16 周起部分孕妇即可感知胎动。随着孕周增加,胎动逐渐增多,孕 32～34 周达峰值,孕 38 周后逐渐减少。母体感知的胎动与通过仪器记录下来的胎动有很好的相关性。Rayburn 等报道母体能够感知到 80% 超声发现的胎动。相反,Johnson 等发现孕 36 周以后母体仅能感知 16% 超声记录的胎动。通常母体对持续超过 20 s 以上的胎动感知能力更强。有许多计数胎动的方法,但至今仍没有一个最佳的胎动指标或理想的数胎动持续时间。例如,有学者建议 2 h 内感知到 10 次胎动为正常。也有学者提出每天数 1 h 胎动,如果胎动数大于或等于此前的基础水平则为正常。临床上通常碰到的问题有两种:①许多足月孕妇抱怨胎动减少。Harrington 等研究显示,自述胎动减少孕妇胎儿的预后与无此主诉的孕妇没有明显差距。尽管如此,对主诉胎动减少的孕妇仍应进行胎儿宫内状况评估。②许多孕妇不会数胎动或没有足够的依从性坚持数胎动。Grant 等研究提出母体每天对胎动频率的大概感觉和规则计数胎动对评估胎儿宫内状况一样有效。

4.胎心音

孕 10 周起即可用多普勒听到胎心音,18～20 周能通过听诊器经腹壁听到胎心音。胎心音呈双音,正常胎心频率 120～160 次/分。胎心率低于或超过此范围均提示胎儿宫内异常可能。临床上胎心率检测是判断胎儿宫内安危的重要方法之一。胎心音应与子宫血管杂音、母体心率、脐血管杂音等相鉴别。

5.胎体

孕 20 周后可于腹壁触及胎体,甚至可看到胎儿肢体顶在子宫前壁上造成的小隆起。胎头通常称球状,质硬而圆,有浮球感;胎背宽而平坦;胎臀宽、软,形状略不规则;胎儿肢体小而有不规则活动。可通过腹部触诊判断胎产式和胎方位。

(二)辅助检查

1.超声检查

在中晚期妊娠中,超声检查能随访胎儿生长发育情况,估算胎儿体重,筛查胎儿畸形,评估胎儿宫内安危,及时发现和诊断产科异常,包括胎盘、羊水、脐带、宫颈等的异常,以便及时采取相应治疗措施。另外对于致死性或存活率低的胎儿畸形,如严重神经管缺陷、α-地中海贫血纯合子、致死性骨骼畸形、18-三体综合征、13-三体综合征等,以及严重影响出生后生活质量的畸形如严重解剖结构异常、21-三体综合征、β-地中海贫血纯合子等可在孕 28 周前进行诊断,及时终止妊娠,降低围生儿死亡率和先天缺陷儿的出生,有效提高人口质量。另外,对于合并各种并发症的异常妊娠,超声检查可通过生物物理评分等方式密切监测胎儿宫内健康状况,以助选择最佳治疗方案和最佳分娩时机,降低围生儿死亡率和病率,提高产科质量。

2.胎儿心电图(fetal electrocardiography,FECG)

胎儿心电图是通过将电极分别接在孕妇宫底、耻骨联合上方等体表部位,通过间接检测的方式描记出胎儿心电活动的非侵袭性检测方法。一般于妊娠 12 周以后即可检测出。根据第三届全国胎儿心电图学术会议制定的标准,正常 FECG 诊断标准:胎心率 120~160 次/分,FQRS 时限 0.02~0.05 s,FQRS 综合波振幅10~30 μV,FST 段上下移位不超 5 μV。异常胎儿心电图诊断标准:

(1)期前收缩:提早出现的 FQRS 波群,分为频发性期前收缩和偶发性期前收缩。

(2)ST 段改变:上下移位大于 5 μV。

(3)心动过速、过缓:胎心率大于 160 次/min 或小于 120 次/分。

(4)心律不齐:胎心率在正常范围内(120~160 次/分)时胎心率变化大于 30 次/分,或心率超出正常范围时,胎心率变化大于 25 次/分。

(5)FQRS 时限增宽:FQRS 时限大于 0.05 s。

(6)FQRS 综合波振幅增高:FQRS 综合波振幅大于 30μV。FECG 显示严重的节律或速度异常、QRS 波群增宽、传导阻滞,应考虑先天性心脏病的可能。FECG 显示 ST 段偏高提示胎儿宫内急慢性缺氧可能。

三、胎儿姿势、胎产式、胎先露及胎方位

(一)胎儿姿势

在妊娠晚期,胎儿身体在宫内形成特定的姿势,称为胎儿姿势(fetal attitude)。通常为适应胎儿生长和宫腔形态,胎儿身体弯曲成与宫腔形态大致相似的椭圆形。胎儿整个身体弯曲,胎背向外突出,头部深度屈曲,下巴贴近前胸,大腿屈曲至腹部,膝部屈曲使足弓位于大腿前方。所有头位胎儿的上肢交叉或平行置于胸前。脐带位于上下肢之间的空隙内。

某些情况下,胎儿头部仰伸导致胎儿姿势由屈曲形态改变为仰伸形态,导致异常胎儿姿势的出现。胎儿姿势与是否能够正常分娩以及一些产科并发症,如脐带脱垂等密切相关。

(二)胎产式

胎体纵轴与母体纵轴的关系成为胎产式(fetal lie)。两纵轴平行者为纵产式(longitudinal lie),占妊娠足月分娩总数的 99.75%;两纵轴垂直者称为横产式(transverse lie),占妊娠足月分娩总数的 0.25%。横产式无法自然分娩,临产后如不能及时转为纵产式或剖宫产终止妊娠,会导致子宫破裂、胎死宫内等严重后果。两纵轴交叉成角度者称为斜产式,为暂时性,在分娩过程中多转为纵产式,偶转为横产式(图 9-1)。

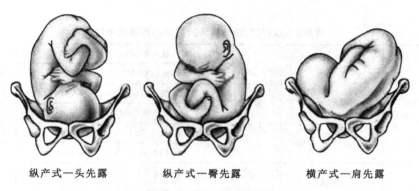

| 纵产式—头先露 | 纵产式—臀先露 | 横产式—肩先露 |

图 9-1　胎产式及胎先露

（三）胎先露

最先进入骨盆入口的胎儿部分称为胎先露（fetal presentation）。纵产式有头先露（cephalic presentation）和臀先露（breech presentation）。横产式有肩先露（shoulder presentation）。头先露时因胎头屈伸程度不同又分为枕先露（occiput presentation 或 vertex presentation）、前囟先露（sinciput presentation）、额先露（brow presentation）及面先露（face presentation）（图 9-2）。前囟先露和额先露多为暂时性的，在分娩过程中通过胎儿颈部屈曲或仰伸转变为枕先露或面先露分娩。如始终保持前囟先露和额先露可导致难产发生。臀先露因下肢屈伸程度不同分为混合臀先露（complete breech presentation）、单臀先露（frank breech presentation）、足先露（footling presentation）（包括单足先露和双足先露）（图 9-3）。偶尔头先露或臀先露与胎手或胎足同时入盆，称复合先露（compound presentation）。正常阴道分娩胎儿多为枕先露。其他胎先露方式如不能及时纠正可能造成难产或意外。

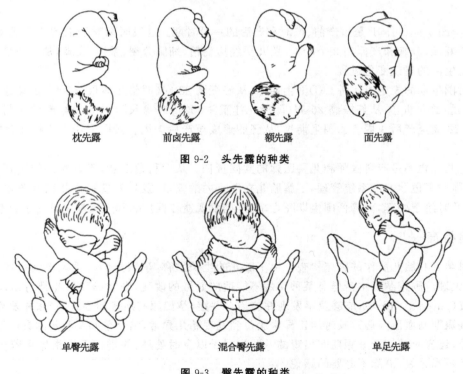

| 枕先露 | 前囟先露 | 额先露 | 面先露 |

图 9-2　头先露的种类

| 单臀先露 | 混合臀先露 | 单足先露 |

图 9-3　臀先露的种类

胎儿先露部的指示点与母体骨盆的关系称为胎方位（fetal position），简称胎位。枕先露以枕骨、面先露以颏骨、臀先露以骶骨、肩先露以肩胛骨为指示点，根据指示点与母体骨盆前后左右的关系描述胎方位

（表9-3）。

表9-3　胎产式、胎先露和胎方位的关系及种类

		枕先露 （95.55%～97.55%）	枕左前(LOA)	枕左横(LOT)	枕左后(LOP)
纵产式(99.75%)	头先露 （95.75%～97.75%）		枕右前(ROA)	枕右横(ROT)	枕右后(ROP)
		面先露(0.2%)	颏左前(LMA)	颏左横(LMT)	颏左后(LMP)
			颏右前(RMA)	颏右横(RMT)	颏右后(RMP)
	臀先露(2%～4%)		骶左前(LSA)	骶左横(LST)	骶左后(LEP)
			骶右前(RSA)	骶右横(RST)	骶右后(RSP)
横产式(0.25%)	肩先露		肩左前(LSc-A)	肩左后(LSc-P)	
			肩右前(RSc-A)	肩右后(RSc-P)	

（韩　敏）

第三节　孕期监护

孕期监护包括对孕妇的定期产前检查（孕妇监护）和对胎儿宫内情况进行监护（胎儿监护），是贯彻预防为主、及早发现高危妊娠，预防妊娠并发症的发生，保障孕产妇、胎儿和新生儿健康的必要措施。

围生医学（perinatology），是20世纪70年代迅速发展的一门新兴医学，是研究在围生期内加强对围生儿及孕产妇的卫生保健，也就是研究胚胎的发育和胎儿的生理、病理，以及新生儿和孕产妇疾病的诊断与防治的科学。围生医学的建立，对降低围生期母儿死亡率和病残儿发生率，保障母儿健康具有重要意义。

围产期（perinatal period）是指产前、产时和产后的一段时期。这段时期对于人的一生显得短暂，但孕产妇却要经历妊娠、分娩和产褥期3个阶段，胎儿要经历受精、细胞分裂、繁殖、发育，从不成熟到成熟和出生后开始独立生活的复杂变化过程。

国际上对围生期的规定有4种。①围生期Ⅰ：从妊娠满28周（即胎儿体重≥1000 g或身长≥35 cm）至产后1周。②围生期Ⅱ：从妊娠满20周（即胎儿体重≥500 g或身长≥25 cm）至产后4周。③围生期Ⅲ：从妊娠满28周至产后4周。④围生期Ⅳ：从胚胎形成至产后1周。我国采用围生期Ⅰ计算围生期死亡率。

降低围生儿死亡率是产科医师和儿科医师的共同责任。从产科角度看，于妊娠期间做好对孕妇及胎儿的监护，加强对高危孕妇的系统管理，了解胎儿在子宫内的安危，及早发现高危儿以及羊水检查了解胎儿成熟度，并及时给予处理，对降低围生期死亡率、早期发现遗传性疾病和先天缺陷具有重要意义。

一、产前检查

妊娠期对孕妇和胎儿所作的临床检查。由于胎儿的生长发育，孕妇身体各系统出现一系列相适应的变化，若超越生理范围或孕妇本身患有某种疾病不能适应妊娠的改变，则孕妇和胎儿都可出现病理情况。通过产前检查（antenatal care），能够及早发现并防治合并症（孕妇原有疾病如心脏病）和并发症（妊娠期特有的疾病如妊娠期高血压疾病），及时纠正异常胎位和发现胎儿异常，结合孕妇及胎儿的具体情况，确定分娩方式。此外，还应对孕妇于妊娠期间出现的一些症状予以及时处理，并进行卫生指导和营养指导，使孕妇正确认识妊娠和分娩，消除不必要的顾虑。

产前检查的目的：①为孕妇及其家庭提供建议、安慰、教育和支持。②治疗随妊娠而来的轻微症状。③提供一个持续进行的筛查计划（在临床和实验室检查基础上），以确定此次妊娠持续为低危妊娠。④对潜在的影响母儿健康的问题及因素进行预防、发现和处理。

产前检查时间:应从确诊妊娠后开始,一般孕 28 周前每月一次,孕 28～36 周每 2 周一次,孕 36 周后每周一次,若有异常情况,酌情增加检查次数。

(一)首次产前检查

首次产前检查的时间应从确诊早孕时开始。主要目的是:①确定孕妇和胎儿的健康状况。②估计胎龄。③制订接下来的产科检查计划。

首次产前检查应详细询问病史,进行系统的全身检查、产科检查和必要的辅助检查。

1.采集病史

(1)询问年龄、职业、胎产次和丈夫健康状况:注意年龄<18 岁易发生难产,35 岁以上的初产妇易发生妊娠期高血压疾病、产力异常、产道异常、遗传病儿或先天缺陷儿。

(2)本次妊娠情况:了解妊娠早期有无早孕反应、有毒有害物质或药物接触史、感冒发热及用药情况;胎动开始时间;有无阴道流血、头晕、头痛、眼花、心悸、气短、皮肤瘙痒等情况。

(3)既往孕产史:可为此次妊娠可能发生的情况提供重要参考。应明确有无流产及难产史、死胎死产史、出生体重、产程长短、分娩方式、有无并发症(产前、产时、产后)等。多次人工流产或中孕自然流产常提示宫颈机能不全的可能。妊娠期胆汁郁积症、子痫前期有复发可能。

(4)既往史:了解既往有无高血压、心脏病、糖尿病、血液病、肝肾疾病、哮喘、结核病及甲状腺、肾上腺等内分泌疾病等;有无手术史,尤其妇科手术史。以往有子宫手术史则可能以剖宫产结束分娩。有学者处理过三例妊娠晚期子宫破裂,一例为子宫肌瘤挖出术后,瘢痕破裂;一例为不孕症腹腔镜术后,一例为卵巢畸胎瘤腹腔镜下剥除术后,这两例子宫破裂均发生子宫体部,周围有陈旧疤痕迹象,故既往有妇科手术史者妊娠期出现不明原因腹痛或阴道流血时,应怀疑子宫破裂可能。

(5)家族史:注意有无精神病、糖尿病、双胎、出生缺陷及其他遗传病家族史。

(6)推算预产期(expected date of confinement,EDC):了解初潮年龄、月经周期、末次月经时间。按末次月经(last menstrual period,LMP)从第一日算起,月份减 3 或加 9,日数加 7。如末次月经为 2008 年 3 月 5 日,则其预产期为 2008 年 12 月 12 日。若孕妇只知道农历日期,应先换算成公历再推算预产期。实际分娩日期与推算预产期可以相差 1～2 周。若末次月经记不清、月经不规则或哺乳期尚未转经而受孕者,则可根据早孕反应开始时间、胎动开始日期、子宫大小、超声测量孕囊大小、胎儿头臀长、胎头双顶径等综合估算其预产期。

2.全身检查

观察孕妇发育、营养、精神状态、步态、身高,若身高<145 cm 或跛足常伴有骨盆狭窄或畸形,测血压、体重。

检查甲状腺、乳房、心、肺、肝、脾是否正常,脊柱四肢有无畸形;注意有无水肿,孕妇仅膝以下或踝部水肿经休息后消退,不属于异常。

3.产科检查

产科检查包括腹部检查、骨盆测量、阴道检查和绘制妊娠图。

1)腹部检查:检查者关闭门窗,遮挡屏风,手要温暖;孕妇排尿后仰卧于检查床上,头部稍垫高,露出腹部,双腿略屈曲稍分开,使腹肌放松。检查者站在孕妇右侧进行检查。

(1)视诊:注意腹形及大小,腹部有无妊娠纹、手术瘢痕及水肿等。腹部过大、宫底过高者,应想到双胎妊娠、巨大胎儿、羊水过多的可能;腹部过小、宫底过低者,应想到胎儿生长受限、羊水过少、孕周推算错误等;腹部两侧向外膨出、宫底位置较低者,肩先露的可能性大;腹部向前突出或腹部向下悬垂,应考虑可能伴有骨盆狭窄。

(2)触诊:注意腹壁肌的紧张度,有无腹直肌分离,并注意羊水多少及子宫肌敏感程度。用手测宫底高度,用软尺测耻上子宫长度及腹围值。子宫长度是指从宫底最高处到耻骨联合上缘中点的弧形长度,腹围是指绕脐一周的数值。随后用四步触诊法(four maneuvers of Leopold)检查子宫大小、胎产式、胎先露、胎方位以及胎先露部是否衔接(图 9-4)。在作前三步手法时,检查者面向孕妇,作第四步手法时,检查者则应面向孕妇足端。

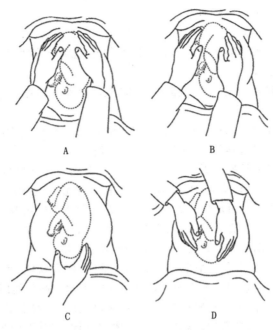

图 9-4　胎位检查的四步触诊法

第一步手法：检查者两手置子宫底部，了解子宫外形并测得宫底高度，估计胎儿大小与妊娠周数是否相符。然后以两手指腹相对轻推，判断宫底部的胎儿部分，若为胎头则硬而圆且有浮球感，若为胎臀则软而宽且形状略不规则。若在宫底部未触及大的胎体部分，应想到可能为横产式。

第二步手法：检查者左右手分别置于腹部左右侧，一手固定，另手轻轻深按检查，两手交替，仔细分辨胎背及胎儿四肢的位置。平坦饱满者为胎背，并确定胎背向前、侧方或向后。可变形的高低不平部分是胎儿肢体，有时感到胎儿肢体活动，更易诊断。

第三步手法：检查者右手拇指与其余 4 指分开，置于耻骨联合上方握住胎先露部，进一步查清是胎头或胎臀，左右推动以确定是否衔接。若胎先露部仍浮动，表示尚未入盆。若已衔接，则胎先露部不能被推动。

第四步手法：检查者左右手分别置于胎先露部的两侧，向骨盆入口方向向下深按，再次核对胎先露部的诊断是否正确，并确定胎先露部入盆的程度。若胎先露部为胎头，在两手分别下按的过程中，一手可顺利进入骨盆入口，另手则被胎头隆起部阻挡不能顺利进入，该隆起部称胎头隆突。枕先露（胎头俯屈）时，胎头隆突为额骨，与胎儿肢体同侧；面先露时，胎头隆突为枕骨，与胎背同侧，但多不清楚。

四步触诊法绝大多数能判定胎头、胎臀及胎儿四肢的位置，即确定胎先露和胎方位。特别肥胖的孕妇或腹肌强壮的初孕妇，有效地运用四步触诊法很困难，可行肛诊、阴道检查或 B 型超声检查协助诊断。

（3）听诊：妊娠 18～20 周时，在孕妇腹壁上可听到胎心音，胎心在靠近胎背上方的孕妇腹壁上听得最清楚。枕先露时，胎心在脐右（左）下方；臀先露时，胎心在脐右（左）上方；肩先露时，胎心在靠近脐部下方听得最清楚（图 9-5）。应注意听有无与胎心率一致的吹风样脐带杂音。当腹壁紧、子宫较敏感，确定胎背位置有困难时，可借助胎心及胎先露部综合分析后判定胎位。

2）骨盆测量：骨盆是胎儿娩出的必经通道，其大小、形态和各径线的长短直接关系到分娩能否顺利进行。临床测量骨盆的方法包括骨盆外测量和骨盆内测量。骨盆外测量可间接反映骨盆的大小和形态，而骨盆内测量可直接反映骨盆的大小、形态，根据此判断头盆是否相称，进而决定胎儿能否经阴道分娩。因此，骨盆测量是产前检查必不可少的项目。

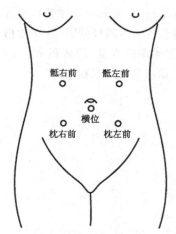

图 9-5　不同胎方位胎心音位置

（1）骨盆外测量：虽不能测出骨盆内径，但从外测量的各径线中能对骨盆大小及其形状作出间接判断。由于操作简便，临床至今仍广泛应用，用骨盆测量器测量以下径线：

髂棘间径（interspinal diameter，IS）：孕妇取伸腿仰卧位，测量两髂前上棘外缘的距离，正常值为23～26 cm（图 9-6）。

髂嵴间径（intercristal diameter，IC）：孕妇取伸腿仰卧位，测量两髂嵴外缘的距离，正常值为25～28 cm（图 9-7）。

以上两径线可以间接推测骨盆入口横径的长度。

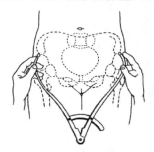

图 9-6　髂棘间径测量法

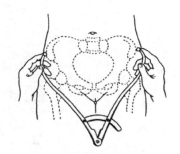

图 9-7　髂嵴间径测量法

骶耻外径（external conjugate，EC）：孕妇取左侧卧位，右腿伸直，左腿屈曲，测量第 5 腰椎棘突下至耻骨联合上缘中点的距离，正常值为 18～20 cm。第 5 腰椎棘突下相当于米氏菱形窝的上角，或相当于髂嵴连线与脊柱交点的中点下 1.5 cm。此径线可以间接推测骨盆入口前后径的长度，是骨盆外测量中最重要的径线。骶耻外径值与骨质厚薄相关，测得的骶耻外径值减去 1/2 尺桡周径（指围绕右侧尺骨茎突及桡骨茎突测得的前臂下端的周径）值，即相当于骨盆入口前后径值（图 9-8）。

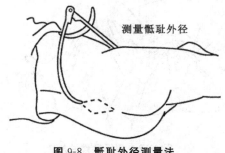

测量骶耻外径

图 9-8　骶耻外径测量法

坐骨结节间径(intertuberal diameter, IT)或称出口横径(transverse of outlet, TO):孕妇取仰卧位,两腿弯曲,双手抱双膝,测量两侧坐骨结节前端内侧缘的距离,正常值为8.5～9.5 cm(图9-9)。也可用检查者的拳头测量,若其间能容纳成人横置手拳的宽度,即属正常(图9-10)。此径线直接测出骨盆出口横径的长度。若此径值小于8 cm时,应测量出口后矢状径。

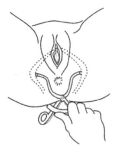

图9-9　坐骨结节间径测量法

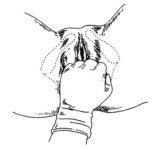

图9-10　坐骨结节间径手测法

出口后矢状径(posterior sagittal diameter of outlet):为坐骨结节间径中点至骶骨尖端的长度。检查者戴手套的右手食指伸入孕妇肛门向骶骨方向,拇指置于孕妇体外骶尾部,两指共同找到骶骨尖端,用尺放于坐骨结节径线上,用骨盆出口测量器一端放在坐骨结节间径的中点,另一端放在骶骨尖端处,即可测量出口后矢状径(图9-11)。正常值为8～9 cm。出口后矢状径值与坐骨结节间径值之和>15 cm时,表明骨盆出口无明显狭窄。

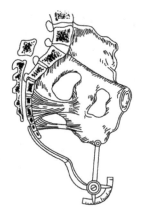

图9-11　出口后矢状径测量法

耻骨弓角度(angle of pubic arch):两手拇指指尖斜着对拢放置在耻骨联合下缘,左右两拇指平放在耻骨降支上,两拇指在耻骨联合下缘相交的角度即为耻骨弓角度(图9-12),正常值为90°,小于80°为不正常。此角度反映骨盆出口横径的宽度。

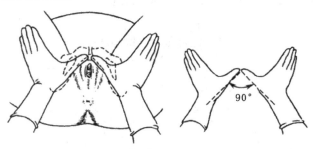

图9-12　测量耻骨弓角度

(2)骨盆内测量:经阴道测量骨盆内径能较准确地测知骨盆大小,适用于骨盆外测量有狭窄者。妊娠24～36周阴道松软时测量为宜。过早测量阴道较紧,近预产期测量容易引起感染。测量时,孕妇取仰卧截石位,外阴部需消毒。检查者戴消毒手套并涂以滑润油,动作应轻柔。主要测量的径线有以下几条。

对角径(diagonal conjugate,DC):耻骨联合下缘至骶岬上缘中点的距离。检查者将一手的示、中指伸入阴道,用中指尖触到骶岬上缘中点,食指上缘紧贴耻骨联合下缘。用另手食指正确标记此接触点,抽出阴道内的手指,测量中指尖至此接触点的距离,即为对角径(图 9-13),正常值 12.5～13.0 cm。测量时中指触不到骶岬上缘表示对角径大于 12.5 cm。对角径减去 1.5～2.0 cm 为骨盆入口前后径长度称为真结合径(true conjugate),正常值为 11 cm。

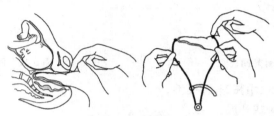

图 9-13　测量对角径

中骨盆前后径:耻骨联合下缘中点至第 4～5 骶椎交界处的距离。检查者将一手的示、中指伸入阴道,用中指尖触到第 4～5 骶椎交界处,食指上缘紧贴耻骨联合下缘。用另手食指正确标记此接触点,抽出阴道内的手指,测量中指尖至此接触点的距离(图 9-14),平均 12.5 cm,<10.5 cm 为狭窄。

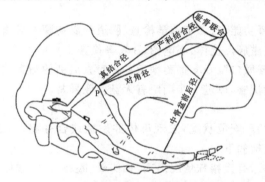

图 9-14　测量对角径及中骨盆前后径

出口前后径:耻骨联合下缘中点至骶尾关节的距离。检查者将一手的示、中指伸入阴道,用中指尖触到骶尾关节,食指上缘紧贴耻骨联合下缘。用另手食指正确标记此接触点,抽出阴道内的手指,测量中指尖至此接触点的距离(图 9-15),平均 11.8 cm,<10.5 cm 为狭窄。需行阴道助产者应注意检查出口前后径。

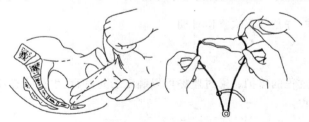

图 9-15　测量出口前后径

耻坐径:耻骨联合下缘至坐骨棘的距离。检查者将一手的示、中指伸入阴道,用中指尖触到一侧坐骨棘,食指上缘紧贴耻骨联合下缘。用另手食指正确标记此接触点,抽出阴道内的手指,测量中指尖至此接触点的距离,代表中骨盆前半部大小,正常值>8 cm。

坐骨棘间径(interspinous diameter):两坐骨棘间的距离。以一手示、中指放入阴道内,分别触及两侧坐骨棘,估计其间的距离(图 9-16)。正常可容 6 横指,约为 10 cm。

坐骨切迹宽度:代表中骨盆后矢状径,其宽度为坐骨棘与骶骨下部间的距离(图 9-17),即骶棘韧带宽度,正常值 5.5～6cm(或容纳 3 指)。否则属中骨盆狭窄。

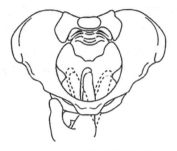

图 9-16　测量坐骨棘间径

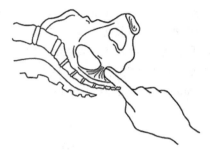

图 9-17　测量坐骨切迹宽度

骶弧深浅:分直型、浅弧型、中弧型、深弧型。

骨盆侧壁情况:直立、内聚或外展。

3)阴道检查:除外阴道隔、双阴道等先天畸形,是否有赘生物或囊肿。

4)绘制妊娠图(pregnogram):将检查结果,包括血压、体重、子宫长度、腹围、B 型超声测得的胎头双顶径值、尿蛋白、胎位、胎心率、浮肿等项,填于妊娠图中。将每次产前检查时所得的各项数值,分别记录于妊娠图上,绘制成曲线,观察其动态变化,可以及早发现孕妇和胎儿的异常情况。

4.辅助检查

血、尿常规检查、血型、肝肾功能、宫颈细胞学检查、阴道分泌物滴虫霉菌等检测、甲乙丙戊型肝炎病毒抗原抗体检查、梅毒血清学、艾滋病毒抗体、心电图、B 超等检查。

妊娠 24～28 周每位孕妇需做口服 50g 葡萄糖后一小时查血糖的筛查试验,结果 $\geqslant 7.8$ mmol/L 者,需进一步查口服 75g 葡萄糖耐量试验,以进一步确定有无糖代谢异常。

(二)复诊产前检查

监测胎儿在宫内的生长发育、安危状况,发现母体并发症或合并症,动态筛选危险因素,进行高危管理。复诊产前检查的内容应包括如下。

(1)询问前次产前检查之后,有无特殊情况出现,如头晕、眼花、水肿或体重增加过多、瘙痒、阴道流血、胎动异常等。

(2)测量体重及血压,检查有无水肿及其他异常体征。复查有无尿蛋白。于妊娠晚期体重每周增加不应超过 500g,超过者应考虑水肿或隐性水肿、双胎、羊水过多、巨大儿可能。

(3)复查胎位,听胎心率,并注意胎儿大小,软尺测耻上子宫长度及腹围,判断是否与妊娠周数相符。绘制妊娠图。

(4)进行孕期卫生宣教,并预约下次复诊日期。

二、胎儿监护

胎儿监护指胎儿发育过程的监护。通过监护可以确定胎儿发育、生存状态和在宫内的安危,预防缺陷儿出生和正常胎儿宫内死亡。

(一)准确估计孕龄

对于月经周期 28 天而且又很规律的妇女来说,孕龄是比较容易估计的,即可用末次月经来算,但偶尔也会有排卵提前或推后的情况发生。对于那些月经不规则、忘记或记错末次月经以及哺乳期尚未转经而受孕者,临床上也要作一个准确的孕龄估计,以便围生期的一系列处理。

1.根据末次月经

平素月经规则,周期 28 天者,问清末次月经日期,推算预产期,从末次月经第一日算起,月份减 3 或加9,日数加7(农历加14)。

2.对于那些月经不规则、忘记或记错末次月经以及哺乳期尚未转经而受孕者

(1)根据病史:①早孕反应出现时间:一般孕6周前后出现,至孕12周左右消失。②胎动开始时间:一般孕16~20周左右开始自觉胎动。③排卵日:根据基础体温确定排卵日,排卵日的前14天定为末次月经,以此根据上述公式推算预产期,核实孕周。

(2)根据体征:①根据孕早期妇科检查,扪及子宫大小,估计孕周。②孕中晚期可根据宫高估计孕周。

(3)根据辅助检查:①根据血、尿HCG测定:一般受精后7 d,血浆中可检测出HCG,以后以每1.7~2.0 d上升1倍的速率增加。金标法家庭妊娠试验(尿)的敏感度为25IU/L,若妊娠,则在预期月经未来潮(停经35 d左右)时测定即可显示阳性反应。②B超估计孕周:胎儿超声测量的准确性是正确预测孕龄的前提,但测量误差是不可避免的;即使测量得非常准确,胎儿生长发育的生物学差异也是不可避免的,尤其是在孕26周以后,胎儿生长发育的个体差异、人种差异明显增大。因此,超声估计孕龄最好在孕26周前完成。

孕5~12周:根据B超测胚囊GS和头臀长CRL(表9-1、表9-4)。

表9-4 头臀长与妊娠龄的关系

CRL(mm)	妊娠龄(周)	CRL(mm)	妊娠龄(周)	CRL(mm)	妊娠龄(周)	CRL(mm)	妊娠龄(周)
		31	10.0	61	12.6	91	15.0
		32	10.1	62	12.6	92	15.1
3	5.9	33	10.2	63	12.7	93	15.2
4	6.1	34	10.3	64	12.8	94	15.3
5	6.2	35	10.4	65	12.8	95	15.3
6	6.4	36	10.5	66	12.9	96	15.4
7	6.6	37	10.6	67	13.0	97	15.5
8	6.7	38	10.7	68	13.1	98	15.6
9	6.9	39	10.8	69	13.1	99	15.7
10	7.1	40	10.9	70	13.2	100	15.9
11	7.2	41	11.0	71	13.3	101	16.0
12	7.4	42	11.1	72	13.4	102	16.1
13	7.5	43	11.2	73	13.4	103	16.2
14	7.7	44	11.2	74	13.5	104	16.3
15	7.9	45	11.3	75	13.6	105	16.4
16	8.0	46	11.4	76	13.7	106	16.5
17	8.1	47	11.5	77	13.7	107	16.6
18	8.3	48	11.6	78	13.8	108	16.7
19	8.4	49	11.7	79	13.9	109	16.8
20	8.6	50	11.7	80	14.0	110	16.9
21	8.7	51	11.8	81	14.1	111	17.0
22	8.9	52	11.9	82	14.2	112	17.1
23	9.0	53	12.0	83	14.2	113	17.2
24	9.1	54	12.0	84	14.3	114	17.3
25	9.2	55	12.1	85	14.4	115	17.4
26	9.4	56	12.2	86	14.5	116	17.5
27	9.5	57	12.3	87	14.6	117	17.6
28	9.6	58	12.3	88	14.7	118	17.7
29	9.7	59	12.4	89	14.8	119	17.8
30	9.9	60	12.5	90	14.9	120	17.9

孕周(W)＝平均胚囊直径(cm)＋4

孕周(W)＝CRL(cm)＋6.5

孕 13～26 周：根据双顶径、股骨长推算孕周(表 9-5)。

核实孕周、推算预产期，需综合考虑上述各指标，不可单凭一项作出推断。不同方法判断孕龄均存在误差，故推算的孕周与原孕周相差小于一周的，不再重新推算预产期(表 9-6)。

表 9-5 孕 13～26 周根据双顶径、股骨长推算孕周

孕周(W)	BPD(mm)			FL(mm)		
	10th	50th	90th	10th	50th	90th
13	23	26	32	9	10	11
14	25	30	36	11	13	15
15	30	36	37	14	16	18
16	35	38	41	17	20	23
17	38	42	47	20	23	26
18	40	44	48	22	26	30
19	43	46	49	25	29	33
20	44	49	53	27	31	35
21	48	53	56	29	34	39
22	49	54	59	32	37	42
23	55	59	63	34	40	46
24	59	64	66	36	42	48
25	61	65	68	39	45	51
26	63	68	75	40	47	54

表 9-6 不同方法判断孕龄的误差情况

临床或超声参数	误差(2SD)	临床或超声参数	误差(2SD)	临床或超声参数	误差(2SD)
试管婴儿	1 d	基础体温	4 d	早孕期超声检查(CRL)	8%所估妊娠龄
药物促排卵	3 d	孕早期体格检查	2 周	早孕期超声检查(头围、股骨长)	8%所估妊娠龄
人工授精	3 d	中孕期体格检查	4 周	晚孕期超声检查(头围、股骨长)	8%所估妊娠龄
一次性交后妊娠	3 d	晚期体格检查	6 周		

(韩　敏)

第十章　出生缺陷的预防

出生缺陷的预防与诊断是围产医学的重要组成部分,发展非常迅速,技术日益完善,对提高人口素质,实行优生优育具有重要意义。

第一节　产前咨询与预防

产前咨询是指向可能具有遗传性疾病风险的患者或家属传递信息,提供相应的婚育建议的过程。具体说,是指由从事医学遗传的专业人员,针对咨询者所提出的问题,进行诊断,判断其发病的原因,判断遗传病的遗传方式和预后、复发风险率等,并提出具体建议供咨询者参考的过程。产前咨询的过程涉及产科学、儿科学、医学遗传学、医学伦理学等许多学科内容,因此需要有通过考核获得资质的专业遗传咨询人员承担。

一、产前咨询的目的和意义

通过产前咨询,及时发现遗传性疾病的患者和携带者,通过包括产前诊断在内的一系列的预防性措施,避免遗传病患儿的出生,降低出生缺陷的发生率,提高人群遗传素质和人口质量。

二、产前咨询对象

在受孕前或孕期,通常有以下指征时,应当建议进行遗传咨询。①夫妇双方的任何一方患有遗传病或先天畸形或不明原因的智力低下。②曾孕、育过遗传病患儿或先天畸形儿。③家族成员患有遗传病或先天畸形。④生育过不明原因智力发育低下患儿,发生过不明原因死胎者,不明原因的反复流产。⑤母亲属于高龄(母亲预产期年龄大于 35 岁者)。⑥母亲产前筛查阳性。⑦近亲婚配。⑧孕前长期接受不良环境或孕早期接受不良环境影响。⑨有某些慢性病的孕妇等。

三、产前咨询步骤

为了准确判断咨询者所提出的问题是否是遗传性疾病,并提供可靠的咨询,建议采用以下步骤:询问病史;临床检查和实验室检查确定诊断;确定是否是遗传病;确定遗传的类型,推算家庭成员的遗传风险;向咨询者解释遗传信息;讨论可能的选择,帮助家庭根据自己的情况作出合适的决定。我们将分别进行详细的分析。

(一)通过询问病史、临床检查和实验室检查以确定是否是遗传病

应详细询问先证者和咨询者家族中其他患者的发病史的情况,如详细的发病过程、治疗情况等。对于家族中有多例发病的病史,要了解每例发病的共性和个性,必要时还需亲自询问其他发病者的详细情况。收集的家系资料包括有关成员的年龄、性别、健康状况,以及已故成员的病史和死亡原因,还需询问是否近亲婚配等。

然后将收集的信息制成家系图,采用系谱分析法进一步分析。所谓系谱分析是指用规定的符号、按一定的格式,将被调查家系的发病情况绘制成图谱,分析疾病在家族中的传递特征。系谱中不仅包括患病个

体,也包括全部健康的家族成员。

根据需要进行详细的体格检查,特别注意检查是否存在常见的遗传综合征的症状,选择生化、内分泌、染色体核型分析和分子生物学诊断方法进行辅助诊断。如有需要还需对家系的其他患病者进行必要的体格检查和辅助检查。

在确定是否是遗传病的过程中,还要明确遗传病、先天性疾病和家族性疾病这三个概念是有区别的。遗传病是指完全或部分由遗传因素(染色体、致病基因等)决定的疾病。遗传病多表现为先天性,如唐氏综合征、色盲等,但是也可后天发病,例如假肥大型肌营养不良多在儿童期发病。先天性疾病是指胎儿在出生之前就存在或出生后立即发生的疾病。先天性疾病除了包括遗传病,还包括因为母体环境因素引起的胎儿疾病,例如孕期母体感染风疹病毒造成的胎儿多发性出生缺陷等。而家族性疾病是指同一家族中一人以上发病的疾病。家族性疾病常为遗传病,但也可能是相同的不良环境因素所引起的。例如缺碘引起甲状腺功能低下所导致的呆小症,在同一家族中就可能有多人发病的情况,但是只要纠正了不良的环境就可以避免其重复发生,也不是遗传病。也并不是所有的遗传病都具有家族史,例如染色体疾病,其畸变主要发生在亲代生殖细胞的形成过程中,因此临床上很少发现一个家族有两个以上发病者的情况,即使是单基因疾病,先证者的疾病也可能是新的基因突变造成的,也可以没有任何家族史。

(二)确定遗传类型并推算家庭成员的复发风险

从遗传方式看,人类遗传病大致可分单基因遗传病、多基因遗传病、染色体病等几类。

1.单基因遗传病

发生受一对等位基因的控制,其遗传遵循孟德尔遗传定律,而环境因素基本不起作用。根据致病基因的性质和所处的染色体不同,又分为常染色体显性遗传、常染色体隐性遗传、性染色体显性遗传、性染色体隐性遗传等。

(1)常染色体显性遗传:致病基因在常染色体上,呈现显性遗传,也就是说,只要一对等位基因中的一个为致病基因,即发病。其遗传的特点有:①男女患病的机会均等。②除非是发生新的突变造成的,家系中每代都有患者;先证的双亲中至少有一位也是患者;先证者的同胞约有一半为患者;先证者的后代中约有一半也是患者。③家族中未患病成员的后代中无患者。

所以当夫妻双方有一方为患者时,后代中有 1/2 的机会发病;当夫妻双方都是患者时,后代中有 3/4 的机会发病;而夫妻双方都不是患者时,后代不会发病。还有一种特殊的情况,就是父母均正常,但是生育了一个患儿,这种情况是因为新发生的突变,再次生育时再发风险很低。

常见的常染色体显性遗传疾病包括迟发性成骨发育不全症、成年多囊肾病、α-地中海贫血、神经纤维瘤病、多发性家族性结肠息肉症、肌强直性营养不良等。

(2)常染色体隐性遗传:致病基因在常染色体上,呈隐形遗传,只有两个等位基因都是致病基因,该性状才会得到表达,受累患者被称为纯合子。其遗传的特点是:①男女患病机会均等。②在家系中患者的分布是散发的,通常无连续传递的现象。③患者的双亲往往表型正常;患者的同胞中有约 1/4 是患者,在表型正常的同胞中有约 2/3 为携带者;患者的后代均为携带者。④在近亲结婚的家系,常染色体隐性遗传疾病的发病率增高。

所以当夫妻双方一方为患者时,其后代一般不会发病,但是后代均为携带者;而夫妻双方表型均正常,但是生育了一个患儿,其再次生育时,有 1/4 的几率再次生育患儿;如果夫妻双方均为患者时,其后代全部是患者。但是也有特殊情况,如果夫妇双方的致病基因不在同一位点时,即使双方是患者,后代也是正常的。

常见的常染色体隐性遗传疾病包括镰状细胞贫血、β-地中海贫血、苯丙酮尿症、半乳糖血症、肝豆状核变性、先天性肾上腺皮质增生等。

(3)X 连锁显性遗传:致病基因在 X 染色体上,并呈现显性遗传。其遗传的特点是:①女性患者较男性患者约多一倍,但是症状常较轻。②在家系中常可见连续传递的现象。③患者的双亲中至少有一名是患者;患者的同胞中有约 1/2 是患者;女性患者的后代中约 1/2 为患者;男性患者后代女性均发病,而男性都正常。

所以当丈夫为患者，妻子正常时，女儿全部发病，儿子均正常；当妻子为患者，丈夫正常时，子女有1/2几率发病；当双方都为患者时，女儿全部发病，但是儿子有1/2的机会正常。

X连锁显性遗传的疾病有抗维生素D佝偻病等。

(4)X连锁隐形遗传：致病基因存在于X染色体，为隐性遗传。其遗传的特点是：①男性患者为主。②男性患者的母亲是携带者，或患者；如其母亲为携带者，则男性患者的兄弟中约1/2发病；如其母亲为患者，则男性患者的兄弟全部发病。③如果女性是患者，则其父亲一定是患者，而其母亲至少是携带者，其同胞至少有1/2的机会发病。

所以当丈夫为患者时，儿子全部正常，而女儿全部为携带者；而妻子患病时，儿子全部患病，而女儿全部为携带者。

常见的X连锁隐性遗传的疾病有色盲、睾丸女性化、血友病B等。

(5)Y连锁遗传：致病基因位于Y染色体上。其遗传的特点是：①所有的患者均为男性。②疾病在家族中随Y染色体代代遗传，也就是说患者的父亲一定是患者，其儿子也一定是患者。

外耳道多毛症就是一种Y连锁的遗传病。

2.多基因遗传病

由两对以上致病基因的累计效应，并联合环境因素所导致的疾病称为多基因遗传病。多基因疾病不遵循经典的孟德尔遗传规律遗传，因此对再发风险的估计比较复杂，一般根据该病的群体发病率、遗传度、亲缘关系、亲属中已发患者数及病变严重程度来估算再发风险度。

一般而言，对于某种多基因遗传疾病，与患者的血缘关系越近，发病风险越大；家族中患患者数越多，发病风险越大；患者的病情越重，家系中的复发风险越大；此外当某种多基因遗传疾病在人群中存在发病的性别差异时，患者家系中不同性别的人其发病几率也不同。

糖尿病、精神分裂症、哮喘等疾病都是多基因遗传病。

3.染色体病

染色体病是指因染色体数目异常或结构异常所致的遗传病。常染色体病患者一般出生后即可表现出较严重的临床症状，如唐氏综合征、18-三体综合征等。而性染色体病的表现主要在生殖器官或性征，所以常常在发育期或婚育期才被发现。

染色体病形成的原因多是因性细胞成熟的过程中，发生了染色体不分离或染色体丢失所造成的非整倍体，或是父母生殖细胞中心发生的染色体结构畸变造成的。因此大多数染色体病均呈现散发而无家族的聚集性，具体的再发几率需根据不同的情况分析。

以唐氏综合征为例。唐氏综合征有21-三体型、易位型两种类型，而不同型别再发风险是不同的。21-三体型是常见的一种，它的发生与父母的核型无关，系因减数分裂中21号染色体没有分离造成的。生育过21-三体型唐氏综合征患者的夫妻，再次发生的几率增加，一般为1%～2%。易位型则是因为21号染色体与其他的染色体发生了罗伯逊易位造成的。患者的双亲之一往往是易位型的携带者，他们再次生育时，仍有约1/3的机会再次生育唐氏综合征患者。

(三)向咨询者解释遗传信息并讨论可能的选择

在对咨询者的情况明确诊断后，应当和他进行充分的交谈，告知其疾病发生的可能原因、再次发生的风险、发生的后果，以及目前可以提供的诊断和治疗手段等信息。就产前咨询而言，还可以根据不同时段提供更为详尽的建议。

1.婚前、孕前

对于影响婚育的先天畸形或遗传性疾病，分为四种情况：不能结婚，暂缓结婚，可以结婚但禁止生育，限制生育。这些限定是为我国相关法律明确规定的或者是为多数学者认可的原则，其中法律规定的部分是强制性的，必须执行。

(1)禁止结婚：①直系血亲和三代以内的旁系血亲。②患有可能严重危害配偶身体健康的疾病，如麻风病、性传播疾病未经治愈前不能结婚。③严重精神病,包括精神分裂症与躁狂抑郁性精神病,须经治好转并且两年以上没有复发才能考虑结婚。④重度智力低下者。

(2)暂缓结婚:①急性传染病。②心、肝、肾等重要器官疾病,未治愈或疾病未减轻和稳定者。③尿道下裂、先天性无阴道等生殖器官发育异常,应先治疗后再结婚。

(3)可以结婚,不宜生育:各种类型的严重的遗传病,只要估测其发生风险大于10%,就被认为是高风险,应建议避免生育,如常染色体显性遗传病(包括强直性肌营养不良、软骨发育不全、成骨发育不全)、多基因遗传病(重症先天性心脏病、精神分裂症等)、染色体病等。

(4)限制生育:严重的性连锁隐性遗传病(指血友病、进行性肌营养不良等),应限制生育,选择女性胎儿。

2.孕期

应向孕妇介绍各种产前诊断的方法,明确诊断后提出终止妊娠、继续妊娠,或在下次妊娠中接受配子移植、植入前诊断等方法。

(四)孕期其他情况咨询

因为遗传病相对少见,因此进行孕期咨询的大多数孕妇都不是遗传咨询,而是因为在孕前或孕期可能接受过不良环境暴露的咨询,其中又以药物暴露最为常见(详见本章第四节)。其余的不良暴露包括:酒精暴露、环境和职业暴露、细菌、病毒感染、电离辐射等。

1.酒精暴露

已经明确认定酒精滥用会导致畸形。宫内接触酒精带来的后遗症包括称为胎儿酒精综合征(FAS)的一系列典型畸形症状,及儿童时代出现的轻微行为障碍。

过量饮酒或者酗酒的妇女的后代有可能出现胚胎中毒和畸形等严重后果。美国公共卫生部建议"怀孕妇女或者正在考虑怀孕的妇女不要饮用酒精饮料……"这是一个合理、保守又简单的建议。对于酗酒孕妇,至少在每个场合将饮酒控制在5杯以下,并且减少饮酒频率,那么其后代的健康程度会大大增加。而且减的量越大,效果越好。同时还应告知无意间少量饮酒的孕妇,目前证据显示,孕期少量的、不频繁的饮酒并不增加胎儿畸形的发生率。

2.环境和职业暴露

目前已知的职业和环境暴露中,甲基汞、铅和多氯联苯等因素对生殖的毒性作用是明确的,还有更多的因素对于胎儿的作用并不明确。

由于孕妇意识增强,越来越多的人关注和担忧孕期毒物暴露的问题,为怀孕妇女提供咨询的人员应当确定不同的毒物是否可以构成危害,以及引发畸形的暴露阈值和暴露时间等信息。对于因资料不够无法做评估者,可以告诉她们评估有不确定性,并提供一些相应的信息有助于她们做出决定。

3.微生物感染

孕期感染微生物的不同结局依赖于微生物的不同特性、感染时的妊娠期、母体的免疫状态和微生物对胎儿宿主的作用机制。母体感染对胎儿的影响从无明显影响到流产、死产、早产、胎儿畸形、宫内生长障碍等多种表现形式。在宫内感染的微生物中,最常引起注意的就是宫内TORCH感染,TORCH一词是由数种导致孕妇患病,并能引起胎儿感染,甚至造成新生儿出生缺陷的病原微生物英文单词的首字母组成,包括弓形虫、风疹病毒、巨细胞病毒、单纯疱疹病毒和其他的病原微生物。

有关妊娠期微生物感染咨询要根据微生物的种类、感染发生的时间以及对感染诊断的准确程度进行综合的建议。

4.电离辐射

分娩前胎儿暴露于电离辐射是一个令人焦虑且经常产生误解的问题。胎儿的辐射损害可以分为两种主要类型:致畸作用(器官形成时)和致癌作用(中孕期和晚孕期)。对于多数产前诊断影像学检查来说,导致胎儿畸形、生长或智力发育迟缓、死胎或儿童期癌瘤的风险很小。按照目前的知识,大多数放射检查没有基因损害的显著风险。在妊娠的任何阶段,产前接触诊断性辐射通常不是建议治疗性流产的合法理由。

(李　珍)

第二节 产前筛查

遗传筛查是指通过对群体进行简便、无创的检查,寻找罹患某种疾病风险增加的高危人群的方法。筛查的对象可以包括成人、新生儿和胎儿。针对胎儿的筛查称为产前筛查,是出生缺陷二级预防的重要措施,是本节讨论的内容。

从理论上,要预防所有的出生缺陷,需要在孕期对所有的胎儿进行产前诊断,以发现存在出生缺陷的胎儿。但是即使是存在对所有的出生缺陷进行诊断的方法,这在实际上也是完全行不通的,因为对如此大量的人群进行产前诊断需要耗费大量的人力、物力和财力,完全不符合卫生经济学的原则。这就需要我们首先选择出一个高危的人群,然后对这部分人进行诊断性实验,这个选择的过程就是产前筛查。筛查实验和诊断性实验存在许多不同点,详见表10-1。

表 10-1 筛查性实验和诊断性实验

筛查性实验	诊断性实验
针对全体人群	针对高危人群
一般操作简便	一般操作复杂
无创	一般有创
经济	一般较为昂贵
仅提供风险值,不能给出确切结果	可以得出确切结果

一、产前筛查的基本概念

虽然筛查的方法简便易行,但是筛查仅能够给出风险值,筛查的过程中还会存在假阳性、假阴性等问题。要正确的实施筛查并向孕妇合理的解释筛查报告,必须了解与筛查有关的一些概念。

(一)阳性率(positive rate)

阳性率是指在筛查实验中得到阳性结果的人数占筛查总人数的比例(表10-2)。

阳性率=筛查中得出阳性结果的人数/所有参与筛查的人数×100%

   =(A+B)(/A+B+C+D)

表 10-2 产前筛查结果四格表示意图

		疾	病
		是	否
筛查	阳性	A	B
	阴性	C	D

(二)假阳性率(false positive rate)

假阳性率是指筛查实验中被错误的判断为阳性的健康人数,占所有实际健康人数的比例。反映了筛查系统的特异性,假阳性率越低,其特异性就越高。

假阳性率=筛查中被错误的判断为阳性的健康人数/所有实际健康的人数×100%

   =B/(B+D)

(三)特异度(specificity)

特异度是指在筛查实验中得到阴性结果的健康人数占实际健康人数的比例。

特异度=筛查为阴性的健康人数/实际的健康人数×100%

   =D/(B+D)

   =1-假阳性率

（四）假阴性率（false negative rate）

假阴性率是指在筛查实验中被错误的判断为阴性的患患者数与实际的患病总人数的比例。反映了筛查系统的灵敏度，也就是说假阴性率越低其灵敏度就越高。

假阴性率＝筛查中被错误的判断为阴性的患患者数/实际的患病总人数×100％

$\qquad$＝C/（A＋C）

（五）灵敏度（sensitivity）

灵敏度是指筛查为阳性的患患者数与实际患患者数的比。反映了筛查方法的检出能力，又被称为检出率。

灵敏度＝筛查为阳性的患患者数/实际的患患者数×100％

$\qquad$＝A/（A＋C）

$\qquad$＝1－假阴性率

（六）阳性预测值（positive predictive value）

阳性预测值是指在筛查阳性的人群中，实际的患病者所占的比例。反映了筛查系统的筛查效率。

阳性预测值＝筛查为阳性的患患者数/筛查为阳性的总人数×100％

$\qquad$＝A/（A＋B）

（七）阴性预测值（negative predictive value）

假阳性预测值是指在筛查阴性的人群中，实际健康的人所占的比例。

阴性预测值＝筛查为阴性的健康人数/筛查为阴性的总人数×100％

$\qquad$＝D/（C＋D）

（八）风险切割值（cutoff value）

以上所有的数据都是相互关联的，对于一个筛查系统而言，灵敏度和特异度都是越高越好，而假阳性率却是越低越好。风险切割值是在筛查系统中区分阳性和阴性的分界值，风险切割值的定义直接与系统的灵敏度相关，风险切割值的标准越低，就会有越多的人被归为"阳性"，也就有更多的患者被检出，筛查系统呈现越高的灵敏度。但是同时，其检出的特异性却降低了，因为有更多的健康人被误判为阳性，失去了进行筛查的意义。所以风险切割值是特异性和灵敏性的一个平衡点。对于唐氏综合征的筛查，一般以假阳性率为5％来确定风险切割值。

二、产前筛查的常见疾病和指标

虽然产前筛查意义重大，但是并不是所有的疾病都适于并且可以进行产前筛查。进行产前筛查的疾病需要满足以下标准：①被筛查的疾病在人群中有一定的发生率并且严重影响健康。②筛查之后有进行确诊的方法。③筛查方法简便易行。目前产前筛查及降低出生缺陷率的工作主要可以分为两类：①产前唐氏综合征的筛查（血清学和超声）。②开放性神经管缺陷的筛查。

（一）唐氏综合征

唐氏综合征也称为21-三体综合征或先天愚型，是最常见的一种染色体病，占新生儿染色体病的90％，出生率约为1/（600～800）。根据患者的核型不同，分为游离型、易位型和嵌合型三种。其中游离型最为常见，临床表现也最为明显，是由于在减数分裂时21号染色体不分离造成。主要临床表现为生长迟缓、不同程度的智力低下和包括头面部特征在内的一系列的异常体征。患者的体貌特征包括：小头；眼裂小、眼距宽、外眼角上斜、内眦深；马鞍鼻；舌大外伸；耳廓低；手指粗短、贯通掌纹等。患者多合并先天性心脏病、消化道畸形、白血病等。虽然许多患者经过训练后可以掌握一些基本的生活技能，但是大多数患者都没有自理能力，给家庭带来沉重的精神和经济负担。因此，开展针对适龄孕妇的普遍筛查具有积极的社会和经济意义。

针对唐氏综合征的筛查指标包括孕妇年龄、血清学指标和超声学指标等。

1.孕妇年龄

孕妇年龄是最早发现的与唐氏综合征发病相关的指标。早在20世纪初,即1933年Penrose等最先报道了孕妇年龄与唐氏综合征的关系,指出孕妇的妊娠年龄越大,其胎儿罹患唐氏综合征的概率也越高。在其他的筛查指标被发现前,不同的机构分别以35岁或40岁作为年龄的风险切割值。但是一般情况下高龄孕妇在整个人群中所占的比例较小,因此,一般认为,如果仅以年龄指标作为切割值,当假阳性率为5％时,其检出率不超过30％。随着大量的筛查指标被发现,废除将高龄作为侵袭性产前诊断的适应证的呼声已经越来越大。

2.血清学指标

血清学指标包括甲胎蛋白(alpha-fetoprotein,AFP)、人绒毛促性腺激素(HCG)、妊娠相关血浆蛋白(pregnancy associated plasma protein,PAPP-A)、非结合雌三醇(μE_3)、抑制素A(inhibin A)等。

(1)AFP:AFP是一种胎儿来源的糖蛋白。母体血清中的浓度随着妊娠周数而增加。唐氏综合征胎儿母血清中的AFP值偏低,且随孕周增加的水平较慢,所以可以用AFP作为指标对唐氏综合征进行筛查。AFP是最早用于对唐氏综合征进行筛查的血清学指标。

(2)HCG与β-HCG:HCG是胎盘合体滋养细胞分泌的一种糖蛋白激素。由α、β两个亚基组成,其中β亚基与其他激素的结构有较大差别,用于检测不易发生交叉反应,可以准确地表示HCG的真实分泌量。在早孕HCG与β-HCG增加迅速,至8~10周时达高峰,持续约两周后下降。唐氏综合征胎儿母血中HCG与β-HCG均呈现持续上升状态,因此可以用作筛查的指标。

(3)PAPP-A:PAPP-A也是胎盘合体滋养层细胞分泌的。在未受累妊娠中,母体血清中的PAPP-A水平在孕早期增长速度迅速,在孕中期的增长速度则较慢。受唐氏综合征影响的妊娠中,血清PAPP-A一般会下降;就下降速度而言,孕早期要大大超过孕中期。因此被用作早孕期对唐氏综合征进行筛查的指标。

(4)μE_3:μE_3在妊娠10周以后主要由胎儿-胎盘单位合成,进入母体循环。在唐氏综合征受累的妊娠中,母体血清中的μE_3水平较正常妊娠降低。它被作为在中孕期进行唐氏综合征筛查的指标。

(5)抑制素A:抑制素A是由α、β两个亚基组成的糖蛋白。母体血清中抑制素水平在妊娠早期时上升,在第10周以后逐渐下降,至15~25周时的水平稳定。唐氏综合征胎儿孕母血清中抑制素A水平是普通孕妇的两倍。

(6)其他:除了上述指标,研究者还发现,一些血清学的指标对于筛查唐氏综合征有一定的意义,包括ADAM-12等。这些指标的实际应用价值还在进一步探索中。

3.超声学指标

(1)胎儿颈项透明层(nuchal translucency,NT):NT是孕11~14周时在胎儿颈后皮肤下液体生理性聚集的超声定义。正常情况下,NT厚度是随着胎儿头臀长的增加而增加的。唐氏综合征的胎儿NT较同孕周正常胎儿增厚。相对于其他指标,NT是用于唐氏综合征筛查较新的指标,1992年Nicolaides首次指出NT对于筛查染色体异常胎儿的意义,至今NT已经广泛的用于唐氏综合征的早孕期筛查中。NT是早孕期筛查灵敏度最高的独立指标,假阳性率为5％时,检出率达65％;结合孕妇年龄后检出率仍可达75％左右。

NT增厚不仅与唐氏综合征有关,其他一些胎儿畸形也被发现伴随有NT的增高。例如18-三体、13-三体、Turner综合征、某些类型的心脏畸形、膈疝和脐疝等疾病。当然NT增高并不一定提示胎儿畸形,一项研究发现,即使NT大于6.5 mm,仍有1/3的胎儿无染色体的异常和严重的畸形发生。因此目前美国妇产科学会不建议单独使用NT进行唐氏综合征的筛查。

(2)其他超声指标:对于筛查唐氏综合征有意义的指标还包括胎儿鼻骨缺如、上颌骨长度、三尖瓣反流等。在中孕期一些超声软指标如肠管强回声、心室强光点、肾盂扩张、颈皮增厚等,对于唐氏综合征的风险评估也存在一定的影响。

虽然超声指标对于唐氏综合征的筛查起到越来越重要的作用,但是需要注意的是,超声指标只有在进行严格的培训和质控的情况下,才能发挥其应有的作用。缺乏严格质控和统一标准而滥用超声指标,对于唐氏综合征的筛查是有害而无益的。为此,英国胎儿医学基金会及国立筛查委员会将 NT 测量标准化,严格要求检查技术,要求通过合格认证后方可执行,对于已经通过认证的医生,也需要每年通过复核才可以继续实施超声筛查的工作。2005 年美国妇产科学会也将 NT 测量作为其训练课程之一,并成立母胎医学基金会和 NT 审查委员会。

4.其他

除了年龄、血清学和超声等指标与唐氏综合征有关,还有许多因素也会影响唐氏综合征发生的风险。比如,前次分娩唐氏儿的夫妇,再次妊娠时风险增高。环境污染、酗酒、病原体感染等是否与其相关尚存争议。

（二）开放性神经管缺陷

开放性神经管缺陷系因致畸因素作用于胚胎阶段早期导致神经管关闭缺陷而造成的,最常见的类型是无脑儿和脊柱裂。无脑儿表现为胎儿颅骨与脑组织的缺失,是致死性的畸形,如果孕期没有被发现,可以持续妊娠达足月。脊柱裂则表现为部分椎管未完全闭合,根据类型不同,可以有或无神经症状,严重者表现为下肢截瘫。神经管缺陷是造成胎儿、婴儿死亡和残疾的主要原因之一。各地区的发病率差异较大,我国北方地区高达 6‰～7‰,占胎儿畸形总数的 40%～50%,而南方地区的发病率仅为 1‰左右。

开放性神经管缺陷除了经超声的影像学检查直接发现,也可经母血中 AFP 含量进行筛查。这是因为当胎儿为开放性神经管畸形时（如无脑儿、脊柱裂等）,脑脊液中 AFP 可以直接进入羊水,使羊水中的 AFP 升高达 10 倍以上,孕妇血中 AFP 随之升高。因此可运用检测孕妇血中 AFP 水平,作为一种筛查方法,间接判断胎儿罹患开放性神经管畸形的风险程度。因为 AFP 是孕中期唐氏综合征的筛查指标,所以在实施孕中期唐氏综合征筛查的机构,可以同时采用 AFP 进行开放性神经管畸形的筛查工作。

三、产前筛查方案的选择

运用任何单一标记物开展唐氏综合征的产前筛查,其检出率都较低。因此,临床上常采用多个标记物联合筛查的方法,以提高检出率,降低假阳性率。临床常用的筛查方案包括以下几种。

（一）中孕期血清学筛查

用于中孕期的筛查指标有 β-HCG、AFP、uE₃、inhibin A。常用的方案包括:由 β-HCG 和 AFP 组成的二联筛查;由 β-HCG、AFP 和 uE₃ 组成的三联筛查;由该 4 种指标共同组成的四联筛查方案。各种模式的中孕期血清学筛查是目前为止我国进行的最为成熟和广泛的筛查方式,筛查成本相对较低,筛查技术和实验室质量控制要求相对容易进行控制;其缺点是敏感性相对较低,且筛查时间较晚,一旦通过诊断试验确诊需要引产,损伤较大。

（二）早孕期筛查

用于早孕期的筛查指标主要有 β-HCG、PAPP-A、NT、鼻骨。目前最为常用的早孕筛查方案是包含 β-HCG、PAPP-A 和 NT 3 个指标的方案。也有将 NT 作为单独的指标进行筛查的方案,或者仅将两个血清学指标用于筛查。早孕期包含 β-HCG、PAPP-A 和 NT 3 个指标的筛查方案对于唐氏综合征的检出率较高,在假阳性率 5%左右,可达 90%。NT 的筛查还可以帮助发现其他的胎儿畸形。而且早孕期孕妇心理负担较轻,终止妊娠私密性较高,也较为安全。但是早孕筛查成本较高,对筛查技术要求较高,要求有严格的超声质控。早孕超声还要求具备早孕期后续诊断的能力（CVS）。此外,因为约 20%患病胎儿会在 10～16 周自发流产,有些专家质疑早孕筛查会引起一些不必要的侵入性操作。

（三）联合筛查（integrated test）

将早中孕期的指标联合筛查,确定一个风险值,又分为血清学联合筛查和全面的联合筛查。联合筛查是各种筛查方式中检出率最高,而假阳性率最低的方案,可以有效降低确诊实验的使用率。但是在所有方案中联合筛查也是成本最高的一种。此外,在随访中,孕妇需要早孕、中孕两次回访,失访率较高,而早孕高危孕妇失访后果严重。联合筛查方案进行的时间跨度大,引起的心理压力也较大。同中孕期一样,如果确诊需要引产,损伤较大。

（四）序贯筛查（sequential test）

先进行早孕期产前筛查，给出早孕期风险值，高危者建议行产前诊断；低危者至中孕期接受中孕期筛查，依据中孕期筛查结果再决定是否进行产前诊断与否。这种方案在联合检查的基础上，使一部分高危的患者可以在早期被发现并终止妊娠，但是检查成本依然较高。

（五）酌情序贯筛查（contingent sequential test）

通过早孕筛查，采取两个不同的风险截断值将人群分为3部分，高风险进行诊断试验，低风险结束筛查，中等风险继续进行中孕筛查。该方案在序贯检查的基础上，极大地降低了筛查成本（占总人数约70%～80%的低风险人群的中孕筛查费用），同时保持了较高的检出率和较低的假阳性率。但是该方案的流程和方法较为复杂，对于患者解释工作较为困难。

目前各种方案的优缺点还在不断讨论中，我国尚无关于如何选择筛查方案的指南。选择筛查方案原则是，需结合筛查机构的条件、遵循卫生经济学原则，尽量选择最少的指标组合，达到最大的预测效果。

（李　珍）

第三节　产前诊断

产前诊断（prenatal or antenatal diagnosis）又称宫内诊断（intrauterine diagnosis），是对胚胎或胎儿在出生前是否患有某种遗传病或先天畸形进行的诊断。产前诊断所覆盖的领域包括妇产科学、遗传学、影像学、临床检验、流行病学、病理学、毒理学、胚胎学及小儿外科学诸多领域。

一、产前诊断的对象

（1）35岁以上的高龄孕妇。

（2）产前生化筛查结果属高危的人群。

（3）生育过染色体异常儿的孕妇或夫妇一方有染色体异常者。

（4）曾有不良孕产史者，包括自然流产、死产、新生儿死亡、畸胎等或特殊致畸因子（如大剂量化学毒剂、辐射或严重病毒感染）接触史。

（5）曾生育过或者家族中有某些单基因病，并且这些疾病的产前诊断条件已经具备。

二、产前诊断方法

产前诊断途径主要有3种：胎儿结构检查、遗传物质检查、基因产物检查。

（一）胎儿结构检查

超声检查是一项简便、无创的产前诊断方法。B型超声应用最广，利用超声检查能作出某种疾病的产前诊断或排除性诊断。也可直接动态观察胎心和胎动，并用于胎盘定位，选择羊膜穿刺部位，引导胎儿镜操作，采集绒毛和脐带血标本；X线检查主要用于检查24周以后胎儿骨骼先天畸形。但X线对胎儿有一定影响，现已极少使用；胎儿镜能直接观察胎儿，可于怀孕15～21周进行操作。此方法尚未广泛运用于临床。近年来，磁共振技术在产前诊断的应用日益广泛。

（二）遗传物质检查

遗传物质检查包括通过羊水、绒毛细胞和胎儿血细胞培养，开展染色体核型分析以及利用DNA分子杂交、限制性内切酶、聚合酶链反应（PCR）等技术检测DNA。

（三）基因产物检测

利用羊水、羊水细胞、绒毛细胞或血液，进行蛋白质、酶和代谢产物检测，检测先天性代谢疾病、胎儿神经管缺陷等。

三、常见出生缺陷的产前诊断

(一)胎儿结构异常

超声影像检查是目前诊断胎儿结构异常的主要方法。不同孕周的超声检查各有其临床价值。在正常妊娠的检查中,常规超声应安排5次。第1次:确定妊娠及孕周;第2次:11~13周6天,颈项透明层测量,严重结构畸形筛查;第3次:18~24周胎儿畸形筛选超声;第4次:30~34周生长测量及IUGR的诊断随访;第5次:38周后胎儿大小估计和羊水指数测量。其中,11~13周6天B超检查可诊断的某些胎儿严重结构畸形包括:严重中枢神经系统畸形,心脏位置异常、严重心脏畸形或早期心衰,胸腔占位,腹壁缺损,双肾缺如、严重尿路梗阻,致死型骨骼系统畸形(长骨极度短小),胎儿严重水肿等;18~24周B超检查标准尚未统一。在美国普遍运用美国超声医学研究所(American Institute of ultrasound in Medicine,AIUM)1994年公布的标准,包括以下检查:侧脑室、颅后窝(包括小脑半球和小脑延髓池)、四腔心、脊柱、胃、肾脏、膀胱、胎儿脐带附着处和完整的前腹壁。2007年AIUM新发布的规范中,在胸腔的基本检查项目中列入了心脏的左室流出道和右室流出道,肢体的基本检查项目中纳入了手、足的检查。英国皇家妇产科学院(RCOG)建议中孕期详细筛查还应该包括心脏的大血管流出道、脸和唇的检查等。我国卫生部规定必须检出的严重畸形包括:无脑儿,严重脑膨出,严重开放性脊柱裂,单腔心,严重腹壁缺损内脏外翻,致死型骨骼系统畸形等。产前超声诊断的影响因素很多,如孕周、胎儿体位、孕妇腹壁条件、异常种类、羊水量、操作者的经验、仪器和检查所花时间等,具有很大的局限性和不确定性,目前通过超声检查仅能诊断40%~70%的结构畸形,因此,在检查前需要告知超声畸形筛查的局限性。随着磁共振技术的发展,因其具有较高软组织对比性、高分辨率、多方位成像能力和成像视野大等优点,使MRI技术成为产前诊断胎儿畸形的有效补充手段,而且越来越多地被产科临床应用。目前,MRI不作为筛查的方法,只有在超声检查发现异常,但不能明确诊断的患儿,或者通过MRI检查发现是否存在其他异常。可运用MRI扫描进行鉴别诊断的主要结构异常有:①中枢神经系统异常,如侧脑室扩张、后颅窝病变、胼胝体发育不全、神经元移行异常、缺血性或出血性脑损伤等。②颈部结构异常,如淋巴管瘤及先天性颈部畸胎瘤等。③胸部病变,如先天性膈疝、先天性肺发育不全和先天性囊腺瘤样畸形。④腹部结构异常,包括脐部异常、肠管异常及泌尿生殖系异常等。对于羊水过少、孕妇肠道气体过多或过于肥胖者,超声检查显示胎儿解剖结构较差,此时应用MRI检查较理想。

(二)染色体病

染色体病包括数目异常和结构异常引起的疾病。常见的常染色体数目异常疾病有21-三体综合征、18-三体综合征和13-三体综合征等。常见的性染色体数目异常疾病有特纳氏综合征(45,XO)、克氏综合征(47,XXY)等。染色体结构异常以缺失、重复、倒位、易位较常见。传统的细胞遗传学方法亦称染色体核型分析(karyotype analysis)是确诊染色体病的主要方法。通过分析胎儿细胞的染色体核型,可及时诊断染色体数目异常和有明显染色体结构异常的胎儿。但有一些染色体畸变难以发现或确诊,如标志染色体、微缺失综合征和其他一些染色体隐蔽性重排等,还需结合一些分子细胞遗传学技术如荧光原位杂交技术(FISH)、光谱核型分析(SKY)、荧光定量PCR、巢式PCR、多重PCR、Southern印迹杂交、比较基因组杂交、限制性片段长度多态性(RFLP)、基因芯片等技术等。传统的核型分析方法需要大量人力,要2周以上或3周才能得到结果。分子诊断学的进步可以在1~2d内诊断常见的染色体数目异常疾病,方法包括使用染色体特异性DNA探针的FISH和使用染色体特异性短重复序列标记物的QF-PCR,统称为快速染色体异常检测技术(rapid aneuploidy detection,RAD)。与核型分析不同,这些技术只用于特定染色体异常的检出。目前,产前诊断运用FISH或PCR技术主要用来检测13、18、21、X和Y等染色体数目异常。

(三)单基因病

单基因病是指单一基因突变引起的疾病,这些改变包括DNA中一个或多个核苷酸的置换(点突变),DNA中核苷酸的插入或缺失而导致蛋白质的移码和一些三核苷酸重复顺序的扩展。目前已开展针对地中海贫血、血友病、脆性X综合征等疾病的基因诊断。产前基因诊断的适用范围:①遗传性疾病由单一基因缺陷造成。②患者家族中的突变基因已被确认,或突变基因所在的染色体能用遗传标记所识别。③胎儿父母以及家庭中先证者的标本均可获得。另外,检测必须由经临床验证有资质的基因诊断室进行。常用的方法主要是 PCR 与内切酶等联合应用以及遗传标记连锁分析法。基因诊断分直接诊断和间接诊断两种:①直接基因诊断方法:直接检测致病基因本身的异常。通常使用基因本身或邻近 DNA 序列作为探针,进行 Southern 杂交,或通过 PCR 扩增产物,以检测基因点突变、缺失、插入等异常及性质。主要适用于已知基因异常疾病的诊断。如脆性 X 综合征,是一种常见的遗传性智力发育不全的综合征。95%以上的脆性 X 综合征是 FMR1 基因(CGG)n 结构扩增的动态突变引起的,5%以下是由于 FMR1 基因的错义突变和缺失型突变影响了 FMR 蛋白的正常结构导致的。对该疾病的诊断主要是脆性 X 染色体检查以及用 PCR、RTPCR 的方法扩增 FMR1 序列。②间接基因诊断方法:当致病基因虽然已知,但其异常性质未知时,或疾病基因本身尚未知时,主要通过基因和 DNA 多态的连锁分析间接地作出诊断。连锁分析基于遗传标记与基因在染色体上连锁,通过对受检者及其家系进行连锁分析,分析子代获得某种遗传标记与疾病的关系,间接推断受检子代是否获得带有致病基因的染色体。产前基因诊断取材方法包括创伤性和非创伤性。前者主要包括羊膜腔穿刺、绒毛取样、胎儿脐血取样、胎儿镜活检和胚胎活检等;后者仍然处于尝试阶段,如经母体外周血富集或从宫颈口采集脱落胎儿细胞等。

(四)先天性代谢缺陷病

多为常染色体隐性遗传病。因基因突变导致某种酶缺失,引起代谢抑制、中间产物累积而出现临床表现。除极少数疾病在早期用饮食控制(苯丙酮尿症)、药物治疗(如肝豆状核变性)外,至今尚无有效治疗方法,故开展先天性代谢缺陷病的产前诊断极为重要。可经取孕妇羊水、血或尿检查特异性代谢产物,也可直接检测基因结构,诊断相关疾病。例如苯丙酮尿症(phenylketonuria,PKU),是一种以智力低下为特征的先天性氨基酸代谢障碍疾病,属于常染色体隐性遗传性疾病。经典型 PKU 是苯丙氨酸羟化酶(PAH)缺乏所致,可以用 PAH 基因探针检测 DNA 多态性以及用 PAH 基因单核苷酸多态位点进行连锁分析等方法进行携带者诊断和产前诊断。至今,有 20 余种先天性代谢缺陷病可通过羊水代谢产物进行产前诊断。通过绒毛或羊水细胞培养进行酶活性测定和 DNA 分析进行产前诊断的先天性代谢缺陷病达四十余种。我国已成功地对 PKU、肝豆状核变性、溶酶体贮积症、21-羟化酶缺乏性肾上腺皮质增生症等疾病进行产前诊断。不过还难以大范围、常规性开展此类工作。

(李 珍)

第四节 孕期用药

出生缺陷被定义为先天性的严重偏离正常的形态和功能。出生缺陷的发病率在 6%~8%,其中新生儿被发现的严重畸形的发生率约为 1%~3%。环境和遗传是导致出生缺陷的主要原因,遗传性疾病所造成者不到 1/3。所以,大家对其他因素导致的出生缺陷更加关注,孕期用药是重要的因素之一。据统计,约有 40%~90%的孕妇在已知或未知受孕的情况下接触过一种或几种药物,这些药物涉及范围较广,常见者包括维生素、抗生素,另外还有矿物质、泻药、止吐药、镇静剂、抗酸药、利尿剂及抗组胺剂。一些药物的安全性及致畸性已被证实,但超过一半的药物安全性尚需要更多的研究证实。另外,20 世纪中期所认为的"子宫为胎儿提供一个'盾牌',可以抵挡外界环境,孕妇使用的药物不会通过胎盘危及胎儿"的观点已经被废弃。目前已经证实,绝大多数药物可通过胎盘转运到胎儿体内。因此,评价药物的安全性对妊娠期正确选择安全、有效的药物,掌握用药的时机及剂量非常重要。

一、药物的 FDA 分类

根据潜在的益处和母亲及胎儿的风险,为了便于临床医生查阅与使用,美国药物及食品管理局(Food and Drug Administration of America,FDA)按照对胎儿的危险程度将药物分级,见表 10-3。

表 10-3　FDA 的药品分类

A类	人类对照研究已证实无胎儿风险。一些 A 类药物,包括多种维生素或产前使用维生素,但不包括大剂量使用维生素
B类	动物研究提示无胎儿风险,但无人类研究;或者在动物中证明有不良反应,但是未被好的人类对照研究所证实。一些常用药物如青霉素属于此类
C类	无足够的动物或人类研究,或者虽然动物研究提示对胎儿有不良作用,但是没有人类资料。许多孕期常用药物属于此类
D类	有足够证据证实其对胎儿有风险,但是益处大于风险,例如卡马西平和苯妥英
X类	已证实对胎儿的风险会超过它的任何益处。例如治疗痤疮的异维 A 酸,它可引起中枢神经系统、面部和心血管系统的畸形

二、药物暴露时间

妊娠期间,药物可以通过影响母亲的内分泌、代谢等间接影响胚胎,也可以透过胎盘屏障直接影响胎儿,药物对胎儿有不良反应还是有致畸性,首先取决于药物暴露的时期。妊娠被分为以下几个阶段。

（一）妊娠前期

从女性发育成熟到卵子受精时期。

（二）围着床期

从受精到着床的 2 个星期。

（三）胚胎期

从第 2 周至第 8 周。

（四）胎儿期

从第 9 周至足月。

妊娠前期使用药物一般比较安全,但要注意半衰期长的药物,它可能会影响胚胎的正常生长。围着床期被称为"全"或"无"时期,合子进行分裂,细胞被分成外细胞团和内细胞团。此期暴露致畸因子通常会破坏大量细胞,引起胚胎死亡。如果只有一些细胞受损,通常在正常发育过程中进行弥补。胚胎期是发生结构畸形的最关键时期,因为该阶段完成其器官发生。图 10-1 列举了每个器官系统结构发育的关键时期。胎儿期是系统发育时期,此时虽然胎儿的器官已经基本形成,但很多器官的发育是贯穿整个孕期的,依然可能受到影响。药物对各器官结构和功能的影响是变化的,有些因素会持续作用于整个胎儿期,如大量酒精暴露。已知或可疑对胎儿有致畸作用/不良反应的药物或物质见表 10-4。

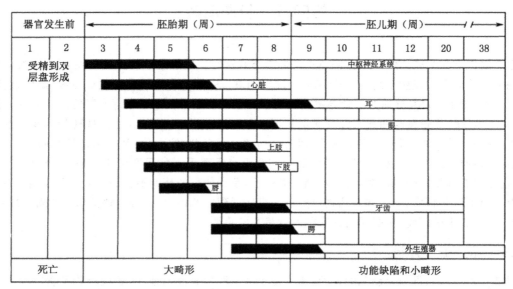

图 10-1　胚胎期器官发生的时间

表 10-4　已知或可疑对胎儿有致畸作用/不良反应的药物或物质

维生素	类视黄醇	抗肿瘤药物
大剂量维生素 A	氨基蝶呤	氟康唑
异维 A 酸	甲氨蝶呤	四环素
芳香维甲酸	白消安	其他药物
阿曲昔丁	环磷酰胺	血管紧张素转化酶抑制剂
激素	抗惊厥药	胺碘酮
雄激素	苯妥英,海因	可卡因
乙烯雌酚	三甲双酮,甲乙双酮	锂
丹那唑	丙戊酸	甲巯嘧啶
抗凝药	卡马西平	胶体次枸橼酸铋
华法林	苯巴比妥	青霉胺
其他香豆素类抗凝药	扑米酮	奎宁
		放射性碘
		(反应停)
		甲氧苄啶

三、孕期用药选择

（一）抗感染药物

1.抗生素

（1）青霉素类：FDA 风险等级均属 B 类。可能为妊娠期最安全的抗生素,是孕妇的首选药物。能够迅速通过胎盘,是治疗妊娠期梅毒和预防先天性梅毒的一线药物。研究表明,青霉素类药物的使用并不增加胎儿先天畸形的发生率。常用的包括青霉素（penicillin）、苄星青霉素（bicillin,benzathine penicillin）、阿莫西林（amoxicillin）、氨苄西林（ampicillin）及羧苄西林（carbenicillin）。近年新研制的广谱青霉素类药物对孕妇的安全性尚没有证实,需要进一步研究,临床上还没有发现相关的严重不良反应。

（2）头孢菌素类：FDA 风险等级为 B 类。是除青霉素外孕期最常用的抗生素,常用于治疗孕期的严重感染。分第一代、第二代、第三代及第四代,能迅速通过胎盘。2001 年在匈牙利进行的一个大样本研究表明,头孢类抗生素与畸形无关。但根据动物实验结果,第二、三代头孢类抗生素由于含有 N-甲基硫四氮唑链,理论上可导致动物子代睾丸发育不良,但临床上并没有发现,尚需进一步证实,故有学者建议,孕期若使用头孢类抗生素,应首选不含此链的药物——头孢西丁（cefoxitin）。常用者还包括头孢拉定（cephradine）、头孢呋辛（cefuroxime）、头孢他啶（ceftazidime）、头孢曲松（ceftriaxone）等,第四代头孢类抗生素如头孢吡肟（cefepime）已逐渐在临床使用,虽然资料较少,但通常认为孕期使用是安全的。

（3）大环内酯类：常用者包括红霉素（erythromycin）、阿奇霉素（azithromycin）和螺旋霉素（spiramycin）。红霉素 FDA 风险等级为 B 类,不能通过胎盘,目前尚无证据证实其与胎儿或新生儿畸形有关,故孕期可用。红霉素抗菌谱和青霉素相似,并可对支原体、衣原体、螺旋体和放线菌素有抑制作用。需引起注意的是,2003 年于瑞士进行的一项病例对照研究认为,孕早期使用红霉素可能与心脏缺陷有关。阿奇霉素 FDA 风险等级为 B 级,可通过胎盘。有限的人类资料提示阿奇霉素与先天性畸形无关,在孕期适用。其作用与红霉素相似,常用于治疗细菌和支原体感染。螺旋霉素 FDA 风险等级为 C 类,可通过胎盘。在孕期很少将其作为治疗感染的一线广谱抗生素使用,常用于治疗弓形虫感染,目前尚没有有关的致畸报道,但资料有限,尚有待进一步证实。

（4）克林霉素（clindamycin）：FDA 风险等级为 B 类,可通过胎盘。目前尚没有人类孕早期使用的资料,虽然动物实验没有发现其与先天性畸形有关,但孕早期很少使用此类药物。

（5）氯霉素（chloramphenicol）：FDA风险等级为C类，可通过胎盘。目前尚没有氯霉素与出生缺陷相关的报道。但已经证实的是新生儿直接大量使用氯霉素可导致灰婴综合征的发生（表现为发绀、血管塌陷和死亡），而对于孕期使用氯霉素导致胎儿畸形的报道少之又少，1997年的一篇报道称对孕早期暴露于氯霉素的100名婴儿进行随访，没有发现先天性畸形的增加。鉴于该药的风险，其使用还存在争议，故孕期慎用，甚至有学者主张孕期禁用。

（6）喹诺酮类：FDA风险等级均属C类，可通过胎盘。是一类广谱的抗生素，常用于治疗泌尿系统感染，包括环丙沙星（ciprofloxacin）、诺氟沙星（norfloxacin）、氧氟沙星（ofloxacin）等。制药商报道，狗在妊娠期使用喹诺酮，发生不可逆性关节病可能与此药的使用有关，但在其他动物并没有发现。对孕期暴露于喹诺酮类药物的妇女进行随访，多数研究发现孕期使用喹诺酮类药物，可能与某些畸形有关，但畸形为非特异性，且常常和严重的先天性畸形无关。孕期使用环丙沙星的资料是有限的，但总体认为，治疗剂量的环丙沙星不太可能是致畸原，与严重先天性畸形可能无关，但由于人类资料有限，并不能证明环丙沙星没有风险。由于孕期抗生素有更好的选择，故孕期环丙沙星不太使用，甚至有学者建议在孕期禁忌使用喹诺酮类药物。但妊娠期使用此类药物并不是终止妊娠的指征。

（7）抗结核药：常用者包括利福平（rifampin）、异烟肼（isoniazid）、乙胺丁醇（ethambutol）。利福平FDA风险等级为C类，可通过胎盘。在啮齿类动物中发现有致畸作用，在孕兔研究中没有发现致畸作用。人类研究的资料有限，目前尚没有引起先天性畸形的证据。异烟肼FDA风险等级C级，可通过胎盘。目前的研究并未提示异烟肼是一种致畸物。美国胸科协会推荐对妊娠合并结核的妇女使用异烟肼，母体获益远远大于胚胎及胎儿风险。乙胺丁醇FDA风险等级为B类，可通过胎盘。目前没有乙胺丁醇与先天性缺陷有关的报道，孕期适用。有学者认为孕期乙胺丁醇联合使用异烟肼、利福平对治疗疾病是比较安全的，但似乎有视觉方面的损害，故目前并不首选这种联合疗法。

（8）呋喃妥因（nitrofurantoin）：FDA风险等级为B级。常用于治疗妊娠期泌尿系统感染。目前尚没有发现呋喃妥因对动物有致畸作用，也没有研究提示该药对人类是致畸剂。但小样本的研究提示，在近分娩期使用此药，新生儿有发生溶血性贫血的风险。由于呋喃妥因应用普遍，而发生新生儿溶血性贫血的报道很少，故FDA将其风险归为B类，孕期可用，但为安全起见，近分娩期应避免使用此药。

（9）氨基糖苷类：常用者为链霉素（streptomycin）和庆大霉素（gentamicin），可迅速通过胎盘。链霉素FDA风险等级为D类，已经明确孕妇使用大剂量链霉素可损伤胎儿第8对颅神经，诱导耳毒性，虽然发生率较低，但孕期已经不用。庆大霉素FDA风险等级为C级，虽然宫内暴露于庆大霉素导致先天性耳聋的风险很低，许多研究并没有发现庆大霉素与先天性缺陷的相关性，但考虑到氨基糖苷类药物的耳毒性，故孕期慎用。目前已有氨基糖苷类药物的替代产品——氨曲南，是单环内酰胺类药物，没有肾毒性或耳毒性，对动物无致畸性，但没有相关的人类资料，仅动物资料显示为低风险，FDA将其风险等级归为B类。

（10）四环素类：已明确其致畸性，故孕期禁用。包括四环素（tetracycline）、土霉素（doxycycline）及强力霉素（oxytetracycline），均归为D级。由于四环素类药物可通过胎盘引起胎儿损害：牙齿呈黄褐色，然后出现抑制胎儿骨骼生长及牙釉质发育不良，并有罕见的肝坏死的报道，因此孕期禁用。

2.抗真菌药

被用于治疗阴道念珠菌病，常用者包括克霉唑（clotrimazole）、制霉菌素（nystatin）、咪康唑（miconazole）、两性霉素B（amphotericin B）、酮康唑（ketoconazole）。目前尚没有阴道或局部使用克霉唑致先天性缺陷的报道，且阴道和皮肤吸收的药物量少，故FDA将其风险等级归为B类，孕期可用。关于制霉菌素，没有孕期使用可致先天性缺陷的报道，也没有相关的动物实验，证据不足，FDA将其归为C级，孕期可用。咪康唑也是局部抗真菌药，虽然孕期使用咪康唑与先天性缺陷的关系尚不清楚，但有的研究认为并不能排除其相关性可能，故FDA将其归为C类，适合局部使用。两性霉素B风险等级为B级，动物研究及许多研究都没有发现孕期使用两性霉素对胎儿有不良影响，故在孕期由于需要而应用两性霉素是有益的。酮康唑是一种人工合成的广谱抗真菌药，动物实验证明，大剂量口服该药，对胚胎有毒性并有致畸性，而局部应用该药，似乎没有危害。故动物资料提示口服酮康唑有风险，人类资料有限，可能适用于局部应用。

FDA 将其风险等级归为 C 类。

3.抗病毒药

抗病毒药种类很多,但许多药物的研究还没有完成,安全性能不详,且抗毒药物是通过对 RNA 和 DNA 的作用来抑制病毒的复制,故孕期限制使用。

(1)齐多夫定:为核苷反转录酶抑制剂,是胸腺嘧啶脱氧核苷的类似物,用于治疗人类免疫缺陷病毒疾病(HIV)。自 20 世纪 80 年代开始,由于 HIV 病毒的传播,现在人们对该药颇为关注。已有多项研究证实,齐多夫定(zidovudine)可有效降低母婴 HIV-1 垂直传播,WHO 建议采取更有效的抗反转录病毒的措施以增强阻断母婴垂直传播的风险。对于孕期 HIV 感染者,2006 年指南推荐三联药物进行抗病毒治疗,齐多夫定、拉米夫定和单剂量的奈韦拉平。总之,在必要时使用,母体获益还是远远大于对胎儿或胚胎带来的风险的,FDA 将其风险等级归为 C 类。

(2)阿昔洛韦(acyclovir):FDA 风险等级为 B 类。临床上常作为治疗疱疹病毒和水痘的药物,尤其是生殖器原发性 2 型单纯疱疹病毒(HSV)感染,但不能用于治疗妊娠期复发的生殖器疱疹。动物实验没有发现阿昔洛韦有致畸性,多数研究也是同样的结论,目前虽有个别报道关于孕期暴露阿昔洛韦与先天性畸形的相关性,但似乎与用药无关,证据不足。1998 年,疾病控制预防中心(the Centers for Disease Control and Prevention,CDC)制定的性传播疾病治疗指南指出:妊娠期间首发的生殖器疱疹可以口服阿昔洛韦治疗。存在威胁生命的母体 HSV 感染时(如播散性感染、脑炎、肺炎或肝炎)可以经静脉给药。关于孕妇使用阿昔洛韦的研究提示接近足月使用阿昔洛韦在那些反复发作或新近感染生殖器疱疹的孕妇中可以降低疾病的复发,由此可能降低剖宫产率。但是并不推荐对反复发作性生殖器疱疹的孕妇常规使用阿昔洛韦。故一些研究者认为,在存在适应证时应使用阿昔洛韦,但应对宫内暴露该药物的儿童长期随访。

(3)利巴韦林(病毒唑,ribavirin):FDA 风险等级为 X 类。孕期禁忌使用。动物实验证实,利巴韦林是潜在的致畸因子,对动物后代引起的畸形涉及颜面部、神经系统、眼、四肢、骨骼及胃肠。厂商建议,育龄期男性应避免使用此药,若已经使用,则应有效避孕 6 个月再考虑妊娠。但也有争议,认为可能夸大了男性通过精液传递有潜在中毒量的利巴韦林给妊娠妇女及其后代的风险。由于尚缺乏人类妊娠期使用该药的报道,故无法得出确切结论。

4.抗寄生虫药

妊娠期感染比较普遍,一般没有症状或症状较轻,尚可耐受,产后方治疗。

(1)甲硝唑(metronidazole):FDA 风险等级为 B 类,可通过胎盘,主要用于治疗滴虫性阴道炎、细菌性阴道病及抗阿米巴感染。目前已有多项研究对孕期使用甲硝唑的安全性进行研究和评估,结果都没有发现其导致胎儿或新生儿发生畸形的危险性增加,这些研究中包括 1995 年发表的对 7 项研究 32 篇文献进行的 Meta 分析,以及 2001 年进行的一项前瞻性研究,样本为 217 例孕期暴露甲硝唑的妇女。但目前关于孕早期使用甲硝唑仍有争议,原因为动物实验证明甲硝唑对细菌有致突变作用,对啮齿类动物有致癌作用,虽然在人类没有发现这种致癌性,但也很难进一步在人类证实。所以,目前对甲硝唑的使用,多数人包括生产厂商建议,在孕早期禁用甲硝唑,在中、晚孕期使用甲硝唑治疗厌氧菌感染、滴虫、细菌性阴道病等是安全的。

(2)氯喹(chloroquine):是在妊娠各期应用最广泛的一线抗疟药,FDA 分类属 C 类。动物实验证实大剂量应用氯喹可致畸,但多数人类资料表明孕期使用治疗剂量的氯喹,并不增加流产、死产或先天性畸形的风险,当然,也会出现一些轻度并发症,如瘙痒、头昏及一些不适主诉症状。但孕期大剂量、长时间使用氯喹可增加流产率,对合并系统性红斑狼疮的患者尤其如此。很久以前,曾将氯喹作为一种堕胎药使用,但这种剂量是非常大的,非常危险,甚至危及患者的生命,这种使用已经被摒弃。也有学者认为孕期氯喹的使用可能导致新生儿出生缺陷的轻度增加。但总的来说,孕期使用氯喹是安全的。而且妊娠期感染疟疾后,会导致母儿出现严重并发症,包括贫血、流产、死产、低出生体重、胎儿窘迫以及先天性疟疾。故大多数学者支持在妊娠合并疟疾时使用氯喹,因为获益远远大于药物对胚胎和胎儿的风险。

(3)林丹(lindane):FDA 风险等级为 C 类,用于局部治疗阴虱病、疥疮。动物实验证明林丹不是致畸因子,尚缺乏人类妊娠期使用该药的相关研究。有些学者建议在妊娠期将除虫菊酯和胡椒基丁醚联合应用作为治疗阴虱的一线药物,而林丹则作为顽固性感染的治疗,也可交替使用。

(4)乙胺嘧啶(pyrimethamine):为叶酸拮抗剂,具有抗疟作用和治疗弓形虫病,FDA风险等级为C类。厂商公布的妊娠期动物实验证明,对有些动物如小鼠、仓鼠和小型猪有致畸作用。虽有个案报道乙胺嘧啶与先天性畸形有关,且一些其他的叶酸拮抗剂如甲氨蝶呤也是致畸因子,但该药与畸形的关系仍然受到质疑。考虑到与所有的抗疟药物一样,由于妊娠合并疟疾本身疾病所导致的不良预后,故在孕期使用母体获益还是远远大于胚胎或胎儿风险的。有学者推荐乙胺嘧啶联合磺胺嘧啶可作为治疗胎儿感染的最佳方法,但应用时仍推荐同时补充甲酰四氢叶酸(5mg/d),尤其在妊娠早期,以防叶酸缺乏。鉴于妊娠期感染疟疾给母儿带来的严重不良结局,WHO建议对疟疾流行地区的孕妇定期预防性应用抗疟药可改善母儿结局,推荐最有效的预防方案为磺胺嘧啶-乙胺嘧啶联合应用,其效果佳,价格低廉,易于生产,值得推广。

(5)甲苯咪唑(mebendazole):是治疗各种蠕虫病,包括蛲虫病、鞭虫病、蛔虫病和钩虫病,FDA风险等级为C类。对一些妊娠动物如鼠使用成人使用剂量数倍的药物时,发现有致畸作用,而对其他多种动物进行实验,没有发现这种胚胎毒性或致畸性。2003年一项前瞻性对照研究随访192例妊娠期使用甲苯达唑妇女的预结局,两组新生儿出生缺陷、自然流产和出生体重的发生率并没有统计学差异。有限的人类资料提示孕期使用为低风险。

(二)心血管药物

1.降压药

(1)肼屈嗪(hydralazine):为妊娠期高血压疾病首选药物,常于妊娠后半期使用,FDA风险等级为C类,可通过胎盘。目前尚无肼屈嗪致先天性畸形的报道,诸多涉及单独使用和联合使用其他抗高血压药物的研究发现,孕期使用肼屈嗪是相对安全的。但也有小样本的研究报道该药物的使用可能与一些畸形有关,但不排除由于母亲患有严重的疾病而引起。

(2)拉贝洛尔(labetalol):为β受体阻滞剂,是国内治疗妊娠期高血压最常使用的药物之一,FDA风险等级为C类,可通过胎盘。目前尚没有致畸的报道。除非在孕早期使用拉贝洛尔,该药并不增加胚胎及胎儿的影响,不影响子宫胎盘的血流,可以通过增加肺泡表面活性物质的产生而降低早产儿肺透明膜病的发生。但也有报道称拉贝洛尔可致胎儿生长受限和胎盘重量减轻,但无法排除是药物作用所致还是疾病本身子痫前期所致。故总的来说,孕期仍推荐使用但需重视并监测拉贝洛尔所可能带来的并发症。

(3)硝苯地平(nifedipine):是一种钙离子拮抗剂,FDA风险等级为C类。孕期使用硝苯地平还存在争议。动物研究提示孕期使用硝苯地平可减少子宫血流量,可致轻度出生缺陷,但缺乏有说服力的人类数据,目前还在临床上使用。但要注意的是,与硫酸镁联合应用时,由于硝苯地平可增强硫酸镁对神经肌肉的阻滞作用,可出现严重副反应如四肢痉挛、吞咽困难及反常呼吸。

(4)硝普钠(nitroprusside):是一种起效快的血管扩张剂,FDA分类为C类。长期应用可使氰化物在胎儿肝内积蓄。仅用于治疗严重高血压时。目前尚未发现硝普钠与先天缺陷有关。

(5)利尿剂:常用的药物为呋塞米(furosemide),可通过胎盘。动物实验证实呋塞米可致畸,但临床上尚未发现该药引起的严重不良反应或畸形。常用于治疗肺水肿、严重高血压或充血性心力衰竭时,紧急使用并不增加胎儿的风险,故风险等级为C类。由于利尿剂可能引起母体低血容量,降低胎盘血流灌注量,而并不改善妊娠结局,故现在并不主张使用呋塞米治疗妊娠期高血压疾病,若使用利尿剂治疗妊娠期高血压疾病,则风险等级为D类。

2.心脏药物

洋地黄(digitalis)、地高辛(digoxin)及洋地黄毒苷(digitoxin)均属强心苷类药物,常用于治疗充血性心力衰竭和室上性心动过速,风险等级为C类。目前动物实验和有限的人类资料均未发现洋地黄或各种毛地黄糖苷类药物与先天性缺陷有关,孕期适用。

3.抗凝药

肝素（Heparin）是妊娠期首选的抗凝药，由于分子量大，不能通过胎盘，因此与先天性畸形无关，风险等级为 C 类，孕期适用。但长期使用可致母亲骨质疏松和血小板减少，故应同时补钙。20 世纪 70 年代发展起来的新药达那肝素（danaparoid）、依诺肝素（enoxaparin）及那屈肝素（nadroparin）均为自猪黏膜提取的低分子肝素产物，相对分子量（4 000～6500）×10³，为普通肝素的 1/3～1/2。由于其分子量相对较大，也不能通过胎盘。相对于普通肝素，低分子肝素抗凝作用强，生物半衰期长，不良反应小，骨质丢失减少，出血可能性小。动物实验证明，这三种药物在孕鼠和孕兔中没有致畸性和胚胎毒性。但人类资料有限，其安全性尚需要大样本的研究去证实，因此目前治疗和预防静脉血栓还是首选普通肝素。

（三）中枢神经系统药物

1.解热镇痛药

（1）阿司匹林（aspirin）：为非甾体类抗炎药物。低剂量使用 FDA 风险等级为 C 类，若妊娠早期或妊娠晚期全程使用，则风险增加为 D 类。妊娠期使用阿司匹林可影响母亲凝血功能，致贫血、产前和产后出血、过期妊娠和产程延长。研究已经证实，大剂量使用可能与围产儿死亡增加，胎儿生长受限和致畸作用有关；小剂量使用对妊娠期高血压疾病和胎儿生长受限可能有益，当然这需要更多的研究评价其安全性和有效性。

（2）对乙酰氨基酚（acetaminophen）：常用于妊娠各期的镇痛和退热。药物可通过胎盘，风险等级为 B 类。治疗剂量下，短期应用比较安全，大量使用，可导致母亲严重贫血、胎儿肝毒性和新生儿肾脏疾病。与阿司匹林不同，该药不影响母亲的凝血功能，孕期适用。

2.抗惊厥药

（1）硫酸镁（magnesium sulfate）：可用于抗惊厥和治疗早产，风险等级为 B 类，孕期可用。诸多研究发现，硫酸镁与先天性缺陷无关，治疗剂量的硫酸镁不良反应小，但长期应用可致胎儿持续性低钙血症导致先天性佝偻病。近分娩期使用此药时，应加强监测新生儿有无呼吸抑制、肌无力和反射消失的中毒症状，尤其在出生后 24～48 h。

（2）卡马西平（carbamazepine）：是一种三环类抗癫痫药，可通过胎盘，风险等级为 D 类。动物研究证实，卡马西平具有致畸性。人类资料也表明该药物与先天性缺陷的风险增加有关，包括神经管缺陷。2001 年发表的一项前瞻性研究得出的结论为，从妊娠期暴露于抗癫痫药的婴儿中观察到的结构畸形，是由药物而非癫痫本身引起。但孕期应用卡马西平治疗或预防癫痫，母亲的获益远远大于对胚胎或胎儿带来的风险。

3.镇静药

（1）吗啡（morphine）：风险等级为 C 类，但若于分娩时大剂量长期使用，则风险等级为 D 类。动物实验证明吗啡没有致畸性，人类资料亦提示其与出生缺陷也无相关性，但成瘾性强，且可迅速通过胎盘，对新生儿的呼吸有抑制作用，因此，在孕期慎用。

（2）哌替啶（meperidine）：目前无致畸性证据，风险等级为 B 类。但正如所有的麻醉药品一样，应用不当如大剂量长时间应用会增加母儿风险，风险等级则为 D 类。若产程中使用该药，则新生儿呼吸可被抑制，甚至致命。故应估计产程结束的时间，若估计 4 h 内新生儿即将娩出，则不建议使用该药。

（3）氯丙嗪（chlorpromazine）及异丙嗪（promethazine）：为吩噻嗪类药物，风险等级均为 C 类。常用于加强镇静和镇痛，与哌替啶合用，成为冬眠合剂。多数研究认为，妊娠早期使用氯丙嗪和异丙嗪并不增加先天性畸形的发生。故目前认为小剂量、偶然使用该药是相对安全的，但不建议产时使用，以防对新生儿产生不良影响。

（4）地西泮（diazepam）：风险等级为 D 类。动物实验证明地西泮有致畸性，虽然人类资料的证据不足，尚有很大争议，认为即使引起出生缺陷，发生率也较低，但许多学者仍认为在孕早期和孕晚期使用均有风险。

（四）降糖药

胰岛素（insulin）是治疗妊娠合并糖尿病的首选药物，风险等级为 B 类，不易通过胎盘。口服降糖药包括常用的二甲双胍、甲苯磺丁脲、阿卡波糖、格列本脲等，虽然这些药物 FDA 风险等级为 B 类和 C 类，并不是孕期禁用的药物，多数研究表明，孕期使用口服降糖药与先天性畸形无关，但胰岛素仍是治疗妊娠期糖尿病的首选。主要由于胰岛素不通过胎盘，而口服降糖药多数通过胎盘，故减少了人们对降糖药的担心。另外，胰岛素能很好地控制单纯依靠饮食而不能控制的血糖，减少母儿并发症。

（五）抑制胃酸分泌剂

西咪替丁（cimetidine）是一种 H_2 受体拮抗药，用于治疗消化性溃疡及预防分娩前胃酸吸入。动物研究表明西咪替丁有轻微的抗雄激素作用，会不会对人类也有相同的作用尚不清楚，虽然尚无西咪替丁致畸的相关报道，但人类宫内暴露于西咪替丁的潜在毒性尚没有进行系统研究，无法确定。目前认为孕期可用。奥美拉唑（omeprazole）常用于治疗十二指肠和胃溃疡等，风险等级 C 类。动物实验证明奥美拉唑不是一种严重的致畸剂，但人类资料有限，故建议孕早期尽量避免使用该类药物，若一旦使用，则告知对胚胎或胎儿的风险低，但要随访其后代。

（六）抗肿瘤药物

环磷酰胺（cyclophosphamide）是一种烷化剂的细胞毒性药物，FDA 将其风险等级归为 D 级。研究已证实，妊娠早期使用可致多种畸形，是一种致畸原。但在妊娠晚期使用环磷酰胺似乎与胎儿发生先天性畸形的风险无关，许多个案报道和小样本的研究结论支持这一观点。故妊娠早期禁用，妊娠中、晚期可用。对于职业接触的药师与护理人员，虽然证据不足，仍建议在准备怀孕前应尽量避免接触，孕前暴露于这些药物可能有致畸、致流产和致突变作用。甲氨蝶呤（methotrexate）是一种叶酸对抗药，FDA 风险等级为 X 类。妊娠早期暴露可致甲氨蝶呤综合征，主要表现为生长受限、颅骨不能骨化、颅缝早闭、眼眶发育不全、小的低位耳、智力发育迟缓，危险暴露时间为受孕后 6~8 周。妊娠中晚期使用可致胎儿毒性和死亡。故孕期禁用，妊娠母亲尽量避免职业暴露该药物。

（李　珍）

第十一章 妊娠期水、电解质及酸碱平衡紊乱

第一节 妊娠水、电解质、酸碱平衡的调节

妊娠期，胎盘分泌的各种激素与垂体、卵巢及胎盘本身相互配合，调节母体与胎儿的代谢活动，并引起母体出现的水、电解质代谢变化，至产后完全恢复。

一、总体液

妊娠期母体总体液与体重增长的规律：妊娠时总体液增加 6.5L 左右，其中胎儿、胎盘、羊水约为 3.5L，其余为子宫、乳房组织增大，血浆及血容量增加及组织液的增加，肾小球滤过率增加 25%，而血浆胶体渗透压减少 20%，妊娠初期第 10 周以内母体体液总量增加不明显，妊娠 20 周水增加 1500mL，30 周达到高峰，水增加 3 750 mL，以后逐渐下降，而 40 周水增加 3 000mL。Chesley 报道妊娠期共增加 6.3L 的水。

二、细胞外液

妊娠期母体的细胞外液量增多。其主要原因是。

(1)RAA-PG 系统及类固醇激素大量增加。

(2)血浆胶体渗透压降低，平均下降 20%。正常妊娠时血浆蛋白量下降约 10g/L，血浆蛋白减少 1%时，组织间液将增加体重的 3.8%。但也有个体差异。妊娠晚期母亲体重增加约 12kg，其中约一半重量系胎儿-胎盘及羊水等成分增加所致，另一半以上重量系孕妇组织器官增重及水分增加所致。

(3)妊娠期由于子宫增大，胀大的子宫可阻碍下腔静脉血液回流，毛细血管渗透压增加，亦使细胞外液增多，水肿易于发生。

(4)妊娠期雌激素增加，雌激素可使组织间隙基质所含的黏多糖产生去聚合作用，而发生水、电解质在组织间隙潴留。有些孕妇在侧位或俯卧位时，由于液体易入血循环，所以妊娠晚期卧位时尿量增多，可减轻或不发生水肿。

三、血容量与血浆容量

妊娠晚期母体血浆容量增加 50%～65%。用放射性磷、铁或铬测定发现，红细胞量增加 10%～15%，远不及血浆容量的增加，因此血浆往往被稀释，血球比容在 33%～38%之间，血红蛋白在 110～120 g/L 以下。血浆容量增加也有明显个体差异，未妊娠者的血浆容量平均为 43.8 mL/kg 体重(T-1824 稀释法)，而妊娠期为 56.4 mL/kg。故血红蛋白下降乃是一生理现象。血红蛋白总量虽然增加(85 g/L 左右)，但其浓度每升却下降 10～20 g。母体的血容量自妊娠 30 周开始即逐渐增加，至妊娠 36 周时达到高峰，同时母体的全身体液亦随之逐渐增加，至足月妊娠时比孕前增加 20%。这种体液的增加对循环系统动力必然产生影响，孕妇心率增加，氧耗量(在 16～40 周)亦增加 15%，加上胎盘类似动-静脉短路，至妊娠 32 周血容量增加 30%～50%，妊娠 40 周时增加幅度降至 20% 左右。此外，血浆容量增加使肾血流量增多，有利于代谢废物的排出。同时，皮肤血流量增加 4～5 倍，以适应乳房和其他器官循环和散热的需要。由于孕妇

的产热量增高约 15％,故在高温、炎夏湿热、不通风环境中分娩,极易引起中暑。由于血浆相对稀释,黏稠度下降约 20％,从而减轻了心脏的后负荷。血红蛋白、血浆蛋白和碳酸氢盐浓度虽然降低,但由于总量增高,因此通常不影响对 H^+ 的缓冲作用。另外,血浆容量增加使孕妇的血容量有一定储备量,能防止因失血而引起的不良后果和保证胎体获得充足的血液供给。产后 3～4d,产妇的血浆容量开始下降,4 周后恢复至孕前水平。

四、水和电解质代谢的改变

水和电解质代谢的改变相互关联。孕妇常有水肿和体重增加的趋向,这是由于细胞外液增加的缘故。细胞外液的增加主要是由于钠离子、氯离子和水的潴留。钠离子增加的原因是多方面的,主要是由于内分泌因素,如大量女性激素的长期存在,醛固酮分泌增加,血浆皮质醇水平增高。此外,物理因素如滤过分数增加,胎盘类似动-静脉分流的增加,输尿管受压增加等,也促使钠排出降低。近年来研究表明,孕妇尿内排泄的醛固酮自妊娠 3 个月后就明显增加,至妊娠足月时达到高峰,产后即降至妊娠前水平。胎盘是一个多功能的内分泌器官,它可以合成雌激素、皮质醇、醛固酮等多种甾体激素,也可能参与孕妇水电解质的代谢。肾脏也是一个多功能的内分泌和排泄器官,可降低钠的排出。这些激素的调节失衡和增多,也是促使钠水潴留的原因。目前已可用放射免疫法测定尿液、羊水和血液中的雌激素。对正常孕妇检测,发现妊娠早、中期尿中 E_3 值缓慢上升,至 36 周以后上升很快,达 30～50mg/24h,尿液从 37 周至足月妊娠迅速升高。用放射免疫法测定妇女月经周期和妊娠期外周血中雌孕激素浓度,亦随卵巢周期和妊娠期而有类似变化。

一般认为,妊娠期钠水潴留是等渗性的。钠的代谢呈正平衡。妊娠期总钠储量约 20～25 g,其中以妊娠后期增加更显著。钠含量从非孕期的 41.5 mmol/kg 到妊娠早期增至 46.2mmol/kg,而妊娠晚期为 48.3 mmol/kg。由于妊娠晚期水潴留程度可略超过钠潴留,因此,约 1/3 孕妇妊娠晚期可出现轻度水肿。这种水肿可为全身性的,除眼睑、手、足肿外,内脏亦有水肿,以足背、踝部为最显著。

钾在妊娠期相对减少,由非孕期的 43.6 mmol/kg,降至妊娠早期的 40.4 mmol/kg,而到晚期略有回升,为 40.8 mmol/kg。镁在非孕期浓度为 $(2.09±0.39)$ mmol/L,妊娠期由于蛋白质合成多,镁离子参与 300 多种酶促反应,消耗增多,并随生理性血液稀释程度的发展,浓度逐渐下降,到妊娠34～38周时下降最明显,约为非孕时的 70％ 左右。临产前孕妇血清镁含量为 $(1.89±0.57)$ mmol/L。此含量与妊娠高血压综合征患者的血清镁含量 $(1.91±0.28$ mmol/L),无明显差异。由于妊娠血液稀释、胎儿急速发育,从母体内吸收大量的钙以帮助骨骼的发育、同时肾小球滤过率增加也使尿钙排出增多,而雌激素水平的增高抑制母体对钙的的吸收,因而孕妇的血清钙浓度由非孕期的 2.6 mmol/L,下降至妊娠期的 1.28～2.3 mmol/L。妊娠期钙的需求量增加,若钙摄入不足,钙储备不足的孕妇会发生骨骼脱钙,形成骨软化症;从而钙储备量正常的孕妇,由于血钙浓度可维持一定水平,故不至于引起手足搐搦。血钙及血镁含量的降低,还可能是血浆蛋白减少的一种伴随现象,因为这两种电解质大部分和血浆蛋白相结合。

五、酸碱平衡改变

妊娠后期,由于妊娠子宫顶压膈肌影响腹式呼吸,孕妇常有呼吸加快而致过度换气,使血中 $PaCO_2$ 下降,从非孕期的 5.07～5.20 kPa(38～39 mmHg)下降至妊娠期的 4.00～4.13 kPa(30～31 mmHg)。$PaCO_2$ 的下降使孕妇肾脏排出较多 CO_2,而处于轻度代偿性呼吸性碱中毒。血的 pH 和血清氯无明显改变,动脉血 pH 仍在 7.40 左右。由于胎儿的 $PaCO_2$ 比孕妇 $PaCO_2$ 高,有利于母胎间的气体交换,便于胎儿排出 CO_2。临产时由于子宫收缩及不自主地使用腹压,孕妇体力消耗且产生较多酸性代谢产物,若孕妇进食饮水减少,则可引起和加重代谢性酸中毒。产时使用镇痛剂者,其代谢性酸中毒的发生率比未使用镇痛剂者为低。产程中,尤其是第二产程中,随着子宫收缩,产妇阵阵憋气用力,气体交换减少,体内酸性产物增加,产妇血中 $PaCO_2$ 上升,碱储备下降,pH 亦下降。产时宫缩阻断绒毛间隙血循环,母胎间气体交换减少或停止。若产妇已有酸中毒,则可能加重胎儿的缺氧与酸中毒,从而增加了围产儿宫内窘迫及新生儿窒息的发生率。因此,缩短第二产程对围产儿的预后有重要意义。

六、妇产科疾病与水、电解质平衡失调

在妇产科疾病中易出现水电解质平衡失调的疾病常见的有以下几种。

(1)妊娠剧吐所致的失水、酸中毒、低血钾;肾功能损害后致高血钾;由于 B 族维生素缺乏所致的中枢神经系统的损害。

(2)妇产科的各类感染性疾病,如腹膜炎、盆腔腹膜炎、绒毛膜羊膜炎、感染性流产、产褥感染、妊娠合并急性胰腺炎和各种原因所致的感染等,均会由于严重的感染、高热大量出汗,腹腔引流液体而致失水、酸中毒及水电解质紊乱。作者曾见一例产褥期感染肺炎产妇,由于感染、高热大汗淋漓,严重失水、高钠血症,血钠升高达 165 mmol/L。

(3)妇科各类大中型手术由于手术时腹腔暴露液体的丢失加上失血,常致失水、电解质紊乱。

(4)宫腔镜示宫液过多常引起水过多甚至水中毒。

(5)产程中体力消耗,进食少,产程延长常易产生代谢性酸中毒。

(6)长时间、大剂量点滴催产素会由于垂体后叶素的抗利尿素抑制尿量,而致水中毒,低钠血症。

(7)硫酸镁过量会造成高镁血症,危及生命。利托君治疗早产,或与硫酸镁静滴同用,会因过分水化而发生肺水肿和水过多。

(8)各种妊娠合并症如糖尿病酮性酸中毒、重症肝炎、急性脂肪肝、各种原因所致的肾衰竭等,均易引起各种水电解质与酸碱代谢紊乱,常见代谢性酸中毒,血钾升高。多尿期常见低血钾。

(李爱丽)

第二节　妊娠剧吐

妊娠剧吐是指少数孕妇反应严重,恶心呕吐频繁,不能进食,导致失水、电解质紊乱及代谢性酸中毒,甚至肝、肾功能损害,称为妊娠剧吐,发生率为 0.3%~1%。绝大多数患者能够治愈,仅个别因延误诊治而丧生。其病因不甚清楚,一般认为可能与血中 HCG 水平升高关系密切,也可能与大脑皮质与皮质下中枢功能失调,致使下丘脑自主神经系统功能紊乱有关。

一、临床表现

多见于年轻初产妇,一般在停经 40d 左右发病,初期为晨吐,以后逐渐加重,直至呕吐频繁不能进食,呕吐物中有胆汁或咖啡样物。患者明显消瘦,神疲乏力,皮肤黏膜干燥,眼球凹陷。可伴有体温升高、脉搏增快,血压下降。若肝脏受损,可出现黄疸、肝功能异常、血胆红素升高。如肾脏受损,则少尿、无尿,尿素氮和肌酐升高,尿中出现蛋白和管型。眼底检查可有视网膜出血。病情继续发展,严重者可有视物模糊、意识模糊、昏睡、昏迷等表现。

重症患者可出现下列并发症。

(一)低钾或高钾血症

长期进食不足、呕吐、可致低钾,表现为肌无力、吞咽困难、腹胀和肠麻痹、腱反射消失;肾功能受损后,钾排出异常,使血钾升高,出现心律失常,严重者心跳骤停,危及生命。

(二)Mallory-Weiss 综合征(胃-食管连接部的黏膜撕裂和上消化道出血)

由于严重呕吐,使胃-食管连接部的纵向黏膜撕裂出血,引起呕血和黑便。严重时,发生食管穿孔,表现为胸痛、呕吐、呕血,需急诊手术治疗。

(三)Wernicke-Korsakoff 综合征

其是由维生素 B 缺乏引起的中枢神经系统疾病,包括 Wernicke 脑病和 Korsakoff 精神病。主要病变

部位发生在丘脑、下丘脑的脑室旁区域、中脑导水管的周围区灰质、乳头体、第四脑室底部,迷走神经运动背核和前庭神经核群区、小脑的前上叶及上蚓部等处。基本病理变化为不同程度的神经细胞和神经纤维轴索或髓鞘的丧失,伴有星形细胞和小胶质细胞的增生,毛细血管扩张,有散在小出血灶。Wernicke 脑病以眼部症状(眼球震颤、眼肌麻痹、视力减退和视野改变、视网膜出血)、躯干性共济失调(站立和步态不稳)及精神障碍(震颤性谵妄、完全性意识模糊、淡漠状态)为特征。Korsakoff 精神症状出现较晚。表现为严重的近事记忆障碍,对远期的记忆相对保留,常伴有表情呆滞,缺乏主动性,认知功能尚好,部分患者有周围神经损坏的表现,如四肢无力、感觉异常、肌肉疼痛、腱反射减退或消失等。

二、诊断依据

(1)停经后出现恶心、呕吐,已确诊为早孕者。症状逐渐加重,直到呕吐频繁不能进食,呕吐物中有胆汁或咖啡样物,可有尿少或无尿。

(2)患者明显消瘦,嘴唇燥裂,皮肤失去弹性。

(3)严重者体温轻度升高,脉数,血压下降,出现黄疸,最后患者意识模糊而呈昏迷状态。

(4)妇科检查:了解子宫大小是否符合孕周,除外葡萄胎的可能;尿液检查:①尿酮体阳性,尿比重增加,尿蛋白阳性,管型阳性。②不同程度出现血红蛋白和血细胞比容升高。③肝功能检查:可有转氨酶轻度到中度升高,血清胆红素轻度升高,但肝炎病毒血清学抗原抗体阴性。④肾功能检查:可有尿素氮异常;⑤电解质异常,血气分析示酸中毒。

三、治疗

(一)治疗原则

(1)一般治疗:解除思想顾虑,卧床休息,保证充足睡眠,暂时禁食。

(2)补液、纠正电解质紊乱。

(3)必要时终止妊娠。

(二)有下列情况需住院治疗

(1)有酮症酸中毒存在;尿酮体阳性。

(2)严重脱水,体重下降、皮肤弹性差。

(3)电解质紊乱,包括低钠、低钾、低氯血症等。

(4)酸碱平衡失调,酸中毒。

(5)肝肾功能损害。

(6)并发 Wernicke 脑病和 Korsakoff 精神症状者。

(三)一般治疗

患者由于严重的恶心、呕吐,致使精神差,可先卧床休息,并保证充足睡眠。禁食 2~3d,记出入量。

(四)补充液体、维生素及纠正电解质紊乱

每日静脉滴注葡萄糖液及葡萄糖盐水不少于 3 000 mL。输液中加入维生素 C 2~4 g 及维生素 B_6 20 mg,同时肌内注射维生素 B_1。另需按化验所测血钾、钠情况,决定补电解质的量。合并代谢性酸中毒,应根据血二氧化碳结合力值或血气分析结果,静脉滴注碳酸氢钠溶液。每日尿量至少应达 1 000 mL 以上。尿酮体转阴性后继续巩固治疗 1~2d,可进少量流食,渐增加食量。

(五)及时终止妊娠

经治疗,病情未控制反而加重,出现以下情况应行人工流产。

(1)体温持续 38 ℃或以上。

(2)卧床休息时,心率大于 110 次/分。

(3)持续黄疸。

(4)持续蛋白尿。

（5）多发性神经炎及神经性体征。

（6）Wernicke-Korsakoff 综合征。

（六）补液方法

根据代谢紊乱程度选择不同治疗方案。

常规方法：①10%葡萄糖液 2 000 mL＋50%葡萄糖液 200 mL＋10%氯化钾 30 mL。②生理盐水 300 mL＋维生素 C 2 g＋维生素 B_6 20 mg。③复方生理盐溶液（林格液）500 mL。④有营养不良者补充能量：20%脂肪乳（英脱利匹特）250mL。⑤复方氨基酸 500 mL。⑥有酸中毒者，加 5%碳酸氢钠。补充碳酸氢钠的量可采用估算法：欲提高血浆 CO_2CP mmol/L 可给 5%碳酸氢钠约 0.5 g/kg。以上液体每日 1 次，静脉滴注。一般在治疗 24～48h 后，尿量增多，症状缓解，以后可以少量多次进流食，随后可渐停止补液，大多在 5～10d 内可明显好转。

（李爱丽）

第三节　失水和水中毒

在细胞外液中，水和钠的关系非常密切，常常是同时或相继发生代谢紊乱，并且相互影响。不同原因引起的水和钠的代谢紊乱，缺水和缺钠会有所不同，即水和钠可按相同比例丧失，也可缺水少于缺钠或多于缺钠。根据细胞外液渗透压的变化，水和钠的代谢紊乱可有下列几种类型。

一、低渗性失水

低渗性失水又称慢性缺水或继发性缺水。特点是缺水少于缺钠，血清钠浓度降低，小于135 mmol/L。由于细胞外液呈低渗状态，抑制口渴中枢，患者无口渴感，不饮水；同时减少抗利尿激素分泌，使肾小管对水分重吸收减少，因而早期尿量正常或增多，以提高细胞外液渗透压。但这样会使细胞外液含量更为减少，于是组织间液进入血液循环，虽能部分补充血容量，但使组织间液减少更加明显，这是由于血浆中蛋白质形成的胶体渗透压比组织间液高。细胞外液的低钠和循环血量的减少，使肾素-醛固酮系统兴奋，肾排钠减少，氯和水的再吸收增加。故尿中氯化钠含量明显降低。如血容量继续减少，上述代偿功能不能维持血容量时，将出现休克。这种因失钠而出现的休克，又称为失钠性休克。

（一）病因

低渗性失水主要病因有以下几种。

（1）消化液长期慢性丢失，如妊娠剧吐、妊娠合并腹泻、持续胃肠减压吸引、造瘘等，大量钠随消化液排出。

（2）经肾丢失钠：如孕妇出现水肿、心功能不全需长期应用排钠性利尿剂，如呋塞米、利尿酸、噻嗪类等，这些利尿剂能抑制肾小管对 Na^+ 的重吸收导致低钠。

（3）急性肾衰竭多尿期，肾小管重吸收能力差导致从尿内丢失钠。

（4）肾上腺皮质功能不全，如阿狄森病时，钠重吸收减少，钠从尿中排出增多。

（5）补充水分相对过多。

（6）大面积烧伤或大创面慢性渗液。

（二）临床表现

随缺钠程度有不同表现，一般可分为三度。

（1）轻度缺钠者，疲乏、头晕、手足麻木，口渴感不明显。尿中 Na^+ 减少。血清钠在 135 mmol/L 以下，每公斤体重缺氯化钠 0.5 g。

（2）中度缺钠者，除上述症状外，尚有恶心呕吐，脉搏细速，血压下降或不稳，脉压缩小，浅静脉萎陷，视力模糊,站立性晕倒。尿量少,尿中几乎不含氯化钠。血清钠在 130mmol/L 以下,每千克体重缺氯化钠 0.5～0.75 g。

(3)重度缺钠者,神志不清,肌痉挛性抽痛,腱反射减弱或消失,木僵,甚至昏迷。血清钠在 120 mmol/L 以下,每公斤体重缺氯化钠 0.75～1.2 g。

(三)诊断

根据病史和临床表现,可做出初步诊断。实验室检查可协助诊断。

(1)尿 Na^+、Cl^- 常明显减少,尿钠<10 mmol/L。在血清内尚未反映缺钠前,尿氯化钠含量已减少。

(2)血 Na^+<130 mmol/L 和血浆渗透压降低(<280 mmol/L)。

(3)红细胞计数、血红蛋白量、血细胞比容、尿素氮均增高。

(4)尿比重低于 1.010。

(四)治疗

积极治疗原发病,补充高渗液为主,宜将上述等渗性失水配方中的 5％葡萄糖液 500 mL 换成 10％葡萄糖溶液 250 mL,可使此配方中所含的 Na^+、Cl^- 可略为提升。必要时可再补充适量的3％～5％的氯化钠液,以纠正体液的低渗状态和补充血容量。根据临床缺钠程度,估计需补给的液体量。如体重 60 kg 的患者,测血钠为 135 mmol/L,则估计每公斤体重丧失氯化钠 0.5g,共缺钠盐 30g。也可按公式计算需钠量:补钠量(mmol/L)=[142 mmol/L－血钠测得值]×0.2×体重(kg)×0.6(女性为 0.5)。0.6 体重(kg)表示机体的体液总量,0.2 体重(kg)表示细胞外液量。一般先补给补钠量的 1/3～1/2,复查生化指标,重新评估。以 17 mmol/L Na^+ 相当于 1 g 钠盐计算补给氯化钠的量。

重度缺钠并出现休克者,应先补足血容量,以改善微循环和组织灌注。然后静脉滴注 5％高渗盐水 200～300 mL,尽快纠正低钠血症,进一步恢复细胞外液量和渗透压,使水肿细胞内的水分外移。

二、等渗性缺水

等渗性缺水又称急性缺水或混合性缺水。特点是水和钠按相同的比例丧失,血清钠及渗透压均在正常范围内。血清钠浓度 135～150 mmol/L 之间。等渗性缺水是外科与妊娠合并外科疾病临床上最常见的一种缺水。等渗性缺水可造成细胞外液容量迅速减少。由于是等渗性液体的丢失,最初细胞内液不会代偿性向细胞外间隙转移,故细胞内液量无大变化。若等渗液体丧失时间较长,则细胞内液也将逐渐外移,随同细胞外液一起丢失,以致引起细胞内缺水。细胞外液容量的迅速降低,使肾入球小动脉壁的压力感受器受到管内压力下降的刺激,以及肾小球滤过率下降所致的远曲肾小管液内 Na^+ 的减少,引起肾素-醛固酮系统兴奋,醛固酮分泌增加,促进远曲肾小管对钠和水的重吸收,使细胞外液量回升。

(一)病因

常见的有:①消化液的急性丧失,如大量呕吐、腹泻、各种消化道瘘等。②体液丧失在感染区或软组织内,称为"内丧失",如急性腹膜炎、低位肠梗阻、严重创伤和大面积烧伤等。

(二)临床表现

患者有恶心、厌食、乏力、少尿等,但不口渴或口渴不明显。唇舌干燥,眼窝凹陷,皮肤干燥。若体液急性丧失达体重的 5％,患者即会出现脉搏增快、肢端发冷、血压不稳等血容量不足的表现。体液丧失达体重的 6％～7％,则会出现脉搏细速、肢端湿冷、血压下降、尿量减少等更严重的休克。常伴发代谢性酸中毒。

(三)诊断

依靠病史和临床表现即可做出诊断。实验室检查可发现以下情况。

(1)血液浓缩:红细胞计数、血红蛋白、红细胞比积均明显增高。

(2)尿比重增高。血钠、血氯和血浆渗透压仍在正常范围内。

(四)治疗

在积极治疗原发病的同时,补充等渗溶液为主,可给予平衡盐溶液或等渗盐水。等渗盐水含 Na^+ 和

Cl⁻ 各 154 mmol/L，血清 Cl⁻ 为 103 mmol/L。两者相比，等渗盐水的 Cl⁻ 含量比血清 Cl⁻ 含量高 50 mmol/L。若大量输入等渗盐水，有导致高氯性酸中毒的危险。因此，临床上多主张用平衡盐溶液来代替等渗盐水。因平衡盐溶液的电解质含量接近于血浆内含量，故补给平衡盐溶液更加符合生理要求。下述配方更合乎生理需要：0.9%氯化钠液 1 000 mL＋5%葡萄糖液 500 mL＋5%碳酸氢钠液 100 mL。缺水纠正后，排钾量会有所增加，在尿量达到 40 mL/h 后，即应开始补钾。

三、高渗性缺水

高渗性缺水又称原发性缺水或单纯性缺水。其特点是失水多于失钠，血清钠浓度升高，大于 150 mmol/L。由于细胞外液高渗，刺激下丘脑口渴中枢，引起患者口渴感而饮水，使体内水分增加，以降低渗透压。同时高渗可引起抗利尿激素分泌增加，以增强肾小管对水的再吸收，尿量减少，使细胞外液的渗透压降低，恢复其容量。如继续缺水，则因循环血容量显著减少，引起醛固酮分泌增加，加强对钠和水的重吸收，以维持血容量。严重缺水时，细胞外液的高渗状态，使细胞内液溢至细胞外间隙，结果是细胞内液、细胞外液量都减少。最后，细胞内液缺水程度超过细胞外液缺水程度，脑细胞因缺水而导致脑功能障碍的严重后果。

（一）病因

1.水分摄入不足

妊娠剧吐患者，由于患者的液体补充不足；其他如晚期食管癌患者的吞咽困难，昏迷患者或重危患者给水或补液不足。

2.水分丢失过多

如孕期、产褥期各类感染出现高热、大量出汗（汗液中氯化钠含量约 0.25%）；因治疗需要，静脉反复注入甘露醇、高渗葡萄糖或鼻饲高蛋白饮食等。

（二）临床表现

随缺水程度而不同。按症状轻重，一般将高渗性缺水分为三度。

（1）轻度缺水者，表现为口渴和尿量减少。缺水量占体重的 2%～4%。

（2）中度缺水者，极度口渴、乏力，尿量更加减少和尿比重增高。唇舌干燥，皮肤弹性降低，眼窝凹陷，常有烦躁不安。缺水量占体重的 4%～6%。

（3）重度缺水者，除中度缺水表现外，由于脑细胞缺水可出现狂躁、幻觉、谵妄，甚至昏迷等脑功能障碍的表现。缺水量超过体重的 6%。

（三）诊断

根据病史和临床表现多可做出诊断。实验室检查常发现：①尿比重高。②红细胞计数、血红蛋白量、红细胞比积轻度增高，反映血液浓缩。③ 血清钠升高，在 ＞145 mmol/L，血浆渗透压均升高 ＞310 mOsm/L。严重者出现酮症候，代谢性酸中毒和氮质血症。

（四）治疗

尽早解除病因，补充水分或低渗盐水。轻度缺水可口服，无法口服的患者，静脉滴注 5%葡萄糖溶液或 0.45%氯化钠溶液，以补充丢失的液体。估计所需补液量的方法有两种。

（1）按临床表现来估计丧失水量占体重百分比。每丧失体重 1%，补液 400～500 mL。

（2）按血 Na⁺ 浓度来计算。补水量（mL）＝［血钠测得值（mmol）－血钠正常值（mmol）］×体重（kg）×4。为避免补液过量而发生水中毒，计算所得补液量不宜在当日一次补给，一般可分两日补给，当日先给 1/2 或 2/3，余量次日补给，另加当日生理需要量 2 000 mL 左右。应当指出，高渗性缺水时，血清 Na⁺ 虽有增高，但因同时有缺水、血液浓缩，体内总钠量实际上仍有减少，故在补水同时应适当补钠，以纠正缺钠。如需纠正同时存在的缺钾，应在尿量超过 40 mL/h 后补钾。经补液治疗后，若酸中毒仍未纠正，可补给碱性溶液。

四、水中毒

水中毒又称稀释性低血钠。系指肾排水能力降低或摄入水过多,超出了排出水量,致使大量低渗液体潴留在体内,引起血浆渗透压下降和血容量增多。

（一）病因

(1)肾排水功能不足。

(2)抗利尿激素(ADH)分泌过多;产科患者长时间的点滴缩宫素亦会造成抗利尿激素过多,引起水中毒。

(3)摄入水分过多或接受过多的低渗溶液。受体激动药治疗早产,如利托君与硫酸镁合用,过度水化亦会致水中毒。

在以上原因作用下体内水潴留,细胞外液量明显增多,钠呈稀释性下降而使细胞外液呈低渗状态,水分则由细胞外液向渗透压相对高的细胞内迅速转移,细胞发生水肿,最终导致细胞内、外液量都增加,渗透压都降低。

（二）临床表现

水中毒对机体影响最大、危害最重的是脑神经组织。可分为急性及慢性两类。急性水中毒多起病急骤,常以神经精神症状为突出表现,明显乏力、头痛、感觉器的抑制和障碍、意识淡漠或混乱不清,甚至精神失常;嗜睡躁动可以交替出现,重者发生抽搐、癫痫以致陷入昏迷。有时误诊为子痫,特别在滴注缩宫素的过程中所致的水中毒更易误诊为子痫。慢性水中毒起病一般较隐蔽,进展缓慢,而且缺乏特异性症状,如头昏、乏力、嗜睡及类似神经衰弱的症状,同时常伴有消化系统症状如食欲缺乏、恶心、呕吐、腹胀等。体重增加,皮肤苍白而湿润。由于细胞外液包括血浆稀释,使红细胞计数、血红蛋白量、血细胞比容均降低;血浆渗透压降低。

（三）治疗

应立即停止水分摄入。程度严重者可用渗透性利尿剂,如5%氯化钠250 mL静脉滴注,20%甘露醇200 mL快速静脉滴注。也可静脉注射利尿剂,如呋塞米和利尿酸,以减轻脑细胞水肿和迅速改善体液的稀释状态并增加水分的排出。血液滤过为清除体内过量物质的可靠,迅速有效的方法,如水中毒严重,危及生命,特别在顽固心功能不全或肾功能不全的情况下,进行血液滤过为首选方法。

（李爱丽）

第四节　高钾血症

高钾血症是指血清钾浓度＞5.5 mmol/L的一种病理生理状态,此时体内的钾总量可增多、正常或缺乏。

一、病因

（一）钾过多性高钾血症

临床上发生高血钾的常见病主要为肾衰竭,肾排钾减少。其他为钾摄入量过多,如短时间内静脉输入大量钾盐或过多库血。

（二）转移性高钾血症

细胞内钾的移出溶血,严重创伤,烧伤缺氧,溶血,酸中毒,少尿或无尿诱发或加重病情,但机体总钾量可正常或减少。

（三）浓缩性高钾血症

重度失水、失血、休克等有效血容量减少,血液浓缩而钾浓度相对升高。

二、临床表现

高钾血症的临床表现无特异性,主要表现为肌无力和心律失常,可有肢体无力,常有心动过速,可出现室性期前收缩,心室颤动和心跳骤停。这是高钾血症的最大危险。心电图的表现常常是很典型的:高而尖耸的 T 波,继而出现心律失常,P 波消失,QRS 加宽等。

三、诊断

凡有高钾血症原因的患者,都应该考虑有高钾血症的可能,及时监测血钾,如测定血钾 ≥5.5 mmol/L,则可确诊,心电图有辅助诊断价值。

四、治疗

治疗原发病和避免诱发因素,是治疗高钾血症的最根本措施,如积极改善肾功能,纠正酸中毒,停止使用一切含钾的药物及液体。

（一）对抗钾对心脏的抑制

1.乳酸钠或碳酸氢钠液

机制有造成药物性碱血症、促进钾进入细胞内、钠拮抗钾对心脏的抑制等。在急重症时,立即以 4%～5% 的碳酸氢钠 100～200 mL,或 11.2% 乳酸钠液 60～100 mL 静脉滴注。一般数分钟起作用。注射中注意防止诱发肺水肿。

2.钙剂

钙剂可对抗心肌毒性,可用 10% 葡萄糖酸钙 20 mL 静脉注射或 40 mL 加入溶液中滴注。钙与钾有拮抗作用,能缓解钾对心肌的毒性。

3.高渗盐水

作用机制与乳酸钠相似,常用 3%～5% 氯化钠溶液 100～200 mL 静脉滴注。

4.葡萄糖和胰岛素

目的为使钾离子从细胞外移入细胞内。每 4 g 葡萄糖加 1 单位胰岛素持续静脉滴注。

（二）促进排钾

(1)经肾排钾,可用呋塞米、氢氯噻嗪等利尿药静脉注射。

(2)经肠道排钾,口服山梨醇。

(3)透析:血钾超过 6.5 mmol/L,心电图表现为 QRS 波增宽等明显的变化时,应紧急处理,及时给予血透治疗不仅疗效快速有效,同时能防止或减少并发症的发生。甚至对于高血钾导致的严重心律失常,血透在心电监护下配合药物治疗,也可以收到满意的治疗效果,故血液透析为最有效的、可靠的方法。在紧急情况下为首选,而腹膜透析是较为方便的一种方法。

（王丽娜）

第五节　低钾血症

低钾血症在临床上比较常见,且其后果亦较严重。

一、病因

临床上所见钾缺乏症的发病因素,归纳起来可分为下列 3 类:①钾的摄入量不足。②钾的排出量增加。③钾在体内的分布异常。

（一）钾的摄入量不足

（1）禁食或厌食：消化道梗阻性疾患或其他原因，患者长期不能进食或摄入饮食很少时，易发生钾缺乏症。临床上有很多疾病都能导致这种情况，妊娠剧吐或妊娠合并慢性消耗性疾病、心力衰竭，如这类患者有用利尿剂或有其他失钾的因素，则更易出现低血钾症。

（2）由于饮食习惯异常而发生钾缺乏症，在理论上是可能的。有报道一精神病患者在 4 星期之内每天只饮汽水而未进其他饮食，因而发生营养不良及钾缺乏，经治疗后机体共潴留钾离子 778 nEq 才达平衡。

（二）钾的排出量增加

1.消化液的丧失

消化液的丧失是妊娠剧吐引起低钾原因，消化液中钾的含量一般比血浆高得多，因此严重长期呕吐及长期胃肠引流术均可丢失大量的消化液，因而发生钾缺乏症。但单纯呕吐胃液中每升含钾不超过10 nEq，不易引起明显低血钾，而呕吐可以引起代谢性碱中毒，后者可导致尿钾大量丢失，并引起细胞外钾移入细胞内。各种病因所引起的长期慢性腹泻尤其患吸收不良综合征时都可产生低钾症。钾在粪水中的浓度常比钠高，腹泻时虽然钾的浓度有所稀释，但由于容量显著增加，因此钾的排出也明显增多。

2.尿液中的丢失

这是临床上颇为常见的低血钾病因，临床常用的利尿剂中不少可以促使尿钾排出增多；尿钾排增加可形成低钾血症。

3.钾在体内分布异常

常见原因有胰岛素的作用、碱中毒、家族性周期性麻痹、棉籽油中毒。

二、临床表现

低钾血症可以全无症状，当血钾＜3 mmol/L 时可出现症状，临床表现为神经肌肉和心脏症状，神经肌肉最早为肌无力，以骨骼肌受累最明显，平滑肌无力表现为恶心、呕吐、便秘、腹胀甚至麻痹性肠梗阻、心律失常，低钾血症也可致代谢性碱中毒。根据病史、临床表现、血清钾＜3.5 mmol/L 即可诊断。

三、治疗

补钾原则。

（1）补钾时必须检查肾功能，每天尿量＞700 mL，每小时＞30 mL 则补钾较安全。

（2）还要掌握补钾的浓度与速度，常以常规静脉滴注法保钾，静滴液体以含钾 20～40 mmol/L，或氯化钾 1.5～3.0 g/L 为宜。原则上静脉补钾的浓度不超过 0.3%，速度应该在每小时 20～40 mmol 为宜。

（3）预防性补给钙剂。

（4）因血钾达到正常水平（3.5 mmol/L）时仍表示体内缺钾达 10% 左右。因此停止补钾 24h 后，血钾大致正常，仍要进行口服补钾。

（王丽娜）

第六节　高镁血症

高血镁系一种少见的生化异常，肾功能损害是发生高血镁最主要的病因，但大多数引起症状的高镁血症均与使用含镁药物有关。在子痫－先兆子痫用大剂量硫酸镁治疗常会导致高血镁。

一、病因

（一）摄入过多

1.肠外途径

孕妇因子痫而接受硫酸镁治疗的母婴可发生高血镁。治疗子痫，镁的最适宜浓度为 2.0～3.5 mmol/L，大剂量硫酸镁静滴、静注、肌注有时可引起高镁血症，甚至呼吸抑制、心跳骤停。

2.肠道途径

文献罕有在既无肾脏病变，又无肠道疾病的情况下口服镁盐引起高血镁的报道。有报道，在无肾功能不全的成人和新生儿，用镁盐灌肠引起高镁血症。在巨结肠和肠梗阻时，用镁盐灌肠甚至发生致死性高血镁。

（二）排泄受阻

1.肾功能不全

镁的排泄量与肌酐廓清率相关。大多数晚期肾功能不全患者的尿镁排泄减少，但失盐性肾病镁排泄可正常或增加。

2.慢性肾衰竭

随着慢性肾衰竭的严重程度增加，高血镁的程度和发生率亦随之增加。有人认为 GFR<30 mL/min 是发生高血镁的阈值。有报道，慢性肾衰竭患者口服硫酸镁后迅速出现嗜睡，进而发生昏迷。一组慢性血液透析患者，血清镁在透析前显著增高（1.36±0.14）mmol/L，血清镁与透析液的镁值呈正相关。曾有报道，含镁过量的透析液使患者发生症状性高镁血症。慢性肾衰竭时体内总镁量增加；骨内镁含量超过 66%，是肾性骨质病的原因之一。

3.急性肾衰竭

急性肾衰竭少尿期血镁恒定增高，如摄入镁盐或合并酸中毒时血镁可明显升高。横纹肌溶解、氮质血症和酸中毒是促发高镁血症的原因。

（三）其他

在锂盐治疗、大手术后，伴骨骼受累的肿瘤、甲状腺功能减退症、甲状旁腺功能亢进症伴有肾损害、垂体性侏儒、乳-碱综合征及病毒性肝炎等患者，在无肾功能不全时，可有血镁轻度升高。

二、临床表现

轻度高镁血症易被忽视，通常血浆镁浓度＞2 mmol/L 时，才会出现镁过量的症状和体征。其主要临床表现是由于镁离子对神经系统和心血管系统的作用。过量的镁可阻断神经传导及在末梢神经部位阻断乙酰胆碱释放，减低神经肌肉接头的冲动传导，并使触突后膜反应性减低和轴索兴奋阈值增高，从而使神经肌肉功能减低。血浆镁为 2 mmol/L 时可出现镁中毒的早期表现，如心动过缓、恶心、呕吐、皮肤血管扩张、尿潴留、深腱反射减弱直至消失。血镁 2.5～5.0 mmol/L 时，可出现嗜睡、木僵、精神错乱。超过 5 mmol/L 时可出现随意肌麻痹、反射减退、肌无力、呼吸抑制和昏迷。

高镁血症可引起心脏的刺激传导障碍和抑制细胞膜的兴奋性。血镁中度上升（2 mmol/L）时可引起体位性低血压和心动过缓。随着血镁浓度升高，可发生心电图改变。血镁浓度 2.5～5.0 mmol/L 时出现 P-R 间期延长和室内传导阻滞，伴有 QRS 时限增宽和 QT 间期延长，P 波低平。如超过7.5 mmol/L 时可发生完全性传导阻滞，并可抑制心脏收缩而致心脏停搏。在子痫-子痫前期应用硫酸镁治疗时，应进行血镁浓度监测。

三、诊断

高血镁最常见于尿毒症患者，且其早期表现常与尿毒症相似而易被忽略，故在尿毒症时应加以重视。所有急性肾功能不全者，均应测定血镁，在慢性肾功能不全者亦最好定期检测。当肾功能不全患者出现神经肌肉症状及心电图示传导障碍,而不能用血钾、钙、磷异常解释时,应想到本症。血清镁在 1.5 mmol/L 左右常无临床症状,而在 2 mmol/L 以上时,出现症状则诊断为症状性高镁血症。肾功能障碍患者,当血清镁升高以前,体内镁含量即可增加,因而测定红细胞镁有助于早期诊断。

四、治疗

一旦肯定高血镁的诊断,即应停止镁制剂的摄入和治疗其原发病因。对肾功能正常者可给予利尿剂,以促进尿镁的排泄。如有脱水,应予以纠正,但对尿少患者应防止发生水过多的危险。

对血清镁＞2.5 mmol/L 的有症状患者和＞4 mmol/L 的所有患者,应积极进行治疗。钙和镁之间有显著拮抗作用,可缓解或消除症状。静脉注射 10％葡萄糖酸钙 10～20 mL(钙 100～200 mg)或 10％氯化钙 5～10 mL 缓慢静脉注射可迅速改善毒性作用,于 30s 左右可见症状有暂时性改善,但作用时间短暂。如注射后 2min 仍未见效,应重复治疗,本治疗对急性镁中毒有较好效果,对慢性肾衰竭患者疗效受限。因此对所有效果不佳的严重高血镁,须用腹膜透析或血液透析。镁的除去依赖于透析梯度,据报道一次透析的除去量可高达 700 mg。急性镁中毒致死原因多由于呼吸衰竭及心脏停搏所致,故及时应用人工呼吸装置及积极治疗心脏,在抢救中可起重要作用。

(王丽娜)

第七节　低钙血症与高钙血症

一、低钙血症

低钙血症是指血钙低于 2 mmol/L。

(一)病因

1.引起低钙血症的主要原因

(1)急性胰腺炎。

(2)甲状旁腺功能低下。

(3)妊娠期钙需要量增加,但摄入不足。

2.临床表现

主要为神经肌肉的兴奋性增高的表现。如容易激动,口周和指(趾)麻木又针刺感,手足抽搐,肌肉疼痛和腹部绞痛,腱反射亢进。实验室检查:血清钙低于 2 mmol/L。

(二)处理

(1)去除原发病。

(2)补钙:10％葡萄糖酸钙液 20 mL 或 5％氯化钙 10 mL 静脉注射,以缓解症状。如有碱中毒,同时纠正,以提高血清中离子钙浓度。对需要长期治疗的患者可口服补充维生素 D。

二、高钙血症

高钙血症是指血清钙大于 2.58 mmol/L。

(一)病因

1.引起高钙血症的主要原因

(1)甲状旁腺功能亢进症。

(2)骨转移性癌。

2.临床表现

早期症状有疲倦,软弱,乏力,食欲缺乏,恶心,呕吐和体重下降。血钙进一步增高时,可出现严重头痛、背痛、四肢痛、口渴、多尿等,血钙达 4～5 mmol/L 时,即有生命危险。

（二）处理

1.针对病因

甲状旁腺亢进者应用手术治疗。骨转移患者,可给低钙饮食和充足水分,防止缺水,以减轻症状。

2.对症处理

补液或口服硫酸钠每次 15～20 g,以促进钙排出,以暂时降低血清钙。

（王丽娜）

第八节　酸碱平衡失常

酸碱平衡失常是指酸碱超负荷、严重不足或调节机制障碍,导致液体内环境酸碱稳定破坏。

一、代谢性酸中毒

由于各种代谢性原因,体内酸性物质过多或碱性物质过少,体内碳酸氢盐 HCO_3^- 减少所引起。

（一）病因

引起代谢性酸中毒的主要原因。

(1)丢失碳酸氢盐:见于腹泻、肠瘘、胆瘘和胰瘘等。

(2)肾小管泌 H^+ 功能失常,但滤过功能正常,造成碳酸氢盐再吸收和(或)尿液酸化的障碍。

(3)休克:组织缺血、缺氧。

(4)肾功能不全。

（二）临床表现

呼吸深而快,呼吸辅助肌有力地收缩,呼吸频率有时可达 50 次/min,呼出气有时带有酮味,面颊潮红,心率增快,血压偏低。严重者可有嗜睡,烦躁,神志不清或昏迷,腱反射减弱或消退。常伴有缺水的症状。实验室检查:血 pH<7.35。标准碳酸氢盐(SB)减少。碱多余/碱缺失(BE/BO)负值显著增加。缓冲碱(BB)减少。二氧化碳分压($PaCO_2$)正常或低于 40 mmHg。二氧化碳结合力(CO_2CP)降低。

（三）处理

(1)祛除病因,对感染、损伤、休克、中毒、肾脏疾病和糖尿病酮症酸中毒等基础病进行治疗。

(2)较轻的酸中毒血浆过 18 mmol/L,常可自行纠正,不需要用碱剂。

(3)低于 18 mmol/L 的患者,立即补碱。5%碳酸氢钠每次 2～4 mL/kg,静脉滴注;或 11.2%乳酸钠,每次 1～1.5 mL/kg,静脉滴注;忌用钠盐者,选用 7.28%三羟甲基氨基甲烷(THAM),每次 2～3 mL/kg,静脉滴注。以后根据临床表现及血碱缺乏(SB)测定,决定用量。危重患者可酌情参考公式补碱:

根据测得的结合力 CO_2 进行计算:

所需碱性药(mmol)＝要纠正的 CO_2 结合力－实测 CO_2 结合力×0.3×体重(kg)

碳酸氢钠 1 g 含为 12 mmol。乳酸钠 1 g 含 39 mmol。三羟甲基氨基甲烷(THAM)1 g 含 38.2 mmol。初次使用计算量的 1/3～1/2,用药后 1h 再测酸碱。

(4)终末期肾衰患者代谢性酸中毒往往较重,需长期透析来纠正。透析液中一般加入碱性缓冲剂。

二、呼吸性酸中毒

（一）病因

由于维持正常呼吸的肺通气和肺循环功能障碍,致肺泡通气减少,血二氧化碳分压($PaCO_2$)原发性增高而引起的临床综合征。

引起呼吸性酸中毒的常见原因：①呼吸系统疾病。②呼吸中枢抑制药物的作用。③呼吸肌麻痹，软弱。④术后切口痛，腹胀。

（二）临床表现

胸闷，呼吸困难，躁动不安，头痛，发绀。酸中毒严重者，可有血压下降、谵妄、昏迷等。实验室检查：血pH<7.35；血二氧化碳分压>45 mmHg；慢性呼吸性酸中毒时，碱剩余（BE）、标准碳酸氢盐（SB）、碱缓冲（BB）增高。血浆碳酸氢盐可正常。

（三）处理

（1）治疗原发病。

（2）保持气道通畅，若昏迷患者应注意误吸及舌根后坠阻塞气道。低流量吸O_2改善通气，持续监测外周动脉血氧饱和度，严密观察二氧化碳分压、氧分压和血pH，如外周血氧饱和度<90%，或血pH<7.20，可以考虑人工通气。

三、代谢性碱中毒

代谢性碱中毒是指由于代谢性因素引起体液中氢离子（H^+）丢失或碳酸氢盐（HCO_3^-）含量增加而引起的临床综合征。

（一）病因

（1）胃液丢失：见于长期胃肠减压，大量丢失氢离子、氯离子、钠离子等。孕妇常见原因为妊娠剧吐。

（2）肾排酸过多：如过度利尿。

（3）过量摄入碱性药：如胃炎应用碳酸氢钠，现已少见。

（4）肾上腺皮质功能亢进或长期使用肾上腺皮质激素治疗，使钾离子从尿中大量排出、同时钠离子重吸收增加，使血中碳酸氢盐增加。

（二）临床表现

一般无明显症状，有时可有呼吸变浅、变慢或精神、神经方面异常，如嗜睡或谵妄，有低钾血症和缺水的表现，严重时因脑及其他脏器的代谢障碍而发生昏迷。

（三）实验室检查

（1）血pH>7.45。

（2）血碳酸氢盐增高。

（3）血二氧化碳结合力（CO_2CP）明显增高。

（4）碱剩余（BE）、标准碳酸氢盐（SB）、碱缓冲（BB）显著增高。

（5）血钾和氯常降低。

（6）尿钠开始时增加，碱中毒持续存在时，尿钠减少。

（7）缺钾性碱中毒血清钾降低，尿液呈酸性。

（四）处理

（1）去除原发病。

（2）对因胃液丢失所致的代谢性碱中毒，可输注等渗盐水或葡萄糖盐水，必要时补充盐酸精氨酸。

（3）同时补充氯化钾。

（4）严重快速的代谢性碱中毒可能伴手足抽搐，可静脉应用钙剂。

（5）血浆碳酸氢盐>4.5 mmol/L或血pH>7.6的危重患者，可用2%氯化铵静脉滴注，1 mL/kg体重可降低CO_2CP 0.45 mmol。或口服氯化铵1～2 g，一日3次可采用下列公式计算需补给的酸量：

补给的酸量（mmol/L）=（测得的HCO_3^- 希望达到的HCO_3^-）×体重×0.4

根据计算，首次给计算量的1/2～1/3，以后根据临床症状及碱剩余测定值确定是否需要给余量。

四、呼吸性碱中毒

呼吸性碱中毒是指肺泡通气过度,体内生成的 CO_2,排出过多,以致血二氧化碳分压($PaCO_2$)降低。

(一)病因

(1)癔病,精神过度紧张。

(2)发热,感染。

(3)中枢神经系统疾病。

(4)低氧血症。

(5)肝功能衰竭。

(6)呼吸机辅助通气过度。

(二)临床表现

一般无症状。有时有呼吸急促,手足、口周麻木和针刺感,肌肉震颤,手足抽搐。危重患者发生急性呼吸性碱中毒常提示预后不良,或将发生急性呼吸窘迫综合征。

实验室检查:血 pH>7.45,血二氧化碳分压和碳酸氢盐下降。

(三)处理

(1)治疗原发病。

(2)用纸袋罩住口鼻,增加呼吸道死腔,减少二氧化碳的呼出,以提高血二氧化碳分压。

(3)吸入含 5% 二氧化碳的氧气。

(4)手足抽搐者可用 10% 葡萄糖酸钙 20 mL 静脉推注。

五、混合型酸碱平衡障碍

在临床实践中,酸碱平衡失常几乎都是混合型的,且伴随病情变化和治疗因素的干预而不断变化。因此,必须正确识别和判断具体患者的酸碱平衡失常的实际状况。

混合型酸碱平衡失调常见有如下几种。

(1)代谢性酸中毒并代谢性碱中毒:如糖尿病酮症酸中毒伴低钾性碱中毒。

(2)呼吸性酸中毒并呼吸性碱中毒:如重症肺炎患者既有通气不足,又有高热所致换气过度。

(3)中毒并呼吸性酸中毒:较少、$PaCO_2$ 升高,如糖尿病酮症酸中毒伴严重肺部感染。实验室检查特征:血 pH 明显下降。

(4)代谢性碱中毒并呼吸性碱中毒:如心力衰竭使用利尿药导致低钾性代谢性碱中毒,又因呼吸过度而发生呼吸性碱中毒。实验室检查特征:血 pH 明显升高较多、$PaCO_2$ 降低。

(5)代谢性酸中毒并呼吸性碱中毒:如慢性肾衰竭合并感染高热、换气过度。实验室检查特征:两种酸碱平衡紊乱不同程度互相抵消,血 pH 可正常、升高或降低;但较少,$PaCO_2$ 降低。

六、代谢性碱中毒并呼吸性酸中毒

如慢性阻塞性肺气肿,伴利尿药引起的低钾性代谢性碱中毒。实验室检查特征:两种酸碱度互相抵消,血 pH 可正常、升高或降低;$PaCO_2$ 升高。

临床上的酸碱平衡失常可能较上述形式更为复杂,有时甚至并存 3~4 种酸碱平衡失常,如急性肾衰竭多尿期并严重肺部感染、高热,既有肾衰竭所致的代谢性酸中毒,又有多尿引起的低钾性代谢性碱中毒;既有肺炎所致的呼吸性酸中毒,又有高热换气过度引起的呼吸性碱中毒等。因此需结合临床表现和实验室所见做出综合分析。

水、电解质和酸碱平衡失常是临床工作中十分常见的一组病理生理状态,可存在于多种疾病的发展过程中,这些代谢紊乱使原有病情更加复杂。在诊疗过程中,应特别注意。

(1)在治疗原发病的同时,要随时想到水、电解质代谢和酸碱平衡失常的可能,做到正确诊断,早防

早治。

（2）抢救时要根据病情变化和主要矛盾，随时调整方案。

（3）在诊治过程中，不断进行严密的监测，并结合临床进行分析。应详细记录出入水量，入水量应包括经口摄入和经静脉补液量；出水量应包括尿、粪、汗、呕吐物、引流液、失血的量等。列出平衡表，及时记录，一般每日小结一次。为使代谢产物充分排出，24h 尿量以不少于 1 000 mL 为宜；每小时尿量在 30~40 mL，比重在 1.018，一般表示补液量恰当。定期记录体重的增减。定期检查 K^+、Na^+、Cl^-、CO_2CP、BUN、肌酐、pH、动脉血气分析，作为诊断、判断疗效。要掌握和监视心、肺、肾、循环功能、精神状态等变化等。

（4）连续性血液净化在清除体内异常物质中，有高效快速的优点，在重症患者及经常规处理无效的患者应及早应用，但应该强调对水、电解质和酸碱平衡失常的早防早治。

（王丽娜）

第十二章 妊娠时眼异常

第一节 早 产

满 28 周至不足 37 周(196～258 d)间分娩者称早产。此时娩出的新生儿称早产儿,出生体重多在 2 500 g 以下,由于各器官发育尚不够健全,易于死亡,出生孕周越小,体重越轻,预后越差。早产儿死亡率在发达国家与发展中国家有较大差异,国内报道为 12.7%～20.8%。早产约占分娩总数的 5%～15%。近年来由于早产儿治疗学及监护手段的进步,早产儿的生存率明显提高。

一、原因

(一)感染

绒毛膜羊膜炎是早产的重要原因。感染的来源是宫颈及阴道的微生物,部分来自宫内感染。病原微生物包括需氧菌及厌氧菌、沙眼衣原体、支原体等。

(二)胎膜早破

胎膜早破是造成早产的重要原因。在早产的产妇中,约 1/3 并发胎膜早破。

(三)子宫过度膨胀

双胎或多胎,羊水过多等均可使宫腔内压力升高,以至提早临产而发生早产。

(四)生殖器官异常

如子宫畸形、宫颈内口松弛、子宫肌瘤等。

(五)妊娠并发症

常见的有流感、肺炎、病毒性肝炎、急性肾盂肾炎、慢性肾炎、严重贫血、急性阑尾炎等。有时因医源性因素,必须提前终止妊娠,如妊娠期高血压疾病、妊娠期肝内胆汁淤积症、前置胎盘及胎盘早剥、心脏病、母儿血型不合等。

(六)其他

如外伤、过劳、性生活不当、每日吸烟≥10 支、酗酒等。

二、临床表现

早产的主要临床表现是先有不规律宫缩,伴少量阴道血性分泌物,以后可发展为规律宫缩,其过程与足月分娩过程相似。若胎膜早破则出现阴道流水,往往不能继续妊娠。

三、诊断

早产的主要临床表现是子宫收缩,最初为不规则宫缩,常伴有少许阴道流血或血性分泌物,以后可发展为规则宫缩,其过程与足月临产相似,胎膜早破较足月临产多。宫颈管先逐渐消退,然后扩张。妊娠满 28 周至不足 37 周出现至少 10 min 一次的规则宫缩,伴宫颈管缩短,可诊断先兆早产。妊娠满 28 周至不足 37 周出现规则宫缩(20 min≥4 次,或 60 min≥8 次),伴宫颈缩短≥80%,宫颈扩张 1 cm 以上,诊断为早产临产。部分患者可伴有少量阴道流血或阴道流液。以往有晚期流产、早产史及产伤史的孕妇容易发生早产。诊断早产一般并不困难,但应与妊娠晚期出现的生理性子宫收缩相区别。生理性子宫收缩一般不规则、无痛感,且不伴有宫颈管消退和宫口扩张等改变。

四、预防

预防早产是降低围产儿死亡率的重要措施之一。

(1)加强营养,避免精神创伤,保持身心健康。妊娠晚期禁止性交。

(2)注意休息,宜侧卧位,一般取左侧卧位,可减少子宫自发性收缩,并增加子宫胎盘血流量,改善胎儿的氧气和营养供给。

(3)宫颈内口松弛者应在14~18周时作宫颈内口环扎术。

(4)加强对高危妊娠的管理,积极治疗妊娠并发症。

(5)加强产前保健,及早诊断和治疗产道感染。

(6)减少人工流产和宫腔操作的次数,进行宫腔操作时,也要避免对宫颈内口的损伤。

五、处理

根据不同情况决定处理方法。

对先兆早产及早产临产孕妇中无继续妊娠禁忌证、胎膜未破、初产妇宫颈扩张在 2 cm 以内、胎儿存活、无宫内窘迫,应设法抑制宫缩,尽可能使妊娠继续维持。除卧床休息外,给予宫缩抑制剂为主的药物。

(一)β 肾上腺受体兴奋剂

此类药物作用于子宫平滑肌的 β_2 受体,抑制子宫平滑肌收缩,减少子宫的活动而延长妊娠期。但心血管不良反应较为突出,如心跳加快、血压下降、血糖增高、恶心、出汗、头痛等。故有糖尿病、心血管器质性病变、心动过速者禁用或慎用。目前常用药物有:利托君(ritodrine):近年该药渐成为国内首选、有效药物,100 mg 加于 5 %葡萄糖液 500 mL 静脉滴注,初始剂量为 5 滴/分 ,根据宫缩调节,每10 分钟增加 5 滴 ,最大量至 35 滴/分 ,待宫缩抑制后持续滴注 12 h,停止静脉滴注前 30 min 改为口服10 mg,每4~6 分钟一次。用药过程中宜左侧卧位,减少低血压危险,同时密切注意孕妇主诉及心率、血压、宫缩变化,并限制静脉输液量(每日不超过2 000 mL),以防肺水肿。如患者心率>120 次/分,应减滴数,心率>140 次/分,应停药;如出现胸痛,应立即停药并行心电监护。长期用药者应监测血钾、血糖、肝功能和超声心动图。

(二)硫酸镁

镁离子对促进子宫收缩的钙离子有拮抗作用,从而抑制子宫收缩。一般采用 25%硫酸镁 16 mL 加于 5%葡萄糖液 100~250 mL 中,在 30~60 分钟内缓慢静脉滴注,然后维持硫酸镁 1~2 g/h 滴速至宫缩<6 次/小时,每日总量不超过 30 g。用药过程中膝腱反射存在、呼吸≥16 次/分及尿量≥17 mL/h 或 ≥400 mL/24 h。因抑制宫缩所需要的血镁浓度与中毒浓度接近,故肾功能不良、肌无力、心脏病患者禁用或慎用。

(三)前列腺素合成酶抑制剂

前列腺素有刺激子宫收缩、软化宫颈和维持胎儿动脉导管开放的作用。前列腺素合成酶抑制剂可抑制前列腺素合成酶、减少前列腺素的合成或抑制前列腺素的释放以抑制宫缩。常用药物有吲哚美辛、阿司匹林等。由于吲哚美辛可通过胎盘,可能引起动脉导管过早关闭,使用时间仅在孕 32 周前短期使用,最好不超过 1 周。此类药物目前已较少使用。

(四)镇静剂

镇静剂不能有效抑制宫缩,却能抑制新生儿呼吸,故临产后忌用。仅在孕妇紧张时作为辅助用药。

初产妇宫口开大 2 cm 以上,胎膜已破,早产已不可避免时,应尽力设法提高早产儿成活率。①给予氧气吸入。②妊娠<34 周,分娩前给予地塞米松 6 mg 肌内注射,每 12 小时 1 次,共 4 次。③为减少新生儿颅内出血发生率,生产时适时作会阴切开,缩短第二产程。④分娩时慎用吗啡、哌替啶等抑制新生儿呼吸中枢的药物。

(刘玉莹)

第二节 过期妊娠

平时月经周期规则,妊娠达到或超过 42 周(≥294d)尚未分娩者,称过期妊娠。发生率占妊娠总数的 3%～15%。过期妊娠使胎儿窘迫、胎粪吸入综合征、过熟综合征、新生儿窒息、围生儿死亡、巨大儿及难产等不良结局发生率明显增高。妊娠期间,定期行产前检查,加强孕妇的宣教工作,使她们认识过期妊娠的危害,不要等到过期妊娠再处理,这样才能降低其发生率。

一、病因

过期妊娠的病因可能与下列因素有关。

(一)雌、孕激素比例失调

内源性前列腺素和雌二醇分泌不足而孕酮水平增高,导致孕激素优势,抑制前列腺素和缩宫素的作用,导致分娩延迟,发生过期妊娠。

(二)头盆不称

部分过期妊娠胎儿较大,由于先露高浮,不能压迫子宫下段及宫颈内口,影响子宫颈成熟及内源性前列腺素分泌,容易发生过期妊娠。

(三)胎儿畸形

无脑畸形儿且无羊水过多者胎儿无下丘脑,使垂体-肾上腺轴发育不良,由胎儿肾上腺皮质产生的肾上腺皮质激素分泌不足,雌三醇的前身物质(去氢表雄酮)也不足,故胎盘合成雌三醇减少,子宫对缩宫素敏感性降低,也可导致过期妊娠。

(四)遗传因素

过期妊娠可能与家族遗传有关,缺乏胎盘硫酸酯酶,是一种罕见的伴性隐性遗传病,均见于怀男胎病例,胎儿胎盘单位无法将活性较弱的脱氢表雄酮转变为雌二醇及雌三醇,致使发生过期妊娠。若给孕妇注射硫酸脱氢表雄酮后,血浆雌激素值不见升高,即可确诊。

二、病理

(一)胎盘

过期妊娠的胎盘有两种类型。一种是胎盘功能正常,胎盘外观和镜检均与妊娠足月胎盘相似,仅重量略有增加。另一种是胎盘功能减退,胎盘绒毛内血管床减少,间质纤维化增加,合体细胞小结增加,某些合体细胞小结断裂、脱落,绒毛表面出现缺损,缺损部位由纤维蛋白沉积填补并在纤维蛋白沉积表面出现钙化灶,绒毛上皮与血管基底膜增厚。另外有绒毛间血栓、胎盘梗死、绒毛周围纤维素或胎盘后血肿增加等胎盘老化现象,使物质交换与转运能力下降。

(二)羊水

妊娠 38 周以后,羊水量开始减少,妊娠 42 周后羊水迅速减少,30%减少至 300 mL 以下;羊水粪染率明显增高,是足月妊娠的 2～3 倍。随着妊娠推延,羊水量越来越少。

(三)胎儿

过期妊娠胎儿生长模式有以下几种。

1.正常生长

过期妊娠的胎盘功能正常,胎儿继续生长,体重增加成为巨大胎儿,颅骨钙化明显,不易变形,导致经阴道分娩困难,使新生儿病率相应增加。

2.成熟障碍

由于胎盘血流不足和缺氧及养分的供应不足,胎儿不易再继续生长发育。可分为 3 期:第 I 期为过度成熟,表现为胎脂消失,皮下脂肪减少,皮肤干燥松弛多皱褶,头发浓密,指(趾)甲长,身体瘦长,容貌似"小老人"。第Ⅱ期为胎儿缺氧,肛门括约肌松弛,有胎粪排出,羊水及胎儿皮肤粪染,羊膜和脐带绿染,围生儿发病率及围生儿死亡率最高。第Ⅲ期为胎儿全身因粪染历时较长广泛着色,指(趾)甲和皮肤呈黄色,脐带和胎膜呈黄绿色。此期胎儿已经历和度过Ⅱ期危险阶段,其预后反较Ⅱ期好。

3.胎儿生长受限

小样儿可与过期妊娠并存,后者更增加胎儿的危险性。1/3死产为生长受限小样儿。

三、诊断

过期妊娠准确诊断非常重要。首先确定是否真正过期妊娠,然后通过特殊检查,判断胎盘功能有无减退,做出准确的诊断。

(一)病史

详细询问末次月经时间,再次核对预产期。

(1)询问平时月经情况:如月经周期28~30 d者,预产期大于42周,可确诊过期妊娠。如月经周期长者,预产期相应向后推移。

(2)根据基础体温上升时间,推算预产期。

(3)根据早孕反应时间,绝大多数在停经6周左右出现早孕反应。

(4)根据胎动开始日期推算预产期,一般初次感觉胎动时间多在18~20周。

(5)孕早期做妇科检查,孕中期检查宫底高度与孕周关系以及可闻及胎心的时间。

(6)B型超声检查:妊娠早期B超测量妊娠囊直径,孕中期以后测量胎头双顶经、股骨长度、羊水量以便推测是否过期妊娠。

(二)查体

过期妊娠孕妇体重不再增加或稍减轻,B型超声检查羊水明显减少。此外,检查子宫颈成熟度,如宫颈已成熟(即宫颈软、颈管缩短)提示妊娠已足月或已过期。

(三)辅助检查

主要检查胎盘功能,采取以下方法。

1.胎动计数

正常足月妊娠胎动大于10/12 h以上。若胎动12 h计数少于10次或逐日下降超过50%,又不能恢复者,均应考虑胎盘功能减退导致胎儿宫内缺氧。

2.胎心监护

无应激试验(NST)每周做两次,NST有反应型提示胎盘功能正常,胎儿无缺氧。若无反应型提示胎盘功能减退,胎儿缺氧。NST为无反应型者,应做缩宫素激惹试验(OCT)或宫缩激惹试验(CST)。OCT或CST出现胎心晚期减速者,为阳性,提示胎盘功能不全,胎儿宫内缺氧,须及时处理。

3.B型超声监测

观察胎动,胎儿肌张力,呼吸运动及羊水量。羊水暗区直径小于3 cm,提示胎盘功能减退,小于2 cm提示胎儿危险。当羊水过少时,脐带受压胎儿危险性增加。胎儿宫内严重缺氧,提示预后不良,应立即终止妊娠,故监测羊水量是重要指标之一,必要时用彩色超声多普勒测定胎儿脐带血流了解胎盘功能。

4.羊膜镜检查

宫颈成熟较好者,可用羊膜镜观察羊水有无黄染,也可行人工破膜,直接观察羊水性状与羊水量。

5.尿雌三醇与肌酐(E/C)比值

E/C比值在正常情况下大于等于15,等于10为警戒值,小于10为危险值,或E/C比值下降速度超过50%,考虑胎盘功能减退。

四、处理

过期妊娠对母儿均有影响,一旦确诊应尽快终止妊娠,根据孕妇的全身情况、有无并发症、胎儿大小胎盘功能检查、宫颈成熟度检查,综合分析后做恰当的处理,以确保母儿平安。

(一)终止妊娠指征

(1)宫颈条件已成熟。

(2)胎儿体重大于 4 000 g 或胎儿生长受限。

(3)12 h 胎动小于 10 次或 NST 无反应型。

(4)B 型超声检查羊水暗区小于 3 cm 和(或)羊水污染。

(5)尿雌三醇与肌酐(E/C)比值持续低质。

(6)并发重度子痫前期或者子痫。

(二)引 产

宫颈已成熟,宫颈评分 7 分以上应予引产。胎头已衔接,采用人工破膜,如羊水清亮、量正常,可静脉滴注缩宫素,严密监护,行阴道自然分娩。宫颈不成熟者,可用促宫颈成熟药物:前列腺素、硫酸普拉酮钠等。待宫颈成熟后,行缩宫素引产。

(三)剖宫产

出现胎盘功能减退或胎儿窘迫征象,不论宫颈条件成熟与否,均行剖宫产尽快结束分娩。指征:①引产失败者。②产程进展缓慢产程延长。③头盆不称胎位不正。④胎儿宫内窘迫。⑤巨大儿。⑥破膜后羊水过少或浑浊。⑦骨盆狭窄。⑧高龄初产。⑨妊娠合并症如妊娠高血压综合征、心脏病等。

(刘玉莹)

第十三章 妊娠期出血

第一节 妊娠早、中期出血

一、宫颈息肉

宫颈息肉为子宫颈局部黏膜受慢性炎症的长期刺激增生而成,临床上常见,大多为炎性息肉。肉眼观察在子宫颈口可见单发或多发的分叶状的扁圆形或长圆形的红色赘生物,从基底部向宫颈外口突出,直径多在 1 cm 左右,组织学类型可表现为腺瘤样型息肉、腺囊肿型息肉、肉芽型息肉、血管瘤样型息肉,镜下显示息肉表面由一层高柱状上皮覆盖,实质部分由腺体或血管和纤维组织构成,前两者以腺体增生为主,后两者则血管丰富。

在妊娠期间,由于激素的作用息肉明显充血、水肿,易发生出血,成为产前出血的常见原因之一。临床上常表现为少量、反复不规则的阴道流血,呈褐色或咖啡色,量多时为鲜红色,不伴有腹痛。窥器检查可发现宫颈外口有一个或多个的息肉样组织,呈舌形或分叶状,质脆易出血,蒂部附着于宫颈外口或宫颈管内。需与蜕膜息肉、子宫黏膜下肌瘤、前置血管破裂、阴道曲张静脉破裂出血等鉴别。

宫颈息肉的处理:妊娠期间直径小的、不伴有出血的宫颈息肉可以不做处理。对于直径较大的、易出血的息肉可以行息肉摘除术,在妊娠的任何时期均可行手术,手术过程中出血不多,创面可压迫止血,摘除的息肉组织常规送病理检查。手术过程中动作应轻柔,对蒂部附着较深的息肉在摘除过程中不强求从根部摘除,避免伤及宫颈内口或胎膜组织。手术过程不会增加早产和流产的几率。

二、蜕膜息肉

蜕膜息肉是妊娠中晚期产前出血较常见的原因,为子宫峡部的蜕膜组织在妊娠期间激素的作用下,局部过度生长肥厚,逐渐向宫颈管突出,甚至脱出子宫颈口外,形成息肉样组织。窥器检查可见蜕膜息肉多呈大片状,充血呈红色,质脆易出血,与宫颈息肉的肉眼表现极为相似,不易区别。病理检查镜下可见多变形的蜕膜细胞相互嵌成砖砌状排列,胞质丰富,腺体少,散在分布,但腺体扩大,分泌旺盛。临床上对于不出血的蜕膜息肉可不作处理。待其产后自行脱落。但对于反复出血的蜕膜息肉可予以摘除,窥器暴露宫颈后,常规消毒,在宫颈外口水平用血管钳或卵圆钳钳夹息肉组织,顺时针或逆时针方向旋转数圈后,摘除息肉,创面压迫止血。

(周金婷)

第二节 妊娠晚期出血

一、胎盘早剥

妊娠 20 周后或分娩期,正常位置的胎盘在胎儿娩出前部分或全部从子宫壁剥离,称为胎盘早期剥离,简称胎盘早剥。国内报道的患病率为 1：47～1：217,国外报道的患病率为 1：55～1：150。实际的患病率应高于此值,常有轻型的病例未划到胎盘早剥内。

胎盘早剥对母儿威胁极大,据报道围产死亡率为 19％～87％。胎盘早剥往往起病急,进展快,如诊断处理不及时会发生严重并发症如 DIC、肾衰、产后大出血等直接危及母儿生命。发生胎盘早剥时剖宫产及子宫切除的机会亦增加。

（一）病因

1.血管病变

是胎盘早剥的诱因。任何疾患如引起底蜕膜螺旋小动脉发生急性动脉粥样硬化或痉挛,使末梢毛细血管缺血缺氧,坏死以致破裂出血形成底蜕膜血肿,分离胎盘与子宫壁使胎盘从子宫壁上剥离。慢性高血压、慢性肾炎、糖尿病患者怀孕后易发生胎盘早剥的原因就是由于血管病变。

2.机械性因素

孕期来自外界的某些因素如羊膜腔穿刺、腹部撞击、外伤、外倒转术等可直接引起胎盘早剥。分娩过程中由于过度牵拉脐带、脐带过短、或破膜时羊水骤然流出使宫腔内压力减小或多胎妊娠时第一个胎儿娩出过快等均可发生胎盘早剥。

3.仰卧位低血压综合征

妊娠晚期或临产后产妇较长时间取仰卧位,增大的子宫压迫下腔静脉,静脉回流受阻,致使子宫静脉压升高,蜕膜层静脉淤血或破裂,形成蜕膜层血肿,分离胎盘与子宫壁。

4.其他危险因素

如吸烟,吸毒,先天脐血管异常。

（二）临床分类

目前,临床分类的标准仍是经验性的尚无一个统一的量的分类方法。主要的有以下几种:

（1）以剥离面积的大小分类:剥离的面积的大小不超过 1/3 为轻型胎盘早剥,超过 2/3 为重型胎盘早剥。但实际中很难确切计算早剥的面积大小。

（2）以临床出血不同表现分类:分为显性出血、隐性出血及两者兼有的混合型,显性出血因为临床症状明显处理及时,预后较好。而隐性出血常常因为临床表现隐匿,以内出血为主,血液易向子宫肌层浸润,发生子宫胎盘卒中,预后较差。

以有无严重的并发症分为轻型胎盘早剥和重度的胎盘早剥,分类主要依据有无 DIC、产后大出血、子宫胎盘卒中、肾衰竭等等并发症。

（三）临床表现

1.症状

（1）阴道出血:胎盘早剥的患者有不同程度的阴道出血,出血量可多可少。

（2）腰腹痛:临产后可以有规律的宫缩,但宫缩间隙子宫不能完全放松,表现为轻微腹痛,严重时可有持续性的剧烈的腰腹痛,子宫不能放松呈板状。

（3）随病情的加重:还可以有贫血,失血性休克等等并发症的表现。

2.体征

（1）轻型胎盘早剥子宫触诊可扪及规律宫缩,子宫大小符合月份宫底无升高,子宫软,无明显压痛。重度胎盘早剥子宫不放松宫缩无间歇或呈高张性状态,硬如板状,压痛明显,子宫底进行性升高,子宫大于相应月份。

（2）轻型胎盘早剥对胎儿影响较小,胎位清楚,胎心反应良好。而重度胎盘早剥病情急,胎位扪诊不清,早期胎心可加快,监护提示胎儿宫内窘迫。病情仍继续发展,胎儿因缺血缺氧发生胎死宫内。

（3）根据不同程度可有贫血及休克的体征,如血压下降,苍白,意识丧失等。

（四）诊断与鉴别诊断

1.胎盘早剥的征兆及特点

（1）产前出血：是胎盘早剥的临床症状之一。产前出血通常会引起孕妇或产科医师的注意，一般不会延误诊断。但是如果发生隐性产前出血则易被延误诊断和治疗。产前显形出血的多少差异很大。但对于阴道出血量大于月经量应引起注意，结合病史及其他临床特点确诊或除外胎盘早剥。

（2）疼痛：是胎盘早剥的主要临床表现，表现为腰骶痛及腹痛。一般说来，附着于子宫前壁位置的胎盘早剥多表现为腹痛，尤其是剥离部位的疼痛。如附着于子宫后壁的胎盘发生早剥，常常是腰痛或深部盆腔的疼痛。临床上应注意患者的主诉，及早发现胎盘早剥。文献统计胎盘早剥的患者均有不同程度的疼痛。

（3）血性羊水：胎盘早剥时，如出血穿过羊膜流入羊水可形成血性羊水，加之出现子宫敏感，松弛性差，即应怀疑胎盘早剥。

（4）无原因的胎心改变：可表现为胎心加速（大于 160 次/分），更多为胎心减慢。少数为胎心突然消失，胎死宫内。胎心加速表示胎儿处于缺血缺氧的代偿阶段，胎心减速，尤其是胎心监护时出现迟发性胎心减速表示胎儿宫内窘迫。有时胎盘早剥的临床表现并不明显，甚至很小，但是胎心很快消失，这是因为胎盘早剥的起始部位恰恰在脐带附着的附近或根部，影响或阻断了血液供应。因此胎心的突然消失应想到胎盘早剥的可能。

（5）无原因的早产：当胎盘边缘部位剥离时，影响了羊膜及绒毛膜的营养供应。使蜕膜坏死，激活并释放前列腺素，诱发宫缩，营养不良的羊膜易破裂而引发早产，因此早产后应常规检查胎盘以除外胎盘早剥。

（6）子宫敏感或高张状态：如有宫缩在间歇期也不放松，而是处于高张状态。难以触诊清楚胎方位，这是胎盘后血肿或血液刺激宫壁收缩所致。

总之，当出现典型的临床症状和体征时，胎盘早剥的诊断并不困难，但此时往往病情已严重到直接威胁母儿生命安全。因此如何早期识别胎盘早剥的征象，抓住蛛丝马迹做进一步检查确诊，对降低围产儿死亡率和患病率十分有意义。

2.辅助检查

（1）B超检查和胎心监护的联合应用：B超检查的诊断图像为：胎盘实质与子宫壁间出现一个或多个不等的液性暗区，暗区内均布光点或光斑；子宫内回声反射增多，可能因羊水混浊或血性羊水所致；子宫后壁胎盘早剥时，胎儿多靠近子宫前壁；胎动及胎心搏动检查有助于了解胎儿宫内的状况。

但是 B 超声检查未显示阳性体征时，也不能除外胎盘早剥，应注重临床特点严密观察。B 超检查同时联合应用胎心监护不仅可以观察到胎盘早剥时胎儿在宫内的安危，为临床治疗提供依据，还可以利用胎心变化作为发现胎盘早剥的线索。

（2）实验室检查：监测胎盘早剥的生化指标：Barthal 等研究表明，血中甲胎蛋白（A-FP）的水平在早产和胎盘早剥的患者升高。他认为该项检查可以作为胎盘早剥的生化指标。

其他有关的生化指标还有：患者的血中高半胱氨酸升高与胎盘早剥有关。也有学者表明胎盘早剥患者的血中 CA125 水平明显高于对照组，但这后两相指标难以作为胎盘早剥的特异性诊断依据。

其他的实验室检查主要了解患者的贫血程度、凝血功能状态及肾脏情况。

（3）胎盘的病理检查：检查早剥娩出的胎盘可发现胎盘母体面有粘连的血块，取下血块可见胎盘压迹，是胎盘早剥的有力证据。但对于以外出血为主的胎盘早剥，可能没有胎盘后血肿或胎盘梗死区。这时可借助于胎盘镜检：胎盘镜检的特点为合体细胞结节增多，这是绒毛对胎盘缺血缺氧的一种反应性变化；绒毛滋养细胞基底膜增厚；绒毛纤维素性坏死，早剥发生与血肿形成时间越长，程度越严重；绒毛断面无血管；绒毛间质纤维化；绒毛干内血管内膜炎；胎盘毛细血管瘤。胎盘的病理检查变化说明了发生胎盘早剥前，由于某种诱因，胎盘已具备某些组织学上的特征，在一定条件下可发生胎盘早剥。

3.鉴别诊断

轻型胎盘早剥临床表现不典型，有时难以于先兆早产，临产或胎盘边缘窦破裂相鉴别。在晚期妊娠阴道出血中，胎盘早剥占 31.7%，前置胎盘占 12%，宫颈病变占 7%，脐带因素占 1%，无原因可寻的尚有

40％左右,其中还包括部分在分娩后检查胎盘才发现的胎盘早剥病例。由此可见胎盘早剥在晚期妊娠出血中占有相当大的比例,应引起重视。胎盘边缘血窦的破裂与胎盘早剥的鉴别在于产后检查胎盘发现血块附着于胎盘边缘且与血窦的血栓相连。

重度胎盘早剥主要应与前置胎盘和子宫破裂相鉴别。胎盘早剥与前置胎盘均为晚期妊娠出血,临床症状及体征典型的病例鉴别并不困难。B型超声检查和分娩后胎盘检查可作为主要鉴别点,当膀胱适度充盈下行 B 超检查时,如发现胎盘部分或全部附着于子宫下段或覆盖于子宫颈内口,可确认为前置胎盘。分娩后检查胎盘无凝血块压迹,胎膜破口距胎盘边缘在 7 cm 之内为前置胎盘。

产程进展中发生的胎盘早剥往往与子宫破裂易混淆,分娩中突然发生剧烈绞痛,胎心消失及肉眼血尿时,应全面分析病史及病程进展情况,如有头盆不称,产程停滞或阻塞性难产时应首先考虑子宫破裂。如存在妊娠期高血压疾病或其他易发生胎盘早剥的诱因时应立即进行 B 超检查或人工破水以协助诊断。

（五）并发症

1.子宫胎盘卒中

胎盘早剥发生内出血时,血液向子宫肌层内浸润,引起肌纤维分离,断裂,变性。血液浸润到子宫浆膜层时,子宫表面出血紫色淤斑,以胎盘剥离处特别显著,称之为子宫胎盘卒中。血液也可以由子宫肌层向阔韧带及输卵管系膜或后腹膜渗透。子宫胎盘卒中可致子宫收缩乏力性出血,凝血功能障碍等严重并发症。

2.凝血功能障碍

胎盘早剥后,剥离处坏死的蜕膜组织和胎膜绒毛可释放大量的组织凝血活酶,进入母体循环中,激活凝血系统,使脏器小血管内形成纤维蛋白血栓和血小板聚集及黏附,造成弥散性血管内凝血（DIC）,因消耗大量纤维蛋白原,血小板及凝血因子,继之纤溶系统亢进,而表现为产后阴道出血不止且血不凝,或多脏器多部位的出血。当发生重型胎盘早剥时应立即进行实验室检查,即血小板计数、凝血酶原时间测定、纤维蛋白原定量及纤溶活力实验。随病情发展,可反复多次实验检查,以早期发现诊断 DIC。

3.急性肾衰竭

胎盘早剥时发生急性肾衰竭的原因可能为 DIC、失血性休克或重度妊娠期。胎盘早剥发生失血性休克持续的时间较长,未及时补充血容量,全身重要脏器包括肾脏血流量灌注不足,血管痉挛收缩,处于缺血缺氧状态。休克时间越长,肾脏缺血越严重,肾脏的损害可由功能性发展到器质性。

在 DIC 基础上发展的急性肾衰竭是由于广泛性凝血及血栓形成,甚至累及肾小球,肾小动脉及毛细血管,可导致肾皮质坏死,甚至肾小管坏死。胎盘早剥时大量输血及出血,使部分红细胞破坏而溶血,血红蛋白沉积,另外由于缺血缺氧致使肾小管上皮细胞广泛性坏死,大量的坏死的细胞加之沉积血红蛋白形成栓于阻塞肾小管进一步加重肾小管的坏死。重度妊娠期高血压疾病是发生胎盘早剥的主要原因,同时它本身亦可发生急性肾衰竭,据文献报道,妊娠晚期发生的急性肾衰竭中 62％是由重度妊高征而引起的,其中子痫占 25％,由重度妊高征引起胎盘早剥并继发急性肾衰竭往往病情危重,既可发生肾皮质坏死,又同时伴有肾小管的坏死,其发病机制除上述病理变化外,再加上血液高凝状态,肾素－血管紧张素－醛固酮系统的激活等等。

当发生急性肾衰竭时,很难区别是肾皮质坏死还是肾小管坏死,一般说来,肾皮质坏死多在胎盘早剥的初期出现无尿,患者多死于发病的第 7～12 天。而肾小管坏死多在胎盘早剥的晚期出现无尿,预后多较好。

（六）治疗

胎盘早剥的处理原则是诊断一经确立立即终止妊娠,同时积极纠正休克和防治并发症。

1.产科处理

产科处理是否及时和母儿预后密切相关。终止妊娠所采取的方式取决于病情的早晚、疾病严重的程度、胎儿的安危及胎龄、胎儿成熟情况及宫颈条件等等。

（1）经阴道分娩:胎盘发生轻度早剥时,显形出血为主,孕产妇一般情况良好,无贫血及休克状况。检查如宫口已开大,宫缩规律,子宫局部压痛不明显,估计胎儿在短期内可娩出,应立即行人工破膜以减少宫腔内压力,阻止胎盘进一步剥离,同时应用催产素静脉点滴以加强宫缩,严密观察产程进展,除常规检查项目外,要特别注意以下几点:①密切注意产妇的脉搏及血压变化,尤其是脉压的变化,如产妇烦躁不安,口渴,四肢发凉或神志恍惚应想到是休克早期的表现,如血压的下降与出血不符,应想到是内出血的可能。②密切观察宫底是否升高及升高的程度。怀疑胎盘早剥的孕妇应在宫底作一标记,以观察宫底有无动态升高的趋向。如宫底升高明显,说明胎盘后血肿增大,胎盘继续剥离而且有宫腔内积血。这种情况下,除非宫口已开大,胎头已暴露或胎儿已死亡可经阴道迅速娩出胎儿胎盘外,应立即剖宫产结束分娩。③产程进展中应常规进行产时胎心监护及重复 B 超检查。如胎心出现迟发性的晚减速,表示胎儿宫内窘迫,应考虑是胎盘剥离面积增大所至。B 超检查如发现胎盘实质与宫壁间液性暗区加大,胎盘有进行性增厚的表现,说明病情加剧,应综合分析各方面条件来决定分娩方式。

(2)剖宫产:可迅速结束分娩,阻止病情进一步恶化,对保护母儿安全降低围生儿病死率有重要意义。对于重度胎盘早剥、胎儿宫内窘迫、或产程中病情进展、宫底升高、或经人工破水催产素点滴产程延缓及阻止,估计短期内不能尽快结束分娩者均应剖宫产结束分娩。胎儿娩出后常规给予宫缩剂并按摩子宫,避免发生宫缩乏力性出血。

(3)子宫切除术:应慎重考虑,尤其是对没有孩子的年轻妇女。子宫切除术仅用于经过各种措施积极治疗后,子宫持续不收缩,出血量多且不凝,为预防和治疗休克、DIC,保全患者的生命而不得已采取的措施。

2.并发症的治疗

(1)补充血容量,纠正失血性休克:胎盘早剥发生的失血性休克可见于任何时期,产前、产时及产后均可发生。治疗原则是止血补充血容量及防治并发症。孕期发生的胎盘早剥如是病情危急,出血多,应积极补充血容量,纠正休克和酸碱平衡,尽早输新鲜血。同时在胎儿娩出后立即给予宫缩剂,并轻轻地按摩子宫,效果不良时,可经阴道和腹部双手揉压子宫,也可宫腔内填塞纱布条等等。一般经迅速处理可立即止血,休克可得到纠正。

(2)子宫胎盘卒中:可用温盐水纱布热敷子宫,按摩子宫,应用宫缩剂。如无效可结扎双侧子宫动脉上行支或卵巢与子宫动脉吻合支(卵巢固有韧带)或双侧髂内动脉。止血的同时输入新鲜血,如果无效或血液不凝立即行子宫切除术。

(3)凝血功能障碍:胎盘早剥经积极处理,及时终止妊娠,解除了引起 DIC 的病因,一般情况下通过快速补充血容量,纠正休克,保证重要脏器的血供,DIC 可好转。胎盘早剥引起的 DIC 一般不主张用肝素,因为胎盘剥离面及手术创面均有较大的血窦开放,用肝素后可加重出血。

(4)急性肾衰竭:有胎盘早剥引起的急性肾衰竭多为肾前性或发展为肾实质型功能衰竭。少尿期治疗应注意饮食及水的平衡。早期应严格限制蛋白的入量并适当补充氨基酸,保证每日热量以减少体内蛋白的分解。同时应避免水钠潴留,少尿期应严格计算 24 h 的出入水量,补液量应适中,对肾前性的急性肾衰竭应避免因限制补液量使血容量不足,反而会加重肾脏损害,延长少尿期。注意防治高钾血症是治疗急性肾衰竭的重要措施,限制饮食中含钾高的食物,纠正酸中毒,避免输库存血和及时清除体内坏死组织外,治疗高钾血症最有效的方法为血液透析及腹膜透析。如为高分解状态,以血液透析为主,但应严格掌握透析指征。另外应注意控制感染。

当进入到多尿期以后治疗原则为维持水、电解质和酸碱平衡,控制氮质血症和防止各种并发症如肺部感染、泌尿系感染等等。多尿期如血尿素氮仍高,应及时透析。恢复期应定期随诊肾功能,避免各种对肾脏有损害的因素。

二、前置胎盘

妊娠 28 周后,胎盘附着于子宫下段,甚至胎盘下缘达到或覆盖宫颈内口处,其位置低于胎先露部,称为前置胎盘。前置胎盘是妊娠晚期阴道流血最常见的原因,严重威胁母子生命安全。

（一）类型及临床表现

1.类型

前置胎盘根据胎盘下缘与宫颈内口的关系,可分为3种类型(图13-1)。

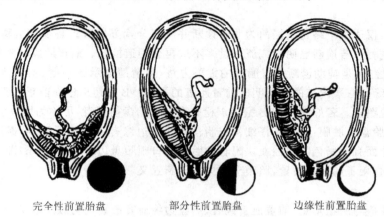

完全性前置胎盘　　　　部分性前置胎盘　　　　边缘性前置胎盘

图 13-1　各种类型前置胎盘

(1)完全性(中央性)前置胎盘:宫颈内口全部被胎盘组织覆盖。

(2)部分性前置胎盘:宫颈内口部分被胎盘组织覆盖。

(3)边缘性前置胎盘:胎盘附着于子宫下段,其边缘达到但未覆盖宫颈内口。

前置胎盘的类型可因诊断时期不同而改变,故目前均以处理前最后1次检查来决定其分类。

2.临床表现

(1)症状:前置胎盘的典型症状是妊娠晚期或临产时突然发生的无诱因、无痛性反复阴道流血。一般初次出血量少,多能自然停止。随着孕周增加,出血常反复发生,出血量也逐渐增多。阴道流血发生时间早晚、出血量的多少、反复发生的次数、间隔时间与前置胎盘类型关系密切。完全性前置胎盘初次出血时间早,多在妊娠28周左右,称"警戒性出血",且反复出血的次数频繁,量较多,有时1次大量出血使患者陷入休克状态。边缘性前置胎盘初次出血发生晚,多在妊娠晚期或临产后,出血量较少。部分性前置胎盘初次出血时间和出血量介于上述两者之间。

(2)体征:患者一般状况与出血量密切相关。反复出血者可出现贫血貌,贫血程度与失血量成正比。大量出血者呈现面色苍白、血压下降、脉搏细速等休克征象。腹部检查:子宫大小与妊娠周数相符,较软,无压痛。胎儿先露部高浮,易并发胎位异常。胎心音听诊清楚,若出血量多,可使胎儿宫内缺氧甚至胎死宫内。当胎盘附着于子宫前壁时,可在耻骨联合上方听到胎盘杂音。

（二）病因

前置胎盘的发病可能与下述因素有关。

1.子宫内膜病变或损伤

多见于多次刮宫、分娩、子宫手术史、剖宫产等情况。

2.胎盘异常

如胎盘面积过大,存在副胎盘或膜状胎盘等均可发生前置胎盘。

3.受精卵发育迟缓

受精卵到达宫腔后,滋养层尚未具有着床能力,继续下行到达子宫下段,在该处着床发育即形成前置胎盘。

另外,高龄初产妇、经产妇及多产妇、吸烟及吸毒妇女是前置胎盘的高危人群。

（三）诊断与鉴别诊断

1.诊断

根据上述临床表现，可对前置胎盘及其类型做出初步判断。诊断有困难者，可采用下列辅助检查协助诊断。

（1）阴道检查：仅适用于终止妊娠前为明确诊断并决定分娩方式时。必须在有输液、输血及有手术条件的情况下方可进行。若诊断已明确或流血过多不应再做阴道检查。前置胎盘患者严禁肛查。

（2）B型超声检查：是辅助诊断前置胎盘的重要方法，可清楚显示子宫壁、胎先露部、胎盘及宫颈的位置，并根据胎盘边缘与宫颈内口的关系明确前置胎盘的类型。B型超声诊断前置胎盘时须注意妊娠周数，不宜过早诊断前置胎盘。若妊娠中期B型超声检查即发现胎盘前置者，可称为胎盘前置状态。

（3）产后检查胎盘及胎膜：产后应仔细检查胎盘胎儿面边缘有无血管断裂，可提示有无副胎盘。若前置部位的胎盘母体面有黑紫色陈旧性血块附着或胎膜破口距胎盘边缘小于7 cm，即可诊断前置胎盘。若行剖宫产，术中能直接了解胎盘位置，胎膜破口失去诊断意义。

2.鉴别诊断

前置胎盘主要应与胎盘早剥、前置血管破裂、胎盘边缘血窦破裂及宫颈病变等相鉴别。

（四）对母儿的影响

前置胎盘的患者可发生产后出血、植入性胎盘、产褥感染以及羊水栓塞等，同时早产及围生儿死亡率增高。

（五）处理

处理原则是抑制宫缩、止血、纠正贫血以及预防感染。应综合考虑患者前置胎盘类型、阴道流血量、有无休克、发病时间、产次、胎位、胎儿是否存活、是否临产等情况，做出相应的处理。

1.期待疗法

适用于妊娠小于34周、胎儿体重小于2 000 g、阴道流血不多、患者一般情况良好、胎儿存活者。目的是在保证孕妇安全的前提下尽可能延长孕周，提高围生儿存活率。期待不同于等待，期待是积极主动地做转化工作，即减少母亲出血、促进胎儿存活、适时分娩3个方面。应住院治疗，绝对卧床休息，定时间断吸氧，保持心态平静，并密切观察阴道流血量，监护胎儿宫内情况，积极纠正贫血及预防感染。必要时给予宫缩抑制药，如硫酸镁、硫酸沙丁胺醇等。需终止妊娠者，若胎龄小于34周，可用地塞米松促胎肺成熟。

2.终止妊娠

孕妇发生大出血或反复多量出血甚至休克者，无论胎儿是否成熟，应终止妊娠；胎龄达36周以上；胎儿成熟度检查提示胎儿肺成熟者；胎龄未达36周，出现胎儿窘迫征象或胎儿电子监护发现胎心音异常者，均可终止妊娠。

（1）剖宫产术：是目前处理前置胎盘最安全有效的方法，也是处理前置胎盘的主要手段，能迅速将胎儿娩出，结束分娩，达到止血目的，对母儿相对安全。术前应积极纠正贫血，预防感染等，在输液备血条件下做好抢救母儿准备。子宫切口的选择应根据前置胎盘类型与附着部位，尽量避开胎盘附着处以减少术中出血。胎儿娩出后立即子宫肌壁注射缩宫药，并在按摩子宫的同时，迅速徒手剥离胎盘。胎盘剥离面出血的止血最简便的方法是：在明胶海绵上放凝血酶或巴曲酶，迅速置于出血部位，再加湿热纱布垫压迫，持续10 min；或用可吸收线"8"字缝合开放血窦；或宫腔及子宫下段填纱条24 h后经阴道取出。以上方法无效时，可结扎子宫动脉、髂内动脉，甚至行子宫切除术。

（2）阴道分娩：仅适用于边缘性前置胎盘、枕先露、阴道流血不多、无头盆不称或胎位异常、短时间内能结束分娩者。应先行人工胎膜破裂，胎膜破裂后胎头下降压迫胎盘而止血，并可促进子宫收缩加速产程进展。若胎膜破裂后胎先露下降不理想，仍有出血或产程进展不顺利，应立即改行剖宫产术。

（3）转诊：患者大量阴道流血而当地无医疗条件处理时，应先输血、输液，补充血容量，在消毒条件下用无菌纱布行阴道填塞、腹部加压包扎以暂时止血，然后迅速转送到上级医院治疗。

（4）预防：做好计划生育，避免多产、多次刮宫及引产，严格执行人工流产术或分娩等手术时的无菌操作技术，防止产后感染，以减少前置胎盘的发生；要做好产前检查和孕期卫生指导工作，告之孕妇一旦出现妊娠晚期无痛性阴道流血时，应及时就诊。

三、前置血管

脐带为胎盘附属物，一般都附着在胎盘的中心或偏离中心；也有 5%～7%的脐带附着在胎盘的边缘，称球拍状胎盘；另有 1%～2%的胎盘不但附着在胎盘边缘，且在进入胎盘前有一段长度失去华通胶（Wharton's jelly），脐带由管状成为膜状，脐血管仅有一片羊膜皱襞围绕，状如张帆，称胎盘帆状附着或膜状附着（velamentous insertion，membranous insertion）。如帆状附着在子宫下段，有时甚至覆盖子宫颈内口，此时脐血管位于胎先露之前时，称前置血管（vasa previa）。前置的血管由于缺乏华通胶的保护，容易破裂，可以是晚期妊娠出血的原因之一，此病虽罕见，仅占分娩总数的 0.03%～0.05%，但胎儿死亡率高达 70%～100%。

（一）临床表现

前置血管的典型临床表现，按序为胎膜破裂、脐血管破裂、阴道失血、胎儿失血、胎儿死亡。也可表现为：

（1）并无胎膜及脐血管破裂、仅因胎先露压迫脐血管以致脐血流受压或中断而有胎儿窘迫或胎儿死亡。

（2）前置血管并未通过子宫颈内口，胎膜也无破裂，当子宫下段逐渐形成拉长时扯断脐血管而有阴道出血。

（3）胎膜破裂时并未延及血管，故无阴道出血，以后在产程中随着子宫颈口逐渐开大，胎膜裂口加大延及脐血管而有阴道出血。

（二）诊断

文献报道胎盘帆状附着在多胎妊娠时的发生率约 9～10 倍于单胎妊娠，即多胎时前置血管的发生率也相应增多。故在妊娠晚期或产程中如发现有少量阴道流血，伴有胎心率明显减慢或胎心监护仪显示有深度减速，尤其在双胎经除外胎盘早期剥离后，应警惕前置血管。偶可在产程中胎膜未破裂时，通过扩张的子宫颈口窥见前置血管而确定诊断。

（三）辅助诊断

1.直接观察到前置血管

包括羊膜镜、彩色 B 超检查等，在子宫颈口处直接观察到前置血管。

2.区别阴道出血来自孕妇或胎儿

（1）检出胎儿红细胞：Williamson（1912）提出将阴道血作涂片经 Wright 方法染色后观察是否有胎儿所特有的幼红细胞或有核红细胞而做出诊断。

（2）检出胎儿血红蛋白。

Apt 法：由 Apt（1955）所提出，此法简单方便，即取 2～3 mL 的阴道血或血性排液，与等量蒸馏水混合，经 2 000 rm 2 分钟离心后弃去上层液，取下层粉红色液按 5∶1 的比例加入 1 份 0.25 N（1%）氢氧化钠，如为母血则 2 分钟内因出现碱性血红蛋白复合物，溶液变成棕黄色，如为胎儿血则因胎儿血红蛋白对碱耐受而不变色。

Ogita 法：由 Ogita（1976）所提出，此法较为简单方便，不需离心机离心，所需血量也少，方法为在 5 滴 0.1 N 氢氧化钾溶液中加入 1 滴肝素化后的新鲜阴道血、振荡 2 分钟，然后加入硫酸铵混合液（50%硫酸铵 400 mL 加 10 N 盐酸 1 mL）10 滴，然后用毛细吸管吸取后，滴在过滤纸上，形成直径为 20 mm 的圆形湿迹。成人的变性血红蛋白和细胞碎屑集聚在中心，而胎儿的耐碱血红蛋白则在周边出现色环，检测时可另取母血作对照比较。

Loenderslool 法：由 Loenderslool（1979）所提出，此法更为简单，仅需两支试管，每支试管中放入 0.1 N 的氢氧化钾溶液 10 mL，然后第 1 管滴入几滴阴道血，第 2 管滴入母血，如阴道血中不含胎儿血则两管均于 20 秒内迅速变成棕黄色;如含有胎儿血则第一管保持粉红色不变。

电泳泳动度检查:Douglas 等(1981)根据孕妇和胎儿血红蛋白电泳泳动度不同的机制,取 0.5 mL 血做检查,经 1 h 后即可分辨,据报道正确性几乎达 100%。患有镰状细胞贫血或地中海贫血时,则母血中可含有胎儿血红蛋白而出现假阳性。

（四）治疗

足月妊娠时胎儿的血容量约为 300 mL,一般失血量在 30%～40%(75～90 mL)时可发生休克,失血量>40%(约 100 mL)时可致死亡,故前置血管破裂出血时,对胎儿的影响极大。一经诊断,如胎儿死亡,则争取经阴道分娩;如胎儿存活,应以剖宫产结束分娩。胎儿因失血可致贫血甚至失血性休克,出生后可予输血纠正。

（周金婷）

第十四章 羊水量异常

第一节 羊水过少

妊娠晚期羊水量少于 300 mL 者,称羊水过少(oligohydramnios)。羊水过少时,羊水呈黏稠、浑浊、暗绿色。羊水过少的发病率为 0.4%~4%。羊水过少严重影响围生儿的预后,据报道若羊水量少于 50 mL,胎儿窘迫发生率达 50% 以上,围生儿死亡率达 88%。

一、病因

羊水过少主要与羊水产生减少或者羊水吸收,外漏增加有关,临床上多见以下情况。

(1)胎儿畸形:如胎儿先天性肾缺如、肾发育不全,输尿管或尿道狭窄等畸形导致尿少或无尿而引起羊水过少。另有肺发育不全、短颈或巨颌畸形也可引起羊水过少。

(2)胎盘功能减退,灌注量不足,胎儿脱水,导致羊水过少。也有学者认为过期妊娠时,胎儿成熟过度,其肾小管对抗利尿激素的敏感性增高,尿量减少导致羊水过少,由过期妊娠导致羊水过少的发生率达 20%~30%。

(3)胎儿生长受限:慢性缺氧引起胎儿血液循环重新分配,主要供应脑和心脏,而肾血流量下降,胎尿生成减少致羊水过少。羊水过少是胎儿宫内发育迟缓的特征之一。

(4)羊膜病变:电镜观察发现羊膜上皮层在羊水过少时变薄,上皮细胞萎缩,微绒毛短粗、尖端肿胀、数目少,有鳞状上皮化生现象。细胞中粗面内质网及高尔基复合体也减少,上皮细胞和基膜之间桥粒和半桥粒减少。认为有些原因不明的羊水过少可能与羊膜病变有关。

(5)胎膜早破:羊水外漏速度超过羊水生成速度,导致羊水过少。

(6)孕妇患病:脱水、血容量不足,服用药物如利尿药、吲哚美辛等,均能引起羊水过少。

二、临床表现及诊断

(一)临床表现

(1)孕妇于胎动时常感腹痛,孕期检查发现腹围、宫高均较同期妊娠者小,子宫敏感性高,轻微刺激即可引起宫缩,临产后阵痛剧烈,宫缩多不协调,宫口扩张缓慢导致产程延长。常易发生早期胎儿宫内窘迫,羊水过少容易发生胎儿窘迫和新生儿窒息,增加围生儿死亡率。上海统计围生儿死亡率,羊水过少者较正常妊娠者高 5 倍。因此是重点防治的疾病之一。

(2)羊水过少发生在妊娠早期,胎膜可与胎体粘连,造成胎儿畸形,甚至肢体短缺。若发生在妊娠中、晚期,子宫四周的压力直接作用于胎儿,容易引起肌肉骨骼畸形,如斜视、曲背、手足畸形或胎儿皮肤干燥呈羊皮纸状。现已证实妊娠期胎儿吸入少量羊水有助于胎肺膨胀和发育,羊水过少可致肺发育不全。

(3)有学者认为对过期妊娠、胎儿宫内发育迟缓、妊高征孕妇,在正式临产前已有胎心变化,应考虑羊水过少的可能。

(二)B 型超声诊断法

近年此法对羊水过少的诊断取得很大的进展。B 型超声诊断羊水过少的敏感性为 77%,特异性为

95％,但其诊断标准尚未统一,妊娠 28～40 周期间,B 型超声测定最大羊水池与子宫轮廓相垂直深度测量法(AFV)≤2 cm 为羊水过少;≤1 cm 为严重羊水过少。近年提倡羊水指数(AFI)法,此法比 AFV 更敏感、更准确。将 AFI≤8.0 cm 作为诊断羊水过少的临界值;以≤5.0 cm 作为诊断羊水过少的绝对值。除羊水池外,B 型超声还发现羊水和胎儿交界不清,胎盘胎儿面与胎体明显接触以及肢体挤压卷曲等。

（三）羊水直接测量

破膜时以羊水少于 300 mL 为诊断羊水过少的标准,其性质黏稠、浑浊、暗绿色。另外,在羊膜表面常可见多个圆形或卵圆形结节,直径 2～4 mm,淡灰黄色,不透明,内含复层鳞状上皮细胞及胎脂。直接测量法最大缺点是不能早诊断。

（四）羊膜镜检查

如羊水过少可见羊膜紧贴胎头,同时可观察羊水性质有无污染,及早做出诊断。

三、治疗

(1)确诊有胎儿畸形者,应立即引产终止妊娠。

(2)羊水过少是胎儿危险极其重要的信息。若妊娠已足月,应尽快破膜引产,破膜后羊水少而且黏稠,有严重胎粪污染,同时出现胎儿窘迫的其他表现,估计短时间内不能结束分娩,在除外胎儿畸形后,应选择剖宫产结束分娩,剖宫产比阴道分娩可明显降低围生儿死亡率。

(3)近年来应用羊膜腔输液防治妊娠中晚期羊水过少取得满意效果。方法之一是产时羊膜腔安放测压导管及头皮电极监护胎儿,将 37 ℃的 0.9％氯化钠液,以每分钟 15～20 mL 的速度灌注羊膜腔,一直滴注至胎心率变异减速消失,或 AFI 达到 8 cm。通常解除胎心变异减速约需输注 0.9％氯化钠液 250 mL(200～300 mL)。通过羊膜腔输液可解除脐带受压,使胎心变异减速率、胎粪排出率以及剖宫产率降低,提高新生儿成活率,是一种安全、经济、有效的方法,但多次羊膜腔输液有发生绒毛膜羊膜炎等并发症的可能。

(4)无论有无宫内窘迫,均应做好新生儿抢救及复苏准备工作,因临产前后,由于宫缩时宫壁压迫脐带及胎体,易有胎儿宫内窒息。若羊水中有胎粪,在分娩时应特别注意预防新生儿胎粪吸入综合征的发生,避免诱发新生儿肺炎。

（王雪玲）

第二节　羊水过多

一、概念

正常妊娠时羊水量随孕周的增加而增多,最后 2～4 周开始逐渐减少,妊娠足月时约为800 mL,凡在妊娠任何时期羊水量超过 2 000 mL 者,称羊水过多,最高可达 20 000 mL。羊水过多的发病率文献报道为0.5％～1％,合并妊娠糖尿病者其发病率高达 20％。羊水过多时,羊水的外观、性状与正常者并无明显差别。临床常根据羊水形成情况将其分为急性羊水过多和慢性羊水过多。

二、诊断

（一）病史

1.现病史

(1)子宫明显大于妊娠月份:常于产前检查时发现宫高、腹围均明显大于同期妊娠子宫,妊娠图可见宫高曲线超出正常百分位数。

（2）呼吸困难：多见于急性羊水过多，常于孕 20～24 周发生，由于羊水快速增多，数日内子宫急剧增大，横膈上抬，出现呼吸困难，不能平卧，甚至出现发绀。腹部张力过大，患者可感到疼痛、食量减少、发生便秘。由于增大的子宫压迫下腔静脉，影响血液回流，可引起下肢及外阴部浮肿及静脉曲张。慢性羊水过多多发生在妊娠 28～32 周，数周内羊水缓慢增多，多数孕妇能适应，无明显自觉症状，多于产前检查时发现。

2.生育史

既往有不良生育史，如不明原因的流产、死胎、死产及新生儿畸形。

3.家族史

家族中可能有多胎、胎儿畸形等生育史。

（二）体格检查

腹部明显膨隆，宫高、腹围均明显大于妊娠月份，腹壁皮肤发亮、变薄。触诊时感到皮肤张力大，有液体震颤感，胎位不清，有时扪及胎儿部分有浮沉感，胎心遥远或听不到。如为急性羊水过多，则可有发绀、下肢及外阴浮肿及静脉曲张。

（三）辅助检查

1.实验室检查

如有羊水过多，通常需考虑有无胎儿畸形之可能，有开放性神经管缺陷的胎儿（如无脑儿、脊柱裂及脑脊膜膨出等），羊水中 AFP 值超过同期正常妊娠平均值 3 个标准差以上，而母血清 AFP 值超过同期正常妊娠平均值 2 个标准差以上。

2.特殊检查

（1）B超检查：以单一最大羊水暗区垂直深度测定表示羊水量的方法（AFD），超过 7 cm 即可考虑为羊水过多；若用羊水指数法（AFI），则大于 18 cm 为羊水过多。经比较，AFI 法显著优于 AFD 法，当 AFD 法发现羊水过多时需以 AFI 法测定羊水量。B超可见胎儿在宫腔内只占小部分，胎儿与子宫壁间的距离增大，肢体呈自由体态，漂浮于羊水中，并可同时发现胎儿畸形、双胎等。

（2）羊膜囊造影及胎儿造影：可了解胎儿有无消化道畸形，但羊膜囊造影可能引起早产、宫内感染，且造影剂、放射线对胎儿有一定损害，应慎用。

三、鉴别诊断

诊断羊水过多时需与双胎、葡萄胎、巨大儿、胎儿水肿等相鉴别。

（一）双胎妊娠

宫高、腹围明显大于妊娠月份，产科检查时可触及两个胎头，可于不同部位闻及两个频率不同的胎心音，B超可见两个胎头光环及两个胎心搏动。

（二）葡萄胎

停经后有不规则阴道出血史，有时阴道可排出葡萄串样组织，早孕反应较剧。体检时子宫明显大于妊娠月份，但宫体较软，不能触及胎体，不能闻及胎心音。B超可见增大的宫腔内充满弥散分布的光点和小囊样无回声区，呈落雪状图像，无胎儿结构及胎心搏动征，血 β-hCG 明显高于同期妊娠。

（三）巨大儿

孕妇常合并有糖尿病史及巨大儿分娩史。产科检查发现宫高、腹围大于正常妊娠月份，先露高浮。B超提示胎头双顶径大于 10 cm，胎儿腹围及股骨长径均大于同期胎儿。

四、治疗

羊水过多的围产儿死亡率为 28%，其处理主要取决于胎儿有无畸形和孕妇自觉症状的严重程度。

（一）有胎儿畸形的羊水过多

羊水过多合并胎儿畸形，在患者知情同意并签字的基础上及时终止妊娠。

（二）无胎儿畸形的羊水过多

羊水过多，经检查证实胎儿正常时，应根据羊水过多的程度与胎龄决定处理方法。

1.前列腺素抑制剂治疗

吲哚美辛（消炎痛）有抑制利尿的作用，它可以抑制胎儿排尿而治疗羊水过多。具体用量为每天2.2～2.4 mg/kg，用药时间1～4周，羊水再次增加时可重复应用。用药期间应每周做一次 B 超监测。鉴于吲哚美辛（消炎痛）在妊娠晚期有使胎儿动脉导管闭合的作用，该药不宜长期应用。

2.羊膜腔穿刺放羊水

对于孕周比较早，胎儿不成熟，症状又比较明显的患者，可以行羊膜腔穿刺放出部分羊水。为了避免宫腔内压力骤减引起胎盘早剥，每小时放出羊水的速度不宜超过 500 mL，一次不超过 1 500 mL。经此治疗，多数患者的症状可以很快消失，如果再次发生羊水过多而引起明显的临床症状，可以重复此手术。

3.高位破膜

羊水过多而胎儿足月，需要终止妊娠时，可以采用高位破膜。用破膜器械自宫颈口沿胎膜向上送入15～16 cm 处刺破胎膜，使羊水缓慢流出，以免宫腔内压力骤减而引起胎盘早剥。破膜放羊水过程中应注意血压、脉搏及阴道流血情况。放羊水后，腹部放置沙袋或加腹带约束，以防休克。破膜后 12 h 仍无宫缩时，需用抗生素预防感染。若 24 h 仍无宫缩，可用缩宫素，前列腺素等引产。

（王雪玲）

第十五章 胎儿生长发育异常

第一节 胎儿生长受限

一、概述

(一)定义

胎儿生长受限(fetal growth restriction,FGR)是指孕37周后,胎儿出生体重<2 500 g,或低于同孕龄平均体重的两个标准差,或低于同孕龄正常体重的第10百分位数。是围生期主要并发症之一。

中医对胎儿生长受限的论述,最早见于《诸病源候论》,称为"妊娠胎萎燥",《妇人规》则称"胎萎不长"。

(二)本病特点

(1)妊娠期腹形与相应月份不符。

(2)胎儿存活。

(3)影响胎儿发育,围生儿死亡率为正常儿的4～6倍。

(三)分类

根据胎儿的生长特征,一般将胎儿生长受限分3型。

1.内因性均称型

属于原发性胎儿生长受限,抑制生长的因素在受孕时或在妊娠早期,致胎儿内部异常;或由遗传因素引起。

特点:体重、身长、头径均相称,但小于该孕龄正常值。外观无营养不良表现,器官分化或成熟度与孕龄相符,但各器官的细胞数均减少,脑重量轻;胎盘小,细胞数少;胎儿无缺氧表现;半数胎儿有先天畸形,预后不良。产后新生儿脑神经发育障碍,伴小儿智力障碍。

2.外因性不均称型

属于继发性生长发育不良。孕早期胚胎发育正常,至孕晚期才受到有害因素的影响,如妊高征、高血压、糖尿病,致使胎盘功能不全。

特点:新生儿发育不均称,身长、头径与孕龄相符而体重偏低,外表呈营养不良或过熟儿状态。各器官细胞数正常,但细胞体积缩小;胎盘体积正常,常有梗死、钙化等。出生时新生儿常伴有低血糖。

3.外因性均称型

为上述两型之混合型,多由母儿双方的影响和缺乏叶酸、氨基酸、微量元素或有害药物所致。致病因素虽是外因,但在整个妊娠期间均发生影响。

特点:身长、体重、头径相称,但均较小,外表有营养不良表现。各器官体积均缩小。胎盘小,外表正常。宫内缺氧不常见,存在代谢不良。约60%病例脑细胞数减少。新生儿常有明显的生长与智力障碍。

二、病因病理

(一)中医病因病机

主要病机为先天禀赋虚弱,或孕后将养失宜,胎失所养而胎萎不长。

(1)气血虚弱:素体虚弱,气血不足;恶阻重,化源不足;胎漏下血,耗伤气血;致使气血虚弱,胎失所养,胎萎不长。

(2)肾气亏损:素体肾虚,两精不实;孕后房事不节,致使肾精(气)不足,胎失所养,胎萎不长。

(3)阴虚血热:素体阴虚、久病伤阴、孕后过食辛辣之品,致使邪热灼伤阴血,胎失濡养,胎萎不长。

(二)西医病因病理

(1)孕妇因素:①遗传因素;胎儿遗传性疾病。②营养因素:孕妇偏食、妊娠剧吐、摄入蛋白质及维生素不足。③妊娠病理:如妊娠高血压疾病、胎盘早剥、前置胎盘、过期妊娠等。④妊娠合并症:如心脏病、慢性高血压、肾炎、贫血等使胎盘血流量减少。⑤其他:孕妇吸烟、酗酒、缺乏微量元素、接触放射线等。

(2)胎儿因素:胎儿本身发育缺陷、胎儿代谢功能紊乱、胎儿宫内感染等。

(3)胎盘、脐带因素:胎盘异常、脐带过长、过细、扭转、打结等,影响胎儿营养物质供应。

三、诊断

(一)病史

(1)有孕期子宫增长较慢病史。

(2)有引起FGR的高危因素。

(3)有FGR、先天畸形、死胎的不良分娩史。

(4)生活不良嗜好。

(5)工作中接触有害物理、化学物质。

(二)症状

妊娠腹形或子宫、胎儿小于相应妊月。

(三)体征

核清实际孕龄,测量宫高、腹围、体重,推测胎儿大小,胎儿发育指数=宫高(cm)-3×(月份+1),指数在-3和+3之间为正常。小于-3提示有FGR的可能。妊娠晚期孕妇每周体重增加0.5 kg,若停滞或增长缓慢时有FGR的可能。

(四)辅助检查

(1)B超检查:①孕36周前,胎儿头双顶径(BPD)每两周增长<2 mm。若增长4 mm可排除胎儿生长受限。②孕32周后,腹径小于双顶径,高度怀疑为不均称型胎儿生长受限。若头围、腹围均小于正常,为均称型胎儿生长受限。③羊水量过少时,半数以上为胎儿生长受限。④脐动脉及子宫胎盘血流速度波型异常时,应高度怀疑胎儿生长受限。

(2)实验室检查:①测定尿雌三醇,可以诊断胎盘代谢功能不良。②取羊水做胎儿成熟度检查。③做羊水培养,染色体核型分析。④甲胎蛋白测定,了解胎儿是否畸形。

综上,初步诊断FGR应在1~2周后复查,不可以一次性测量数值而确诊。

四、鉴别诊断

应与死胎相鉴别:除有宫体小于妊娠月份的特点外,检查无胎心胎动。

五、治疗

(一)中医辨证治疗

1.辨证要点

妊娠期间,腹形明显小于正常妊娠月份,胎儿存活。①虚证:大多由气血不足,胎失所养渐至胎萎不长。②实证:大多由邪毒入侵,伤及胞宫、胞脉、胎元而致胎萎不长。

2.论治原则

胎萎不长的病因虽有气血虚弱、肾气亏损,阴虚血热等几方面,但气血虚弱是其最根本、最常见的病因。因此本病治疗重在助其母气,补脾益肾,滋其化源,而胎自长。①虚证:虚者补之。②实证:实者泄之。

3.分型论治

(1)气血虚弱:①主证:妊娠中晚期,腹部增大或子宫底高度明显小于正常孕月,胎儿存活。②兼证:身体虚弱,面色萎黄或㿠白,头晕气短,疲乏懒言。③舌脉:舌质淡,苔薄白,脉细弱无力。④治则与方药治则:益气养血,滋养胎元。方药:胎元饮。

(2)肾气亏损:①主证:妊娠中晚期,腹形小于正常妊娠月份,胎儿存活。②兼证:腰膝酸软,或形寒怕冷,四肢不温,头晕耳鸣,倦怠乏力。③舌脉:舌淡,苔白润,脉沉细。④治则与方药治则:补肾益气,填精养胎。⑤方药:寿胎丸加党参、覆盆子、桑椹子。

(3)阴虚血热:①主证:妊娠中晚期,腹形小于正常月份,胎儿存活。②兼证:手足心热,烦躁不安,颧赤唇红,口干喜饮。③舌脉:舌质红,苔薄少津,脉细数。④治则:滋阴清热,养血安胎。⑤方药:保阴煎加枸杞子、桑椹子。

上述各证型若出现有血瘀兼证,酌选当归、丹参以活血化瘀,增强胎盘灌注量。

(二)西医治疗

对已确诊的FGR,怀疑均称型胎儿生长受限,要排除染色体异常所致,并终止妊娠。对不均称型胎儿生长受限,则应进行促胎儿生长治疗。

(1)左侧卧位休息,以改善子宫胎盘循环。

(2)注意营养,高热量、高蛋白饮食。

(3)间断给氧,每次15～30 min,每日2次。

(4)10％葡萄糖液1 000 mL加入维生素C 2 g,静滴,每日1次,7～10 d为1个疗程。

(5)10％葡萄糖液500 mL、低分子右旋糖酐500 mL、复方丹参液20 mL、复方氨基酸液250 mL,静脉滴注,每日1次。7～10 d为1个疗程,可以疏通微循环,降低血液黏稠度,改善胎盘绒毛间隙供血。

一般用2个疗程后观察宫高、腹围增长情况,B超监测胎儿双顶径增长情况,决定是否继续治疗。

(6)积极治疗慢性疾病,防止疾病的加重和并发症发生。

(7)监测胎儿宫内安危状态。

(8)适时分娩:①胎儿生长受限治疗后,无内科及产科合并症,各项检测示胎儿继续增长,胎动活跃,胎盘功能良好者可继续妊娠,但不宜超过预产期。②如有内科及产科合并症,而经过治疗后胎盘功能继续减低,估计胎儿在宫内有危险时,应考虑剖宫产终止妊娠。③如在孕36周前终止妊娠,应运用地塞米松10 mg,肌注,每日1次,连用3 d,以促胎肺成熟。④决定阴道分娩者,应密切观察产程的进展及母儿的情况,如发现产程停滞或胎儿宫内窘迫,应立即行剖宫产术。⑤新生儿的处理:分娩前做好抢救准备,补液,预防感染。

(张玉芳)

第二节　胎儿畸形

胎儿畸形泛指出生前胎儿期形成的各种异常,包括形态结构和功能方面的异常。形态结构的异常主要有3种:①先天畸形:指由于胚胎内部有异常而不能正常发育所致的结构缺陷。②先天变形:指胚胎内部无异常,本来可以发育成正常的胎儿,由于外界有不正常压力的压迫胎儿造成的结构改变。③先天阻断症:指原来已经正常发育好的组织又受到了宫内的损坏。本节主要介绍的是胎儿先天畸形,其发生的原因很多,主要与遗传、环境、食物、药物、微生物感染、母儿血型不合等有关。在围生儿死亡中胎儿畸形占第一位。

一、染色体异常综合征

(一)21-三体综合征(21 trisomy syndrome)

即先天愚型(mongolism),是人类最常见的一种染色体病,也是人类第 1 个被确诊的染色体病。自 1866 年由英国医师 Langdom Down 首次对此病作过临床描述,故称唐氏综合征(Down syndrome)。1959 年法国 Lejeune 首先发现此病是由于多了一条 21 号染色体,故称 21-三体综合征。1965 年,Yunis 用放射自显影及染色体显带技术确定,此额外的染色体根据大小应是第 22 号染色体,但考虑到临床上将 21-三体这一名称已习为所用,因此,在 1971 年的巴黎会议决定仍沿用 21-三体这一名称,但在 Denver 体制的排号配对中,将第 21、22 号排序颠倒一下,即将较小的一对算作第 21 号排在 22 号前面,而较大的 22 号排在后面。该病发生的主要原因是由于父母的生殖细胞减数分裂时染色体不分离。其发生也与母亲的年龄、射线接触、病毒感染、服用致畸药物以及遗传因素等有关(表 15-1、15-2)。

表 15-1   21-三体综合征的主要特征

发病部位	症状	出现频率
发病率		1/600~1/800 新生儿
一般情况	男女均可发病,寿命长短不一。如无严重的心脏畸形。可活至成年。成活者有患白血病的倾向	
精神、神经	严重智力低下,IQ 最低<25	100%
	肌张力低下	100%
头部	小头畸形	50%
	枕骨扁平	53%~82%
	秃发	非常常见
	发际低	80%
颈部	皮肤赘生褶	80%
面部	戏剧性表情(无意识的做鬼脸)	90%
眼	眼距宽、外眼角上斜	80%
内眦赘皮	50%	
鼻	鼻根地平	90%
口	伸舌(有时流涎,特别是婴幼儿)	100%
	上颌发育差、腭弓高、短而窄	95%
心脏	各种先天性心脏病(常见室间隔缺损)	50%
手	手短而宽	60%
脚	第 1 和第 2 趾间距宽	65%

表 15-2   母亲年龄与 21-三体综合征发生率的关系

母亲年龄(岁)	21 三体综合征发生率
<25	1:1800
25~29	1:1500
30~34	1:800
35~39	1:250
40~44	1:100
>45	1:50
平均	1:650

此病男性患者无生育能力，50%为隐睾。女性患者偶有生育能力，所生子女 1/2 将发病，故须注意加强优生指导。另外，该病患者 IgE 较低，易发生呼吸道感染等，死亡率高。已经证明超氧化物歧化酶1(SOD-1)基因位于第 21 号染色体上，而此病患者的 SOD-1 要比正常人高(1.45∶1)。故认为此酶的增高与 21 三体患者的痴呆症状有关。

目前，该病的诊断必须依靠产前胎儿细胞或产后新生儿染色体核型分析才能够确定诊断。由于该病仍无法治疗，所以应依靠及时、准确的产前筛查以尽早终止妊娠而减少该病患儿的出生。

近 10 年来，对唐氏综合征的产前筛查一直受到学者的重视，使得该领域的进展很快。从最初的孕妇年龄筛查发展到母体血清标志物筛查和超声筛查；从羊膜腔穿刺检查发展到早期绒毛膜活检和非创伤性母血中直接分离胎儿细胞；从胎儿细胞的染色体型分析发展到现在可用荧光原位杂交技术来诊断胎儿细胞的染色体异常。

妊娠早期，唐氏综合征与胎儿颈部透明度(NT)增高(B 超测定)和孕妇血清 FreeB hCG 升高及妊娠相关蛋白(PAPP-A)有关。NT 已被单独结合另两项血清标志物(结合试验)应用于其他筛查报告中。尽管这两项的血清标志物筛查试验的可靠性很高，但 NT 检查的可靠性是不确定的，这种不确定性导致妊娠早、中期筛查试验是否完善的争论。

妊娠中期筛查唐氏综合征，在过去的 10 年当中已被广泛采用，即根据就诊孕妇的不同血清标志物，再结合孕妇年龄得出该孕妇妊娠唐氏综合征胎儿的危险度。怀有患病胎儿时，孕妇血清中 AFP 和游离雌三醇降低，而 HCG 升高。测定该 3 种标志物的浓度，再结合年龄，组成了被广泛使用的 3 项试验。在通常的试验情况下，大约 5%或更多已接受筛查试验的孕妇，需作羊水穿刺以保证 60%～80%患病的胎儿被查出。大部分的筛查试验阴性的孕妇的胎儿是正常的，但假阳性结果仍然引起相当的恐慌。但通过联合筛查试验，这样的孕妇人数大为降低了，应该是较为可行的一种方法。

唐氏综合征的产前筛查是一种造福社会与家庭的事情，与肿瘤等疾病的早期筛查相比，明显地经济与高效。虽然目前广泛使用着妊娠中期的筛查，但随着联合筛查试验不断被认识，相信在不久的将来，它将会从现在的研究阶段进入到临床的常规应用中。

(二)18-三体综合征(Edward 综合征)

该病于 1960 年首先报告，发生率占新生儿的 0.3%，女∶男，为 3∶1，多数在胚胎期流产。该病的发生一般认为是由于母亲卵子减数分裂发生不分离所致，与母亲年龄、遗传、射线及病毒感染等有关。

1.诊断要点

(1)临床表现：生长发育迟缓、眼裂狭小、耳畸形低位、小颌、胸骨短小、骨盆小、船形足，手呈特殊指交叉握拳状，即拇指紧贴掌心，3、4 指紧贴手掌，2、5 指压于其上，肌张力高，90%有先天性心脏病，以室间隔缺损及动脉导管未闭多见。25%患者表现有通贯手。

(2)染色体诊断同上。

(3)超声检查。

2.治疗

90%以上在胚胎早期自然流产而淘汰，除极少数患儿存活较长时间外，一般患儿于出生后仅存活 2 个月左右。肺炎、心脏畸形及多种其他畸形是导致患儿死亡的主要原因。产前诊断一旦确立，应征求孕妇及家属的意见进行引产。

二、单基因异常综合征

即单基因畸形综合征，临床可根据染色体结构改变并结合家系分析进行诊断，这里对可能造成分娩困难的 X 连锁脑积水综合征(家族性脑积水)做一介绍，该病为 X 连锁隐性遗传病，因大脑导水管狭窄造成脑室内外有大量脑脊液(500～3 000 mL)蓄积于颅腔内，致颅腔体积增大，颅缝明显变宽，囟门显著增大。

(一)诊断要点

(1)若为头先露，在耻骨联合上方触到宽大、骨质薄软、有弹性的头。胎头大于胎体并高浮，胎头跨耻征阳性。阴道检查可见盆腔空虚,胎先露部过高,颅缝宽,囟门大且紧张,颅骨软而薄,触之有如乒乓球的感觉。

(2)辅助检查:B型超声检查在孕20周后,若脑室率(中线至侧脑室侧壁距离/中线致颅骨内缘距离)>0.5,应考虑脑积水的存在。胎头周径明显大于腹周径,颅内大部分被液性暗区占据,中线漂动。

(二)处理

应主要考虑母亲安全,若为头先露,确诊后应引产。宫口开大3 cm行穿颅术,放出脑脊液。

三、多基因异常

神经管缺陷(Neural Tube Defects,NTDs)。NTDs系在胚胎发育早期(妊娠21～28 d),由于受到某些致畸因子的作用,使神经管不闭合所出现的一系列先天畸形。主要包括无脑儿、脑膜或脑膨出、脊柱裂。无脑儿生下后即死亡,而脊柱裂根据病变的部位及程度可存活而残废。NTDs是国内最高发的先天畸形,全国发生率为2.7‰,许多发达国家NTDs发生率均在1‰左右。NTDs主要为多基因遗传病,发病与环境关系密切,在我国北方七省NTDs发生率为7‰,最高发生地为山西省。本病女胎多见,有人认为与绒毛膜促性腺激素(HCG)不足或胚胎受体细胞对HCG不敏感有关。现研究认为妊娠早期多种维生素及叶酸或维生素B_{12}的缺乏以及高热或接触高温、桑拿浴等都与本病发生有关。本病可以在妊娠中期做母血清AFP测定,并辅以B型超声诊断,必要进行羊水穿刺做AFP及乙酰胆碱酯酶的测定。AFP是糖蛋白,由胎儿肝脏及卵黄囊合成,其产生在胎儿具有时间规律,在母体中也有相似的规律。一般妊娠16周就可以从母血中检测到,32周达高峰,以后逐渐降低。胚胎发育到23～25d前、后神经孔相继封闭、形成一个不与外周相通的神经管,如未能正常闭合则形成开放性神经管畸形如无脑儿、脊柱裂等。当胎儿存在这类畸形时,脑脊液中的AFP可直接进入羊水,造成羊水AFP水平显著升高。胎儿期神经尚未分化成熟,可溶性胆碱酯酶进入脑脊液较成人多,故通过检测此酶也可诊断神经管缺陷,并且其准确性较AFP更高。

(一)无脑儿(anencephalus)

是先天畸形胎儿中最常见的一种,女胎比男胎多4倍。

1.诊断要点

(1)临床表现:特殊外观为无颅盖骨,双眼突出,颈短,若伴羊水过多常早产,否则为过期产。分两种类型,一种是脑组织变性坏死突出颅外,另一种类型是脑组织未发育。

(2)体征:腹部检查时,感觉胎头较小。肛门检查和阴道检查时,可扪及凹凸不平的颅底部。

(3)辅助检查:如上所述,孕母血清标志物AFP、HCG等结合B型超声检查多可确诊。超声检查可在孕10周对无脑儿做出诊断。

(4)鉴别诊断:应与面先露、小头畸形、脑脊膜膨出相区别。大的脑脊膜膨出常伴有大面积颅骨缺损。孕14周后B型超声探查见不到圆形颅骨光环,头端有不规则瘤结,也可行X线摄片,无颅盖骨即可确诊。

2.处理

无脑儿无存活可能,一经确诊应引产,分娩多无困难,偶尔因头小不能充分扩张软产道而致胎肩娩出困难,需耐心等待。如伴有脑脊膜膨出造成分娩困难,可行毁胎术或穿颅。

(二)脊柱裂(spina bifida)

属脊椎管部分未完全闭合的状态。胎儿脊柱在孕8～9周开始骨化,骨化过程若椎体两半不融合则形成脊椎裂,多发生在胸腰段,孕18周是发现的最好时机,20周后表现明显,B型超声检查可见脊柱间距变宽或形成角度呈V或W形,脊柱短小,不规则弯曲,不完整。严重者应终止妊娠。

四、其他

如环境、药物、微生物感染等所致的畸形,本节不做介绍。

(张玉芳)

第三节 巨大儿

一、发病特点

胎儿出生体重超过 4 000 g 者称巨大儿,或者不考虑孕周或性别,出生体重超过同孕龄正常体重的第 90 百分位数。前者应用较后者更广泛。巨大儿手术产率及死亡率均较正常胎儿明显增高。尤其因胎儿过大导致肩难产,更易造成围生儿损伤。

二、发生率

关于巨大儿的发生率,因种族和诊断标准不同,各国报道相差悬殊。国内研究结果显示,巨大儿的发生率为 5.62％～6.49％,国外发生率为 7.9％～12.2％,近年来,巨大儿的发生有上升的趋势,国内从 1994 年 6.64％上升到 1999 年的 8.71％,总发生率为 7.50％。

三、高危因素

(1)遗传因素。

(2)胎儿性别。

(3)先天性胰岛素升高综合征。

(4)过期妊娠:过期妊娠巨大儿的发生率较足月妊娠发生率增加 3～7 倍,肩难产发生率增加 2 倍。

(5)母亲身高与孕前母亲体重指数:母亲身高不低于 170 cm,或孕前体重指数不低于 30 kg/m²,巨大儿的发生率明显增加。

(6)孕期营养状况和运动:孕妇孕期营养摄入过剩、饮食结构不合理、孕期运动较少,易造成脂肪积累,巨大儿发生率增加。摄入高脂肪、高糖、高能量食品。

(7)母亲血糖水平:糖尿病孕妇巨大儿的发生率为 12.8％～36％,而无糖尿病孕妇的发生率仅为 5％～8％。

(8)产次:巨大儿多见经产妇,有资料报道胎儿体重随分娩次数增加而增加。

四、对母儿的影响

(一)对母体的影响

(1)胎儿较大,难产、肩难产机会增大,增加剖宫产率、助产率。

(2)经阴道分娩时可造成母体软产道严重裂伤。

(3)因产程过长、子宫过于膨大、子宫收缩乏力,可造成产后出血。

(4)造成盆底肌肉松弛、盆腔脏器脱垂或尿失禁。

(二)对胎儿的影响

(1)助产机会增加,可造成产伤,如臂丛神经损伤、锁骨骨折、肩难产、颅内出血等。

(2)新生儿窒息发生率增加,死亡率增加。

五、处理

(一)妊娠期

对既往有巨大儿分娩史或产前发现胎儿大者,需检查有无糖尿病及糖耐量异常。如有应积极控制血糖。于孕 36 周后根据胎盘功能、胎儿成熟度及血糖控制情况,择期终止妊娠。由于妊娠期糖尿病胎儿的头周径明显小于孕龄相应的非妊娠期糖尿病胎儿,而前者的腹周径、肩周径均大于后者,更易发生肩难产。

（二）分娩期

应根据宫高、腹围、B超检查，尽可能准确地推算出胎儿体重，并结合骨盆测量决定分娩方式。

1.剖宫产

估计非糖尿病孕妇胎儿体重，＞4 500 g或糖尿病孕妇，＞4 000 g，即使骨盐正常，但为预防母儿产时损伤应剖宫产终止妊娠。

2.经阴道分娩

巨大儿因胎头大，不易入盆，易出现原发性或继发性宫缩乏力，导致产程延长、停滞。若有头盆不称，应及时剖宫产。若胎头已下降，胎头双顶径在坐骨棘下3 cm、宫口已开全者，应作较大的会阴后一侧斜切行胎头吸引或产钳助产术，同时需警惕肩难产的发生。分娩后应行宫颈及阴道检查，了解有无软产道损伤，并预防产后出血及产褥感染。

3.肩难产的预防和处理

凡胎头娩出后，胎儿前肩被嵌顿于耻骨联合上方，用常规助产手法不能娩出胎儿双肩，称为肩难产。巨大儿产时并发症主要来自于肩难产。肩难产可造成新生儿臂丛神经麻痹、新生儿窒息、新生儿骨折、颅内出血以及产后出血、软产道裂伤等。肩难产发生突然，情况紧急，若处理不当，将导致母婴严重并发症。可通过一些助产手法娩出胎肩，如屈大腿法、压前肩法、旋肩法、牵后臂娩后肩法和断锁骨法等。胎儿娩出前要做好新生儿复苏准备。

4.新生儿处理

预防低血糖，于生后1～2小时开始喂糖水，及时开奶；注意新生儿高胆红素血症、低钙血症的发生。

（张玉芳）

第四节　死　胎

一、概述

（一）定义

妊娠20周后胎儿在子宫内死亡者称死胎（fetal death），胎儿在分娩过程中死亡，称死产（stillbirth），亦是死胎的一种。本病相当于中医学"胎死不下"，亦称"胎死不能出""胎死腹中"。

（二）本病特点

胎死腹中，日久不下，容易发生凝血机制障碍，可危及孕母生命。

二、病因病机

（一）中医病因病机

主要病机：虚者气血虚弱，无力运胎外出；实者瘀血、湿浊阻滞碍胎排出。

1.气血虚弱

素体虚弱；孕后失养；致使气血亏虚，胎失所养，胎死腹中，气虚失运，血虚不润，不能促胎外出。

2.瘀血阻滞

孕期跌仆外伤；寒凝血瘀；致使瘀阻冲任，损及胎元，胎死腹中，复因瘀血内阻，产道不利，碍胎排出。

3.湿阻气机

素体脾虚，孕后劳倦伤脾，脾虚失运，湿浊内停；困阻气机，胎失所养；气机不畅，胎死腹中。

（二）西医病因病理

引起死胎的原因主要有两大类。

1.遗传基因突变和染色体畸变

如双亲患有遗传病可引起胚胎的基因及染色体畸变,导致胎儿畸形、流产或死亡;在妊娠早期宫内感染者,可使胎儿死亡;妊娠期应用对胎儿有致畸作用的药物可使遗传基因发生突变,致染色体畸变,最终导致胎儿死亡。

2.胎儿缺氧

胎儿缺氧是造成死胎最常见的原因,约50%死胎是胎儿宫内缺氧所致,引起缺氧的因素如下。

(1)母体因素:妊娠期合并慢性肾炎、慢性高血压及妊娠期高血压疾病;妊娠合并重度贫血、心力衰竭、肺心病者;各种产前出血疾病如前置胎盘、胎盘早剥、子宫破裂、创伤等常导致胎死宫内;子宫的张力过大或收缩过强、子宫旋转过度、子宫肌瘤、子宫畸形等;妊娠合并糖尿病、胆汁淤积症、溶血性疾病等。

(2)胎儿因素:严重的胎儿心血管系统功能障碍、胎儿畸形易发生流产和死胎。

(3)胎盘因素:是引起胎儿宫内缺氧、死胎的重要因素。过期妊娠、胎盘结构异常如轮状胎盘、膜状胎盘,胎盘早剥、前置胎盘、胎儿宫内发育迟缓、胎盘感染等。

(4)脐带异常:脐带先露、脐带脱垂、脐带缠绕及脐带打结等是引起死胎最常见的原因。

三、结局

(一)浸软胎(macerated fetus)

胎儿的皮肤很软,触之脱皮。皮肤色素沉淀而呈暗红色,内脏器官亦变软而脆,头盖骨的结缔组织失去弹性而重叠。

(二)压扁胎(fetus compressus)

胎儿死亡后,羊水被吸收,同时胎盘循环消失而发生退化,身体构造互相压迫,形成枯干现象。

(三)纸样胎(fetus papyraceus)

少见。双胎妊娠一个胎儿死亡,另一个继续妊娠,已死亡的胎儿枯干类似纸质。纸样胎是压扁胎的进一步变化。

(四)凝血功能障碍

胎儿死亡3周以上仍未排出,由于退行性变的胎盘组织释放促凝物质进入母体血内,激活母体凝血系统而引起弥散性血管内凝血(DIC),致血中的纤维蛋白原和血小板降低,最终导致难以控制的大出血。

四、诊断

(一)临床表现

孕妇自觉胎动消失,子宫不再继续增大,乳房松软变小,全身乏力,食欲缺乏。胎儿在宫内死亡时间越长,发生DIC的机会越高。

(二)检查

(1)腹部检查发现宫高与停经月份不相符,无胎动及胎心音。

(2)B型超声检查是诊断死胎最常用、最方便、最准确的方法。可显示胎动和胎心搏动是否消失。若胎儿死亡过久,可显示颅骨重叠、颅板塌陷、颅内结构不清,胎儿轮廓不清,胎盘肿胀。

五、鉴别诊断

需与胎萎不长相鉴别:两者均发生在妊娠中晚期,腹形增大与宫底高度较孕月小,有相似之处。但胎萎不长者,胎儿仍存活,有胎心胎动;而胎死腹中者,胎儿已死在宫内,无胎心胎动。B超检查可予鉴别。

六、治疗

（一）中医辨证治疗

1.辨证要点

根据腹痛性质、出血特点、兼证及舌脉辨其虚实。

2.论治原则

治疗大法以下胎为主。但须根据母体的强弱，证之虚实，酌情用药，不宜概行峻攻猛伐之品，避免导致不良后果。胎死日久，易发生凝血机制障碍，有出血倾向，应予注意。

3.分型论治

（1）气血虚弱。①主证：孕期胎死胞中不下，小腹隐痛，或有冷感，或阴道流淡红色血水。②兼证：头晕眼花，心悸气短，精神倦怠，面色苍白。③舌脉：舌淡，苔白，脉细弱。④治则：益气养血，活血下胎。⑤方药：救母丹。

（2）瘀血阻滞。①主证：孕期胎死胞中不下，小腹疼痛，或阴道流血，紫黯有块。②兼证：面色青黯，口出恶臭。③舌脉：舌紫黯，脉弦涩。④治则：健脾除湿，行气下胎。⑤方药：脱花煎。

（3）湿阻气机。①主证：孕期胎死胞中不下，下腹冷痛，阴中流出黏腻黄汁。②兼证：胸腹满闷，口出秽气，神疲嗜睡。③舌脉：苔白厚腻，脉濡缓。④治则：健脾除湿，行气下胎。⑤方药：平胃散。若药物治疗无效时，可以手术治疗。

（二）西医治疗

凡确诊死胎尚未排出者，无论胎儿死亡时间长短均应积极处理。

（1）胎儿死亡不久者，可直接采用羊膜腔内注射药物引产或前列腺素引产，术前详细询问病史，判断是否合并有引起产后出血及产褥感染的疾病，如肝炎、血液系统疾病等，并及时给予治疗。

（2）若死胎超过3周仍未排出，应常规检查凝血功能，包括纤维蛋白原、血小板计数、凝血酶原时间等，若纤维蛋白原<1.5 g/L，血小板计数<100×10^9/L时，应给予肝素治疗，剂量为0.5 mg/kg，每6小时给药1次。一般用药24～48 h后即可使纤维蛋白原和血小板恢复到有效止血水平，然后再行引产，术前应备新鲜血，以防产后出血和感染。

（3）引产方法有：①羊膜腔内注射药物引产。②缩宫素引产。③米非司酮配伍前列腺素引产。④前列腺素 PGE$_2$ 阴道栓剂引产。

（张玉芳）

第十六章 妊娠期高血压疾病

一、病因及发病机制

确切的病因及发病机制尚未定论，主要有以下几种学说。

(一)血管内皮细胞损伤学说

支持证据有：①血管内皮细胞完整性受损，可致使血管通透性增加，导致组织水肿、血液浓缩等。②病理上可有肾小球内皮细胞增生症，表现为肾小球内毛细血管内皮细胞增大，胞浆内高电子密度包涵物阻塞毛细血管，螺旋形小动脉纤维素样坏死以及患者可出现广泛的微血管病理损害，表现为溶血、肝酶升高及血小板减少(HELLP)综合征。③血管内皮损伤可造成血管收缩因子与血管舒张因子以及促凝血因子与抗凝血因子之间平衡失调。生化指标可见到有丝分裂原、内皮素、血栓素 B_2(TXB$_2$)和 β-血栓素增加、一氧化氮(NO)等减少。

(二)子宫—胎盘或滋养细胞缺血学说

目前，比较公认的看法是：子宫缺血实质是胎盘或滋养细胞缺血，其原因是螺旋小动脉的重铸过程发生障碍，表现为"胎盘浅着床"。由于重铸过程是滋养细胞生理性浸润的结果，所以重铸障碍的实质应该是滋养细胞浸润能力的下降。研究证实，滋养细胞对螺旋小动脉浸润能力的下降程度与子痫前期—子痫严重程度呈正相关。

(三)免疫学说

胚胎是半同种异物，妊娠是一种成功的半同种移植现象，其成功有赖于胎儿母体间的免疫平衡，这种平衡一旦失调，即可导致发生排斥反应，从而可引起一系列的血管内皮细胞病变，导致病理妊娠。

(四)氧化应激学说

氧化应激就是指体内氧化与抗氧化作用失衡，倾向于氧化，进而激活或损伤内皮细胞。正常妊娠时氧自由基活性增强，血浆脂质过氧化增加，但对内皮细胞无损害，原因是抗氧化的超氧化物歧化酶(SOD)相应增加，氧化和抗氧化作用保持相对平衡，以致不会产生氧化应激。妊娠期高血压疾病时超氧化物歧化酶低于正常妊娠，脂质过氧化作用(LPO)高于正常妊娠，显示氧化和抗氧化的不平衡，即氧化应激，过氧化脂质的形成，改变细胞的流动性、通透性和抗原性，使细胞丧失正常的生理功能。内皮细胞功能异常引起花生四烯酸的变化，使血栓素环氧化酶增加，前列环素氧化酶减少，PGl$_2$/TXA$_2$ 比例失调不仅引起血管收缩，还可使血管对肾素、血管紧张素的敏感性增强，导致妊娠期高血压疾病的发生。

(五)遗传学说

子痫前期—子痫有家族遗传倾向，主要表现为母系遗传。

二、对母婴的影响

(一)对母体的影响

本病孕妇死亡原因以脑血管病和心力衰竭为最主要。两者共占 66.67%。该病是否可致产后血压持续不能恢复正常或肾脏有持久性损害，至今尚无统一意见。有人认为子痫前期—子痫可引起机体持久的不可逆的病理过程，导致产后高血压、蛋白尿。另亦有人认为子痫前期—子痫患者在产后仍有高血压可能与原有隐性高血压或家庭高血压史有关，他们认为子痫前期—子痫之病变是完全可逆的，产后并无高血压或肾脏损害等问题。值得重视的另一问题是如果子痫前期—子痫患者，特别是重症患者并发胎盘早期剥离时，则易发生弥散性血管内凝血，对母体安全影响很大，因为并发弥散性血管内凝血后，可迅速发展致肾衰竭,造成死亡。

（二）对胎儿的影响

可引起早产、胎儿宫内死亡、死产、新生儿窒息死亡等。

三、妊娠期高血压疾病的分类标准

目前,国内外统一将妊娠期高血压疾病分为妊娠期高血压、子痫前期、子痫、慢性高血压合并子痫前期、妊娠合并慢性高血压5类（表16-1）。其中子痫前期－子痫的范畴与以往的妊娠高血压综合征相同。

表16-1　妊娠期高血压疾病的分类

分类	临床表现
妊娠期高血压	血压不低于 18.7/12.0 kPa（140/90 mmHg）,并于妊娠期首次出现,产后12周内恢复正常;尿蛋白阴性;患者可伴有上腹部不适或血小板减少,产后方可确诊
子痫前期轻度	血压不低于 18.7/12.0 kPa（140/90 mmHg）,妊娠20周以后出现;尿蛋白（+）或超过 300 mg/24 h。可伴有上腹部不适、头痛等症状
重度	血压不低于 21.3/14.7 kPa（160/110 mmHg）,尿蛋白（++）或超过 2.0 g/24 h,血肌酐大于 106 μmol/L;血小板小于 100×10^9/L;微血管病性溶血（血乳酸脱氢酶升高）;血清丙氨酸氨基转移酶或天冬氨酸氨基转移酶升高;持续头痛及脑神经功能或视觉障碍;持续上腹部不适
子痫	子痫前期孕妇抽搐,不能用其他原因解释
慢性高血压合并子痫前期	高血压孕妇妊娠20周以前无蛋白尿,若尿蛋白突然出现达到 300 mg/24 h,血压进一步升高或血小板小于 100×10^9/L
妊娠合并慢性高血压	妊娠前或妊娠20周前已诊断高血压,但妊娠期无明显加重;或妊娠20周后首次诊断高血压并持续到产后12周以后

注:妊娠期高血压对以后发生高血压有预报价值。血压小于 18.7/12.0 kPa（140/90 mmHg）,虽然较基础压升高不低于 4.0/2.0 kPa（30/15 mmHg）或舒张压升高不低于 2.0 kPa（15 mmHg）,已不作为诊断标准。高血压标准为妊娠期血压不低于 18.7/12.0 kPa（140/90 mmHg）或舒张压不低于 12.0 kPa（90 mmHg）,水肿不作为诊断标准。

四、诊断及鉴别诊断

根据病史及临床表现,对于妊娠期高血压疾病的诊断并不困难,但对重症患者病情严重程度的估计较为复杂,除根据病史及实验室检验数据进行鉴别诊断及决定处理外,还需注意到有关妊娠期高血压疾病的好发因素等方面。

（一）好发因素

年龄大于35岁的高龄初产妇及年轻初产妇;体型矮胖者,即体重指数大于 0.24 者;营养不良,特别伴有中、重度贫血者;精神紧张、运动过度者;有原发性高血压、慢性肾炎、糖尿病者其发病率较高,且病情多较复杂;双胎、羊水过多、葡萄胎时发病率明显升高;气候变化与其发病关系密切,冬季及初春寒冷季节和气候升高情况下易于发病;有家族史者,如孕妇之母亲曾有重度子痫前期者,则此孕妇发病的可能性较大。

（二）临床诊断

见表16-1中妊娠期高血压疾病的分类。

（三）辅助检查

1.血液检查

（1）血浆黏度、全血黏度及血细胞比容测定:以了解有无血液浓缩。正常妊娠后期,血浆黏度应在 1.6 以下,全血黏度在 3.6 以下,血细胞比容应小于 35%。如高于或等于上述数字,提示有不同程度的血黏稠度增加。

（2）尿酸:由于肝脏破坏及肾脏排泄尿酸的功能降低,所以血浆尿酸可有不同程度的升高。

（3）尿素氮的测定:对于了解肾功能情况有一定的参考价值。

（4）血清电解质 K^+、Na^+、Cl^-、Ca^{2+}、二氧化碳结合力的测定：重症患者,特别是应用了大剂量解痉、降压、镇静药后,常影响进食。另外,由于肾功能减退,易于发生酸中毒,测定二氧化碳结合力,有助于及早发现酸中毒。用硫酸镁治疗者查血 Mg^{2+} 浓度。

（5）肝功能测定：由于肝细胞缺氧,使肝细胞的线粒体释放出丙氨酸氨基转移酶（ALT）,使血清丙氨酸氨基转移酶轻度升高（在 $60\sim120$ U/L 之间）,总胆红质、碱性磷酸酶也可有轻度升高,但多无消化道症状,产后一周内即可恢复至正常。

（6）凝血功能测定：对重症患者需及时测定血小板计数,以了解有无降低。测定纤维蛋白原、凝血酶原时间、纤维蛋白降解产物（FDP）等了解凝血与纤溶之间有无平衡失调。

2.尿液检查

镜检注意有无红细胞及管型,如有则表明肾脏损害严重。测尿比重不低于 1.020 表示尿液浓缩,反映血容量不足,血液浓缩。重点查尿蛋白,如定量大于 0.5 g/24 h 则应视为病理状态,如不低于 5.0 g/24 h 或定性在（＋＋）以上,表明病情严重,应积极处理。

3.眼底检查

眼底检查可作为了解全身小动脉痉挛程度的窗口,是反映妊娠期高血压疾病严重程度的一个重要参数,对估计病情和决定处理具有重要意义。重症患者均应进行常规急症检查。可发现小动脉痉挛,动静脉比例失常,视网膜水肿、渗出、出血等改变。严重者视网膜剥离。

4.心电图检查

重症患者应做常规检查,以了解心肌损害程度,有无低血钾或高血钾改变等。

5.B 型超声检查

一是了解胎儿发育情况；二是了解胎盘功能情况,对妊娠期高血压疾病患者的产科处理具有重要参考价值,为胎儿生长受限的诊断提供客观依据。B 超检查的特征是胎盘提前成熟、老化,并发胎儿生长受限、羊水过多者多见。

6.其他检查

通过胎动计数,胎心监护,胎儿成熟度及胎盘功能测定,了解对胎儿的影响和判断预后。有条件者,对重症患者可行超声心动图、脑血流图检查,疑有脑出血者行 CT 或 MIR 检查。

（四）鉴别诊断

妊娠期高血压疾病应注意与慢性肾炎合并妊娠鉴别；子痫应与癫痫、脑炎、脑肿瘤、其他原因造成的脑出血、糖尿病高渗性昏迷、低血糖昏迷等鉴别。

五、预测

妊娠期高血压疾病的预测应在妊娠中期进行,阳性者应严密随访。常用方法有以下几种。

（一）平均动脉压（MAP）

平均动脉压＝（收缩压＋2×舒张压）÷3。若平均动脉压不低于 11.3 kPa（85 mmHg）,有发生子痫前期的倾向；若平均动脉压不低于 18.7 kPa（140 mmHg）,易发生脑血管意外,导致孕妇昏迷或死亡。

（二）翻身试验

孕妇左侧卧位测血压直至血压稳定,翻身仰卧 5 min 再测血压,若后者舒张压较前者不低于 2.7 kPa（20 mmHg）,提示有发生子痫前期的可能。

（三）血液流变学检查

当血细胞比容不低于 0.35,全血黏度大于 3.6,血浆黏度大于 1.6,提示有发生子痫前期倾向。

（四）尿钙测定

若尿 Ca/Cr 比值不高于 0.04,有预测子痫前期价值。

六、治疗

治疗目标是在对母体和胎儿损害最小的前提下结束妊娠,彻底恢复母亲健康,娩出能健康成长的胎儿。治疗原则：镇静、解痉、降压、扩容或利尿，必要时抗凝，适时终止妊娠，防治子痫及严重并发症。

（一）妊娠期高血压

妊娠期高血压患者可住院或在家治疗。

1.左侧卧位休息

保证充足的睡眠，每日休息不少于 10 h，取左侧卧位为佳。左侧卧位可纠正妊娠子宫右旋，减轻妊娠子宫对腹主动脉及髂动脉的压力，增加子宫胎盘供血量；减轻妊娠子宫对下腔静脉压力，增加回心血量，从而使肾血流增加，尿量增多，水肿减轻；改善子宫胎盘供血，纠正胎儿宫内缺氧。

2.饮食

应注意摄入足够的蛋白质、蔬菜，补足铁和钙剂，不限制盐和液体摄入，因长期低盐饮食可引起低钠血症，甚至发生产后虚脱，并使食欲缺乏，减少蛋白质的摄入。在全身水肿时及重症患者应适当限制盐的摄入。

3.药物

一般不需要药物治疗，对精神紧张、焦虑或睡眠欠佳者可给予地西泮 2.5～5 mg，每日 3 次，或 5 mg 睡前口服。

4.加强母胎状态监护

观察孕妇病情有无进展，注意有无头痛、视觉异常、精神状态改变、右上腹或上腹痛、恶心或呕吐、尿量减少等症状的出现。严格定期门诊检查。

5.间断吸氧

可增加血氧含量，改善全身主要脏器和胎盘的氧供。

（二）子痫前期

应住院治疗，防止子痫及并发症的发生。治疗原则为休息、镇静、解痉、降压、合理扩容、必要时应用利尿药，适时终止妊娠，同时密切监护母胎情况。

1.休息

同妊娠期高血压。

2.镇静

主要目的是消除患者精神紧张与焦虑，以降低血压、缓解症状及预防子痫的发生。

（1）地西泮：具有较强的镇静、抗惊厥、肌肉松弛作用。用法为 2.5～5 mg，每日 3 次口服；或 10 mg 肌内注射或静脉缓慢推注（时间超过 2 min），必要时可以间隔 15 min 后重复给药，亦可加入葡萄糖液中静脉滴注，但抽搐过程中不可用药，以免导致心搏骤停。

（2）冬眠药物：可广泛抑制神经系统，有助于解痉降压，控制子痫抽搐。

用法：①哌替啶 50 mg、氯丙嗪 25 mg 肌内注射，间隔 12 h 可重复使用。②冬眠合剂 1 号（哌替啶 100 mg，氯丙嗪、异丙嗪各 50 mg）加入 10% 葡萄糖液 500 mL 中静脉滴注，紧急时可用 1/3 量加 25% 葡萄糖 20 mL 中缓慢静脉推注（时间超过 5 min），余 2/3 量加 10% 葡萄糖 250 mL 中静脉滴注，估计 6 h 内分娩者禁用。

（3）其他镇静药物：苯巴比妥、异戊巴比妥、吗啡等可用于子痫发作时控制抽搐，或产后预防和控制子痫发作，分娩前 6 h 慎用。

3.解痉

硫酸镁仍为目前解痉治疗的首选药物。

（1）作用机制：镁离子作用于神经、肌肉连接点，抑制运动神经纤维的冲动，减少乙酰胆碱释放，从而使肌肉松弛，痉挛解除，有效地预防和控制子痫发作。镁离子具有中枢抑制作用，可降低颅内压，改善氧代谢。镁离子还可调节细胞内离子代谢及钠泵运转，直接抑制子宫及血管平滑肌，解除血管痉挛，改善子宫胎盘血流。

（2）应用方法：可采用肌内注射和静脉给药。一般首次负荷剂量为 4～5 g，缓慢静脉注入或静脉滴注或臀肌深部注射,然后以每小时 1～2 g 静脉滴注,以保持血浆内镁的浓度在 2～3 mmol/L。硫酸镁的应用有以下几种方案。①方案Ⅰ:硫酸镁 15 g 加入 1 000 mL 液体内静脉滴注,每小时 1～2 g。停止滴注 6 h 后,肌内注射硫酸镁 5 g。②方案Ⅱ:硫酸镁 5 g 肌内注射＋方案Ⅰ。③方案Ⅲ:硫酸镁 2.5～5 g 缓慢静脉注射＋方案Ⅰ。④方案Ⅳ:硫酸镁 2.5～5 g 缓慢静脉注射,5 g 肌内注射＋方案Ⅰ。

(3)毒性反应:正常妊娠期血清镁离子浓度为 0.8～1.2 mmol/L,治疗浓度为 2.0～3.0 mmol/L,当超过 3.0 mmol/L 时,会发生中毒症状。首先表现为膝反射消失;当血镁的浓度达 5 mmol/L 时,可出现全身肌张力减退和呼吸抑制;当血镁的浓度大于 7.5 mmol/L 时,可出现心搏骤停。因此,应监测血镁浓度,以助于调整硫酸镁滴速。一旦出现呼吸抑制,应立即给予 10% 葡萄糖酸钙 10 mL 缓慢静推,时间不少于 3 min,以对抗镁的毒性。

(4)注意事项:硫酸镁治疗应持续至产后 24～48 h,因为有人报道有 27% 的首次子痫发生在产后,其中一半的患者子痫发生在分娩 48 h 后。硫酸镁的治疗浓度与中毒剂量比较接近,为避免发生硫酸镁中毒,用药前及用药过程中一定要注意:①腱反射必须存在。②呼吸不得少于 16 次/分。③尿量每小时不少于 25 mL,24 h 不少于 400 mL,以免蓄积中毒。④必须备有解毒钙剂。

4.降压

当母体有严重持续的高血压,即收缩压高于 21.3 kPa(160 mmHg),或舒张压高于 14.7 kPa(110 mmHg),或平均动脉压高于 18.7 kPa(140 mmHg),应给予降压药物;产后血压恢复正常 48 h 后,可停用降压药。选药原则为不影响子宫——胎盘灌注量,且短期及长期应用对胎儿无毒副作用。由于绒毛间血流主要依靠母体灌注压,因此对于分娩前子痫前期 — 子痫患者要使血压在 (18.7～20.0)/(12.0～13.3)kPa[(140～150)/(90～100) mmHg]以避免由于子宫胎盘血流不足而导致胎儿缺氧。

(1)肼屈嗪:又名肼苯哒嗪,能扩张周围小血管,降低外周阻力,从而降低血压,同时有增加心排出量、肾血流及子宫胎盘血流量的作用。用法为 20～40 mg 加于 5% 葡萄糖 500 mL 中静脉滴注,注意根据病情决定滴速及疗程,舒张压不能低于 12.0 kPa(90 mmHg)。不良反应有低血压休克、恶心、眩晕、心悸,此药不宜静脉推注或肌内注射,不宜快速、大剂量及长时间持续用。

(2)拉贝洛尔(柳胺苄心定):属水杨酸胺衍生物,它是 α、β 受体阻滞剂,直接作用于血管,不影响子宫胎盘血流量。用法为 100 mg 加入 5% 葡萄糖液 500 mL 静脉滴注,20～40 滴/min,根据血压调整滴速,5 日为 1 个疗程,口服可 100 mg,2 次/d。24 h 总量不得超过 240 mg。

(3)硝苯地平:即心痛定,为钙离子通道阻滞剂。可阻止细胞外钙离子穿透细胞膜进入细胞内,并抑制细胞内肌浆网的钙离子释入细胞浆。肌原纤维的 ATP 酶存于细胞浆内,阻止钙离子进入细胞浆,继之阻止 ATP 酶的激活及 ATP 的解裂,中断平滑肌收缩所需的能量来源。其药理作用的结果是全身血管扩张,血压下降。另由于平滑肌收缩受到抑制,所以对子痫前期伴有稀弱宫缩者,服用硝苯地平(心痛定)后,有助于防止先兆早产,剂量为 10 mg 舌下含服,每日 3 次或每 6 h 1 次,24 h 总量不超过 60 mg;7 日为 1 个疗程,可连用 3～5 个疗程,不必间歇。

(4)倍他乐克:β₁ 受体阻滞剂,25 mg 每日 2 次。Ⅱ、Ⅲ度房室传导阻滞、失代偿性心功能不全、心源性休克和显著心动过缓者禁用。

(5)甲基多巴:为中枢性肾上腺能阻滞剂,能阻断中枢神经系统的交感神经的传导,是最早被孕妇接受的降压药,经长期、大量的病例随访,至儿童 10 岁时,其智能及体格发育均正常。因此是一种对母体有效、对胎儿安全的降压药,个别患者有嗜睡的不良反应。常用 0.25～0.5 g 口服,每日 3 次,服药 2 h 血压开始下降,4～8 h 达高峰,24 h 作用消失。

(6)酚妥拉明(立其丁):强效 α 受体阻滞剂,有解除血管痉挛和舒张血管的作用。一般用 10～20 mg 加入 5% 葡萄糖液 250 mL 静脉滴注,根据血压调整滴速。

(7)硝普钠:为速效血管扩张药,代谢物氰化物对胎儿有毒,孕期不宜使用,产后在其他降压药效果不佳时方考虑使用,用 50 mg 加 5% 葡萄糖 1 000 mL 缓慢静脉滴注,开始为 6 滴/分,以后每 5 min 测一次血压,按血压下降情况,每 5 min 加 2 滴,直至出现满意降压效果为止,一般控制血压在 18.7/(12.0～13.3) kPa[140/(90～100) mmHg]即可,并继续维持此血压水平,随时调整滴速。24 h 内不可超过100 mg。用药不宜超过 72 h。对伴肝功能损害明显者,应慎用。硝普钠溶液必须避光,可用锡纸遮盖。

(8)硝酸甘油:为速效动脉扩张药,30～40 μg/min,即可使血管扩张;但其药物半衰期很短,硝酸甘油稀释液需用滴注泵静脉滴入,开始为 5 μg/min,之后每 3～5 min 增加 5 μg/min,一般在 20 μg/min 时,已可获得良效。动物实验有氰化物中毒反应,临床应用不多。

(9)卡托普利(巯甲丙脯酸):亦名开博通,为血管紧张素转换酶(ACE)抑制剂,作用机制为抑制血管紧张素转换酶,使血管紧张素Ⅰ不能转换为血管紧张素Ⅱ,从而达到降压作用;并有抑制醛固酮作用。剂量为 12.5～25 mg,每日 2 次口服。由于该药可通过胎盘到胎儿引起胎儿低血压而致肾血流减少、肾功能受损导致尿少、羊水过少,甚至胎儿畸形,故使用时需特别谨慎。

5.扩容治疗

(1)扩容治疗的指征:凡血细胞比容大于 35%,全血黏度比值大于 3.6～3.7,或血浆黏度大于 1.6 者,均应给予适量的扩容药。

(2)扩容治疗的禁忌证:有心血管负担过重,如有心衰或肺水肿表现或肾功能不全者均属禁忌。另外,在未了解血细胞比容及尿比重等之前,亦不可快速扩容治疗。

(3)扩容药:晶体扩容药主要为平衡盐液、复方氯化钠和 5% 的葡萄糖液等,胶体扩容药为右旋糖酐-40(低分子右旋糖酐)、血浆、人体白蛋白、全血或 706 代血浆等,渗透性扩容药为 5% 小苏打与甘露醇等。白蛋白适用于低蛋白血症及间质水肿的患者,全血适用于贫血患者,有弥散性血管内凝血倾向者最好使用新鲜冰冻血浆。平衡液、碳酸氢钠用于血细胞比容大于 35%、低钠血症、尿比重正常或低于 1.008、酸中毒存在者。扩容时要注意脉搏、血压、呼吸和尿量的改变,防止肺水肿和心力衰竭的发生。

6.利尿

利尿药仅在必要时使用,不作常规使用。利尿的指征:①仅用于全身性水肿。②急性心力衰竭、肺水肿、脑水肿。③血容量过多伴潜在性肺水肿者。④慢性血管性疾病如慢性肾盂肾炎、慢性高血压等。常用呋塞米、甘露醇。呋塞米适用于肺水肿、心或肾功能衰竭者,一般用 20～60 mg 加 25%～50% 葡萄糖液 20～40 mL静脉缓慢推注,以后按病情可重复使用。甘露醇仅使用于肾功能不全或颅内压升高者,心功能不全、肺水肿者禁用。25% 甘露醇 250 mL,静脉滴注,30 min 滴完,每 4～6 h 可重复。

7.终止妊娠

终止妊娠是治疗妊娠期高血压疾病的有效措施。

(1)终止妊娠时机:轻度子痫前期在妊娠 37 周左右,重度子痫前期在妊娠 34 周左右。妊娠 34 周前,若出现危急情况(严重症状持续存在)、多器官损害、严重胎儿生长受限(低于第 5 百分位数线)、胎盘早剥、胎儿窘迫等亦应及时终止妊娠。国外有学者主张在使用大剂量拉贝洛尔(220 mg)加硝苯地平(50 mg)血压不能控制,或用硫酸镁治疗下中枢神经系统症状持续存在,不考虑胎龄,在 24～48 h 内终止妊娠;此外,血小板减少,或肝酶升高伴上腹部疼痛、压痛,或血清肌酐高于 177 μmol/L(2 mg/dl),在 48 h 内终止妊娠;妊娠 33～34 周者,予肾上腺皮质激素(激素)促胎肺成熟,在 48 h 后终止妊娠。妊娠少于 23 周前予以引产。妊娠 23～32 周者,进行个体化治疗,观察 24 h 的临床疗效,若母儿病情好转,则在 34 周终止妊娠,期间每日评估母儿情况,必要时使用降压药物和激素;但若母儿病情不允许,则随时终止妊娠。

(2)终止妊娠的方式:①引产:适用于病情控制后宫颈条件成熟者,引产过程应加强母儿安危状况、血压监测,若出现头痛、眼花、恶心、呕吐等症状,病情加重者应立即行剖宫产终止妊娠。②剖宫产:应根据胎龄、胎儿情况、宫颈 Bishop 评分及分娩是否开始决定。适用于有产科指征,或宫颈条件不成熟,短时间内不能经阴道分娩,或引产失败,或胎盘功能明显减退,或有胎儿窘迫者。

(三)子痫

子痫是妊娠期高血压疾病之严重阶段,一旦发生抽搐,母儿死亡率均明显增高。故尤需注意。其处理基本同子痫前期,但必须注意下列情况。

1.控制抽搐

首选硫酸镁4~5g缓慢静脉注入,或静脉点滴,或臀肌深部注射,然后以每小时1~2g静脉滴注。注意呼吸及腱反射,同时给予镇静药,地西泮(安定)10 mg缓慢静注(不少于2 min)或缓慢静注(5~10 min)冬眠1号1/3量加入25%葡萄糖20 mL中,余下2/3加入10%葡萄糖液250 mL中缓慢静脉滴注。

2.防止受伤

子痫时患者多陷于神志不清,不能自主,故需专人护理。床沿置拦板,以防跌落,如有假牙应取出,并用缠以纱布的压舌板,置于上下臼齿之间,以防咬伤舌头。

3.减少刺激

声、光、触动等刺激都可诱发抽搐,故室内应置帘幔遮光,保持环境安静和室内空气流通,一切治疗操作尽量轻柔,相对集中,避免时时干扰。

4.严密监护

密切监测血压、脉搏、呼吸、体温及尿量(留置导尿管),记录出入量,及时留尿作尿常规检查,作眼底、血液化验及心电图等检查,注意四肢运动及腱反射,听诊肺部,以便及时发现急性肾功能不全、肺水肿、脑溢血、心力衰竭等,同时也要注意有无宫缩、胎心音、胎盘早剥等情况。

5.终止妊娠

凡抽搐控制后6~12 h以终止妊娠为宜,分娩方式根据患者具体情况决定。产后24~72 h,仍必须监测血压变化,继续应用硫酸镁治疗,预防产后子痫发生。

七、并发症的处理

妊娠期高血压疾病患者一旦发生严重并发症,对母婴危害更大,早期发现,正确治疗并发症是处理重度子痫前期的重要方面。常见并发症如下。

(一)急性肾功能不全或肾衰竭

表现尿少或尿闭、非蛋白氮增高及电解质紊乱等。治疗原则:①积极治疗子痫前期-子痫,改善微循环。②控制液体量,记出入量,总入量不超过总排出量+500 mL。③纠正电解质紊乱及酸中毒。④严重少尿,无尿可用快速利尿药。⑤必要时透析。可快速静脉滴注20%甘露醇250 mL,或静脉滴注呋塞米(速尿)20~40 mg,日用量可达120 mg。近年有主张针对改善肾脏微循环而用小剂量肝素,尤其对有血尿者适用,疗效显著。在少尿期要注意防止高钾血症,如出现,应给50%葡萄糖+胰岛素(每4 g葡萄糖加1 U胰岛素)静脉推注,4~6 h重复一次,并给碳酸氢钠或乳酸钠。必要时用人工透析,如腹膜、直肠、血液或人工肾透析。

透析疗法的指征一般为:①血尿素氮在32 mmol/L以上,或每日上升32 mmol/L。②血清钾在6.5 mmol/L以上伴有血钾过高的心电图变化。③肌酐(Cr)在530 μmol/L以上。④严重尿毒症,酸中毒症状,经一般治疗难以纠正者。有高血压脑病、心力衰竭或肺水肿时更宜及早应用透析。在多尿期则应注意水与电解质平衡,酌情补液体及钾、钠。饮食应注意营养,给高热量、高糖、高维生素及低蛋白、低液量、低电解质饮食。应用广谱无肾毒性抗生素预防感染。

(二)心力衰竭

应积极治疗子痫前期-子痫,解除小动脉痉挛,纠正低排高阻。急性左心衰、肺水肿的处理基本同非孕妇女:①立即静脉推注速效洋地黄类制剂,常用毛花苷C(西地兰)0.4 mg加入50%葡萄糖20 mL中,缓慢静脉滴注(时间不少于5 min),以后每2~4 h用0.2~0.4 mg,总量不超过1.2 mg。②可选用以下一种或两种血管扩张药,酚妥拉明0.1~0.3 mg/min静脉滴注;硝普钠50 mg+5%葡萄糖500 mL静脉滴注;氨茶碱0.25 g加入20 mL液体中静脉滴注,可改善心肌收缩力,解除支气管痉挛,降低肺动脉高压。③呋塞米(速尿)20~40 mg,快速利尿减低前负荷。④镇静药用吗啡10 mg皮下注射或哌替啶(杜冷丁)50~100 mg肌内注射。⑤限制液体入量。⑥心衰控制后宜适时终止妊娠。

终止妊娠以剖宫产为宜。如已临产,宫口近开全,可行阴道助产。剖宫产以硬膜外麻醉为好。术中注意胎儿娩出时不宜过快,术后腹部加压沙袋。术时及术后补液速度要慢,限制液体入量,术后用广谱抗生素预防感染。

(三)脑出血

原则是改善脑缺氧,控制脑水肿,适当降低过高的血压,防止并发症及加强护理。①保持安静,头部置冰帽或冷敷,吸氧,适量应用冬眠药物。②快速脱水,快速静脉滴注20%甘露醇250 mL,2～4次/日,或呋塞米(速尿)20～40 mg静脉推注,或地塞米松10～20 mg静脉推注,降低毛细血管通透性,也可降低颅压。③请神经外科共同处理。大片灶性脑出血可在神经外科密切配合下行紧急剖宫产;结束妊娠后随即行开颅术,清除血肿,减压,引流,则有挽救生命的希望。④应用抗生素防止感染。⑤产前、产后禁用催产素,以防止血管收缩加重脑溢血。另外加强支持疗法及严格执行昏迷患者的护理。

(四)产后血液循环衰竭

本病治疗中大量应用利尿药时及急性肾功能衰竭之多尿期,均应注意大量失钠(多于失水)而引起周围循环衰竭,亦即低钠综合征,应立即补充钠离子。3%氯化钠300 mL,缓慢静脉滴注,或快速静脉滴注生理盐水,常收效。必要时加用氢化可的松100 mg静脉滴注,每6 h 1次,可用2～3次。

(五)溶血、肝酶升高及血小板减少综合征处理

(1)积极治疗子痫前期、子痫:解痉、扩容(可用晶体及白蛋白)、降压、防止子痫发生。

(2)控制出血:补充凝血因子不足,输新鲜血、新鲜冷冻血浆、纤维蛋白原等。

(3)抗血栓:小剂量阿司匹林、少量肝素、双嘧达莫(潘生丁)、抗凝血酶Ⅲ。

(4)应用糖皮质激素:地塞米松10 mg/12 h静脉推注,产后继续用至血小板大于100×10^9/L,乳酸脱氢酶下降。

(5)补充血小板:术前血小板低于50×10^9/L应输血小板。

(6)必要时透析。

(7)尽早终止妊娠:多数学者主张一旦确认溶血、肝酶升高及血小板减少综合征,应立即终止妊娠,宜在全麻下行剖宫产术,术中放置引流条,产后注意病衰及出血。亦有学者主张根据患者病情、胎儿成熟度,经短暂治疗无效再终止妊娠。经保守治疗有发生以下情况的危险:胎盘早剥、弥散性血管内凝血、急性肾衰、肝被膜下出血、肺水肿、胎儿及孕妇死亡。

八、预防与健康教育

(1)对高危孕妇加强重视,加强孕期保健和健康教育,提高孕妇自我保健意识,规范产前检查,加强产前保健监测及记录,充分利用一切预测方法及预防措施,早发现,并及时做出正确处理。

(2)妊娠期适当补钙能通过一定机制预防血压升高,钙的摄入与高血压发病呈反比,并有利于防止早产的发生。日常工作中要指导孕妇合理饮食与休息,孕妇应进食富含蛋白质、维生素、铁、钙、镁、硒、锌等微量元素的食物及新鲜蔬果,减少动物脂肪及过量盐的摄入,但不限制盐和液体摄入。

(3)预测方法有血管紧张肽Ⅱ注射试验、翻身试验、尿酸水平、钙代谢、尿激肽释放酶排泄量、氧化增高标志物、免疫因子、胎盘肽、子宫动脉多普勒超声血流速率、平均动脉压、血液流变学等可参考应用。

(徐尧娥)

第十七章 妊娠合并症

第一节 妊娠合并先天性心脏病

妊娠妇女合并先天性心脏病的发病率和绝对数都在增加。在我国发达地区,风湿性心脏疾病在年轻人逐渐减少,更多伴有复杂性先天性心脏病的婴儿和儿童在外科手术后能存活至生育年龄。据北京某医院报道,1973—2002年,妊娠期心脏病主要为先天性心脏病和心脏瓣膜病,风湿性心脏病与先天性心脏病之比在前后3个10年组分别为4:1、1:2,和1:2.24。大多数简单的非发绀的心脏缺损患者在妊娠期间可无特殊症状。许多来自缺乏医疗检查手段地区的妇女既往没有被疑诊为心脏的缺损,通常都在妊娠期间首次被发现。先天性心脏病修复手术后的问题往往也在妊娠期间发生。

房间隔缺损修补术后仍可以发生心律失常,非限制性的室间隔缺损修复术后,肺动脉血管病变仍然进展。大多数存活患者在妊娠过程中需考虑心血管的储备,患者生长发育速度可能超过缺损补片或人工瓣膜的范围,肺动脉高压的出现,心律失常和传导系统的缺陷。

妊娠期间的血流动力学改变可以使先天性心脏病患者的心脏情况恶化,患者的预后与心脏功能级别相关(NYHA分级),与疾病的特点和原先的心脏外科手术相关。

最高危的情况包括如下:①肺动脉高压。②重度左室流出道梗阻。③发绀的心脏病,血栓栓塞又是高危妊娠的风险之一。

高危患者的处理:先天性心脏病的高危患者不推荐妊娠,如果发现妊娠应劝告终止,因为母亲的风险非常高,死亡率为8%～35%。高危患者应严格限制体力活动,如果发生症状应卧床休息。如被证实存在低氧血症应给予氧疗。患者应在第2个孕季末住院,给予低分子肝素皮下注射,以预防血栓栓塞。发绀性的先天性心脏病患者,血氧饱和度的监测十分重要。血细胞比容和血红蛋白的水平影响血氧饱和度的指标,妊娠期间血液的稀释使低氧血症的指示不可靠。

低危患者的处理:只有轻或中度分流而没有肺动脉高压或只有轻或中度瓣膜反流,轻或中度左室流出道梗阻的患者能较好地耐受妊娠。即使中重度的右室流出道梗阻(肺动脉狭窄),妊娠也能很好地耐受,妊娠期间很少需要介入的治疗。

大多数早期已行外科纠正手术但仍然有固定心脏缺损的患者需要使用超声心动图做临床评估。低危的患者需在每个孕季做心脏评估的随访,胎儿先天性心脏病的评估需要使用胎儿超声心动图。

妊娠合并先天性心脏病患者的心律失常:大多数先天性心脏病患者右心房和(或)心室的压力、容积增加,使10%～60%的患者发生心律失常,特别是室上性心律失常。妊娠期间由于生理的改变,可以影响抗心律失常药物的吸收、排泄和血浆的有效浓度。

当需要使用抗心律失常治疗时,地高辛通常是被首选的药物,但实际并不真正有效。奎尼丁、维拉帕米和β-阻滞药曾被长期用于母亲和胎儿室上性和室性心律失常的治疗,且无致畸影响的证据。胺碘酮是有效的抗心律失常药物,只限于其他抗心律失常药物失败时使用,并在最低的有效剂量范围内应用。所有抗心律失常药物都有心肌收缩抑制的作用。左或右心功能不全患者应谨慎使用。持续快速的心律失常可使胎儿发生低灌注,如母亲胎儿的耐受较差,可使用直流电转复为窦性心律。如心动过速发生时血流动力学的耐受性较好,可尝试使用药物治疗。

胎儿的评估：患有先天性心脏病的每一个妊娠母亲都应接受胎儿心脏评估。因为胎儿先天心脏病的发生率风险在 2%～16%。早期的胎儿心脏缺陷诊断(孕 24 周前)很重要，可以使终止妊娠成为可能，以保证优生优育的利益。确定胎儿预后的两个主要的因素是母亲的心功能级别和发绀的程度。当母亲的心功能为Ⅲ～Ⅳ级或属高危的疾病分类，尽早分娩通常是理想的选择。发绀的妊娠患者必须做胎儿生长的监测，胎儿通常在足月妊娠前发育迟缓或停止发育，新生儿的存活率在孕 32 周后较高(95%)，后遗症的风险较低。因此如果妊娠≥32 周患者的分娩应尽快给予处理。在孕 28 周前胎儿的存活率较低(<75%)，存活新生儿颅脑损伤的风险较高(10%～14%)，应尽可能地推迟分娩。

分娩的时间和方式：孕 28～32 周患者分娩方式的选择需慎重，必须实施个体化。

大多数患者适宜在硬膜外麻醉下自行分娩，以避免疼痛的影响。高危的患者应施行剖宫产，使血流动力学保持较稳定。常规和硬膜下麻醉心排血量增加不多(30%)，低于自行分娩的过程(50%)。然而，孕龄较短的引产常失败或时间很长。如需行心脏外科手术的患者，应在心脏外科前即先行剖宫产。分娩过程应给予血流动力学和血气的监测。

一、房间隔缺损

房间隔缺损(简称 ASD)根据解剖病变的不同，可分为以下类型：继发孔(第二孔)未闭；和原发孔(第一孔)未闭。

继发孔(第二孔)未闭的缺损位于房间隔中部的卵圆窝为中央型，又称卵圆孔缺损型，缺损位置靠近上腔静脉入口处为上腔型又称静脉窦型；缺损位置较低，下缘阙如，与下腔静脉入口无明显分界，称下腔型。继发孔未闭是 ASD 中最多见的类型，其中卵圆孔缺损在临床上最常见。

原发孔(第一孔)未闭又可分为单纯型、部分性房室隔缺损，完全性房室隔缺损和单心房四型。

ASD 是最常见的先天性心脏缺损，而且不少患者到成年才被发现，女性发病是男性的 2～3 倍。部分患者在妊娠期间因肺动脉血流杂音增强并经心脏超声检查后被发现。

大多数无房性心律失常或肺动脉高压的 ASD 患者都能耐受妊娠。妊娠期间心输出量增加对左向右分流患者右心容量负荷的影响可由周围血管阻力的下降而得到平衡。妊娠期间，存在显著左向右分流的患者发生充血性心力衰竭的也不多。

ASD 患者对急性失血的耐受性较差。如果发生急性失血，周围的血管收缩，外周静脉回到右房的血容量减少，从而使大量的血液从左房向右房转流。这种情况可以在产后出血期间发生。

逆行性栓塞是 ASD 罕见的并发症。大多数 ASD 患者通过静脉对比剂超声心动图检查可见到右向左的细小分流，但仍然以左向右分流的特殊形式进入循环。偶然，ASD 患者妊娠期间会出现卒中症状。卵圆孔未闭(PFO)可见于大约 1/4 的正常心脏。经 PFO 逆行的栓塞作为卒中病因的报道逐渐增多。经验性使用阿司匹林可以预防血栓形成，而且对胎儿无害。ASD 的患者应长期接受静脉血栓的预防治疗。

ASD 的年轻女性患者很少发生肺血管阻力升高和肺动脉压升高。据近 30 年的报道，ASD 患者肺动脉压力大于 50 mmHg 的患者仅占 7%。原发性肺动脉高压年轻女性患者有时会合并继发孔缺损的ASD，这些患者在出生后肺动脉血管阻力一直保持很高，因此从不会发生左向右的分流，右心室腔也没有扩张。这些患者的体征、症状和预后与原发性的肺动脉高压患者相同。由于心房的缺损为右心室提供另一个排出通道，从而维持系统的心输出量。虽然降低了系统的血氧含量，但是，相对原发性肺动脉高压而不伴有房间隔缺损的患者，发绀和猝死的发生率较低而预后会较好。

继发孔 ASD 患者在牙科治疗或分娩前不需使用抗生素预防性治疗。除非合并了瓣膜性疾病。

继发孔 ASD 患者子代再发生 ASD 的风险大约为 2.5%。大多呈散发性，家族性的 ASD 患者有两个类型，两者都为常染色体的显性遗传。最常见的是继发孔 ASD 和房室传导延缓，另一种类型为Holt-Oram综合征，其特点是上肢发育异常和房间隔缺损。

缺损大的 ASD 在妊娠前应尽可能先行选择性的外科或介入封堵治疗。

二、室间隔缺损

室间隔缺损(简称 VSD)的患者中缺损小的通常能很好耐受妊娠。肺动脉血管阻力正常患者左向右分流的程度较轻。分娩期间系统血管阻力增加的情况下,左向右分流的程度会增加。缺损小的 VSD 在胸骨左缘第 3、4 肋间可听到响亮粗糙的全收缩期杂音,患者在妊娠前通常已被确诊。有少数缺损小的 VSD 在妊娠期间首次被发现。

未行外科纠正手术的非限制性 VSD 伴肺动脉高压、左向右分流,无发绀和症状的患者在妊娠期间偶然可被发现。患者通常一般状况良好,婴幼儿期无心功能衰竭病史或发育不良的情况。这些患者通常能较好地耐受妊娠。但如果患者在妊娠前已被确诊,应劝告者避免妊娠。因为这些患者妊娠期间心脏事件发病和死亡的风险较高。妊娠期间肺血管的病变可加速恶化,虽然并不是不可避免,但可使患者风险增大。心力衰竭的风险性不大,因为分流通常较小,妊娠前心脏没有容量超载的情况。如果患者在分娩时急性失血或使用血管扩张药,可能会导致分流逆转。这种情况可通过补充血容量和限制使用血管扩张药而避免,患者对血管收缩性的催产药物耐受性良好。

VSD 缺损修补术后妊娠患者的风险与无心脏疾病患者之间无显著的差异性。除非患者合并持续的肺动脉高压。婴幼儿期已行修补术的大型 VSD 缺损仍可遗留肺高压的情况,特别是外科纠正手术施行的时间超过 2 周岁以后。这些患者需个体化区别对待。有些肺动脉高压情况稳定,无自觉症状的患者,可顺利妊娠。其他临床表现与原发性肺动脉高压相似。伴进展性右心功能失代偿的患者妊娠期间心血管事件发生和死亡的风险很高。如果患者的肺动脉压力大于系统血压的 3/4,患者会有妊娠的高风险。这些患者应劝告避免妊娠,估计死亡率为 30%～50%。

偶然,当肺动脉高压的孕妇拒绝终止妊娠时,患者妊娠期间心血管的处理十分重要。必须对心脏的情况密切随访,注意患者的左、右心功能情况。曾经行外科介入治疗患者的心功能容易受到损害,特别是右心功能。心功能的损害与持续的肺动脉高血压使心脏的贮备功能受到严重的损害。妊娠期间,肺动脉高压的患者应尽可能休息,并通过临床观察和超声心动图的监测评估心功能。严重肺血管疾病的患者应住院观察,并在常规麻醉下行剖宫产。产后仍然是最危险的阶段,即使患者能够耐受妊娠和顺利分娩。建议产前给予使用硝酸酯类或前列环素气雾剂,以预防产后肺血管阻力的增高。

VSD 母亲的子代发生 VSD 的情况已见报道,发生率为 4%～11%。分娩方式较复杂的 VSD 患者,应给予心内膜炎的预防措施。

三、主动脉缩窄

大多数主动脉缩窄的患者在到达孕龄的时候都已接受过外科介入的治疗。虽然主动脉缩窄的外科修复通过纠正高血压或使高血压的治疗更有效从而使妊娠有良好的预后和结局,但是主动脉缩窄的远期风险仍然存在。主动脉缩窄的妊娠结局主要依据缩窄的严重程度和合并心脏的损害情况。例如,二叶主动脉瓣和主动脉病变的情况。通常主动脉缩窄的母亲和胎儿的结局良好。重度高血压,充血性心力衰竭,主动脉撕裂,颅内动脉瘤破裂,感染性心内膜炎已见于报道。早期的报道提示,由主动脉缩窄并发症导致的死亡率约为 17%,但新近的报道为小于 3%。

主动脉缩窄纠正术后的远期并发症不常见,但对已行主动脉缩窄纠正术后准备妊娠的女性患者应密切注意。全面的妊前评估包括:主动脉缩窄修复术的完整性,保留的或复发的梗阻情况或动脉瘤的情况,检查的范围包括修复的部位和升主动脉。另外要同时评估主动脉瓣和左室的功能。如果主动脉缩窄或已行纠正术后的患者在妊娠过程怀疑主动脉的并发症,应选择磁共振成像检查。

未行纠正术的主动脉缩窄患者,高血压的治疗往往不满意。未经治疗的主动脉缩窄患者的静息血压如同正常人一样会轻微下降,但患者的收缩压和脉压在运动后会显著提高。降压药如盐酸肼屈嗪、甲基多巴、Labetalol 或美托洛尔可用于降压治疗。但过于积极的降压治疗将会减少胎盘的灌注并造成胎儿发育的不良影响。因此,患者应在妊娠前先行主动脉缩窄的介入治疗。但临床上,遇到未行纠正术的主动脉缩窄妊娠患者,应该避免劳力性的运动,尽可能减少主动脉壁的压力,因为运动后血压和脉压造成的血管损害不能通过降压药物完全得到预防。

主动脉缩窄患者的主动脉壁常伴异常,易于造成主动脉撕裂。由于妊娠期间生理的、血流动力学和激素水平的改变,主动脉撕裂的风险增加。妊娠和分娩期间使用 β 受体阻滞药可减少主动脉撕裂的风险。大多数主动脉缩窄的患者可采用经阴道分娩,但应注意尽量缩短第二产程,以减少动脉的压力。但如果存在可疑的产科情况或不稳定的主动脉损伤,应考虑给予剖宫产。胎儿发育通常正常,说明通过侧支循环使子宫胎盘的血流得到合理的维持。主动脉缩窄患者先兆子痫的发生率增加,但恶性高血压或视乳头水肿的情况罕见。

妊娠期间主动脉缩窄的外科修复术应限于主动脉撕裂或严重的难以控制的高血压或心力衰竭的患者。经皮穿刺主动脉缩窄扩张术后主动脉扩张的机制是主动脉壁的伸展和撕裂。妊娠是主动脉撕裂的易患因素。因此对已妊娠或准备妊娠的患者,应尽量避免行缩窄部经皮血管成型术或支架植入术。

主动脉缩窄的患者在围生期应注意预防细菌性心内膜炎,二叶主动脉瓣的患者心内膜炎的风险增加,如发生心内膜炎的部位几乎都在二叶主动脉瓣而不是在缩窄部。

四、动脉导管未闭

动脉导管未闭(PDA)狭窄的动脉导管通常分流量少,肺动脉压正常,妊娠期间不会产生显著的血流动力学障碍。分流量大的患者可发展为充血性心力衰竭,妊娠前应考虑先行封闭。

大多数 PDA 可产生典型的机械样连续性杂音,连续脉冲多普勒可检测到持续的血流。PDA 的患者应接受抗生素的预防性治疗。

伴肺动脉高压且未纠正的粗大动脉导管可以并发肺动脉瘤(PDA 是常见的独立诱因),并可发展为肺主动脉瘤撕裂,妊娠期间或产后可自行破裂。肺动脉血管中层可见坏死和动脉粥样硬化,两者均与严重的肺动脉高压相关。妊娠期间外周或肺动脉撕裂的发病率可见增加。可能是结缔组织转多糖酶的作用使水分摄取增加造成的后果。所以 PDA 伴肺动脉高压的患者应建议避免妊娠。

五、肺动脉口狭窄

肺动脉口狭窄轻或中度的肺动脉瓣狭窄较常见,妊娠期间患者多无症状,也无死亡或相关并发症发生的报道。有些患者虽然可以耐受重度的肺动脉狭窄,然而妊娠期间容量的超载加重了患者肥厚和僵硬右室肌的负荷,充血性心力衰竭的情况仍可发生。极少数重度肺动脉瓣狭窄患者在妊娠期间首先出现症状。右室压力达到或超过系统压力的患者可考虑行经皮穿刺瓣膜成型术,但需最大限度地遮盖子宫,做好胎儿辐射的防护。据报道,低血压、心律失常、短阵的右束支传导阻滞等一系列的并发症可带来不大的风险。如情况允许经皮穿刺瓣膜成型术应安排在第二孕季后进行,尽可能在胎儿的组织器官发育完全后。肺动脉球体扩张瓣膜成型术是肺动脉口狭窄的治疗选择措施,目前常在儿童期进行。

漏斗部肺动脉狭窄伴或不伴限制性 VSD 或右心室双腔畸形患者能较好地耐受妊娠的不多。妊娠患者的治疗要根据心功能的级别和狭窄的程度。这些类型的梗阻不适宜行经皮穿刺介入性的治疗,妊娠期间如果症状变坏,建议行外科手术修复。

肺动脉瓣狭窄或右室流出道梗阻患者在行外科治疗或复杂性分娩前应接受抗生素预防治疗。

六、法洛四联征

法洛四联征包括室间隔缺损、肺动脉口狭窄、主动脉骑跨和右心室肥厚。具有上述典型改变者属典型四联症或狭义的四联症。轻度法洛四联征患者可存活至成年而没有持续的症状。肺动脉狭窄严重者,可增加右向左的分流并导致严重的发绀。正常妊娠期间血容量增加,静脉回流到右心房的血量也增加。伴随系统血管阻力的下降,可使右向左分流量增加,发绀加重。妊娠期间即使为轻度的发绀都可使患者的情况恶化。如果血氧饱和度<85%,风险会很高。分娩期间是特别危险的时间,因为分娩时大量的血液丢失导致系统低血压,从而加重了右向左的分流。

妊娠期间,右心衰竭或左心衰竭的情况都可以发生,特别是当合并了主动脉反流时。妊娠期间随着房性心律失常的出现,临床的问题会进一步出现。Presbitero 等作者报道了 21 例法洛四联征或肺动脉闭锁合并主动脉反流患者 46 次妊娠的结果。共有 15 例新生儿出生后存活,占 33%;9 例早产,26 例流产和 5 例死产。8 例母亲发生心血管的并发症,包括 2 例围生期细菌性心内膜炎。

法洛四联征成功外科修复术后,妊娠的结果可大大地改善。Singh 等共报道 27 例法洛四联征已行外科修复手术患者共 40 次妊娠,每次妊娠均无严重并发症的发生,流产的发生率不高于正常妊娠者。在 31 例妊娠的有效记录中,30 例为正常的婴儿,1 例为肺动脉闭锁的畸形婴儿。

来自 Mayo 临床小组关于 43 例法洛四联征女性患者共 112 次妊娠结果报道,6 例患者伴有肺动脉高压,其中 3 例为中或重度右心功能不全,13 例重度肺动脉反流并重度右室扩张。6 例患者妊娠期间至少合并如下其中一种心血管的并发症:重度右心室扩张,右心功能不全,继发于右室流出道梗阻或肺动脉高压的右心室高压。并发症包括室上性心动过速 2 例,心力衰竭 2 例,肺栓塞伴肺动脉高压 1 例,伴肺动脉反流右心室进展性扩张 1 例。另外,16 例患者共 30 次流产(27%)和 1 例死产的记录。新生儿平均出生体重为 3.2 kg。8 例未经修复的法洛四联征患者 20 次妊娠;其中 5 例发绀患者共 12 次妊娠。未经修复的法洛四联征患者按预期都为低体重儿,其中一例有形态学改变的肺动脉畸形。在这个报道中,5 例子代(占 6%)有先天性的畸形。这些资料提示,虽然许多已行法洛四联征修复的患者都有成功的妊娠结果,然而那些伴有严重结构和血流动力学问题的患者妊娠期间心血管并发症发生的可能性更大。来自荷兰的一个研究证实了这一点:26 例已行法洛四联征修复后的患者有 50 次成功的妊娠,5 例患者(19%)发生的并发症包括:伴有症状的心力衰竭,心律失常或两者均存在。两个发生症状性心力衰竭的患者伴有严重的肺动脉反流,重度的肺动脉反流是目前法洛四联征患者修复术后遗留的最常见的血流动力学后果。法洛四联征患者修复术后的这种情况容易在超声心动图检查中被忽略。因为肺动脉的反流是层流而不是湍流。

法洛四联征修复术后的患者受孕前应做好评估,做好病史采集、心脏功能和运动功能的评估,了解是否还存在其他的心脏损害。使用荧光原位杂交法诊断 22q11 基因缺失综合征,检测阴性胎儿发生缺损的可能性很低(约 4%)。新近的报道提示,在成人中发现典型的临床特征较困难,应对有潜在风险的父母多加注意,必要时应做 pros 和 cons 的筛查,如果有阳性提示,有必要做遗传学的咨询。超声心动图可以评估患者的血流动力学情况,发现是否存在任何右室流出道的梗阻、肺动脉的反流或心功能不全,发现任何遗留的缺损,例如室间隔缺损或主动脉反流;另外评估左室的功能。如有需要,可行运动试验以评估运动能力。如证实无任何重要的遗传性缺损,妊娠和分娩将不会发生相应的并发症。

据报道,法洛四联征双亲子代获得先天性心脏缺损的风险为 2.5%~8.3%。一份较大型的系列报道,包括 127 例双亲(62 例女性,65 例男性)共 253 个子女,先天性心脏缺损三例,占 1.2%,其中一例为法洛四联征,一例为室间隔缺损,另一例为永存动脉干。风险发生不一致的原因来自很多因素,包括遗传学查证法的偏倚、环境因素和具有先天性心脏病发病优势患者子代的追踪方法。

七、艾森曼格综合征

艾森曼格综合征包括了室间隔缺损、动脉导管未闭或房间隔缺损等左向右分流型先天性心脏病伴显著肺动脉高压产生双向分流或右向左分流出现发绀的患者。许多艾森曼格综合征的女性可以存活至生育年龄,但通常在 30 岁后症状逐渐加重。伴肺动脉血管病变的患者在妊娠期间会有很高的风险,因为肺动脉高压会使右心输出量受到限制,使肺循环血容量减少;以及周围血管扩张可增加右向左的分流,从而加重了发绀的程度。

Gleiche 等对 44 个艾森曼格综合征病例共有 70 次妊娠的资料进行分析。其中 52% 的死亡与其中的一次妊娠相关。母亲有特别高的死亡事件,主要与低血容量、血栓栓塞的并发症和先兆子痫有关。在全部的分娩中,34% 经阴道分娩,3/4 采用剖宫产,约 1/14 因为母亲的死亡而终止妊娠。剖宫产的数量不多,可能与这些患者都是血流动力学代偿阶段的高危患者有关。只有 25.6% 的妊娠为足月。54.9% 的分娩为早产。围生期的死亡率为 28.3%,而且与早产强烈相关。这个研究得出的结论是艾森曼格综合征女性妊娠的预后特别严重,选择性的流产与其他分娩形式比较有较大的安全性。分娩期间是特别危险的时期,即使母亲已成功分娩,由于血流动力学的恶化或肺梗死,母亲仍可在以后的数天内死亡。

一份自 1978—1996 年包括多个国家伴肺动脉血管疾病妊娠患者的综述提示,73 例伴艾森曼格综合征患者中,母亲的死亡率高达 36%。26 例死亡,其中 23 例于分娩后 30 天内死亡。死亡的原因为难治性心衰和持续的肺动脉高压(13 例),猝死 7 例,动脉血栓性栓塞(经尸解后确诊)1 例。来自巴西的一个研究中心报道的妊娠结果略为乐观。共 12 例患者,13 次妊娠,2 例死于妊娠 28 周前,只有 2 例妊娠能达到第二孕季的末期。患者收治入院,卧床休息,密切监护。所有患者接受预防性肝素治疗,在常规麻醉下行剖宫产。一例患者在产后 30 天死亡。因此,应强烈地建议艾森曼格综合征的患者避免妊娠。

妊娠患者如没有服从医学的建议而受孕,应建议患者终止妊娠。在第一孕季内扩宫和刮宫术是终止妊娠的合理选择。

患者仍坚持继续妊娠,可依据 Carole A Warnes 的建议做好以下的管理措施。

(1)心脏科医生和产科医生要密切合作做好患者的随诊。

(2)卧床休息以减少心脏的负荷,应保持侧卧位避免子宫对下腔静脉的压迫,保障静脉回流。第三孕季的患者需要绝对卧床。

(3)患者如有气促应给予面罩吸氧。

(4)应密切监测雌三醇的水平和胎儿超声心动图,以评估胎儿的成熟度。

(5)如发生充血性心力衰竭,可以使用地高辛、利尿剂,注意小心使用利尿剂避免血液浓缩。肺动脉血管扩张药的应用:据报道,经静脉使用肺动脉扩张药例如依前列醇和吸入一氧化氮可改善母亲的预后。一氧化氮能够通过鼻道吸入使用,但更常见的是通过面罩给药或气管内插管给药。肺动脉压的下降可使一些患者能成功地经阴道或剖宫产分娩。如果使用一氧化氮,母亲在用药期间必须进行高铁血红蛋白的监测。

(6)在患者的风险极高必须住院卧床休息期间,应给予肝素预防性治疗,但目前仍未有相关对比性研究的报道,但已有常规麻醉下剖宫产分娩前使用肝素抗凝及分娩后开始使用华法林抗凝治疗的单个中心的病例报道。

(7)剖宫产的出血量大于经阴道分娩:艾森曼格综合征患者在周围循环阻力突然丢失的情况下,不能够有效地调整肺循环的灌注,因此,血液的丢失应及时补足。

(8)分娩期间应给予持续的心脏监护:建立静脉通道和用于动脉血气监测的动脉通道。中心静脉压监测导管可以迅速地确定分流量的改变和血流动力学的评估。也可通过应用指套脉搏血氧监测评估分流量的改变。

(9)近几年,在常规麻醉或联合腰麻下行选择性剖宫产已成为常见的、备受偏爱的分娩方式。但麻醉管理应选择有经验的熟悉心脏病学的麻醉师。硬膜外麻醉显然是安全的,不会发生低血压,血压如有下降应马上给予去甲肾上腺素对抗,补充丢失的血容量。应用腰麻时,只能给予低剂量,并且需格外小心,因为有低血压发生的风险,禁止应用单剂量给药的腰麻方法。

(10)如果选择经阴道分娩,分娩的第二产程应尽量缩短,可给予选择性的钳产或真空吸引产辅助分娩。

(11)患者分娩后的第一天应绝对卧床和给予持续的监护,然后逐渐增加活动。使用血栓预防加压泵有助预防下肢静脉血流瘀滞和血栓形成。

(12)产后患者应至少在医院观察 14 天,因为产后仍存在猝死的风险。

八、妊娠与肺动脉高压

肺动脉高压(PAH)是一种由于肺循环的血流受阻,使得肺血管阻力持续增高,最终导致右心衰竭的综合征。正常的平均肺动脉压(mPAP)的中间值是 12～16 mmHg,但平均肺动脉压的轻微升高不会有显著的临床意义。按我国的标准,在静息情况下 mPAP>20 mmHg 通常被认为是肺动脉高压(PH),或者肺动脉收缩压>30 mmHg 也提示存在肺动脉高压。

(一)肺动脉高压的分类

目前,肺动脉高压的分类依然沿用 2003 年威尼斯 WHO 会议分类(表 17-1)。依据病理学特点、临床表现、血流动力学改变以及对药物干预反应等的联合因素,这个分类系统抛弃了"原发性肺动脉高压"的提法,逐渐认识和明确了 PH 可具有相同组织病理学的改变但可有不同的临床血流动力学和遗传发生学的联合因素。"特发性肺动脉高压"目前归类为不明原因的肺动脉高压。新的分类同时删除了"继发性肺动脉高压"的常用概念,根据发病机制和基础,倾向于使用更具特征性描述的命名法。

表 17-1　世界卫生组织(WHO)肺动脉高压(PAH)分类

2003 年威尼斯会议制定的肺循环高压诊断分类标准

1.肺动脉高压

　　(1)特发性肺动脉高压

　　(2)家族性肺动脉高压

　　(3)相关因素所致

　　　　(a)胶原性血管病

　　　　(b)分流行先天性心内畸形

　　　　(c)门静脉高压

　　　　(d)HIV 感染

　　　　(e)药物/毒性物质:①食欲抑制药;②BMPR-Ⅱ

　　　　(f)其他:Ⅰ型糖原过多症、Gaucher 病、甲状腺疾病、遗传性出血性毛细血管扩张症、血红蛋白病

　　(4)新生儿持续性肺动脉高压

　　(5)因肺静脉和(或)毛细血管病变所导致的肺动脉高压

　　　　(a)肺静脉闭塞病

　　　　(b)肺毛细血管瘤

2.肺静脉高压

　　(1)主要累及左房或左室的心脏疾病

　　(2)二尖瓣或主动脉瓣疾病

3.与呼吸系统疾病或缺氧相关的肺动脉高压

　　(1)慢性阻塞性肺疾病

　　(2)间质性肺疾病

　　(3)睡眠呼吸障碍

　　(4)肺泡低通气综合征

　　(5)慢性高原病

　　(6)新生儿肺病

　　(7)肺泡—毛细血管发育不良

4.慢性血栓和(或)栓塞性肺动脉高压

　　(1)血栓栓塞近端/远端肺动脉

　　(2)远端肺动脉梗阻

　　　　(a)肺栓塞[血栓,肿瘤,虫卵和(或)寄生虫,外源性物质]

　　　　(b)原位血栓形成

5.混合性肺动脉高压

　　(1)类肉瘤样病

　　(2)组织细胞增多症

　　(3)纤维素性纵隔炎

　　(4)淋巴结增大/肿瘤

　　(5)淋巴管瘤病

（二）肺动脉高压合并妊娠的血流动力学影响

肺动脉血管疾病的患者正常妊娠产生的血流动力学改变都可增加母亲的死亡率。妊娠期血浆容积进行性增加使已容量负荷过度的肺动脉血管疾病患者造成容量压力超负荷、右心功能受损并可突发右心衰竭。由于慢性压力超负荷，加上左室舒张功能的损伤，使左心室质量增加，室间隔向左室移位造成右心室扩大。

肺动脉血管的病理改变限制了妊娠后对血流增加的反应能力，增加右心室的负荷，减低了心输出量，从而导致系统低血压，使重要器官和胎儿的灌注压不足。当心脏存在左向右分流时，例如，发生在先天性心脏病和 Eisenmenger 综合征的患者，妊娠减低系统血管阻力的作用、加重右向左的分流（减低 Qp/Qs 比值）、加重低氧血症，并加重肺动脉血管的收缩作用。与左心室不同，在正常情况下，右心室心肌冠状动脉大部分的血流灌注发生在收缩期，因为在收缩期，心内膜和大动脉之间形成一定的压力阶差，在肺动脉高压时，压力阶差缩小，冠状动脉血流灌注压不足，导致收缩功能不全，进一步减少胎儿和重要器官的血流供应。

在阵痛和分娩期间，由于失血，血管迷走神经对疼痛的反应都可以加重系统低血压和右室心肌缺血，导致低血容量，心动过速和低血压。这些迅速发生的改变可使患者发生室性心律失常和右室心肌梗死，而致患者发生心源性猝死。在分娩的第二产程如发生代谢性酸中毒，使肺动脉血管阻力增加。另外，妊娠继发的高凝状态可诱发肺动脉血栓栓塞或血栓形成而进一步使肺动脉压增高或发生肺动脉梗死。

肺动脉高压和妊娠情况下正常的血流动力学调节之间的相互作用，可以使患者处于不断恶化的高危状况，患者的病情可以突然恶化以至很难或不可能逆转。

（三）肺动脉高压和妊娠的临床并发症

肺动脉高压对妊娠女性和胎儿都存在实质性的风险。据 Weiss BM 等 1998 年的报道，在药物学治疗的年代以前，Eisenmenger 综合征并肺动脉高压患者母亲的死亡率为 36%，特发性肺动脉高压为 30% 和不同病因相关的肺动脉高压为 56%。在血流动力学显著异常的患者中，73 名 Eisenmenger 综合征患者肺动脉收缩压为（108±26）mmHg，27 名特发性肺动脉高压患者肺动脉收缩压为（85±20）mmHg，在 25 名继发性肺动脉高压患者肺动脉收缩压为（83±18）mmHg。这些来自 1998 年的数据与 1979 年 Gleicher G 等报道的 70 位患者中死亡率为 52% 的死亡风险比较，并没有反映出任何显著的改进。早期成功妊娠的生活状况并不保证最终的妊娠不会出现并发症。

据已发表的资料统计，大部分母亲的死亡发生在分娩后的 30 天内，而不是在妊娠、待产或分娩期间。母亲死亡的主要原因为肺动脉高压所致的顽固性右心衰竭和心源性休克。其他明确的死亡原因包括：恶性心律失常、肺动脉血栓性栓塞、脑血栓栓塞，肺动脉撕裂和破裂。较早的资料报道，Eisenmenger 综合征患者的死亡大多数合并血栓性栓塞或低血容量。Eisenmenger 综合征或特发性肺动脉高压的患者有较高的死亡率，不论是经阴道分娩（29% 或 20%）或手术分娩（38% 或 42%）。临床终点报道和系列观察报道提示常规麻醉下的选择性剖宫产与经阴道分娩比较，血流动力学能获得较好的控制，患者的预后较好。根据目前的资料，专家的共识提示终止妊娠仍然是安全的选择。肺动脉高压患者受到妊娠的干预使母亲的死亡风险提高。如终止妊娠是患者的愿望，在妊娠的早期选用宫颈扩张术和清宫术应是理想的选择，最好能在常规麻醉下进行。

Eisenmenger 综合征患者胎儿预后的资料不多。小规模的研究提示，超过一半的分娩为早产，其中 1/3 的婴儿为宫内发育迟缓。然而在这种情况下，新生儿的生存率仍高于母亲的生存率（分别为 90% 和 50%～70%）。

（四）处理

近十年来，肺动脉高压的治疗手段已获得显著的进展，患者的症状更稳定，活动的耐受力增强，预期寿命也获得改善。有效的治疗仍保留基础的姑息疗法。由于 PH 患者临床情况复杂，治疗牵涉多学科从事肺动脉高压治疗的中心或专科，由他们给予随访，包括对病情的再评估和治疗措施的调整。治疗可受到多种因素的支配和影响如：疾病和症状的严重程度，肺动脉高压的特殊类型，使用贵重药物和联合用药的能力，患者对使用血管扩张药的快速反应。

1.治疗策略

美国 ACCF/AHA 2009 肺动脉高压治疗指南已经公布(图 17-1)。

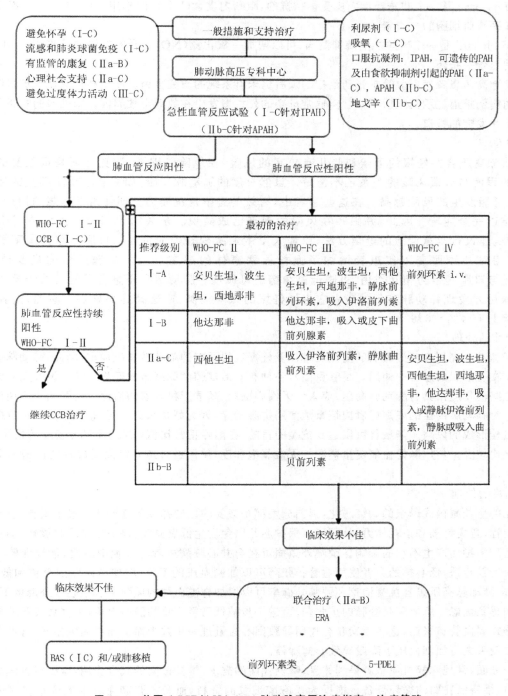

避免怀孕（I-C）
流感和肺炎球菌免疫（I-C）
有监管的康复（IIa-B）
心理社会支持（IIa-C）
避免过度体力活动（III-C）

一般措施和支持治疗

利尿剂（I-C）
吸氧（I-C）
口服抗凝剂：IPAH，可遗传的PAH及由食欲抑制剂引起的PAH（IIa-C），APAH（IIb-C）
地戈辛（IIb-C）

肺动脉高压专科中心

急性血管反应试验（I-C针对IPAII）（IIb-C针对APAH）

肺血管反应阳性   肺血管反应性阳性

WIIO-FC I-II
CCB（I-C）

肺血管反应性持续阳性
WHO-FC I-II

是   否

继续CCB治疗

最初的治疗			
推荐级别	WHO-FC II	WHO-FC III	WHO-FC IV
I-A	安贝生坦，波生坦，西地那非	安贝生坦，波生坦，西他生坦，西地那非，静脉前列环素，吸入伊洛前列素	前列环素 i.v.
I-B	他达那非	他达那非，吸入或皮下曲前列腺素	
IIa-C	西他生坦	吸入伊洛前列素，静脉曲前列素	安贝生坦，波生坦，西他生坦，西地那非，他达那非，吸入或静脉伊洛前列素，静脉或吸入曲前列素
IIb-B		贝前列素	

临床效果不佳

临床效果不佳   联合治疗（IIa-B）
                      ERA

BAS（IC）和/或肺移植   前列环素类   5-PDEI

图 17-1 美国 ACCF/AHA 2009 肺动脉高压治疗指南－治疗策略

2.药物治疗

自 1996 年以来已经有五种药物被美国食品和药品管理局（FDA）批准用于肺动脉高压的患者。

(1)依前列醇是一个潜在性的内源性血管扩张药和血小板功能抑制药。

(2)曲前列环素是前列环素的类似物。

263

（3）依诺前列素 Iloprost 是第三代的前列环素类似物，可以作为气道吸入剂使用。吸入治疗可以使药物释放到通气的肺泡单位，使局部肺小动脉血管扩张、增加通气血流比值。

（4）Bosentan 是一个非选择性内皮受体拮抗剂，阻断内皮素（ET-1）的作用。ET-1 是一个潜在的血管收缩物和平滑肌细胞的分裂素。

（5）Sildenatil 是一个磷酸二酯酶抑制药，可以增加一氧化氮（NO）途径的扩张血管作用。NO 是一个内源性的血管扩张药。

肺动脉高压患者使用血管扩张药治疗的预后仍未有系统的研究报道。使用肺动脉血管扩张药包括成功分娩的病例报道显示其预后不一。但通常母亲的死亡多发生在数天至数周内。未见与药物相关的新生儿和婴儿并发症的报道。

3.避孕

肺动脉高压合并妊娠的母亲和胎儿有较高的风险，在风险管理中，避免妊娠是很重要的。肺动脉高压的程度与妊娠风险的关系还不清楚。虽然重度的肺动脉高压，如有右心功能不全的体征和临床症状，可能发生的风险越高。在这些患者中，有效的避孕是重要的。即使给予理想的治疗，肺动脉高压也难以完全逆转。因此，妊娠存在风险的观点已成共识。永久的伴侣应考虑女方行永久的绝育。另外，建议行双重保险的避孕方法，以最大限度地减少妊娠的机会。口服避孕药虽不被作为禁忌证，但相对妊娠而言可使患者增加了血栓栓塞事件的潜在风险。非选择性内皮受体拮抗剂 Bosentan 与口服避孕药相互作用，可降低避孕药的可靠性。肺动脉高压患者尽管已给予警告仍然妊娠或妊娠后才发现肺动脉高压的患者应告知妊娠的风险极高，应选择终止妊娠。然而，选择终止妊娠的风险只有 4％～6％。

4.产前的处理

由于肺动脉高压患者妊娠后的高死亡率以及妊娠致使原有的肺动脉高压加重，因此，肺动脉血管扩张药应尝试在有症状的患者中使用。尽管目前对各种有效治疗肺动脉高压的药物还缺乏设计完善的安全性试验。这些药物应由具有肺动脉高压、成人先天性心脏病、高危产科专家的治疗中心开始小心使用并细心地监测。对肺动脉高压的妊娠患者应慎重地使用抗凝治疗，因为妊娠可以诱导高凝的状态并使患者存在肺动脉血栓形成的风险。华法林可以达到抗凝的目的，在国际正常比值（INR）不高于 2.0 的情况下，对胎儿的风险比较少。使用脉搏血氧定量监测外周血氧饱和度，使用经鼻道氧疗以促进氧的输送和促进肺动脉的扩张。

5.分娩的处理

胎儿的生长减慢或母亲的病情恶化，提前分娩都是必要的。选择性剖宫产优于经阴道自然分娩，因为可缩短产程，避免疼痛和消耗体力，从而可以保护胎儿以免发生低氧血症，保护母亲的肺循环，避免在第二产程发生酸中毒而产生不利的影响。硬膜外镇痛可在合并心脏病患者的分娩中应用，常规麻醉对合并低心排的患者较合适，低心排的患者使用血管扩张药可以加剧血压的下降，增加右向左的分流和低氧血症。另外，许多肺动脉高压患者抗凝治疗和硬膜外麻醉可以增加脊髓血肿的风险性。在硬膜外麻醉下，患者仍然清醒和感到焦虑。麻醉药是静脉的扩张药，可进一步减低已经不足的静脉血流，大多数硬膜外使用的麻醉药都是外周血管扩张药，这些因素联合作用导致回心血量进一步减少而扩布在周围循环，再加上其他非正常的血液丢失可加剧血压下降或导致心搏骤停。

另一方面，常规麻醉可使患者得到休息，降低代谢的需求，维持最大的氧合作用，减少对机体的干扰以保存体力，维持已脆弱的循环储备。根据大量麻醉记录的资料，血管扩张和血容量的分布转移也能被减轻。在麻醉诱导期，引起负性收缩作用的药物应避免使用，保证足够的血容量，失血情况应迅速纠正以保证有效的右心室充盈压以维持心排血量。

分娩后，患者应留在 ICU 持续监护包括：血压，中心静脉压，动脉血氧饱和度，限制过度活动，恢复抗凝治疗。Swan-Ganz 导管和动脉留置管通常不一定需要，因为系统血压和中心静脉压是最好的监护指标，分娩后，右心功能不全的情况可迅速缓解。

（周　艳）

第二节 妊娠合并风湿性心脏病

风湿性心脏病简称风心病。据统计,风湿性心脏病是妊娠妇女获得性心脏病中最常见的一种。妊娠后对血流动力学改变的耐受性与瓣膜性心脏病的分型有显著的关系。临床的处理也因瓣膜病变本身的严重程度而需小心的个体化处理。同样患者的耐受性也与妊娠的时期相关。药物及介入性治疗的风险性需谨慎考虑母亲及胎儿的并发症。

近十年,西方国家由于风湿热发病率的显著下降使慢性风湿性瓣膜病的流行情况也同步地减少。然而,在很多发展中国家风湿热仍然是地方性的主要流行性疾病。2004 年报道的一项巴基斯坦农村调查其发病率为 5.7‰;而在生育期妇女其发病率在 8‰~12‰。在西方国家,瓣膜性心脏病是继先天性心脏病居第二位的最常见的妊娠合并心脏病,而在大多数发展中国家为位居第一的最常见的妊娠合并心脏病。在中国,已有一些发达地区的医院报道先天性心脏病已跃居妊娠合并心脏病的首位。

一、二尖瓣狭窄

(一)病理生理

妊娠血流动力学的改变使狭窄瓣膜的血流增加,心输出量增加,妊娠后心动过速使舒张充盈期缩短,跨瓣压差显著的增加,狭窄瓣膜上方的房室腔压力负荷增加。因此,二尖瓣狭窄患者对妊娠期血流动力学改变的耐受性较差。特别自妊娠的中期(第二个孕季)开始,妊娠生理的改变可使心输出量增加 30%~50%。分娩后下腔静脉压力的减低,继发性的胎盘血流改变和子宫的收缩,均使心脏的前负荷增加。在妊娠期,二尖瓣狭窄的患者在瓣膜性疾病中耐受性最差。

(二)临床表现

1.症状

(1)呼吸困难:妊娠期间最常出现的早期症状为劳力性呼吸困难,端坐呼吸和阵发性夜间呼吸困难,甚至出现肺水肿。

(2)咯血:二尖瓣狭窄妊娠患者的常见症状,咯血后肺静脉压减低,咯血可自止。

(3)咳嗽:平卧时干咳较常见,妊娠中、晚期症状明显。

2.体征

重度二尖瓣狭窄的妊娠患者常有"二尖瓣面容",心尖搏动点和心界向左上外移,心率增快,心尖区可闻第一心音亢进和开瓣音,心尖区有低调的"隆隆"样舒张中晚期杂音。

(三)超声心动图检查

二尖瓣狭窄严重程度的参考值采用二维超声心动图平面法测量二尖瓣的面积。多普勒二尖瓣面积测量采用的压力半时间法容易受负荷的情况影响,因此,在妊娠期特别容易受到影响。新近的临床报道提示压力半时间法仍可在妊娠妇女中应用。

超声心动图检查中应同时关注其他瓣膜的损害。功能性的三尖瓣反流、主动脉瓣关闭不全是二尖瓣狭窄常合并的病变,通常不需特殊的处理。相反风湿性的主动脉狭窄会加重血流动力学的影响,降低患者的耐受性。

经食管心脏超声心动图检查应避免作为妊娠患者的首选方法,而主要应用在经皮二尖瓣成形术前的评估,判别有否左房反流和血栓的存在。

(四)治疗原则

1.药物治疗

已出现症状或根据超声多普勒检查收缩期肺动脉压>50 mmHg 的重度二尖瓣狭窄的女性建议使用 β-受体阻滞药。选择性的 β-受体阻滞药例如阿替洛尔或美托洛尔应优先选择使用,因其更能降低因子宫收缩作用造成的危险。β-受体阻滞药的剂量应根据心率、心功能及超声多普勒二尖瓣平均跨瓣压差,收缩期肺动脉压而进行调节。通常胎儿对β-受体阻滞药的耐受性较好,然而产科和儿科的人员应了解在分娩期间使用β-受体阻滞药具有新生儿心动过缓危险的可能性。β-受体阻滞药同时具有降低房性心律失常的危险性。电转复可作为选择性的治疗措施,对胎儿也是安全的。

地高辛对仍然为窦性心律的二尖瓣狭窄患者无益处,除非合并左室或右室心功能不全。重度二尖瓣狭窄的患者可突发急性肺水肿和快速心房纤颤,特别在妊娠的中、晚期更易发生。静脉使用洋地黄(地高辛)可以减慢房室结的传导作用。如果β-受体阻滞药或钙拮抗剂使用受限制可选择静脉或口服胺碘酮。

对阵发性或持续性的房颤患者,不论二尖瓣狭窄的严重程度,抗凝治疗都是需要的。维生素 K 拮抗剂在妊娠中,晚期的使用是安全的。在孕 36 周或计划终止妊娠(分娩)期应给予肝素作为替代,在第一孕季使用维生素 K 拮抗剂可致胚胎病理改变或胎儿出血。

β-受体阻滞药使用后仍出现气促和充血性心力衰竭时,应加用襻利尿剂。剂量应逐渐增加以避免血容量的过度减少。

对二尖瓣狭窄耐受性较好,心功能在 NYHA Ⅰ～Ⅱ级,收缩期肺动脉压持续低于 50 mmHg 的孕妇,经阴道分娩通常是安全的。硬膜外麻醉通常可减轻分娩时固有的血流动力学负荷。β-受体阻滞药的剂量应根据分娩和产后早期的心率合理地调整。在分娩期间,最好选择半衰期短的β-受体阻滞药。心脏病学专家,产科医生和麻醉师应共同紧密合作为患者设定一个安全的分娩模式。

2.瓣膜的介入治疗

尽管已进行了药物的治疗仍持续明显气促,有充血性心力衰竭的体征和伴有肺水肿高度危险的患者,在分娩过程中或产后早期,存在对母亲和新生儿生命的威胁;根据国外的报道和指南应考虑在妊娠期间对瓣膜做介入性的干预,在分娩前减轻二尖瓣狭窄的程度。在行经皮二尖瓣成型术的过程中,胎儿的心脏监测无胎儿宫内窘迫的体征,放射量保持在非常低的水平,不可能对胎儿造成短期甚至长期的后果。

经皮二尖瓣成形术存在血栓性栓塞的风险,但罕有发生;瓣叶撕裂的创伤性二尖瓣反流是最严重的并发症,发生率约为 5%,其后果对妊娠患者特别严重。重度的、急性的二尖瓣关闭不全造成血容量和心输出量的增加,患者不能耐受,需行紧急的瓣膜外科手术。但又必然对胎儿造成很大的风险。经药物治疗后症状不能缓解的妊娠患者的预后不良,但经皮二尖瓣成型术对妊娠患者带来的益处超越了它的风险。

二、主动脉瓣狭窄

(一)临床表现

1.症状

呼吸困难、心绞痛和昏厥为典型主动脉瓣狭窄常见的三联征。①呼吸困难:劳力性呼吸困难为常见首发症状;进而可发生阵发性夜间呼吸困难、端坐呼吸和急性肺水肿。②心绞痛:常由运动诱发,休息后缓解。③昏厥:多发生于直立、运动中或运动后。

2.体征

在主动脉瓣区可听到响亮粗糙的收缩期杂音,向颈动脉及锁骨下动脉传导,主动脉瓣区第二音减弱。

重度的风湿性主动脉瓣狭窄在年轻的患者中不多见。妊娠前没有症状的患者在妊娠中发生严重症状的情况也不多。相反,伴有症状的重度主动脉瓣狭窄患者则面临母亲与胎儿的高风险。

(二)超声心动图检查

主动脉瓣狭窄的严重程度可使用连续多普勒测定方式计算主动脉瓣的面积。瓣膜的面积<1.0 cm² 为重度或最好采用<0.6 cm²/m² 体表面积。用主动脉瓣平均跨瓣压差判断主动脉瓣狭窄程度不太可靠,因为容易受心输出量的影响。在妊娠的特殊情况下,用主动脉瓣平均跨瓣压差容易过高估计主动脉瓣狭窄的程度。然而平均跨瓣压差的估算是非常重要的,因为它与预后的评价相关。

(三)治疗原则

平均主动脉跨瓣压差持续<50 mmHg 妊娠期无症状的患者通常预后较好,只需密切随访。无论主

动脉瓣狭窄的病因是什么,通常在经阴道分娩的过程中需要密切的监护。因为周围血管阻力减低对患者存在危害,硬膜下麻醉必须小心,诱导麻醉过程要慢,应避免行蛛网膜下隙阻滞麻醉。有些作者建议,对重度主动脉瓣狭窄的病例实施剖宫产以避免突然增加动脉压和心输出量,并缩短分娩的间期。

对严重呼吸困难的患者应给予利尿剂,重度主动脉瓣狭窄的患者尽管经积极的药物治疗,但症状显著(心功能在 NYHA Ⅲ 至 Ⅳ 级)或存在充血性心力衰竭的体征,在妊娠期间应考虑介入治疗以减轻主动脉狭窄。PBAV 可以使主动脉瓣的功能获得暂时的改善,使患者安全地度过围生期,把主动脉瓣置换的时间延迟至分娩以后。如果在妊娠期间必须行主动脉瓣球囊成型术,应参照妊娠期经皮二尖瓣成形术采取保护措施以减少放射线的影响。这个手术应严格限制在有丰富经验的医学中心进行。

三、左室反流性心瓣膜病

(一)病理生理

妊娠期间血容量和心排血量进行性地增加,使主动脉瓣或二尖瓣关闭不全患者瓣膜的反流量增加。然而,由于其他的生理性改变,例如,心动过速和系统动脉阻力的减少都可以增加前向的射血容积,是部分地代偿瓣膜反流的后果。

能较好耐受妊娠的重度瓣膜反流的患者证实多为慢性、左心室扩张但仍保留左心室功能的患者,但急性的反流患者不能耐受。但风湿性瓣膜病的患者很少发生急性的反流。(除外风湿性瓣膜病并感染性心内膜炎,或经皮二尖瓣成型术瓣叶撕裂的创伤性二尖瓣反流。)

(二)临床表现

应注意慢性主动脉或二尖瓣关闭不全妊娠患者的充血性心力衰竭症状或体征。既往已发现反流性杂音的妊娠患者在产前的随访中最常见。二尖瓣关闭不全患者在妊娠期间房性期前收缩会增加,每搏输出量增加使脉搏波增大,主动脉瓣反流的体征不典型。

(三)超声心动图检查

超声心动图检查原理在各种反流性心脏瓣膜病都是一样的。由于妊娠期间的血流动力学的特殊性,应用定量多普勒超声心动图评估瓣膜反流量和有效反流面积优于其他的定量方法。妊娠期间血容量的增加使左心室轻度扩大,要计算左心室的直径时应给予考虑。

(四)治疗原则

大多数无症状的重度二尖瓣或主动脉关闭不全者可不需使用药物治疗。当出现严重充血性心力衰竭的症状或体征时,特别在妊娠的晚期,使用利尿剂和血管扩张药可以改善患者在妊娠期间的耐受性。但血管紧张素转换酶抑制药和血管紧张素受体拮抗剂在整个妊娠期间都是禁用的。妊娠期间最常用的血管扩张药是硝酸酯类。

有进行性气促或心力衰竭症状体征的患者,应给予药物治疗。但是妊娠期间应尽量避免外科治疗。人工心肺体外循环对胎儿有高度的风险性。在妊娠期间,包括产后的围生期,反流性心瓣膜病患者的预后是良好的,心脏外科对患者显然是不合适的。

大多数合并反流性瓣膜病甚至出现过心脏衰竭症状的患者都可以行阴道分娩。治疗的方法同样适用于产后的患者。分娩后如需要行瓣膜的置换术,瓣膜物质的选择应重点衡量机械瓣的使用年限而不需考虑抗凝治疗对妊娠结果的风险。

极少数瓣膜反流合并重度左室功能不全(EF<40%)且不能耐受妊娠的患者,应尽早考虑终止妊娠。

四、三尖瓣疾病

(一)病理生理

风湿性三尖瓣疾病不会独立存在,通常合并二尖瓣狭窄。根据反流本身的程度和肺动脉压的水平,三尖瓣的反流可导致右房及静脉压的增加。据统计,三尖瓣关闭不全的患者较三尖瓣狭窄多见。三尖瓣狭窄可形成三尖瓣的跨瓣压差,使右房压力增加,心输出量减少。

（二）临床表现

三尖瓣反流性收缩期杂音通常可在二尖瓣狭窄的患者中同时听到，但大多数的患者是功能性的相对性的反流。依靠听诊做出三尖瓣狭窄的诊断通常较困难。具有右心衰竭的典型体征而左心衰竭的体征相对较轻的患者应高度警惕三尖瓣疾病的存在。

（三）超声心动图检查

二维超声心动图可以显示瓣叶增厚，通常还伴有运动减弱，腱索增粗。根据这些改变，可以使风湿性的三尖瓣与功能性的三尖瓣反流相鉴别，功能性的三尖瓣反流通常更加常见。其瓣叶与腱索都是正常的。

反流或狭窄的程度依据心脏的负荷情况，如果平均跨瓣压差超过 5 mmHg，三尖瓣狭窄的程度被认为是显著的。如果血容量和心输出量增加，三尖瓣反流的程度可能会被过度估计，因此在妊娠期间要准确评估右心瓣膜病的程度会比较困难。血流动力学的评估只能根据右心衰竭的临床特征表现。

（四）治疗的原则

利尿剂适用于具有充血性心力衰竭临床体征的患者。与二尖瓣狭窄相同，β-受体阻滞药对三尖瓣狭窄的患者同样有效。然而，在充分的药物治疗下，心力衰竭的症状体征仍然存在的患者应考虑行瓣膜介入治疗，其处理与单纯二尖瓣狭窄的治疗方法相同。

对于非妊娠的伴有重度风湿性三尖瓣疾病的患者，不宜单行经皮穿刺二尖瓣成形术，而应行二尖瓣及三尖瓣联合瓣膜外科手术。然而，在这些妊娠特殊患者，相对外科手术期间心肺体外循环对胎儿的风险，经皮穿刺瓣膜成形术可给予考虑。当合并重度三尖瓣狭窄时，可以考虑行单纯二尖瓣或联合二尖瓣和三尖瓣经皮球束成形术。

五、胎儿的预后

妊娠合并风湿性心脏病已有大量的报道，发病率相对较高的新生儿并发症有：胎儿发育迟缓，早产，低体重儿。母亲心功能分级在新生儿并发症的风险中有决定性的意义。这些并发症主要见于心功能（NYHA）Ⅲ级或Ⅳ级的妊娠患者中。

（周　艳）

第三节　妊娠合并心律失常

妇女怀孕以后，随着胎儿的发育心血管系统可发生相应的变化。在妊娠中晚期心功能不同程度受到影响，如活动后出现心悸、气短、心率增快，容易疲倦甚至发生昏厥等症状。一些妊娠妇女心电图可能出现各种期前收缩、心动过速，严重者或原有心脏病者可出现心房颤动、心房扑动甚至心室颤动等心律失常。

由于绝大多数生育年龄的妇女并不存在心血管系统的疾病，故这些心律失常多数是短暂的变化，且程度较轻，对整个妊娠和分娩过程不构成危害，多不需要特殊治疗。妊娠本身可以诱发并加重心律失常，有较严重的心血管系统疾病的妇女不宜妊娠，所以在临床上真正较严重的心律失常并不多见。

一、房性期前收缩

（一）临床表现

房性期前收缩是一种常见现象，可没有不适感觉，部分患者可感到心悸，在疲劳、精神紧张或是在饮酒、吸烟、喝浓茶及咖啡时症状明显。

（二）治疗

对于没有症状，没有器质性心脏病的患者，多不需要药物治疗，通过病情解释，消除患者的紧张情绪，保持良好的生活方式，不要饮酒/吸烟，不饮用含有咖啡因的饮料，预防和减少房性期前收缩的发生。有明显症状或是有器质性心脏病的患者需要药物治疗。

（三）注意事项

（1）在分娩以前要对患者进行详细检查，仔细追问病史，了解患者是否有器质性心脏病。

（2）对于无症状，无器质性心脏病的患者，多不需要药物治疗；而有症状，有器质性心脏病的患者，应于分娩前行药物治疗，控制病情。分娩后应注意患者的心率变化，尽量减少可能诱发期前收缩的诱因。

二、阵发性室上性心动过速（PSVT）

简称室上速。

（一）临床表现

阵发性室上性心动过速可表现突然发作的心悸、焦虑、气短、乏力，多在情绪激动、疲劳、剧烈运动时出现，症状严重者可出现明显的心肌缺血症状，如心绞痛、昏厥、气短等症状。

（二）治疗

对有些患者来讲，镇静和休息就可以帮助恢复正常节律，但是多数患者需要通过减慢房室传导来达到目的。

1.非药物疗法

通过各种方式刺激兴奋迷走神经，如屏气、压迫眼球、按压颈动脉窦，刺激咽喉部诱发恶心呕吐等方法。通过此类方法可以使75％的阵发性室上性心动过速患者恢复正常心律或是心室率明显下降。

2.药物疗法

（1）维拉帕米：5～10 mg 稀释于 20 mL 5％葡萄糖溶液中缓慢静脉注射，在 2～5 min 内静脉注射，约90％的患者可恢复正常心律，之后口服维拉帕米 40～80 mg，每日 3 次维持。

（2）普罗帕酮：70 mg，在 5 min 静脉注射，如果无效 20 min 后可重复使用。一日内应用总量不可超过350 mg。心律恢复正常以后，可口服 100～150 mg，每日 3 次维持。

（3）反复发作的患者可应用洋地黄类药物和普萘洛尔，具体用法如下。①地高辛：0.5～1.0 mg 稀释于 20 mL 5％葡萄糖溶液中静脉注射，在 15 min 内静脉注射，以后每2～4 h 静脉注射 0.25 mg，24 h 总量不超过 1.5 mg。②普萘洛尔：可先试用 0.5 mg 静脉注射，然后 1 mg/3 min 静脉注射，总剂量不超过 3.0 mg。

3.直流电复律

在心功能较差、血液动力发生较严重改变时可使用直流电回复心律，10～50 J 的能量就可以使心律恢复正常。孕期使用直流电复律是安全的，不对母儿构成威胁。

（三）注意事项

在孕期，阵发性室上性心动过速的发生率要高于非孕期，它一般不增加围生儿病死率。但是如果患者有器质性心脏病，且心动过速持续时间较长，程度较严重而引起心力衰竭时，就会造成胎儿宫内缺血缺氧。所以在孕期应及时发现并治疗阵发性室上心动过速，对于反复发作，特别是有器质性心脏病的患者，在控制症状以后还应该口服药物，以防止阵发性室上心动过速的再次发生。

三、心房颤动（atrial fibrillation）

（一）临床表现

心房颤动的主要临床症状是心悸和焦虑。由于心房不能起到有效的收缩作用，使得心室得不到有效的充盈。对于妊娠期妇女来讲，如果不伴有器质性心脏病，发生心房颤动时多数能较好地耐受可能发生的症状。如果伴有器质性心脏病，临床症状就较为严重，心室得不到充盈造成心肌缺血，心输出量减少就会诱发肺水肿、心绞痛、心力衰竭、昏厥。

心房颤动的患者心率一般在 350～600 次/分，心室率快慢不一，在 100～180 次/分。在妊娠期妇女，心房颤动并不多见,主要发生于一些有器质性心脏病的患者。如风湿性心脏病,特别是有二尖瓣病变者、高血压性心脏病、冠心病。在其他一些疾病中心房颤动有时也会发生,如肺栓塞、心肌病、心包炎、先天性心脏病和较严重的甲状腺功能亢进。

(二)治疗

心房颤动的治疗目的在于降低心室率和恢复心房的正常收缩功能,对于血流动力学失代偿程度不同的患者,处理方式亦不一样。如果患者心功能很差,应首先考虑使用直流电复律。如果患者的心功能尚可,可使用药物治疗。治疗方案的选择主要取决于患者血流动力学失代偿的程度,心室率和心房颤动的持续时间。

(1)急性心房颤动:心功能严重失代偿应首先考虑选用直流电复律,能量为 50～100 J,约 91% 的患者经治疗后病情好转,恢复正常的窦性心律。如房颤伴有洋地黄中毒,则不宜用电复律,因为容易引起难以恢复的室性心动过速或室颤而导致患者死亡。

(2)慢性心房颤动的治疗:主要是以控制心室率为主,首选的药物是洋地黄类药物,如地高辛 0.125～0.25 mg/d。一般单用洋地黄类药物即可,如果治疗效果不满意,可加用 β-受体阻滞药(普萘洛尔)或钙通道阻滞药(维拉帕米),心室率一般控制在休息时为 60～80 次/分,轻度适度运动时不超过 110 次/分为宜。在治疗慢性房颤时还应注意识别和纠正其他一些影响心室率的病变因素,否则就会容易造成药物中毒或导致错误的治疗。

(3)抗凝治疗:由于电复律时和随后的两周有发生血栓的可能性,所以对于一些可能发生血栓的高危患者,如二尖瓣狭窄、肥厚性心肌病、左心房内有明显的血栓附壁、既往有体循环栓塞史、严重心力衰竭以及人工心脏瓣膜置换术后等,应于心脏电复律之前行抗凝治疗。对于妊娠期妇女来讲。最适宜的抗凝剂是肝素,可以静脉滴注或小剂量皮下注射,使凝血酶原时间维持在正常的 1～5 倍。

(4)预防复发:心房颤动复律以后维持窦性心律比较困难,只有 30%～50% 的心房颤动患者在一年以后仍能保持窦性心律。窦性心律的维持与左心房的直径和心房颤动持续时间的长短有关。维持窦律的首选药物为奎尼丁,0.2～0.3 g 每日 4 次口服,还可选用普鲁卡因胺或丙吡胺。

(三)注意事项

(1)积极治疗,恢复窦性心律。

(2)除非十分必要,在即将分娩前和分娩后用抗凝治疗。一般在分娩前一天停用肝素,改用作用较温和的阿司匹林。

(3)孕期抗凝治疗应首选肝素,因肝素不能通过胎盘,不会对胎儿造成危害。孕期应避免使用双香豆素,因其可以通过胎盘,对胎儿有致畸作用。

(4)由于奎尼丁能通过胎盘,长期或大量使用能引起宫缩造成流产或早产,所以孕期使用应较谨慎。

四、心房扑动

(一)临床表现

心房扑动的主要表现是心悸和焦虑、气短以及低血压等一系列症状,病情严重时还会出现脑缺血与心肌缺血症状。生育年龄的妇女一般很少发生房扑。

阵发性房扑的患者多数没有器质性心脏病,持续性房扑多发生于器质性心脏病的患者,特别是有左心房或右心房扩大的患者,心包炎、低氧血症、心肌缺血、贫血、肺栓塞、严重的甲状腺功能亢进患者或酗酒者均容易发生房扑。发生房扑时由于心室率较快,使得左心室舒张期快速充盈期缩短,导致心室搏出量减少。心房扑动患者的心房率一般在 250～350 次/分,通常伴发 2:1 的房室传导,心室率为心房率的一半,一般为150 次/分。

(二)治疗

(1)房扑的首选治疗方法为直流电复律,一般来讲<50 J 的能量即可以成功转复心律,心律转为窦性心律或心室率较慢的房扑。如果第一次电击复律不成功或是心律转为房颤,可用较大的能量进行第二次

电击复律。

（2）在房扑伴极快速的心室率时，应以控制心室率为主要治疗目的，可应用维拉帕米 5～10 mg 稀释于 20 mL 5％葡萄糖溶液中，在 2 min 内静脉推注，如果无效可以于 20 min 后重复应用一次。用药以后心室率可以明显减慢，有时可以使房扑转为窦性心律。除了维拉帕米，还可以应用洋地黄类药物或普萘洛尔控制心室率。在心室率得到控制以后，可服奎尼丁 300 mg，每日三次以复转心律，其作用是恢复房室1∶1的传导。

预防用药可以使用维拉帕米、洋地黄类药物、普萘洛尔、奎尼丁或普鲁卡因酰胺。

（三）注意事项

及时发现并治疗房扑，防止脑缺血及心肌缺血的发生，以避免发生胎儿宫内缺血缺氧。

ESC 2004 会议关于心房颤动/心房扑动控制节律的建议。

（1）年轻患者、体力活动多的患者。

（2）患者要求有一个好的生活质量。

（3）有症状的 AF 患者，快速 AF 者。

（4）无病因可查者（特发性）。

（5）复律无栓塞危险者。

（6）有栓塞高危因素者（AF 后易发生脑卒中）。

（7）能接受抗心律失常药治疗及随访。

（8）AF 诱导心肌病者。

（9）所有第一次发作 AF 患者，应该给一次复律机会（排除禁忌因素）。

五、室性期前收缩

（一）临床表现

室性期前收缩是最常见的心律失常之一，可以发生在完全健康的个体或是有器质性心脏病的患者，在孕期其发生率有所增加。一般根据 Lown 的分级，把频发的、多形的或多源性的、连发的和"R-on-T"的室早称为"复杂性室早"。如果没有器质性心脏病，室性期前收缩本身并没有大的临床意义，但是如果同时存在器质性心脏病，就会有发生室性心动过速、心室颤动和猝死的危险。

发生室性期前收缩时，患者可以没有症状，也可以有心悸的表现。由于室性期前收缩的发生可造成心房血液反流至颈静脉，不规则地产生大炮波。

（二）治疗

室性期前收缩可以由吸烟、饮酒、喝咖啡、茶或是过度劳累、焦虑所引起，在药物治疗以前应首先去除这些影响因素，然后根据患者情况确定是否用药。

治疗的目的是去除复杂性室性期前收缩，防止室性心动过速，心室颤动和猝死的发生。

（1）在孕期，无症状、无器质性心脏病的妇女一般不需要药物治疗，消除顾虑以及温和的镇静剂在多数情况下已经足够。

（2）如果期前收缩频发，伴有器质性心脏病，应及时进行药物治疗，以免发生更严重的心律失常，造成孕妇死亡。可单用或联合应用奎尼丁、普萘洛尔和普鲁卡因酰胺治疗。

奎尼丁：0.25～0.6 g，每日 4 次口服。

普萘洛尔：30～100 mg，每日 3 次口服。

普鲁卡因酰胺：250～500 mg，每日 4 次口服。

（三）注意事项

（1）孕期一旦发现室性期前收缩，应明确诊断，了解患者是否有器质性心脏病，做动态心电图，评价患者室性期前收缩的类型和频度，并根据情况予以治疗。

（2）如无产科指征，一般可选择阴道分娩，对于复杂性室性期前收缩，除了予以常规药物治疗以外，分娩过程中应予以心电监护，随时了解患者病情的变化，必要时可行剖宫产术。

六、室性心动过速

(一)临床表现

发生室性心动过速时,由于心率过快,心室充盈减少,心排出量下降。患者可出现气短,心绞痛、低血压、少尿和昏厥。心脏听诊时出现第一心音和第二心音有宽的分裂,颈静脉有大炮波出现。

室性心动过速是一种严重的心律失常,大多发生在器质性心脏病变时,主要是缺血性心脏病和扩张性心肌病,其次是高血压性心脏病和风湿性心脏病,诱发室性心动过速的主要原因是心肌缺血、心力衰竭、电解质紊乱、洋地黄中毒等。发生室性心动过速以后,如不及时治疗,可发生室颤并导致死亡。

室性心动过速的平均室率为150~200次/分。由于其速率和室上性心动过速相似,故单凭速率难以进行鉴别诊断。由于室性心动过速多发生于有较严重的器质性心脏病的孕妇,故在孕期少见,即使是无器质性心脏病的孕妇,一旦发生室性心动过速,如不能及时治疗也会导致死亡。

(二)治疗

(1)如病情危急,可先静脉注射利多卡因50~100 mg,然后行直流电复律,能量一般为25~50 J。多数患者可以恢复窦性心律。

(2)如患者一般情况尚可,可用以下药物治疗。①利多卡因:50~100 mg 静脉注射,起始剂量为1~1.4 mg/kg,然后以1~4 mg/min 持续静脉滴注维持,如不能终止心律失常,可于10 min 后再给负荷量一半静脉注射。②普鲁卡因酰胺:100 mg,每5 min 肌内注射一次,直到心律失常控制或发生了严重不良反应或总量达500 mg。③奎尼丁:0.2~0.4 g,每日4次口服。

(3)预防复发:直流电复律以后应静脉滴注利多卡因1~4 mg/min,无效时加用奎尼丁0.2~0.6 g 每日四次口服或是普鲁卡因胺250~500 mg。每4 h 口服一次。应注意避免长期应用利多卡因或是奎尼丁,以防止严重不良反应的出现。

(三)注意事项

(1)经治疗以后如果恢复窦性心律,在宫颈条件良好的前提下,可经阴道分娩,分娩过程中应加强心电监护,以防止复发。

(2)如心律失常较严重,应首先控制心律失常,然后再考虑分娩方式。经正规治疗以后仍不能完全恢复窦性心律,宫颈条件较差的患者,可在心电监护下行剖宫产结束妊娠,避免阴道分娩时过度劳累而诱发室颤,导致患者死亡。

(3)如果心律失常较严重,且有指征需要即刻结束妊娠时,可先静脉注射利多卡因50~100 mg。随后以1~2 mg/min 的速度静脉滴注,待病情稳定以后即刻行剖宫产手术。

七、心室颤动

(一)临床表现

心室颤动是最可怕的心律失常,患者出现一系列的急性心脑缺血症状,如3~5 min 内得不到及时治疗,心脑的灌注基本停顿,就会造成猝死。来自多个折返区的不协调的心室冲动,经过大小、方向各异的途径,经心室迅速传播。其结果是心脏正常的顺序收缩消失,发生心室颤动。由于没有有效的心脏排血,心室内无压力的上升,结果心脏处于与停顿相同的状态,周围组织得不到血液灌注。

(二)治疗

(1)一旦发生心室颤动,首选电除颤,常用的能量为200~400 J。

(2)药物可应用利多卡因2 mg/kg 体重,静脉注射;或是溴苄铵5 mg/kg 体重,静脉注射。

(三)注意事项

由于一旦发生室颤,患者的死亡率很高。即使是抢救成功者,亦常伴有轻度的心力衰竭和肺部并发症,所以患者经治疗以后除了一般情况很好,且宫颈条件好时可以阴道试产以外,多数患者需行剖宫产结束妊娠。心律失常是极危急重症,在诊断治疗方面必须有内科,特别是心血管内科参与,所用抗心律失常药物必须小心谨慎，控制剂量，严密观察，避免不良反应产生。

（周　艳）

第四节　妊娠合并心肌病

一、肥厚性心肌病和妊娠

肥厚性心肌病（HCM）是一个以心室肌呈非对称性肥厚，心室内腔变小为特征，以心肌细胞和心肌纤维排列紊乱为基本改变的心肌疾病。肥厚性心肌病与遗传的因素相关。成人中发病的比例约为 1/500。发病原因主要是心肌的肌小节蛋白质编码的 10 个基因中至少一个发生错义突变。

过去认为，肥厚性心肌病是罕见的病例且伴恶性的预后。新近来自非相关多中心的研究显示，肥厚性心肌病并非不常见，大量的患者的总预后相对良性。然而，有一些亚型的患者，有较高的猝死或心力衰竭的风险，需要做进一步的危险分层。虽然肥厚性心肌病的大多数患者能够安全地经历妊娠，但重要的是，当我们处理这些患者的时候要了解 HCM 这个疾病并能确定妊娠过程中出现的风险。

（一）解剖和病理生理

肥厚性心肌病必须具备的条件是排除了继发性因素如高血压，浸润性或糖元积累异常的心肌肥厚。虽然，早年认为心肌肥厚多开始于室间隔。然而肥厚的心肌也可以位于室间隔的基底部、游离壁或心室的心尖部。在肥厚性心肌病中，中央型的肥厚可影响所有的心室壁。目前有证据表明伴家族性肥厚性心肌病的某些患者中可有基因的突变，为不完全性的外显率，在初期筛查的患者中不一定具有肥厚的表现。肥厚可以为后期疾病的表现，可能在生命的最后十年才具有临床表现。

虽然大部分患者无症状，但仍有一部分患者因为肥厚性心肌病而有显著的症状，左室流出道梗阻的患者运动后可出现胸痛、气促、疲倦、心悸和昏厥。猝死可以是患者疾病的首次表现。病理生理主要由流出道梗阻造成血流动力学改变的联合作用所构成。包括舒张功能不全、心肌缺血、二尖瓣反流和心律失常。舒张功能不全是由于心室的松弛减慢和心室顺应性减低的结果。由于氧供需失衡，动脉血管床内的管腔增厚，冠状动脉血流储备减少而造成心肌缺血，可产生缺血性的症状。

左室流出道梗阻是由于基底间隔部的心肌严重肥厚并突向左室流出道，二尖瓣于收缩期相继产生前向运动而形成。二尖瓣异常运动的产生一方面是由于流出道血流速度加快吸引二尖瓣叶移向流出道的流速效应或由于牵引力的作用推动冗余的二尖瓣叶移向流出道。二尖瓣关闭不全可继发于二尖瓣附属结构的异常。如乳头肌前移进一步加重流出道的梗阻。重度流出道梗阻的患者妊娠期间可由于血流动力学的后果而处于极高的风险。

（二）孕龄妇女肥厚性心肌病的诊断

肥厚性心肌病的临床诊断依据显著非对称性左心室肥厚的二维超声心动图表现，以排除其他疾病继发的心肌肥厚。

肥厚性心肌病的年轻患者通常无症状，患者主要通过家族的筛查或听诊发现心脏杂音或异常心电图表现并通过常规医学检查而做出初步的诊断。肥厚性心肌病患者有时在妊娠期间可因收缩期杂音而受到关注。左室流出道梗阻的杂音可有变化，应建议患者分别做下蹲、站立的姿势。患者采用站立位时，收缩后期喷射性杂音的持续时间和响度都可显著增加。

肥厚性心肌病患者通常的心电图特征是：心房扩大，心室肥厚，心电图改变伴继发性的 ST 和 T 波异常。具异常心电图的患者应给予超声心动图检查，以了解左心室壁增厚的情况。超声心动图被认为是肥厚性心肌病诊断的"金标准"。如果心电图的异常表现不能够被通常的诊断方法所解析，应采用对比剂增强超声心动图和磁共振成像（MRI）检查协助诊断。

二尖瓣收缩期前向运动伴左室流出道多普勒信号峰值延迟、速率增高是诊断动力性左室流出道梗阻的诊断标准。梗阻的程度可通过多普勒速率峰值确定，并应在休息和激发状态下分别进行测量(一个室性期前收缩后，Valsava 的紧张期或在吸入亚硝酸异戊酯期间)。

（三）遗传学和家族的筛查

肥厚性心肌病通常是肌节蛋白基因错义突变的结果，并以常染色体显性遗传的方式传递。目前已确定 10 个不同的肌节蛋白基因有超过 200 个错义突变。一旦诊断肥厚性心肌病，即使完全无症状，所有的患者都应进行遗传咨询和家族筛查。最先被诊断的先证者第一级亲属应给予体格检查，心电图和超声心动图的筛查。青少年应在生长发育的全过程每年筛查一次。成年人应每 5 年筛查一次，因为有些基因突变致心肌肥厚的表现会出现较晚。将来对已证实肥厚性心肌病患者一级亲属的筛查应增加遗传学的分析以进一步筛查肥厚性心肌病的存在或阙如。

准备妊娠的患者必须进行遗传咨询。因为其后代获得肥厚性心肌病的机会是 50%。如果肥厚性心肌病的表现在非常早的儿童期出现，患者的病情严重，预后不良。围生期超声筛查的应用价值仍有争论。将来，分子学的诊断将会在围生期的筛查中应用。

（四）妊娠的风险

妊娠的风险与血流动力学的恶化、心律失常和猝死相关。大多数肥厚性心肌病的年轻女性，能顺利经历妊娠。妊娠期血容量和射血容积的增加均有利于改善动力性左室流出道梗阻。大多数妊娠前无症状或只有轻微症状的女性患者在妊娠期症状不会加重。有些患者可因血容量的增加而气促加重，但症状可经使用低剂量的利尿剂而改善。

妊娠前已有中至重度症状的患者有 10%～30% 的症状会加重，特别是已存在左室流出道梗阻的患者。左室流出道压力梯度越高，症状越有恶化的可能。重度左室流出道梗阻的患者(压力梯度 >100 mmHg)在妊娠和分娩期间血流动力学恶化的风险最高。

妊娠期间，肥厚性心肌病患者发生猝死和心室颤动心肺复苏的情况不常见，但也可见于报道。

（五）妊娠的处理

虽然妊娠的结果通常良好，但有些患者在妊娠期间可首次出现症状或原已存在的症状会加重。当症状出现后，β-受体阻滞药应开始应用。β-受体阻滞药的剂量应调整到心率小于 70 次/分。β-受体阻滞药具有潜在的致胎儿发育迟缓，Apgar 新生儿评分降低，或新生儿低血糖的可能，但都非常罕见。母乳喂养无禁忌证，但 atenolol.nadolol 和 sotalol 经乳汁分泌的量要大于其他的 β-受体阻滞药。如果 β-受体阻滞药不能耐受，维拉帕米在妊娠中使用也是安全的，但如果用于重度左室流出道梗阻的患者，可能会引起血流动力学的恶化和猝死，患者应住院并给予密切监护。

妊娠期间由于容量超负荷而发生肺动脉充血症状时可使用低剂量的利尿剂。然而，应注意不要导致前负荷过低而加重左室流出道的梗阻，所有肥厚性心肌病的妊娠患者，即使症状很轻也应建议患者卧床休息时周期性地保持左侧卧位。

伴严重症状和重度流出道梗阻的患者，在计划妊娠前应建议行室间隔肥厚心肌减缓性治疗。妊娠期间施行外科部分心肌切除术较罕见，只限于症状严重、难治性的压力梯度显著增高的患者(表 17-2)。

表 17-2　妊娠期间肥厚性心肌病的治疗建议

确定左室流出道梗阻的程度和危险分层
猝死的危险分层
有症状者要使用 β-受体阻滞药
避免减少前负荷(脱水，多度利尿)
避免使用正性收缩性药物(多巴胺或多巴酚丁胺)和血管扩张药(硝苯地平)
低血压的患者，保持体液平衡和使用血管收缩性药物

室间隔的射频治疗已被考虑用于替代肥厚性心肌病伴左室流出道梗阻患者室间隔心肌成形切除术。

重症患者也可考虑植入双腔 DDD 型起搏器。

妊娠的肥厚性心肌病患者如常发生心房颤动或心房扑动伴快速心室率,应考虑心脏复律。β-受体阻滞药常用于预防进一步的心脏事件。如果反复发生恶性心律失常事件,应考虑使用低剂量的胺碘酮。妊娠期间使用胺碘酮通常是安全的,新生儿甲状腺功能低下偶可发生。因此,分娩后应给予新生儿甲状腺功能评估。目前没有先天性致畸的报道。

所有肥厚性心肌病的患者都应进行猝死风险的危险分层,预测猝死等主要危险因素包括,既往有院外心跳骤停发生的历史或已被证实有持续性的室性心动过速的发生,有强烈的肥厚性心肌病猝死的家族史。其他轻微的致猝死的危险因素包括重度的肥厚(心室厚度＞3 cm),在 24 h 动态心电图无持续性室速的发生,运动后血压下降,MRI 心肌灌注缺损。如果存在多个危险因子,应推荐患者接受植入自动除颤器。

（六）分娩

分娩应在有经验的高危妊产妇中心进行,并给予持续的心电和血压的监测。有动力学流出道梗阻表现的患者必须给予持续的β-受体阻滞药和补充液体。常规阴道分娩是安全的。剖宫产通常只适用于产科的目的。因为前列腺素有扩张血管的作用,故不推荐用于分娩的诱导,但能较好耐受催产性药物。应避免应用硬膜外麻醉,因可产生低血压。如丢失血液,应迅速补充。完成第三产程后,患者应保持坐立的位置,以避免肺动脉充血或可能需要静脉内应用呋塞米(表 17-3)。

表 17-3　肥厚性心肌病患者分娩的处理

分娩过程必须在医院给予心电和血压的检测
常规可经阴道分娩
不能使用前列腺素引产
迅速补充丢失的血液
第三产程结束后应保持坐位姿势
预防性使用抗生素

分娩后如果有左室流出道梗阻伴血流动力学恶化的证据,应推荐使用补液和血管收缩性药物——脱羟肾上腺素。应避免使用β-肾上腺素,例如,多巴胺或多巴酚丁胺以避免增强心脏收缩力,加重流出道的压力梯度,加重低血压。对某些合适的患者需要给予右心导管的持续监测和经食管超声心动图做血流动力学的评价。妊娠期间如需要做牙科的处理或行外科分娩,应给予预防性使用抗生素。

二、克山病

克山病是在中国发现的一种原因不明的心脏病,1935 年在黑龙江省克山县发现此病而命名为克山病。本病发病范围较广,涉及我国黑、吉、辽、蒙、晋、鲁、豫、陕、甘、川、滇、藏、黔、鄂 15 个省和自治区,好发于山区及丘陵地带的农业区。以农业人口为主,有家庭发病趋势,多见于妊娠及哺乳期妇女及学龄前儿童。20 世纪 70 年代后发病率和病死率已明显下降。急重型发病率大幅下降。2007 年全国克山病情监测汇总分析,全国 15 个病区省（区、市）24 个监测点居民潜在型、慢型克山检出率分别为 2.4%（465/19 280）,0.6%（119/19 280）。按检出率区间估计,全国病区有 235 万例（216 万～254 万例）克山患者,其中慢型（48 万例）（39 万～57 万例）,2007 年监测新检出潜在型克山病 85 例,慢型克山病 9 例。2006 年四川省报道检出 6 例亚急型克山病。6 例患者最小的 4 岁,最大的 18 岁,3 男 3 女,无性别差异。1990—2007 的年度检测报道,全国无急型克山病的检出报道。

病因迄今尚未明确,其中硒缺乏是克山病发病的重要因素,但不是唯一因素,可能与蛋白质及其他营养要素缺乏有关。在克山病死亡病例的尸检心肌标本及患者心肌活检标本中,经病毒分离或病毒核酸监测多发现与肠道病毒感染有关。

病理变化以心肌实质细胞变性、坏死和瘢痕形成相互交织存在。心肌均有不同程度扩张,心肌变薄。

根据起病急缓和心功能可分为四型,分别为急型、亚急型、慢型和潜在型。①急型克山病:起病急骤,以心源性休克为主要表现,患者突感头晕、心悸、胸闷乏力,且伴有恶心、呕吐。呈急性肺水肿表现者,可出现咳嗽、气促。患者可伴有严重心律失常,或心脑缺血综合征。体格检查,患者焦虑不安,发绀,四肢湿冷,心尖区第一心音减弱。或可闻Ⅰ~Ⅱ/6级收缩期杂音,舒张期奔马律及心律失常,心脏扩大或扩大不显著,双肺可闻及干湿啰音,病情进展迅速。②亚急型克山病:起病及进展较急型缓和,多发于断奶后及学龄前儿童。常在1周内发展为急性心力衰竭。③慢型克山病:部分由急型或亚急性迁延转化为慢型,病程多超过3个月,以慢性充血性心力衰竭为主要表现,但常伴有急性发作。④潜在型克山病:呈隐匿性发展,无明确起病时间,心肌病变较轻,心功能代偿较好,可无自觉症状。半数以上患者是流行地区普查中检出的。

克山病的检出和诊断依据临床表现、X线、心电图、超声心动图的检查和流行病学的情况。

在克山病病区还应长期坚持对机体内、外环境硒水平进行监测,对低硒地区人样采取补硒措施,预防和控制亚急型病例的发生。

目前治疗的对象主要为慢型克山病患者。治疗原则是去除诱发因素,控制心力衰竭,纠正心律失常,改善心肌代谢。克山病有心力衰竭的患者治疗可应用利尿剂,正性肌力药物,血管紧张素转换酶抑制药(ACEI),血管紧张素Ⅱ受体拮抗剂(ARB)、β-受体阻滞药、血管扩张药、心肌能量及抗心律失常药物。克山病患者,妊娠期心力衰竭的治疗应参照妊娠期扩张型心肌病治疗用药的原则。血管紧张素转换酶抑制药和血管紧张素Ⅱ受体拮抗剂在整个妊娠期间都是禁用的。

妊娠和分娩:慢型患者一般不应怀孕,如果已经怀孕,小月份应终止妊娠,大月份要严密观察病情变化,在心脏监护下分娩。

三、围生期心肌病

围生期心肌病是指原无器质性心脏病的孕产妇于妊娠最后3个月或产后6个月内首次发生以气急、心悸、咳嗽、心前区不适,心脏增大、肝大、下肢水肿等一系列原因不明的以扩张型心肌病为主要表现的心力衰竭症状。发病率在不同国家存在巨大差异,占活产婴儿孕产妇的0.01%~0.3%,死亡率在18.0%~56.0%,可见本病是产科和内科领域里的重要问题,不可忽视。

围生期的心肌病病因、发病机制尚不明,诊断仍是以排除为方法,治疗方面采用纠正心力衰竭的方法,用血管扩张药、抗凝治疗。

(一)病因和发病机制

围生期心肌病的病因和发病机制迄今未明,可能是下面多种因素作用的结果。

1.感染

(1)病毒及原虫的感染,Silwa等在对围生期心肌病者的众多研究中检测出其血液中的炎性细胞肿瘤坏死因子a(TNFa)、C炎性细胞因子、C反应蛋白(CRP)、白细胞介素-6(IL-6)和表面Fas/APO-1(抗细胞凋亡标志物)的浓度不断升高,C反应蛋白的浓度与左心室舒张末期和收缩末期的直径成正比和左室的射血分数成反比,C反应蛋白的浓度在不同种族间差异大,高达40%的变异是由遗传因素决定的。白细胞介素-6,表面Fas/APO-1 柯萨奇病毒B在Bultman及Kuhl研究组的围生期心肌患者心内膜心肌活检组织中测出病毒遗传物质,诸俊仁等认为心肌炎亦可能同原虫的感染有关,非洲冈比亚29例围生期心肌病统计中100%孕妇有感染疟疾史,疟原虫寄生在红细胞内,大量红细胞被破坏引起进行性贫血及缺氧,疟原虫的裂殖体增殖在内脏的血管进行,使内皮增厚可致栓塞,疟原虫可能导致心肌炎的一系列改变。故可假想炎症反应强度的增加是诱发围生期心肌病的众多因素之一。

(2)与持久性肺衣原体感染可能有关。

2.心肌细胞的凋亡

新近研究围生期心肌病的血浆细胞凋亡标志物Fas/APO-1的浓度不断升高,显著高于健康对照组也是死亡率的一个预测指标。已有报道,去除心脏的特异性信号传导和转录激活因子3(STAT3)可致小鼠产后的高死亡率,死亡前雌性突变性小鼠表现出心力衰竭,心功能障碍与细胞凋亡的症状相似,心肌细胞的凋亡对围生期心肌病有致病作用,以半胱天冬酶抑制药为代表的细胞凋亡抑制药可能为本病提供新的治疗方案。

3.与不同地区、黑色人种、生活习惯、社会经济、营养因素可能有关

非洲冈比亚、尼日利亚、塞内加尔国家的妇女有大量摄盐的习惯,以玉蜀黍为主粮或吃干的湖盐和胡椒制成的麦片粥均可增加血容量,增加心脏负荷,当地产妇尚有每天用热水沐浴后睡在炕上,炕下烧火使热气保持数小时的习惯,非洲天气本酷热,室温常超过 40 ℃以上,大量热负荷加重心脏的负担,而且当地妇女劳动强度大,既要带小孩,又要种地。

4.自身免疫因素

Warraich 及其同事将来自南非、莫桑比克和海地的 47 例围生期心肌病患者作为调查对象,主要研究围生期心肌病对体液免疫的影响并评价心肌球蛋白(G 类和子类的 G_1、G_2、G_3),对免疫球蛋白的临床意义,这三个地区免疫球蛋白相似,并呈明显的非选择性存在。

5.其他因素

(1)硒缺乏症:围生期心肌病的患者硒浓度显著低,缺硒可能易致病毒感染。冠心病、扩张型心肌病与缺硒同样有关。

(2)激素:仍有争议,有认为卵巢激素可能会引起心脏过度扩张,亦有报道不支持任何激素、孕激素、催乳素在围生期心肌的病因作用。

上述众多因素中尚没有任何明确病因,可能由于疾病的病因是多因素的,虽然发达国家拥有更充足的研究资金,但这一疾病在发达国家比较罕见也直接阻碍了对其病因的探索。

(二)病理

围生期心肌病的病理变化与扩张型心肌病相似,心脏扩大呈灰白色,心脏内常有附壁血栓形成,心内膜增厚可见灰色斑块,镜检示间质性水肿,散在性的单核或淋巴细胞的浸润,弥散性灶性心肌病变和纤维化、组织化学检查有线粒体损害,氧化不足和脂质积累,冠状动脉、心瓣膜无病变,心包积液亦罕见。

(三)临床表现

围生期心肌病的临床表现最常见的是心脏收缩功能衰竭,妊娠可能会掩盖心力衰竭的早期症状,患者往往认为是妊娠的正常表现,患者逐渐出现气急、高血压、乏力、心悸、咳嗽、夜间阵发性呼吸困难或端坐呼吸偶有急性肺水肿,以后发展成右心衰竭而有颈静脉怒张,肝大,下肢水肿,也可同时出现左右心衰竭。可有胸闷,非典型的心绞痛,有心尖奔马样杂音、功能性二尖瓣关闭不全杂音,心律失常与栓塞并发症并不少见,发病距分娩越近患者临床表现越急剧,心电图常显示心动过速,心传导阻滞,房性或室性心律失常,左心室肥厚,非特异性 ST-T 改变。X 线检查示心影弥散性增大,以左右心室为主,心脏搏动较弱,超声心动图示心腔扩大,心脏附壁血栓,心室有血栓形成,继而可能在身体任何部位发生,如下肢动脉栓塞、脑栓塞、肠系膜动脉栓塞、冠状动脉栓塞继发急性心肌梗死,肺动脉栓塞。亦可出现急性肝衰竭及多功能衰竭致病情恶化。本病患者临床表现差异很大。

心内膜—心肌活检:镜检见心肌细胞肥大,肌核增大深染,心肌间质水肿,心肌细胞中均可见到结构均匀、染色弥漫,呈颗粒状散在性单核细胞浸润,是围生期心肌病患者所特有的体征。

据 Veille 综合 21 篇文献报道,90％以上的患者有呼吸困难,63％出现端坐呼吸,65％出现咳嗽,50％感心悸,1/3 的患者有咯血、腹痛、胸痛及肺栓塞等症状。

(四)诊断

围生期心肌病起病常在妊娠最后 3 个月或产后 6 个月内并有感染、高龄、多胎、多次妊娠、营养不良、贫血、地区、有色人种、生活习惯等因素。结合 X 线,超声心动图、心电图,而且病者既往无器质性心脏病,如高血压病、子痫前期及其他原因引起的心力衰竭,临床表现可诊断本病。

(五)鉴别诊断

急进型高血压、先兆子痫、克山病、肺栓塞、贫血、甲状腺功能亢进、慢性肾炎等疾病。

围生期心肌病同特发性扩张型心肌病不同之处是前者多发生于妊娠末期及产后 6 个月内,经积极治

疗后心脏大小可能会恢复正常。

（六）治疗

治疗方法基本与其他心力衰竭治疗相似,目的在于减轻心脏的前后负荷,增加心脏收缩力,除严格卧床休息外,需低盐饮食,吸氧,控制输入量,待心力衰竭症状好转可适当活动以减少下肢深静脉血栓形成及肺栓塞。

1.地高辛和利尿剂

治疗是安全的,地高辛有增加心脏收缩力和减慢心率的作用,利尿剂可减轻心脏前负荷。

2.血管扩张药

如硝酸甘油、酚妥拉明、硝普钠等配合正性肌力药物,多巴胺在围生期心肌病治疗中有显著疗效。

3.血管紧张素转换酶抑制药或血管紧张素Ⅱ受体拮抗剂

能改善心室重构,降低血压、降低死亡率,但本类药物仅用于妊娠后期或产后不哺乳的患者,因本类物有致畸作用及可从母乳中排出。

4.β受体阻滞药

多个报道证实本类药物对孕妇无禁忌证,可安全使用,有利于控制心脏收缩和心率,目前使用较广泛的是选择性 β_1 受体阻滞药,对胎儿无明显的不良反应,拉贝洛尔除阻滞 β_1、β_2 受体外,还可拮抗 α 受体并有促胎成熟的作用,妊娠晚期应用较理想,但必须注意 β 受体阻滞药有减少脐带血流,引起胎儿生长受限的不良反应,于妊娠晚期应用较好,并尽可能以小剂量为宜。

5.抗凝治疗

对于左心室射血分数低于 35% 的病者,心房颤动、心脏血栓、肥胖和既往有栓塞的病者及长期卧床的患者,可根据不同情况选用华法林、肝素、低分子肝素,目前本疗法尚有争议。若使用此类药物应注意出血倾向,密切监测凝血指标。

6.抗心律失常药物

β-受体阻滞药可用于室上性心律失常,地高辛可用于非洋地黄中毒引起室上性心律失常,肌苷类药物紧急情况下可应用。缓慢性心律失常、难治性心律失常可安装心脏起搏器,对危及生命的心律失常可除颤。

7.免疫抑制药的治疗

对硫唑嘌呤和类固醇的研究较少,对这些药物的使用还待进一步评估,若心肌活检证实急性心肌炎的病者可试用免疫抑制药的治疗。

8.免疫调节剂

已知免疫调制剂已酮可可碱可减少肿瘤坏死因子 TNFa、C 反应蛋白和表面 Fas/Apo-1 的产生,亦被证实可改善心功能分级。

此外结合临床患者的病情,可应用主动脉内囊反搏或心肺辅助装置。

对重症患者积极控制心力衰竭后考虑终止妊娠,产后不宜哺乳。

大多数学者认为对围生期心肌病的治疗应持续 1 年以上。

（七）预后

就围生期心肌病长期存活与康复效果研究,多数患者治疗后可以恢复,个别疗效不佳而死于心力衰竭或栓塞,部分患者治疗后心脏大小可能恢复。血压持续增高,这些患者再次妊娠可使病情恶化,起病后4 个月心脏持续增大,预后不佳,6 年内约半数死亡。

（周　艳）

第五节　妊娠合并缺铁性贫血

缺铁性贫血是指体内可用来制备血红蛋白的储存铁不足,红细胞生成障碍所发生的小细胞低色素性贫血,是铁缺乏的晚期表现。由于妊娠期妇女的生理改变,66％的孕妇可发生缺铁性贫血,占妊娠期贫血的95％。铁是人体最重要的微量元素之一,是构成血红蛋白必需的原料。人体血红蛋白铁约占机体总铁量的70％,剩余的30％以铁蛋白及含铁血黄素的形式储存在肝、脾、骨髓等组织,称储存铁,当铁供应不足时,储存铁可供造血需要,所以铁缺乏早期无贫血表现。当铁缺乏加重,储存铁耗竭时,才表现出贫血症状和体征,故缺铁性贫血是缺铁的晚期表现。

体内许多含铁酶和铁依赖酶控制着体内重要代谢过程,因此,铁与组织呼吸、氧化磷酸化、胶原合成、卟啉代谢、淋巴细胞及粒细胞功能、神经递质的合成与分解、躯体及神经组织的发育都有关系。铁缺乏时因酶活性下降导致一系列非血液学的改变,如上皮细胞退变、萎缩、小肠黏膜变薄致吸收功能减退、神经功能紊乱、抗感染能力降低等。

一、病因

(一)铁的需要量增加

由于胎儿生长发育需要铁250～350 mg,妊娠期增加的血容量需要铁650～750 mg,故整个孕期共需增加铁1 000 mg左右。

(二)孕妇对铁摄取不足或吸收不良

孕妇每日至少需要摄入铁4 mg。按正常饮食计算,每日饮食中含铁10～15 mg,而吸收率仅为10％,远不能满足妊娠期的需要。即使是在妊娠后半期,铁的最大吸收率达40％,仍不能满足需要,若不给予铁剂补充,容易耗尽体内的储存铁而造成贫血。

(三)不良饮食习惯

蔬菜摄入量少、长期偏食和饮浓茶不但使铁的摄入减少,而且吸收也不足。

(四)其他

既往月经过多、多产或分娩过于频密等使铁的丢失过多,早孕反应重使得铁的摄入不足。

二、发病机制

孕妇缺铁使体内长期处于铁的负平衡,机体便动用储备铁,继之使血清铁、血铁蛋白逐渐下降到最低点。当体内的铁耗尽,发生红细胞内缺铁时,便会导致红细胞生成障碍。

三、贫血对妊娠的影响

慢性或轻度贫血机体能逐渐适应而无不适,对妊娠和分娩影响不大。中度以上的贫血由于组织对缺氧的代偿可出现心率加快,心输出量增加,继续发展则心脏代偿增大,心肌缺血,当血红蛋白<50g/L时易发生贫血性心脏病。贫血的孕妇由于子宫胎盘缺血极易合并妊娠高血压疾病;由于抵抗力降低易导致感染的发生;缺血的子宫易引起宫缩不良而导致产程延长和产后出血;因氧储备不足,对出血的耐受性差,即使产后出血不多也容易引起休克而危及生命;对产科手术的麻醉耐受性差,容易发生麻醉意外。

贫血孕妇氧储备不足可影响胎儿的生长发育和胎儿的储备能力,故胎儿生长受限、低出生体重儿、胎儿窘迫、新生儿窒息的发生率升高。

铁通过胎盘单方向源源不断运输给胎儿,轻、中度的贫血对胎儿没有影响,但严重缺铁性贫血的孕妇没有足够的铁供给胎儿,胎儿出生后同样表现为小细胞低色素性贫血。

四、诊断依据

(一)病史

既往有月经过多、钩虫病等慢性失血的病史;长期偏食、胃肠功能紊乱、营养不良;合并肝肾疾病和慢性感染。经铁剂治疗有效对诊断有重要的辅助价值。

（二）临床表现

缓慢起病，轻者常无明显症状。随着贫血的出现皮肤黏膜逐渐苍白，以唇、甲床最明显，也可出现头发枯黄、倦怠乏力、不爱活动或烦躁、注意力不集中、记忆力减退。重者表现为口腔炎、舌乳头萎缩、反甲、心悸、气短、头昏、耳鸣、腹泻、食欲缺乏、少数有异食癖等，严重的可见水肿、心脏扩大或心力衰竭。

（三）实验室检查

这是诊断缺铁性贫血的重要依据。

1.外周血象

外周血象表现为小细胞低色素性贫血，血红蛋白＜100 g/L，网积红细胞正常或略高，轻度患者白细胞及血小板计数均在正常范围，严重时三系均降低。红细胞平均体积（MCV）＜80 fL，红细胞平均血红蛋白量（MCH）＜27 pg，红细胞平均血红蛋白浓度（MCHC）＜30％。

2.血清铁和总铁结合力

当孕妇血清铁＜8.95 μmol/L（50 μg/dL），总铁结合力＞64.44 μmol/L（360 μg/dL）时，有助于缺铁性贫血的诊断。

3.血清铁蛋白

血清铁蛋白是反映体内铁储备的主要指标，血清铁蛋白＜14 μg/L（＜20 μg/L 为贮铁减少，＜12 μg/L为贮铁耗尽）可作为缺铁的依据。

4.骨髓象

红系造血呈轻度或中度活跃，以中晚幼红细胞增生为主，骨髓铁染色可见细胞内外铁均减少，尤以细胞外铁减少更有诊断意义。

五、治疗

（一）补充铁剂

主要方法是口服铁剂，常用硫酸亚铁片剂 0.2～0.3 g，每日 3 次，饭后服用，以减少对胃肠道的刺激。琥珀酸亚铁 0.2～0.4 g，每日 3 次，其含铁量高，且吸收好，生物利用度高，不良反应小。同时服用维生素C 可保护铁不被氧化，促进铁吸收。

注射铁剂的应用指征：①口服铁剂消化道反应严重。②原有胃肠道疾病或妊娠剧吐。③贫血严重。④妊娠中、晚期需要快速补铁。

注射用铁剂有右旋糖酐铁及山梨醇枸橼酸铁两种剂型。

右旋糖酐铁：首剂 20～50 mg，深部肌内注射，如无反应，次日起每日或隔 2～3 d 注射 100 mg。右旋糖酐铁也可供静脉注射，由于反应多而严重，一般不主张，初用者使用前需作皮内过敏试验。总剂量为每提高 1 g 血红蛋白需右旋糖酐铁 300 mg，也可按以下方法计算：右旋糖酐铁总剂量（mg）＝300×（正常血红蛋白克数－患者血红蛋白克数）＋500 mg（补充部分贮存铁）。

山梨醇铁剂：有吸收快、局部反应小的特点，115 mg/（kg•次），肌内注射。每升高 1 g 血红蛋白需山梨醇铁 200～250 mg，总剂量可参考上述公式。

（二）输血

缺铁性贫血一般不需输血，仅适用于严重病例和症状明显者，当血红蛋白＜60 g/L，接近预产期或短期内需分娩者应少量多次输注浓缩红细胞悬液，每次输 1 单位，输注时必须掌握速度避免加重心脏负担或诱发急性左心衰竭，对有心功能不全者更应注意。

（三）产科处理

1.临产后应配血

以防出血多时能及时输血。

2.预防产后出血

严密监测产程，第一产程避免时间过长，第二产程尽可能缩短，必要时予以助产；胎儿前肩娩出后，药物促进子宫收缩,促进第三产程;产后尽快仔细检查和缝合损伤的软产道,减少产后出血量。

3.预防感染

产程中严格无菌操作,产后应用广谱抗生素。

六、预防

为满足孕期对铁需要量的增加,鼓励孕妇多进食含铁丰富的食物,如牛肉、动物内脏、苹果、大枣、荔枝、香蕉、黑木耳、香菇、黑豆、芝麻等;纠正偏食的习惯;妊娠中期后应常规补铁;积极纠正胃肠功能紊乱及其他易引起缺铁性贫血的并发症。

(周　艳)

第六节　妊娠合并溶血性贫血

溶血性贫血是由于红细胞破坏过多、过快,而骨髓造血代偿不足引起的一类贫血,因病因或原发病不同,临床表现也不尽相同,明确诊断需较高条件的实验室检查,故容易引起漏诊、误诊。溶血性贫血临床上分为遗传性和后天获得性两大类型,诊断上首先根据红细胞破坏过多、血红蛋白代谢产物增多、骨髓代偿性红系细胞增多,以及红细胞生存时间缩短确定是否为溶血性贫血,然后通过实验室检查进一步明确其病因所在。

一、遗传性溶血性贫血

遗传性溶血性贫血以溶血和溶血性贫血为主要临床表现的遗传性疾病,是全球最常见的遗传性疾病,其包括由红细胞膜异常、红细胞酶缺陷和血红蛋白异常引起的疾病,疾病的早期和轻型患者不一定有贫血,故称其为遗传性溶血性疾病更为合适。因此,并非所有患者均自幼即有贫血,不少患者到成年期始被发现,由于遗传规律的异质性,不一定都有家族史,因此造成诊断困难。

(一)遗传性球形红细胞增多症

1.发病机制

遗传性红细胞膜缺陷引起的溶血性贫血最常见为遗传性球形红细胞增多症,其基本病变是基因突变,导致红细胞膜骨架蛋白缺陷,影响膜骨架蛋白垂直连接,不能提供对红细胞膜双层脂质的支持,最终导致膜表面积丢失,形成球形红细胞。脾脏不仅扣留球形红细胞,并加速其膜的丢失和球形红细胞的形成。

2.遗传方式

遗传方式大多数呈常染色体显性遗传,子代发病率50%,病变基因位于第8号或第12号染色体短臂,75%有家族史。常染色体隐性遗传的遗传性球形红细胞增多症患者往往合并新的突变才发病。25%无家族史,可能与新的基因突变有关。因此,遗传性球形红细胞增多症是一组异质性疾病,可有不同遗传方式,但每一家系有其特有的突变表现。

3.临床表现

具有异质性和多样性,发病年龄可从儿童、青少年,甚至到老年,贫血可轻可重,多数病例可无贫血。按血红蛋白及收缩蛋白含量临床上分为静止携带者、轻型、中度及重度,人群中以轻型和亚临床型占多数,携带者和轻型较难诊断,往往在妊娠时才首次出现贫血,因此很大程度上取决于临床医生的警惕性。

贫血、黄疸和脾大为主要临床表现,但黄疸和贫血不成比例,常见轻到中度贫血,间歇性黄疸,常并发胆石症,个别可见小腿迁延性溃疡。

严重病例贫血严重,需要输血维持生命,每当受凉、劳累或感染可诱发溶血危象表现为贫血加重、黄疸加深,可危及生命。

个别病例因病毒感染后引起骨髓暂时抑制,表现为贫血突然加重,网织红细胞减少,更严重者表现为再生障碍危象的全血减少,患者可因此死亡。

4.实验室检查

(1)血常规:慢性期为轻度贫血,小球红细胞为其特征。血常规红细胞平均体积<80 fL+红细胞平均血红蛋白浓度>354 g/L+红细胞分布宽度>14%诊断遗传性球形红细胞增多症较为准确;外周血涂片小球形红细胞的形态单一,表现为细胞的大小和密度均一,比例为20%~40%。

(2)筛查试验:①红细胞渗透性脆性试验:脆性增高。②酸化甘油溶血试验:阳性。③流式细胞仪荧光测定:荧光值明显减低。

(3)红细胞膜蛋白电泳检查:遗传性球形红细胞增多症的筛查试验不能肯定诊断时,采用红细胞膜蛋白电泳法,80%可以检查出膜蛋白异常。

(4)骨髓象:红系增生活跃,当再生障碍危象时红系再生低下。

5.诊断

根据黄疸、贫血和脾大,加上球形红细胞和网织红细胞增多的血常规特点和红细胞脆性增加诊断并不难,如有家族史则更有助于诊断。

6.疾病对妊娠的影响

溶血和贫血的严重程度取决于脾脏是否存在,脾脏完整的患病孕妇由于红细胞破坏多于生成,容易出现严重的溶血和贫血,表现为妊娠期间突然出现严重的溶血性贫血。

7.治疗

(1)目前没有办法进行治疗,只有在贫血严重时予以输血。

(2)脾脏切除的指征:大多数病例脾切除效果好,去除了吞噬变形红细胞的场所,可控制溶血的发生,延长红细胞寿命,轻型可纠正贫血,重型可改善贫血,但球形红细胞数量不变甚至增多。但是脾脏切除后可能发生致命的肺炎链球菌败血症为主要的危重并发症,此外,术后反应性血小板增多、肺动脉高压及血栓形成的危险存在,因此脾脏切除适用于重度病例,中度患者如能代偿,可不行脾切除,但伴有脾大贫血者可考虑手术。有症状的胆结石患者手术的可考虑同时切除胆囊。

(3)使用叶酸可防止叶酸缺乏加重贫血。

(二)遗传性红细胞酶病

遗传性红细胞酶病是一组因遗传因素导致红细胞内的代谢酶类发生病变而引起的溶血性疾病,这些酶大多为能量代谢酶和氧化还原酶。现已发现19种红细胞酶酶缺乏和1种酶活性过高可以引起溶血,其中最为常见的是葡萄糖-6-磷酸脱氢酶缺乏引起的溶血性贫血。

1.遗传方式

葡萄糖-6-磷酸脱氢酶基因位于X染色体上,遗传方式为性连锁不完全显性遗传。男性携带缺陷的基因可完全表达,引起酶缺乏,该病变基因由母亲遗传给儿子。而女性杂合子体内有葡萄糖-6-磷酸脱氢酶缺乏和正常的两群红细胞,两者的比例可相差很大,该比例决定杂合子女性的表型是正常或异常。

2.发病机制

葡萄糖-6-磷酸脱氢酶是防止红细胞蛋白被氧化损伤的看家酶,有缺陷的红细胞受氧化剂的攻击或发生感染会引起红细胞破坏,导致急性溶血,但是受氧化剂攻击后的敏感性也有差异。

3.临床表现

根据酶的活性和发病的诱因分类。

(1)无诱因的溶血性贫血:葡萄糖-6-磷酸脱氢酶活性很低,甚至可为0。表现为红细胞破坏加速,机体不能代偿,表现为慢性溶血性贫血。

(2)蚕豆性溶血性贫血:葡萄糖-6-磷酸脱氢酶活性呈中度到重度缺乏,一般在10%以下。平时无溶血反应,因食用蚕豆、感染和药物(氧化剂)导致急性血管内溶血,溶血具有自限性,一般摄入后24~72 h发生溶血,4~7 d恢复。

（3）代偿性溶血性贫血：葡萄糖-6-磷酸脱氢酶活性在60%以上，临床无症状，多在体检时发现。

4.实验室检查

（1）红细胞形态：急性溶血期外周血红细胞形态可有非特异性改变，红细胞大小不一，有核红细胞、嗜多染性红细胞和红细胞碎片增多，也可见少量口形、棘形红细胞，部分患者可见少量偏心红细胞和"咬痕"红细胞。

（2）葡萄糖-6-磷酸脱氢酶缺乏症筛查试验：这类试验均对诊断葡萄糖-6-磷酸脱氢酶缺乏特异性。

变性珠蛋白小体试验：葡萄糖-6-磷酸脱氢酶缺陷者阳性细胞＞28%（正常＜28%）。

高铁血红蛋白还原试验：葡萄糖-6-磷酸脱氢酶显著缺陷者＜30%（正常人＞75%）。

荧光斑点试验：葡萄糖-6-磷酸脱氢酶缺陷的红细胞荧光明显减弱，葡萄糖-6-磷酸脱氢酶活性降低者30 min不出现荧光。该方法简单、可靠、灵敏，已被推荐为筛查葡萄糖-6-磷酸脱氢酶缺乏的筛选试验。

（3）葡萄糖-6-磷酸脱氢酶活力定量测定：该方法是确诊葡萄糖-6-磷酸脱氢酶缺乏症的依据，但要注意与获得性缺乏葡萄糖-6-磷酸脱氢酶症鉴别，静止期或在急性溶血发作后2～3个月检查较为准确。

（4）基因变异型分析：主要用于产前诊断、女性杂合子诊断和家族检测，目前尚不能列为葡萄糖-6-磷酸脱氢酶缺乏症的诊断标准。

5.诊断

根据食用蚕豆、使用药物或感染后发生溶血性贫血，结合实验室检查诊断不难，关键是临床思路是否正确。

6.疾病对妊娠的影响

纯合子的女性在妊娠期间食用蚕豆、摄入氧化剂或感染可诱发急性溶血性贫血，而导致一系列产科并发症。杂合子一般不发病。

7.治疗

治疗要点是避免氧化剂的摄入。轻度的急性溶血性贫血一般的支持治疗能奏效，重度急性溶血性贫血及时输血和使用肾上腺皮质激素疗效很好。

（三）遗传性血红蛋白病

遗传性血红蛋白病是一组因珠蛋白基因突变引起血红蛋白异常的遗传病，临床上重要的遗传性血红蛋白病有镰形细胞综合征、不稳定血红蛋白、不正常氧亲和力的血红蛋白病、血红蛋白M病和地中海贫血，其中以地中海贫血最为常见。

我国地中海贫血分布以华南、西南和华东地区多见。

1.发病机制

血红蛋白是一种结合蛋白，由珠蛋白和血红素构成，每一个珠蛋白分子有两对肽链（一对 α 链和一对非 α 链，非 α 链包括 β、γ、δ、ζ 和 ε 种），不同的肽链是由不同的遗传基因控制的，每一条肽链与一个血红素构成一个血红蛋白单体，人类血红蛋白是四个单体聚合而成的四聚体。正常血红蛋白主要有三种：①Hb-A（$\alpha_2\beta_2$）是成人血红蛋白的主要形式，占96%～98%，新生儿占10%～40%，出生6个月后即达成人水平。②Hb-A$_2$（$\alpha_2\delta_2$）在成人所占比例不超过3%，在胎儿期只有微量甚至阙如，出生6～12个月达成人水平。③Hb-F（$\alpha_2\gamma_2$）主要存在于胎儿期，占胎儿血红蛋白的70%～90%，出生后逐渐减少，出生6个月以后基本降至成人水平，即小于1%。

α 地中海贫血：α 珠蛋白基因缺失或缺陷，导致 α 肽链合成减少或缺乏，患者含 α 肽链的 Hb-A、Hb-A$_2$、Hb-F 合成减少，过剩的 β 及 γ 肽链各自聚合形成 Hb-H（β_4）及 Hb-Bart（γ_4）。正常 α 基因共有四个（父源和母源各两个）。α 地中海贫血的基因缺陷主要为缺失型。可分为四种类型；即：①静止型：缺失一个基因。②标准型：缺失两个基因。③HbH 病：缺失三个基因。④HbBart 胎儿水肿综合征：缺失四个基因。

β 地中海贫血：β 珠蛋白基因缺陷，导致 β 肽链合成减少或缺乏，患者含 β 肽链的 Hb-A 合成减少，而过剩的 α 肽链与 γ 肽链或肽 δ 链结合，导致 Hb-F 或 Hb-A$_2$ 合成增多。β 地中海贫血的基因缺陷绝大多数属于非缺失型的基因点突变。可分为四种类型：①轻型：基因型为β链生成完全受抑制或β链生成部分受抑制的杂合体。②中间型；③重型（Cooley贫血）：基因型为β链生成完全受抑制或β链生成部分受抑制的纯合体，β链生成完全受抑制和β链生成部分受抑制的双重杂合体。

2.遗传方式

α地中海贫血属常染色体隐性遗传，分子基础是位于16号染色体上的α珠蛋白基因先天缺失（缺失型），少数α地中海贫血是由于α珠蛋白基因的点突变导致其功能障碍（非缺失型）。β地中海贫血属常染色体隐性遗传，分子基础是位于11号染色体上的β珠蛋白基因先天缺失，多数β地中海贫血是由于珠β蛋白基因的点突变所致。按照孟德尔方式传递的疾病。

3.临床表现

（1）地中海贫血纯合子状态：地中海贫血纯合子状态因为贫血严重，不可能生存至生育年龄，故不存在合并妊娠的问题。

（2）地中海贫血杂合子状态：临床表现不一，有的完全没有症状，有的仅表现为慢性溶血及贫血，典型的外周血红细胞为小细胞低色素性贫血，红细胞渗透脆性降低。α地中海贫血的静止型无临床症状和体征，亦无贫血，红细胞形态正常；标准型表现为轻度贫血，部分包涵体生成试验阳性；血红蛋白分析在静止型与标准型均表现为Hb-A$_2$降低；HbH病常有轻度或中度贫血、肝脾大、黄疸，Hb电泳可发现HbH带。β地中海贫血的血红蛋白电泳主要表现为Hb-A$_2$增高、Hb-F增高，而Hb-A降低。

地中海贫血杂合子状态的妇女因为贫血轻，不影响正常生活和妊娠，故合并妊娠的问题集中在对子代遗传方面的分析和诊断。

4.诊断

地中海贫血的诊断和分型在孕期做出判断固然重要，但婚前或孕前的诊断更为重要。

（1）筛查试验。①血常规：红细胞平均体积≤80 fL，红细胞平均血红蛋白量≤25 pg，应疑地中海贫血可能。②外周血涂片红细胞形态：重型地贫红细胞大小不均，中央苍白区扩大，靶形红细胞及幼红细胞增多，甚至有红细胞碎片；Hb-H病可见靶形红细胞和泪滴样红细胞，但红细胞碎片少见。③变性珠蛋白小体：诊断Hb-H病的一项简易而特异的方法，即使血红蛋白电泳未见H区带，变性珠蛋白小体也可为阳性。④异丙醇试验：血红蛋白H病阳性率高。⑤血红蛋白分析：是最简单的判断方法，β地中海贫血表现为Hb-A$_2$升高，可达4%～10%；α地中海贫血Hb-A$_2$减少，一般在2.5%以下。⑥抗碱血红蛋白测定：是判断Hb-F的重要标志。

（2）基因诊断：目前聚合酶链反应（PCR）及其衍生的相关技术已成为α地中海贫血基因诊断最常用方法。对β地中海贫血的基因诊断采用聚合酶链反应/抗链霉素溶血素"O"探针杂交、聚合酶链反应/反向点杂交及多重等位基因特异性聚合酶链反应等技术。

（3）产前诊断：若夫妇双方均为同一类型地中海贫血杂合子，依照遗传规律，其后代有1/4机会为纯合子，2/4机会为杂合子，1/4机会为正常。临床上应避免纯合子胎儿出生，很有必要对夫妇双方进行有效的产前筛查，最好能在婚前或孕前医学检查得出诊断，并进行生育指导，对夫妇双方为同型杂合子进行必要的产前诊断，判断胎儿病情，及早对纯合子胎儿做出诊断，及时对出生缺陷进行干预。产前诊断是利用胎儿标本进行，胎儿标本的来源为妊娠11周后可取绒毛细胞，16周后取羊水细胞，亦可于20周后取脐血。胎儿脐血检查可同时做基因检查及血红蛋白电泳检测，准确率较高。

5.疾病对妊娠的影响

能妊娠的妇女，地中海贫血多为轻型，母子预后一般较好，但流产、早产、死胎、胎儿畸形等发生率仍高于正常人群。

6.处理

孕期处理以支持妊娠为主，一般不需要特殊治疗。

（1）一般治疗：主要是加强营养。地中海贫血患者骨髓多处于增生状态，消耗大量的叶酸，而且妊娠期对叶酸的需要量增加，因此注意叶酸的补充；合并缺铁时才可考虑补充铁剂，否则严禁补铁。

（2）积极处理妊娠并发症：包括妊娠高血压疾病、贫血性心脏病、感染等。

（3）纠正贫血：若贫血较严重（血红蛋白＜60 g/L），可采用少量间断输浓缩红细胞悬液以维持血红蛋白在 90 g/L 以上较为理想。

（4）预防产后出血：积极处理产程，杜绝产程延长，正确处理第三产程和合理使用宫缩药等。

二、后天获得性溶血性贫血

后天获得性溶血性贫血根据病因及机制主要分为免疫性溶血性贫血，感染所致的溶血性贫血，化学、物理、生物毒素所致的溶血性贫血，机械创伤和微血管病性溶血性贫血和阵发性睡眠性血红蛋白尿症。

（一）免疫性溶血性贫血

常见的免疫性溶血性贫血根据病因及发病机制，又可分为自身免疫性溶血性贫血及药物诱发的免疫性溶血性贫血。

1.自身免疫性溶血性贫血

（1）诊断：自身免疫性溶血性贫血是免疫性溶血性贫血的最常见类型，分为温抗体型、冷抗体型及温冷双抗体型。

临床表现轻重不一且多样化，多为急性起病，表现为寒战、发热、腰痛、呕吐、腹泻、头痛和烦躁，严重可表现休克和昏迷。半数以上有轻至中度的脾大。

实验室检查贫血轻重不一，是典型的正细胞正色素性贫血，血片可见较多的球形红细胞，网织红细胞增高，有时呈大细胞血常规。骨髓以幼红细胞增生为主的增生改变。血清胆红素中度升高，以间接胆红素为主。Coombs 直接实验阳性。

分型的诊断与鉴别主要依据相关的特异性实验室检查。外周血成熟红细胞 Coombs 试验，主要用于检测血管内成熟红细胞上的自身抗体以证实温抗体型自身免疫性溶血性贫血；冷凝集素试验用于检测患者血清中的冷凝集素以证实冷抗体型；当-兰（D-L）试验用于检测 D-L 抗体引起的阵发性冷性血红蛋白尿症。

一旦诊断确立，应寻找可能的病因以确定是原发性还是继发性，后者常见于慢性淋巴细胞增殖性疾病，如淋巴瘤、慢性淋巴细胞白血病等或为风湿性疾病和某些感染性疾病所致。只有确实找不到继发病因时方可诊断原发性自身免疫性溶血性贫血。有时溶血性贫血可以诊断，但有关溶血病理机制的检查皆阴性，可先用肾上腺皮质激素试验性治疗，若明显有效，可以回顾性确诊 Coombs 试验阴性的自身免疫性溶血性贫血。

（2）治疗：首先应强调病因治疗，即根治原发病，尽可能避免输血。但对于严重危及生命的贫血，应予缓慢的洗涤红细胞输注，有报道在输血前给予大剂量丙种球蛋白更为有效。肾上腺皮质激素仍是目前治疗自身免疫性溶血性贫血的首选药物，但应注意同时应予以保护胃黏膜、补钙及监测血糖。对于治疗无效或在激素减量过程中复发的患者，可给予免疫抑制药如环孢素 A 或激素联合应用细胞毒免疫抑制药，如环磷酰胺。早期使用环孢素 A、大剂量丙种球蛋白联合激素治疗能迅速控制溶血，并减少复发。对于大剂量皮质激素和免疫抑制药无效或反复复发且病情危重的溶血患者可考虑脾切除，特别是温抗体型效果较好。但应注意脾切除后易继发肺炎链球菌、流感嗜血杆菌及脑膜炎球菌感染的风险。对于无手术适应证者脾脏照射也可作为选择之一。自体造血干细胞移植毒副作用大，移植相关病死率高，目前尚未能在临床上广泛开展。单克隆抗体的治疗是近年来开始采用的一种新型手段，如 CD20 单抗和 CD52 单抗用于继发于慢性淋巴增生性疾病的自身免疫性溶血性贫血患者疗效喜人。

2.药物诱发的免疫性溶血性贫血

（1）诊断：药物诱发的免疫性溶血性贫血是药物使用过程中出现的一种严重的不良反应，即药物引起机体产生抗体介导或补体介导的红细胞急剧破坏。到目前为止，已被证实易诱发溶血的药物主要有第三代头孢菌素、双氯芬类药物、甲基多巴，使用超过 10 天的大剂量青霉素、利福平、氟达拉宾、左旋多巴、奎尼丁以及甲芬那酸等。

凡出现溶血性贫血者均应仔细询问病史,有肯定服药史者,一般诊断不难,加上停药后溶血迅速消失,可确立诊断。实验室检查可确定溶血性质及其与药物间的关系。

抗人球蛋白试验在诊断药物相关性免疫性溶血性贫血中有一定价值。对半抗原型药物诱发的免疫性溶血性贫血可测血清中的药物抗体,若此类抗体结合在红细胞上,则抗人球蛋白试验呈阳性;自身免疫性溶血性贫血无论加与不加药物抗人球蛋白试验均可阳性。这些特点结合冷凝集素和D-L试验阴性,不难与特发性温抗体型和冷抗体型自身免疫性溶血性贫血鉴别。

(2)治疗:首先停用一切可疑药物,特别是对严重溶血者,这是抢救生命的关键,同时应用肾上腺皮质激素对加速病情恢复可能有效。对一些药物引起的血管内溶血,除贫血外,尚应积极处理肾衰竭或弥散性血管内凝血等并发症。

(二)感染所致的溶血性贫血

此类溶血性贫血较少见,主要是病原体直接作用于红细胞的结果。常见的致病菌有产气荚膜杆菌、溶血性球菌、肺炎球菌、金黄色葡萄球菌、大肠埃希菌等。原虫感染中以疟疾最多见。病毒中有肝炎病毒和巨细胞病毒引起溶血性贫血的报道。

诊断依据主要是有感染原发病的表现同时出现贫血,此时应立即做有关溶血的相关检查,以利早期诊断。

积极治疗原发病的同时可短期内给予激素治疗。

(三)化学、物理、生物毒素所致的溶血性贫血

此类溶血性贫血临床更为罕见,可引起溶血性贫血的化学物质主要有氧化剂类如芳香族有机物、氧原子以及有氧化作用的化学物质如铜、砷、铅等;物理因素主要指烧伤和射线;生物毒素主要指蛇毒、蜘蛛、蜂蜇等。

诊断主要依赖明确的服用史、接触史以及动物咬伤史和溶血性贫血存在的证据。对其治疗首先应避免再次摄入有毒物质和射线的接触以及动物咬伤,同时排出有毒物质,以积极的支持治疗为主,严重贫血可予输血,对于生物毒素引起者可予较大剂量糖皮质激素治疗。

(四)机械性因素引起的溶血性贫血

机械性溶血性贫血是指红细胞受到外界机械性撞击、湍流的冲击、剪切力或在循环中压力作用下强行通过狭小的血管(如行军性血红蛋白尿症、创伤性心源性溶血性贫血)以及在运行中受纤维蛋白丝的切割(如微血管病性溶血性贫血)等原因,发生破裂产生的血管内溶血。依据不同的机制分为行军性血红蛋白尿症、创伤性心源性溶血性贫血和微血管病性溶血性贫血。

1.行军性血红蛋白尿症

行军性血红蛋白尿症的诊断主要依据运动后0.5~5 h内出现血红蛋白尿伴有腰酸、足底和尿道烧灼感以及血管内溶血的实验室检查发现尿Rous试验(+)等。

本病除碱化利尿、支持对症治疗外无特殊治疗,可在停止运动后自行消失。

2.创伤性心源性溶血性贫血

创伤性心源性溶血性贫血诊断主要依据患者的心脏病史、心脏手术史(各种瓣膜置换术)结合溶血性贫血的临床和实验室发现。对心脏病或是心脏手术后出现溶血性贫血的患者应想到本病的可能。

非手术患者若贫血程度较轻可不予处理,严重者可适量输血;对于人工瓣膜撕裂、人工瓣膜放置不妥或人工瓣膜周围有渗漏者应尽快手术治疗。

3.微血管病性溶血性贫血

引起微血管病性溶血性贫血的病因很多,典型代表是溶血性尿毒症综合征(HUS)、血栓性血小板减少性紫癜(TTP),其他还有转移癌、子痫、产后溶血性尿毒症、恶性高血压、弥散性血管内凝血、自身免疫性疾病等。

此类疾病的诊断依据主要是:①血管内溶血的临床表现,若为TTP还有发热、肾功能损害、神经系统异常、出血表现。②血管内溶血的实验室发现,特别是外周血涂片可见到典型的破碎红细胞,TTP患者可

有进行性血小板下降和严重凝血功能紊乱,骨髓红系增生伴巨核细胞增多。

治疗的关键是处理原发病,发作时按照急性溶血处理,可予大剂量激素和免疫抑制药,对于 TTP 血浆置换疗法可挽救患者生命。发生严重的凝血功能紊乱按照处理原则处理。

(五)阵发性睡眠性血红蛋白尿症(PNH)

阵发性睡眠性血红蛋白尿症是一种获得性造血干细胞异常克隆性疾病,临床上主要有三大特点:血管内溶血、不同程度的骨髓衰竭和易栓倾向。

阵发性睡眠性血红蛋白尿症诊断主要依据以下几方面。

1.临床表现

(1)血管内溶血的表现:常有贫血、血红蛋白尿、乏力、急慢性肾衰竭、反复泌尿系感染、腹痛、胃胀、背痛、头痛、食管痉挛、胆石症等表现。

(2)血栓的症状:静脉血栓如腹部静脉血栓、门脉高压、食管静脉曲张;脑静脉血栓可出现头痛、出血性栓塞;视网膜静脉血栓表现为视力丧失;深静脉血栓多表现为下肢和肺栓塞。

(3)骨髓衰竭的表现:贫血、感染和出血。

2.血管内溶血的实验室依据

血红蛋白尿、含铁血黄素尿、血清乳酸脱氢酶增高、血清游离血红蛋白含量增高、血清结合珠蛋白下降以及骨髓呈现增生性贫血骨髓象等。

阵发性睡眠性血红蛋白尿症克隆的检测。

传统手段:Ham 试验、糖水试验、蛇毒溶血试验以及微量补体敏感试验,这些手段敏感性和特异性均较低。

现代方法:①流式细胞仪检测外周血红细胞 CD59 和(或)CD55,外周血粒细胞 CD59、CD24 和 CD16,其他粒细胞表面的 GPI 锚连蛋白,这是目前诊断阵发性睡眠性血红蛋白尿症的"金标准",敏感性和特异性均较高;流式细胞仪外周血粒细胞 FLAER 检测,较上述 CD55、CD59 更敏感,可早期发现少量阵发性睡眠性血红蛋白尿症克隆。②PIGA 基因突变检测是诊断阵发性睡眠性血红蛋白尿症最特异性指标,但因突变类型多样性和探针、引物的有限性尚未普遍开展。

3.治疗

阵发性睡眠性血红蛋白尿症主要分为对本治疗和对症支持治疗。

(1)对本治疗。

控制溶血的治疗(补体抑制治疗):肾上腺糖皮质激素仍是治疗阵发性睡眠性血红蛋白尿症的首选药物,对补体依赖溶血有较强的抑制作用。免疫抑制药环孢素 A 比单用激素疗效明显。实验证实补体早期成分(C5 以前)的缺失可能导致化脓性感染风险的增加以及自身免疫现象,但补体末端成分的缺失却无明显并发症出现。因此,特异性 C5 单抗已安全地应用于临床,并取得了令人满意的疗效,它不仅可以显著减轻溶血、减少输血次数、改善贫血,还可以很好地控制血栓发生、改善肾功能、改善 NO 消耗引起的临床表现。但 C5 单抗治疗也存在一定瓶颈,如 GPI-细胞受到保护,其克隆数显著升高。因此,虽然溶血减少,但其溶血的风险不断增加,且 C5 单抗不能纠正阵发性睡眠性血红蛋白尿症患者的骨髓衰竭。

抑制阵发性睡眠性血红蛋白尿症克隆的治疗:抑制阵发性睡眠性血红蛋白尿症克隆才是有望根治阵发性睡眠性血红蛋白尿症的治疗手段:①干细胞移植:对于难治、复发或存在危及生命的血栓事件可考虑异基因干细胞移植。②化疗:减量的 DAG/HAG 方案治疗难治、复发性阵发性睡眠性血红蛋白尿症,3 个疗程后患者体内阵发性睡眠性血红蛋白尿症克隆明显减少,溶血指标明显好转,外周血细胞减少者经血常规检验均有明显进步,所有患者均脱离输血,患者肾上腺糖皮质激素的用量较化疗前减少一半以上,部分患者可脱离激素治疗。其机制可能是化疗可以杀伤阵发性睡眠性血红蛋白尿症克隆细胞和正常克隆细胞,而正常克隆增殖较阵发性睡眠性血红蛋白尿症克隆快,正常克隆细胞出现生长优势。但是化疗治疗阵发性睡眠性血红蛋白尿症是一种正在摸索的治疗手段,尚未普遍应用于临床,应严格掌握适应证,只适用于激素治疗无效、减量后复发或激素不能耐受的患者。

（2）支持及对症治疗：主要包括促造血（如雄激素及造血生长因子）、输血、补充造血原料、抗氧化剂和碱性药物的应用。并发症处理包括抗栓塞治疗和感染的防治。

综上所述，溶血性贫血病因繁多、机制复杂，只有掌握正确的诊断思路，有序使用可靠的检测手段，才能明晰其类型，做到准确诊断、正确治疗。

治疗期间兼顾孕妇病情轻重和妊娠的期限。妊娠早期发病者如病情重，以孕妇为重，治疗好转后可考虑终止妊娠，特别是需要化疗的孕妇。妊娠中期以后发病，治疗的同时可继续妊娠，严密观察妊娠的经过。分娩前最好保证病情能稳定控制和血红蛋白在 90 g/L 以上。

（周　艳）

第七节　妊娠合并再生障碍性贫血

再生障碍性贫血是一组不同病因引起的机体造血功能衰竭综合征，以骨髓造血红髓容量减少和外周血全血细胞减少为特征。患者临床表现为贫血、出血和感染，但发病缓急、病情轻重又不全相同。妊娠合并再生障碍性贫血是孕期少见的并发症，其发生率为 0.029％～0.080％，孕产妇多死于出血或败血症，是一种严重的妊娠并发症。临床上，全血细胞减少的患者应考虑再生障碍性贫血的可能，进一步行骨髓穿刺和骨髓活检进行确诊。

一、临床表现和诊断

典型病例一般诊断不难，但不典型病例，如早期病例临床表现和实验室检查特征尚不明显或再生障碍性贫血合并或叠合其他临床病症，则诊断也可有一定困难。

再生障碍性贫血诊断需要详细询问病史、全面仔细的体格检查以及必要的辅助检查。病史中强调对于职业史、化学、放射性物质接触史的询问，发病前 6 个月内应用的药物应详细记录。

临床表现为进行性贫血、出血和易感染倾向，如全血细胞减少，查体无肝、脾、淋巴结肿大，均应考虑再生障碍性贫血的可能。

血液学检查对于本病诊断的意义毋庸置疑。外周血检查应进行全血细胞计数，包括网织红细胞计数。骨髓检查应包括骨髓涂片和骨髓活检，是诊断本病最重要的依据。

骨髓检查的特征：造血细胞面积减少，骨髓增生减低，骨髓液可见多数脂肪滴，非造血细胞易见。骨髓小粒空虚，典型者仅见非造血细胞形成的小粒支架。有时骨髓涂片可呈增生活跃，骨髓活检也可见不同程度的造血残留，这些局部残留的红系、粒系细胞成熟阶段较为一致。临床怀疑再生障碍性贫血而骨髓检查不典型者，应多部位多次穿刺和活检。

肝功能、病毒学、血清叶酸、维生素 B_{12}、自身抗体、流式细胞检测阵发性睡眠性血红蛋白尿症及外周血和骨髓细胞遗传学检测有助于进一步确定诊断再生障碍性贫血，排除其他临床和实验室表现相似疾病。

人体骨髓造血代偿潜能很大，红髓总量轻度减少常不引起明显的外周血细胞减少。再生障碍性贫血全血细胞减少的过程发生缓慢而进行性加重的，当造血干细胞和（或）祖细胞数量明显减少，以致不能生成足够数量的血细胞时，外周血细胞才逐渐低于正常，终至全血细胞减少。

早期患者症状轻微，仅有苍白、乏力，甚至无任何症状，实验室检查外周血细胞减少尚不明显或仅一系、两系血细胞减少。髂骨穿刺常可显造血活跃骨髓象，但仔细分析多能发现造血衰竭的征象，另外，多部位穿刺常可发现骨髓增生减低的部位。当患者出现下列情况时，应考虑再生障碍性贫血：①外周血细胞呈进行性、顽固性减少，各系列血细胞减少较为平行。②外周血细胞形态正常，网织红细胞计数减少，中性粒细胞减少，淋巴细胞比例增高。③骨髓中红系细胞主要为凝固核晚幼红细胞。④骨髓巨核细胞数量明显减少或阙如。⑤骨髓小粒空虚,主要为非造血细胞。⑥骨髓活检可见造血细胞增生低下、巨核细胞减少或阙如。⑦骨髓细胞体外 CFU-GM、CFU-E、BFU-E 集落产率减低或无生长。对于仍难以诊断者,随访 3～6 个月,复查血常规、骨髓象,以明确诊断。

少数再生障碍性贫血患者开始仅表现为血小板减少、紫癜和月经过多,贫血、感染症状不明显,骨髓巨核细胞明显减少,而粒、红两系尚无明显减少。病情可较长时期稳定,以后才逐渐出现白细胞减少、贫血,成为典型再生障碍性贫血。这类患者与原发性血小板减少性紫癜的重要鉴别点是骨髓巨核细胞减少甚至阙如,而不是明显增多。

晚期典型再生障碍性贫血的诊断须符合以下 3 点中至少两点:①血红蛋白<100 g/L。②血小板<$50×10^9$/L。③中性粒细胞<$1.5×10^9$/L。

二、临床分型

诊断再生障碍性贫血后应进一步确定其临床分型。

(一)根据血象和骨髓分型

1.重型再生障碍性贫血

(1)骨髓细胞增生程度<正常的 25%,如<正常的 50%,则造血细胞应<30%。

(2)符合以下 3 项中至少两项:①中性粒细胞<$0.5×10^9$/L。②血小板<$20×10^9$/L。③网织红细胞<$20×10^9$/L。

2.极重型再生障碍性贫血

(1)符合重型再生障碍性贫血标准。

(2)中性粒细胞<$0.2×10^9$/L。

3.非重型再生障碍性贫血

(1)不符合重型再生障碍性贫血。

(2)极重型再生障碍性贫血。

(二)根据临床表现分型

1.急性再生障碍性贫血

发病急,贫血进行性加重,常伴严重感染和内脏出血。

2.慢性再生障碍性贫血

发病缓慢,贫血、出血和感染均较轻。

三、妊娠与再生障碍性贫血

妊娠不是再障的原因,妊娠合并再障是巧合,由于妊娠期血流动力学的改变,常使再障患者在孕期、分娩时及产后病情加重,出血和感染的危险增加。约 1/3 的女性在妊娠期发病,妊娠终止后病情改善或缓解,再次妊娠时复发,提示本病可能是一种免疫性疾病,又称妊娠特发性再生障碍性贫血。

再生障碍性贫血的孕妇发生妊娠期高血压疾病的概率增高。由于血小板数量减少和质的异常,以及血管脆性及通透性增加,可引起鼻、胃肠道黏膜等出血,产后出血发生率增高。红细胞减少引起贫血,易发生贫血性心脏病,甚至造成心力衰竭,贫血是再障的主要症状,当血红蛋白达 40～80 g/L 时孕妇病死率的相对危险度为 1.35(非妊娠期重度贫血病死率的相对危险度为 3.51)。粒细胞、单核细胞及丙种球蛋白减少、淋巴组织萎缩,使孕妇防御功能低下,易引起感染。

重型再障患者的妊娠率为 3%～6%,经过免疫抑制药治疗的再障患者,仍可获得成功的妊娠,妊娠期当血小板极低或合并有阵发性睡眠性血红蛋白尿时可发生严重并发症,其主要的死因有颅内出血、心力衰竭及严重的呼吸道、泌尿系感染或败血症。

对胎儿的影响:血红蛋白>60 g/L 对胎儿影响不大。分娩后能存活的新生儿,一般血常规正常,极少发生再障。血红蛋白≤60 g/L 者对胎儿不利,可致胎儿在宫内慢性缺氧而导致流产、早产、胎儿生长受限及低出生体重儿,甚至发生胎死宫内及死产。

四、治疗

再生障碍性贫血明确诊断后其治疗应由产科和血液科的医生共同管理。

（一）非重型再生障碍性贫血治疗

非重型再生障碍性贫血没有理想的治疗方案,可自发缓解、较长时间病情稳定,部分进展为重型再生障碍性贫血。妊娠期发现及诊断者可以继续妊娠,孕期以观察为主,只有疾病进展才考虑治疗,否则均在妊娠结束或病情发展才开始治疗。

（二）重型再生障碍性贫血治疗

再障患者妊娠后对母儿均存在极大的威胁,因此,再障患者在病情未缓解之前应该避孕。

1.妊娠期

（1）治疗性人工流产:若在妊娠早期,需要使用肾上腺皮质激素,且再障病情较重者,应做好输血准备的同时行人工流产。妊娠中、晚期患者,因终止妊娠有较大危险,预防和治疗血细胞减少相关的并发症,加强支持治疗,在严密监护下继续妊娠直至足月分娩。

（2）支持疗法:注意休息,左侧卧位,加强营养,间断吸氧,少量、间断、多次输入新鲜血,提高全血细胞或根据缺少的血液成分间断成分输血。

（3）糖皮质激素:血小板很低,有明显出血倾向时免疫抑制药的使用起到暂时止血的作用,使用量泼尼松 10～20 mg,每日 3 次口服。

（4）雄激素:有刺激红细胞生成的作用,50～100 mg/d 肌内注射或司坦唑醇 6～12 mg/d 口服。应用大剂量雄激素,可能有肝毒性反应或对女胎有影响,应用时应慎重考虑。

（5）输血治疗:输血指征:①Hb<60 g/L 或有心功能代偿不全时输浓缩红细胞,使红细胞容积维持在 0.20 左右,血红蛋白升至 80 g/L 以上。②在急性感染时,可以输入粒细胞。③血小板<10×10⁹/L 或发热时血小板<20×10⁹/L,有出血倾向时予预防性输注血小板。

（6）感染的预防和治疗:不主张预防性应用抗生素,但发生感染时,应选用对胎儿影响小强有力广谱的抗生素。在白细胞极低的情况下,应做好保护性隔离防治感染的工作,能入住空气层流设备的房间更合适,口腔清洁护理、病房限制探视、空气消毒、分娩的无菌操作等预防措施非常重要。

2.分娩期

（1）分娩前尽量改善血象,实行计划分娩,减少分娩的并发症。

（2）无产科剖宫产指征时,尽量行阴道分娩,减少手术产。阴道分娩避免产程延长,因第二产程腹压增加可造成孕妇颅内出血或其他重要脏器出血,故应缩短第二产程。

（3）分娩过程严格无菌操作,胎儿娩出后预防性应用宫缩药,分娩操作后认真检查和缝合伤口,避免产道血肿,减少产后出血。

（4）手术指征应放宽,有指征手术时,根据血小板数量选择适宜麻醉,术后必要时可于腹壁下放置引流条。术中一旦出现子宫不可控制的出血时,可考虑行子宫切除术,子宫切除的指征也应放宽。

（5）产后继续支持疗法,预防产后出血,预防性应用广谱抗生素,预防感染。

可输入抗胸腺细胞球蛋白或应用环孢霉素免疫抑制药。

（三）异基因造血干细胞移植和免疫抑制治疗

这是重型再生障碍性贫血的目标治疗,能提高存活率、远期疗效和生存质量,适用于产后或妊娠终止后,病情仍不能缓解者。

年龄<30 岁、无特殊禁忌证、有 HLA 相合同胞供者首选造血干细胞移植治疗;无 HLA 相合同胞供者或年龄>40 岁者则首选免疫抑制治疗,同时启动 HLA 相合无关供者筛选;年龄 30～40 岁者,一线治疗采用造血干细胞移植或免疫抑制治疗患者获益大致相同。

造血干细胞移植治疗重型再生障碍性贫血重建造血快、完全治疗反应率高、复发少、患者生活质量高。

影响重型再生障碍性贫血骨髓移植疗效的主要原因为移植排斥和急慢性移植物抗宿主病。

免疫抑制药治疗（IST）的标准方案为抗胸腺球蛋白（ATG）＋环孢素 A（CsA），IST 短期疗效与骨髓移植相当，且不受年龄和 HLA 相合供者限制，更适用于多数患者，为无条件骨髓移植者的治疗首选。

（徐英慧）

第八节　妊娠合并白血病

白血病是一种造血系统恶性肿瘤，是由于血细胞中，主要是白细胞的某一系列细胞异常性增生，在骨髓、肝、脾、淋巴结等各脏器广泛浸润，在外周血中白细胞有质和量的异常，红细胞与血小板数的减少，并导致贫血、出血、感染与浸润等征象。妊娠合并白血病较少见，但随着联合化疗的进展、骨髓移植成功率的增加，白血病的缓解率与生存期相应增高，因此，白血病合并妊娠机会亦有增多。

一、病因及发病机制

白血病的发病原因复杂，至今尚不清楚，危险因素包括遗传因素、免疫缺陷、病毒感染、各种射线、化学物质、苯长期接触以及某些药物如乙双吗啉、氯霉素、保泰松等均可能是致病的辅助因子或有利于发病或直接使细胞发生恶变的因素。

基本病理变化为外周血白细胞质和量的异常，使患者免疫能力下降导致感染而发热。异常增生的白细胞又干扰了幼红细胞的代谢，使红细胞生成减少，红细胞生存时间明显缩短，造成了明显的贫血。白血病本身使血小板生成减少，而呈现出出血倾向；白血病原始细胞在血管内聚集停滞，损伤小动脉及静脉的内皮也引起局部的严重出血；当白血病并发弥散性血管内凝血时则表现为多部位的出血。

二、分类

（1）根据发病缓急分为急性白血病和慢性白血病两大类。

（2）根据细胞类型分为：①急性：急性淋巴细胞白血病（ALL）、急性非淋巴细胞白血病（ANLL）。②慢性：慢性粒细胞白血病（CML）、慢性淋巴细胞白血病（CLL）。③少见类型：多毛细胞白血病、成人 T 细胞白血病、淋巴瘤细胞白血病、幼淋巴细胞白血病、浆细胞白血病、肥大细胞白血病、嗜酸性粒细胞白血病与嗜碱性粒细胞白血病。

妊娠期以急性白血病为主，约占 81.6％，慢性粒细胞白血病次之，急性白血病中又以粒细胞白血病为多见。急性白血病可在妊娠各期中发现，以妊娠晚期多见，妊娠早期、中期、晚期的发生率分别约为 22％、36％和 42％。慢性粒细胞白血病病程较长，常在疾病过程中妊娠。

三、妊娠与白血病的相互关系

妊娠不会影响白血病的自然过程，由于妊娠期间体内 17-羟皮质酮及黄体酮分泌增加，可能有一定的抗白血病作用，使得病情暂时得到缓解。相反，白血病对妊娠及胎儿有不利影响。白血病的三系减低使分娩、流产时及产褥期发生出血、感染甚至败血症及脑出血的危险较正常孕妇明显增加，易发生妊娠期高血压疾病、胎盘早剥、自然流产、早产及死产，低体重儿的发生是正常妊娠的 3～4 倍。

四、临床表现

（一）症状

起病缓慢者最初的症状常不典型，常见易疲劳、体重减轻、食欲缺乏及身体某处疼痛等。而起病急骤者则表现为反复发热、进行性贫血、出血倾向和骨关节疼痛等。

（二）体征

皮肤、黏膜苍白；口、鼻腔出血及全身淤斑，偶见致命的颅内出血、消化道出血；50％以上的患者有肝脏大、淋巴结肿大（慢性白血病淋巴结肿大少见）。急性白血病还出现胸骨、胫骨压痛及特异性皮肤损害，如斑丘疹、结节、红皮病、剥脱性皮炎。如果累及心肌和心包膜则可出现心包积液、心脏扩大及心力衰竭的体征。

（三）实验室检查

妊娠期出现上述症状及体征时必须立即检查血常规，必要时做骨髓穿刺。建议妊娠期间每个月复查血象，尽早得到第一手信息尤为重要。

1.急性白血病

(1)血象：全血细胞减少和出现原始和早幼细胞，白细胞总数可减少至$(0.2\sim0.5)\times10^9/L$或增多至$(300\sim500)\times10^9/L$，个别可达$(600\sim700)\times10^9/L$。但是有10％的患者仅表现为轻度贫血和中度的血小板减少，而白细胞计数正常，外周血中无原始细胞，此类病例必须行骨髓穿刺。

(2)骨髓象：有核细胞或非红系细胞成熟障碍（原始细胞增生＞30％）。

2.慢性粒细胞白血病

自然病程分为慢性期、加速期和急变期，各期的血象会有所不同。

(1)血象：①慢性期白细胞数为$(10\sim200)\times10^9/L$或更高，达$700\times10^9/L$，分类中有不同成熟阶段的粒细胞，以中幼粒及成熟粒细胞为多数；红细胞形态正常，血红蛋白正常，易见有核红细胞；血小板正常或升高。②加速期和急变期血红蛋白和血小板可明显下降。

(2)骨髓象：红系、髓系及巨核系明显或极度增生，以髓系更为突出；粒系与红系比例可达$(15\sim20):1$；慢性期原始粒细胞与早幼粒细胞总和不超过10％；嗜酸性与嗜碱性粒细胞比例明显高于正常，在病变恶化时增加更为明显。

(3)生化检查：血清乳酸脱氢酶、尿酸及溶菌酶往往增高。

(4)细胞免疫学检查及遗传学检查：应用一组合适的抗体，结合必需的细胞化学检查，几乎可以对所有的急性白血病进行分型诊断。染色体核型分析、原位杂交以及基因检查则可以肯定诊断慢性粒细胞白血病。

五、治疗

（一）能否继续妊娠问题

(1)妊娠早期发生急性白血病应联合化疗，病情获得缓解后终止妊娠，否则易发生感染和出血。也有人认为妊娠可以继续，因为孕期应用化疗可使疾病得到缓解。慢性白血病或白血病缓解期可继续妊娠至足月，孕期必须严密监控病情的发展。

(2)中期妊娠以后发病由于化疗对胎儿影响不大，故可以继续妊娠，同时进行化疗并辅以支持疗法，争取在病情缓解后分娩，希望获得一个成熟活婴。产后继续化疗。值得注意的是，只要诊断明确就立即开始治疗，延迟治疗对母亲的结局不利。

（二）治疗方法

1.急性白血病的治疗

(1)化疗：妊娠期化疗是可行和有效的，分为两个阶段。①第一阶段是诱导缓解期，应用强力的化疗方案使体内白细胞总数下降到$1.0\times10^7\sim1.0\times10^9/L$，使病情进入完全缓解状态。②第二阶段是缓解后开始，持续时间长，期望继续减少白血病细胞总数并最终能够消除残余的白血病病变。

化疗方案：联合化疗，且不同药物应有顺序地应用，以发挥最大的疗效。具体的治疗方案由血液科医师决定，临产前应短期停止化疗以减少母亲的感染和出血风险。

(2)支持治疗：支持治疗是治疗的基础，包括3个方面。①纠正贫血：输注同型红细胞以保持血红蛋白在50 g/L以上。②控制出血：血小板显著减少并伴有出血者，应多次输注血小板，以保持血小板数量在$20\times10^9/L$以上。为避免产生抗血小板抗体，最好能输注来自同一献血员的血小板。发生DIC时，应根据出血情况及实验室指标不断调整 DIC 治疗方案。③预防和治疗感染：包括自身和环境的清洁和灭菌的严格处理，一旦出现发热或感染征象，立即体检以寻找感染灶，并做细菌与真菌培养，予以广谱抗生素治疗，收到培养报道后则应结合药敏试验换用新的抗生素。

2.慢性粒细胞性白血病的治疗

治疗应以能达到遗传学或基因缓解为目的，最好是异基因骨髓移植，故妊娠期间无急需治疗的指征。

联合化疗对妊娠有一定的影响，如羊水过少、早产、极低体重儿等，故在治疗过程中需对胎儿状况进行监测，及时发现问题，及时解决。

（三）终止妊娠的处理

终止妊娠者在手术前需根据病情配新鲜血、血小板、纤维蛋白原及凝血酶原复合物等凝血因子。尽量避免不必要的手术操作，除非有手术指征。产后应用宫缩药，预防产后出血。严格检查软产道的损伤情况，对损伤要及时仔细缝合止血，避免产道血肿的发生。术中严格无菌操作，术前术后应用广谱抗生素防止感染。

（四）新生儿处理

妊娠合并白血病的新生儿均应按高危新生儿处理如下。

（1）新生儿出生后查血象及染色体。

（2）因产妇应尽快进行化疗，不宜母乳喂养。

（3）如产妇应用了大剂量糖皮质激素，新生儿出生后应用泼尼松 5 mg/d，1 周后逐渐减量。

妊娠期合并白血病是一个极度高危的妊娠，无论产时病情缓解情况如何及有无出血、感染等情况存在，分娩后不久病情往往恶化，预后较差。妊娠期间发现白血病的患者较白血病治疗后再妊娠者的预后差。

（徐英慧）

第九节　妊娠期急性重症肺炎

一、病因和发病机制

肺炎是由微生物感染引起的肺实质炎症，累及小支气管和肺泡，为妊娠期非产科感染的最常见原因。劳累、着凉、淋雨常为诱因。妊娠期肺炎发生率较低，国外有报道发病率为 $0.078\%\sim0.27\%$，国内统计资料发病率为 $0.44\%\sim8.47\%$。肺炎可发生于孕期任何时间，孕晚期病情更重，死亡率更高。死亡原因多为呼吸衰竭、心力衰竭、多脏器功能衰竭、DIC。抗生素广泛使用以来母亲病死率由以往的 $20\%\sim32\%$ 下降到 $0\sim8.6\%$。近年来因环境因素、慢性呼吸道疾病的增加、免疫缺陷的增加、滥用药物、高龄产妇增多等因素妊娠期肺炎发病率有增加趋势。特别是病毒感染引起的急性重症肺炎、严重急性呼吸综合征（SARS）、急性呼吸窘迫综合征（ARDS）导致呼吸衰竭高 ICU 入住率、高死亡率、高经济负担，日益引起人们关注。

妊娠期肺炎病原学检测结果各家报道有差异，主要包括：①细菌：肺炎链球菌、肺炎球菌、卡他莫拉菌、流感嗜血杆菌、葡萄球菌、大肠埃希菌、肺炎克雷白杆菌、铜绿假单胞菌等。②病毒：如甲、乙型流感病毒、水痘-带状疱疹病毒、EB 病毒、合胞病毒、副黏液病毒等。③真菌：白色念珠菌、曲霉菌等。④其他：支原体、衣原体、立克次体、弓形体、军团菌等。妊娠合并肺炎并急性重症肺炎的最常见的类型是肺炎球菌性肺炎和病毒性肺炎。细菌性肺炎中以肺炎球菌性肺炎最多见，有报道占妊娠期肺炎的 $25\%\sim50\%$，病死率 $17\%\sim25\%$。病毒性肺炎引起急性重症肺炎机会较高。流感暴发期间，$30\%\sim50\%$ 的妊娠流感患者死于肺炎。2009 年 7 月 29 日～7 月 31 日《柳叶刀》发表了在美国开展的研究情况，提出注意孕妇感染 H1N1 大流行性流感病毒后罹患严重或致命病症的风险更大。存在大流行性病毒广泛传播的其他一些国家也同样报道孕妇的风险增加，尤其是在妊娠中期和末期。还有报道表明，受感染妇女发生胎儿死亡或自然流产的危险加大。冠状病毒感染引起急性重症呼吸综合征(SARS)总死亡率为3%,ICU内严重病例死亡率高达30%。

病原体入侵的方式主要为口咽部定植菌随分泌物误吸和带菌气溶胶吸入,引起细菌直接种植。邻近部位感染扩散或其他部位经血道播散少见。孕期胸廓解剖学的改变,膈肌上抬,呼吸动度下降,功能残气量减少,氧耗增加,使产妇对缺氧极为敏感,以至于短暂低氧血症耐受明显下降。胸膜腔内压增高导致分泌物廓清能力下降。妊娠时气道黏膜充血水肿,局部防御力下降,极易发生上呼吸道感染并迅速向下发展,由于入睡后鼻咽部分泌物、胃内容物少量反流吸入同时使肺炎发生概率加大。最重要的是孕期母体免疫状态的改变,尤其是孕中晚期更为明显,特别是细胞免疫功能削弱(TK活性下降,TH细胞数目减少)可以造成一些病毒、真菌、结核对宿主的致病力特别强,这些感染在孕期有较高发病率和危及生命的严重感染,这就很好解释了妊娠期急性重症肺炎发生较一般肺炎患者高,治疗难度大的原因。

总结起来妊娠期肺炎有其特点:病情易于加重,发展迅猛,极快出现呼吸衰竭,导致重症肺炎发生。并危及母体胎儿生命,致早产发生率高。孕妇血管通透性增加,微生物容易沿淋巴管、血循环扩散入体腔、心内膜等引起脓胸、心包、心内膜炎。G⁻杆菌等感染机会增高,导致全身脓毒血症发生,引起难以纠正的休克发生,导致多器官功能衰竭。

二、病理改变

细菌侵入肺泡后在其中繁殖,形成浆液性渗出物,并引起肺组织的变态反应,浆液和纤维蛋白原大量渗出,细菌和炎症分泌物沿肺泡间孔和呼吸性细支气管迅速向肺段、叶蔓延造成肺实变,甚至波及胸膜。病毒性肺炎常表现为间质性肺炎,肺泡间隔明显增宽,肺间质内血管充血、水肿、淋巴细胞、单核细胞浸润。有些病毒性肺炎(如流感病毒肺炎、麻疹病毒肺炎和腺病毒肺炎等)肺泡腔内渗出变化较明显,渗出物浓缩凝结,形成透明膜。有些混合性感染,特别是继发细菌感染的病毒性肺炎,病变更为严重,支气管及肺组织明显坏死、出血,并夹杂化脓性病变。除水痘-带状疱疹病毒性肺炎可引起两侧胸腔积液外,其余病毒性肺炎不出现或仅有少量胸腔积液。

重症肺炎患者由于肺内分流的存在和气体交换的恶化,往往表现为严重和持久难以纠正的低氧血症,严重的血流动力学异常。同时,机体对感染产生炎症反应,从而引起全身过度炎症反应(SIRS),最终导致急性呼吸窘迫综合征(ARDS),甚至多器官障碍综合征(MODS)的发生。这一机制是急性重症肺炎病死率高的主要原因。妊娠期母体的免疫状态使此过程更易发生。

三、临床表现

妊娠期肺炎的临床表现与社区获得性肺炎相同,主要为发热,伴寒战、胸痛和咳嗽。咳嗽可为干咳、咳黏痰或脓性痰,有时会咳铁锈色痰或血痰,甚至咯血;伴发肺脓肿时可出现恶臭痰。肺炎的肺外表现为头痛、恶心、呕吐、腹痛、腹泻、肌痛和关节痛等。重症肺炎患者有严重的呼吸窘迫症状、精神状态改变、意识障碍、少尿、休克等表现。体征上受累肺区能闻及湿啰音,有肺实变表现,如叩诊呈实音、触觉语颤增强,可闻及支气管管性呼吸音等。上述典型肺实变表现只占CAP的20%,此外约10%的病例可闻及胸膜摩擦音。重症者体征主要表现在血流动力学不稳定、缺氧,可能存在肺外感染病灶如败血症、脑膜炎。胸片表现为不透明的片状阴影,病变累及一个肺叶以上,出现空洞,病灶迅速扩散或出现胸腔积液。

四、诊断

(一)妊娠期和非妊娠期重症肺炎标准相同

CAP患者的病情严重程度不同,其致病菌也存在显著差异;CAP病情严重程度的评价方法主要包括CURB-65以及肺炎严重指数(PSI)这两种评分体系。临床上较易于操作的是CURB-65。内容包括如下几点。

（1）意识障碍（新出现的对人、地点、时间的定向力障碍）。

（2）氮质血症（尿素氮≥7 mmol/L）。

（3）呼吸频率（≥30 次/分）。

（4）低血压（收缩压<90 mmHg，舒张压<60 mmHg）。

（5）年龄（≥65 岁）。

这五项其中每一项达到标准得 1 分，0～1 分门诊治疗，2 分以上住院，3 分以上需要 ICU 治疗。

（二）重症肺炎的诊断

目前各国还没有普遍认同的统一标准。比较常用的有美国胸科协会（AST）、英国胸科协会（BTS）及我国制订的诊断标准，但无论哪国标准，制订的目的主要在于预测、评估、指导患者入院治疗的必要性，入 ICU 治疗的必要性和初始经验性治疗的抗生素选择。

符合 1 条主要标准或 3 条次要标准应该收入 ICU。

我国制订的重症肺炎标准：①意识障碍。②呼吸频率>30 次/分。③动脉 $P(O_2)$≤60 mmHg、PaO_2/FiO_2≤300，需行机械通气治疗。④血压<90/60 mmHg。⑤胸片显示双侧或多肺叶受累或入院 48 h 内病变扩大≥50%。⑥少尿：尿量<20 mL/h，或<80 mL/4 h，或急性肾衰竭需要透析治疗。

美国胸科协会/美国感染病学会标准：见表 17-4。

表 17-4 2007 年 IDSA/ATS 重症肺炎诊断标准

次要标准
呼吸频率≥30 次/分
PaO_2/FiO_2≤250
多飞段浸润
意识模糊/定向障碍
尿毒血症[BUN≥7 mmol/L(20 mg/dL)]
感染引起的白细胞减少（白细胞计数<4×10^9/L）
血小板减少（血小板计数<100×10^9/L）
低体温（深部体温<36 ℃）
主要标准
有创机械通气
感染性休克，须使用血管升压类药物

五、治疗

妊娠期重症肺炎的治疗包括：抗微生物治疗、呼吸支持治疗和胎儿评估。

（一）一般治疗

保持病房温度适宜、空气流通。对患者应实行呼吸道隔离，医护人员与患者接触时戴口罩。有呼吸困难和发绀时，给予氧气吸入并采取半卧位；可用体位引流，如左侧肺炎可取右侧卧位，右上肺炎可取头低俯卧位。饮食宜给易消化的半流质或软食，并富含维生素。不能口服者给予补液，点滴速度不宜过快，以免发生肺水肿。注意口腔护理。对症、营养支持治疗，纠正酸碱平衡和电解质紊乱。适当限制液体入量。提高免疫力。

（二）抗感染治疗

感染危及母体生命，药物选择应以抢救母体生命，对胎儿安全性高为根本原则。美国食品与药物管理局（FDA）根据药物对胎儿的可能危害，将用于孕妇的处方药物分为 5 个类别，具体药物可参考次分类标准。抗感染应选择广谱抗生素，并足量、联合用药有效控制感染是重症肺炎治疗的中心环节。可以参考国内 2006 年中华医学会呼吸病学分会修订的 CAP 指南，其中详细讲述了初始经验性治疗的药物选择。一般来说可以考虑:CAP 大环内酯类联合第三代头孢菌素或联合广谱青霉素/β-内酰胺酶抑制药、碳青霉烯类;青霉素过敏者用喹诺酮类联合氨基糖苷类。HAP 可用喹诺酮类或氨基糖苷类联合抗假单胞菌的 β-内酰胺类、广谱青霉素/β-内酰胺酶抑制药、碳青霉烯类的任一种,必要时可联合万古霉素。病毒性肺炎则用抗病毒药物阿昔洛韦 800 mg,5 次/天治疗。

(三)肾上腺皮质激素的使用

其作用有改善肺、肾功能;抑制垂体 β-内啡肽的释放,拮抗内毒素、减轻毒血症状,有特异性抗感染作用;增强心肌收缩力及增加心排出量;降低血细胞和血小板的黏附性;稳定细胞溶酶体膜的功能。指征:重症肺炎中毒症状严重,高热持续 3 d 不退;48 h 内肺部病变面积扩大超过 50%,有 ALI 或出现 ARDS。用法:每 6 h 静脉注射氢化可的松 200 mg,维持 48 h 或甲泼尼龙 80～320 mg/d,病情缓解或胸片阴影有吸收逐渐减量。

(四)呼吸支持

10% 妊娠期肺炎引起呼吸衰竭。重症肺炎患者常可导致呼吸衰竭。呼吸支持治疗目标:维持动脉 $PO_2 > 70$ mmHg,$SaO_2 > 0.90$ 保障胎儿最低需氧量。

1.无创正压通气

对于中等程度低氧血症的肺炎患者可应用面罩进行无创通气,模式有持续气道正压(CPAP)、双水平正压通气(BiPAP)。其优点是可以避免气管插管并减少常规机械通气的并发症,有效改善动脉血氧,减少呼吸困难,并能减轻胎儿窘迫。应用无创通气时,应该进行持续的呼吸监护。

2.常规机械通气

通气指征,通气障碍,60%FiO_2 下,动脉 $PO_2 < 60$ mmHg,$SaO_2 < 0.85$;换气障碍,动脉 $PCO_2 > 50$ mmHg。常用模式为同步间歇强制通气(SIMV)或辅助通气/控制(A/C)模式。机械通气初期可给予 FiO_2 为 100%,以后再逐渐降低 FiO_2。根据低氧血症的严重程度和肺顺应性降低的情况来选择 PEEP。此外尚有侧卧位通气,分侧肺通气方式,目的均是改善通气/灌注比例,改善氧合。

3.必要时可用体外膜肺(ECMO)治疗

ECMO 指征:心脏指数(CI)< 2.5 L/(min·m²),动脉 $PO_2/FiO_2 < 50$ 或经过支持治疗心肺功能恶化。

(五)产科处理

选择性终止妊娠能否改善母亲呼吸状态尚需进一步探究。因妊娠腹腔内容积增大,使肺功能性储气量减少,而且需向胎盘血管床分流血液,氧耗量增加,有学者观察分析晚期妊娠并重症肺炎需机械通气患者,终止妊娠后病情可迅速好转。但另有报道对一组需机械通气的妊娠妇女研究,终止妊娠 24h 内需氧量减少 28%,但通气指数和临床过程无改变,认为产科因素才是终止妊娠指征。因肺炎可致早产,应注意观察胎心、胎动以及有无先兆早产的征象,做到及时个体化处理。若产程进展快,阴道分娩产妇在第二产程应避免过度屏气用力,可以胎头吸引器或产钳结束分娩。产程进展不理想者应气管插管全麻下剖宫产。产后继续原治疗,注意预防产后出血。

六、预后

妊娠期重症肺炎病情常较危重,易发展为菌血症或败血症,可因内毒素而致毒血症,出现休克、弥散性血管内凝血、急性呼吸窘迫综合征、心力衰竭、肾衰竭等多器官功能衰竭(MSOF),后果严重,可导致死亡。对围生儿影响可致胎儿死亡、早产、低体重儿及宫内感染(尤其是病毒性肺炎)。10% 的重症 CAP 患者可以并发 ARDS。发生 ARDS 的妊娠妇女,死亡率高达 43%～44%,围生儿死亡或胎儿丢失率达 23%。当前,已有新的通气策略和模式对 ARDS 患者进行通气支持,如:允许性高碳酸血症、反比通气等,这些措施可以降低肺部气压伤和通气所致的肺损伤。

七、预防

只有做好肺炎的预防才能减少急性重症肺炎的发生。

（一）一般性预防

(1)食用高蛋白、高热量及富含维生素 C 的食物，增加机体抵抗力。

(2)天气突变时注意保暖。

(3)病毒或细菌感染流行期间尽量少出入公共场合，避免和减少与感染人群的接触；另外还应避免和已感染的鹦鹉、鸟类或家禽接触，以预防鹦鹉热肺炎的发生。

(4)加强对空气调节器的供水系统、湿润器、喷雾器等的卫生管理以减少肺炎军团菌病的传染。

(5)减少危险因素如吸烟、酗酒、贫血、营养不良等。

（二）肺炎的特异性预防措施

各种肺炎特异性疫苗的开发和应用已有很大进展，但是多数预防效果不理想。

(1)对高危人群，如糖尿病、心脏病、肾病、哮喘、慢性支气管炎、高血压、镰状细胞病、脾切除术后和免疫抑制者（如 HIV 感染、器官移植受者等），建议妊娠前注射肺炎球菌疫苗。

(2)若孕妇接触水痘－带状疱疹病毒感染的患者可疑罹患水痘病毒感染，应及时检测病毒抗体滴定度，若抗体检测阴性或未能确定身体免疫状态，建议在接触后 72 h 内应用水痘－带状疱疹病毒的免疫球蛋白（VZIG）预防或减轻水痘病毒感染的症状，但是这种被动免疫方法仅限于保护性免疫缺失的患者。对于血清学证明有可能感染水痘病毒或水痘病毒易感的免疫力正常的育龄妇女可应用该疫苗免疫预防，但是应在接种疫苗至少 3 个月后方可妊娠。

(3)风疹和水痘疫苗建议可在易感妇女妊娠前 1～3 个月或产褥期使用。

(4)流感疫苗在妊娠期使用尚存争议。Mak 等认为，流感疫苗的安全性尚需进一步评估，不建议在妊娠早期使用。一些学者认为流感疫苗为无活性的病毒株，妊娠期使用未见对胎儿有不良作用。美国妇产科学院和美国疾病控制中心建议：妇女若妊娠期在流感高发季节，计划妊娠前及妊娠期均可注射流感疫苗。2009 年 H1N1 流感大流行期间，世卫组织于全球预警和应对（GAR）中进一步建议，在获得大量流感疫苗后，卫生当局应将孕妇视为免疫接种的重点人群。　　　　　　　**（徐英慧）**

第十节　妊娠期急性呼吸窘迫综合征

急性呼吸窘迫综合征是一种严重的疾病，每年威胁全世界近一百万人的生命。ARDS 是在多种原发疾病和诱因作用下发生的非心源性肺水肿和急性呼吸衰竭；临床以呼吸困难或窘迫，双侧肺泡浸润，肺顺应性降低以及顽固性低氧血症为特征。目前认为 ARDS 是全身炎症反应综合征在肺部的表现。其早期阶段是急性肺损伤（ALI）；ARDS 晚期常可引起或合并多脏器功能障碍，最终形成多脏器功能衰竭；急性呼吸窘迫综合征是妊娠期间呼吸衰竭最常见的原因，严重者病情进展非常迅速，可导致早产、胎儿宫内窘迫、胎死宫内，甚至导致孕产妇死亡。患有 ARDS 的妊娠女性死亡率高达 25%～40%。

一、病因

导致 ARDS 的原发病或高危因素可分为两类。

（一）直接肺损伤

严重肺部感染，胃内容物吸入，肺挫伤，吸入有毒气体，淹溺，氧中毒等。

（二）间接肺损伤

各种原因所致的休克、脓毒症综合征、严重的非胸部创伤、脂肪栓塞，大量输血（液）、重症胰腺炎、剖宫产及异位妊娠术后等是常见的原因；脓毒症综合征即使没有临床低血压（收缩压≤12 kPa）或肺外感染的征象，亦常并发 ARDS。

另对孕妇而言，还有一些独特的病因，如绒毛膜羊膜炎、子痫、羊水栓塞、滋养层的栓塞、胎盘早剥、产科出血、子宫内膜炎、胎盘滞留、流产均增加 ARDS 风险。

二、妊娠期生理方面的改变

妊娠期心血管系统的变化与肺水肿相似,妊娠期心输出量增加 50%,循环血容量增加 50%,肺循环血容量增加 30%～40%,心率平均增加约 10～15 次/分;而血浆胶体渗透压下降 20%,产后血浆胶体渗透压再下降 30%。

孕妇在妊娠中期耗氧量会增加 10%～20%,而肺通气量约增加 40%,在妊娠晚期,由于子宫增大,膈肌活动幅度减少,通气量每分钟约增加 40%,主要是潮气量约增加 39%,残气量约减少 20%,肺泡换气约增加 65%,孕期由于上呼吸道黏膜充血、水肿、使局部抵抗力减低,因而易受感染。

三、ARDS 病理生理改变

(一)肺循环的改变

1.肺毛细血管通透性增加

为肺毛细血管内皮细胞损伤的结果。由于通透性增加,血管内液体外逸增多,淋巴引流又不能相应提高,结果液体滞留导致间质和肺泡水肿。此外,蛋白漏出使间质液体的蛋白含量增加,血管内血浆胶体渗透压降低,使间质水肿更加严重。

2.肺内分流和静脉血掺杂增加

缺氧时血流增速,血液流经肺泡周围毛细血管的时间较正常缩短;同时由于肺泡毛细血管膜增厚,气体交换达到平衡的时间较正确延长。因此,流经肺泡毛细血管的静脉血不能得到充分氧合,使一定数量的混合静脉血返回左心。此外,ARDS 时由于通气/血流比例(V/Q)失调,一部分肺泡萎陷无通气或通气减少,流经这些肺泡的静脉血得不到充分氧合而回到左心,使分流量增加达 30%(正常<3%)。

(二)呼吸功能的改变

1.肺泡毛细血管弥散功能降低,氧交换障碍

正常时肺泡毛细血管膜平均厚度仅为 0.7 μm。ARDS 时由于间质、肺泡水肿,肺泡上皮增生、肥厚和肺泡透明膜形成,肺泡与毛细血管间的气体交换障碍,引起低氧血症。

2.功能残气量(FRC)降低原因

血管旁间质水肿使正常间质负压降低或消失,从而增加小气道陷闭的倾向,引起肺不张;肺泡表面活性物质减少,活性降低,导致肺泡缩小或陷闭;肺充血水肿使肺含量减少。

3.肺顺应性降低

由于 FRC 降低,肺间质或肺泡充血、水肿以及表面活性物质减少等原因,肺顺应性降低。呼吸运动需氧量急增,呼吸浅速,潮气量减少,有效肺泡通气量降低,使缺氧加剧。

四、ARDS 对妊娠的影响

ARDS 对妊娠的影响主要有四方面:①孕妇缺氧致胎儿宫内窘迫。②孕妇潜在的危险或 ARDS 的并发症导致早产。③治疗 ARDS 时对胎儿安全监测的限制。④ARDS 药物治疗对胎儿的影响。

五、ARDS 的临床表现

起病多急骤,典型临床经过可分 4 期。

(一)损伤期

在损伤后 4～6 h 以原发病表现为主,呼吸可增快,但无典型呼吸窘迫。X 线胸片无阳性发现。

(二)相对稳定期

在损伤后 6～48 h,经积极救治,循环稳定。而逐渐出现呼吸困难、频率加快、低氧血症、过度通气、$PaCO_2$ 降低,肺体征不明显,X 线胸片可见肺纹理增多、模糊和网状浸润影,提示肺血管周围液体急骤增

多和间质性水肿。

（三）呼吸衰竭期

在损伤后 24～48 h，呼吸困难、窘迫和出现发绀，常规氧疗无效，也不能用其他原发心肺疾病来解释。呼吸频率加快可达 35～50 次/分，胸部听诊可闻及湿啰音。X 线胸片两肺有散在斑片状阴影或呈磨玻璃样改变，可见支气管充气征。血气分析 PaO_2 和 $PaCO_2$ 均降低，常呈代酸呼碱。

（四）终末期

极度呼吸困难和严重发绀，出现神经精神症状如嗜睡、谵妄、昏迷等。X 线胸片示融合成大片状浸润阴影，支气管充气征明显。血气分析严重低氧血症、CO_2 潴留，常有混合性酸碱失衡，最终可发生循环功能衰竭。

六、实验室检查

（一）外周白细胞计数与分类

妊娠期白细胞升高，但中性粒细胞、嗜酸性粒细胞、嗜碱性粒细胞均不升高。ARDS 早期，由于中性粒细胞在肺内聚集、浸润，外周白细胞常呈短暂的、一过性下降，最低可 $<1\times10^9$/L，杆状核粒细胞 $>10\%$。随着病情的发展，外周白细胞很快回升至正常；由于合并感染或其他应激因素，亦可显著高于正常。

（二）血气分析

低氧血症是突出的表现。PaO_2 多 <60 mmHg，但有进行性下降趋势时，即应警惕。此时可以计算氧合指数（PaO_2/FiO_2），因其能较好地反映吸氧情况下机体缺氧的情况，而且与肺内分流量（Qs/Qt）有良好的相关性。早期 $PaCO_2$ 多不升高，甚至可因过度通气而低于正常；若 $PaCO_2$ 升高，则提示病情危重。酸碱失衡方面，早期多为单纯呼吸性碱中毒；随着病情进展，可合并代谢性酸中毒；晚期，可出现呼吸性酸中毒，甚或三重酸碱失衡。此时预后极差。

（三）X 线检查

1.早期

发病 24 h 以内。本期患者虽因肺间质水肿等而出现明显的呼吸急促和发绀，但第一次胸片检查可无异常表现或仅见肺纹理增多呈网状，边缘模糊，提示有一定的间质性肺水肿改变。重者可见小片状模糊影。

2.中期

发病的 1～5 d。X 线表现以肺实变为主要特征，两肺散布大小不等、边缘模糊的斑片状密度增高影，且常融合成大片，成为均匀致密的磨玻璃样影，有时可见支气管气相。心缘尚清楚。实变影常呈区域性、重力性分布，以中下肺野和肺外带居多，从而与心源性肺水肿相区别。

3.晚期

多在发病 5 d 以上，临床表现进一步加重。X 线胸片见两肺或其大部呈均匀密度增加，磨玻璃样变，支气管气相明显，心缘不清或消失，甚至可因广泛肺水肿、实变，出现"白肺"。

病情好转时，上述病变逐步吸收，首先从肺泡病变开始，次为间质，少数可残留肺纤维化。

条件许可时，可进行胸部 CT 和正电子发射断层扫描检查，对于了解肺水肿的分布、程度及与心源性肺水肿鉴别，以及肺纤维化程度等，都有一定帮助。

（四）呼吸系统总顺应性测定

呼吸系统总顺应性（TRC）包括肺和胸壁顺应性。对于重危患者来说，难以进行常规的顺应性测定。在应用机械通气的情况下，可在潮气量吸气末关闭呼气环路，直接读出压力表中的数值，求得 TRC。即：$TRC = \dfrac{潮气量（mL）}{表中压力}$。若使用呼气末正压（PEEP）通气，则需减去 PEEP。则：$TRC = \dfrac{潮气量（mL）}{（表中压力 - PEEP）}$。

七、ALI/ARDS 的临床特征与诊断

ALI/ARDS 具有以下临床特点：①急性起病，在直接或间接肺损伤后 12～48 h 内发病。②常规吸氧

后低氧血症难以纠正。③肺部体征无特异性,急性期双肺可闻及湿啰音或呼吸音减低。④早期病变以间质性为主,胸部 X 线片常无明显改变。病情进展后,可出现肺内实变,表现为双肺野普遍密度增高,透亮度减低,肺纹理增多、增粗,可见散在斑片状密度增高影,即弥散性肺浸润影。⑤无心功能不全证据。

目前 ALI/ARDS 诊断仍广泛沿用 1994 年欧美联席会议提出的诊断标准:①急性起病。②氧合指数(PaO$_2$/FiO$_2$)≤200[不管呼气末正压(PEEP)水平]。③正位 X 线胸片显示双肺均有斑片状阴影。④肺动脉嵌顿压≤18 mmHg 或无左心房压力增高的临床证据。如 PaO$_2$/FiO$_2$≤300 且满足上述其他标准,则诊断为 ALI。

八、与 ARDS 相鉴别的疾病

(一)心源性肺水肿(左心衰竭)

心源性肺水肿常见于高血压性心脏病,冠状动脉硬化性心脏病、心肌病等引起的左侧心力衰竭以及二尖瓣狭窄所致的左房衰竭。它们都有心脏病史和相应的临床表现,如结合胸部 X 线和心电图检查,诊断一般不难。心导管肺毛细血管楔压(Paw)在左心衰竭时上升(Paw>2.4 kPa),对诊断更有意义。

(二)急性肺栓塞

急性肺栓塞多见于手术后或长期卧床者,血栓来自下肢深部静脉或盆腔静脉。本病起病突然,有呼吸困难、胸痛、咯血、发绀、PaO$_2$ 下降等表现,与 ARDS 不易鉴别。血乳酸脱氢酶上升,心电图异常(典型者 SQ-T 改变),放射性核素肺通气、灌注扫描等改变对诊断肺栓塞有较大意义。肺动脉造影对肺栓塞诊断意义更大。

(三)严重肺炎

肺部严重感染包括细菌性肺炎、病毒性肺炎、粟粒性肺结核等可引起 ARDS。然而也有一些重度肺炎患者(特别如军团菌肺炎)具有呼吸困难、低氧血症等类似 ARDS 临床表现,但并未发生 ARDS。它们大多肺实质有大片浸润性炎症阴影,感染症状(发热、白细胞增高、核左移)明显,应用敏感抗菌药物可获治愈。

(四)特发性肺间质纤维化

部分特发性肺纤维化患者呈亚急性发展,有Ⅱ型呼吸衰竭表现,尤其在合并肺部感染加重时,可能与 ARDS 相混淆。本病胸部听诊有 Velcro 啰音,胸部 X 线检查呈网状、结节状阴影或伴有蜂窝状改变,病程发展较 ARDS 相对缓慢,肺功能为限制性通气障碍等可作鉴别。

九、妊娠期 ARDS 的治疗

妊娠期 ARDS 的治疗管理包括:ARDS 的诊断、孕妇及胎儿状况的监测、寻找及治疗潜在的病因、动态评估分娩的风险和肺保护性通气策略等。

急性肺损伤(ALI)治疗:孕妇吸氧,胎儿监测,血流动力学监测及血氧饱和度的监测等。

如病情加重,发展成 ARDS,应气管插管,机械通气,镇静药物的使用等。孕妇的气道管理困难。如胃排空延迟,持续增高的腹压,胃食管括约肌松弛导致的误吸等。做充分剖宫产术准备,一旦出现孕妇情况不稳定或胎儿窘迫,应及时结束妊娠;如胎儿发育不成熟,最好持续评估胎儿状况,周期性监测胎心音,监测孕妇的心输出量,混合静脉血氧饱和度;一旦胎儿达到存活的胎龄或胎心率下降(经药物治疗不能改善),应及时结束妊娠;羊膜炎、胎盘早剥、羊水栓塞、先兆子痫的孕妇应及时结束妊娠;结束妊娠可能改善孕妇状况。

(一)通气治疗

当 FiO$_2$>0.50,PaO$_2$<8.0 kPa,动脉血氧饱和度<90% 时,应予机械通气。PEEP 是常用的模式。使用 PEEP 必须注意:一般从 3~5 cmH$_2$O 开始,以后酌情增加,但最高不应超过 20 cmH$_2$O;注意峰吸气压(PIP)不应太高,以免影响静脉回流及心功能,并减少肺部气压伤的发生;如 PaO$_2$ 达到 80 mmHg SaO$_2$≥90%,FiO$_2$≤0.4,且稳定 12 h 以上者,可逐步降低 PEEP 至停用。

（二）药物治疗

到目前为止尚无一种药物对 ARDS 有确切疗效。

1.液体量

一般应适当控制,降低肺血管内静水压限制液体输入,增加体液排出,减少血容量,降低肺血管内静水压,使肺小动脉楔嵌压(PAWP)维持在 1.37～1.57 kPa(14～16 cmH₂O)。

2.肾上腺素糖皮质激素

激素治疗 ARDS 的适应证有:ARDS 晚期纤维增殖期、脂肪栓塞引起的 ARDS、急性胰腺炎、误吸、呼吸道烧伤和有毒性气体吸入、脓毒性休克并发的 ARDS。激素治疗 ARDS 的原则是早期、大剂量、短疗程。大剂量为氢化可的松 1000～2000 mg/d 或地塞米松 20～30 mg 静脉推注,每日 3 次或甲泼尼龙 30 mg/kg,静脉推注,每 6 h1 次,连用 48 h 停药,最长不宜超过 3d。对于晚期纤维增殖期 ARDS 患者,可采用较长疗程的大剂量激素治疗。甲泼尼龙 2～3 mg/(kg·d)或地塞米松 30～60 mg/d 治疗,疗程 1 个月左右。

激素治疗 ARDS 的注意事项:①ARDS 治疗需要综合治疗。积极治疗原发疾病,特别是控制感染,改善通气和组织氧供,防止进一步肺损伤和肺水肿是目前治疗的主要原则。而激素治疗 ARDS 只是其中的一个环节。②注意预防与减少激素的并发症,例如感染扩散或继发性感染、消化道出血、机体免疫力下降等。

3.扩血管药物

扩血管药物具有降低肺动脉压,减轻右心室负荷,提高右心输出量作用,其治疗 ARDS 主要是提高肺血流灌注,增加氧运送,改善全身氧合功能。代表性的药物有硝普钠、肼苯达嗪、硫氮酮;近期有前列腺素 E₁(PGE₁),开始给 30 ng/(kg·m²)持续静脉滴注,如血压下降,改为 20 ng/(kg·m²)静脉滴注。

一氧化氮:吸入 NO 改善氧合功能,但近年研究证明,ARDS 死亡的原因主要是多器官功能障碍综合征(MODS),吸入 NO 不扩张体循环血管改善全身微循环,肺外脏器如胃肠道、肝脏、肾脏等功能不改善甚至恶化,而肠道缺血促进细菌易位,这将反过来使已经改善的肺功能重新变坏。

4.晶体与胶体

补液性质存在争议,ARDS 早期宜补高渗晶体液(如 10% 葡萄糖液,1.3%～1.5% 氯化钠液),以避免肺水肿加重。胶体在 ARDS 应用看法不一,有主张不宜补胶体,防止毛细血管渗漏加重。当然,一旦出现全身性渗漏综合征则补胶体可能无效,反使渗漏加重。

（三）维持重要脏器功能,防止和减少 MOF 的发生

ALI 和 ARDS 可能为 SIRS 所致 MODS 或 MOF 的首发衰竭脏器。随着病情的发展,可能序贯性地出现多个脏器衰竭;也可能由于 ALI 和 ARDS 因严重缺氧、合并感染以及不适当的治疗,导致其他脏器的损伤。因此,在 ALI 和 ARDS 的治疗中,维持其他脏器的功能成为 ARDS 治疗的重要方面。在有效的通气治疗支持下,呼吸衰竭可能不会成为 ARDS 的主要死因,而心功能损害、肾功能不全、消化道出血以及 DIC 有时会成为治疗的主要矛盾,甚至会成为主要的死因。因此,减轻心脏负荷,增加营养,加强心肌血供,监测肾功能,防治消化道出血,监测凝血机制和预防 DIC 的发生是 ARDS 治疗过程中不可忽视的问题。

十、预后

ARDS 存活者,静息肺功能可恢复正常。原发病影响预后:脓毒症,持续低血压等并发的 ARDS 预后差;脂肪栓塞和手术后引起的 ARDS 预后较好。对治疗的反应,以及是否并发 MOF,也明显影响预后。

（徐英慧）

第十一节 妊娠合并支气管哮喘

支气管哮喘(简称哮喘)在全世界范围内是最常见的慢性病之一,也是妊娠妇女常见并发的慢性病。妊娠合并哮喘,可以是在青少年时期患有哮喘,青春期后已缓解的基础上合并妊娠;或妊娠前已是未缓解的哮喘者,在妊娠后哮喘加重;或妊娠后才出现哮喘者。以上3种情况都可以认为是妊娠期哮喘。

一、病因及发病机制

（一）病因

哮喘的病因复杂,患者个体化变应性体质及环境因素的影响是发病的危险因素。目前认为哮喘是一种多基因遗传病,其遗传度在 $70\% \sim 80\%$。哮喘同时受遗传因素和环境因素的双重影响。

环境因素包括特异性变应原或食物、感染直接损害呼吸道上皮致呼吸道反应性增高。某些药物如阿司匹林类药物等、大气污染、烟尘运动、冷空气刺激、精神刺激及社会、家庭心理、妊娠等因素均可诱发哮喘。

（二）发病机制

哮喘的发病机制不完全清楚。变态反应、气道慢性炎症、气道反应性增高及神经等因素及其相互作用被认为与哮喘的发病关系密切。

妊娠合并哮喘的病理特征为支气管平滑肌收缩、分泌黏液和小支气管黏膜水肿。引起以上变化的物质包括组胺变态反应的缓慢作用物质嗜酸性粒细胞趋化因子和血小板激活因子等,这些物质可能是对致敏原、病毒感染或紧张运动的反应而产生的。它们引起炎症反应并使呼吸困难,同时导致支气管肌肉肥大而加重呼吸道阻塞。因此,治疗支气管哮喘在扩张支气管的同时,十分强调减轻炎症反应。

血浆中肾上腺皮质激素浓度增高,组胺酶活性增强,使免疫机制受到抑制,并可减轻炎症反应。孕激素增多使支气管张力减小,气道阻力减轻血浆环磷腺苷(cAMP)浓度增高亦可抑制免疫反应并使支气管平滑肌松弛。孕晚期前列腺素 E(PGE)浓度升高亦有舒张支气管平滑肌的作用。以上皆有利于减少和缓解哮喘发作。相反,胎儿抗原的过度增加以及子宫增大的机械作用等皆为引发哮喘的不利因素。

二、临床表现

（一）症状

为发作性伴有哮喘音的呼气性呼吸困难或发作性胸闷和咳嗽。严重者被迫采取坐位或呈端坐呼吸,干咳或咳大量白色泡沫痰,甚至出现发绀等,有时咳嗽可为唯一的症状(咳嗽变异型哮喘)。哮喘症状可在数分钟内发作,经数小时至数天,用支气管舒张药物或自行缓解。某些患者在缓解数小时后可再次发作。在夜间及凌晨发作和加重常是哮喘的特征之一。

妊娠时,由于子宫和胎盘血流增加,耗氧量增加,雌激素分泌增多等因素均可引起组织黏膜充血,水肿,毛细血管充血,黏液腺肥厚。30%的孕妇有鼻炎样症状,还可表现鼻腔阻塞、鼻出血、发音改变等症状。

（二）体征

发作时胸部呈过度通气状态,有广泛的哮鸣音,呼气音延长。但在轻度哮喘或非常严重哮喘发作,哮鸣音可不出现,后者称为寂静胸。严重哮喘患者可出现心率增快、奇脉、胸腹反常运动和发绀。非发作期体检可无异常。

三、诊断

诊断标准如下。

(1)反复发作的喘息、气急、胸闷或咳嗽,多与接触变应原、冷空气、物理、化学性刺激、病毒性上呼吸道感染、运动等有关。

（2）发作时双肺可闻及散在或弥散性，以呼气期为主的哮鸣音，呼气相延长。

（3）上述症状经治疗可以缓解或自行缓解。

（4）除外其他疾病所引起的喘息、气急、胸闷和咳嗽。

（5）对症状不典型者（如无明显喘息或体征），至少应有下列三项中的一项：①支气管激发试验（或运动试验）阳性。②支气管舒张试验阳性。③昼夜 PEF 变异率≥20%。

四、鉴别诊断

妊娠期支气管哮喘急性发作应与心源性哮喘相鉴别。心源性哮喘常见于左心衰竭，发作时的症状与哮喘相似，但心源性哮喘多有高血压、冠状动脉粥样硬化性心脏病、风湿性心脏病和二尖瓣狭窄等病史和体征。多于夜间突然发生呼吸困难、端坐呼吸、咳嗽、咳泡沫痰、发绀等，两肺底或满肺可闻湿啰音和哮喘音。心脏扩大，心率快，心尖可闻奔马律。根据相应病史诱发因素、痰的性质，查体所见和对解痉药的反应等不难鉴别。

五、预后

哮喘无论是对孕妇还是胎儿都会造成严重的医学问题。据报道，哮喘影响 3.7%～8.4% 的妊娠妇女。近期多项研究提示，哮喘使妊娠妇女的胎儿围生期死亡率、先兆子痫、早产和婴儿低出生体重的危险升高。哮喘加重与危险升高相关，而哮喘控制良好与危险下降相关。美国儿童健康和人类发展研究所最近的研究发现，大约 30% 的轻度哮喘妇女在妊娠期间哮喘加重，另一方面，23% 中或重度哮喘妇女妊娠期间哮喘有所改善。

轻症哮喘发作对母儿影响不大。急性重症哮喘可并发呼吸衰竭、进行性低氧血症、呼吸性酸中毒、肺不张、气胸纵隔气肿奇脉、心力衰竭及药物过敏、妊高征发病率高从而使孕产妇病死率增高。对胎儿的影响则主要为低血氧及因子宫血流减少使胎儿体重低下，严重者胎死宫内缺氧诱发子宫收缩，故早产率高。此外，用药可引起胎儿畸形故围生儿死亡率和发病率皆高。

六、治疗

（一）妊娠期间哮喘药物治疗的一般原则

哮喘妊娠妇女治疗的目的是提供最佳治疗控制哮喘，维护妊娠妇女健康及正常胎儿发育。对于哮喘妊娠妇女而言，使用药物控制哮喘比有哮喘症状和哮喘加重更安全。为了维持正常肺功能，从而维持正常的血氧饱和度以确保胎儿氧供，可能需要进行监测以及对治疗进行适当调整。哮喘控制不良对胎儿的危险比哮喘药物大。产科保健人员应该参与妊娠妇女的哮喘治疗，包括在产前检查时监测哮喘状态。

（二）哮喘的治疗

1.评估和监测哮喘

包括客观地测定肺功能：由于大约 2/3 的妊娠妇女的哮喘病程发生改变，所以建议每月评估哮喘病史和肺功能。第一次评估时建议采用肺量测定法。对于门诊患者的常规随访监测，首选肺量测定法，但一般也可以使用峰速仪测定呼气峰流速（PEF）。应该教导患者注意胎儿活动。对于哮喘控制不理想和中重度哮喘患者，可以考虑在 32 周时开始连续超声监测。重症哮喘发作恢复后进行超声检查也是有帮助的。

2.控制使哮喘加重的因素

识别和控制或避免过敏原和刺激物，尤其是吸烟这些使哮喘加重的因素，可以改善妊娠妇女的健康，减少所需药物。

3.患者教育

教育患者有关哮喘的知识和治疗哮喘的技能，如自我监测、正确使用吸入器、有哮喘加重征象时及时处理等。

4.药物的阶梯治疗方法

为了达到和维持哮喘控制,根据患者哮喘的严重性,按需增加用药剂量和用药次数;情况允许时,逐渐减少用药剂量和用药次数。

(1)第一级:轻度间歇性哮喘。

对于间歇性哮喘患者,建议使用短效支气管扩张药,尤其是吸入短效 β_2 受体激动剂以控制症状。沙丁胺醇是首选的短效吸入 β_2 受体激动剂,因为它非常安全。目前尚没有证据表明使用短效吸入 β_2 受体激动剂能造成胎儿损伤,也没有证据表明在哺乳期间禁忌使用这种药物。

(2)第二级:轻度持续性哮喘。

首选的长期控制药物是每日吸入小剂量糖皮质激素。大量数据表明,这种药物对哮喘妊娠妇女既有效又安全,围生期不良转归的危险没有增加。布地奈德是首选的吸入糖皮质激素,因为现有的有关布地奈德用于妊娠妇女的数据比其他吸入糖皮质激素多。应该注意到目前尚没有数据表明其他吸入糖皮质激素制剂在妊娠期间不安全。因此,对于除布地奈德之外的其他吸入糖皮质激素,如果患者在妊娠之前用这些药物能很好控制哮喘,可以继续使用。

(3)第三级:中度持续性哮喘。

有两种治疗选择:小剂量吸入糖皮质激素加长效吸入 β_2 受体激动剂或将吸入糖皮质激素的剂量增加到中等剂量。长效 β_2 受体激动剂与糖皮质激素联合应用可以显著减少糖皮质激素用量,并有效地控制哮喘症状。目前对孕妇和哺乳期妇女,缺乏使用该药的安全数据,只有在充分权衡利弊的情况下才可使用。

(4)第四级:重度持续性哮喘。

如果患者使用第三级药物后仍需要增加药物,那么吸入糖皮质激素的剂量应该增加到大剂量,首选布地奈德。如果增加吸入糖皮质激素的剂量仍不足以控制哮喘症状,那么应该加用全身糖皮质激素。尽管有关妊娠期间口服糖皮质激素的一些危险目前尚没有明确的数据,但重症未得到良好控制的哮喘对母亲和胎儿具有明确的危险。

(三)哮喘持续状态

哮喘持续状态指的是常规治疗无效的严重哮喘发作,持续时间一般在 12 h 以上。哮喘持续状态并不是一个独立的哮喘类型,而是它的病生理改变较严重,如果对其严重性估计不足或治疗措施不适当常有死亡的危险。

哮喘持续状态的主要表现是呼吸急促,多数患者只能单音吐字,心动过速、肺过度充气、哮鸣、辅助呼吸肌收缩、奇脉和出汗,诊断哮喘持续状态需排除心源性哮喘、COPD、上呼吸道梗阻或异物以及肺栓塞,测定气道阻塞程度最客观的指标是 PEFR 和(或)FEV1。

1.哮喘持续状态的处理

由于严重缺氧,可引起早产、胎死宫内,必须紧急处理。予半卧位,吸氧,在应用支气管扩张药的同时,及时足量从静脉快速给予糖皮质激素,常用琥珀酸氢化可的松,每天 200~400 mg 稀释后静脉注射或甲泼尼龙每天 100~300 mg,也可用地塞米松 5~10 mg 静脉注射,每 6 h 可重复一次。待病情控制和缓解后再逐渐减量。必要时行机械通气治疗。哮喘患者行机械通气的绝对适应证为:心跳呼吸骤停,呼吸浅表伴神志不清或昏迷。一般适应证为具有前述临床表现,特别是 $PaCO_2$ 进行性升高伴酸中毒者。

2.对症治疗

患有支气管哮喘的孕妇,常表现精神紧张、烦躁不安,可适当给予抑制大脑皮质功能的药物,如苯巴比妥(鲁米那)、地西泮等,但应避免使用对呼吸有抑制功能的镇静剂和麻醉药如吗啡哌替啶等,以防加重呼吸衰竭和对胎儿产生不利影响。注意纠正水、电解质紊乱和酸中毒,控制感染,选用有效且对胎儿无不良影响的广谱抗生素。保持呼吸道通畅,必要时可用导管机械性吸痰,禁用麻醉性止咳剂。碘化钾可影响胎儿甲状腺功能,故不宜使用。

3.产科处理

一般认为,支气管哮喘并非终止妊娠的指征,但对长期反复发作伴有心肺功能不全的孕妇或哮喘持续状态经各种治疗不见好转者,应考虑行人工流产或引产。临产后尽量保持安静,维持胎儿足够的供氧,尽量缩短第二产程,可适当给予支气管扩张药与抗生素。剖宫产者,手术麻醉方法以局麻或硬膜外麻醉较为安全,应避免使用乙醚或氟烷等吸入性全麻药。

七、预防

(一)预防哮喘的发生——一级预防

大多数患者(尤其是儿童)的哮喘属变应性哮喘。胎儿的免疫反应是以 Th_2 为优势的反应,在妊娠后期,某些因素如母体过多接触变应原、病毒感染等均可加强 Th_2 反应,加重 Th_1/Th_2 的失衡,若母亲为变应性体质者则更加明显,因而应尽可能避免。妊娠 3 个月后可进行免疫治疗,用流感疫苗治疗慢性哮喘有较好疗效。此外,已有充分证据支持母亲吸烟可增加出生后婴幼儿出现喘鸣及哮喘的概率,而出生后进行 4～6 个月的母乳饲养,可使婴儿变应性疾病的发生率降低,妊娠期母亲应避免吸烟,这些均是预防哮喘发生的重要环节,有关母体饮食对胎儿的影响,则仍需更多的观察。

(二)避免变应原及激发因素——二级预防

避免接触已知过敏原和可能促进哮喘发作的因素,如粉尘、香料、烟丝、冷空气等。阿司匹林、食物防腐剂、亚硫酸氢盐可诱发哮喘,应避免接触。反流食管炎可诱发支气管痉挛,因此睡眠前给予适当的抗酸药物减轻胃酸反流,同时可抬高床头。减少咖啡因的摄入。避免劳累和精神紧张,预防呼吸道感染。防治变应性鼻炎。

(三)早期诊治、控制症状,防止病情发展——三级预防

早期诊断,及早治疗。做好哮喘患者的教育管理工作。

(徐英慧)

第十二节　妊娠合并肺栓塞

肺栓塞(PE)是指内源性或外源性栓子堵塞肺动脉或其所属分支而引起肺循环障碍的临床和病理生理综合征,包括肺血栓栓塞、脂肪栓塞、羊水栓塞、空气栓塞等。其中 80% 是静脉血栓栓塞(VTE),血栓主要来源为深静脉血栓(DVT),在妊娠期的发病率为 0.49‰～1.72‰。本文所述的 PE 特指肺血栓栓塞(PTE),是孕产妇死亡的重要原因之一。近年来,我国孕产妇 PE 的发病率明显增加。

一、病因

(一)遗传性危险因素

凝血和抗凝两个系统的先天性缺陷可使静脉血栓形成增加 10 倍以上。遗传性血栓形成倾向是导致妇女血栓栓塞及不良妊娠结局发生增多的主要原因。其不良妊娠结局有反复流产、妊娠中晚期胎儿死亡、死产、早产、严重的胎儿发育受限(FGR)、严重的先兆子痫、胎盘早剥、胎盘梗死等。临床明显的遗传性血栓形成倾向有因子 V Leiden 突变,与 FGR 及重度先兆子痫有关。Kraaijenhagen 等研究发现,升高的血浆 Ⅷ因子水平是 VTE 的一个重要的、普遍的、独立的和剂量依赖性的危险因素。凝血酶原 G20210A 突变在中国人中非常少见,并非 VTE 或肺栓塞的独立危险因素。蛋白 C 是抗凝系统的关键成分,基因缺损而影响蛋白 C 系统的功能为 VTE 常见的危险因素。近年研究发现,中国人群 DVT 形成患者中 3 种遗传缺陷(蛋白 C、蛋白 S、抗凝血酶缺陷)发生率的总和为 26.4%～35.7%,明显高于西方人群。蛋白 C 和蛋白 S 缺乏是中国人群中重要的 VTE 的危险因素,而抗凝血酶缺失与 VTE 的发生并无显著关联。高同型半胱氨酸血症也是 VTE 的独立危险因素,亚甲基四氢叶酸还原酶(MTHFR)是同型半胱氨酸代谢途径中的关键酶,现已发现导致 MTHFR 缺陷的 15 种突变,而最常见的是 MTHFR 基因 C677T 突变。

（二）获得性危险因素

妊娠被认为是一种高凝状态，纤维蛋白原的增高，凝血因子Ⅱ、Ⅶ、Ⅷ、Ⅹ增加，纤维蛋白溶解活性降低，游离蛋白S水平降低及获得性抗蛋白C活性增强，使孕妇血液处于高凝状态，栓塞风险增加。怀孕期间血栓形成的主要原因便是高凝状态，妇女在怀孕期间和产后血栓栓塞的风险比没有怀孕时增加了4～5倍。子宫肌层、胎盘蜕膜等均含有丰富的凝血活酶，分娩时的手术创伤及产伤，均可使这些活性物质大量释放，使血凝倾向增强，血栓发生的危险性进一步升高。其次，年龄大于35岁、肥胖、吸烟、多产、产后出血使用止血药及输血、妊娠高血压性疾病、围生期心肌病、过度增大的子宫（羊水过多、合并子宫肌瘤）、剖宫产（尤其是急诊剖宫产）、长期制动、心功能不全、下肢静脉曲张及慢性高血压等均为危险因素。

二、病理生理

肺栓塞引起的病理生理改变主要包括血流动力和呼吸功能两个方面。心肺功能改变的程度决定于肺动脉堵塞的范围、速度、原心肺功能的状态及肺血管内皮的纤溶活性等。轻者可无明显改变，重者可导致低氧血症、低碳酸血症、肺循环阻力增加、肺动脉高压、急性肺功能不全和猝死。

（一）血流动力改变

当血管床有50%被堵塞时，可出现肺动脉高压；栓塞前如有严重的心肺疾患，对肺栓塞的耐受差，肺动脉高压的程度更为严重；神经体液因素除可引起肺动脉收缩外，还可引起冠状动脉及其他动脉血管的收缩，以至呼吸、心搏骤停。

（二）呼吸功能的改变

当肺栓塞发生后，肺泡死腔扩大，被栓塞区域出现通气灌注失常，无灌注的肺泡不能进行有效的气体交换；栓子释放的5-羟色胺、组织胺等可引起死腔及支气管痉挛，使气道阻力增加、通气受限，以上各种原因均可导致低氧血症的发生。目前研究表明，肺栓塞与血管内皮功能改变有关。

三、临床表现

PTE的临床表现多种多样，且缺乏特异性，从完全没有症状和体征到严重的休克表现，甚至可发生猝死，与血栓的大小、形状及堵塞肺血管床的部位与范围有关，主要取决于堵塞肺动脉的大小及肺段的多少。临床上可分为猝死型、急性肺心病型、肺梗死型和不可解释的呼吸困难4型，其中以不可解释的呼吸困难型最常见。

（一）主要症状

1.呼吸困难

呼吸困难是PTE最重要也是最常见的临床症状，发生率可高达90%，多表现为不明原因的突然发作或原有呼吸困难突然加重，其特征为呼吸浅快，尤其是在起床活动、排便后更为明显。

2.胸痛

胸痛见于70%～88%的病例，PTE所致胸痛可分为胸膜炎性胸痛和心绞痛样胸痛。胸膜炎性胸痛的发生率为40%～70%，是PTE最常见的胸痛类型。心绞痛样胸痛的发生率为4%～12%。

3.咯血

咯血见于30%左右的病例，常已发展至肺梗死。咯血量一般不多，多于栓塞后24 h左右出现，早期为鲜红色，数日后可变为暗红色。大咯血较少见。

4.咳嗽

表现为突发的刺激性咳嗽，见于约50%的患者。

5.惊恐或濒死感

见于50%～60%的患者。

6.昏厥

昏厥可以是 PTE 的唯一首发症状,发生率为 11％～20％。出现昏厥往往提示预后不良,有昏厥症状的 PTE 死亡率高达 40％,其中部分患者可猝死。主要见于较大面积的肺栓塞患者,是由于心排血量锐减,血压急剧下降导致脑缺血所致。

7.其他

胸闷、心悸、气短及头晕亦为常见症状。

(二)主要体征

(1)呼吸加快:大多数患者有呼吸增快。呼吸频率＞20 次/分,是肺栓塞最常见的体征,发生率为70％。有学者提出,如呼吸频率＜16 次/分,可以排除肺栓塞。

(2)心率增加:超过半数患者的心率大于 100 次/分。

(3)发绀:约 20％的病例伴有发绀,肺栓塞的栓子越大,影响的肺段越多,发绀表现越明显。

(4)周围循环衰竭:血压下降或休克及组织灌注不良所致。

(5)急性肺动脉高压和右心功能不全表现:肺动脉瓣听诊区第 2 心音亢进,胸骨左缘第 2 肋间可闻及收缩期喷射性杂音,并可见明显的收缩期搏动,偶可闻及舒张期杂音,为肺动脉瓣关闭不全所致。部分患者可出现房性奔马律、颈静脉怒张、充盈。

(6)肝大、下肢水肿:约20％的患者有这些体征,提示右心衰竭的发生。

(7)超过半数的患者患侧肺部可闻及湿啰音,约 5％的患者可闻及哮鸣音,有时还可闻及胸膜摩擦音及心包摩擦音。

四、诊断

临床怀疑 VTE 而确诊的孕妇不到 10％,其原因为 DVT 及肺栓塞的临床症状及体征如小腿肿胀、心悸、呼吸急促、呼吸困难在正常孕妇也存在,因此对高危患者应尽早进行实验室检查。

(一)D-二聚体(D_2dimer)检测

临床上将 D_2dimer 检测作为 PTE 筛查指标,其含量小于 500 $\mu g/L$ 可基本排除急性 PTE 和 DVT。妊娠妇女 D_2dimer 较正常高,产后可达正常的 1～10 倍。Chan 等研究显示,在孕早、中期 D_2dimer 检测结果阴性有高度特异性,其阴性预测率达 100％;阳性预测率敏感性为 100％,特异性为 60％。然而,D_2dimer 检测结果阴性并不能完全排除 VTE,血气分析异常提示诊断有意义。心电图的改变为非特异性,有研究显示约 1/3 的急性 PTE 患者心电图表现正常,典型表现为 SI、QⅢ、TⅢ波形。PTE 由于其非特异性的临床表现伴心电图的 T 波深倒置或 ST_2T 改变,以及心肌酶的升高,容易被误诊为急性非 Q 波性心肌梗死。

(二)超声检查

压迫超声是一种非侵入性检查方法,对有症状的普通人群诊断近端 DVT 的敏感性为 97％,特异性为94％。由于属无创检查,因此是妊娠妇女诊断 VTE 的常用方法。超声心动图和下肢深静脉超声检查是唯一能在床旁提供 PTE 直接证据的诊断方法,经食管超声心动图直接显示较大肺动脉栓塞的敏感性及特异性分别可达 80％ 和 100％。彩色多普勒超声心动图表现正常,不能确定或排除诊断 PTE。因75％～90％的血栓来自盆部与下肢的 DVT,目前比较一致的观点是当怀疑 PTE 时应常规进行盆腔与下肢静脉彩色多普勒超声检查。

(三)诊断性影像学检查

怀疑肺栓塞而超声检查正常,需加做诊断性影像学检查。胸部 X 线检查的目的是排除其他原因引起的呼吸困难和胸痛,并指导进一步的诊断性检查。核素肺通气/灌注扫描(V/Q)是 PTE 重要的诊断方法,如结果正常可以除外 PTE,但灌注缺损为非特异性表现,只有 1/3 是 PTE。CT 肺动脉造影(CPTA)有助于发现心内血栓和评估 PTE 严重程度。MRI 对有症状的急性 DVT 诊断的敏感性和特异性可达90％～100％,尤其对诊断盆腔和上肢 DVT 方面有优势,但对腓静脉血栓其敏感性不如静脉造影。MRI 无射线照射对胎儿无伤害,对诊断髂静脉血栓具有高度的敏感性及特异性。MRI 平扫仅可显示肺动脉主干及肺段动脉的血栓,且受呼吸和心脏搏动影响图像伪影较多,对于大多数 PTE 患者难以达到满意的显示效果,目前缺乏其对胎儿影响的报道。

（四）肺动脉造影

肺动脉造影是 PTE 诊断的金标准,但因为是有创检查,且考虑到对孕妇及胎儿的影响,在妊娠合并肺栓塞中的应用有限。

五、鉴别诊断

由于 PTE 的临床表现缺乏特异性,易与其他疾病相混淆,以致临床上漏诊与误诊率较高。应与下列疾病相鉴别:①冠状动脉粥样硬化性心脏病(冠心病)。②肺炎。③原发性肺动脉高压。④主动脉夹层。⑤其他原因所致的胸膜炎及胸腔积液。⑥其他原因所致的昏厥。⑦其他原因所致的休克。

六、治疗

（一）对症治疗

包括绝对卧床休息、高浓度面罩给氧或气管插管给氧、放置中心静脉导管、镇痛、抗休克、舒张支气管、纠正心力衰竭等。呼吸、心跳停止者应立即进行心肺复苏。

（二）特殊治疗

1.抗凝治疗

对血栓栓塞性疾病的高危患者,应予低分子肝素预防性抗凝。对已发生明显临床症状、高度怀疑 PE 者,应立即开始治疗性抗凝。

（1）肝素:一旦诊断明确,应立即开始肝素治疗。肝素不通过胎盘,故为孕期首选。对高度怀疑 PE 者,在放射诊断报道未出来以前,即应根据经验注入首剂肝素,迟疑可能导致严重后果。推荐用法:①首次剂量 5 000 U 或 80 U/kg 静脉注射,继以 18 U/(kg·h) 静脉滴注,维持浓度 40 U/min。肝素使用最初 24 h 内每 4～6 小时行部分凝血活酶(APTT)检查,根据 APTT 调整用量,使 APTT 达到并维持于正常值的 1.5～2.5 倍。情况稳定者持续用药 7～10 d,总剂量每天 36 000～42 000 U。②间歇静脉注射法:以肝素 5 000 U 每 4 小时或 7 500 U 每 6 小时静脉注射 1 次,每天总量是 30 000 U。③间歇皮下注射法:肝素静脉用药停止后,每 4 小时 5 000 U 或每 8 小时 10 000 U 或每 12 小时 20 000 U 皮下注射 1 次,保持 APTT 延长至正常值的 1.5～2.5 倍。

（2）低分子肝素:是一种新型抗凝药物,在治疗及预防血栓形成中已逐渐取代肝素,它既可避免一些肝素引起的并发症,如出血、血小板减少、骨质疏松等,又不影响出凝血时间。开始剂量 1 mg/kg,每 12 小时 1 次,分娩时减量至 40 mg,每 12 小时 1 次,产后立即恢复产前剂量。关于分娩期抗凝,一般认为,宫缩发动时即停用肝素,也有研究认为,产程中持续使用低剂量肝素,每 8～12 小时皮下注射 2 500～5 000 U 并不增加产后出血的发生率。但抗凝治疗是否增加剖宫产出血很少见报道。产后 4～6 h 内重新开始抗凝治疗,剂量同产前,至少持续治疗 5 d。

（3）华法林:因其能通过胎盘,孕期服用可导致胚胎异常,胎儿、新生儿出血及畸形,故一般用于产后。华法林在停用肝素的第 1～3 d 即可开始,每天口服 5～10 mg。但在口服的前 5～7 d 仍应加用肝素,视凝血活酶时间逐渐减量,将其控制为正常的 1.5～2.5 倍。对于急性静脉血栓栓塞的孕妇,在整个孕期都应皮下注射低分子肝素或普通肝素,在产后应继续服用抗凝血剂至少 6 周(至少 6 个月的抗凝治疗)。对复发性 PE 或高危因素长期存在的患者,抗凝治疗的时间应延长,达 12 个月或以上,甚至终生抗凝。

（4）抗血小板药物:低剂量的阿司匹林在妊娠中晚期使用是安全的,虽然怀孕前三个月服用阿司匹林的安全性不确定,但也没有明确证据证明会引起胎儿损害。所以,如果阿司匹林的使用指征明确,且没有任何令人满意的替代剂,对于孕早期的妇女,可考虑继续使用。

2.溶栓治疗

因溶栓治疗可能造成早产、胎盘早剥、胎儿死亡,因此尽管有孕妇成功的溶栓治疗报道,但未考虑对胎儿的影响,所以溶栓治疗仅在威胁孕妇生命时使用。

(1)链激酶:25万至50万U加生理盐水100 mL静脉注射20~30 min,继以10万U/h静脉滴注24 h,使凝血酶原时间达正常的2倍。

(2)尿激酶:首次4400 U/kg加入生理盐水或葡萄糖液5~10 mL,静脉注射10 min,然后再用2 200 U/(kg·h)静脉滴注12 h。以上给药前0.5 h先肌内注射异丙嗪25 mg,静脉滴注地塞米松2.5~5 mg,以预防不良反应(出血、寒战、发热等)。治疗结束后可继续静脉点滴低分子右旋糖酐,以防血栓再形成。

(3)重组组织纤维蛋白溶酶原激活剂:优点是选择性地作用于已形成的血栓,溶解其纤维蛋白,不引起全身性纤维蛋白原溶解作用。一般以50~100 mg静脉滴注2 h,并同时加用肝素。

(4)其他:紧急情况下可经皮肺动脉导管碎栓联合局部组织纤维蛋白溶酶原激活剂灌注,并加用低分子肝素。或者剖宫产后通过心肺分流行肺动脉栓子摘除术,见于美国的个案报道。对经抗凝和溶栓治疗后病情无明显缓解的孕妇应建议终止妊娠。

七、预防

PTE是目前威胁妊娠期妇女健康及生命安全的重要疾病,临床症状隐蔽,目前缺乏可靠的早期诊断方法。产科医生应熟悉该病的病因及诊断方法,才能做到早期诊断、早期治疗,从而防止严重后遗症的发生。考虑到静脉血栓栓塞在肺栓塞中所占的比例高达80%,对于除妊娠和剖宫产外至少存在一个血栓形成危险因素的剖宫产妇女,建议药物预防(低分子肝素或普通肝素)或机械预防(逐段加压袜或间歇性充气加压),而对于拥有多个额外的血栓栓塞危险因素的剖宫产妇女,建议药物预防和机械预防同时进行,对于在分娩之后仍然存在血栓形成重要危险因素的妇女,建议延长预防至出院(分娩后4~6周)。

(徐英慧)

第十三节　妊娠合并病毒性肝炎

一、发病特点

病毒性肝炎为多种病毒引起的以肝脏病变为主的传染性疾病,致病病毒包括甲型肝炎病毒、乙型肝炎病毒、丙型肝炎病毒、丁型肝炎病毒及戊型肝炎病毒5种。

甲型肝炎病毒(HAV)是一种微小的RNA病毒,分类属小RNA肠道病毒属72型。甲肝经过消化道传播,一般不通过胎盘传给胎儿,故垂直传播的可能性极小。抗HAV-IgM阳性即可诊断。

乙型肝炎病毒(HBV)又称为Dane颗粒。人体感染HBV后血液中可出现一系列有关的血清学标志。e抗原(HBeAg)是核心抗原的亚成分,其阳性提示体内病毒在复制,有传染性;持续阳性可发展为慢性肝炎。HBV感染人体后可造成急性、慢性或无症状性携带者,少数可并发重症肝炎。乙型病毒性肝炎(简称"乙肝")孕产妇的流产、早产、死胎、死产、新生儿窒息率及新生儿死亡率明显增高,此与妊娠晚期患急性黄疸型肝炎特别是重症甚或急性重型肝炎有关。急性重型肝炎的死亡率孕妇较非孕妇为高。妊娠期特别是妊娠后期尤易发生急性重型肝炎。有人认为妊娠期易于产生非特异性超敏反应,且孕期是处于非特异性超敏反应的准备状态,所以在孕期发生重症肝炎或急性重型肝炎的概率显著增加。动物实验证明孕兔在产前和产后的急性重型肝炎更加严重,所以近年来主张在孕早期如HBsAg滴度高的同时HBeAg阳性者可行人工流产。在妊娠晚期由于肝脏血流量相对不足,而并发肝炎之后,肝脏血流量更相对降低,因而可使肝炎病情加剧甚至成为重症肝炎。

丙型肝炎病毒（HCV）为有包膜的单链 RNA 病毒。主要通过输血、血制品、母婴等途径传播。易转化为慢性肝炎。

丁型肝炎病毒（HDV）为一种有缺陷的嗜肝 RNA 病毒，必须依赖 HBV 的存在。传播途径与 HBV 基本相同。

戊型肝炎病毒（HEV）为正链单股的 RNA 病毒。HEV 主要传播途径是肠道感染。

二、诊断

（一）病史

与肝炎患者密切接触史，或有输血史等。

（二）临床表现

出现不能用妊娠反应或其他原因解释的消化道症状，如恶心、呕吐、腹胀和肝区疼痛及乏力等。

（三）实验室检查

1.血常规检查

急性期白细胞常常稍低或正常，淋巴细胞相对增多；慢性肝炎白细胞常常减少；急性重型肝炎白细胞和中性粒细胞百分比可以显著增加。

2.肝功能检查

主要是丙氨酸氨基转移酶、天门冬氨酸氨基转移酶等。

3.血清学检查

病毒学指标，如病毒的病原学和有关抗体。

（1）乙型肝炎表面抗原（HBsAg）：为最常用的乙肝感染指标。在感染潜伏期，血清 ALT 升高之前 HBsAg 即可为阳性；当 HBsAg 为高滴度时，则 e 抗原（HBeAg）也同时为阳性。临床只以单项 HBsAg 作为感染指标是不够的，应与临床表现及其他指标结合判断。

（2）乙型肝炎表面抗体（抗-HBs）：为有保护性的抗体。急性乙肝病毒感染时，经过一段时间，出现抗-HBs提示机体获得了免疫力。

（3）乙型肝炎 e 抗原（HBeAg）：是 HBcAg 的降解产物，急性感染时 HBeAg 的出现稍晚于 HBsAg。e 抗原的亚型 e_1、e_2 更反映了乙肝病毒复制的活性。

（4）乙型肝炎 e 抗体（抗-HBe）：一般当 HBeAg 在血中消失，而后出现抗-HBe，提示病毒复制减少，传染性降低，病情多渐趋稳定。

（5）核心抗体（抗-HBc）：在急性感染时，HBsAg 出现后 2～4 周，临床症状出现之前即可检出。所以抗 HBC-IgM 多见于感染早期或慢性感染的活动期。

（6）乙型肝炎病毒 DNA（HBV-DNA）：HBV-DNA 阳性是乙型肝炎病毒复制的直接证据及传染性指标。HBV-DNA 与 HBeAg 和 DNA-多聚酶呈平衡关系。凡是 HBeAg 阳性的血中，86％～100％可检测到 HBV-DNA。

4.乙肝病毒胎内感染

（1）新生儿脐血清 HBsAg 阳性可为参考指标。

（2）新生儿脐血清 HBcAb-IgM 阳性即可确定宫内感染。

（3）如有条件，测脐血清乙肝病毒 DNA 阳性，更可确诊，但此项指标在国内尚不能推广应用。

（四）症状

以下症状有助于妊娠合并重症肝炎的诊断：①消化道症状严重，表现为食欲极度减退，频繁呕吐，腹胀，出现腹腔积液；②黄疸迅速加深，血清总胆红素值＞171 μmol/L；③出现肝臭气味，肝呈进行性缩小，肝功能明显异常，胆酶分离，清蛋白/球蛋白比例倒置；④凝血功能障碍，全身出血倾向；⑤迅速出现肝性脑病表现，烦躁不安，嗜睡、昏迷；⑥肝肾综合征出现，急性肾衰竭。

三、治疗

(一)轻症肝炎的处理

妊娠期处理原则与非孕期相同。应适当休息、避免过量活动。饮食以高营养、易消化的食物为主。避免服用可能损害肝的药物。

1.一般治疗

除应在肝炎急性期予以隔离和卧床休息外,并给予清淡及低脂肪饮食,每日应供给足够热量,如消化道症状较剧烈,则应给予葡萄糖液静脉滴注。

2.保肝药物的应用

每天需给大量维生素C、维生素 K_1 及维生素 B_1、维生素 B_6、维生素 B_{12} 等。因维生素C为机体参与氧化还原过程的重要物质,有增加抗感染能力、促进肝细胞再生与改善肝功能的作用;维生素 K_1 可促进凝血酶原、纤维蛋白原和某些凝血因子(凝血因子Ⅶ、Ⅹ)合成作用。一般采用维生素C 3 g,维生素 K_1 40 mg加5%或10%葡萄糖液500 mL,静脉滴注,每日1次。同时给予能量合剂,如25%葡萄糖液250～500 mL加辅酶A 100 IU及维生素C 3 g,同时肌内注射维生素E 50 mg,对防止肝细胞坏死有益。对ALT高者可用强力宁80 mL、门冬氨酸钾镁20 mL加入葡萄糖液,静脉滴注。如有贫血或低蛋白血症者,可予适量输鲜血、人血清蛋白或血浆。

3.中草药治疗

以清热利湿为主,常用茵陈汤加减。方剂:茵陈30 g,山栀子12～15 g,生黄芪15～20 g,黄芩12 g,川黄连6 g,茯苓15 g,当归12 g,败酱草12～15 g,柴胡9 g,陈皮9 g,每日一剂,煎服,对退黄疸、改善肝功能和临床症状有益。

(二)重症肝炎的处理要点

1.保肝治疗

如胰高糖素-胰岛素联合治疗,能改善肝脏对氨基酸和氨的异常代谢,使肝血流量增加24%,有防止肝细胞变性坏死,促进肝细胞再生等作用。常用的剂量为胰高糖素1～2 g/d,胰岛素6～12 U加入10%葡萄糖液500 mL中静脉滴注,2～3周为一个疗程。人血清蛋白注射液有促进肝细胞再生的作用,每周2～3次,每次5 g,溶于10%葡萄糖液中滴注。新鲜血浆也有促进肝细胞再生的作用,同时,新鲜血浆中含有凝血因子和免疫因子。对急性重型肝炎疗效尤其明显。国内研究认为血浆置换后12小时,患者的凝血功能恢复到正常的50%。门冬氨酸钾镁注射液可促进肝细胞再生,可以降低高胆红素血症,能使黄疸消退,剂量为40 mL/d,溶于10%葡萄糖液500 mL缓慢滴注。本品含钾离子,在肝肾综合征伴有高钾患者慎用。

2.预防及治疗肝性脑病

为控制血氨,要注意饮食和排便,要求低蛋白、低脂肪、高糖饮食,充足的维生素和纤维素,保持大便通畅;口服新霉素和甲硝唑等,抑制肠道大肠杆菌,减少肠道氨的形成和重吸收。复方氨基酸富含支链氨基酸,不含芳香氨基酸,可以用于治疗。肝性脑病者6-氨基酸-520每日250 mL,加入等量的10%葡萄糖,每日2次,静脉滴注。神志清醒后每日1次,直至完全清醒。疗程一般为5～7天,以后改用14氨基酸,每日500 mL巩固疗效。

3.凝血功能障碍的防治

补充凝血因子,输新鲜血、凝血酶原复合物、纤维蛋白原、凝血酶Ⅲ和维生素 K_1 等。

4.晚期重症肝炎并发肾衰竭的处理

按急性肾衰竭处理,严格限制入液量,一般每日入液量为500 mL加前一日尿量。呋塞米60～80 mg静脉注射,必要时2～4小时重复一次,2～3次无效后停用。多巴胺20～80 mg或654-2 40～60 mg静脉滴注,扩张肾血管,改善肾血流。监测血钾浓度,防止高钾血症,必要时予以肾透析。

（三）产科处理

1.妊娠早期

急性肝炎经保肝治疗后好转者，可继续妊娠。慢性肝炎妊娠后加重，可能是肝炎急性发作，对母儿均有危害，应及时终止妊娠。

2.中、晚期妊娠

尽量避免终止妊娠，因分娩过程或药物对肝脏会有影响，加重肝损伤。加强胎儿监护，积极防治子痫前期。

3.分娩期

分娩前数日肌内注射维生素 K_1，每日 20～40 mg；分娩前备血，备新鲜血、凝血因子、血小板等。经阴道分娩者，可阴道助产，缩短第二产程。胎盘娩出后，加强宫缩，减少产后出血。肝炎病情严重恶化，短时间内不能经阴道分娩者，可剖宫产终止妊娠。

4.产褥期

须继续随访肝功能，加强保肝治疗；产后使用广谱抗生素，预防产后出血。HBsAg/HBeAg 和 HBcAb均阳性者，乳汁中可检测到 HBV DNA，不宜母乳喂养。

5.阻断母婴传播

目前公认的阻断乙肝母婴传播的有效方法已经写入了我国《慢性乙型肝炎防治指南》，具体为：①出生后 24 小时内接种乙型肝炎疫苗，然后间隔 1 个月及 6 个月注射第二针及第三针疫苗，其保护率为87.8%；②注射乙型肝炎免疫球蛋白：对 HBsAg 阳性母亲的新生儿，应在出生后 24 小时内尽早注射乙型肝炎免疫球蛋白，最好在出生后 12 小时内，剂量不小于 100 IU，同时在不同部位接种乙型肝炎疫苗，可显著提高阻断母婴传播的效果。也可在出生后 12 小时内先注射一针免疫球蛋白，1 个月后再注射第二针，并同时在不同部位接种一针乙型肝炎疫苗。后者不如前者方便，但保护率高于前者。新生儿如果在出生后 12 小时内注射了乙型肝炎免疫球蛋白和乙肝疫苗，可以接受母亲的哺乳。

（徐英慧）

第十四节　妊娠期肝内胆汁淤积症

一、发病特点

妊娠期肝内胆汁淤积症(intrahepatic cholestasis of pregnancy，ICP)是一种在妊娠期所特有的肝内胆汁淤积。多发生于妊娠晚期，随妊娠终止而迅速恢复，再次妊娠又可复发，瘙痒及黄疸为其临床特征。胎儿易出现早产，胎儿低体重，出生后发育良好。产后出血较常见。对胎儿影响则更明显。早产发生率37.2%，死胎 8.5%，畸胎 4.2%，宫内窘迫 3.2%，低体重儿(<2000 g)33.8%。

1883 年 Ahifeld 首次报道一种发生于妊娠中后期，有复发倾向的黄疸。1954 年 Svanborg 对该病进行了组织病理学、生物化学及症状学研究，并做了详细阐述，认为是独立的临床疾病。以后世界各地均有报道，但以北欧、北美、澳大利亚、智利等地为多。总的发病率约占妊娠的 1% 以下。

本病发病机制尚未充分阐明，可能与下列因素有关：①性激素的作用，目前认为雌激素的急剧增加为主要的致病因素；②遗传因素：本病可能对雌激素的促胆汁淤积作用具有易感性，而该易感性可能具遗传性。智利 Gonzalez(1989 年)随访 62 例双胎产妇，以单胎产妇为对照，前者本病发病率(20.9%)明显高于后者(4.7%)，P<0.001；且前者尿中雌激素排出量亦明显高于后者。1996 年 Merla 采用 PCR 技术研究智利 26 名无血缘关系的多发性黄疸及 30 名无血缘关系的正常妊娠，发现在 HLA-DPB1412 等位基因上，ICP 组的出现频率(69%)高于正常妊娠组，尽管无统计学差异，也提示 ICP 与遗传有一定的关系。

病理变化：①光镜检查：肝结构完整，肝细胞无明显炎症或变性表现，仅在肝小叶中央区部分胆小管内可见胆栓，胆小管直径正常或有轻度扩张；小叶中央区的肝细胞含有色素，并可见嗜碱性的颗粒聚集。由于病变不明显有时可被忽略。②电镜检查：细胞一般结构完整，线粒体大小、电子密度及其分布均正常，粗面内质网、核糖体及糖原的外形和分布亦属正常；光滑内质网轻度扩张，其主要病理表现在肝细胞的胆管极，溶酶体数量轻度增加，围绕毛细胆管的外胞质区增宽，毛细胆管有不同程度的扩张，微绒毛扭曲、水肿或消失，管腔内充满颗粒状的致密电子物质。

二、诊断

ICP 在妊娠中、晚期出现瘙痒，或瘙痒与黄疸同时共存，分娩后迅速消失。

(一)瘙痒

往往是首先出现的症状，常起于 28～32 周，但亦有早至妊娠 12 周者。有学者报道的 250 例中，除去开始时间不详的 6.4% 以外，瘙痒起始于早期妊娠(孕 12 周以前)、中期妊娠(13～27 周)及晚期妊娠(28～40 周)者各占 1.2%、23.2% 及 69.2%。瘙痒程度亦各有不同，可以从轻度偶然的瘙痒直到严重的全身瘙痒，个别甚至发展到无法入眠而需终止妊娠。手掌和脚掌是瘙痒的常见部位，瘙痒都持续至分娩，大多数在分娩后 2 天消失，少数 1 周左右消失，持续至 2 周以上者罕见。

(二)黄疸

瘙痒发生后的数日至数周内(平均为 2 周)，部分患者出现黄疸，在文献中 ICP 的黄疸发生率在15%～60%，吴味辛报道为 55.4%，戴钟英报道为 15%。黄疸程度一般轻度，有时仅角膜轻度黄染，黄疸持续至分娩后数日内消退，个别可持续至产后 1 个月以上；在将发生黄疸的前后，患者尿色变深，粪便色变浅。

(三)其他症状

发生呕吐、乏力、胃纳不佳等症状者极少。

(四)实验室检查

(1)目前实验室甘胆酸的检测是诊断及治疗监测 ICP 的重要指标，胆汁中的胆酸主要是甘胆酸及牛磺酸，其比值为 3∶1，临床通过检测血清中甘胆酸值了解胆酸水平。血清胆酸升高是 ICP 最主要的特异性证据。在瘙痒症状出现前或转氨酶升高前数周血清胆酸已升高。

(2)血清胆红素增高者占 25%～100%，因病例选择标准不同而异。多数为轻、中度，小于 85 μmol/L(5 mg/dL)者占 95.6%，以直接胆红素为主，尿胆红素约半数为阳性。尿胆原常阳性，粪便颜色多数正常或略淡。

(3)血清转氨酶约半数升高，多属轻度，很少超过 10 倍以上。

(4)血清碱性磷酸酶、γ-谷氨酰转肽酶及 5′-核苷酸酶多数升高，严重者可达 10 倍以上，提示肝内胆汁排泄受阻。

(5)血清胆固醇总量约半数以上有不同程度的升高，胆固醇值一般正常。

(6)血浆总蛋白、清蛋白/球蛋白比值及丙种球蛋白值多属正常。

以上肝功能改变多数于妊娠终止后 2 周内恢复正常，但须注意，有些改变在正常妊娠时亦可出现，必须加以鉴别。

三、治疗方法

治疗目的是缓解瘙痒症状，恢复肝功能，降低血胆酸水平，注意胎儿宫内状况的监护，及时发现胎儿缺氧并采取相应措施，以改善妊娠结局。

(一)一般处理

适当卧床休息，取左侧卧位以增加胎盘血流量，给予吸氧、高渗葡萄糖、维生素类及能量，既保肝又可提高胎儿对缺氧的耐受性。定期复查肝功能、血胆酸了解病情。

（二）药物治疗

能使孕妇临床症状减轻,胆汁淤积的生化指标和围生儿预后改善,常用药物有:

1.考来烯胺(colestyramine)

能与肠道胆酸结合后形成不被吸收的复合物而经粪便排出,阻断胆酸的肝肠循环,降低血胆酸浓度,减轻瘙痒症状,但不能改善生化指标异常及胎儿预后。用量 4 g,每日 2～3 次,口服。由于考来烯胺(消胆胺)影响脂溶性维生素 A、维生素 D、维生素 K 及脂肪吸收,可使凝血酶原时间延长及发生脂肪痢。用药同时应补充维生素 A、维生素 D、维生素 K。

2.苯巴比妥

此药可诱导酶活性和产生细胞素 P450,从而增加胆汁流量,改善瘙痒症状,但生化指标变化不明显,用量每次 0.03 g,每日 3 次,连用 2～3 周。

3.地塞米松

可诱导酶活性,能通过胎盘减少胎儿肾上腺脱氢表雄酮的分泌,降低雌激素的产生,减轻胆汁淤积;能促进胎肺成熟,避免早产儿发生呼吸窘迫综合征;可使瘙痒症状缓解甚至消失。一般用量为每日 12 mg,连用 7 天。1992 年 Hirvioja 报道 10 例 28～32 妊娠周的 ICP 患者,每日口服 12 mg 地塞米松,共 7 天,随后 3 天减量全停药,结果所有患者瘙痒都减轻或消失,用药后 1 天,血清雌三醇即明显减少,用药后 4 天,血清雌二醇、总胆汁酸均明显降低。

4.熊去氧胆酸(UDCA)

其作用机制尚不明确,可能是改变胆汁酸池的成分,替代肝细胞膜片对细胞毒性大的有流水性的内源性胆汁酸,并抑制肠道对疏水性胆酸的重吸收,降低血胆酸水平,改善胎儿环境。用量 15 mg/(kg·d),分 3 次口服,共 20 天。瘙痒症状和生化指标均有明显改善。1992 年 Palma 对第一组 5 名 ICP 患者给予每日口服 UDCA 1 g,共 20 天,第二组另外 3 名每日服 1 g,20 天后停药 14 天,后再服 20 天,患者的瘙痒症状、血中总胆盐及转氨酶水平均有明显好转,后一组在治疗期间,瘙痒症状及肝功能均有明显改善,停药后又有反复,但第二疗程时又有改善,该药对母、儿均无不良反应,产后 5 个月随访时,婴儿表现良好,疗效可以肯定。

5.S-腺苷蛋氨酸(S-adenosy-L-methionine,SAM)

实验已经证明可使小鼠对雌激素导致的肝脏胆汁淤积和结石生成有改善作用。对人类,SAM 可通过甲基化对雌激素的代谢物起激活作用,它刺激膜的磷脂合成,通过使肝浆膜磷脂成分的增加防止雌激素所引起的胆汁淤积。1988 年 Freez 等报道在志愿者人体试验中证实 SAM 可以保护雌激素敏感者的肝脏,并使胆固醇指数正常化。1990 年则 Masia 等以 SAM 800 mg/d 静脉注射,16 天为一个疗程,除减轻瘙痒、改善肝功能外,还可降低早产率。但 1991 年 RibanItk 用 SAM 并未获得理想效果,因此该药的效果尚待进一步评估。

（三）产科处理

1.产前监护

从孕 34 周开始每周行 NST,必要时行胎儿生物物理评分,以便及早发现胎儿缺氧。NST 基线胎心率变异消失可作为预测 ICP 胎儿宫内缺氧的指标。

2.适时终止妊娠

孕妇出现黄疸,胎龄已达 36 周;无黄疸、妊娠已足月或胎肺已成熟者;有胎盘功能明显减退或胎儿窘迫者应及时终止妊娠。应以剖宫产为宜,经阴道分娩会加重胎儿缺氧,甚至死亡。

（徐英慧）

第十五节　妊娠合并糖尿病

妊娠期间的糖尿病包括糖尿病合并妊娠和妊娠期糖尿病(gestational diabetes mellitus,GDM)。前者为妊娠前已有糖尿病的患者,后者为妊娠后才出现或发现的糖尿病患者。糖尿病孕妇中80%以上为GDM。由于诊断标准不一致,GDM发生率世界范围内为1%~14%。大多数GDM患者糖代谢于产后能恢复正常,20%~50%将来发展为2型糖尿病。GDM孕妇再次妊娠时,复发率高达33%~69%。

一、妊娠对糖代谢的影响

在妊娠早中期,孕妇血浆葡萄糖水平随妊娠进展而降低,空腹血糖降低约10%。这也是孕妇长时间空腹易发生低血糖及饥饿性酮症酸中毒的病理基础。造成血糖降低的主要原因:①胎儿从母体获取葡萄糖增加。②肾血流量及肾小球滤过率增加,但肾小管对糖的再吸收率没有相应增加,导致部分孕妇排糖量增加。③雌激素和孕激素增加母体对葡萄糖的利用。

妊娠中晚期胎盘生乳素、孕酮、雌激素、皮质醇和胎盘胰岛素酶等抗胰岛素样物质增加,使孕妇组织对胰岛素的敏感性下降,出现胰岛素分泌相对不足而使血糖升高,加重原有糖尿病或出现GDM。

二、糖尿病对妊娠的影响

取决于血糖控制情况、糖尿病病情严重程度及并发症。

(一)对孕妇的影响

1.孕早期自然流产率增加

可达15%~30%。高血糖可使胚胎发育异常甚至死亡,因此糖尿病患者宜在血糖控制正常后再妊娠。

2.妊娠期高血压疾病的发生率升高

比非糖尿病孕妇高2~4倍。糖尿病可导致广泛血管病变,使小血管内皮细胞增厚及管腔变窄,组织供血不足,血压升高。

3.增加感染风险

血糖控制欠佳的孕妇易发生感染。以泌尿道和生殖道感染多见。

4.羊水过多发生率增加

较正常孕妇升高10倍。主要与胎儿高血糖、高渗性利尿致胎尿排出增多有关,与胎儿畸形无关。

5.巨大儿

增加难产、产道损伤、剖宫术概率。产程延长容易发生产后出血。

6.容易发生酮症酸中毒

由于妊娠期复杂的代谢变化,加之高血糖及胰岛素相对或绝对不足,代谢紊乱进一步发展到脂肪分解加速,血清酮体急剧升高,出现代谢性酸中毒。

(二)对胎儿的影响

1.巨大儿发生率增加

高达25%~40%。胎儿长期处于高血糖环境,刺激胎儿胰岛β细胞增生,产生大量胰岛素,促进蛋白、脂肪合成和抑制脂解作用,导致胎儿过度生长。

2.胎儿生长受限(FGR)发生率增加

妊娠早期高血糖有抑制胚胎发育的作用,导致孕早期胚胎发育落后。糖尿病合并微血管病变者,胎盘血管出现异常;对GDM进行医学营养治疗,饮食过度控制等都会影响胎儿发育。

3.增加早产发生率

为 10%～25%。羊水过多、妊娠期高血压疾病、感染、胎膜早破、胎儿宫内窘迫等是早产增加的常见原因。

4.胎儿畸形率增加

为正常妊娠的 7～10 倍,与妊娠早期高血糖水平有关。酮症、低血糖、缺氧等也与胎儿畸形有关。

（三）对新生儿的影响

（1）新生儿呼吸窘迫综合征发生率增高:孕妇高血糖通过胎盘刺激胎儿胰岛素分泌增加,形成高胰岛素血症,后者具有拮抗糖皮质激素促进胎儿肺泡Ⅱ型细胞表面活性物质合成及释放的作用,使胎肺成熟延迟。

（2）新生儿低血糖:新生儿脱离母体高血糖环境后,高胰岛素血症仍存在,若不及时补充糖,容易发生低血糖,严重时危及新生儿生命。

（3）新生儿血液异常:低钙血症、低镁血症、高胆红素血症和红细胞增多症均高于正常新生儿。

三、临床表现及诊断

孕前糖尿病已经确诊或有明显的三多症状(多饮、多食、多尿)的患者比较容易诊断,而大部分 GDM 孕妇没有明显的症状,有时空腹血糖正常,容易漏诊和延误治疗。

（一）GDM 的诊断

1.糖尿病高危因素

年龄在 30 岁以上、肥胖、糖尿病家族史、多囊卵巢综合征患者;早孕期空腹尿糖反复阳性、巨大儿分娩史、GDM 史、无明显原因的多次自然流产史、胎儿畸形史、死胎史以及足月新生儿呼吸窘迫综合征分娩史等。

2.口服葡萄糖耐量试验(oral glucose tolerance test,OGTT)

在妊娠 24～28 周,对所有未被诊断为糖尿病的孕妇进行 75 g 葡萄糖耐量试验。OGTT 前一日晚餐后禁食 8～14 小时至次日晨(最迟不超过上午 9 时),检查时,5 分钟内口服含 75 g 葡萄糖的液体 300 mL,分别抽取服糖前、服糖后 1 小时和 2 小时的静脉血。诊断标准依据 2010 年国际妊娠合并糖尿病研究组推荐的标准。空腹、服葡萄糖后 1 小时和 2 小时三项血糖值分别为 5.1 mmol/L、10.0 mmol/L、8.5 mmol/L。任何一项血糖达到或超过上述标准即诊断为 GDM。

（二）糖尿病合并妊娠的诊断

（1）妊娠前已确诊为糖尿病患者。

（2）妊娠前未进行过血糖检查的孕妇,首次产前检查时进行空腹血糖或者随机血糖检查,如空腹血糖(Fasting plasma glucose,FPG)≥7.0 mmol/L;或孕期出现多饮、多食、多尿,体重不升或下降,甚至并发酮症酸中毒,伴血糖明显升高,随机血糖≥11.1 mmol/L,应诊断为孕前糖尿病,而非 GDM。

四、处理

首先进行孕前的咨询与管理,处理原则为控制血糖,减少母儿并发症,主要治疗包括医学营养治疗、运动疗法和胰岛素治疗。

（一）孕前咨询与管理

所有糖尿病女性及以前曾患过 GDM 的女性计划怀孕前应进行一次专业的健康咨询,包括了解糖尿病与妊娠的相互影响、眼底检查、糖尿病肾病及其他并发症评估、合理用药及血糖控制情况。

（二）妊娠期及分娩期处理

此期处理包括血糖控制、母儿监护、分娩时机及分娩方式的选择。

1.血糖控制

多数 GDM 患者经合理饮食控制和适当运动治疗,均能控制血糖在满意范围。

（1）妊娠期血糖控制目标：孕妇无明显饥饿感，空腹/餐前血糖＜5.3 mmol/L；餐后2小时＜6.7 mmol/L；夜间＞3.3 mmol/L，糖化血红蛋白＜5.5%。

（2）医学营养治疗（medical nutrition treatment，MNT）：亦称饮食治疗，目的是使糖尿病孕妇的血糖控制在正常范围，保证母亲和胎儿的合理营养摄入，减少母儿并发症的发生。每日总能量摄入应基于孕前体重和孕期体重增长速度确定。其中碳水化合物占50%～60%，蛋白质占15%～20%，脂肪占25%～30%，膳食纤维每日25～30 g，适量补充维生素及矿物质。少量多餐，定时定量进餐对血糖控制非常重要。早、中、晚三餐的能量应分别控制在10%～15%、30%、30%，加餐点心或水果的能量可以在5%～10%，有助于预防餐前的过度饥饿感。避免能量限制过度而导致酮症的发生，造成对母儿的不利影响。

（3）运动疗法：每餐后30分钟进行低至中等强度的有氧运动，运动的频率为3～4次/周，可降低妊娠期基础的胰岛素抵抗。

（4）药物治疗：口服降糖药在妊娠期应用的安全性、有效性尚未得到足够证实，在孕期应谨慎使用。对饮食治疗不能控制的糖尿病，胰岛素是主要的治疗药物。胰岛素用量应个体化，一般从小剂量开始，并根据病情、孕期进展及血糖值加以调整。中效胰岛素和超短效/短效胰岛素联合是目前应用最普遍的一种方法，即三餐前注射短效胰岛素，睡前注射中效胰岛素。

妊娠早期因早孕反应进食量减少，需减少胰岛素用量。妊娠中后期的胰岛素用量常有不同程度增加，妊娠32～36周达高峰，36周后稍下降。产程中，血糖波动很大，由于体力消耗大，进食少，容易发生低血糖，因此应停用一切皮下胰岛素，并严密监测血糖。

糖尿病酮症酸中毒时，主张应用小剂量胰岛素。血糖＞13.9 mmol/L，将胰岛素加入0.9%氯化钠注射液内，0.1 U/（kg·h）或4～6 U/h静脉滴注。每小时监测一次血糖。当血糖≤13.9 mmol/L，将0.9%氯化钠注射液改为5%葡萄糖液或葡萄糖氯化钠注射液，直至血糖降至11.1 mmol/L或酮体转阴后可改为皮下注射。

2.母儿监护

定期监测血压、水肿、尿蛋白、肾功能、眼底和血脂。孕期可采用彩色多普勒B超和血清学检查胎儿畸形及发育情况。妊娠晚期采用NST、计数胎动、B超检测羊水量及脐动脉血流监测胎儿宫内安危。

3.分娩时机

原则上血糖控制良好的孕妇，在严密监测下尽量在妊娠38周以后终止妊娠。如果有死胎、死产史，或并发子痫前期、羊水过多、胎盘功能不全，糖尿病伴微血管病变者确定胎肺成熟后及时终止妊娠。若胎肺不成熟，则促胎儿肺成熟后及时终止妊娠。

4.分娩方式

糖尿病本身不是剖宫产的指征。决定阴道分娩者，应制订产程中的分娩计划，产程中密切监测孕妇血糖、宫缩、胎心变化，避免产程过长。

选择剖宫产手术指征：糖尿病伴微血管病变、合并重度子痫前期或胎儿生长受限、胎儿窘迫、胎位异常、剖宫产史、既往死胎、死产史。孕期血糖控制不好，胎儿偏大者尤其胎儿腹围偏大，应放宽剖宫产指征。

（三）产后处理

胎盘排出后，体内抗胰岛素物质迅速减少，大部分GDM产妇在分娩后不再需要使用胰岛素。胰岛素用量较孕期减少1/2～2/3。产后空腹血糖反复≥7.0 mmol/L，应视为糖尿病合并妊娠。产后6～12周行75 g OGTT检查，明确有无糖代谢异常及种类，并进行相应治疗。鼓励母乳喂养。

（四）新生儿处理

出生后30分钟内进行末梢血糖测定，根据血糖情况，适当喂糖水，必要时10%的葡萄糖缓慢静脉滴注。常规检查血红蛋白、血钾、血钙及镁、胆红素，注意保暖和吸氧等。密切注意新生儿呼吸窘迫综合征的发生。

（王海艳）

第十六节　妊娠合并甲状腺功能亢进症

妊娠合并甲状腺功能亢进症(简称甲亢)是一种较少见的妊娠并发症,国内报道其发生率为0.2‰~1‰,国外报道为0.5‰~2‰,85%~90%的妊娠期甲亢患者为Graves病。妊娠合并甲亢时孕妇及围生儿并发症高,如易并发子痫前期、甲亢性心脏病、甲亢危象、早产、胎儿生长受限、新生儿甲状腺功能异常、死胎及死产等。妊娠结局与孕期的治疗和监护密切相关。

妊娠合并甲亢包括孕前接受药物治疗的甲亢患者以及在妊娠期初次诊断的甲亢。

由于甲亢所表现的许多症状在正常妊娠时也常见到,如早孕期的妊娠剧吐和晚孕期的子痫前期,所以,孕期的诊断和处理可能会比较困难。孕期垂体激素和甲状腺激素水平的生理性变化可能会干扰甲状腺疾病的诊断,而在处理可疑或已确诊的妊娠期甲状腺疾病时也必须考虑到上述孕期生理性的变化。

一、正常妊娠期甲状腺相关激素的变化

孕妇在正常碘摄入的情况下,从妊娠早期开始要经历甲状腺相关激素变化,并逐渐达到机体新的平衡。

(一)从妊娠前半期开始到妊娠结束

伴随激素水平的增加,甲状腺激素结合蛋白可较孕前增加2~3倍,可导致血中游离的T_3、T_4水平相对降低10%~15%,但这种变化可刺激下丘脑-垂体分泌促甲状腺素释放激素(TSH)。

(二)早孕期

孕妇体内绒毛膜促性腺激素(HCG)明显增高,可对下丘脑产生抑制,同时对甲状腺产生类似促甲状腺素释放激素的作用,在妊娠8~14周HCG高峰期,孕期血TSH呈下降。在早孕期诊断甲状腺功能亢进必须慎重,尤其是在合并妊娠期剧吐或滋养叶细胞肿瘤时。妊娠剧吐患者中有2/3的患者甲状腺功能检查结果异常而没有甲状腺疾病,30%有不能测出的TSH,60%有TSH降低,59%呈现FT_4水平升高。

(三)胎盘对甲状腺激素的代谢

胎盘可将T_4降解为T_3。表17-5列出了妊娠期甲状腺功能的正常值。

表17-5　妊娠期甲状腺功能的正常值

检查	非孕期	早孕期	中孕期	晚孕期
游离T_4(pmol/L)	11~23	10~24	9~19	7~17
游离T_3(pmol/L)	4~9	4~8	4~7	3~5
TSH(mU/L)	<4	0~1.6	1~1.8	7~7.3

胎儿甲状腺在孕5周时开始形成,孕10周时开始有功能,但是,孕12周时才开始有独立功能,才能在胎儿血清中测出T_4、T_3和TSH水平。T_4、T_3和TSH水平持续升高,到妊娠35~37周时达成人水平。此时甲状腺还相对不成熟,与T_4水平相比,TSH水平相对较高,因而和母体相比,胎儿甲状腺有更高的浓集碘的能力。所以应避免诊断性扫描,或用放射性物质如[131]I、[99]Tc,或放射碘治疗,以避免放射对胎儿造成危害。

二、甲亢对孕妇、胎儿的影响

甲亢患者若不进行治疗,最严重的并发症为心力衰竭和甲状腺危象。甲状腺危象即使经过恰当处理,母体死亡率仍高达25%。心力衰竭比甲状腺危象更常见,主要由T_4对心肌的长期毒性作用引起,妊娠期疾病,如子痫前期、感染和贫血将会加重心力衰竭。

妊娠期甲亢会导致不良妊娠结局增加,包括流产、胎儿生长受限、早产、胎盘早剥、妊娠期高血压、子痫前期、感染和围生儿死亡率增加。甲状腺功能正常的孕妇(甲亢控制良好者)低出生体重儿的相对危险(OR)增加,妊娠前半期甲亢未控制者为 2.36,而整个孕期甲亢未控制者为 9.24。甲亢未控制的足月孕妇子痫前期的 OR 为 4.74。甲亢未控制者胎死宫内率为 24%,而接受治疗者仅为 5%~7%;治疗还使早产发生率从 53% 降低到 9%~11%。

孕妇自身疾病对胎儿的影响也包括抗甲状腺药物透过胎盘引起的胎儿甲状腺功能减退(简称甲减),以及孕妇 TSH 刺激胎儿甲状腺引起的胎儿甲亢。对胎儿的影响与孕妇疾病的严重程度并不相关,但伴有高水平甲状腺刺激免疫球蛋白(TSI)的孕妇其胎儿患甲亢的概率增加。胎儿的表现包括生长受限、胎儿心动过速、水肿或胎儿甲状腺肿。由于胎儿伴有甲状腺肿时颈部处于过度伸展位置,因为会在分娩过程中造成困难,或出现呼吸道不通畅,因此应尽量在分娩前行超声检查明确胎儿的甲状腺肿大情况。胎儿甲状腺异常可进行宫内治疗,但只有检测胎儿血样才能明确诊断,而这种有创性操作只在高度怀疑胎儿伴有严重异常时才可进行。

三、妊娠合并甲亢的诊断

多数妊娠合并甲亢者孕前就明确有甲亢病史,诊断已经明确,但也有一些孕妇处在甲亢的早期阶段,其症状与早孕反应不易鉴别。

妊娠早期轻度甲亢的症状往往不易与妊娠生理变化区分,有价值的症状有:①心动过速超过正常妊娠所致心率加速的范围;②睡眠时脉率加快;③甲状腺肿大;④眼球突出;⑤非肥胖的妇女正常或增加进食后,体重仍不增长。大多数早孕合并甲亢患者孕前就有甲亢症状,详细询问孕前病史可有助于诊断。

如果到孕中期恶心、呕吐的症状仍持续存在且没有减轻,则应检查甲状腺功能。重度甲亢或甲亢危象可能导致严重的高血压、充血性心力衰竭和精神心理状态的改变等,其症状类似重度子痫前期。因此,重度子痫前期患者,出现以下不典型症状时:孕周小、发热、腹泻或其他症状不能解释的心动过速等都应考虑有甲亢存在的可能。一旦明确诊断,需立即使用抗甲状腺药物治疗,以改善母儿结局。

甲状腺功能检查可协助明确诊断。在检查甲状腺功能的实验中,其诊断价值的高低依次为 $FT_3 > FT_4 > TT_3 > TT_4$。当患者症状很重,TSH 下降而 FT_4 正常时,要考虑 T_3 型甲亢的可能。

甲亢危象的诊断:甲亢孕妇出现高热 39 ℃以上,脉率>160 次/分,脉压增大,焦虑、烦躁、大汗淋漓、恶心、厌食、呕吐、腹泻、脱水、休克、心律失常及心力衰竭、肺水肿等。

四、甲亢的治疗

(一)孕前咨询

孕前患有甲亢者最好将病情控制后,怀孕前 3 个月保持甲状腺功能正常再妊娠。妊娠前可以用较高的初始剂量药物而不必考虑对胎儿的影响,若患者对药物不敏感,必要时也可以手术治疗。行放射性碘治疗者在最后一次治疗 4 个月以上再怀孕。积极治疗甲亢能改善不良妊娠结局。孕前服药者应避免怀孕后随意停药。

(二)妊娠期

正常妊娠可以出现 FT_4 正常,而 TSH 水平下降的现象,无须治疗。FT_4 轻度升高并且临床症状不重,则可能是暂时的甲亢,可以每 4~6 周复查一次实验室检查。此阶段如过于积极地使用抗甲状腺药物治疗,可能导致妊娠后期甲减的发生。

一般情况下,FT_4 水平如果增高 2.5 倍以上,则应考虑治疗。

甲亢的治疗主要在于阻断甲状腺激素的合成。丙硫氧嘧啶(PTU)和卡比马唑是治疗孕期甲状腺功能亢进的主要药物。丙硫氧嘧啶通过胎盘的量低于卡比马唑,因此,为孕期首选药物。但是如果已经用卡比马唑控制病情稳定,则不需要换药。丙硫氧嘧啶的缺点是比卡比马唑服药频率高。由于 PTU 可以阻断甲状腺组织以外的 T_4 向 T_3 转换,所以,可以快速缓解症状。对于不能耐受 PTU 的患者可以考虑使用卡比马唑。曾有报道认为卡比马唑可能与新生儿皮肤发育不全有关，该病是一种少见的皮肤阙如症，其典型病灶一般 0.5～3 cm，分布于顶骨头皮上的头发旋涡处。

妊娠期诊断的患者开始治疗时药物应用要积极，给予 4～6 周的大剂量药物然后将药物剂量缓慢递减至初始剂量的 25％。一般 PTU 初始剂量每 8 小时 100 mg，用药期间每 2 周检查一次 FT_4。由于 PTU 是通过抑制甲状腺激素的合成起效的，所以只有在用药前储存的甲状腺激素耗尽时才显现明显的作用。用药后 TSH 受抑制的状态可以持续数周或数月，因而不能使用 TSH 作为疗效评价的指标。需要时，还可以加用几天阿替洛尔（25～50 mg/d，口服）控制心悸症状。

PTU 用药后如果没有反应，则应加量，必要时最大剂量可以加到 600 mg/d，如果应用大剂量后仍没有效果，应考虑可能是患者耐受，治疗失败。当 FT_4 水平开始下降时，应将剂量减半并且每 2 周时检测一次 FT_4 浓度。

治疗的目标是使 FT_4 水平稳定在正常范围的 1/3 之内。TSH 约 8 周时恢复正常。多数孕妇在妊娠晚期仅需要少量的 PTU。如果甲亢复发，可以重新开始用药。用药剂量为停药时剂量的 2 倍。

妊娠期禁用放射性碘治疗，因为碘可以被胎儿甲状腺吸收并可以破坏处于发育阶段的胎儿甲状腺。妊娠期甲状腺手术治疗仅限于药物治疗效果不佳的极少数病例，因为这些患者会伴有较高的孕妇发病率和死亡率。

（三）甲状腺危象的抢救措施

甲状腺危象是甲亢病情恶化的严重表现，一旦发生，积极抢救，不能顾及治疗对胎儿的影响，治疗不及时可危及孕妇生命。

（1）PTU：服用剂量加倍以阻断甲状腺素的合成，一旦症状缓解及时减量。

（2）给予 PTU 后 1 小时开始口服饱和碘化钾，5 滴/次，每 6 小时 1 次，每日 20～30 滴。碘化钠溶液 0.5～1.0 g 加于 10％葡萄糖 500 mL 静脉滴注。

（3）普萘洛尔 10～20 mg，每日 3 次，口服，以控制心率。

（4）地塞米松 10～30 mg 静脉滴注。

（5）对症治疗：包括高热时用物理降温及药物降温，纠正水、电解质紊乱及酸碱平衡，吸氧，补充营养及维生素，必要时人工冬眠。

（6）分娩前发病者，病情稳定 2～4 小时结束分娩，以剖宫产为宜。术后给予大量抗生素预防感染。

（四）治疗中的母、儿监测

除了甲状腺功能的测定外，还需要监测母儿在治疗或疾病发展过程中可能出现的并发症。PTU 可引起粒细胞缺乏症和肝功能异常，所以在治疗前和治疗中应定期检查全血细胞计数和肝功能。对胎儿的监测包括常规超声检查胎儿的生长发育，以及孕晚期明确有无胎儿甲状腺肿。新生儿出生时留脐带血检查甲状腺功能。

五、产后处理

为排除甲状腺抗体被动转运给胎儿和抗甲状腺药物引起胎儿甲状腺功能低下，故新生儿出生后应密切监测甲状腺功能，检查脐带血和母乳喂养儿的甲状腺功能。甲亢作为一种常见的自身免疫病，可能在孕期首次发生，而在产后加重。在妊娠早期治疗过的患者，其产后复发率高于 75％。产后的治疗同妊娠期基本相似。服用 PTU 并不影响哺乳，只有极少量药物会进入乳汁。产妇服用 PTU 则剂量的 0.07％能由乳汁分泌，而卡比马唑为 0.5％。因此，服用丙硫氧嘧啶（<150 mg/d）和卡比马唑（<15 mg/d）者进行母乳喂养被认为是安全的。

停止哺乳后，可以考虑碘放射治疗，但是可能需要依据治疗剂量将母亲和新生儿分开一段时间。

（王海艳）

第十七节　妊娠合并急性阑尾炎

急性阑尾炎（acute appendicitis）是妊娠期最常见的外科疾病，妊娠期急性阑尾炎的发病率与非妊娠期相同，国内资料为 0.5‰～1‰，国外文献报道为 1/1500。妊娠各时期均可发生急性阑尾炎，妊娠晚期略下降，偶见于分娩期及产褥期。通常认为，妊娠与急性阑尾炎的发生无内在联系，但妊娠期母体生理功能和解剖发生变化，尤其妊娠中晚期阑尾炎的症状、体征与病变程度常常不符，容易造成漏诊或对病情严重性估计不足，延误治疗，一旦发生阑尾穿孔及弥散性腹膜炎，孕妇及胎儿的并发症和死亡率大大提高，因此妊娠期早诊断、及时处理对母儿预后有重要的影响。

一、病因和发病机制

急性阑尾炎的发病因素尚不肯定，多数意见认为是几种因素综合而发生。

（一）梗阻

阑尾为一细长的管道，起自盲肠顶端后部，仅一端与盲肠相通，通常为腹膜所包，其远端游离于右下腹腔。一般长 6～8 cm，直径 0.6～0.8 cm。一旦梗阻，可使管腔内分泌积存，内压增高，压迫阑尾壁，阻碍远侧血运，在此基础上，管腔内细菌侵入受损黏膜，易致感染。常见的梗阻原因有：①粪石、粪块、蛔虫；②既往破坏所致管腔狭窄；③阑尾系膜过短所致阑尾扭曲；④阑尾管壁内淋巴组织增生或水肿引起管腔狭窄；⑤阑尾开口于盲肠部位的附近有病变，如炎症、结核、肿瘤，使阑尾开口受压，排空受阻。

（二）感染

未梗阻而发病者，其主要因素是阑尾腔内细菌所致直接感染。少数发生于上呼吸道感染后，因此也被认为感染可由血运传至阑尾。还有一部分感染起自邻近器官的化脓性感染，侵入阑尾。

（三）其他

胃肠道功能障碍（腹泻、便秘等）引起内脏神经反射，导致阑尾肌肉和血管痉挛，产生阑尾管腔狭窄。遗传因素和阑尾先天性畸形。

二、妊娠期阑尾炎特点

（一）妊娠期阑尾的位置发生变化

阑尾位置的变化使妊娠期阑尾炎的临床表现不典型。妊娠初期阑尾的位置多数在髂前上棘至脐连线中外 1/3 处，随着妊娠进展，子宫增大，盲肠和阑尾受压迫向上、向外、向后移位。妊娠 3 个月末位于髂嵴下 2 横指，妊娠 5 个月末达髂嵴水平，妊娠 8 个月达髂嵴上 2 横指，妊娠足月可达胆囊区。盲肠和阑尾向上移位的同时，阑尾呈逆时针方向旋转，一部分被增大的子宫覆盖。因此，妊娠期阑尾炎压痛部位常不典型。

（二）妊娠期阑尾炎容易发生穿孔及弥散性腹膜炎

妊娠期盆腔充血，血运丰富，淋巴循环旺盛，毛细血管通透性及组织蛋白溶解能力增强；妊娠期类固醇类激素分泌增多，抑制孕妇的免疫机制，促进炎症的发展；增大的子宫不仅将腹部与阑尾分开，使腹壁防卫能力减弱，而且增大的子宫将网膜推向上腹部，妨碍大网膜游走，使大网膜不能到达感染部位发挥防卫作用，因此妊娠期阑尾容易发生穿孔，阑尾穿孔后炎症不易被包裹、局限，容易发展成弥散性腹膜炎。

妊娠期阑尾炎症可诱发宫缩，宫缩使粘连不易形成，炎症不易局限，容易导致弥散性腹膜炎。炎症刺激子宫浆膜时，可引起子宫收缩，诱发流产、早产或引起子宫强直性收缩，其毒素可能导致胎儿缺氧甚至死亡。宫缩可混淆诊断，认为是先兆流产或早产而延误治疗。

（三）妊娠期血象改变

不能反映病情的程度。

（四）妊娠期其他疾病

如肾盂肾炎、输尿管结石、胎盘早剥、子宫肌瘤变性等易与急性阑尾炎混淆,容易误诊,也造成治疗延误。

三、临床表现

妊娠的不同时期、急性阑尾炎发展的不同阶段,患者的临床表现有差别。

（一）症状与体征

1.妊娠早期阑尾炎

症状及体征与非妊娠期基本相同。腹痛是急性阑尾炎首发的、基本的症状,妊娠早期100%的孕妇有腹痛,最初多表现为上腹及脐周阵发性隐痛或绞痛,约数小时后转移并固定至右下腹,呈持续性疼痛。可有食欲缺乏、恶心、呕吐、便秘或腹泻等胃肠道症状。低位的阑尾炎可刺激直肠或膀胱,出现排便时里急后重感或尿频、尿急。急性阑尾炎早期体温可正常或轻度升高,右下腹麦氏点固定压痛,肛门指诊:直肠前壁右侧触痛。

2.妊娠中晚期阑尾炎

疼痛的位置与非妊娠期不同。随着阑尾位置的移动,腹痛及压痛的位置逐渐上移,甚至可达右肋下肝区;阑尾位于子宫背面时,疼痛可位于右侧腰部。文献报道妊娠中晚期约80%孕妇有右下腹痛,20%孕妇表现为右上腹痛。由于增大的子宫将壁腹膜向前顶起,右下腹痛及压痛、反跳痛不明显。

若体温明显升高（>39 ℃）或脉率明显增快,出现乏力、口渴、头痛等全身感染中毒症状,右下腹麦氏点压痛、反跳痛及腹肌紧张明显,血常规升高明显,提示阑尾穿孔或合并弥散性腹膜炎。

（二）辅助检查

1.血常规

妊娠期生理性白细胞升高,故白细胞计数对诊断并非重要,正常妊娠期白细胞在 $6×10^9/L$～$16×10^9/L$,分娩时可高达（20～30）×$10^9/L$,因此白细胞计数对诊断帮助不大。但白细胞计数若明显增加,持续≥$18×10^9/L$ 或计数在正常范围但分类有核左移对诊断有意义。

2.尿常规

孕中晚期阑尾炎可累及附近输尿管及肾盂,尿液分析可见脓、血尿。

3.B超检查

妊娠期超声诊断阑尾炎的标准与非妊娠期相同,以早、中孕期效果更好。特征性的改变是:阑尾呈低回声管状结构,横断面呈同心圆似的靶状影像,直径≥7 mm,B超诊断急性阑尾炎的准确性90%～97%,特异性为80%～93%。如果发生坏疽性或穿孔性阑尾炎,阑尾局部积液较多或肠麻痹胀气,或孕晚期增大的子宫遮盖阑尾,影响阑尾显影,使超声诊断阑尾炎受限。

4.CT

CT用于诊断阑尾的敏感性为92%,特异性为99%。可用于B超下阑尾不显影者。

5.MRI

有学者对51名孕期怀疑阑尾炎的孕妇行MRI检查,其诊断标准:如果阑尾腔内含气体和（或）造影剂,直径≤6 cm,则为正常阑尾。如果阑尾腔扩张,内含液体,直径>7 mm,被认为是异常阑尾。如果直径为6～7 cm,需进一步确诊。MRI用于诊断阑尾炎的敏感性100%,特异性93.6%,修正后的阳性预测值1.4%,阴性预测值100%,准确性94%。MRI对妊娠期急腹痛患者提供排除阑尾炎极好的形态学依据,尤其是超声检查未发现阑尾者。

四、诊断及鉴别诊断

文献报道妊娠期阑尾炎术前诊断率为50%～85%,14%～30%在阑尾穿孔或并发弥散性腹膜炎时才确诊。妊娠期阑尾炎患者常有慢性阑尾炎史,妊娠早期阑尾炎诊断并不困难,妊娠中晚期由于症状及体征不典型,右下腹痛及压痛需与源于子宫、附件的病变相鉴别。可以先按压右侧腹部压痛点,然后嘱患者左侧卧位,如果压痛减轻或消失,提示压痛可能来自子宫及附件,如果压痛无变化,提示阑尾炎的可能性大。如果诊断有困难,可借助 B 超及 MRI,并与以下妊娠期急腹症鉴别后做出诊断。对腹膜炎症状明显,临床怀疑阑尾炎者可行腹腔镜检查,能提高孕 20 周以前急性阑尾炎诊断的准确性。

(一)与妇科急腹症相鉴别

1.卵巢囊肿扭转

卵巢囊肿扭转是妊娠期最常见的妇科急腹症,多发生于孕 8～15 周,子宫增大入腹腔,使囊肿位置变化所致。部分患者妊娠前有卵巢囊肿病史,表现为突发性一侧剧烈疼痛,常随体位发生改变,疼痛时可伴恶心、呕吐;腹部检查下腹部有局限性压痛,孕早期或肿块较大时可触及压痛包块,如果囊肿扭转坏死时,局部有肌紧张及反跳痛。B 超检查可见附件区包块。

2.异位妊娠破裂

可有盆腔炎病史,停经后有不规则阴道出血及下腹痛,查体:贫血面容,下腹有压痛、反跳痛、肌紧张。妇科检查:后穹隆饱满、触痛,宫颈举痛,一侧附件区增厚、有压痛。B 超检查:子宫内未见妊娠囊,右侧附件区可见囊性无回声区,有时可见胎芽、胎心。尿妊娠试验(＋),血 β-HCG 测定可确诊。

(二)与其他外科疾病鉴别

1.消化系统疾病

上腹空腔或实质性脏器病变,如胃十二指肠溃疡穿孔、急性胆囊炎坏疽穿孔或肝肿瘤破裂出血等,因胃液、胆汁或血液沿结肠旁沟积聚在右下腹,可引起右下腹痛和压痛,但临床表现为突发于上腹剧痛后迅速延及右下腹,疼痛及压痛范围大。胃十二指肠穿孔者 X 线可见膈下游离气体,肝脏破裂者 B 超可见腹腔积液。麦克尔憩室炎的临床表现与阑尾炎极为相似,常难以鉴别。憩室炎的腹痛和压痛偏脐部和中下腹部。有时憩室和脐之间有纤维束带,可并发小肠梗阻,或憩室出血而有黑粪或果酱样粪。另外,急性胃肠炎和克罗恩病的体征会有脐周或一次下腹痛症状,但一般无转移性右下腹痛,且常伴有明显的恶心、呕吐等胃肠道症状。

2.呼吸系统疾病

右下肺大叶性肺炎和右侧胸膜炎可出现牵涉性右侧腹疼痛,但定位不明确,并与呼吸关系密切,腹部通常无固定压痛点,更无肌紧张和反跳痛。腹痛发作前常有发热,呼吸道感染症状为主要表现,胸部 X 线片检查可见肺部病变。

3.泌尿系统疾病

右侧肾绞痛、肾盂积水、急性肾炎。

4.血液系统疾病

约半数过敏性紫癜患者有脐周和下腹痛,但疼痛点不如急性阑尾炎确切和局限,有时皮肤紫癜为首发症状,伴有便血和血尿,该病常有过敏史,血管脆性试验阳性。

五、处理

妊娠期阑尾炎不主张保守治疗,一旦确诊,应在积极抗感染治疗的同时,立即行手术治疗。尤其妊娠中晚期,如果一时难以诊断明确,又高度怀疑阑尾炎时,应尽早剖腹探查,有产科指征时可同时行剖宫产。

(一)一般处理

1.抗感染治疗

应选择对胎儿影响小,敏感的抗肠道内菌群的广谱抗生素,如阑尾炎时厌氧菌感染占 75％～90％,应选择针对厌氧菌的抗生素,甲硝唑、头孢类抗生素。化脓行阑尾炎术中做分泌物的细菌培养＋药敏试验,利于术后抗生素的选择。

2.支持治疗

补液、纠正水、电解质紊乱。

（二）手术治疗

目前手术方式有两种：开腹或腹腔镜下阑尾切除术。

1.开腹手术

妊娠早期阑尾切除手术同非妊娠期，一般取右下腹麦氏点。妊娠中晚期手术时或诊断不明确时取腹部壁压痛点最明显处，选择切口右侧旁正中切口或正中切口，晚期可取右侧腹直肌旁切口，高度相当于宫体上1/3部位。孕妇左侧卧位，一般选择连续硬膜外麻醉，病情危重伴休克者，以全麻安全。术中避开子宫找到阑尾，基底部结扎、切断阑尾，内翻缝合，尽量不放腹腔引流，以减少对子宫的刺激。若阑尾穿孔、盲肠壁水肿，应附近放置引流管，避免引流物直接与子宫壁接触。除非有产科指征，原则上仅处理阑尾炎而不同时做剖宫产。以下情况同时行剖宫产：妊娠已近预产期、术中不能暴露阑尾时，可先行腹膜外剖宫产术，随后再做阑尾切除；阑尾穿孔并发弥散性腹膜炎，盆腔感染严重，子宫及胎盘有感染迹象，估计胎儿基本成熟。

2.腹腔镜阑尾切除术

随着麻醉技术及腹腔镜手术技术的完善，腹腔镜切除阑尾以其安全、有效、创伤小、恢复快等优势，被越来越多的医生接受，并开始应用于妊娠期阑尾切除。多数文献报道腹腔镜用于妊娠期是安全的，但应掌握手术适应证和具备熟练的手术技巧。妊娠期腹腔镜下成功切除阑尾，孕周应限制在26～28周内。术中人工气腹时 CO_2 压力应控制在 12 mmHg 以下，监测母亲血氧饱和度。用开腹的方法进 TRoCar，尽量使用小口径TRoCar，可避免子宫损伤。但 Carver（AmSurg 2005）比较了孕早中期开腹与腹腔镜阑尾切除术对孕妇、胎儿及妊娠结局的影响，认为：两组的外科及产科并发症、住院时间、出生体重无明显差别，腹腔镜组中有两例胎儿死亡，尽管无统计学差异，但他认为腹腔镜组胎儿的丢失应引起关注，主张妊娠期更适合选择开腹手术。

腹腔镜用于妊娠期的另一优势是其诊断价值，对术中发现为卵巢囊肿扭转等急腹症时，还可同时行治疗。

（三）保守治疗

妊娠期阑尾炎一旦确诊，大多数学者主张及早手术治疗。也有人认为，妊娠早期单纯性阑尾炎可保守治疗，选择对胎儿影响小的有效抗生素。由于妊娠中晚期阑尾炎可复发，因此孕期要密切监测病情，一旦复发应尽早手术。

（四）产科处理

术后若妊娠继续，应于黄体酮、抑制宫缩等保胎治疗同时镇痛治疗，严密观测有无宫缩及胎心变化。

六、预后

妊娠期阑尾炎并非常见，但可造成不良妊娠结局。阑尾炎增加流产和早产的可能性，胎儿的丢失率是增加的，尤其是阑尾穿孔并发弥散性腹膜炎时母儿的预后不良。胎儿总的丢失率为15%，单纯性阑尾炎的妊娠丢失率为3%～5%，而一旦阑尾穿孔胎儿的自然丢失率可达20%～30%，围生儿死亡率为1.8%～14.3%。另外，由于顾虑疾病及手术对妊娠胎儿的影响，很多患者选择中止妊娠，增加胎儿的丢失率。

（王海艳）

第十八节　妊娠合并急性肠梗阻

妊娠期肠梗阻较罕见，占妊娠期非产科手术第二位，国外文献报道发病率1：（3 000～16 000），国内资料报道发病率为0.042%～0.16%。肠梗阻可见于妊娠各时期，但以妊娠晚期发病率高，为40%～50%。

一、病因和发病机制

引起肠梗阻的各种原因中，妊娠期以肠粘连和肠扭转较常见，另见于肠套叠、嵌顿疝、肿瘤阻塞或压迫、肠蛔虫、肠系膜动脉血栓或栓塞等。HalterLinz 曾分析妊娠期肠梗阻病例的原因，其中以粘连引起的最多，占 65.3%；肠扭转占 25.7%；肠套叠占 6.0%，恶性肿瘤占 3%。Ogilvie 综合征（Ogilvie's syndrome）又名急性结肠假性梗阻症。其特征酷似机械性结肠梗阻，结肠显著扩张，但无器质性梗阻存在。临床上以腹痛、呕吐、腹胀为主症。文献报道妊娠合并 Ogilvie 综合征，10% 发生在分娩后。

妊娠本身是否引起肠梗阻，尚无定论。有些学者认为无关，临床观察妊娠期肠梗阻的发病率与非孕期相似。有学者认为妊娠有三个时期容易发生肠梗阻，一是中孕期妊娠子宫增大进入腹腔；二是足月妊娠时胎头下降；三是产后子宫大小明显改变。增大的子宫或胎头下降均可挤压肠襻，使粘连的肠管受压或扭转而形成肠梗阻。产后子宫突然缩复，肠襻急剧移位时，更容易发生肠梗阻。另外，先天性肠系膜根部距离过短，受逐渐增大的子宫推挤时，由于肠管活动度受限，过度牵拉和挤压，亦可使小肠扭转，发生机械性肠梗阻。妊娠期还可见由于穿孔性腹膜炎或肠系膜血管血栓形成引起的麻痹性肠梗阻。

肠梗阻主要病理生理变化有肠膨胀和肠坏死，体液丧失和电解质紊乱，感染和毒素吸收三大方面。

（一）肠腔膨胀、积气积液

肠梗阻后梗阻部位以上的肠腔内积聚了大量的气体和体液，这时肠内压增高，使肠管扩张，腹部膨胀。

肠管内的气体 70% 是咽下的，30% 是由血液弥散和肠腔内容物腐败、发酵而产生的气体。积聚的液体主要是消化液，如胆汁、胰液、胃液、肠液等。肠梗阻时，一方面因肠壁静脉受压，消化液吸收减少，另一方面肠内压增高可以刺激肠黏膜，促使腺体分泌更多的消化液，此外，肠内压增高压迫肠壁静脉使其回流受到障碍，加上缺氧使毛细血管通透性增高，大量液体渗入腹腔和肠腔。进而腹胀使腹压上升，膈肌升高，腹式呼吸减弱，影响下腔静脉回流，导致呼吸、循环功能障碍。

（二）体液丧失、水电解质紊乱，进而酸碱失衡

胃肠道的分泌液每日约为 8000 mL，在正常情况下绝大部分被再吸收。急性肠梗阻患者，由于不能进食及频繁呕吐，大量丢失胃肠道液，使水分及电解质大量丢失，尤以高位肠梗阻为甚。低位肠梗阻时，则这些液体不能被吸收而潴留在肠腔内，等于丢失体外。另外，肠管过度膨胀，影响肠壁静脉回流，使肠壁水肿和血浆向肠壁、肠腔和腹腔渗出。如有肠绞窄存在，更会丢失大量液体。这些变化可以造成严重的缺水，并导致血容量减少和血液浓缩，以及酸碱平衡失调。但其变化也因梗阻部位的不同而有差别。如为十二指肠第一段梗阻，可因丢失大量氯离子和酸性胃液而产生碱中毒。一般小肠梗阻，丧失的体液多为碱性或中性，钠、钾离子的丢失较氯离子为多，以及在低血容量和缺氧情况下酸性代谢物剧增，加上缺水、少尿所造成的肾排 H^+ 和再吸收 $NaHCO_3$ 受阻，可引起严重的代谢性酸中毒。严重的缺钾可加重肠膨胀，并可引起肌肉无力和心律失常。特别是当酸中毒纠正后，钾向细胞内转移，加上尿多、排钾，更易突然出现低钾血症。

（三）感染和毒血症

梗阻部位以上的肠液因在肠腔停滞过久，发酵，加上肠腔内细菌数量显著增多，腐败作用加强，生成许多毒性产物。肠管极度膨胀，尤其肠管绞窄时，肠管失去活力，毒素和细菌可通过肠壁到腹腔内，引起腹膜炎，又可通过腹膜吸收，进入血液，产生严重的毒血症甚至发生中毒性休克。总之，肠梗阻的病理生理变化程度随着梗阻的性质、部位而有所差异，如单纯性肠梗阻，以体液丧失和肠膨胀为主；绞窄性肠梗阻和单纯性肠梗阻晚期，以肠坏死、感染和中毒为主，但严重的肠梗阻因严重的缺水、血液浓缩、血容量减少、电解质紊乱、酸碱平衡失调、细菌感染、毒血症等，可引起严重休克。当肠坏死、穿孔，发生腹膜炎时，全身中毒尤为严重。最后可因急性肾功能及循环、呼吸功能衰竭而死亡。

二、临床表现

（一）肠梗阻的一般症状和体征

腹痛为肠梗阻的主要症状。由于肠内容物通过受阻，引起肠壁平滑肌强烈的收缩和痉挛，产生阵发性的剧烈绞痛。高位肠梗阻时，呕吐出现早而频繁，呕吐物为胃或十二指肠内容物；低位梗阻时，呕吐出现迟而次数少。此外，还可能有排气和排便障碍，多数患者不再排气、排便。发病后仍有多次、少量排气或排便

时,常为不完全性肠梗阻。体征主要为腹胀及腹部压痛,有的可摸到肿块;听诊肠鸣音亢进与阵发性腹痛的出现相一致。

(二)妊娠期肠梗阻的临床特点

妊娠期肠梗阻基本上与非孕期肠梗阻相似。但妊娠晚期子宫增大占据腹腔,肠袢移向子宫的后方或两侧,或因产后腹壁松弛,使体征不明显、不典型,应予警惕。有学者报道:妊娠期并发肠梗阻患者80%有恶心、呕吐症状,98%有持续性或阵发性腹痛,70%有腹肌紧张,而异常的肠鸣音仅占55%。

三、诊断和鉴别诊断

(一)既往史

了解患者既往有无盆腹腔炎症或手术史,对诊断有重要的意义。特别是阑尾炎、宫外孕及其他附件手术史,并注意术后有无并发肠粘连的表现。

(二)临床症状与体征

仔细分析以上临床症状与体征,严密观察病情的变化。根据腹痛、呕吐、腹胀及肛门停止排便排气症状,诊断单纯性肠梗阻较容易,但重要的是要判断有无绞窄性肠梗阻的发生。有些患者病程较长,就诊前曾服用止痛或解痉类药物,或发展为肠穿孔、肠麻痹时腹痛不明显,对判断病情程度造成困难,详细询问病史和诊治经过尤为重要。

(三)辅助检查

血常规检查对诊断无特殊价值,白细胞总数及中性粒细胞逐渐显著升高时,应想到绞窄性肠梗阻的可能。X线检查对诊断有很大帮助。腹部X线片,90%患者可见肠管过度胀气及出现液平面等肠梗阻表现。对于诊断有困难者进行腹部MRI检查为诊断提供线索。

(四)与其他疾病鉴别

注意与妊娠期卵巢囊肿扭转、胎盘早期剥离及其他外科急腹症,如急性阑尾炎、胆囊炎、胆石症和急性胰腺炎等疾病相鉴别。妊娠晚期应与临产宫缩相鉴别。

四、治疗

妊娠期肠梗阻的处理,应根据梗阻性质、类型、程度、部位、全身情况以及妊娠的期限和胎儿的情况等,采取适当的措施。

(一)保守治疗

观察非绞窄性肠梗阻,应先保守治疗。包括暂禁食、胃肠减压、补液输血、应用抗生素等。对乙状结肠扭转的病程早期,可小心插肛管排气或多次小量灌肠,以使扭转部位肠腔内气体及粪便排出。但有引起流产或早产的可能,应注意防治。

(二)手术治疗

经保守治疗12~24小时,症状不好转,梗阻未解除者,应采取手术治疗。术中彻底查清绞窄梗阻部位及病变程度,以决定手术方式。

(三)产科处理

(1)能够继续妊娠者应给予保胎治疗。

(2)妊娠早期肠梗阻经保守治疗好转,梗阻解除者,可以继续妊娠。施行肠梗阻手术的病例,往往病情较重,不宜继续妊娠,可择期人工流产。

(3)妊娠中期合并肠梗阻,如无产科指征,不必采取引产手术终止妊娠,但有部分病例可能发生自然流产。

(4)妊娠晚期往往由于胀大的子宫影响肠梗阻手术的进行,应先行剖宫产术,多数可得到活婴。

五、预后

妊娠并发急性肠梗阻,孕妇及胎儿死亡率较高,主要是由于子宫增大及孕激素的影响,使肠梗阻的症状不典型,造成误诊、延迟诊断、手术不及时或手术准备不充分等。随着对妊娠期肠梗阻疾病的诊断和治疗水平的提高,母儿的病死率明显下降。有学者报道,1900 年母儿死亡率高达 60%,20 世纪 30 年代,孕妇死亡率降至 20%,胎儿死亡率降为 50%,到 20 世纪 90 年代孕妇死亡率降至 6%,但胎儿丢失率仍波动在 20%~60%。

(王海艳)

第十九节　妊娠合并急性胰腺炎

急性胰腺炎(acute pancreatitis,AP)是由多种原因引起的胰腺自身消化性疾病,属危重急腹症之一;尤其是急性出血坏死性胰腺炎(AHNP),其呼吸衰竭和肾衰竭发生率分别为 72% 和 67%,死亡率高达 30%~50%。据 Ramin 等报道,妊娠期 AP 发生率为 1∶3333,虽然妊娠合并急性胰腺炎较少见,但因二者相互影响且发病急,进展快,临床过程凶险,可致多脏器衰竭(multi organ failure,MOF),对母婴生命危害极大。

妊娠期急性胰腺炎的平均发病年龄约为 25 岁,一半以上的患者年龄小于 30 岁,这与普通孕产妇的年龄构成比大致相当。既往认为发病以初产妇多见,但近年来也有不同观点,经产妇发病亦不少见。妊娠期急性胰腺炎可发生在妊娠的早、中、晚期以及产褥期中的任一时期,多数文献以妊娠晚期最为常见,但 Hernandez 等报道,56% 发生在妊娠中期。

一、病因和发病机制

Schmidt 在 180 年前就曾描述过妊娠与急性胰腺炎的关系,但 100 多年来,对这种关系的实质并不十分清楚。自 20 世纪 70 年代以来,随着医学影像技术的发展,妊娠期急性胰腺炎患者中胆石症的检出率逐渐增高,至 20 世纪 80 年代中、后期,大多数研究认为,胆管疾病与妊娠期急性胰腺炎密切相关,尤其胆石症是重要原因,占 67%~100%,约 1/3 与酗酒、饱食、高脂饮食有关,其余可能由手术、病毒感染或暂未查明的病因引起。

妊娠期总胆固醇较非孕期增加 23%~53%,三酯甘油增加 2~4 倍,高脂血症及高蛋白、高脂肪饮食有利于胆石形成或胆囊炎急性发作,而妊娠期由于子宫增大,妊娠剧吐以及分娩屏气等因素腹压有升高倾向,也可促使胰腺炎的发生。妊娠尤其是晚期,子宫遮盖胰腺,使胰腺症状不典型,加上炎症刺激子宫收缩,掩盖原发腹部病灶,常误诊为临产或胎盘早剥、妊娠期高血压疾病等,误诊率一般为 20%~40%。妊娠加重了急性胰腺炎,使死亡率增高,死亡率增高的可能原因是妊娠期胎盘泌乳素增高,使血清中三酯甘油释放大量游离脂肪酸引起胰腺细胞急性脂肪浸润,胰腺小动脉及微循环急性脂肪栓塞而导致胰腺坏死。急性胰腺炎症,胰液及血液溢出,激惹子宫收缩可出现早产,亦可因长时间不协调宫缩、低血容量、重症感染等导致胎儿窘迫或胎死宫内。因此,对妊娠期急性胰腺炎必须给予足够重视,对于妊娠期间及产后出现急腹症症状且不能用产科原因解释者,均应高度警惕妊娠期急性胰腺炎易引发低血容量性休克,胎盘的血液灌流可因此急剧下降。同时,严重脱水使血液处于高凝状态,增多的纤维蛋白和纤维蛋白原沉淀于胎盘的绒毛血管,此时又由于血管内膜常合并炎症,血细胞易集聚形成微血管栓塞,由此造成血管腔阴变窄,从而进一步影响了胎盘的血液灌注。此外,坏死性胰腺炎时,生化改变明显异常,血清中间代谢产物的堆积将导致酮症酸中毒。总之,妊娠期急性胰腺炎的胎儿宫内窘迫发生率可因此明显上升。还有学者认为,妊娠期急性胰腺炎时,肝血流量可骤减 40% 以上,氧化磷酸化等能量代谢发生障碍,腺苷三磷酸产生减少,凝血因子的合成也将下降,这将增加妊娠期急性胰腺炎患者产时子宫收缩乏力及产后出血的发生。妊娠期急性胰腺炎不只是胰腺的局部炎症,因其更易并发呼吸衰竭及心力衰竭等脏器功能障碍,故增加了孕产妇围生期的死亡率。

急性胰腺炎的发病机制主要是由于胰酶对胰腺的自我消化,对其周围组织的消化,从而继发一系列器官的功能障碍。胰腺含有非常丰富的消化酶:蛋白酶、脂肪酶、淀粉酶等。胰腺腺泡分泌的酶主要有胰蛋白酶、糜蛋白酶、羧肽酶、弹力酶、磷脂酶 A_2、硬蛋白酶、脂肪酶、淀粉酶、核蛋白酶等。正常情况下除脂肪酶、淀粉酶、核蛋白酶是以活性型存在外,其他的均是以非活性状态存在。在病理情况下,这些酶在胰腺导管及细胞内被活化后即可引起胰腺炎的发生。急性胰腺炎除上述的自身消化外,近年来对其又进一步进行了深入的研究,发现胰蛋白酶和抗胰蛋白酶系统、磷脂酶 A 和血栓素 A_2、胰腺血液循环障碍、氧自由基、细胞膜的稳定性以及内毒素等,在急性胰腺炎的发病机制中起了重要作用。

急性胰腺炎的局部基本病理改变为水肿、出血、坏死,可分三型:①水肿型胰腺炎:最常见,胰腺水肿、增大、变硬,表面充血,小网膜囊内一般无渗液;②出血型胰腺炎:较少见,胰腺充血、水肿、散布出血灶,腹腔内可有大量血性渗液;③坏死型胰腺炎:罕见,胰腺除水肿、出血外,可见片状坏死区,腹腔内血性渗液混浊恶息。

二、临床表现和诊断

典型表现为中上腹部疼痛,向腰背部放射,伴阵发性加剧,并逐渐蔓延至全腹,同时伴发热及恶心呕吐。体检可以发现腹部肌紧张,有压痛及反跳痛,上腹部最为明显。典型病例可呈现腰背部横向条索状压痛或出现 Grey Turner 征。实验室检查血白细胞计数在 12×10^9/L 以上,中性粒细胞 $>80\%$,典型指标还有血尿、淀粉酶明显升高,具有诊断意义。B超检查常常提示胰腺肿大及胆囊结石等。

依据病史、临床表现、实验室与影像学检查,典型的妊娠期急性胰腺炎诊断并不困难。问题是临床医师往往忽视妊娠期急性胰腺炎的存在,有些疾病如急性肺炎,穿透性十二指肠溃疡,脾破裂,肾周围脓肿,急性阑尾炎,破裂型异位妊娠,妊娠剧吐,先兆子痫等,在妊娠期的临床表现有时类似于急性胰腺炎的症状,这些都给诊断带来了困难。中上腹或左上腹放射至背部的疼痛是妊娠期急性胰腺炎患者最重要的症状,90%的患者有此主诉,且伴有恶心、呕吐、肠梗阻和低热等。有的患者在发生恶心、呕吐、腹痛三大症状前数小时可有进油腻饮食的病史。在妊娠晚期,特别是处于临产阶段,急性胰腺炎的撕裂性上腹部胀痛常被宫缩痛掩盖或与宫缩痛混淆。在上腹部,居于腹膜后的胰腺在妊娠期易被推移的胃肠和网膜所覆盖,因此,其腹膜炎与上腹部包块的体征可不典型。因此,有研究者认为,对于出现不明原因的恶心、呕吐并伴有腹痛的患者,应把胰腺炎作为鉴别诊断的疾病之一,以免漏诊。

三、妊娠期急性胰腺炎的治疗及预后

妊娠合并急性胰腺炎的治疗原则与非妊娠患者基本一致,但因为合并产科问题,在治疗上也有不同于非妊娠期的特点,需要兼顾药物和手术对胎儿的影响。经适当的外科与产科处理,妊娠期急性胰腺炎的围生结局良好,近来的研究认为其母亲死亡率仅 3.4%,胎儿抢救成功率达 89%。

(一)保守治疗

妊娠期急性胰腺炎以保守治疗为主,并要求在重症监护室进行治疗。保守治疗的目的是通过降低胰酶的合成使胰腺得以休息,方法包括禁食、胃肠减压、服用止酸剂以及静脉补充水、电解质等。

(二)内镜治疗

胆石性胰腺炎的首选治疗方法是内镜下 Oddi 括约肌切开术(EST),或放置鼻胆管引流。在重症胰腺炎 72 小时内行内镜治疗,其并发症(18%)和死亡率(0%)均显著低于保守治疗(54%和13%),但内镜治疗必须在早期实施,一旦胰腺组织发生坏死,病变将不可逆转。

(三)手术治疗

妊娠期急性胰腺炎的手术治疗作用有限,但若患者对保守处理反应不佳则手术是必要的。其外科手术处理包含两个方面,既包括对胰腺本身的手术,也包括与胰腺炎相关的胆管疾病的手术。妊娠期急性胰腺炎的最佳手术期应在妊娠中期或产褥期。妊娠中期进行手术较为安全是因为此期胎儿器官发育已经完成,自发性流产和早产的可能性较小,况且子宫也未进入上腹腔,对手术野的影响小,而且手术宜在患者症状好转后延期施行,急症手术患者的死亡率较高。妊娠晚期主张积极进行保守治疗,手术宜安排在分娩后进行,但若腹痛加剧,血清淀粉酶持续上升也可开腹手术。腹部手术时最好不进行剖宫产,除非遇上产科指征或增大的子宫影响手术操作。

(四)产科处理

妊娠期重症急性胰腺炎的治疗是否需终止妊娠是个值得商榷的问题。有学者认为胎儿宫内死亡、早产或剖宫产后,胰腺炎的症状可以缓解。但近年来有些报道则认为,分娩后患者的状况反而更糟。对于多数患者来说,急性胰腺炎并不是进行治疗性流产、引产及分娩的适应证。妊娠期急性胰腺炎治疗是否成功,胎儿及新生儿的抢救成功率是重要指标,经过适时、恰当的外科处理,妊娠期急性胰腺炎妊娠丢失率已有很大程度的下降,终止妊娠时更需注意孕周及胎儿是否有宫内窘迫的征象。

四、妊娠并发急性胰腺炎母儿预后

妊娠合并急性胰腺炎可以造成流产、早产、死产以及围生期婴儿的死亡率升高。这不仅与胰腺炎的病情有关,与孕周的时间、胎儿生长状况等都有关系。Radmin 等报道,在其观察的 39 例妊娠合并急性胰腺炎患者中,32 例足月分娩,6 例早产的婴儿中,2 例死产,1 例死于围生期,还有 1 例流产。Wilkinson 曾收集妊娠期胰腺炎 98 例,母婴死亡率均达到 37%,而非孕妇女死亡率仅 3%~6%。但随着对急性胰腺炎诊疗水平的提高,母儿的预后有明显改善。Hernandez 收治 21 例妊娠期胰腺炎患者,4 例早产,1 例流产,无孕妇死亡。他主张胆源性胰腺炎应积极行胆囊切除术,可防止病情复发,从而减少母儿不良妊娠结局。

总之,对于妊娠合并急性胰腺炎这一不很常见的并发症,首先应提高警惕,考虑到妊娠合并胰腺炎的可能,及时给予血、尿淀粉酶等有助于鉴别诊断的检查,避免漏诊。在确诊后,应兼顾孕妇与胎儿两者的情况,做到:①密切观察病情,包括经常复查血、尿淀粉酶,掌握胰腺炎病情的变化,并给予补液支持治疗,同时也应做好手术准备;②密切注意胎儿情况,对于胎龄较大的患者,促进胎儿成熟,适时终止妊娠。只要及时诊断妊娠合并急性胰腺炎并合理地治疗,适时终止妊娠,可确保母婴安全。

（王海艳）

第二十节 妊娠合并急性胆囊炎

妊娠期急性胆囊炎(acute cholecystitis during pregnancy)的发病率仅次于急性阑尾炎,据统计,妊娠期急性胆囊炎的发生率 1/10 000~1/1600,与非孕期类似,产后比孕期更多见。其中 70%急性胆囊炎患者合并胆石症。

一、发病机制

(一)结石阻塞

结石阻塞胆囊管或胆总管的下端,局部高浓度胆盐刺激引起急性炎症改变,50%~85%合并细菌感染,加快病理改变。细菌入侵,通过血行感染,比较少见,通过胆管到达胆囊是急性胆囊炎时细菌感染的主要途径。

(二)妊娠期的影响

妊娠期本病发生率无明显增加,但妊娠对本病有重要影响:①妊娠增加胆囊结石的风险。在体内孕激素的作用下,血液及胆汁内的胆固醇浓度增加,胆酸、胆盐的可溶性发生改变,使胆固醇易析出,形成结晶;②孕激素使胆管平滑肌松弛,胆囊增大,排空能力减弱,胆汁淤积易导致胆固醇沉积形成结石;雌激素降低胆囊黏膜上皮对钠的调节,使黏膜吸收水分能力下降,影响胆囊浓缩功能。有学者报道 3254 名妊娠妇女,胆囊结石及胆泥妊娠中期发生率5.1%,妊娠晚期为7.9%,产后4～6周为10.2%。也有人报道298例妊娠妇女超声检查,26.2%见胆囊内胆泥,5.2%见胆囊结石。96%胆泥在产后1年内消失,而87%胆囊结石仍存在。胆囊炎、胆石症可发生于妊娠各时期,以妊娠晚期更多见。

妊娠期患急性胆囊炎,诊断较非孕期困难,常导致漏诊、误诊,有发生坏死、穿孔,形成胆汁性腹膜炎的倾向,发热、疼痛等可引起胎儿宫内窘迫,诱发宫缩,引起流产或早产。

二、临床表现

(一)症状和体征

与非妊娠期表现基本相同,表现为夜间或进食油腻食物、劳累后,突发右上腹绞痛,阵发性加重,疼痛向右肩及背部放射,常伴发热、恶心及呕吐。急性化脓性胆总管炎时,因胆总管有梗阻,可出现黄疸,体温更高。查体:右上腹压痛,肌紧张,Murphy征阳性,部分患者在右下肋可触及紧张有触痛的胆囊。右上腹胆囊区有压痛、肌紧张。右肋缘下可触到随呼吸运动触痛的肿大胆囊。Murphy征阳性在孕妇并不多见。若触到张力很大的胆囊或体温在39～40℃,病情不缓解,应考虑胆囊坏死、穿孔的危险性增大,有可能引起腹膜炎。

(二)辅助检查

1.实验室检查

(1)血常规:白细胞计数升高,伴核左移,如有化脓或胆囊坏疽、穿孔时,白细胞可高达$20×10^9/L$以上。

(2)肝功能:ALT与AST轻度升高,胆总管有梗阻时,胆红素升高。

2.B超检查

B超是妊娠期间诊断胆囊结石和胆囊炎既安全又有效的首选辅助手段,可以检测到2mm以上的结石。敏感度90%以上,假阳性率和假阴性率为2%～4%。

(1)单纯性胆囊炎:表现为胆囊轻度增大,呈圆形或椭圆形,边缘欠光滑,胆囊内壁模糊、粗糙,胆囊壁增厚>0.3cm。

(2)坏疽性胆囊炎:表现为胆囊明显扩张,胆囊壁增厚>0.5cm,由于浆膜下水肿,出现双边影。

(3)胆囊穿孔:胆囊一旦穿孔,则明显缩小,轮廓不清,在其周围有液性暗区,胆囊内可积气。同时腹腔内可出现液性暗区。

三、诊断及鉴别诊断

(一)诊断

妊娠期出现突发性右上腹绞痛,右上腹胆囊区有压痛、肌紧张,Murphy征阳性,超声检查见胆囊肿大、壁厚,收缩不良,或合并胆石症,并除外以下疾病时可诊断急性胆囊炎。

(二)鉴别诊断

1.胃肠道疾病的鉴别

如妊娠急性脂肪肝,妊娠中晚期阑尾炎,胃、十二指肠溃疡穿孔,肠梗阻,急性胰腺炎。

2.其他

右侧急性肾盂肾炎、心肌梗死、右下大叶肺炎。

3.与妊娠相关疾病相鉴别

重度妊娠高血压疾病并HELLP综合征,另外,须与妊娠早期恶心、厌食、呕吐等早孕反应鉴别;妊娠期胎盘组织合成分泌碱性磷酸酶,血中碱性磷酸酶轻度升高。

四、治疗

(一)非手术治疗

妊娠合并急性胆囊炎,如果症状轻,胆囊功能好,无结石者可予药物保守治疗。85%～90%的患者经保守治疗后可缓解症状,但50%患者孕期会反复发作。复发时病情往往加重,包括胆总管胆石症及胆石性胰腺炎风险增加。

1.饮食控制

发作期禁食水,必要时胃肠减压,缓解期予低脂、低胆固醇饮食。

2.对症治疗

发作期予解痉、镇痛药物,如阿托品 0.5~1 mg,必要时肌内注射哌替啶 50~100 mg,缓解期予利胆药物。

3.支持疗法

补充液体,纠正水、电解质紊乱及酸碱失衡。

4.补充维生素

出现黄疸时用大剂量维生素 K 注射。

5.抗感染治疗

选择对胎儿影响较小的抗生素,如青霉素及头孢类抗生素。

(二)手术治疗

非手术治疗失败,并发胆囊积脓、穿孔、弥散性腹膜炎,尽快行胆囊切除术,有急性化脓性胆总管炎,应同时探查胆总管并引流。对于反复发作的胆囊炎,也可考虑手术治疗。妊娠早期手术易导致流产,妊娠中期手术对胎儿影响最小,妊娠晚期可先行剖宫产,再行胆囊切除术。术后继续抗感染治疗,继续妊娠者给予保胎治疗。

对于妊娠期是否积极手术存在不同的看法。有学者认为,胆囊炎是一种外科疾病,妊娠期反复发作的机会很高。一旦妊娠晚期急性发作,增加早产的风险且手术难度加大,因此,妊娠胆囊炎更倾向于手术治疗,可以防止胆石性胰腺炎等并发症。有学者报道,中孕期胆囊切除术早产的发生率为 0%,而到晚孕期早产发生率高达 40%。也有学者报道 63 名妊娠期合并有症状的胆囊炎患者,10 例妊娠中期行外科手术治疗,无一例发生流产或早产。而 53 例保守治疗中,20 例症状反复或病情加重,8 例引产中 2 例早产。因此认为妊娠期有胆囊炎症状的患者建议手术切除胆囊。手术治疗是安全的,可以减少引产及早产的发病率,减少胎儿的死亡率。

1.手术方式

开腹及腹腔镜。妊娠期在腹腔镜下切除胆囊和十二指肠乳头切开术效果较好,对胎儿及孕妇影响小,不易诱发早产。

2.ERCP

ERCP 下行括约肌切开术或胆结石取出术也是一种较理想的治疗妊娠期急性胆囊炎的方法。其优点为:①可以替代胆囊切除术;②产后胆囊功能恢复快;③可以降低孕妇、胎儿的患病率及死亡率;④最大限度避开开腹及腹腔镜手术所致子宫激惹及麻醉风险;⑤花费低。

(王海艳)

第十八章　胎儿窘迫及胎膜早破

第一节　胎儿窘迫

胎儿在宫内有缺氧征象危及胎儿健康和生命者,称胎儿窘迫。大多发生在分娩期,也可发生在妊娠晚期。是当前剖宫产的主要指征之一。

一、病因

凡使胎儿供氧环节发生障碍的因素,均可引起胎儿窘迫。

(一)母体因素

母体血氧含量不足是重要原因,如微小动脉供血不足的疾病:高血压,重度妊娠高血压疾病;红细胞携氧量不足,如重度贫血、心脏病心力衰竭、严重肺部疾病、高热等;产前出血,如前置胎盘,胎盘早剥等。

(二)胎盘、脐带因素

胎盘和脐带是母体与胎儿间氧及营养物质的输送传递通道,当其功能障碍时必然影响胎儿获得氧及营养物质。如过期妊娠、妊娠高血压综合征等使胎盘发生血管硬化或其他退行性变,导致胎盘功能低下;急产、缩宫素使用不当引起子宫收缩过强、过频或痉挛性收缩,可使胎盘血流受阻;胎盘早剥和前置胎盘、胎盘发育障碍、胎盘形状异常和胎盘感染等。脐带缠绕、过短、打结、扭转等使脐带血运受阻。

(三)胎儿因素

胎儿心血管系统功能障碍,如严重的先天性心脏病和颅内出血,母儿血型不合、胎儿畸形等。

二、临床表现及诊断

(一)胎心率的改变

胎心率是了解胎儿是否正常的一个重要标志,是胎儿窘迫最早期的表现。胎儿缺氧初期表现为胎心率增快,系因胎儿血氧不足和二氧化碳蓄积,兴奋交感神经,使心率代偿性加快,可达 $160 \sim 180/min$。如缺氧得不到改善,则转为迷走神经兴奋,胎心率减慢至 $120 \sim 100/min$,尤其是低于 $100/min$,心率不规则,为胎儿危险征象。胎心改变不能只凭一次听诊而确定,应多次检查并改变体位左侧卧位后再持续检查数分钟。胎心监护仪出现频繁的晚期减速,多为胎盘功能不全所致;重度变异减速的出现,多为脐带受压的表现;基线率缺乏变异伴有晚期减速时为胎儿缺氧严重。

(二)胎动改变

胎动过频或减少均为胎儿宫内缺氧的表现,在缺氧早期可出现胎动过频,随缺氧加重胎动减少,最终胎动消失,胎动消失后 $24 \sim 48\ h$,胎心消失。

(三)羊水改变

正常晚期妊娠的羊水为白色半透明的液体,质薄,内含有胎儿上皮细胞,毳毛及胎脂等,当胎儿缺氧时,肠蠕动亢进,肛门括约肌松弛,胎粪排出,羊水污染。根据胎粪污染羊水的程度可分为3度。

Ⅰ度:羊水呈淡绿色,稀薄,往往表现胎儿呈慢性缺氧,胎儿仍有一定的代偿功能。

Ⅱ度:羊水呈深绿色,质较厚,多为急性胎儿缺氧所致。

Ⅲ度:羊水呈黄褐色,质厚,呈糊状,提示胎儿缺氧严重。若胎膜未破,可用羊膜镜协助诊断,根据羊水的颜色及黏稠度判定胎儿窘迫的程度,头先露有诊断意义。

（四）胎儿头皮血 pH 测定

可反映胎儿体内酸碱平衡的状态,了解有否宫内窘迫及其程度,破膜后取胎儿头皮血进行酸碱度测定及血气分析。诊断胎儿窘迫的指标有血 pH＜7.20（正常值 7.25～7.35）,PO_2＜1.33 kPa,正常值 2.00～4.00 kPa,PCO_2＞8.00 kPa,正常值 4.67～7.33 kPa。

三、处理

一旦发生胎儿窘迫,立即分析产生缺氧的原因,积极处理。

（一）左侧卧位

可缓解子宫右旋,减少子宫对下腔静脉的压迫,改善子宫及全身的血液循环,恢复子宫正常灌注量。改变体位也是松解脐带受压的有效措施。

（二）吸氧

可用面罩间歇性吸入高浓度氧,提高母体血氧含量,改善胎儿血氧供应。

（三）纠正酸中毒

产妇有进食少,肠胀气、呕吐时,易发生酸中毒,应静脉滴注 5％碳酸氢钠 250 mL。

（四）缓解过强的子宫收缩

若因使用缩宫素宫缩过强造成胎心率减慢者,应立即停止静脉滴注,使用宫缩抑制药物,如盐酸利托君、硫酸镁等。

（五）产科处理

出现以下指征时应尽快终止妊娠。

(1)胎心率低于 120/min 或高于 180/min,伴羊水Ⅱ～Ⅲ度污染。

(2)羊水Ⅲ度污染,B 型超声显示羊水池小于 2 cm。

(3)持续胎心减慢达 100/min 以下。

(4)胎心监护反复出现晚期减速或出现重度可变减速,胎心 60/min 以下持续 60 s 以上。

(5)胎心率图基线变异消失伴晚期减速。

(6)胎儿头皮血 pH＜7.20 者。

胎儿窘迫发生在第一产程,估计胎儿不能在短时间内经阴道分娩者,经上述处理无效,还来得及抢救胎儿时,立即行剖宫产手术。若发生在第二产程,宫口已开全,胎先露部已达坐骨棘平面以下 3 cm 者,行会阴侧切术或行胎头吸引术尽快经阴道娩出胎儿。无论何种方式结束分娩,均应在术前做好抢救新生儿准备。

（王雪玲）

第二节　胎膜早破

在临产前绒毛膜及羊膜破裂称为胎膜早破。它是常见的分娩并发症。我国的流行病学研究表明,胎膜早破的发生率为 3.0％～21.9％,是早产及围产儿死亡的常见原因之一。

一、胎膜早破的原因

目前胎膜早破的病因尚不清楚,一般认为胎膜早破的病因与下述因素有关。

（一）感染

妊娠期阴道内的致病菌并非都引起胎膜早破,其感染条件为菌量增加和局部防御能力低下。宫颈黏液中的溶菌酶、局部抗体等抗菌物质是局部防御屏障的首要环节,如其抗菌活性低下,则细菌易感染胎膜。研究表明,细菌感染和细胞因子参与前列腺素的合成,细菌感染后,胎膜变性、坏死、张力低下,各种细胞因子及多形核白细胞产生的溶酶体酶使绒毛膜、羊膜组织破坏,引起胎膜早破。

（二）胎膜异常

正常胎膜的绒毛膜与羊膜之间有一层较疏松的组织,二者之间有错动的余地,以增加胎膜的抗拉力及韧性,当二层膜之间的组织较致密时,可致胎膜早破;支撑组织弹性的成分是胶原蛋白和弹性蛋白,羊膜中缺乏弹性蛋白,其韧性主要由胶原蛋白决定,当构成胎膜的胶原结缔组织缺乏时,胎膜抗拉力下降;存在于人体中的颗粒性弹性蛋白酶和胰蛋白酶能选择性地分解胶原蛋白,使胎膜弹性降低,脆性增加,易发生胎膜早破。

（三）羊膜囊内压力不均或增大

胎位不正及头盆不称、臀位、横位及骨盆狭窄时常因先露部不能与骨盆入口衔接,使羊膜囊内压力不均;羊水过多、双胎、过重的活动等各种原因造成的腹内压升高,可使宫腔内压力长时间或短暂的升高,引起胎膜早破。

（四）宫颈病变

宫颈松弛可使前羊膜囊受长时间牵拉、张力增高,且容易受阴道内病原体的感染,导致羊膜早破,子宫颈的重度裂伤,瘢痕等可使胎膜所受压力及拉力不均,造成胎膜早破。

（五）创伤

腹部受外力撞击或摔倒,阴道检查或性交时,胎膜受外力作用,可发生破裂。

（六）其他

孕妇年龄较大及产次较多,孕妇营养不良时,胎膜也易发生破裂。

二、对孕产妇和胎儿的影响

若无头盆不称及胎位异常,且妊娠已足月,胎膜早破对母体及胎儿一般无不良影响,反而有利于产程的进展。但如果妊娠未达足月时,往往会出现严重的并发症。

（一）对孕产妇的影响

1.感染

子宫内膜有急性炎症,肌层有细胞损伤,病变程度与破膜时间有关。而临床并非都有感染表现。破膜时间越长,感染发生率越高。

2.脐带脱垂

胎膜早破时羊水流出的冲力可将脐带滑入阴道内,使脐带脱垂的发生率增高,尤其表现在未足月和胎头浮动的胎膜早破孕妇中,可严重威胁胎儿生命。

3.难产

胎膜早破是难产最早出现的一个并发症,因为胎膜早破常有胎位不正或头盆不称。羊水流尽时宫壁紧裹胎体,继发不协调宫缩或阻碍胎头正常机转,使产程延长,手术率增加。

4.产后出血

胎膜早破时产后出血的发生率升高。

（二）对胎儿的影响

1.早产

是胎膜早破的常见并发症。

2.胎儿窘迫

胎膜早破,羊水流出,宫缩直接作用于胎儿,压迫脐带,影响胎盘血液循环以及胎膜破裂时间较长,出现绒毛膜炎时组织缺氧均可造成胎儿窘迫。

3.臀位与围产儿死亡

越是早产,臀位发生率越高,围产儿死亡率亦越高。

4.新生儿感染

新生儿肺炎、败血症、硬肿症发生率升高,破膜时间越长,感染机会越大。

三、临床表现及诊断

(一)病史

孕妇可突感液体自阴道流出,并有阵发性或持续性阴道流液,时多时少,无其他不适。

(二)体检

肛查时触不到胎囊,如上推胎头可有羊水流出,即可诊断。但对需保守治疗者,应禁肛查和阴道检查,以减少感染机会。

(三)辅助检查

当胎膜破口较小或较高(高位破膜)时,破口被肢体压迫,往往阴道流液较少,且时有时无,肛查时仍有羊膜囊感觉,上推先露也无羊水流出增多。不易与尿失禁、宫颈黏液相鉴别,难于诊断时,可作如下特殊检查。

1.阴道酸碱度检查

常用 pH 试纸阴道内的酸碱度。胎膜未破时阴道内环境为酸性(pH 4.5~5.5),破膜后羊水流入阴道,由于羊水呈碱性(pH 7~7.5),试纸变色,但尿液、血液某些消毒液及肥皂水等都呈碱性,所以易造成检查的假阳性。

2.阴道窥器或羊膜镜检查

严格消毒下观察,胎膜早破时可见有液体自宫颈口流出或见阴道后穹隆有液池,或配合 pH 试纸检查,其阳性率可达 95% 以上。

3.羊水内容物检查

吸取后穹隆液体,镜下观察胎膜早破时可找到胎脂、毳毛、胎儿上皮细胞等;液体涂片镜检可见有羊齿植物状结晶,也可见少量十字状透明结晶;苏丹Ⅲ染色可将胎脂滴及羊膜细胞染成橘黄色,5% 的尼罗蓝染色可将胎儿上皮细胞染成橘黄色。

4.棉球吸羊水法

用消毒纱布将棉球裹成直径约 4 cm 左右的球形,置于后穹隆,3 h 后取出,若挤出液体大于 2 mL,pH＞7,涂片镜检有羊水结晶。三项均阳性时诊断符合率 100%。

5.早孕试条法

用无菌棉拭子从阴道后穹隆蘸取阴道液,将棉拭子全部浸湿后取出,投入盛有 1 mL 生理盐水的干净小试管中,用力振荡 1 min 后,取其混合液。持早孕试条将有标志线。3 分钟后取出平放,若 5 分钟内出现两条明显红色带者为阳性,即为胎膜早破。

6.其他

经上述步骤均不能确诊,可行下列检查:如流水数天,B超检查可以发生羊水平段下降,同时可确定胎龄及胎盘定位;B超羊水穿刺检查后,注射靛胭脂或亚甲蓝于羊膜腔内,在阴道外 1/3 处放纱布一块,如有蓝色液体污染纱布则可确诊;会阴放置消毒垫,观察 24 h 变化。

四、处理

(一)绝对卧床休息

取臀高位,抬高床脚 30°,防止脐带脱垂。放置外阴消毒垫,尽量避免肛诊,以减少感染发生的机会。

(二)注意听胎心音,加强胎心监护

未临产时每 2~4 小时听 1 次,每日试体温及数脉 3 次,注意感染迹象。

（三）破膜 12 小时未临产者

给抗生素预防感染。

（四）妊娠足月破水 24 小时未临产者

静滴催产素引产。

（五）妊娠近足月者

估计胎儿体重，如在 2 500 g 以上测定胎肺成熟度（羊水泡沫试验或 L/S 试验），如提示胎肺成熟，则处理同足月妊娠。

（六）妊娠未足月者

如孕周＜35 周，胎肺不成熟处理如下：

(1)体温正常，积极保胎。

(2)每日检查白细胞计数及分类 3 d，如正常改为每周查 2 次。

(3)给予抗生素预防感染，用药 3～4 d 后无感染迹象可停药观察。

(4)如正式临产，宫口已开大 3 cm，不应继续保胎。羊水化验胎肺未成熟时，给产妇肌注地塞米松 6 mg，2 次/日，共 2 天。

(5)保胎过程中有感染表现时应及时终止妊娠。在临床上对宫腔内感染的诊断可根据以下几项：①母体体温＞38 ℃ 或是 37.5 ℃ 持续 12 h 以上。②羊水有味。③下腹部子宫壁压痛；④母体脉率≥120 次/分，胎心率≥160 次/分。⑤母体白细胞计数≥$15×10^9$/L，或在有宫缩时≥$18×10^9$/L。⑥母体血中 C 反应蛋白的测定≥0.02g/L(2 mg/dL)。⑦血沉≥50 mm，IgG、IgM 值异常上升。⑧羊水或胎儿血的培养阳性。⑨胎盘组织病理所见炎性反应阳性。

（七）终止妊娠

取决于对感染的控制，对胎儿成熟度的判定，分娩方式则与足月妊娠处理方法相同，原则是经阴道分娩。为了预防早产儿的低氧血症，头颅产伤，颅内出血等发生，早产儿分娩以选择性剖宫产为宜，尤其是臀位早产儿更应首选此种方法。

胎膜早破行剖宫产术时应注意：由于胎膜早破病例绝大多数都存在着绒毛膜羊膜炎，故行剖宫产术时应用碘酒涂宫腔，为避免病原体进入腹腔，术式应选择腹膜外剖宫产术，取胎儿前尽量吸尽羊水以减少羊水栓塞的发生率，另外，胎膜早破多伴有胎位异常或早产，所以子宫壁切口两端斜向上剪成弧形，以利胎头娩出。

由于早产时胎膜早破的发生率明显高于足月产，在处理时要考虑到立即分娩围产儿死亡率高，而保胎治疗又可增加羊膜腔及胎儿感染的危险性，因此其具体处理比较复杂，应予以重视。

妊娠达到或超过 36 周，按足月妊娠处理。妊娠 33～36 周胎膜早破，应促进胎儿肺成熟，如予以地塞米松，可明显降低新生儿肺透明膜病的发生。

妊娠 28～33 周，若促胎儿肺成熟并等待 16～72 h，虽然新生儿肺透明膜病的发生率降低，但是围生儿死亡率仍很高。若孕妇要求保胎，而患者又无羊膜腔感染的证据且羊水流出较慢较少、无胎儿宫内窘迫的表现，则可行保守治疗，包括预防感染，促进胎儿生长及胎儿成熟。对于羊水偏少且要求保守治疗的孕妇，可经腹腔穿刺羊膜腔内注入生理盐水或平衡液，可减轻脐带受压，改善胎儿在宫腔内的环境，有利于胎儿的生长与成熟，但应注意严格无菌操作，防止感染发生。保守治疗过程中，应定期检查胎儿肺成熟度及胎儿的生长情况，若胎儿治疗后无明显增长或有羊膜腔感染可能时应终止妊娠。不足 28 周，估计胎儿体重不足 750 g 者应及时终止妊娠。

（王雪玲）

第十九章　正常分娩及产程处理

第一节　分娩动因

分娩发动的确切原因至今尚不清楚,分娩是一个复杂的生理活动,单一学说难以完整地阐明,目前公认为多因素综合作用的结果,可能与以下学说有关。

一、机械性理论

子宫在妊娠早、中期处于静息状态,对机械性和化学性刺激不敏感。妊娠末期,宫腔容积增大,子宫壁伸展力及张力增加,宫腔内压力升高,子宫肌壁和蜕膜明显受压,肌壁的机械感受器受到刺激,尤其是胎先露部压迫子宫下段及宫颈发生扩张的机械作用,通过交感神经传至下丘脑,使神经垂体释放缩宫素,引起子宫收缩。过度增大的子宫如双胎妊娠、羊水过多常导致早产支持机械性理论。但发现母血中缩宫素值增高却是在分娩发动之后,故不能认为机械性理论是分娩发动的始发原因。

二、内分泌控制理论(母体的内分泌调节)

(一)前列腺素(prostaglandin,PG)

PG 对分娩发动起重要作用。现已确认 PG 能诱发宫缩并能促进宫颈成熟,但其合成与调节步骤尚不确切了解。妊娠子宫的蜕膜、羊膜、脐带、血管、胎盘及子宫肌肉都能合成和释放 PG,胎儿下丘脑、垂体、肾上腺系统也能产生 PG。因 PG 进入血液循环中迅速灭活,能够引起宫缩的 PG 必定产生于子宫本身。在妊娠末期临产前,孕妇血浆中的 PG 前身物质花生四烯酸、磷酸酯酶 A_2 均明显增加,在 PG 合成酶的作用下使 PG 逐渐增多,作用于子宫平滑肌细胞内丰富的 PG 受体,使子宫收缩,导致分娩发动。

(二)缩宫素(oxytocin)及缩宫素受体(oxytocin receptor)

缩宫素有调节膜电位,增加肌细胞内钙离子浓度,增强子宫平滑肌收缩的作用;缩宫素作用于蜕膜受体,刺激前列腺素的合成和释放。足月妊娠特别是临产前子宫缩宫素受体显著增多,增强子宫对缩宫素的敏感性。但此时孕妇血液中缩宫素值并未升高,则不能认为缩宫素是分娩发动的始发原因。

(三)雌激素(estrogen)和孕激素(progesterone)

妊娠末期,雌激素能兴奋子宫肌层,使其对缩宫素敏感性增加,产生规律宫缩,但无足够证据证实雌激素能发动分娩,雌激素对分娩发动的影响可能与前列腺素增多有关。孕激素能使妊娠期子宫维持相对静息状态,抑制子宫收缩。既往认为孕酮撤退与分娩发动相关,近年观察分娩时产妇血液中未发现孕酮水平明显降低。

(四)内皮素(endothelin,ET)

ET 是子宫平滑肌的强诱导剂,子宫平滑肌有 ET 受体。通过自分泌和旁分泌形式,直接在产生 ET 的妊娠子宫局部对平滑肌产生明显收缩作用,还能通过刺激妊娠子宫和胎儿胎盘单位,使合成和释放 PG 增多,间接诱发分娩。

(五)胎儿方面

动物实验证实,胎儿下丘脑-垂体-肾上腺轴及胎盘、羊膜和蜕膜的内分泌活动与分娩发动有关。胎儿随妊娠进展需氧和营养物质不断增加,胎盘供应相对不足,胎儿腺垂体分泌促肾上腺皮质素(adrenocorticotropic hormone,ACTH),刺激肾上腺皮质产生大量皮质醇,皮质醇经胎儿胎盘单位合成雌激素,促使蜕膜内 PG 合成增加,从而激发宫缩。但临床试验发现未足月孕妇注射皮质醇并不导致早产。

三、神经递质理论

子宫主要受自主神经支配,交感神经能兴奋子宫肌层的 α 肾上腺素能受体,促使子宫收缩。5-羟色胺、缓激肽、前列腺素衍生物以及细胞内的 Na^+、Ca^{2+} 浓度增加,均能增强子宫收缩。但自主神经在分娩发动中起何作用,至今因分娩前测定上述物质值并无明显改变而无法肯定。

综上所述,妊娠末期的机械性刺激、内分泌变化、神经递质的释放等多种因素使妊娠稳态失衡,促使子宫下段形成和宫颈逐渐软化成熟,子宫下段及成熟宫颈受宫腔内压力而被动扩张,继发前列腺素及缩宫素释放,子宫肌细胞内钙离子浓度增加和子宫肌细胞间的间隙连接的形成,使子宫由妊娠期的稳定状态转变为分娩时的兴奋状态,子宫肌出现规律收缩,形成分娩发动。分娩发动是一个复杂的综合作用的结果,这一综合作用的主要方面就是胎儿成熟。最近研究发现成熟胎儿有通过羊水、羊膜向子宫传递信号的机制。

(张玉芳)

第二节　决定分娩的因素

决定分娩的因素是产力、产道、胎儿及精神心理因素,若上述各因素均正常并能相互协调,胎儿经阴道顺利自然娩出,称为正常分娩。

一、产力

将胎儿及其附属物由子宫内逼出的力量,称为产力。产力包括子宫收缩力(简称宫缩)、腹肌及膈肌收缩力(统称腹压)和肛提肌收缩力。

(一)子宫收缩力

子宫收缩力是临产后的主要产力,贯穿于分娩的全过程。临产后的正常宫缩能使宫颈管变短直至消失、宫口扩张、胎儿先露部下降、胎儿胎盘娩出。正常宫缩具有以下特点。

1.节律性

临产的重要标志为出现节律性宫缩。正常宫缩是宫体肌不随意、规律的阵发性收缩,且伴有疼痛的感觉。每次收缩由弱到强(进行期),持续一段时间(极期),然后逐渐减弱(退行期),直至宫缩完全消失进入间歇期,间歇时子宫肌肉松弛。阵缩如此反复直至分娩结束(图 19-1)。

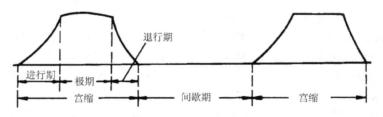

图 19-1　临产后正常宫缩节律性

临产后随产程的进展,宫缩持续时间逐渐延长,由临产开始时的 30 s 延长至宫口开全后的 60 s;间歇期逐渐缩短,由临产开始时的 5~6 min 缩短至宫口开全后的 1~2 min。宫缩强度也随产程进展逐渐加强,宫缩时的宫腔内压力在临产初期为 25~30 mmHg,第一产程末增至 40~60 mmHg,于第二产程可达100~150 mmHg,而间歇期宫腔压力仅为 6~12 mmHg。宫缩时子宫肌壁血管及胎盘受压,子宫血流量及胎盘绒毛间隙的血流量减少;间歇期,子宫肌肉松弛,子宫血流量恢复到原来水平,胎盘绒毛间隙的血流重新充盈,胎儿得到充足的氧气供应,对胎儿有利。

2.对称性和极性

正常宫缩受起搏点控制起自两侧宫角部,左右对称,协调的向宫底中间集中,而后向下扩散,速度为2 cm/s,约在15 s内均匀协调地扩散至整个子宫,称为宫缩的对称性。宫缩以宫底部最强且持续时间最长,向下则逐渐减弱,称为宫缩的极性。宫底部收缩力的强度约为子宫下段的2倍,此为宫缩的极性(图19-2)。

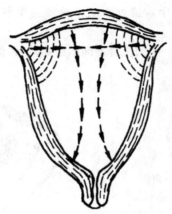

图 19-2　子宫收缩力的对称性

3.缩复作用

宫体平滑肌与身体其他部位的平滑肌和骨骼肌有所不同,即宫缩时,宫体部肌纤维缩短变宽,间歇期宫体部肌纤维虽又重新松弛,但不能完全恢复到原来长度,随着产程进展,经过反复收缩,宫体部肌纤维越来越短,称为缩复作用。缩复作用使宫腔逐渐缩小,迫使胎先露部逐渐下降及宫颈管逐渐缩短直至消失。

(二)腹肌及膈肌收缩力

腹肌及膈肌收缩力是第二产程娩出胎儿的重要辅助力量。当宫口开全时,胎先露部下降至阴道。每当宫缩时,前羊水囊或胎先露部压迫直肠及盆底组织,引起反射性排便感。产妇表现为主动屏气,向下用力,腹肌及膈肌强力收缩使腹内压增高,配合子宫收缩力,促使胎儿娩出。合理使用腹压的关键时机是在第二产程,特别是在第二产程末期子宫收缩时运用最有效,过早使用腹压则会使产妇疲劳和宫颈水肿,导致产程延长。腹肌及膈肌收缩力在第三产程还可协助已剥离的胎盘娩出。

(三)肛提肌收缩力

肛提肌收缩力可协助胎先露部在骨盆腔进行内旋转的作用。胎头枕部下降至耻骨弓下时,能协助胎头仰伸及娩出;当胎盘降至阴道内时,能协助胎盘娩出。

二、产道

产道是指胎儿娩出的通道,分为骨产道、软产道两部分。

(一)骨产道

骨产道指真骨盆。是产道的重要组成部分,其大小、形状与胎儿能否顺利娩出有着密切的关系。为便于了解分娩时胎先露通过骨产道的过程,将骨盆分为3个假想平面,每个平面又有多条径线组成。

1.骨盆入口平面(pelvic inlet plane)

骨盆入口平面为骨盆腔上口,呈横椭圆形。其前方为耻骨联合上缘,两侧为髂耻缘,后方为骶岬上缘。有4条径线(图 19-3)。

(1)入口前后径:即真结合径。耻骨联合上缘中点至骶岬上缘正中间的距离,正常值平均为11 cm,其长短与分娩有着密切的关系。

（2）入口横径：左右两髂耻缘间最宽距离，正常值平均为 13 cm。

（3）入口斜径：左右各一。左斜径为左骶髂关节至右髂耻隆突间的距离；右斜径为右骶髂关节至左髂耻隆突间的距离，正常值平均为 12.75 cm。

2.中骨盆平面（mid plane of pelvis）

中骨盆平面为骨盆的最小平面，是骨盆腔最狭窄部分，呈前后径长的椭圆形。其前为耻骨联合下缘，两侧为坐骨棘，后为骶骨下端。有 2 条径线（图 19-4）。

（1）中骨盆前后径：耻骨联合下缘中点通过两侧坐骨棘连线中点至骶骨下段间的距离，正常值平均为11.5 cm。

（2）中骨盆横径：也称坐骨棘间径。为两坐骨棘间的距离，正常值平均为 10 cm，其长短与分娩机制关系密切。

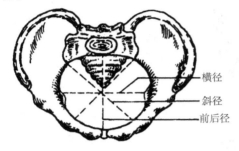

图 19-3　骨盆入口平面各径线

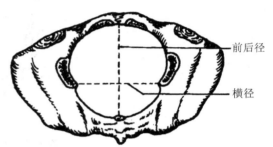

图 19-4　中骨盆平面各径线

3.骨盆出口平面（pelvic outlet plane）

骨盆出口平面为骨盆腔下口，由两个在不同平面的三角形组成。两个三角形共同的底边为坐骨结节间径。前三角形的顶端为耻骨联合下缘，两侧为左右耻骨降支；后三角形的顶端为骶尾关节，两侧为左右骶结节韧带。有 4 条径线（图 19-5）。

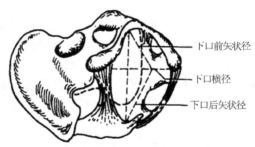

图 19-5　骨盆出口平面各径线（侧面观）

（1）出口前后径：耻骨联合下缘至骶尾关节间的距离，正常值平均为 11.5 cm。

（2）出口横径：也称坐骨结节间径。两坐骨结节末端内侧缘间的距离，正常值平均为 9 cm，其长短与分娩机制关系密切。

（3）出口前矢状径：耻骨联合下缘至坐骨结节间径中点的距离，正常值平均为 6 cm。

（4）出口后矢状径：骶尾关节至坐骨结节间径中点间的距离，正常值平均为 8.5 cm。若出口横径稍短，而出口后矢状径较长，两径之和＞15 cm，正常大小的胎头可通过后三角区经阴道娩出。

4.骨盆轴（pelvic axis）

骨盆轴是连接骨盆各平面中点的一条假想曲线。正常的骨盆轴上段向下向后，中段向下，下段向下向前，经阴道分娩时，胎儿沿骨盆轴娩出，助产时也应根据此轴的方向协助胎儿娩出（图 19-6）。

5.骨盆倾斜度(inclination of pelvis)

骨盆倾斜度指妇女直立时,骨盆入口平面与地平面所形成的角度,一般为60°。若倾斜角度过大,将影响胎头衔接。

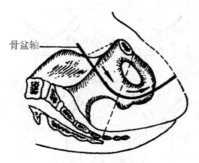

图 19-6　骨盆轴

(二)软产道

软产道是由子宫下段、宫颈、阴道及骨盆底软组织构成的弯曲通道。

1.子宫下段的形成

由非孕时长约 1 cm 的子宫峡部随妊娠进展逐渐被拉长,妊娠 12 周后已扩展成宫腔的一部分,至妊娠末期形成子宫下段。临产后子宫收缩使子宫下段进一步拉长达 7～10 cm,肌壁变薄成为软产道的一部分。由于子宫肌纤维的缩复作用,子宫体部肌壁越来越厚,子宫下段肌壁被牵拉越来越薄(图 19-7)。由于子宫体和子宫下段的肌壁厚薄不同,在两者间的子宫内面有一环状隆起,称为生理缩复环(图 19-8)。

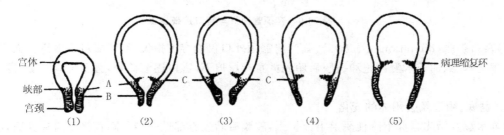

图 19-7　子宫下段形成及宫口扩张

(1)非妊娠子宫;(2)足月妊娠子宫;(3)分娩期第一产程子宫;(4)分娩期第二产程子宫;(5)异常分娩第二产程子宫;A.解剖学内口;B.组织学内口;C.生理缩复环

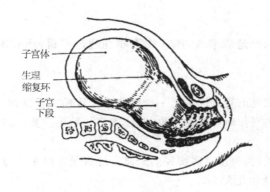

图 19-8　临产后软产道的变化

2.宫颈的变化

(1)宫颈管消失(effacement of cervix):临产前宫颈管长 2～3 cm,临产后由于规律宫缩的牵拉、胎先露部及前羊水囊的直接压迫,宫颈内口向上向外扩张,宫颈管呈漏斗形,随后逐渐变短、消失,成为子宫下段的一部分。初产妇多是宫颈管先消失,而后宫颈外口扩张;经产妇则多是宫颈管消失与宫颈外口扩张同时进行(图 19-9)。

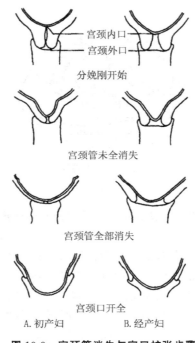

图 19-9　宫颈管消失与宫口扩张步骤

(2)宫口扩张(dilatation of cervix):临产前宫颈外口仅能容 1 指尖,经产妇可容 1 指。临产后,在子宫收缩和缩复牵拉、前羊水囊压迫和破膜后胎先露直接压迫下,宫口逐渐扩张,直至宫口开全(宫颈口直径约10 cm)。

3.骨盆底、阴道及会阴体的变化

前羊水囊及胎先露部下降使阴道上部扩张,破膜后胎先露部进一步下降直接压迫骨盆底,使软产道下段扩张成为一个向前弯曲的通道,阴道黏膜皱襞展平使腔道加宽。肛提肌肌束分开,向下、向两侧扩展,肌纤维拉长,5 cm 厚的会阴体变成 2~4 mm,以利于胎儿通过。临产后,会阴体虽能承受一定压力,若分娩时会阴保护不当,也易造成裂伤。

三、胎儿

在分娩过程中,除产力、产道因素外,胎儿能否顺利通过产道,还取决于胎儿大小、胎位及有无胎儿畸形。

(一)胎儿大小

胎儿大小是决定分娩难易的重要因素之一。胎儿过大致胎头径线过大,或胎儿过熟使胎头不易变形时,即使骨产道正常,也可出现相对性头盆不称,造成难产。胎头主要径线有以下几种。

1.双顶径

双顶径是胎头最大横径,为两顶骨隆突间的距离。妊娠足月时平均值约为 9.3 cm(图19-10)。临床上常用 B 型超声检测此值估计胎儿大小。

2.枕额径

枕额径为鼻根上方至枕骨隆突间的距离,胎头以此径衔接,妊娠足月时平均值约为11.3 cm。

3.枕下前囟径

枕下前囟径又称小斜径,为前囟中央至枕骨隆突下方间的距离,胎头俯屈后以此径通过产道,妊娠足月时平均值9.5 cm。

4.枕颏径

枕颏径又称大斜径,为颏骨下方中央至后囟顶部间的距离,妊娠足月平均值13.3 cm。

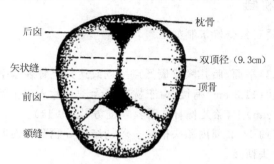

图 19-10　胎儿颅骨、颅缝、囟门及双顶径

(二)胎位

产道为一纵行管道。若为纵产式(头先露或臀先露)时,胎体纵轴与骨盆轴一致,容易通过产道。枕先露是胎头先通过产道,较臀先露易娩出,矢状缝和囟门是确定胎位的重要标志。头先露时,在分娩过程中颅骨重叠,胎头周径变小有利于胎头娩出;臀先露时,较胎头周径小且软的胎臀先娩出,阴道未经充分扩张,胎头娩出时无变形机会,使胎头娩出发生困难;肩先露时,胎体纵轴与骨盆轴垂直,妊娠足月胎儿不能通过产道,对母儿威胁极大。

(三)胎儿畸形

若胎儿畸形造成胎儿某一部分发育异常,如脑积水、联体儿等,由于胎头或胎体过大,常发生难产。

四、精神心理因素

影响分娩的因素除了产力、产道、胎儿之外,还包括产妇的精神心理因素。分娩对产妇是一种持久的、强烈的应激源,可产生生理上及心理上的应激,产妇的精神心理因素可影响机体内部的平衡、适应力和产力。紧张、焦虑、恐惧等不良精神心理状态,可导致呼吸急促,气体交换不足,心率加快,循环功能障碍,神经内分泌发生异常,交感神经兴奋,使子宫收缩乏力,产程延长,造成难产;子宫胎盘血流量减少,胎儿缺血缺氧,出现胎儿窘迫。

在分娩过程中,产科工作者应耐心安慰产妇,鼓励产妇进食,保持体力,讲解分娩是生理过程,教会孕妇掌握必要的呼吸技术和躯体放松技术,尽可能消除产妇的焦虑和恐惧心情。同时,开展家庭式产房,允许丈夫或家人陪伴分娩,以便顺利度过分娩全过程。

(张玉芳)

第三节　枕先露正常分娩机制

一、定义

胎儿先露部随骨盆各平面的不同形态,被动地进行系列的适应性转动,以其最小径线通过产道的全过程,称为分娩机制。

枕先露分娩占头位分娩总数的95.75%～97.75%,其中以枕左前位最多见。如前所述,骨盆轴方向代表胎儿娩出的路线,是通过骨盆各假想平面中点的连接线,上段向下、向后,中段向下,下段向下、向前。且骨盆入口平面横径大于斜径大于前后径,中骨盆平面和骨盆出口平面均为前后径大于横径。分娩时,胎儿适应骨盆的特点在下降过程中被动地进行衔接、俯屈、内旋转、仰伸、复位、外旋转,以胎头最小径线通过产道,从而完成分娩过程。

二、枕先露正常分娩机制

以枕左前位为例,枕先露正常分娩机制如下。

（一）衔接

胎头双顶径进入骨盆入口平面,胎儿颅骨最低点接近或达到坐骨棘水平,称为衔接。胎头进入骨盆入口时呈半俯屈状态,以枕额径(11.3 cm)衔接,由于枕额径大于骨盆入口前后径(11 cm),胎头矢状缝坐落在骨盆入口的右斜径(12.75 cm)上,胎儿枕骨在骨盆左前方(图19-11)。

部分初产妇可在预产期前1~2周内胎头衔接。若初产妇分娩开始而胎头仍未衔接,应警惕有无头盆不称。经产妇多于临产后胎头衔接。

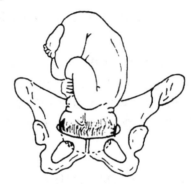

图 19-11　胎头衔接

（二）下降

下降指胎头沿骨盆轴前进的动作。下降呈间歇性,贯穿于整个分娩过程中,与其他动作相伴随。促使胎头下降的动力有以下几方面。

(1)宫缩时通过羊水传导的压力由胎轴传至胎头。

(2)宫缩时子宫底直接压迫胎臀。

(3)腹肌收缩的压力。

(4)胎体由弯曲而伸直、伸长,使胎头下降。

初产妇因为子宫颈扩张缓慢以及盆底软组织大,故胎头下降的速度较经产妇慢。临床上将胎头下降的程度作为判断产程进展的重要标志。伴随着胎头下降过程,胎儿受骨盆底的阻力作用,同时发生俯屈、内旋转、仰伸、复位及外旋转等分娩动作。

（三）俯屈

胎头衔接进入骨盆入口时,呈半俯屈状态。当胎头以枕额径(11.3 cm)进入骨盆腔后沿骨盆轴继续下降至骨盆底,处于半俯屈状态的胎头枕部遇肛提肌的阻力,借杠杆作用进一步俯屈,胎头下颌紧贴于胸部,变胎头衔接时的枕额径为枕下前囟径(9.5 cm),以胎头最小径线适应产道的最大径线继续下降(图19-12)。

（四）内旋转

胎头沿骨盆的纵轴旋转,使矢状缝与中骨盆及骨盆出口前后径相一致以适应中骨盆平面及出口平面前后径大于横径的特点,此过程称为内旋转(图19-13)。胎头的内旋转动作一般于第一产程末完成。

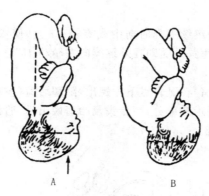

图 19-12　胎头俯屈
A.未俯屈；B.俯屈

枕先露时,胎儿的枕部位置最低,枕左前位时遇到骨盆底肛提肌的阻力,肛提肌收缩将胎儿枕部推向骨盆阻力较小、空间较宽的前方,向前向中线旋转 45°,使胎头小囟门转至耻骨弓下方。

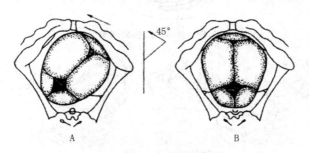

图 19-13　胎头内旋转
A.未内旋转；B.内旋转

（五）仰伸

胎头到达阴道外口后,宫缩、腹肌及膈肌的收缩力迫使胎头继续下降,而骨盆底肛提肌收缩力又将胎头向前推进,上下合力共同作用使胎头沿骨盆轴下段向下向前,再转向上,当胎头的枕骨下部到达耻骨联合下缘时,以耻骨弓为支点,胎头逐渐仰伸,胎头的顶、额、鼻、口、颏相继娩出（图 19-14）。当胎头仰伸时,胎儿双肩径处在骨盆入口左斜径上。

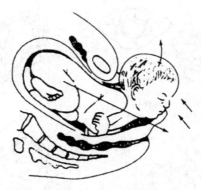

图 19-14　胎头仰伸

（六）复位

胎头娩出时,胎儿双肩径沿骨盆左斜径下降。胎头娩出后,枕部向左旋转 45°,使胎头与胎肩保持正常位置,这一过程称为复位。

（七）外旋转

胎头娩出后,胎肩在骨盆腔内继续下降时向中线旋转45°角,使双肩径与骨盆出口前后径一致,而胎头为保持其矢状径与胎肩径的垂直关系随即在外继续向左转动45°角,称为外旋转(图19-15)。

（八）胎儿娩出

胎头完成外旋转后,前肩(右肩)在耻骨弓下先娩出,随即后肩(左肩)从会阴前缘顺利娩出。胎头是胎体周径最大的部分,亦是分娩最困难的部分,当胎头及胎肩娩出后,胎体及四肢顺势滑出产道。

枕先露分娩机制详见图19-16。

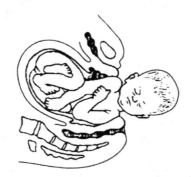

图 19-15　胎头外旋转

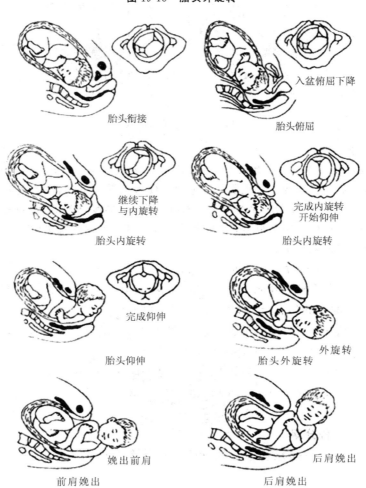

图 19-16　枕先露分娩机制

（张玉芳）

第四节　分娩的临床经过及处理

一、先兆临产

分娩发动之前,往往出现一些预示孕妇不久将临产的症状,称之为先兆临产。

（一）不规则子宫收缩

孕妇临产前1～2周子宫的敏感性增加。常发生不规则收缩,但不逐渐增强,也不使子宫颈扩张和胎先露下降,故又称为假临产。

（二）胎儿下降感

胎儿下降感是指多数初孕妇可在分娩前2～3周有胎儿下降感觉,上腹部较前舒适,进食量增多,呼吸较轻快,此为胎先露下降进入骨盆上口使宫底下降的原因。因为压迫膀胱,常引起尿频的症状。

（三）见红

分娩开始前的24～48 h内,由于宫颈内口附近的胎膜与子宫壁分离,毛细血管破裂,引起少量出血,并与宫颈管的黏液相混而排出的血性分泌物称为见红,是分娩即将开始的一个比较可靠的征象。如果出血多应警惕前置胎盘和胎盘早剥等异常情况。

二、临产的诊断

临产开始的主要标志是指有规律的子宫收缩且逐渐增强,持续30 s或以上间歇5～6 min,宫颈管消失,伴有进行性宫颈扩张和胎先露下降。

三、产程分期

分娩的全过程是指从规律性子宫收缩开始到胎儿及附属物娩出为止,简称总产程。临床一般将其划分为3个产程。

第一产程:又称宫颈扩张期。从规律宫缩开始到子宫颈口开全为止,初产妇12～16 h,经产妇约6～8 h。

第二产程:又称胎儿娩出期。从子宫预开全(10 cm)到胎儿娩出为止,初产妇1～2 h,经产妇数分钟至1h。

第三产程:又称胎盘娩出期。从胎儿娩出到胎盘娩出为止,5～15 min,不应超过30 min。

四、分娩的临床经过

（一）第一产程的临床经过

1.规律宫缩

产程开始时,宫缩持续时间较短(约30 s),间歇期较长(5～6 min)。随着产程进展,宫缩持续时间逐渐延长(50～60 s),间歇时间逐渐缩短(2～3 min),到宫颈口近开全时,间歇时间仅1～2 min,持续时间可达1 min或1 min以上。

2.子宫颈口扩张

随着子宫收缩增强,子宫颈口逐渐扩张、胎先露逐渐下降。子宫颈口扩张的规律是先慢后快,可分为两期。

（1）潜伏期:从规律宫缩到宫颈口开大3 cm,平均每2～3小时开大1 cm,约需8 h,超过16 h为潜伏期延长。

（2）活跃期:从子宫颈口扩张3 cm到子宫颈口开全,此期又分为加速阶段、最大倾斜阶段和减速阶段。

此期扩张速度明显加快,平均约4h,超过8h为活跃期延长。

若不能如期扩张,多因宫缩乏力、胎位不正、头盆不称等原因。当宫口开全时,宫口边缘消失,子宫下段及阴道形成宽阔管腔。

3.胎先露下降

在观察宫颈扩张的同时,要注意胎先露下降的程度,以坐骨棘平面为标志判断先露高低。

为细致观察产程进展,及时检查记录结果,及早处理异常情况,目前临床上多绘制产程图(图19-17)。产程图是以临产时间(h)为横坐标,以宫口扩张程度(cm)为纵坐标在左侧,先露下降程度(cm)在右侧,画出的宫口扩张曲线和胎头下降曲线,对产程进展可一目了然。

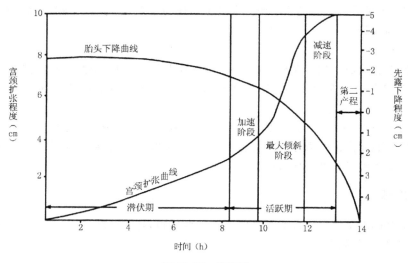

图19-17 产程图

4.胎膜破裂

胎膜破裂简称破膜。随着宫缩逐渐增强,当羊膜腔压力增加到一定程度时自然破膜。破膜多发生在宫口近开全时。

(二)第二产程的临床经过

第二产程子宫收缩频而强,宫口开全,胎膜已破,胎头降至阴道口,会阴逐渐膨隆,变薄,肛门隆起。胎头下降压迫直肠时,产妇有排便感,不由自主地向下屏气,在宫缩时胎头露出于阴道口,间歇时又缩回,称胎头拨露。经过几次拨露以后,胎头双顶径越过骨盆下口(骨盆出口),宫缩间歇时不再回缩,称为胎头着冠。此后,胎头会发生仰伸、复位及外旋转等动作,继之胎肩、胎体娩出,羊水随着涌出,第二产程结束。

(三)第三产程的临床检查

胎儿娩出后,子宫底降至脐平,子宫收缩暂时停止,产妇感到轻松。几分钟后,宫缩重新又开始,促使胎盘剥离娩出。由于子宫腔容积突然缩小,胎盘与子宫壁发生错位而剥离,然后排出。

胎盘剥离的征象有:①子宫底上升,子宫收缩呈球形。②阴道少量流血。③阴道口外露的脐带自行下降延伸。④用手掌足侧在耻骨联合上方按压子宫下段时,子宫体上升而外露的脐带不再回缩。

胎盘剥离及排出方式有两种。①胎儿面娩出式:特点是胎盘从中央开始剥离,胎盘后血肿逐渐扩大,而后边缘剥离,胎盘的子体面首先露出阴道口,胎盘娩出后,才有少量阴道流血。这种方式多见,出血量少。②母体面娩出式:特点是胎盘从边缘开始剥离,血液沿剥离面流出,娩出时以胎盘母体面先露出阴道口,先有较多阴道流血,尔后胎盘排出。这种方式少见。

五、分娩各产程的处理及护理

（一）第一产程的处理及护理

1.询问病史

对未做产前检查者，应全面询问病史，完整填写产科记录表。包括孕产史、既往病史、遗传病史、本次妊娠及临产后的情况。

2.体查

除重点了解产妇呼吸循环系统的功能状况外，还必须全面进行产科检查。必要时尚需采取辅助诊断，如超声检查和某些化验检查。

3.一般处理

（1）沐浴更衣：产妇入院后，估计距分娩时间还长，可进行沐浴或擦浴，更衣后进入待产室待产。

（2）外阴皮肤准备：剃去阴毛，然后用温肥皂水和清水将外阴部皮肤洗净。

（3）灌肠：初产妇宫颈口开大 3～4 cm 经产妇宫颈口开大 2 cm 以前，子宫收缩不是很强，可用温肥皂水灌肠，清理直肠内的大便，使先露部易于下降，并避免污染，又可反射性地刺激子宫收缩，加速产程进展。但如患者有阴道流血、胎位异常、剖宫产史、子宫收缩过强、先兆早产、胎儿窘迫、严重心脏病及妊娠高血压综合征等情况，禁忌灌肠。

（4）其他：胎头已入盆而宫缩不强者，可在室内活动，有助于产程进展；鼓励产妇少量多次进食以及时补充分娩时大量消耗的能量和水分。对于食少或呕吐、出汗多、尿少及产程进展缓慢者，应适当给予静脉补充；定时排尿，以免充盈的膀胱影响产程进展；给产妇适当的精神关怀。

4.观察产程

（1）子宫收缩情况：可通过胎儿监护仪或腹部检查观察子宫收缩的持续时间、间歇时间、强度，并加以记录。

（2）胎心：临产后每隔 1～2 h 在子宫收缩间歇时听一次胎心音，随着产程进展，应半小时听一次，并记录其速率、强弱、规律性，如果胎心音由强变弱或超过 160 次/分、少于 120 次/分，均提示胎儿宫内窘迫，应给产妇吸氧并寻找原因进行处理。

（3）宫颈扩张及胎先露下降情况：通过肛门检查了解。方法是让产妇两腿屈曲分开，检查者右手食指戴橡皮指套或手套涂少量润滑剂，轻轻插入肛门，了解宫颈软硬、厚薄、宫颈扩张程度、胎膜有无破裂、胎先露及其高低、骨盆情况（图 19-18）。此检查次数不宜过多，临产初期每 4h 1 次，经产妇或宫缩较紧者，间隔应适当缩短。

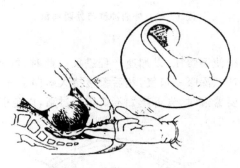

图 19-18　肛门检查

胎先露下降的程度以颅骨最低点与坐骨棘水平的关系为标志。胎头颅骨最低点平坐骨棘水平时以"0"表示，记录为 S^0；坐骨棘水平下 1 cm 为"＋1"，记录为 S^{+1}；在坐骨棘水平上 1 cm 为"－1"，记录为 S^{-1}；以此类推（图 19-19）。

（4）破膜情况：破膜后立即听胎心并记录破膜时间，注意羊水性质、颜色和量及有无并发脐带脱垂，破膜后胎头尚未入盆或胎位异常者，应绝对卧床休息，抬高床尾，并保持外阴清洁。破膜超过 12 h，给予抗生素预防感染。

(5)准备接生:初产妇宫口开全、经产妇宫口开大 3～4 cm,应护送至分娩室准备接生。

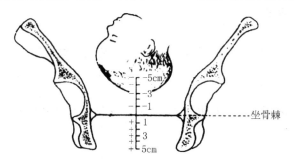

图 19-19　胎头高低的判断

(二)第二产程的处理及护理

此期的处理及护理对产妇和胎儿的预后极为重要。

1.准备接生

产妇取仰卧位后,两腿屈曲分开,在臀下放一便盆或橡皮垫,先将消毒棉球或纱布球堵于阴道口,以防冲洗液进入阴道,然后用无菌肥皂水棉球擦外阴,再用温开水冲洗干净,冲洗顺序是自上而下,先周围后中间,冲洗后用棉球或纱布擦干,用 0.1％苯扎溴铵进行消毒,消毒顺序是先中间后周围(图 19-20)。消毒完毕,撤去便盆,以无菌巾铺于臀下。接生者按外科手术要求,消毒、穿接生衣、戴无菌手套,站在产妇右侧,先铺大单于产妇臀下,再相继穿腿套,铺消毒巾,并准备好接生用品。

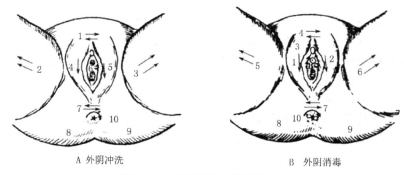

A 外阴冲洗　　　　　　　　　　　B 外阴消毒

图 19-20　外阴冲洗与外阴消毒

2.指导产妇正确使用腹压

宫口开全后,应指导产妇正确使用腹压,以加速产程进展。此时,可将产妇两腿屈曲,足蹬于床上,两手抓紧床边把手,每等宫缩时让产妇深吸一口气,然后缓慢持久地向下屏气用力,宫缩间歇时全身放松,安静休息,以恢复体力。当胎头将要着冠时,告诉产妇不要用力过猛,以免引起会阴裂伤,可在宫缩间歇时稍向下屏气,使胎头缓慢娩出(图 19-21)。

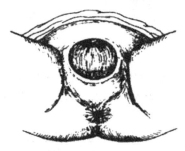

图 19-21　胎头着冠

3.密切注意胎心音

此期宫缩频繁而强烈,通常应每5～10分钟听一次胎心音,必要时用胎儿监护仪观察胎心率及其基线变异。若发现确有异常,应立即做阴道检查,尽快结束分娩。

4.接生及保护会阴

保护会阴的原则是:协助胎头俯屈,让胎头以最小径线(枕下前囟径)在宫缩间歇时缓慢地通过阴道口,以防会阴裂伤。具体方法是:在会阴部盖上一块消毒巾,接生者右肘支在床上,右手拇指与其余四指分开,利用手掌大鱼际肌顶住会阴部,每当宫缩时向上内方托压,同时左手应轻轻下压胎头枕部,协助胎头俯屈和下降,宫缩间歇时,保护会阴的手稍放松,以免压迫过久引起会阴水肿。当胎头着冠,枕骨在耻骨弓下露出时,胎头即将娩出,是发生会阴裂伤的关键时期,右手不可离开会阴,同时嘱产妇在阵缩时不要用力屏气,反要张口哈气,让产妇在宫缩间歇时稍向下屏气,助产者左手帮助胎头仰伸,并稍加控制使胎头缓慢娩出(图19-22)。

胎头娩出后,助产者先用左手从胎儿鼻根部和颈前部挤向下颏,挤出口鼻腔的黏液和羊水,然后协助胎头复位和外旋转,继而左手轻轻下压胎头,使前肩娩出,再上托胎头,协助后肩娩出。双肩娩出后,才可以松开保护会阴的手,双手扶持胎儿躯干及下肢,使胎儿以侧屈姿势娩出。胎儿娩出后用盆或弯盘放于阴道口下方接流出的血液,以测量出血,记录胎儿娩出时间。

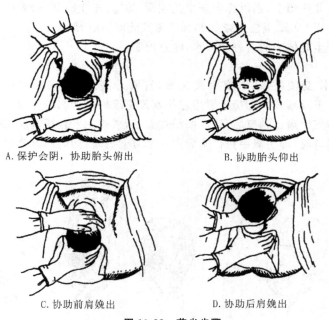

A. 保护会阴,协助胎头俯出　　　　　B. 协助胎头仰出

C. 协助前肩娩出　　　　　D. 协助后肩娩出

图 19-22　节省步骤

(三)第三产程的处理及护理

1.新生儿处理及护理

(1)清理呼吸道:胎儿娩出后,在距离脐轮约15 cm处,分别用两把止血钳夹住脐带,在两钳之间将脐带剪断,再次清除口鼻腔内的黏液及羊水,可用洗耳球或吸痰管吸之。新生儿哭声响亮表示呼吸道通畅,可按 Apgar 评分法进行评分。此评分是以新生儿出生后的心率、呼吸、肌张力、喉反射及皮肤颜色五项体征为标准(表19-1)。

正常新生儿每项均得2分,共10分;7分以上只需进行一般处理;4～7分缺氧较严重,需清理呼吸道、人工呼吸、吸氧、用药等抢救措施才能恢复,4分以下缺氧严重,需紧急抢救,行气管内插管并给氧等,经处理后5 min 再次评分,借以估计胎儿情况是否好转。

表 19-1　新生儿 Apgar 评分法

体征	应得分数		
	0 分	1 分	2 分
每分钟心率	0	少于 100 次	100 次及以上
呼吸	0	浅慢且不规则	佳
肌张力	松弛	四肢稍屈	四肢活动
喉反射	无反射	有些动作	咳嗽、恶心
皮肤颜色	苍白	青紫	红润

(2)处理脐带:用 75％乙醇溶液消毒脐根部周围,在距脐轮上 0.5 cm 处用脐带线结扎第一道,于第一道结扎线上的 1 cm 处再结扎第二道,松紧要适度,以防脐出血或脐带断裂。于第二道结扎线上 0.5 cm 处剪断脐带,以 2.5％碘酊或 75％乙醇溶液消毒脐带残端,用无菌纱布覆盖,脐绷带包扎。目前还有气门芯、脐带夹、血管钳等方法取代双重结扎脐带法,均获得脐带脱落快和减少脐带感染的良好效果。在处理时,要注意新生儿的保暖。

以上处理完毕,经详细的体格检查后,让产妇看清新生儿性别,擦净新生儿足底胎脂,打新生儿左足印及产妇右手拇指印于新生儿病历上,系以标明新生儿性别、体重、出生时间、母亲姓名和床号的手腕带和包被,由助手送入新生儿室,用 5％弱蛋白银或 0.25％氯霉素滴眼,预防眼炎。

(3)注意保暖:擦干新生儿体表的血迹和羊水,注意保暖。

2.协助胎盘娩出

胎盘剥离征象:①宫体变硬,由球形变为狭长形,宫底升高达脐上(图 19-23)。②阴道少量出血。③阴道口外群的脐带自行下降延长。④接生者用左手掌尺侧缘轻压产妇耻骨联合上方,将宫体向上推,而外露的脐带不再回缩。确定胎盘已剥离后,让产妇稍加腹压,或接生者轻压宫底,另手轻轻牵拉脐带,使胎盘娩出。等胎盘排到阴道口时,即用双手托住胎盘向一个方向旋转,同时向外牵引,直至胎盘、胎膜全部娩出(图 19-24)。

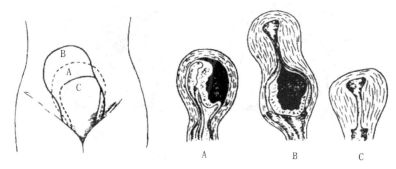

图 19-23　胎盘剥离时子宫的形状

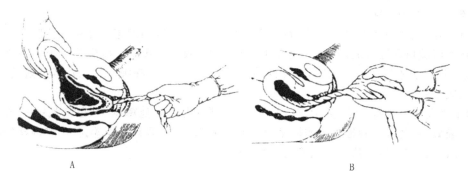

图 19-24　胎盘的娩出

3.检查胎盘胎膜

将胎盘平铺在产床上,先用纱布擦去母体面血块,检查胎盘小叶有无缺损;然后提起胎盘,检查胎膜是否完整,胎儿面边缘有断裂血管以及时发现副胎盘,如有残留组织,应在无菌操作下伸手入宫腔内取出残留组织,记录胎盘大小、脐带长度和出血量。

4.检查软产道

胎盘娩出后,用无菌纱布拭净外阴血迹,仔细检查会阴、小阴唇内侧、尿道口周围、阴道及宫颈有无裂伤。若有裂伤,应立即缝合。

5.加强产后观察预防产后出血

正常分娩出血量多数不足 300 mL。产后在产房继续观察产妇 2 h,注意子宫收缩、子宫底高度、阴道流血量、有无血肿、膀胱是否充盈等,测量血压、脉搏。若阴道流血量虽不多,但子宫收缩不良、子宫底上升者,表示宫腔内有积血,应挤压子宫底排出积血,并给予及时处理。产后两小时,将产妇同新生儿送同病室。

(张玉芳)

第五节　分娩镇痛

子宫本身的收缩并不带来疼痛,产痛主要因宫缩对肌肉的牵拉造成。有效的放松技巧,如深呼吸及转移注意力等,有助于缓解产时不适,统称为非药物镇痛。它具有方便、安全、有效及对母体和胎儿无害等特点,应加以提倡。

一、非药物镇痛

(一)孕期活动锻炼

孕妇尽可能保持正常的日常活动,坚持锻炼可加强盆底肌肉及腹肌的力量,增加弹性,有利于正常分娩。

孕期锻炼需要在专业人员的指导下进行,排除可能导致胎儿及母体危险的可能因素。活动强度由轻至重逐渐增加,以不感到疲劳为宜。如有持续的腹痛或阴道流血等应及时与医生联系。

1.坐位锻炼

坐位锻炼可加强盆底肌肉力量,适于看电视或玩牌时采用。孕妇在坐时两腿不能交叉受压,一腿应放在另一腿前方。两大腿尽可能地平行于地面,以可感觉到会阴部张力为宜。腰部要挺直,头部力量上引有助于伸展背部,防止身体的重量压在腰骶部,导致腰背酸痛。

2.蹲姿锻炼

蹲姿锻炼对加强盆底肌肉有效。蹲时两大腿平行于腹部两侧,防止挤压腹部。注意要穿平底鞋或赤足,双脚平放于地面以加强效果。下蹲时注意盆底肌肉要收缩上提,而不是向下屏气,以达到锻炼效果。

3.盆底肌肉收缩锻炼

做肛门会阴部收缩,如同憋尿的动作,坚持 3s 后放松,重复 10 次;然后尽可能快地收缩与放松10~25 次,再做盆底肌肉上提动作,每次坚持 3s 后放松。可与坐姿锻炼同时进行。这一动作在产后同样有效,有助于恢复盆底肌肉的张力。

4.背部运动

背部运动可放松腰背部肌肉,防止腰背疼痛。两手、两膝着地,尽可能高地弓起背部,以放松拉伸腰背肌肉,坚持 3s,然后放低。可在每天睡前做 5~10 次。

(二)深呼吸技巧

在第一产程宫口开全以前,应用深呼吸放松技巧,可以减轻宫缩带来的不适,有如下三种类型的呼吸。

1.慢吸慢呼式腹式呼吸

一般于每次宫缩开始时和结束时应用,呼吸要领是腹式呼吸,自宫缩开始时用鼻部缓慢向内吸气,同时腹部肌肉放松向前膨隆,吸气尽可能慢,以放松腹部肌肉,让子宫在收缩时有较大的向前伸张的空间,有助于缓解宫缩带来的不适。然后屏气,尽可能延长,使嘴收缩如壶嘴状,缓慢向外吐气。避免张口呼吸以防止口唇干燥。

2.快吸快呼式胸式呼吸

用于宫缩达高峰时,做快速表浅的胸式呼吸,如同轻微呻吟时的呼吸。

3.喘气和吹气式呼吸

用于第一产程活跃期宫口近开全时,这时产妇常因胎头压迫盆底而不自主地向下屏气,但因宫口尚未开全,此时屏气不但增加产妇体力消耗,还可造成子宫颈水肿反而延迟产程。指导产妇在想用力时张口喘气,作向外吹气的动作,以抑制向下用力。鼓励产妇取自己感觉舒适的体位,跪姿是很多产妇喜欢采用的姿势。卧位时避免长时间的仰卧位。在进行深呼吸时,产妇全身应尽量放松。向产妇解释宫缩的性质,让产妇明确宫缩是有间隔的,并了解正常产程的时限,告知产妇产程进展情况,可增强产妇自然分娩的信心。

(三)注意力转移

保持安静、舒适的环境,听音乐、提供娱乐节目及组织观看健康教育节目等,都是较好的减轻疼痛的方法。

(四)水浴镇痛法

1.镇痛原理

水的浮力可以减轻人体关节所承受的压力;热水不仅使人放松,还可减轻分娩疼痛;热水淋洒在身上可起到按摩的作用,增加机体内源性镇痛物质的产生。

2.水浴时间

如果在家里,在进入活跃期之前都可进行热水浴。但若胎膜已破则不能水浴。如果在医院里,即使进入了活跃期也可行热水浴。

3.注意事项

水温不能太高,比体温稍高一点;产妇不能单独一人进行热水浴,陪伴者应随时和产妇在一起;热水浴期间应多喝水。

(五)音乐镇痛法

音乐镇痛法以柔和舒缓的音乐为主,选择产妇自己喜欢的音乐。

二、药物镇痛

药物镇痛的优点是起效快、苏醒快,须在医师和麻醉师指导下应用。

(一)镇静药物

镇静药物常用哌替啶和吗啡。因其可抑制胎儿呼吸,故应掌握用药时间,在胎儿娩出前至少2 h应用,并在新生儿出生后用纳洛酮解除药物不良反应。

(二)氧化亚氮吸入

应用专门的氧化亚氮瓶和吸入装置,在麻醉师指导下应用。产妇保持清醒。

(三)硬膜外麻醉

行椎管穿刺注入麻醉药物,如芬太尼,可应用产妇自控持续镇痛装置。产妇保持清醒。有可能造成低血压,要注意监测血压。

(张玉芳)

第二十章 异常分娩

第一节 产力异常

产力包括子宫收缩力、腹肌和膈肌收缩力以及肛提肌收缩力,其中以子宫收缩力为主。子宫收缩力贯穿于分娩的全过程。

子宫收缩力异常的临床分类如下:

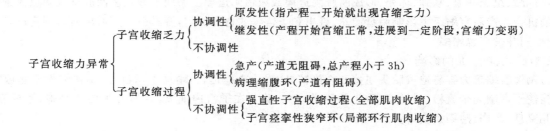

一、子宫收缩乏力

(一)病因

子宫收缩乏力常由多种因素综合引起。

1.全身因素

全身因素是造成宫缩乏力的主要原因。产妇精神紧张、过度疲劳、进食量少、体力消耗大、体质虚弱、慢性疾病等均可影响子宫收缩。膀胱及直肠充盈可影响胎先露下降,导致宫缩乏力。

2.头盆不称或胎位异常

临产后胎儿先露部下降受阻,胎先露不能紧贴子宫下段和宫颈,不能引起反射性子宫收缩,是造成继发性宫缩乏力最常见的原因。

3.内分泌因素

临产后,产妇体内雌激素、缩宫素、前列腺素等分泌不足,孕激素下降缓慢,子宫平滑肌敏感性降低,导致宫缩乏力。

4.子宫因素

子宫过度伸展(如双胎妊娠、羊水过多)、多产妇子宫肌纤维变性、子宫肌瘤、子宫肌纤维水肿(如重度贫血、妊娠期高血压病)、子宫发育不良或子宫畸形,均能引起宫缩乏力。

5.药物因素

应用大剂量镇静剂或麻醉剂使宫缩抑制。

(二)临床表现及诊断

1.协调性宫缩乏力(低张性宫缩乏力)

协调性宫缩乏力指子宫收缩力虽具有正常的节律性、对称性和极性,但仅收缩力弱、持续时间短、间歇时间长且不规律,致宫口扩张及先露下降缓慢,产程延长。多为继发性宫缩乏力。

2.不协调性宫缩乏力(高张性子宫收缩乏力)

不协调性宫缩乏力指子宫收缩力失去正常的节律性、对称性和极性,甚至极性倒置,宫缩时子宫下段较子宫底部收缩力强,宫缩间歇时平滑肌不能完全松弛,使宫口不能扩张、先露不能下降,导致产程延长或停滞。

3.产程异常

临床上子宫收缩乏力可使产程进展出现各种异常:①潜伏期超过 16 h 者为潜伏期延长。②活跃期超过 8 h 者为活跃期延长。③活跃期宫口不再扩张达 2 h 以上者,为活跃期停滞。④第二产程初产妇超过 2 h,经产妇超过 1 h 尚未分娩者,为第二产程延长。⑤第二产程达 1 h 胎先露下降无进展者,为第二产程停滞。⑥总产程超过 24 h 者为滞产。

(三)子宫收缩乏力对母儿的影响

1.对产妇的影响

由于产程延长,产妇休息不好,进食少,精神疲惫及体力消耗,可出现疲乏无力、肠胀气、排尿困难等,影响子宫收缩,严重时可引起脱水、酸中毒、低钾血症。由于第二产程延长,膀胱被压迫于胎头和耻骨联合之间,可导致组织缺血、水肿、坏死,形成膀胱阴道瘘或尿道阴道瘘。胎膜早破及多次肛查或阴道检查可增加感染机会。产后宫缩乏力影响胎盘剥离、娩出和子宫壁的血窦关闭,容易引起产后出血。剖宫产发生率高,产褥期并发症也增多。

2.对胎儿、新生儿的影响

协调性宫缩乏力容易造成胎头在盆腔内旋转异常,使产程延长,增加手术机会;不协调性子宫收缩乏力不能使子宫壁完全放松,对胎盘-胎儿循环影响大,胎儿在子宫内缺氧,容易发生胎儿窘迫、胎死宫内。新生儿窒息、产伤、感染机会增多。

(四)处理及护理

应全面检查,了解有无头盆不称及胎位异常,估计能经阴道分娩者,做以下处理。

1.协调性宫缩乏力

(1)第一产程:①改善全身情况,消除紧张情绪,鼓励产妇进食、进水及排尿,保证充分休息,必要时给镇静剂。②加强宫缩,排空膀胱和灌肠,针刺合谷、三阴交等穴位,静脉推注地西泮软化宫颈,促进宫口扩张;人工破膜及静脉滴注缩宫素(协调性宫缩乏力,宫口开大 3 cm,胎位正常,头盆相称),用法是将缩宫素 2.5 U 加于 5% 葡萄糖溶液 500 mL 中,从 8～10 滴/min 开始,根据宫缩强弱调整滴速,直至宫缩维持 2～3 次/分,每次持续 40～50 s,但不应超过 40 滴/min。专人监护,严密观察宫缩、胎心、血压。若经上述处理,产程无进展或出现胎儿窘迫,应及时行剖宫产术。

(2)第二产程:无头盆不称,可静脉滴注缩宫素,以加强宫缩,或行产钳术或胎头吸引术助产。胎头双顶径在坐骨棘水平上持续 2 h 以上或伴胎儿窘迫者,应行剖宫产术。

(3)第三产程:预防产后出血和感染。

2.不协调性宫缩乏力

适量应用镇静剂,如哌替啶或地西泮。使产妇充分休息,恢复为协调性宫缩后,按协调性宫缩乏力的原则进行处理。

(五)预防

加强孕期保健,积极治疗营养不良及慢性疾病。及时发现胎位异常及头盆不称予以矫正,能矫正者,尽早决定分娩方式。加强产时监护,消除产妇思想顾虑和恐惧心理。关心产妇休息、饮食、大小便情况,避免过多使用镇静药物,及时发现难产因素。

二、子宫收缩过强

（一）协调性子宫收缩过强

协调性子宫收缩过程指子宫收缩的节律性、对称性和极性均正常，但收缩力过强、过频。若无胎位异常及头盆不称，分娩可在短时间内结束。总产程不足 3 h，称急产。多见于经产妇。

1.临床表现

产程进展过快，来不及消毒而接产，致软产道损伤和感染；产后子宫肌纤维缩复不良，引起产后出血；胎儿可因宫缩过强、过频，胎盘循环血量减少，而发生胎儿窘迫、新生儿窒息甚至死亡；胎儿娩出过快，可致新生儿颅内出血及意外损伤等。

2.急产对母儿的影响

（1）对产妇的影响：①产道损伤：子宫收缩过强、过频，产程过快，可致初产妇宫颈、阴道以及会阴撕裂伤，若有梗阻则可发生子宫破裂，危及母体生命。②产后出血：子宫收缩过强，产程过快，使产后子宫肌纤维缩复不良，易发生胎盘滞留或产后出血。③产褥感染：急产来不及消毒造成。

（2）对胎儿及新生儿的影响：①胎儿宫内窘迫或死亡：宫缩过强过频影响子宫胎盘的血液循环，胎儿在子宫内缺氧，易发生胎儿窘迫，甚至胎死宫内。②新生儿窒息：胎儿宫内窘迫未及时处理或手术损伤导致。③产伤：胎儿娩出过快，在产道内受到的压力突然解除可致新生儿颅内出血。如果来不及消毒即分娩，新生儿易发生感染。若坠地可致骨折、外伤等。④新生儿感染：来不及消毒而接产或手术产引起。

3.预防及治疗

凡有急产史者，在预产期前 1～2 周不宜外出远行，以免发生意外，可提前住院待产。临产后不宜灌肠。提前做好接产、抢救新生儿、预防产后出血的准备。产后仔细检查软产道有无损伤，以便及时缝合。新生儿坠地者，应用维生素 K 预防颅内出血。如未消毒接产，母儿均应给抗生素预防感染，必要时新生儿注射破伤风抗毒素。

（二）不协调性子宫收缩过强

因频繁、粗暴的操作、滥用缩宫素等因素，引起子宫壁局部肌肉呈痉挛性不协调性收缩，形成狭窄环，称子宫痉挛性狭窄环，或子宫进一步呈强直性收缩，可引起病理性缩复环、血尿等子宫破裂的征象。

1.临床表现

产妇持续性腹痛、拒按，烦躁不安，产程停滞，胎儿窘迫。阴道检查可触及局部收缩甚紧的狭窄环，环的上下肌肉不紧张。此环不随宫缩而上升，因而与病理性缩复环不同。

2.处理

一经确诊，应立即停止操作或停用缩宫素，及时给宫缩抑制剂或镇静剂，松解狭窄环。不能缓解时，应立即行剖宫产术。

（梅丽君）

第二节　产道异常

产道包括骨产道（骨盆腔）与软产道（子宫下段、宫颈、阴道、外阴），是胎儿经阴道娩出的通道。产道异常可使胎儿娩出受阻，临床上以骨产道异常多见。

一、骨产道异常

骨盆径线过短或形态异常，致使骨盆腔小于胎先露部可通过的限度，阻碍胎先露部下降，称骨盆狭窄。狭窄骨盆可以为一个径线过短或多个径线同时过短，也可为一个平面狭窄或多个平面同时狭窄。当一个径线狭窄时要观察同一个平面其他径线的大小，再结合整个骨盆腔大小与形态进行综合分析，做出正确判断。

（一）分类

1.骨盆入口平面狭窄

以扁平骨盆为代表，主要为入口平面前后径过短。狭窄分3级：Ⅰ级（临界性），绝大多数可以自然分娩，骶耻外径18 cm，真结合径10 cm；Ⅱ级（相对性），经试产来决定可否经阴道分娩，骶耻外径16.5～17.5 cm，真结合径8.5～9.5 cm；Ⅲ级（绝对性），骶耻外径≤16.0 cm，真结合径≤8.0 cm，足月胎儿不能经过产道，必须行剖宫产终止妊娠。在临床中常遇到的是前两种，我国妇女常见以下两种类型：

（1）单纯扁平骨盆：骨盆入口前后径缩短而横径正常。骨盆入口呈横扁圆形，骶岬向前下突。

（2）佝偻病性扁平骨盆：骨盆入口呈肾形，前后径明显缩短，骨盆出口横径变宽，骶岬前突，骶骨下段变直向后翘，尾骨呈钩状突向骨盆出口平面。髂骨外展，髂棘间径≥髂嵴间径，耻骨弓角度增大（图20-1）。

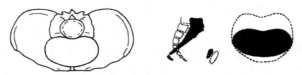

图 20-1　佝偻病性扁平骨盆

2.中骨盆及骨盆出口平面狭窄

狭窄分3级：Ⅰ级（临界性），坐骨棘间径10cm，坐骨结节间径7.5cm；Ⅱ级（相对性），坐骨棘间径8.5～9.5 cm，坐骨结节间径6.0～7.0 cm；Ⅲ级（绝对性），坐骨棘间径≤8.0 cm，坐骨结节间径≤5.5 cm。我国妇女常见以下两种类型：

（1）漏斗骨盆：骨盆入口各径线值均正常，两侧骨盆壁向内倾斜似漏斗得名。其特点是中骨盆及骨盆出口平面均明显狭窄，使坐骨棘间径、坐骨结节间径均缩短，耻骨弓角度＜90°。坐骨结节间径与出口后矢状径之和＜15 cm。

（2）横径狭窄骨盆：骨盆各横径径线均缩短，各平面前后径稍长，坐骨切迹宽，测量骶耻外径值正常，但髂棘间径及髂嵴间径均缩短。中骨盆及骨盆出口平面狭窄，产程早期无头盆不称征象，当胎头下降至中骨盆或骨盆出口时，常不能顺利地转成枕前位，形成持续性枕横位或枕后位造成难产。

3.均小骨盆

骨盆外形属女型骨盆，但骨盆各平面均狭窄，每个平面径线较正常值小2 cm或更多，称均小骨盆。多见于身材矮小、体形匀称的妇女。

4.畸形骨盆

骨盆失去正常形态称畸形骨盆。

（1）骨软化症骨盆：现已罕见。系因缺钙、磷、维生素D以及紫外线照射不足使成人期骨质矿化障碍，被类骨质组织所代替，骨质脱钙、疏松、软化。由于受躯干重力及两股骨向内上方挤压，使骶岬向前，耻骨联合前突，坐骨结节间径明显缩短，骨盆入口平面呈凹三角形（图20-2）。严重者阴道不能容两指，一般不能经阴道分娩。

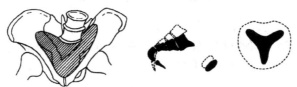

图 20-2　骨软化症骨盆

（2）偏斜型骨盆：系骨盆一侧斜径缩短，一侧髂骨翼与髋骨发育不良所致骶髂关节固定，以及下肢及髋关节疾病（图20-3）。

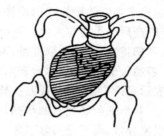

图 20-3　偏斜型骨盆

（二）临床表现

1.骨盆入口平面狭窄的临床表现

（1）胎头衔接受阻：一般情况下初产妇在妊娠末期，即预产期前1～2周或临产前胎头已衔接，即胎头双顶径进入骨盆入口平面，颅骨最低点达坐骨棘水平。若入口狭窄，即使已经临产胎头仍未入盆，经检查胎头跨耻征阳性。胎位异常如臀先露、面先露或肩先露的发生率是正常骨盆的3倍。

（2）若已临产，根据骨盆狭窄程度、产力强弱、胎儿大小及胎位情况不同，临床表现也不一样。①骨盆临界性狭窄：若胎位、胎儿大小及产力正常，胎头常以矢状缝在骨盆入口横径衔接，多取后不均倾势，即后顶骨先入盆，后顶骨逐渐进入骶凹处，再使前顶骨入盆，则于骨盆入口横径上成头盆均倾势。临床表现为潜伏期活跃早期延长，活跃后期产程进展顺利。若胎头迟迟不入盆，此时常出现胎膜早破，其发生率为正常骨盆的4～6倍。由于胎膜早破母儿可发生感染。胎头不能紧贴宫颈内口诱发宫缩，常出现继发性宫缩乏力。②骨盆绝对性狭窄：若产力、胎儿大小及胎位均正常，但胎头仍不能入盆，常发生梗阻性难产，这种情况可出现病理性缩复环，甚至子宫破裂。如胎先露部嵌入骨盆入口时间长，血液循环障碍，组织坏死，可形成泌尿生殖道瘘。在强大的宫缩压力下，胎头颅骨重叠，可出现颅骨骨折及颅内出血。

2.中骨盆平面狭窄的临床表现

（1）胎头能正常衔接：潜伏期及活跃早期进展顺利，当胎头下降达中骨盆时，由于内旋转受阻，胎头双顶径被阻于中骨盆狭窄部位之上，常出现持续性枕横位或枕后位，同时出现继发性宫缩乏力，活跃后期及第二产程延长甚至第二产程停滞。

（2）胎头受阻于中骨盆：有一定可塑性的胎头开始变形，颅骨重叠，胎头受压，异常分娩使软组织水肿，产瘤较大，严重时可发生脑组织损伤、颅内出血、胎儿窘迫，若中骨盆狭窄程度严重，宫缩又较强，可发生先兆子宫破裂及子宫破裂。强行阴道助产可导致严重软产道裂伤及新生儿产伤。

（3）骨盆出口平面狭窄的临床表现：骨盆出口平面狭窄与中骨盆平面狭窄常同时存在。若单纯骨盆出口平面狭窄者，第一产程进展顺利，胎头达盆底受阻，第二产程停滞，继发性宫缩乏力，胎头双顶径不能通过出口横径，强行阴道助产可导致软产道、骨盆底肌肉及会阴严重损伤，胎儿严重产伤，对母儿危害极大。

（三）诊断

在分娩过程中，骨盆是个不变因素，也是估计分娩难易的一个重要因素。狭窄骨盆影响胎位和胎先露部的下降及内旋转，也影响宫缩。在估计分娩难易时，骨盆是首先考虑的一个重要因素。应根据胎儿的大小及骨盆情况尽早做出有无头盆不称的诊断，以决定适当的分娩方式。

1.病史

询问有无佝偻病、脊髓灰质炎、脊柱和髋关节结核以及骨盆外伤等病史。对经产妇应详细询问既往分娩史如有无难产史或新生儿产伤史等。

2.一般检查

测量身高，孕妇身高＜145 cm时应警惕均小骨盆。观察孕妇体型、步态，有无下肢残疾，有无脊柱及髋关节畸形，米氏菱形窝是否对称。

3.腹部检查

观察腹型，检查有无尖腹及悬垂腹，有无胎位异常等。骨盆入口异常因头盆不称、胎头不易入盆常导致胎位异常,如臀先露、肩先露。中骨盆狭窄则影响胎先露内旋转而导致持续性枕横位、枕后位等。部分初产妇在预产期前2周左右,经产妇于临产后胎头均应入盆。若已临产胎头仍未入盆,应警惕是否存在头盆不称。检查头盆是否相称具体方法:孕妇排空膀胱后,取仰卧,两腿伸直。检查者用手放在耻骨联合上方,将浮动的胎头向骨盆腔方向推压。若胎头低于耻骨联合,表示胎头可入盆(头盆相称),称胎头跨耻征阴性;若胎头与耻骨联合在同一平面,表示可疑头盆不称,称胎头跨耻征可疑阳性;若胎头高于耻骨联合,表示头盆明显不称,称胎头跨耻征阳性。对出现此类症状的孕妇,应让其取半卧位两腿屈曲,再次检查胎头跨耻征,若转为阴性,提示为骨盆倾斜度异常,而不是头盆不称。

4.骨盆测量

(1)骨盆外测量:骶耻外径<18 cm为扁平骨盆。坐骨结节间径<8 cm,耻骨弓角度<90°为漏斗骨盆。各径线均小于正常值2 cm或以上为均小骨盆。骨盆两侧斜径(以一侧髂前上棘至对侧髂后上棘间的距离)及同侧直径(从髂前上棘至同侧髂后上棘间的距离)相差>1 cm为偏斜骨盆。

(2)骨盆内测量:对角径<11.5 cm,骶骨岬突出为入口平面狭窄,属扁平骨盆。应检查骶骨前面弧度。坐骨棘间径<10 cm,坐骨切迹宽度<2横指,为中骨盆平面狭窄。如坐骨结节间径<8 cm,则应测量出口后矢状径及检查骶尾关节活动度,如坐骨结节间径与出口后矢状径之和<15 cm,为骨盆出口平面狭窄。

(四)对母儿影响

1.对产妇的影响

骨盆狭窄影响胎头衔接及内旋转,容易发生胎位异常、胎膜早破、宫缩乏力,导致产程延长或停滞。胎先露压迫软组织过久导致组织水肿、坏死形成生殖道瘘。胎膜早破、肛查或阴道检查次数增多及手术助产增加产褥感染机会。剖宫产及产后出血者增多,严重梗阻性难产若不及时处理,可导致子宫破裂。

2.对胎儿及新生儿的影响

头盆不称易发生胎膜早破、脐带脱垂,脐带脱垂可导致胎儿窘迫甚至胎儿死亡。产程延长、胎儿窘迫使新生儿容易发生颅内出血、新生儿窒息等并发症。阴道助产机会增多,易发生新生儿产伤及感染。

(五)分娩时处理

处理原则:根据狭窄骨盆类别和程度、胎儿大小及胎心率、宫缩强弱、宫口扩张程度、胎先露下降情况、破膜与否,结合既往分娩史、年龄、产次及有无妊娠合并症及并发症决定分娩方式。

1.一般处理

在分娩过程中,应使产妇树立信心,消除紧张情绪和恐惧心理。保证能量及水分的摄入,必要时补液。注意产妇休息,监测宫缩、胎心,观察产程进展。

2.骨盆入口平面狭窄的处理

(1)明显头盆不称(绝对性骨盆狭窄):胎头跨耻征阳性者,足月胎儿不能经阴道分娩。应在临产后行剖宫产术结束分娩。

(2)轻度头盆不称(相对性骨盆狭窄):胎头跨耻征可疑阳性,足月活胎估计体重<3 000 g,胎心正常及产力良好,可在严密监护下试产。胎膜未破者可在宫口扩张3 cm时行人工破膜,若破膜后宫缩较强,产程进展顺利,多数能经阴道分娩。试产过程中若出现宫缩乏力,可用缩宫素静脉滴注加强宫缩。试产2~4h胎头仍迟迟不能入盆,宫口扩张缓慢,或伴有胎儿窘迫征象,应及时行剖宫产术结束分娩。若胎膜已破,为了减少感染,应适当缩短试产时间。

(3)骨盆入口平面狭窄的试产:必须以宫口开大3~4 cm,胎膜已破为试产开始。胎膜未破者在宫口扩张3 cm时可行人工破膜。宫缩较强,多数能经阴道分娩。试产过程中如果出现宫缩乏力,可用缩宫素静脉滴注加强宫缩。若试产2~4h,胎头不能入盆,产程进展缓慢,或伴有胎儿窘迫征象,应及时行剖宫产术。如胎膜已破,应适当缩短试产时间。骨盆入口平面狭窄,主要为扁平骨盆的妇女,妊娠末期或临产后,胎头矢状缝只能衔接于骨盆入口横径上。胎头侧屈使其两顶骨先后依次入盆,呈不均倾势嵌入骨盆入口,称为头盆均倾不均。前不均倾为前顶骨先嵌入,矢状缝偏后。后不均倾为后顶骨先嵌入,矢状缝偏前(图20-4)。当胎头双顶骨均通过骨盆入口平面时,即可顺利地经阴道分娩。

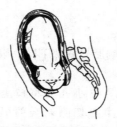

图 20-4　胎头嵌入骨盆姿势——后不均倾

3.中骨盆平面狭窄的处理

在分娩过程中,胎儿在中骨盆平面完成俯屈及内旋转动作。若中骨盆平面狭窄,则胎头俯屈及内旋转受阻,易发生持续性枕横位或持续性枕后位,产妇多表现为活跃期或第二产程延长及停滞、继发性宫缩乏力等。若宫口开全,胎头双顶径达坐骨棘平面或更低,可经阴道徒手旋转胎头为枕前位,待其自然分娩。宫口开全,胎心正常者可经阴道助产。胎头双顶径在坐骨棘水平以上,或出现胎儿窘迫征象,应行剖宫产术。

4.骨盆出口平面狭窄的处理

骨盆出口平面是产道的最低部位,应于临产前对胎儿大小、头盆关系做出充分估计,决定能否经阴道分娩,诊断为骨盆出口平面狭窄者,不能进行试产。若发现出口横径狭窄,耻骨弓角度变锐,耻骨弓下三角空隙不能利用,胎先露部后移,利用出口后三角空隙娩出。临床上常用出口横径与出口后矢状径之和来估计出口大小。出口横径与出口后矢状径之和＞15 cm 时,多数可经阴道分娩,有时需阴道助产,应做较大的会阴切开。若两者之和＜15 cm 时,不应经阴道试产,应行剖宫产术终止妊娠。

5.均小骨盆的处理

胎儿估计不大,胎位正常,头盆相称,宫缩好,可以试产,通常可通过胎头变形和极度俯屈,以胎头最小径线通过骨盆腔,可能经阴道分娩。若有明显头盆不称,应尽早行剖宫产术。

6.畸形骨盆的处理

根据畸形骨盆种类、狭窄程度、胎儿大小、产力等综合判断。如果畸形严重、明显头盆不称者,应及早行剖宫产术。

二、软产道异常

软产道包括子宫下段、宫颈、阴道及骨盆底软组织构成的弯曲管道。软产道异常所致的难产较少见,临床上容易被忽视。在妊娠前或妊娠早期应常规行双合诊检查,了解软产道情况。

(一)外阴异常

1.外阴白色病变

皮肤黏膜慢性营养不良,组织弹性差,分娩时易发生会阴撕裂伤,宜做会阴后一侧切开术。

2.外阴水肿

某些疾病如重度子痫前期、重度贫血、心脏病及慢性肾炎孕妇若有全身水肿,可同时伴有重度外阴水肿,分娩时可妨碍胎先露部下降,导致组织损伤、感染和愈合不良等情况。临产前可用50%硫酸镁液湿热敷会阴;临产后仍有严重水肿者,在外阴严格消毒下进行多点针刺皮肤放液;分娩时行会阴后一侧切开;产后加强会阴局部护理,预防感染,可用50%硫酸镁液湿热敷,配合远红外线照射。

3.会阴坚韧

尤其多见于35岁以上高龄初产妇。在第二产程可阻碍胎先露部下降,宜做会阴后一侧切开,以免胎头娩出时造成会阴严重裂伤。

4.外阴瘢痕

瘢痕挛缩使外阴及阴道口狭小,且组织弹性差,影响胎先露部下降。如瘢痕的范围不大,可经阴道分娩,分娩时应做会阴后一侧切开。如瘢痕过大,应行剖宫产术。

（二）阴道异常

1.阴道横膈

多位于阴道上段或中段，较坚韧，常影响胎先露部下降。因在横膈中央或稍偏一侧常有一小孔，常被误认为宫颈外口。在分娩时应仔细检查。

(1)阴道分娩：横膈被撑薄，可在直视下自小孔处将横膈作"X"形切开。横膈被切开后因胎先露部下降压迫，通常无明显出血，待分娩结束再切除剩余的隔，用可吸收线将残端做间断或连续锁边缝合。

(2)剖宫产：如横膈较高且组织坚厚，阻碍先露部下降，需行剖宫产术结束分娩。

2.阴道纵隔

(1)伴有双子宫、双宫颈时，当一侧子宫内的胎儿下降，纵隔被推向对侧，阴道分娩多无阻碍。

(2)当发生于单宫颈时，有时胎先露部的前方可见纵隔，可自行断裂，阴道分娩无阻碍。纵隔厚应于纵隔中间剪断，用可吸收线将残端缝合。

3.阴道狭窄

产伤、药物腐蚀、手术感染可导致阴道瘢痕形成。若阴道狭窄部位位置低、狭窄程度轻，可经阴道分娩。狭窄位置高、狭窄程度重时宜行剖宫产术。

4.阴道尖锐湿疣

分娩时，为预防新生儿患喉乳头瘤，应行剖宫产术。病灶巨大时可能造成软产道狭窄，影响胎先露下降时，也宜行剖宫产术。

5.阴道壁囊肿和肿瘤

(1)阴道壁囊肿较大时，会阻碍胎先露部下降，可行囊肿穿刺，抽出其内容物，待分娩后再选择时机进行处理。

(2)阴道内肿瘤大妨碍分娩，且肿瘤不能经阴道切除时，应行剖宫产术，阴道内肿瘤待产后再行处理。

（三）宫颈异常

1.宫颈外口黏合

多在分娩受阻时发现。宫口为很小的孔，当宫颈管已消失而宫口却不扩张，一般用手指稍加压力分离，黏合的小孔可扩张，宫口即可在短时间内开全。但有时需行宫颈切开术，使宫口开大。

2.宫颈瘢痕

因孕前曾行宫颈深部电灼术或微波术、宫颈锥形切除术、宫颈裂伤修补术等所致。虽可于妊娠后软化，但宫缩很强时宫口仍不扩张，应行剖宫产。

3.宫颈坚韧

宫颈组织缺乏弹性，或精神过度紧张使宫颈挛缩，宫颈不易扩张，多见于高龄初产妇，可于宫颈两侧各注射 0.5％利多卡因 5～10 mL，也可静脉推注地西泮 10 mg。如宫颈仍不扩张，应行剖宫产术。

4.宫颈水肿

多见于扁平骨盆、持续性枕后位或滞产，宫口没有开全而过早使用腹压，致使宫颈前唇长时间被压于胎头与耻骨联合之间，血液回流受阻引起水肿，影响宫颈扩张。多见于胎位异常或滞产。

(1)轻度宫颈水肿：①可以抬高产妇臀部。②同宫颈坚韧处理。③宫口近开全时，可用手轻轻上托水肿的宫颈前唇，使宫颈越过胎头，能够经阴道分娩。

(2)严重宫颈水肿：经上述处理无明显效果，宫口扩张<3 cm，伴有胎儿窘迫，应行剖宫产术。

5.宫颈癌

宫颈硬而脆，缺乏伸展性，临产后影响宫口扩张，若经阴道分娩，有发生大出血、裂伤、感染及肿瘤扩散等危险，不应经阴道分娩，应考虑行剖宫产术，术后手术或放疗。

6.子宫肌瘤

较小的肌瘤没有阻塞产道可经阴道分娩,肌瘤待分娩后再行处理。子宫下段及宫颈部位的较大肌瘤可占据盆腔或阻塞于骨盆入口,阻碍胎先露部下降,宜行剖宫产术。

（梅丽君）

第三节　胎位异常

分娩时正常胎位(枕前位)约占 90%,其余均为胎位异常,是造成难产的常见原因之一。常见胎位异常有持续性枕后位、枕横位、臀位、肩先露和面先露等,以枕后位和臀位多见。

一、持续性枕后位、枕横位

在分娩过程中,胎头枕骨持续位于母体骨盆后方或侧方,达中骨盆后至分娩后期仍然不能转向前方,致使分娩发生困难者,称持续性枕后位或持续性枕横位。

（一）原因

1.骨盆异常

骨盆形态及大小异常是发生持续性枕后位、枕横位的重要原因。常见于漏斗骨盆。此类骨盆常伴有中骨盆及骨盆出口平面狭窄,使内旋转受阻,枕部不能向前旋转。

2.胎头俯屈不良

以枕后位入盆时,胎儿脊柱与母体脊柱接近,不利胎头俯屈。俯屈不良的胎头以较大的径线通过骨盆各平面,使胎头内旋转和下降均困难。

3.其他

子宫收缩乏力、头盆不称、前置胎盘、膀胱充盈、复合先露、子宫下段及宫颈肌瘤均可影响胎头俯屈及内旋转,形成持续性枕横位或枕后位。

（二）诊断

1.临床表现

临产后胎头衔接较晚及俯屈不良,先露不易紧贴宫颈和子宫下段,致宫缩乏力。宫口扩张缓慢,加上胎头需大幅度旋转,使产程延长。若枕后位,因枕骨持续位于骨盆后方压迫直肠,致使宫口尚未开全时产妇过早使用腹压,容易导致宫颈前唇水肿和产妇疲劳,影响产程进展。持续性枕后位、枕横位常致活跃期晚期及第二产程延长。若在阴道口虽已见到胎发,历经多次宫缩屏气却不见胎头继续下降时,应想到可能是持续性枕后位。

2.腹部检查

在宫底部触及胎臀,胎背偏向母体后方或侧方,在对侧明显触及胎儿肢体。胎心在脐下一侧偏外方听得最响亮,枕后位时胎心在胎儿肢体侧的胎胸部位也能听到。

3.肛门及阴道检查

当宫口扩张 3~4 cm 时检查,一般能确诊。枕后位时,盆腔后部空虚,胎头矢状缝位于骨盆斜径上,大囟门在骨盆前方,小囟门在骨盆后方;枕横位时,胎头矢状缝位于骨盆横径上,大、小囟门分别在母体骨盆左右两侧。阴道检查能更清楚地查到胎方位。

4.B 型超声检查

根据胎头颜面及枕部位置,能准确探清胎头位置以明确诊断。

（三）分娩机制

在强有力宫缩又无明显头盆不称的情况下,多数枕横位或枕后位可向前旋转 90°~135°成为枕前位而

363

自然分娩。若不能转成枕前位,有以下两种分娩机制(图 20-5)。

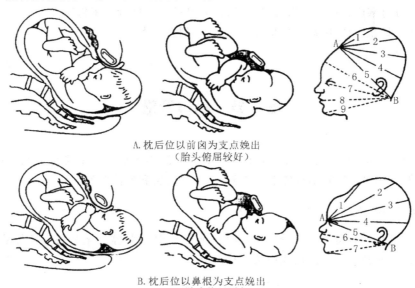

A. 枕后位以前囟为支点娩出
(胎头俯屈较好)

B. 枕后位以鼻根为支点娩出
(胎头俯屈不良)

图 20-5　枕后位分娩机制

1.枕左(右)后位

胎头枕部向后旋转 45°,使矢状缝与骨盆前后径一致,胎儿枕部朝向骶骨成正枕后位。分娩方式有两种。

(1)胎头俯屈较好,下降的前囟抵达耻骨弓时以前囟为支点,胎头俯屈使顶部、枕部自会阴前缘娩出,继之胎头仰伸,由耻骨联合下相继娩出额、鼻、口、颏。

(2)胎头俯屈不良,鼻根出现在耻骨联合下缘时,以鼻根为支点,胎头俯屈,使前囟、顶及枕部从会阴前缘娩出,然后仰伸,使鼻、口及颏依次从耻骨弓下娩出。

2.枕横位

枕横位在下降过程中无内旋转,或枕后位胎头仅向前旋转 45°成为持续性枕横位,多需用手或胎头吸引器协助转为枕前位分娩。如枕骨不易向前转,也可向后转 90°成正枕后位分娩。

(四)对母儿影响

1.对产妇影响

由于胎位异常导致继发性宫缩乏力,产程延长,常需手术助产;易发生软产道损伤,增加产后出血和感染机会。若胎头压迫软产道时间过长,易形成生殖道瘘。

2.对胎儿的影响

第二产程延长和手术助产机会增多,常出现胎儿窘迫和新生儿窒息,使围生儿死亡率增高。

(五)处理

明显头盆不称者,应及时行剖宫产术。无明显头盆不称者,在骨盆无异常、胎儿不大时,可以试产。试产时应严密观察产程进展,仔细监测胎心音。

1.第一产程

注意营养与休息,防止过度疲劳;让产妇朝向胎背的对侧方向侧卧,以利胎头枕部转向前方;指导产妇避免过早屏气用力,防止宫颈水肿。严密观察产程进展,仔细监测胎心。在试产的过程中若出现胎儿宫内窘迫或产程无进展,应行剖宫产术。

2.第二产程

初产妇宫口开全近 2h,经产妇近 1h,应行阴道检查。当胎头双顶径已达坐骨棘平面以下,可用手转胎头至枕前位,或自然分娩,或阴道助产(低位产钳术或胎头吸引术)。若有困难,也可向后转成正枕后位,再以产钳助产结束分娩。若以枕后位娩出时需作较大的会阴后一斜切开口,以免造成会阴裂伤。若胎头双顶径仍在坐骨棘平面以上,或第二产程延长伴胎儿窘迫,需行剖宫产手术。

3.第三产程

及时应用子宫收缩剂,防止产后出血。有软产道裂伤者,应及时修补,并给予抗生素预防感染;新生儿应重点监护。

二、臀先露

臀先露为常见的异常胎位,占妊娠足月分娩总数的3%~4%。因胎头大于胎臀,后出的胎头无变形机会,往往娩出困难,加之脐带脱垂的机会较多,使围生儿死亡率高,是枕先露的3~8倍。

(一)原因

原因不十分明确,可能的因素有以下3点。

1.胎儿在宫腔内活动范围过大

如羊水过多、早产儿、经产妇腹壁松弛等。

2.胎儿在宫腔内活动范围受限

如羊水过少、畸形子宫、胎儿畸形(如脑积水、无脑儿等)、双胎、初产妇腹壁过紧等。

3.胎头衔接受阻

如狭窄骨盆、前置胎盘、盆腔肿块、脐带过短等。

(二)临床分类

根据胎儿两下肢所取姿势分为如下3类。

1.单臀先露或腿直臀先露

胎儿双髋关节屈曲,双膝关节伸直,以臀部为先露。临床最多见。

2.完全臀先露或混合臀先露

胎儿双髋关节及双膝关节均屈曲,以臀部和双足为先露。临床较多见。

3.不完全臀先露

以一足或双足、一膝或双膝、或一足一膝为先露。膝先露是暂时的,产程开始后转为足先露。较少见。

(三)诊断

1.临床表现

孕妇常感肋下有圆而硬的胎头,临产后胎臀不能紧贴子宫下段及宫颈内口,常导致宫缩乏力和产程延长。

2.腹部检查

子宫外形呈纵椭圆形,宫底部触到圆而硬、按压时有浮球感的胎头;若未衔接,在耻骨联合上方触到不规则、软而宽的胎臀,胎心在脐左或右上方听得最清楚。

3.肛门检查和阴道检查

肛门检查先露部为软而不规则的胎臀、胎足或胎膝,即可确诊臀位。若胎臀位置高,肛查困难时应行阴道检查。当宫口扩张2 cm以上胎膜已破时,阴道检查可触及胎臀、外生殖器及肛门,应与面先露区别:肛门与两坐骨结节在一条直线上,而口与两颧骨呈三角形。手指放入肛门有环状括约肌收缩感,取出指套可见有胎便,而放入口中可触及齿龈和弓状的下颌骨。触及胎足时应注意与胎手相鉴别:足趾短而并排,拇指特别粗,趾端可连成一直线,足跟突出;手指较长,拇指与其余四指粗细相近,容易分开,各指端连成一弯线。

4.B型超声检查

B型超声检查可明确诊断,还可确定臀先露的种类。

(四)分娩机制

依骶骨位置和骨盆的关系将臀先露分为骶左前、骶左横、骶左后、骶右前、骶右横、骶右后种胎方位。

以骶右前位为例,简述分娩机制(图 20-6)。

1.胎臀娩出

临产后胎臀以粗隆间径衔接于骨盆入口右斜径上,骶骨位于骨盆右前方。胎臀逐渐下降,前髋下降稍快故位置较低,遇盆底阻力后,前髋向母体右侧行 45°内旋转,使前髋位于耻骨联合后方,此时粗隆间径与母体骨盆前后径一致。胎臀继续下降,胎体侧屈以适应产道弯曲度,后髋先从会阴前缘娩出,随即胎体稍伸直,使前髋从耻骨弓下娩出。继之双腿双足娩出,当胎臀及双下肢娩出后,胎体行外旋转,使胎背转向右前方或前方。

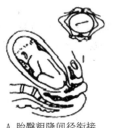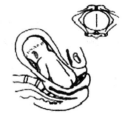

A.胎臀粗隆间径衔接
于骨盆入口右斜径上

B.胎臀经内旋转后,粗隆间径
与母体骨盆出口前后径一致

C.前髋自耻骨弓下娩出,臀部娩出
时粗隆间径与骨盆出口前后径一致

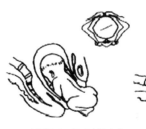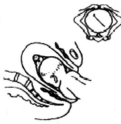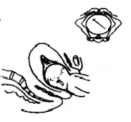

D.胎臀娩出后顺时针方向
旋转,胎臀转向前方

E.胎头矢状缝衔接于骨
盆入口的左斜径上

F.胎头入盆后矢状缝沿
骨盆左斜径下降

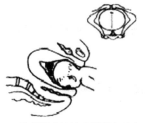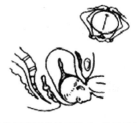

G.枕骨经内旋达耻骨联合下方时,
矢状缝与骨盆出口前后经一致

H.枕骨下凹达耻骨弓下时,胎头俯屈
娩出,此时胎头矢状缝仍与骨盆出
口前后径一致

图 20-6　骶右前位分娩机制

2.胎肩娩出

胎体行外旋转时,双肩径衔接于骨盆右斜径或横径上,继续下降达盆底时,前肩向右旋转 45°至耻骨弓下,双肩径与骨盆出口前后径相一致,胎体侧屈,后肩及上肢从会阴前缘娩出,继之前肩及上肢从耻骨弓下娩出。

3.胎头娩出

当胎肩从会阴娩出时,胎头矢状缝衔接在骨盆入口左斜径或横径上,并沿此径线继续下降,同时胎头俯屈,当胎头枕骨达骨盆底时,胎头向母体左前方作内旋转,使枕骨朝向耻骨联合。胎头继续下降,当枕骨下凹抵达耻骨弓下时,以此为支点胎头继续俯屈,使颏、面及额部相继自会阴前缘娩出,随后枕部自耻骨弓下娩出。

（五）对母儿影响

1.对母体的影响

因胎臀不规则，不能紧贴子宫下段及宫颈，易发生胎膜早破、继发性宫缩乏力及产程延长，使产后出血及感染机会增加；有时因后出胎头困难或宫口未开全，行助产造成宫颈、子宫下段及会阴撕裂伤。

2.对胎儿的影响

臀先露易发生胎膜早破、脐带脱垂，胎膜早破使早产儿及低体重儿增多，脐带受压可致胎儿窘迫甚至死亡。后出胎头牵拉困难，易发生新生儿窒息、颅内出血、臂丛神经损伤等。

（六）处理

1.妊娠期

妊娠28周以前，胎位不固定，发现臀位不必急于纠正。若妊娠30周后仍为臀位者应给予纠正，方法如下。

（1）胸膝卧位　孕妇排空膀胱、松解裤带，做胸膝卧位（图20-7），每日2次，每次15 min，1周后复查。

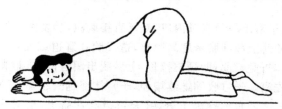

图20-7　胸膝卧位

（2）激光照射或艾灸至阴穴每日1次，每次15～20 min，5～7次为一疗程。

（3）外倒转术　指利用手法经腹部外操作纠正胎方位的方法。适用于上述方法无效，腹壁松弛孕妇，一般在妊娠32～34周进行，因有发生胎盘早剥、脐带缠绕之危险，应慎用。术前半小时口服沙丁胺醇4.8 mg，术时最好在B型超声和胎儿电子监测下进行，注意术中或术后胎心、胎动情况。手法不应粗暴，孕妇出现腹痛或胎心异常应立即停止操作。

2.分娩期

临产初期应根据产妇年龄、胎次数、骨盆类型、胎儿大小、胎儿是否存活、臀先露类型及有无合并症等，对分娩方式做出正确判断。如狭窄骨盆、软产道异常、胎儿体重大于3 500 g、胎儿窘迫、胎膜早破、脐带脱垂、妊娠合并症、高龄初产、有难产史、不完全臀先露等均应行剖宫产术结束分娩。若决定经阴道分娩者，则作如下处理。

（1）第一产程：侧卧位，不宜站立行走，少作肛查，禁止灌肠，防止胎膜早破。一旦破膜，立即听胎心并检查有无脐带脱垂，如出现脐带脱垂，宫口未开全，胎心尚好，立即行剖宫手术；若无脐带脱垂，继续观察胎心和产程进展。若在阴道口见到胎足，应消毒外阴后，每当宫缩时用无菌巾以手掌堵住阴道口，避免胎足脱出，并使胎臀下降，起到充分扩张软产道的作用，直到宫口开全（图20-8）。在此过程中，应每隔10～15 min听胎心一次，并注意宫口是否开全，已开全再堵容易发生胎儿宫内窘迫或子宫破裂。

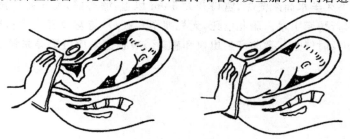

图20-8　用手堵外阴促使胎臀下蹲

(2)第二产程:导尿排空膀胱后,初产妇作会阴侧切。有 3 种分娩方式。①自然分娩:接产人员不作任何牵拉,胎儿自然娩出,极少见,仅见于经产妇、胎儿小、宫缩强、产道正常者。②臀位助产术:胎臀自然娩出至脐部后,胎肩及胎头由接产者协助娩出,注意在脐部娩出后,一般应在 2~3 min 内娩出胎头,最长不超过 8 min,以免新生儿窒息或死亡。后出胎头有困难者可用单叶产钳助产。③臀牵引术:胎儿全部由接产者牵引娩出,对胎儿损伤大,不宜采用。

(3)第三产程:检查软产道有无损伤,若有裂伤应及时缝合,积极预防产后出血和感染。

三、肩先露

胎体横卧于骨盆入口之上,先露部为肩,称肩先露,亦称横产式。根据胎头在母体左(右)侧和胎儿肩胛骨朝向母体前(后)方,构成肩左前、肩左后、肩右前、肩右后 4 种胎位。约占足月分娩总数的 0.25%,是对母儿最不利的胎位。横位发生原因与臀先露相同。

(一)临床表现及诊断

1.临床表现

胎先露部胎肩不能紧贴子宫下段及宫颈内口,缺乏直接刺激,易发生宫缩乏力;胎肩对宫颈压力不均,易发生胎膜早破。破膜后,胎儿上肢和脐带容易脱出,造成胎儿窘迫或死亡。随着宫缩不断加强,胎肩及部分胸廓被挤入盆腔内,胎体折叠弯曲,胎颈被拉长,上肢脱出阴道口外,胎头和胎臀仍被阻于骨盆入口上方,形成忽略性(嵌顿性)肩先露。子宫收缩继续增强,子宫体部越来越厚,子宫下段被动扩张越来越薄,致使上下段之间形成环状凹陷,并随宫缩逐渐上升,甚至可以高达脐上,形成病理缩复环,是子宫破裂的先兆,若不及时处理,将发生子宫破裂。

2.腹部检查

子宫为横椭圆形,宫底高度低于妊娠周数,耻骨联合上方空虚,在母体腹部一侧可触及胎头,对侧触及胎臀。肩前位时,于母体腹前壁可触及宽而平坦的胎背;肩后位时,在母腹前壁触及不规则的小肢体。胎心音在脐周最清楚。

3.肛门或阴道检查

若胎膜未破,胎先露位于入口平面以上,先露高不可及,盆腔空虚。若胎膜已破、宫口已扩张,阴道检查可触及胎背、胎肩或小肢体,腋窝中端指向胎儿肩部和头部位置,用于判断胎头位于母体左或右侧。若胎手已脱出阴道口外,可用握手法鉴别胎儿左手或右手。

4.B 型超声检查

B 型超声能准确探清肩先露,并能确定具体胎位。

(二)治疗

1.妊娠期

纠正横产式的方法和臀先露相同,若失败,应提前住院,决定分娩方式。

2.分娩期

(1)剖宫产术:足月活胎出现先兆子宫破裂或子宫破裂征象,无论胎儿是否存活,均应行剖宫产术。

(2)阴道分娩:破膜不久羊水尚未流尽,宫口开大 5 cm 以上,胎心好,无先兆子宫破裂,可在全麻下行内倒转术,待宫口开全再行臀牵引术。胎儿已死,无先兆子宫破裂,待宫口开全再行毁胎术。产后常规检查软产道和宫腔,有损伤及时缝合。预防产后出血和感染。有血尿者应留置导尿管 1 周以上,防止发生生殖道瘘。

(梅丽君)

第二十一章　分娩并发症

第一节　产后出血

胎儿娩出后 24 h 内阴道流血量超过 500 mL 者,称为产后出血(postpartum hemorrhage,PPH)。包括胎儿娩出至胎盘娩出前、胎盘娩出后至产后 2 h 及产后 2 h 至 24 h 内三个时期。产后出血是产科常见的严重并发症,位居我国目前孕产妇死亡原因的首位,其发生率占分娩总数的 2%~3%,且 80% 以上发生在产后 2 h 内。产后出血的预后随失血量、失血速度及产妇体质不同而异。若在短时间内大量失血可迅速发生失血性休克,严重者危及产妇生命,休克时间过长可引起脑垂体缺血性坏死,继发腺垂体功能减退,发生席汉综合征,因此应予以特别重视。

产后出血发生在产后 24 h 以后的产褥期,称为晚期产后出血,亦称为产褥期出血。以产后 1~2 周发病最为常见。引起晚期产后出血的原因主要是胎盘胎膜残留,其次是胎盘附着部复旧不全,应予高度警惕,以免导致严重后果。

一、病因

引起产后出血的原因临床上依次有以下几方面。

(一)子宫收缩乏力

宫缩乏力约占产后出血原因总数的 70%~80%。在正常情况下,胎盘娩出后,子宫肌纤维的收缩和缩复,使胎盘剥离面内开放的血窦闭合形成血栓而止血。因此,凡一切影响子宫正常收缩和缩复功能的因素均可引起产后出血。常见的因素如下。

1.全身性因素

产妇精神过度紧张,临产后过多使用镇静剂、麻醉剂;产程延长或难产产妇体力衰竭;妊娠合并急慢性全身性疾病,如重度贫血等。

2.局部因素

子宫过度膨胀,影响子宫肌纤维的缩复功能(如多胎妊娠、巨大儿、羊水过多等);子宫肌纤维发育不良或退行性变(如子宫畸形、妊娠合并子宫肌瘤、多产、剖宫产术和肌瘤剔除术等),影响子宫肌纤维正常收缩;子宫肌水肿、渗血(如妊娠期高血压疾病、严重贫血、子宫胎盘卒中)以及前置胎盘附着于子宫下段,血窦不易关闭等,以上均可发生宫缩乏力引起产后出血。

(二)胎盘因素

胎儿娩出后超过 30 min 胎盘尚未娩出者,称为胎盘滞留。根据胎盘剥离情况,胎盘因素所致产后出血的类型如下。

1.胎盘剥离不全

见于宫缩乏力,或胎盘未剥离前过早牵拉脐带或揉挤子宫,使部分胎盘或副胎盘自宫壁剥离不全,影响子宫收缩使剥离面的血窦不易关闭,引起出血不止。

2.胎盘剥离后滞留

因宫缩乏力,或膀胱充盈等因素的影响,使已全部剥离的胎盘未能及时排出,滞留在宫腔影响子宫收缩而出血。

3.胎盘嵌顿

缩宫剂使用不当或粗暴按摩子宫等,引起宫颈内口的子宫平滑肌呈痉挛性收缩形成狭窄环,使已全部剥离的胎盘嵌顿在宫腔内引起出血。

4.胎盘粘连

胎盘全部或部分粘连于宫壁,不能自行剥离者,称为胎盘粘连。当全部粘连时无出血,若部分粘连可因剥离部分的子宫内膜血窦开放以及胎盘滞留影响宫缩易引起出血。胎盘粘连的常见原因有子宫内膜炎和多次人工流产导致子宫内膜损伤。

5.胎盘植入

如子宫蜕膜层发育不良时,致胎盘绒毛深入到子宫肌层者,称为胎盘植入,临床上较少见。根据植入的面积分为完全性与部分性两类,前者胎盘未剥离不出血,后者往往发生致命的大量出血。

6.胎盘和胎膜残留

部分胎盘小叶、副胎盘或部分胎膜残留于宫腔内,影响子宫收缩而出血,常因过早牵拉脐带或用力揉捏子宫所致。

(三)软产道裂伤

宫缩过强、胎儿过大、产程过快、接产时保护会阴不当或阴道手术助产操作粗暴等,均可引起会阴、阴道、宫颈裂伤,严重者裂伤可达阴道穹窿、子宫下段,甚至盆壁,形成腹膜后血肿和阔韧带内血肿。如过早行会阴正中或侧切开术也可引起失血过多。

(四)凝血功能障碍

临床少见,但后果严重。任何原发和继发的凝血功能障碍均可引起产后出血。包括妊娠合并症(如血小板减少症、白血病、再生障碍性贫血、重症肝炎等)和妊娠并发症(如妊娠期高血压疾病的子痫前期、重型胎盘早剥、羊水栓塞、死胎滞留过久等)均可因凝血功能障碍导致难以制止的产后大量出血。

二、临床表现及诊断

产后出血的主要表现为阴道流血量过多,继发失血性休克和感染。病因诊断有利于及时有效地抢救。诊断中应注意有数种病因并存引起产后出血的可能。

(一)准确估计出血量

常用的方法如下。

1.目测法

实际出血量≈目测量×2。

2.面积法

$10 \text{ cm}^2 \approx 10 \text{ mL}$ 出血量。

3.称重法

(应用后重−应用前重)÷1.05=出血的毫升数。

4.容积法

用有刻度的器皿测定弯盘或专用产后接血器中的血液,较简便、准确。

5.根据休克指数粗略估计失血量

休克指数=脉搏/收缩压。休克指数=0.5为血容量正常。若休克指数=1,则失血量10%～30%(500～1500 mL);休克指数=1.5,失血量30%～50%(1 500～2 500 mL);休克指数=2.0,则失血量50%～70%(2 500～3 500mL)。

(二)诊断步骤

从以下两个时期进行分析判定引起出血的原因。

1.胎盘娩出前出血

胎儿娩出后立即持续性出血,血色鲜红,多考虑软产道裂伤;胎儿娩出后稍迟间歇性出血,血色暗红,多考虑胎盘因素引起。

2.胎盘娩出后出血

仔细检查胎盘、胎膜的完整性,有无副胎盘,子宫收缩情况,有无软产道损伤及凝血功能障碍等。

(三)病因诊断

作为抢救产后出血采取相应措施的主要依据。

1.子宫收缩乏力

多有产程延长、产妇衰竭、胎盘剥离延缓等。出血特点:阴道流血量多,为间歇性、暗红色,常伴血凝块。如短期内迅速大量出血,则产妇很快进入休克状态。检查子宫体松软似袋状,甚至子宫轮廓不清。有时阴道流血量不多,而子宫底升高,按压宫底部有大量血块涌出,考虑为隐性出血。

2.胎盘因素

胎盘娩出前有间歇性、暗红色阴道多量流血时,首先考虑胎盘因素所致。如胎盘部分粘连或部分植入、胎盘剥离不全或剥离后滞留,常表现为胎盘娩出延迟和(或)伴有子宫收缩乏力。若胎盘嵌顿时,在子宫下段可发现狭窄环。根据胎盘尚未娩出,或徒手剥离胎盘时胎盘与宫壁粘连面积大小、剥离的难易程度以及胎盘娩出后通过仔细检查其完整性,容易做出病因诊断。

3.软产道损伤

发生在胎儿娩出后,立即持续不断流血,血色鲜红能自凝。出血量与裂伤的程度、部位以及是否累及大血管有关。宫颈裂伤多发生在两侧,也可呈花瓣状,严重者延及子宫下段,出血凶猛;阴道裂伤多发生在侧壁、后壁和会阴部,多呈不规则裂伤;会阴裂伤按其程度分为3度(图21-1)。Ⅰ度系指会阴皮肤及阴道入口黏膜撕裂,未达肌层,一般出血不多。Ⅱ度系指裂伤已达会阴体肌层,累及阴道后壁黏膜,甚至阴道后壁两侧沟向上撕裂,裂口形状多不规则,使原有的解剖结构不易辨认,出血量较多。Ⅲ度系指肛门外括约肌已断裂,甚至阴道直肠隔及部分直肠前壁有裂伤,此种情况虽严重,但出血量不一定太多。

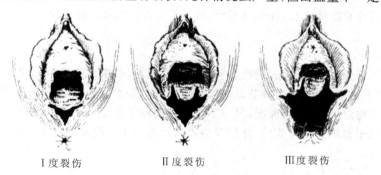

Ⅰ度裂伤　　　　Ⅱ度裂伤　　　　Ⅲ度裂伤

图 21-1　会阴—阴道裂伤

4.凝血功能障碍

在孕前或孕期已患有出血倾向的原发病,在胎盘剥离或软产道有裂伤时,由于凝血功能障碍,表现为皮下、注射针孔、伤口、胃肠道黏膜等全身不同部位的出血,最多见子宫大量出血或少量持续不断出血,出血不凝。根据病史、出血特点及血小板计数、凝血酶原时间、纤维蛋白原等有关凝血功能的实验室检查可协助诊断。

三、预防

预防工作能明显降低产后出血的发生率,预防措施应贯穿于下列各环节中。

（一）产前预防

1.做好孕前及孕期保健工作

对患有凝血功能障碍疾患者,应积极治疗,严格避孕,已经妊娠的妇女,应在早孕期终止妊娠。

2.积极治疗各种妊娠合并症和并发症

对有可能发生产后出血倾向的孕妇,如羊水过多、妊娠期高血压疾病、妊娠合并糖尿病、血液病等,应提前住院。对胎盘早剥、死胎不下、宫缩乏力、产程延长等应及时处理,防止产后出血的发生。

（二）产时预防

1.密切观察第一产程

消除产妇紧张情绪,保证充分休息,加强营养,密切观察产程进展,防止产程延长和宫缩乏力。

2.重视第二产程的处理

指导产妇适时正确运用腹压,防止胎儿娩出过快;掌握会阴正中或斜侧切开术的适应证及手术时机,接生操作要规范,防止软产道损伤。对已有宫缩乏力者,恰当选用收缩子宫的药物,减少产后出血量。

3.正确处理第三产程

若胎盘未娩出前有较多量阴道流血,或胎儿娩出后 30 min 未见胎盘自然剥离征象,应行宫腔探查及人工剥离胎盘术。剥离有困难者,切勿强行挖取。胎盘娩出后应仔细检查胎盘、胎膜是否完整,有无副胎盘,检查软产道有无撕裂或血肿,如有裂伤者及时按解剖层次缝合。产后按摩子宫以促进收缩。准确收集并测量产后出血量。

（三）产后预防

在胎盘娩出后继续观察产妇 2h,注意产妇的面色、血压、脉搏、子宫收缩及阴道出血情况;鼓励产妇按时排尿;早期哺乳可反射性刺激子宫收缩,减少流血量;送返休养室前尽可能挤出子宫和阴道内积血。产后 2h,向产妇交代注意事项,医护人员定时巡视病房,发现问题及早处理。

四、处理

针对出血原因迅速有效地止血,补充血容量,纠正失血性休克及预防感染。

（一）制止出血

1.子宫收缩乏力性出血

(1)按摩子宫:①腹壁按摩子宫底,助产者一手置于宫底部,拇指在前壁,其余四指在后壁,另一手在耻骨联合上缘下压,将子宫向上推,均匀有节律地按摩宫底(图 21-2)。②腹部-阴道双手按摩子宫(图 21-3),一手握拳置于阴道前穹窿,顶住子宫前壁,另一手自腹壁按压子宫后壁使宫体前屈,双手相对紧压子宫并作按摩。按压时间以子宫恢复正常收缩,并能保持收缩状态为止。按摩时应注意无菌操作。

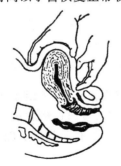
图 21-2　腹壁按摩子宫底

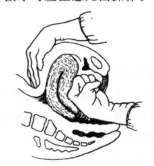
图 21-3　腹部-阴道双手按摩子宫

(2)应用缩宫剂按摩子宫的同时,肌内或静脉(缓慢)注射缩宫素 10 U,然后将缩宫素 10～20 U加入10％葡萄糖注射液 500 mL 内静脉点滴,以维持子宫处于良好收缩状态。也可运用麦角新碱(心脏病、高血压患者慎用)使子宫体肌肉及子宫下段甚至宫颈强烈收缩,前置胎盘胎儿娩出后出血时应用效果较佳。

（3）宫腔填塞纱条：若经上述处理仍出血不止，当地无条件抢救，在转诊患者时应用无菌纱布条填塞子宫腔，有明显局部止血作用。

方法：在严密的消毒下，术者一手于腹壁固定宫底，另一手持卵圆钳，将无菌纱条由宫底逐渐向外不留空隙地填紧宫腔。术后24h取出，取出前应先肌内注射宫缩剂。宫腔填塞纱条后，密切观察生命体征及宫底高度和子宫大小，警惕因填塞不紧，宫腔内继续出血而阴道不流血的止血假象。

（4）结扎盆腔血管：用于子宫收缩乏力、前置胎盘及DIC等所致的严重产后出血而又迫切希望保留生育功能的产妇。①结扎子宫动脉上行支：消毒后用两把长鼠齿钳分别夹住宫颈前后唇，轻轻向下牵引，在宫颈阴道部两侧上端用2号肠线缝扎双侧壁，深入组织约0.5 cm。若无效应迅速开腹，结扎子宫动脉上行支，即在宫颈内口平面距宫颈侧壁1 cm处，触之无输尿管时进针，缝扎宫颈侧壁，进入宫颈组织约1 cm，两侧同样处理，若见到子宫收缩则有效。②结扎髂内动脉：经上述处理无效，可分离出髂内动脉起始点，以7号丝线结扎。结扎后一般可见子宫收缩良好。此法可保留子宫，在剖宫产时易于实行。

（5）髂内动脉栓塞术：近年来髂内动脉栓塞术治疗难以控制的产后出血受到重视。该法经股动脉穿刺，将介入导管直接导入髂内动脉或子宫动脉，有选择性地栓塞子宫的供血动脉。选用中效可溶解的物质作栓塞剂，常用明胶海绵颗粒，在栓塞后2～3周可被吸收，血管复通。若患者处于休克状态应先积极抗休克，待一般情况改善后才行栓塞术，且应行双侧髂内动脉栓塞以确保疗效。

（6）子宫切除术：用于难以控制并危及产妇生命的产后出血。在积极输血补充血容量的同时施行子宫次全切除术，若合并中央性或部分性前置胎盘应施行子宫全切术。

2.胎盘因素引起的出血

根据不同原因，尽早采取相应措施去除胎盘因素达到止血。处理前应排空膀胱，术中严格无菌操作。

（1）胎盘剥离后滞留：如为膀胱过度充盈，在导尿排空膀胱后，一手按摩宫底，另一手轻轻牵拉脐带协助胎盘娩出。

（2）胎盘剥离不全或粘连：行人工徒手剥离胎盘术。术前要备血，操作宜轻柔，切忌强行剥离或用手抓挖宫腔，以免损伤子宫。剥离困难或找不到疏松面时，应疑为植入性胎盘，不可强行剥离。取出胎盘后应详细检查其完整性，如有不全，必须再次清理宫腔，但应注意尽量减少宫腔内操作次数。术后使用宫缩剂和抗生素，仍需严密观测。

（3）植入性胎盘：在徒手剥离胎盘时，发现胎盘与宫壁关系紧密，难以剥离，当牵拉脐带而子宫壁凹陷时，可能为胎盘植入，应立即停止剥离，考虑行子宫切除术，如出血不多，需保留子宫者，可保守治疗，目前采用甲氨蝶呤治疗，效果较佳。

（4）胎盘、胎膜残留：如果残留量少徒手取出困难，出血不多时，严密观察，应用抗生素及宫缩剂2～3 d后，可用大号刮匙行清宫术。

（5）胎盘嵌顿：当胎盘剥离后嵌顿于狭窄环以上者，可在解痉或麻醉下，待环松解后用手取出胎盘。

3.软产道裂伤

做到及时、准确、有效缝合裂伤，尽可能恢复原有的解剖层次。

（1）子宫颈裂伤：疑为子宫颈裂伤时应在消毒下充分暴露宫颈，用两把卵圆钳并排钳夹宫颈前唇，并向阴道口方向牵拉，顺时针方向逐步移动卵圆钳1周，直视下观察宫颈情况。若裂伤浅且无明显出血，可不予缝合也不作子宫颈裂伤诊断，如裂伤深、出血多，用肠线缝合。第一针缝合应从裂口顶端上0.5 cm处开始（图21-4），彻底结扎已断裂回缩的血管，最后一针应距子宫颈外口0.5 cm处止，以减少日后子宫颈口狭窄的可能性。如裂伤已累及子宫下段，经阴道难以修补时，可开腹行裂伤修补术。

（2）阴道裂伤：缝合时第一针从裂口上0.5 cm处开始，注意缝合至裂伤的底部（图21-5），避免遗留死腔，更要避免缝线穿过直肠壁，缝合结束后常规行肛诊检查，若有缝线穿过直肠壁，应拆除重新缝合。

（3）会阴裂伤：按解剖关系逐层缝合，最后以处女膜缘为标志缝合会阴皮肤。

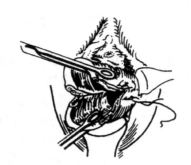

图 21-4　宫颈裂伤缝合术

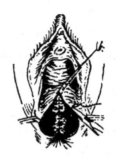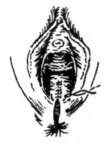

图 21-5　会阴－阴道裂伤缝合术

4.凝血功能障碍引起的出血

如患有全身性出血性疾病,在妊娠早期应在内科医生的协助下,尽早行人工流产术。于妊娠中、晚期发现者应积极治疗争取去除病因,尽量减少产后出血的发生。对分娩期已有出血的产妇除积极止血外,还应注意针对病因治疗,如血小板减少、再生障碍性贫血等患者应输新鲜血或成分输血。如发生弥散性血管内凝血应与内科医生共同抢救。

5.剖宫产术中大出血

可采用按摩子宫、注射宫缩剂、子宫局部缝扎止血(子宫浆肌层缝合术、剖宫产切口撕裂缝合)、纤维蛋白封闭剂(纤维蛋白胶)、宫腔填塞纱布、血管结扎、子宫切除等。

6.晚期产后出血

(1)胎盘胎膜残留大量出血时应立即刮宫,术中、术后使用子宫收缩剂、抗生素治疗。

(2)出血量不多时,可先采用子宫收缩剂和抗生素治疗后,再行清宫术。

(3)胎盘附着部位复旧不良,应用子宫收缩剂、抗菌药物,辅以中药治疗。

(4)剖宫产切口裂开,出血不多时先保守治疗,应用子宫收缩剂和抗生素后再行手术,出血量大时,应及时行介入治疗或子宫切除术。

(二)补充血容量纠正失血性休克

产妇取平卧位,保暖、吸氧,立即快速输血、输液,以新鲜血为好,或低分子右旋糖酐,注意及时纠正酸中毒。

(三)合理使用抗生素预防感染

产后宜用大剂量抗生素预防感染,同时注意体温、恶露的量、气味及性状,保持外阴清洁干燥,加强营养,积极纠正贫血。

（王海艳）

第二节　羊水栓塞

羊水栓塞是指在分娩过程中羊水突然进入母体血液循环引起母体对羊水成分产生的一系列过敏反应。表现为急性肺栓塞、过敏性休克、弥散性血管内凝血、肾衰竭或猝死。发病率为 4/10 万～6/10 万,产妇死亡率高。

一、相关因素

羊水栓塞是由于羊水中的有形物质(胎儿毳毛、角化上皮、胎脂、胎粪)和促凝物质进入母体血液循环引起,多发生在产时或破膜时,亦可发生于产后。多见于足月产,其产妇死亡率高达 80% 以上,也见于早、中期引产或钳刮术中。

羊水栓塞的病因可能与下列因素有关:①羊膜腔内压力增高(子宫收缩过强或强直性子宫收缩)。②胎膜破裂。③宫颈或宫体损伤处有开放的静脉或血窦。

诱因包括:①自发或人为的过强宫缩。②胎膜早破或人工破膜。③高龄初产妇和多产妇。④胎盘早剥、前置胎盘、子宫破裂或剖宫产等。

二、病理生理

羊水进入母体血液循环后。引起变态反应,导致凝血功能异常,使机体发生一系列病理生理变化。

(一)过敏性休克

羊水有形成分为致敏原作用于母体,引起Ⅰ型变态反应,导致过敏性休克,表现为血压骤降甚至消失。

(二)肺动脉高压

羊水内的有形成分形成栓子,阻塞小血管,并刺激血小板和肺间质细胞释放白三烯、PGF2α 和 5-羟色胺等使小血管痉挛。同时启动凝血过程,使肺毛细血管内形成弥散性血栓,进一步阻塞肺小血管,使肺通气、换气量减少;另一方面引起肺动脉压升高,导致急性右心衰竭,继而呼吸循环功能衰竭、休克,甚至死亡。

(三)弥散性血管内凝血(DIC)

羊水中含大量促凝物质,进入母血后使血管内产生大量微血栓,消耗大量凝血因子和纤维蛋白原,发生 DIC。

(四)急性肾衰竭

由于休克和 DIC,肾急性缺血导致肾功能障碍和衰竭。

三、临床表现

羊水栓塞起病急、病情凶险,多发生在分娩过程中,短时间内可因休克、心肺功能衰竭而使患者死亡。典型的临床经过分为三个阶段。

(一)呼吸循环衰竭和休克

在分娩过程中,尤其是在破膜不久,产妇突感寒战,出现呛咳、气紧、烦躁不安、恶心、呕吐,继而出现呼吸困难、发绀、抽搐、昏迷,脉搏细数、血压骤降,听诊心率加快、肺底部湿啰音等。病情严重者,产妇仅在惊叫一声或打一个哈欠后,血压骤降,迅速死亡。

(二)出血

继呼吸循环衰竭和休克之后,出现难以控制的大量阴道流血、切口渗血、全身皮肤黏膜出血、血尿及消化道大出血等。

（三）急性肾衰竭

由于循环衰竭引起的肾缺血和血栓阻塞。肾内小血管，导致肾脏器质性损害，常出现少尿、无尿和尿毒症表现。

上述羊水栓塞的临床表现在个别患者也可表现为不典型症状，以凝血功能障碍、阴道出血为主要表现。

四、诊断

胎膜破裂后、胎儿娩出后或手术中产妇突然出现寒战、呛咳、呼吸困难、烦躁不安、抽搐、出血或不明原因休克等临床表现，考虑羊水栓塞。

辅助检查包括：①采集下腔静脉血，血涂片查找羊水有形物质。②床旁胸部 X 线摄片：双肺弥散性点片状浸润，沿肺门周围分布，伴右心扩大。③床旁心电图或心脏多普勒 B 超检查：提示右心房、右心室扩大，ST 段改变。④与 DIC 有关的实验室检查等。其中，血涂片查找到羊水有形物质即可确诊为羊水栓塞。

若患者死亡应行尸检，可见肺水肿、肺泡出血；心内血液、肺小动脉或肺毛细血管内查到羊水有形成分；子宫或阔韧带血管内查到羊水有形物质。

五、处理

羊水栓塞抢救成功的关键在于早诊断、早处理。

（一）抗过敏

纠正呼吸循环衰竭，改善低氧血症。

(1)供氧：保持呼吸道通畅，立即行面罩给氧或气管插管正压给氧，必要时行气管切开术。

(2)抗过敏：尽快给予大剂量肾上腺糖皮质激素抗过敏。氢化可的松 100～200 mg 加于 5％～10％葡萄糖注射液 50～100 mL 内快速静脉滴注，再用 300～800 mg 加于 5％葡萄糖注射液 250～500 mL 内静脉滴注，日量可达 500～1 000 mg；或地塞米松 20 mg 加于 25％葡萄糖注射液内静脉推注后，再加 20 mg 于 5％～10％葡萄糖注射液内中静脉滴注。

(3)缓解肺动脉高压：解痉药物可改善肺血流灌注，预防呼吸循环衰竭。①盐酸罂粟碱：是首选药物，30～90 mg 加入 10％～25％葡萄糖注射液 20 mL 内缓慢静脉注射，日量不超过 300 mg。与阿托品合用效果更好。②阿托品：1 mg 加于 10％～25％葡萄糖注射液 10 mL 内，每 15～30 分钟静脉注射 1 次，直至面色潮红、症状缓解为止，当心率超过 120 次/分时慎用。③氨茶碱：250 mg 加入 25％葡萄糖注射液 20 mL 内缓慢注射缓解支气管痉挛。④酚妥拉明：5～10 mg 加入 10％葡萄糖注射液 100 mL 内，以 0.3 mg/min 静脉滴注。

（二）抗休克

(1)补充血容量：扩容常用右旋糖酐 40 加入葡萄糖注射液 500 mL 内静脉滴注，日量不超过 1000 mL，并补充新鲜血液和血浆，抢救过程中应测定中心静脉压，了解心脏负荷、指导输液量和速度。

(2)升压药物多巴胺 10～20 mg 加入 10％葡萄糖注射液 250 mL 内静脉滴注；或者间羟胺 20～80 mg 加入 5％葡萄糖注射液 250～500 mL 内静脉滴注，根据血压调整速度。通常滴速为 20～30 滴/分。

(3)纠正酸中毒：根据血氧分析和血清电解质测定结果来处理，常用 5％碳酸氢钠溶液 250 mL 静脉滴注纠正酸中毒，并及时纠正电解质紊乱。

(4)纠正心力衰竭：去乙酰毛花苷 0.2～0.4 mg 加于 5％葡萄糖注射液 20 mL 内静脉缓慢注射；或毒毛花苷 K 0.125 mg 缓慢静脉注射，必要时 4～6 h 重复用药。

（三）防治 DIC

(1)肝素：仅用于羊水栓塞初期，血压呈高凝状态时，但由于临床不易判断，故较少使用。

(2)补充凝血因子：继发 DIC 及产后出血时需大量补充血液及凝血因子。

（3）抗纤溶药物：纤溶亢进时，可使用氨基己酸、氨甲苯酸、氨甲环酸等抑制纤溶启动酶，从而抑制纤维蛋白的溶解。补充纤维蛋白原4～6 g/次，必要时增加剂量，使血纤维蛋白原浓度达到1.5 g/L及以上为好。

（四）预防肾衰竭

抢救过程中应注意尿量，若血容量补足后仍少尿，应选用呋塞米20～40 mg静脉注射，或20%甘露醇250 mL快速静脉滴注（10 mL/min），扩张肾小球动脉以预防肾衰（有心力衰竭时慎用），注意检测血电解质。

（五）预防感染

应预防性使用肾毒性小的广谱抗生素。

（六）产科处理

若在第一产程发病。应行剖宫产终止妊娠。若在第二产程发病，行阴道助产结束分娩。若发生产后出血，经积极抢救，不能止血者，行子宫切除术。

六、预防

正确使用缩宫素，防止宫缩过强。人工破膜在宫缩间歇期进行。产程中避免产伤、子宫破裂、子宫颈裂伤等。

（王海艳）

第三节　子宫破裂

一、病因

（一）梗阻性难产

骨盆狭窄、头盆不称、胎位不正（特别是忽略性横位）、胎儿异常如脑积水或软产道畸形等，可引起胎先露、下降受阻。若子宫收缩过强，子宫上段肌层因收缩和缩复而愈来愈厚，下段被动伸长撑薄，形成子宫病理性缩复环，此时如不及时处理，可造成子宫破裂。

（二）子宫肌层薄弱或子宫瘢痕

如前次剖宫产（尤其是古典式）或肌瘤剜除术后的子宫瘢痕以及多胎经产妇、多次刮宫所致的宫壁纤维组织增多，弹性缺乏，均可在强烈宫缩甚至在正常宫缩时发生破裂，也可在妊娠后期宫腔压力增高时发生自然破裂。

（三）子宫收缩药

使用不当未严格掌握缩宫素（催产素）的适应证、禁忌证和使用的方法，或未做认真观察，或子宫对缩宫素（催产素）过于敏感，均可致产生强烈宫缩，而宫口一时不能扩大或先露下降受阻，则可造成子宫破裂。

（四）损伤性破裂

发生于不适当或粗暴的阴道助产手术，如宫口未开全行产钳助产或臀牵引术，均可造成宫颈裂伤，严重时可延及子宫下段，发生子宫破裂。妊娠期间腹部受外伤如碰撞或击打伤，也可发生子宫破裂。

二、分类

子宫破裂按发生原因分为自发性破裂和损伤性破裂；按破裂部位分为子宫下段破裂和子宫体部破裂；按发生时间分为妊娠期破裂和分娩期破裂；按破裂程度分为子宫不完全破裂和子宫完全破裂。子宫壁全层断裂，使宫腔与腹腔直接相通，为完全性子宫破裂；子宫肌层部分或全部裂开，而未伤及浆膜层，为不完全性子宫破裂。自发性破裂又分为难产性破裂、药物性破裂、瘢痕性破裂。

三、临床表现

子宫破裂可发生于子宫下段或子宫体部。大多数破裂发生在分娩期,妊娠期破裂者少见。经产妇高于初产妇。子宫破裂多数分为先兆子宫破裂和子宫破裂,而瘢痕性破裂及损伤性破裂则无先兆破裂阶段。

(一)先兆子宫破裂

临产后,产程延长或产程进展缓慢,宫缩紧,先露部不下降,产妇自觉下腹剧痛难忍,脉细数,呼吸急促,烦躁不安,排尿困难。腹部检查时,在腹壁上可见一明显的横沟,子宫呈葫芦状,即子宫上下段间出现的"病理性缩复环"。随每次阵缩,缩复环可逐渐上升,甚至达脐以上。子宫下段隆起,压痛明显。由于过强、过频的子宫收缩,致使胎儿宫内缺氧,早期胎动频繁,胎心率快,后期则胎动减少,胎心率慢,甚至胎动、胎心消失,胎死宫内。

由于胎儿先露部长时间嵌顿于骨盆入口处,可压迫膀胱,损伤膀胱黏膜,而致尿潴留,导尿时可见血尿。

(二)子宫破裂

先兆子宫破裂未及时发现和处理,可造成子宫破裂。根据破裂程度可分为完全性子宫破裂和不完全性子宫破裂两种类型。

1.完全性子宫破裂

子宫全层裂开,宫腔和腹腔相通,羊水、胎盘及胎儿的一部分或全部被挤入腹腔。子宫破裂发生时,产妇突感腹部一阵撕裂样剧痛,然后宫缩停止,腹痛暂减轻,顿感轻松而转入安静。随着羊水、胎儿、血液进入腹腔,逐渐出现持续性全腹疼痛、产妇面色苍白、出冷汗、呼吸浅表、脉细数、血压下降等休克症状、体征,阴道有少量流血。

检查时全腹有压痛及反跳痛、腹肌紧张等急腹症表现。在腹壁下可清楚地触及胎儿肢体,胎动及胎心音消失;子宫外形扪不清,有时在胎体的一侧可扪及缩小的宫体;若腹腔内出血多,可叩出移动性浊音。阴道检查:可发现胎先露上升或消失,宫颈口回缩,下段破裂时在宫腔内扪及破裂口。

2.不完全性子宫破裂

因子宫腔与腹腔不通,胎儿仍留在宫腔内,子宫轮廓清楚,症状、体征均不明显。如子宫动脉被撕裂,可引起严重腹膜外出血和休克。腹部检查:子宫仍保持原有外形,破裂口处压痛明显,并可在腹部一侧触及逐渐增大的血肿,阔韧带血肿亦可向上延伸而成为腹膜后血肿。如出血不止,血肿可穿破浆膜层,形成完全性子宫破裂。若裂口在子宫后壁,胎膜未破,体征不明显,确诊较困难。

四、诊断与鉴别诊断

根据病史、临床症状和体征,典型病例诊断多无困难。B型超声检查可协助确定破口部位及胎儿与子宫的关系。先兆子宫破裂及不完全性子宫破裂者,应注意与胎盘早剥鉴别(表21-1)。

表 21-1　子宫破裂与胎盘早剥的鉴别

鉴别点	子宫破裂	胎盘早剥
病史	有剖宫产、使用宫缩药、手术助产、梗阻性难产史	妊娠期高血压疾病、慢性肾炎、妊娠合并高血压、外伤史等
腹部体征	腹胀,有移动性浊音,急性腹膜炎体征	无腹胀、无移动性浊音及急性腹膜炎体征
	子宫轮廓不清,无阵缩,宫体与胎儿分离偏向一侧	子宫轮廓不清,增大,收缩,呈板样
胎儿	腹下部可清楚触及胎体,胎心消失	胎位扪不清楚,胎心先改变,后消失
阴道检查	先露回缩,升高,可触及宫壁裂口	子宫颈口可触及胎儿先露,触及不到宫壁裂口

五、处理

(一)先兆子宫破裂

发现子宫破裂先兆,应立即制止子宫收缩,如停用缩宫素,大剂量镇静药如哌替啶 100 mg 肌内注射,或吸入乙醚麻醉,以缓解宫缩,同时应尽快行剖宫产术终止分娩,以防发生子宫破裂。

(二)子宫破裂

一旦确诊子宫破裂,无论胎儿是否存活,均应在抢救休克的同时,及时进行剖腹探查,在准备手术的同时可给宫缩抑制剂以缓解宫缩。

(1)应立即建立多条通道输血、补液、抗休克,同时准备手术。手术可视裂口的部位、大小、破裂时间的长短、有无感染以及产妇对生育的要求等,决定修复或行子宫切除。如裂口整齐,创面新鲜,无明显感染征象者,可行修补术,否则应做子宫次全切除术或子宫全切术。

(2)术后积极防止感染,给予大量抗生素,同时积极纠正贫血。

(3)若子宫破裂发生在基层医院,应尽可能在原地请上级医院来人处理;若必须转院,应在输液、输血、包扎腹部后迅速转院。

六、预防及健康教育

(1)加强计划生育宣传及实施,减少非意愿妊娠,降低人工流产手术率。

(2)加强产前检查,纠正胎位不正,对骨盆狭窄、头盆不称等估计经阴道分娩困难者,或既往有难产史,或有剖宫产、子宫肌瘤切除术史,应提前住院待产,密切观察产程进展,根据指征及前次手术经过决定分娩方式。

(3)严格掌握缩宫素应用指征和应用方法,使用时要有专人观察或仪器监控。

(4)手术助产或剖宫产应掌握适应证与条件,尽可能不做宫体部剖宫产。内倒转或毁胎术后应探查子宫,以便及时发现有无破裂。尽量避免损伤较大的阴道助产,如中高位产钳。

(王海艳)

第二十二章 正常产褥

第一节 产褥期母体的生理变化

一、生殖系统

生殖系统在产褥期的变化最大。子宫从胎盘娩出后到恢复至未孕状态的过程称为子宫复旧,主要包括子宫体肌纤维的缩复和子宫内膜的再生。在子宫复旧的过程中,其重量减轻,体积减小。子宫肌纤维的缩复是指肌细胞长度和体积缩减,而肌细胞数目并未减少。细胞内多余的胞浆蛋白在胞内溶酶体酶系作用下变性自溶,最终代谢产物通过血液和淋巴循环经肾脏排出体外。分娩后的子宫重约 1 000 g,17 cm×12 cm×8 cm大小;产后 1 周的子宫重约 500 g,如 12 孕周大;产后 10 d 子宫降至骨盆腔,腹部触诊不能扪及;产后 2 周子宫重约 300 g;6 周约 50 g,大小亦恢复至未孕时状态。分娩后 2～3 d,子宫蜕膜分为浅、深两层。浅层蜕膜发生退行性变,坏死、脱落,成为恶露的一部分,随恶露排出。深部基底层的腺体和间质迅速增殖,形成新的子宫内膜。到产后 3 周,新生的子宫内膜覆盖了胎盘附着部位以外的子宫内壁。胎盘附着部位的子宫内膜至产后 6 周才能完全由新生的子宫内膜覆盖;产后宫颈松弛如袖管,外口呈环状。产后 2 d 起,宫颈张力才逐渐恢复,产后 2～3 d,宫颈口可容 2 指,宫颈内口 10 d 后关闭,宫颈外形约在产后1 周恢复,宫颈完全恢复至未孕状态约需 4 周。但宫颈由于分娩中 3 点或 9 点不可避免的轻度裂伤,外口由未产时的圆形变为经产后的一字形;产后阴道壁松弛,阴道皱襞消失,阴道腔扩大。产褥期阴道壁张力逐渐恢复,产后 3 周阴道皱襞开始重现,阴道腔逐渐缩小,但在产褥期末多不能恢复至原来的弹性及紧张度;会阴由于分娩时胎头压迫,多有轻度水肿,产后 2～3 d 自行吸收消失。会阴裂伤或切口在产后 3～5 d 多能愈合;处女膜在分娩时撕裂形成处女膜痕,是经产的重要标志,不能恢复。盆底肌肉和筋膜由于胎头的压迫和扩张,过度伸展而致弹性降低,并可有部分肌纤维断裂。若产褥期能坚持正确的盆底肌锻炼,则有可能恢复至正常未孕状态。但盆底组织有严重裂伤未能及时修补、产次多、分娩间隔时间过短的产妇,可造成盆底组织松弛,也是造成子宫脱垂,阴道前后壁膨出的主要原因。

二、循环系统

胎盘娩出后子宫胎盘循环终止,子宫肌的缩复使大量血液进入母血液循环,加之妊娠期水钠潴留也被重吸收进入血液。因此,产后第 2～3 天,母血液循环量可增加 15%～25%。心功能正常的产妇尚可耐受这一变化。若心功能不全可由于前负荷的增加诱发心力衰竭。循环血量经过自身调节在产后 2～6 周可恢复至未孕时水平。

三、血液系统

产褥早期产妇的血液仍呈高凝状态,这对于减少产后出血,促进子宫创面的恢复有利。这种高凝状态在产后 3 周才开始恢复。外周血中白细胞数增加,可达(15～30)×10⁹/L,以中性粒细胞升高为主,产后 1～2 周恢复正常。产褥期贫血较常见,经加强营养和药物治疗后可逐渐恢复。血小板数在产后增多。红细胞沉降率加快,产后 3～4 周恢复正常。

四、呼吸系统

产后膈肌下降,腹压减低,产妇的呼吸运动由妊娠晚期的胸式呼吸变为胸腹式呼吸。呼吸的幅度较深,频率较慢,每分钟 14～16 次。

五、消化系统

产妇体内孕酮水平下降,胃动素水平增加,胃肠道的肌张力和蠕动力逐渐恢复,胃酸分泌增加,于产后 1～2 周恢复至正常水平。因此,产褥早期产妇的食欲欠佳,喜进流食,以后逐渐好转。由于产妇多卧床,活动较少,膳食中的纤维成分少,盆底肌和腹肌松弛,胃肠动力较弱,易发生便秘。

六、泌尿系统

产后循环血量增加,组织间液重吸收使血液稀释,在自身调节机制的作用下,肾脏利尿作用增强,尿量增加,尤以产后第 1 周明显。妊娠期肾盂和输尿管轻度生理性扩张,于产后 4～6 周恢复正常。膀胱在分娩过程中受压,组织充血、水肿,处于麻痹状态,对尿液的刺激不敏感,再加上会阴伤口疼痛,产妇不习惯卧床排尿等因素,易发生尿潴留,多发生在产后 12 h 内。

七、内分泌系统

胎儿娩出后,胎盘分泌的激素在母体中的含量迅速下降。雌激素 3 d、孕激素 1 周降至卵泡期水平。人绒毛膜促性腺激素(HCG)一般在产后 2 周消失。胎盘生乳素(HPL)的半衰期为 30 min,其消减较快,产后 1 d 已测不出。其他的酶类或蛋白,如耐热性碱性磷酸酶(HSAP)、催产素酶(CAP)、甲胎蛋白(AFP)等,在产后 6 周均可恢复至未孕时水平。妊娠时的高雌、孕激素水平,负反馈抑制了下丘脑促性腺激素释放激素(Gn-RH)的分泌,使垂体产生惰性,产后恢复也较慢,恢复的时间与是否哺乳有关,一般产妇于产后 4～6 周逐渐恢复对 Gn-RH 的反应性。不哺乳的产妇,产后 6～8 周可有月经复潮,平均在产后 10 周恢复排卵。哺乳产妇的月经恢复较迟,有的在整个哺乳期内无月经来潮。但月经复潮晚来潮前有排卵的可能,应注意避孕。

妊娠过程中母体的甲状腺、肾上腺、胰岛、甲状旁腺等内分泌腺体的功能均发生一系列改变,多在产褥期恢复至未孕前状态。

八、免疫系统

妊娠是成功的半同种异体移植,孕期母体的免疫系统处于被抑制状态,以保护胎儿不被排斥,其表现有抑制性 T 淋巴细胞与辅助性 T 淋巴细胞的比值上升等。产后免疫系统的功能向增强母儿的抵抗力转变,母血中的自然杀伤细胞(NK 细胞)、淋巴因子激活的杀伤细胞(LAK 细胞)、大颗粒细胞(LGLs)数目增加,活性增强。但产褥期机体的防御功能仍较脆弱。

九、精神心理

产妇的心理变化对产褥期的恢复有重要影响。产妇的心理状态多不稳定且脆弱。在产后 1 周,绝大多数产妇都有不同程度的焦虑、烦闷等情绪,严重者可能发生产后忧郁综合征。对产妇进行社会心理护理,特别是产妇丈夫和家庭的支持和关怀,有利于避免产后不良心理反应。

十、泌乳

妊娠期胎盘分泌大量雌激素促进了乳腺腺管发育,大量孕激素促进了乳腺腺泡发育,为产后泌乳准备了条件,但同时也抑制了孕期乳汁的分泌。分娩后,产妇血中雌、孕激素水平迅速下降,解除了对泌乳的抑制,同时母体内催乳激素(prolactin,PRL)水平很高,这是产后泌乳的基础。此后乳汁的分泌在很大程度上依赖于婴儿吸吮,当婴儿吸吮时,感觉冲动从乳头传至大脑,大脑底部的腺垂体反应性地分泌催乳素,催乳素经血液到达乳房,使泌乳细胞分泌乳汁。同时感觉冲动可经乳头传至大脑底部的神经垂体反射性地分泌缩宫素,后者作用于乳腺腺泡周围的肌上皮细胞,使其收缩而促使乳汁排出。乳房的排空也是乳汁再分泌的重要条件之一。此外,乳汁分泌还与产妇的营养、睡眠、精神和健康状态有关。

乳汁是婴儿的最佳食品。它无菌、营养丰富、温度适中,最适合婴儿的消化和吸收。母乳的质和量随着婴儿的需要自然变化,产后最初几日内分泌的乳汁称为初乳,质较黏稠,因其含较多的胡萝卜素,色偏黄,蛋白的含量很高。此后分泌的乳汁称成熟乳,蛋白含量较初乳低,脂肪和乳糖的含量较高。乳汁中除含有丰富的营养物质、多种微量元素、维生素外,还含有免疫物质,对促进婴儿生长、提高婴儿抵抗力有重要作用。

(王梦娜)

第二节　产褥期的处理及保健

一、产褥期的临床表现及处理

产妇会因回味产时的状况而兴奋、激动、紧张等而影响休息,产后的观察和及时而恰当的指导和处理直接影响产妇产后的康复,不可忽视。

(一)生命体征

每日两次测体温、脉搏、呼吸、血压。由于产程中的消耗和脱水,产后最初的 24 h 内体温略升高,一般不超过 38 ℃;产后由于子宫胎盘血液循环停止及卧床休息等因素,脉搏略缓慢,60～70 次/分;产后呼吸深慢,14～16 次/分;血压比较平稳。以上体征出现异常,应积极寻找原因并处理。

(二)子宫复旧及恶露

产后应根据子宫复旧的规律,观察并记录宫底高度,以了解子宫复旧过程。测量前嘱产妇排尿并先按摩,使其收缩后再测。产褥早期由于子宫的收缩会引起下腹剧烈痛,称为产后宫缩痛。一般不需特殊处理,严重者可用针灸或止痛药物。

产后随子宫蜕膜的脱落,含有血液、坏死蜕膜组织等经阴道排出,称为恶露。恶露分为以下几种。

1.血性恶露

色鲜红,含大量的血液和少量的胎膜及坏死蜕膜组织,持续 1 周左右。

2.浆液性恶露

淡红色,似浆液,血量减少,含有少量血液而有较多的宫颈黏液、坏死蜕膜组织和细菌,也持续 1 周左右。

3.白色恶露

黏稠,色泽较白,血量更少,含大量的白细胞、退化蜕膜、表皮细胞和细菌等,可持续2～3周。

正常恶露有血腥味,但无臭味,持续约 4～6 周。每天应观察恶露的量、颜色及气味。若恶露量多,色红且持续时间长,应考虑子宫复旧不良,给予子宫收缩剂;若恶露有腐臭味且有子宫压痛,应考虑合并感染或胎盘胎膜残留,给予宫缩剂同时加抗生素控制感染。

(三)外阴

保持外阴清洁干燥,每日用 0.1%苯扎溴铵或 1∶5 000 高锰酸钾清洗外阴 2～3 次,拭干后放消毒会阴垫。外阴水肿者可用 50%硫酸镁湿热敷,每日两次,每次 15 min。会阴切开缝合者,除常规冲洗外,大便后随时冲洗,向健侧卧位,每日检查伤口周围有无红肿、硬结及分泌物。于产后 3～5 d 拆线,若伤口感染,应提前拆线引流或行扩创处理。

（四）乳房

母乳营养丰富,易于消化,是婴儿最理想的食品。必须正确指导哺乳,推荐母乳喂养。于产后半小时内开始哺乳,此时乳房内乳量虽少,通过新生儿吸吮动作刺激泌乳;生后 24 小时内,每 1～3 小时哺乳 1 次或更多些;生后 2～7 d 内是母体泌乳过程,哺乳次数应频繁些。哺乳期以 10 个月至 1 年为宜。同时应随时观察乳房大小、有无红肿、发热及硬块等。常见乳房异常有以下几种。

1.乳房胀痛

系因乳腺管不通致使乳房形成硬结,哺乳前热敷乳房,两次哺乳间冷敷乳房,减少局部充血,用电按摩器或用两手从乳房边缘向乳头中心按摩。婴儿吸吮力不够时,可借助吸奶器吸引,也可用散结通乳中药。

2.乳头皲裂

主要由于婴儿含吮不正确,或过度地在乳头上使用肥皂和乙醇等刺激物,轻者可继续哺乳。哺乳前可湿热敷乳房和乳头 3～5 min,哺乳后挤出少量乳汁涂在乳头上,暂时暴露和干燥乳汁,起到修复表皮的功能;皲裂严重者,可暂时停止哺乳 24 h,并将乳汁挤出喂养婴儿。

3.乳汁不足

如前所述,乳汁分泌与多种因素有关。要使产妇乳汁充足,必须保持精神愉快,睡眠充足、营养丰富,多指导产妇正确哺乳,并可用针刺或催乳中药促使乳汁分泌。

4.退奶

产妇因某种原因不能授乳者,应限制进汤类食物,停止吸奶。可用己烯雌酚 5 mg,每天 3 次,连服 3～5 d;皮硝 250 g 捣碎后装在布袋内,分别敷于两乳房上并固定;也可用生麦芽 60～90 g 煎服,每日 1 剂,连服 3 d。对已有大量乳汁分泌者,用溴隐亭 2～5 mg,每日 2 次,连用 14 d,效果较好。

（五）其他

产后应给予富于营养、清淡易消化食物;24 h 时内应卧床休息,无异常情况者即可下床活动,但应避免长时间站立及重体力劳动,以防子宫脱垂;产后 4 h 应鼓励产妇排尿,6 h 未能自行排尿者应按尿潴留处理。若产后 48 h 无大便,可服用缓泻剂或使用开塞露;产褥早期,出汗较多,应注意卫生及避免着凉或中暑;产后 24 h 即可开始产后锻炼,帮助子宫复旧及腹肌、盆底肌和形体的恢复,产褥期严禁性交,产后 6 周应采用避孕措施,并做一次全面的母婴查体。

二、产褥期保健

（一）临床表现

1.生命体征

产妇产后体温多在正常范围内,部分产妇体温可在产后最初 24 h 内略升高,一般不超过38 ℃;产后 3～4 d 因乳房血管、淋巴管极度充盈也可发热,体温可达 37.8～39 ℃,称泌乳热,一般持续 2～16 h,体温即下降,不属病态。产后脉搏略缓慢,为 60～70/min,与子宫胎盘循环停止及卧床休息等因素有关,约于产后 1 周恢复正常。产后腹压降低,膈肌下降,由妊娠期的胸式呼吸变为胸腹式呼吸,使呼吸深慢,14～16 次/分。

2.产后宫缩

在产褥早期因宫缩引起下腹部阵发性剧烈疼痛称产后宫缩痛。子宫在疼痛时呈强直性收缩,于产后 1～2 d 出现,持续 2～3 d 自然消失。多见于经产妇。哺乳时反射性缩宫素分泌增多,使疼痛加重。

3.乳房胀痛或皲裂

产后哺乳延迟或没有及时排空乳房,产妇可有乳房胀痛,触之有坚硬感,且疼痛重。哺乳产妇特别是初产妇在产后最初几日容易出现乳头红、裂开,有时有出血,哺乳时疼痛。

4.恶露

产后随子宫蜕膜层(特别是胎盘附着处蜕膜)脱落,故含有血液、坏死蜕膜等组织的液体经阴道排出,称恶露。恶露分为:①血性恶露。色鲜红,含大量血液,量多,有时有小血块,少量胎膜及坏死蜕膜组织,持续 3～4 d。②浆液性恶露。色淡红,似浆液,含少量血液,但有较多的坏死蜕膜组织、宫颈黏液、阴道排液,持续 10 d 左右。③白色恶露。黏稠,色泽较白,含大量白细胞、坏死蜕膜组织、表皮细胞,持续 3 周干净。正常恶露有血腥味,但无臭味,持续 4～6 周。

5.褥汗

产褥早期,皮肤排泄功能旺盛,排出大量汗液,以夜间睡眠和初醒时更明显,不属病态,于产后 1 周内自行好转。

(二)产褥期处理

1.产后 2 h 内处理

产后 2 h 内极易发生产后出血、子痫等严重并发症,处理好此期非常重要,连续观察阴道出血量、宫底高度、子宫收缩等;注意测量脉搏、血压;若发现宫缩乏力,应及时按摩子宫并肌内注射子宫收缩剂。同时协助产妇哺乳,促使子宫收缩。

2.尿潴留

产后 5 d 内尿量较多,产后 4 h 内鼓励产妇自解小便。若排尿困难,可用热水熏洗外阴或温开水冲洗尿道口,诱导排尿;也可针刺关元、气海、三阴交等穴位;必要时可给予新斯的明或加兰他敏肌内注射。如上述方法无效,应及时导尿,留置导尿管,并给予抗生素预防感染。

3.观察子宫复旧及恶露

每日测量宫底高度,并观察恶露量、颜色及气味。若子宫复旧不全,恶露量增多、持续时间延长,应及时给予子宫收缩剂。若同时合并感染,恶露量增多,持续时间长而有臭味,应在给予子宫收缩剂的同时使用抗生素,控制感染,并注意保持外阴清洁。

4.会阴处理

产后 1 周内,特别是会阴有伤口者,每日用 1∶5 000 的高锰酸钾或 1∶2 000 苯扎溴铵溶液冲洗或擦洗外阴,每日 2～3/d。嘱产妇向会阴切口的对侧卧。会阴切口于产后 3～5 d 拆线。会阴部有水肿者,可用 50%硫酸镁液湿热敷,或用红外线照射外阴。若伤口感染,应提前拆线引流或行扩创处理,产后在 1 周以上者,可用 1∶5 000 高锰酸钾温开水坐浴。如会阴切口疼痛剧烈或产妇有肛门坠胀感,应及时配合医生检查,排除阴道壁和会阴血肿。

5.乳房处理

(1)常规护理:第一次哺乳前,应将乳房、乳头用温肥皂水及温开水洗净。以后每次哺乳前均用温开水擦洗乳房及乳头。母亲要洗手。每次哺乳必须吸尽双乳,乳汁过多不能吸尽时,应将余乳挤出。

(2)哺乳时间及方法:于产后 30 min 内开始哺乳,按需哺乳,生后 24 h 内,每 1～3 小时哺乳一次。哺乳时,母亲及新生儿均应选择最舒适位置,需将乳头和大部分乳晕含在新生儿口中,用一手扶托并挤压乳房,协助乳汁外溢,防止乳房堵住新生儿鼻孔。让新生儿吸空一侧乳房后,再吸吮另侧乳房。每次哺乳后,应将新生儿抱起轻拍背部 1～2 min,排出胃内空气以防吐奶。哺乳期以 10 个月至 1 年为宜。乳汁确实不足时,应及时补充按比例稀释的牛奶。

(3)乳房异常。①乳胀的处理:为防止乳房胀痛,产后应尽早哺乳,哺乳前热敷、按摩乳房。两次哺乳期间冷敷、佩戴乳罩,以减少乳房充血。婴儿吸吮力不足时,可延长哺乳时间,增加哺乳次数,也可借助吸奶器吸引。若发生乳房胀痛,多因乳腺管不通致使乳房形成硬结,可服维生素片或散结通乳中药。②乳汁不足的护理:指导哺乳方法,调节饮食,可针刺穴位或服用中药。③乳头皲裂的护理:多因哺乳方法不当,轻者可继续哺乳,每次哺乳后,可涂 10%的鱼肝油铋剂、蓖麻油糊剂或抗生素软膏;严重者停止哺乳,按时将奶挤出。

(4)退奶的护理:产妇因病不能哺乳。退奶方法有以下几种:①停止哺乳,不排空乳房,少进汤汁,佩戴合适胸罩,乳房胀痛者,可口服镇痛药,2～3 日后疼痛减轻。②生麦芽 60～90 g,水煎当茶饮,1 次/天,3～5 d。③芒硝 250 g 分装两纱布袋内,敷于两乳房并包扎,湿硬时更换。④溴隐亭 2.5 mg,2 次/天,早晚与食物共服;雌激素己烯雌酚 5～10 mg,3/d,连服 3 d,必要时重复,肝功能异常者忌用。目前不首先推荐溴隐亭或雌激素退奶。

（三）产褥期保健

1.产后活动

经阴道自然分娩者,产后 5～12 h 轻微活动,24 h 后可下床活动。如有特殊情况,如会阴切开、剖宫产,可适当延迟起床时间。产后健身操有助于腹部和盆底肌肉的恢复及体质恢复。

2.饮食

产后初期宜进流质或清淡半流质饮食,根据产妇消化情况,以后可进普通饮食。食物以富含蛋白质、维生素、纤维素、足够热量和水分为宜。

3.产后访视及检查

为了解产妇及新生儿健康状况,产后至少要做 3 次访视。分别在产妇出院后 3 d 内,产后14 d 和 28 d 进行。产后健康检查是产妇产后 42 d 去医院检查,检查内容包括哺乳情况、血压、妇科检查(了解子宫是否已恢复至非孕状态)、血及尿常规。

（4）计划生育:产妇产褥期内禁忌性生活,恢复性生活者应避孕。产后避孕的原则是哺乳者以工具避孕为宜,不哺乳者选用药物和工具避孕均可。

（王梦娜）

第三节　泌乳生理

乳房为泌乳的准备经历了 3 个主要的活跃期。①乳房的发育:从胚芽期开始到孕期达顶点。②泌乳:从孕期开始生乳,分娩时增加。③维持泌乳:从产后数天开始,在存在对乳房刺激的条件下保持已建立的泌乳。

乳房的发育和泌乳需要多种激素的相互作用(表 22-1)。泌乳的开始和维持又需要下丘脑－垂体轴发挥作用(图 22-1 及图 22-2)。

表 22-1　乳房发育和泌乳中多种激素的作用

乳房的发育	泌乳	维持泌乳
雌激素	催乳素	生长激素
孕酮	雌激素↓	吸吮(催产素、催乳素)
催乳素	孕酮↓	生长激素
生长激素	胎盘生乳素↓	糖皮质激素
糖皮质激素	糖皮质激素	胰岛素
上皮生长因子	胰岛素	甲状腺素和甲状旁腺激素

↓表示激素水平必须低于正常方能起作用

孕期雌激素促使腺管组织和腺泡芽生,而孕激素则促使腺泡的成熟。腺体干细胞在催乳素、生长激素、胰岛素、皮质醇和上皮生长因子的作用下,分化为分泌腺泡细胞和肌上皮细胞。催乳素是产乳的专性激素,但产乳尚需要一个低雌激素环境。虽然催乳素水平随着孕期增加而增加,但胎盘的性激素阻断催乳素所诱发的腺上皮分泌功能,提示在乳房的发育中,性激素和催乳素起协同作用,但在维持泌乳中,两者表示拮抗作用。孕激素抑制乳糖和 α-乳清蛋白的生物合成,雌激素对催乳素所引起的泌乳作用,有直接拮抗作用。同样胎盘生乳素(HPL)通过与腺泡催乳素受体的竞争结合,对催乳素也具有拮抗作用。泌乳的过程包括两个阶段。第一阶段,从分娩前 12 周开始,出现乳糖,总蛋白质和免疫球蛋白明显增加和钠、氯的减少,为一个泌乳基质的收集过程。第二阶段包括血供、氧供和葡萄糖的摄入及柠檬酸盐浓度的增加。

临床表现为产后 2~3 d 时，出现大量的乳汁分泌，血 α-乳清蛋白的水平达高峰。仅一乳清蛋白是特殊蛋白质，它能催化乳糖的合成。在此期内，乳汁的成分出现重要改变，持续 10 d，而后分泌成熟乳。

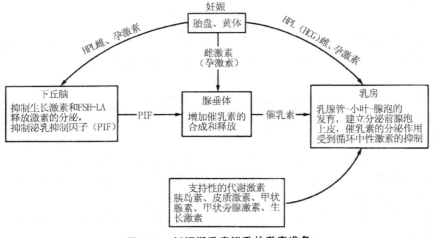

图 22-1　妊娠期乳房泌乳的激素准备

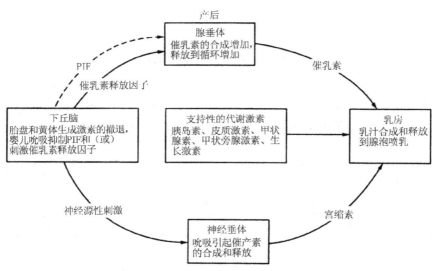

图 22-2　产后乳房泌乳激素准备

随着胎盘的娩出，胎盘催乳素，雌孕激素急剧下降。胎盘催乳素在分娩后 72 h 内即消失，孕激素在数天内下降，雌激素在 5~6 d 间下降到基线水平。非哺乳妇女，催乳素在产后 14 d 时达基线水平。孕激素是抑制泌乳的关键，因而有人认为血孕激素值的下降是泌乳第二阶段的触发因素。吸吮为催乳素释放提供一个持续性的刺激。吸吮刺激催乳素和催产素的分泌，此两激素为刺激人乳汁合成和乳汁喷射的代谢激素。至于催乳素值和乳量之间的关系，目前尚无一致的意见。

促使乳汁开始分泌和保持其分泌必须具备一个完整的下丘脑－垂体轴，调节催乳素和催产素水平，授乳的过程需要乳汁的合成和释放到腺小泡，再到输乳窦。如乳汁不能排空，可使毛细血管血供减少，抑制授乳的过程。没有吸吮刺激，就意味着垂体不释放催乳素，难以维持泌乳。吸吮刺激乳头和乳晕上的感觉神经末梢，由此传入神经反射弧引起下丘脑分泌和释放催乳素及催产素，下丘脑还抑制催乳素抑制因子（PIF）的分泌，使腺垂体释放催乳素。

（王梦娜）

第四节　母乳喂养

1989 年，联合国儿童基金会（UNICEF）在有关母乳喂养的研讨会上确定了按母乳喂养的不同程度，将母乳喂养分为三大类：①全部母乳喂养，包括纯母乳喂养，指除母乳外，不给婴儿任何其他液体或固体食物；几乎纯母乳喂养，指除母乳外，还给婴儿少量维生素和水果汁，每天不超过 1～2 次。②部分母乳喂养，包括高比例母乳喂养，指母乳占全部婴儿食物不低于 80%；中等比例母乳喂养，指全部婴儿食物中，母乳占 20%～79%；低比例母乳喂养，指母乳占婴儿全部食物的比率低于 20%。③象征性母乳喂养，母乳量少，几乎不能提供婴儿的需要的热量。

一、母乳喂养的优点

母乳喂养经济，使乳母能从孕期向非孕期状态的生理过渡顺利地完成。吸吮时所产生的催产素，促进子宫收缩，减少产后出血，加速产后复旧。哺乳期的闭经，使母体内的蛋白质、铁和其他所需的营养物质得到储存，有利于产后康复和延长生育间隔。根据流行病学的调查研究，母乳喂养尚有利于预防乳腺癌和卵巢癌。

对婴儿来说，接受母乳喂养的优点更为突出。母乳易于消化，温度适宜，无细菌污染，母乳具有理想的成分和抗感染的特性。母乳喂养婴儿过敏性问题的发生率小，生长和营养适宜，不至出现人工喂养儿那样的肥胖。吸吮使婴儿与母亲多接触，有利于促进母子间的感情交流，并促进婴儿的心理发育。

二、人乳的组成和特殊性

人乳中的糖类主要为乳糖。乳糖的来源是葡萄糖和半乳糖，后者有来自葡萄糖-6-磷酸盐（G-6-PD），α-乳清蛋白为乳糖的催化剂。在孕期，此调节酶受到孕激素的抑制。胎盘娩出后，雌孕激素下降，催乳素上升，α 乳清蛋白的合成增加，产生大量的乳糖及时地满足新生儿的营养需要。

（一）脂肪

脂肪是在内质网内合成。腺细胞可合成短链脂肪酸，长链脂肪酸来自血浆。人乳中的脂肪超过 98% 为三酰甘油的脂肪酸。三酰甘油主要来自血浆和在细胞内由葡萄糖氧化而合成。催乳素、胰岛素促进腺细胞葡萄糖的摄入，并刺激三酰甘油的合成。澳大利亚学者通过对乳母接受不同量胆固醇膳食的观察，发现胆固醇低的膳食仅使乳母血胆固醇降低，而不影响血中三酰甘油的量。乳汁中的胆固醇含量，并不因不同膳食的组合而异。

（二）蛋白质

乳汁中绝大部分的蛋白质来源于血浆中的氨基酸，由乳腺分泌细胞分泌入乳汁。胰岛素和皮质激素刺激蛋白和乳腺酶的合成。营养良好的乳母，其乳汁中蛋白质的含量正常值为 0.8～0.9 g/100 mL，营养不良乳母的乳之中，蛋白质的含量与正常值相差不大。增加膳食中的蛋白质，可增加泌乳量，但不增加其蛋白质含量。持续哺乳 20 个月的乳母，其泌乳量略减少而乳的质量不变。随着婴儿体重的增加和乳母乳量的减少，婴儿所得有效的总蛋白由每日 2.2 g/kg 体重下降到 0.45 g/kg，提示 1 岁后的幼儿需要添加蛋白质。

（三）电解质

钠、钾、氯化物、镁、钙、磷酸盐、硫酸和柠檬酸盐等都以双方向通过腺细胞膜。人乳中的钙含量一般是稳定的，即使乳母钙的摄入不足，但通过动用母体骨骼组织中的钙可维持钙的稳定性。不论乳儿是否有佝偻病的表现，从母乳中所摄入的乳钙含量相同。乳母每日膳食中应供应 1 200～2 000 mg 钙才能满足需要而不至于在哺乳 6 周内动用骨骼钙。乳碘水平随乳母膳食中含碘量而异，而且乳碘浓度高于血碘水平。其他无机盐，如钠、镁、磷、铁、锌和铜在人乳中的含量均不受乳母膳食总量的增减的影响。

（四）水分

水分也双方向通过腺细胞膜，其通向取决于细胞内葡萄糖的浓度。当乳母感到口渴时，应自然地增加水分的摄入，此时如限制水分，首先出现的是乳母尿量的减少而并非泌乳量的减少。不同于其他哺乳动物的乳汁，人乳的单价离子浓度低而乳糖浓度高。

（五）维生素

水溶性维生素容易经血清进入乳汁中，因而人乳中的水溶性维生素，如维生素 B_1、维生素 B_2、维生素 B_{12} 尼可酸和泛酸的水平随着乳母膳食的改变而升或降。维生素 C 虽属于水溶性，但它在人乳中的浓度与乳母所摄入的维生素 C 量并不密切相关，即使乳母摄入 10 倍的维生素 C 剂量，乳汁中浓度并未发现有相应的增加，而尿中排泄却和摄入量相关，提示乳房组织有一个饱和界限。

（六）脂溶性物质

乳汁中的脂溶性物质经脂肪转运，其浓度不易为膳食的改变而得到改变，如维生素 A、D 储藏于组织中，补充膳食所造成的影响，难以测定。往往在组织中的储藏达到一定水平后，方可影响乳汁中的浓度。但在营养不良的妇女中，增加膳食中的维生素 A，乳汁中的维生素 A 浓度亦增加。

（七）酶

人乳中含有多种酶，如淀粉酶、过氧化氢酶、过氧化物酶、脂酶、黄嘌呤氧化酶、碱性和酸性磷酸酶，其中最重要的为脂酶，可起到分解三酰甘油的作用。人乳各种组成部分的分布为糖类（乳糖）7％，脂肪 3％～5％，蛋白质 0.9％，矿物质 0.1％。组成部分的比例不受种族、年龄或产次的影响。人乳中内容物的变化，一般认为可分为 3 期：即初乳、过渡乳和成熟乳。在这 3 期中，乳汁成分相对有一些变化，对出生后婴儿的生理性需要具有重要意义。初乳指产后 7 d 内所分泌的乳汁，由于含有 β 胡萝卜素而呈黄色。初乳中的蛋白质，脂溶性维生素和矿物质的含量均高于成熟乳，并有高蛋白、低脂肪和低乳糖的特点，还含有丰富的免疫球蛋白，特别是分泌型 IgA（SIgA）。初乳还含有大量的抗体，对产道的细菌和病毒具有防御作用。过渡乳是产后 7～14 d 间所分泌的乳汁，其免疫球蛋白和总蛋白的含量减少而乳糖、脂肪和总热量增加，水溶性维生素增加而脂溶性维生素减少。产后 14 d 以后的乳汁称为成熟乳。在绝大多数的哺乳类动物中水分为乳汁中的重要部分，其他成分均溶解、弥散或混悬于水分中。

三、人乳量的变化

最近的研究表明新生儿有食欲控制的功能，最终根据婴儿的需要调节乳量。当婴儿停止吸吮时，乳房内尚剩有 10％～30％的乳总量。出生 6 d 后的婴儿已具有表达饱享感的能力。如在第二侧乳房哺喂时，其摄入量通常显著地少于第一侧。摄入量低和摄入量中等的婴儿，哺喂后所剩余的乳量相仿，提示产乳量的调节取决于婴儿的需要，而非产乳量控制婴儿的摄入。

四、人乳的特殊性能

最近的研究结果均支持人乳的成分是无法为其他营养源所替代。临床营养学家认为人乳是新生儿最理想的食品，因人乳具有的独特的双重作用：①其营养素具有典型作用，如提供辅酶因子、能量或组成结构的底质。②具有复杂的功能作用组成部分，提供婴儿生长需要。人乳中存在所有的主要有机营养素成分。蛋白质提供生长所需要的氨基酸，以多肽形式存在，有助于消化、防御和其他功能。脂肪除提供热能外，尚有些抗病毒作用。糖类提供能量，亦可能加强矿物质的吸收，调剂细菌的生长和防止某些细菌吸附于呼吸道和肠道的上皮细胞。人乳的主要成分及特殊性能，分别叙述如下。

（一）蛋白质的营养和功能特性

成熟乳的蛋白质含量约为 0.8％～0.9％。随着哺乳时间的延长，蛋白质浓度有所改变。产后 2 周时，蛋白质浓度约为 1.3％，第 2 个月末下降到 0.9％。非蛋白氮的浓度亦降低但下降的幅度低于蛋白质。人乳中目前共测得游离氨基酸 18 种，以牛磺酸和谷氨酸、谷氨酰胺等最丰富。构成蛋白质的氨基酸 17 种，以谷氨酸、谷氨酰胺和亮氨酸及门冬氨酸最丰富。谷氨酰胺为条件必需氨基酸，是核苷酸（ATP、嘌呤、嘧啶）和其他氨基酸合成的前质,是快速分化细胞的能源,有特殊营养,特别对小肠黏膜的生长,防御等有主要作用。

(二)脂肪的营养和功能特性

人乳中的总脂肪成分约占 3.5%。在哺乳的最初几个月中,脂肪的含量保持相当稳定。脂肪所提供的热量为人乳热量的 50%。乳母的膳食决定其乳汁中的脂肪组成。

当乳母的热量至少 30%～40% 来自脂肪时,其乳汁的脂肪来自血中的三酰甘油;当膳食热量不足时,乳汁的脂肪组成即反应乳母的储备脂肪组织。足月儿的脂肪吸收系数为 95%,极低体重儿通常为 80% 或更少些。

人乳中的三酰甘油具有独特的脂肪酸分布,能补充胰脂酶对某些脂肪酸的水解作用。早产儿和足月儿母乳中各脂肪酸的绝对含量逐渐增加,初乳中总不饱和脂肪酸百分含量较高。足月儿母乳中 AA、DHA、亚油酸、亚麻酸初乳中高,6 个月逐渐下降(酶逐步成熟的适应)。早产儿母乳中 AA 是足月儿母乳的 1.5 倍,早产儿母乳中 DHA 是足月儿母乳的 2 倍,越早产,越要鼓励生母母乳喂养。

(三)糖类

乳糖是人乳中的主要糖类,提供 50% 的热能。乳糖几乎仅存在于乳汁中,是决定婴儿胃肠道菌群的一个主要因素。人乳还含有丰富的糖类,包括微量葡萄糖、低聚糖、糖脂、糖蛋白和核苷糖,这些糖类部分参与调整肠道菌丛,促使双歧杆菌的生长,从而限制其他细菌的生长。其所形成的共栖菌丛占据为数有限的结合点,使之不为致病菌所占,起到一个保护作用。国际上在母乳中已分离 100 多种低聚糖,是母乳中含量仅次于乳糖和脂肪的固体成分。在初乳中占 22 g/L,成熟乳中占 12 g/L。低聚糖作用于小肠上皮细胞刷状缘;合成糖蛋白和糖脂;经尿液排出体外。在结肠菌群正常的作用下生成短链脂肪酸,保持肠道内低 pH,有利于双歧杆菌和乳酸杆菌的生长;为肠道致病菌的可溶性受体,对肠道致病菌产生的毒素起直接抑制作用;可与外来抗原竞争肠细胞上的受体。

五、哺乳期的营养

哺乳是生育周期的结束。在孕期,不但乳房已为泌乳做准备,而且母体亦储备了额外的营养素和热能。泌乳量、乳中蛋白质含量和钙含量与乳母营养状况和膳食无相关性。氨基酸中赖氨酸和蛋氨酸、某些脂肪酸和水溶性维生素的含量,随着乳母的摄食而异。钙、无机物质和脂溶性维生素的储存需要补充。营养不良的乳母在膳食中进行补充,能改善其乳量和质。一个不需要过多补充额外营养素的平衡膳食对保证良好泌乳既符合生理情况,也最经济。

有些孕产妇具有诱发营养不良的高危因素,包括:①体重或身高状况和孕期的体重增加代表着营养的储存。②哺乳期热量摄入是指可反映体重的下降率。③膳食的营养质量。④吸烟、嗜酒和滥用咖啡因。⑤内科并发症,如贫血或任何影响营养素的消化、吸收和利用的内科疾病。例如超重(>135% 的标准范围)、低体重(<90% 标准范围);孕期体重增加不足(正常体重妇女孕期体重增加少于 11.35 kg,低体重妇女少于 12.71 kg);产期体重下降加速,如产后 1 个月时体重下降超过 9.0 kg;贫血,产后 6 周内血红蛋白 110 g/L,红细胞比容 0.33 等。

(王梦娜)

第五节　哺乳期的用药问题

随着人们对母乳喂养认识的提高和母乳喂养日益普遍,对乳母用药应加以重视。药物可以:①刺激或抑制泌乳。②改变乳汁的成分。③进入人乳损害婴儿。据有关乳母用药的资料,绝大多数的药物在乳母服用后,都在某种程度上从人乳中排泄,但量很少,约占乳母用药量的 1%～2%。对于药物在人乳中的影响问题,可以从乳母和婴儿药物动力学方面评估。

一、新生儿和婴儿的药物动力学

新生儿和婴儿,自母乳所摄入的药物的重要性由下列因素决定:①母乳中所含的药量。②药物经婴儿肠道的生物效力。③新生儿中药物与蛋白结合的功能,药物的半衰期,代谢,分布量和排泄。④婴儿的受体对药物的敏感性和耐受性。

二、药物的母乳中的运送

影响药物进入母乳的因素,见表22-2。

母乳中的药物浓度,取决于母体血浆中游离药物的浓度,而游离药物的浓度又取决于药物的剂量、吸收、组织分布、蛋白结合、代谢和排泄。通常认为生物效力高,蛋白结合低,分布量少和半衰期长的药物,具有较大的向乳汁排泄的倾向。在向母乳运送的过程中,药物的物理化学性能又起到重要的作用。非离子化药物易通过乳腺泡上皮的基膜板,因而在人乳中的含量大于离子化的化合物。人乳的 pH 在 6.8～7.3 之间,平均为 7.0。母血浆 pH 则为 7.4,因而由血浆排泄到人乳的药物量取决于药物的 pH。弱酸性的药物,在母血浆中离子化程度高,蛋白结合更广泛,不易进入人乳,因而母血浆中的药物浓度高于母乳。相反,弱碱性药物在母血浆中非离子化程度高,易进入母乳,因而在母乳和血浆中的浓度相仿,或前者的浓度可高些。离子化程度又随着血浆和人乳的 pH 变异而改变,如 pH 下降,弱碱性药物更趋向于离子化而使人乳中的离子成分增加。相对分子质量大的药物,例如胰岛素,肝素等,不进入母乳。此外,乳房中的血的流速,产乳功能,催乳素分泌的变化都是影响人乳中药物浓度的重要因素。

表 22-2　影响药物进入母乳的因素

1.药物	3.离子化程度
给药途径:口服、肌内或静脉注射	4.基质的 pH
吸收率	5.溶解性
半衰期或血浆高峰值时间	水溶
离解常数	脂溶
分布量	6.蛋白结合
2.分子质量大小	血浆蛋白结合大于乳蛋白

药物的乳/血浆(M/P)为母乳与同时期母血浆中的药物浓度之比,为一个常数。可估量婴儿每日或每次摄入的药量。因计算时未将不同时间母乳的药物浓度,给药时间,药物的分布,代谢和乳量的改变,蛋白质和脂肪成分等变化因素全面考虑,在大部分情况下,M/P 值有相应的差异。例如多次给药的 M/P 值高于一次性给药;M/P 值大于 1 的药物变异较 M/P 值小于 1 者为大。目前认为人乳中药物排泄的数据仍有一定的参考价值,但必须加以更详细的分析解释(表 22-3)。

表 22-3　药物的乳/血浆浓度比(M/P)的预测

药物的成分	M/P 值
高脂溶性药物	—1
小相对分子质量水溶性药物,相对分子质量小于 200	—1
弱酸性	$\leqslant 1$
弱碱性	$\geqslant 1$
主动运送的药物	>1

三、药物对哺乳婴儿的影响

乳母用药对婴儿的影响取决于婴儿所吸收入血液循环的药物量,每次哺乳婴儿所吸收的药物量又受到母乳中药物在肠道中的生物有效度、肝脏的解毒和结合、泌尿道及肠道的排泄等因素的影响。如新生儿出生 7 天内，胃酸量少，使那些在酸性环境下不稳定的药物，如青霉素、氨苄西林等吸收量增加。婴儿出生时的胎龄具有重要意义，胎龄越小，对药物的耐受性越差。不仅是因体内脏器系统的发育不成熟，尚有体内组织成分的差异。如出生时蛋白质占体重的 12%，但能应用于结合的蛋白质绝对值不一，婴儿越小，其蛋白质的绝对量越少。一个出生体重为 1 000 g 的婴儿，其体脂肪占 3%；而出生体重为 3 500 g 的足月儿，体脂肪占 12%。因而高脂溶性药物易在前者的脑内沉积。低体重早产儿相对地缺乏血浆蛋白结合点，致使循环中存在有更多的游离活性物质。婴儿:脏发育不成熟和肾廓清功能效率低，诸此因素均可造成药物的累积。对于脂溶性药物，乳中的脂肪成分是一个重要的变异因素。虽然每 24 小时内母乳的总脂肪量是相仿的，但不同时期的乳内脂肪量不同。晨间的每次哺乳总脂肪量低，中午时达高峰，傍晚又下降。每次哺乳时，前乳汁的含脂肪量仅是后乳汁的 1/5～1/4。

为了尽量减少乳母用药对婴儿的影响，提出：①不应使用长效剂型，此类药物需肝脏解毒，使婴儿排泄产生困难，造成药物累积。②适当地安排服药时间，使进入母乳的药量减少到最低限度，为此需清查药物的吸收率和血浓度最高峰。最安全的是哺乳后即应服药。③观察婴儿有无异常症状，如哺乳行为、睡眠的改变、烦躁、皮疹等。④如可能，选择应用进入母乳量最小的药物。

（王梦娜）

第二十三章　产褥期疾病

第一节　产褥感染

产褥感染是指分娩时及产褥期生殖道受病原体感染，引起局部和全身的炎性反应。产褥病率是指分娩 24 h 以后的 10 日内，体温有 2 次达到或超过 38℃（每次测量体温间隔 4 h）。产褥病率常由产褥感染引起，但也可由生殖道以外的其他感染引起，如泌尿系统感染、乳腺炎、上呼吸道感染、血栓性静脉炎等。

一、病因

（一）病原体种类

致病性病原体包括：

（1）内源性：孕期及产褥期生殖道内寄生大量需氧菌、厌氧菌、假丝酵母菌及支原体等，以厌氧菌为主。

（2）外源性：以性传播疾病的病原体为主，如支原体、衣原体、淋病奈瑟菌等，此外在特定环境下的非致病菌也可成为条件致病菌。

（二）感染途径

分为外源性及内源性感染。

（1）外源性感染：由外界病原菌进入产道所致。可由被污染的衣物、用具、各种手术器械、敷料、临产前性生活等途径侵入产道。

（2）内源性感染：正常孕妇生殖道或其他部位寄生的病原体，当机体抵抗力降低时或细菌毒力、细菌数量增加时而致病。孕妇生殖道病原体不仅可以导致产褥感染，而且在孕期即可通过胎盘、胎膜、羊水间接感染胎儿，并导致流产、早产、死胎、胎膜早破等。

二、病理及临床表现

发热、腹痛和异常恶露是主要的临床表现。由于机体抵抗力不同，炎症反应的程度、范围和部位的不同，临床也表现有所不同。根据感染发生的部位将产褥感染分为以下几种类型：

（一）急性外阴、阴道、宫颈炎

分娩时会阴部损伤或手术产导致感染。会阴伤口感染表现为会阴部疼痛，伤口红肿、伤口裂开，压痛明显或脓性分泌物流出，可有低热。阴道裂伤及挫伤感染表现为黏膜充血、水肿、溃烂，脓性分泌物。宫颈裂伤感染可向深部蔓延，达宫旁组织，引起盆腔结缔组织炎。

（二）急性子宫内膜炎、子宫肌炎

由病原体经胎盘剥离面侵犯至蜕膜者为子宫内膜炎，侵及子宫肌层者为子宫肌炎，两者常伴发。临床表现为阴道有大量脓性分泌物并有异味，当炎症波及子宫肌壁时，子宫压痛明显，子宫复旧不良，可伴高热、寒战、头痛，白细胞明显增高等。

（三）急性盆腔结缔组织炎、急性输卵管炎

病原体通过淋巴道或血行侵及宫旁组织，并延及输卵管及其系膜。临床表现主要为一侧或双侧下腹持续性剧痛,妇检或肛查可触及宫旁组织增厚或有边界不清的实质性包块,压痛明显,常常伴有寒战和高热。炎症可在子宫直肠窝积聚形成盆腔脓肿,如脓肿破溃则向上播散至腹腔。如侵及整个盆腔,使整个盆腔增厚呈巨大包块状,不能辨别其内各器官,整个盆腔似乎被冻结,称为"冰冻骨盆"。

(四)急性盆腔腹膜炎、弥漫性腹膜炎

炎症扩散至子宫浆膜层,形成盆腔腹膜炎,继续发展为弥漫性腹膜炎,出现全身中毒症状:高热、寒战、恶心、呕吐、腹胀、下腹剧痛,体检时下腹明显压痛、反跳痛。腹膜炎性渗出及纤维素沉积可引起肠粘连,可在直肠子宫陷凹形成局限性脓肿,或刺激肠管和膀胱导致腹泻、里急后重及排尿异常。如病情不能彻底控制可发展为慢性盆腔炎。

(五)血栓性静脉炎

少见。

1.盆腔血栓性静脉炎

常累及盆腔脏器静脉或者累及下腔静脉,多发生在产后1~2周,表现为寒战、高热,且反复发作,可持续数周,不易与急性盆腔结缔组织炎鉴别。

2.下肢血栓性静脉炎

病变多位于一侧股静脉和腘静脉及大隐静脉,表现为弛张热,下肢持续性疼痛,局部静脉压痛或触及硬索状包块,血液循环受阻,下肢水肿,皮肤发白,称为"股白肿"。可通过彩色多普勒B超血流显像协助诊断。

(六)脓毒血症及败血症

细菌进入血液循环引起脓毒血症、败血症,当感染血栓脱落时可致肺、脑、肾脓肿或栓塞死亡。

三、诊断

(一)详细询问病史

对产后发热者,应排除引起产褥病率的其他疾病。

(二)全身及局部检查

仔细检查,以确定感染部位及严重程度。

(三)辅助检查

检测血象及血清C反应蛋白,有助于早期诊断。影像学手段对炎性包块、脓肿做出定位及定性诊断。

(四)确定病原体

通过宫腔分泌物、脓肿穿刺物等做细菌培养及药敏试验。

四、鉴别诊断

本病主要与急性肾盂肾炎、急性乳腺炎等感染相鉴别。

五、治疗

(一)一般治疗

半卧位休息,有利于恶露引流。加强营养,纠正水、电解质失衡;如病情严重或贫血者,多次少量输新鲜血或血浆。

(二)药物治疗

(1)抗感染治疗:未能确定病原体时,根据临床表现选用广谱高效抗生素,然后根据细菌培养及药物敏感试验结果调整抗生素。病情危重者可短期加用肾上腺皮质激素,以提高机体的应急能力。

(2)血栓性静脉炎的治疗:有条件者请血管外科会诊。在抗感染同时加用抗凝治疗,用药期间需监测凝血功能。

（三）手术治疗

1.局部病灶的处理

有宫腔残留者予以清宫,有脓肿者切开引流,盆腔脓肿行阴道后穹隆穿刺或切开引流。

2.严重的子宫感染

经积极的抗感染治疗无效,病情继续扩展恶化者,尤其是出现败血症、脓毒血症者,必要时行子宫全切术或子宫次全切除术。

（刘　平）

第二节　产褥期抑郁症

妊娠是妇女在人生中经过的正常生理过程,但由于在妊娠、分娩、产后恢复等一系列过程中妇女的内分泌状态、生理和心理都产生了巨大的变化,尤其是在产褥期这个充满压力和应激的时段容易诱发精神疾患,或使原有精神疾病旧病复发或症状加重。据调查,产褥期妇女精神疾病的发病率明显高于妇女的其他时期,其中尤其以产褥期抑郁症较常见。1968 年 Pitt 首次将产妇在产褥期内出现抑郁症状,称为产褥期抑郁症(postpartum depression)。近 20 年来,随着心身医学日趋受到广大临床医务工作者的重视,孕妇的心理卫生健康也越来越受到大家的关注。产褥期抑郁症的发病率在国外报道可高达 30％左右,国内发病率为 15％左右。

一、病因

病因不明,可能与下列因素有关:遗传因素、心理因素、妊娠因素、分娩因素和社会因素等。

（一）遗传因素

有精神病家族史的产妇,其产后抑郁症的发生率亦特别高,这提示可能在这些家族中存在抑郁症的易感因子,这样的产妇更易受外界因素的影响而发病。

（二）心理因素

产褥期抑郁症的发生与产妇孕前的心理素质、心理承受能力及个性特征密切相关,产褥期抑郁症多见于以自我为中心、情绪不稳定、固执、性格内向等。

（三）内分泌因素

妇女在妊娠、分娩过程中内分泌发生几次大的变化,内分泌的变化与产褥期抑郁症的关系尚不十分清楚。有研究表明,胎盘类固醇与孕产妇的情绪变化有关。胎盘类固醇升高,可以使孕产妇情绪愉快,反之可以使产妇表现抑郁。产褥期抑郁症与垂体、甲状腺功能低下有关。

（四）妊娠因素

妇女妊娠以后,首先表现为兴奋状态,但接下来就面临许多精神上的压力,常常考虑胎儿是否畸形、胎儿是否正常、生产过程能否正常顺利等各种和胎儿、分娩有关的问题,这些问题在分娩以前一直困扰着孕妇,使孕妇表现为焦虑和抑郁。

（五）生产因素

生产过程是产褥期抑郁症的一个重要的诱因,分娩疼痛、其他产妇情绪的影响、产程的长短及不同分娩方式给产妇的刺激不同,均可使孕妇在心理上、生理上产生不平衡,诱发产后抑郁症。

（六）社会因素

社会因素的压力来自三个方面:

(1)妊娠期不愉快事件的发生,如夫妻关系不和睦、家人下岗、家庭经济条件差等。

(2)不良的妊娠结局,担心社会、家庭的压力,如死胎、胎儿畸形等。

(3)有的家庭特别在意婴儿的性别,也可成为诱发产褥期抑郁症的重要因素。

二、临床表现

产褥期抑郁症的主要表现是抑郁,多在产后 2 周内发病,产后 4～6 周症状明显。产妇多表现为心情压抑、沮丧、感情淡漠、不愿与人交流,甚至与丈夫也会产生隔阂。有的产妇还可表现为对生活、对家庭缺乏信心,主动性下降,流露出对生活的厌倦,平时对事物反应迟钝,注意力不易集中,食欲、性欲均明显减退。产褥期抑郁症患者可伴有头晕、头痛、胃部不适、心率加快、呼吸增加、便秘等症状,有的产妇有思维障碍、迫害妄想,甚至出现伤婴或自杀行为。

三、诊断

本病至今尚无统一的诊断标准。根据第 21 版《William's Obstetrics》援引的诊断标准如下表(表 23-1)。

表 23-1　产褥期抑郁症的诊断标准

内容
1.在产后 3～6 个月中持续 2 周出现下列 5 条或 5 条以上的症状,必须具备(1)或(2)
(1)一天中情绪抑郁
(2)对全部或多数活动明显缺乏兴趣或愉悦
(3)体重显著下降或增加
(4)失眠或睡眠过度
(5)精神运动性兴奋或阻滞
(6)疲劳或乏力
(7)遇事皆感毫无意义或自罪感
(8)思维能力减退或注意力涣散
(9)反复出现死亡想法,反复出现自杀的想法但无明确的自杀计划,或有自杀企图
2.这些症状可造成社会交往的紧张和部分社会属性的障碍
3.上述症状不是由某种物质或某种内科疾病造成
4.患者在最近的 2 个月内未丧失亲人

轻度产褥期抑郁症的诊断标准采用美国《精神疾病的诊断与统计手册》(1994 版)中制定的"产褥期抑郁症的诊断标准",其内容与上表相似。诊断标准为持续 2 周的情绪抑郁不少于 5 条症状。对产褥期抑郁症的诊断,许多指标带有一定的主观性,因此目前的诊断多以 Cox 等设立的 Edinburgh 产后抑郁量表(Edinburgh postnatal depression scale,EPDS)为标准。EPDS 包括 10 项内容,于产后 6 周进行调查。每项内容分 4 级评分(0～3),总分相加≥13 分者可诊断为产褥期抑郁症(表 23-2)。

四、治疗

产褥期抑郁症通常不能很好地诊断和进行适宜的治疗,所以必须引起我们的充分重视。产褥期抑郁症的治疗包括心理治疗和药物治疗。

(一)心理治疗

心理治疗对产褥期抑郁症非常重要。心理治疗的关键是:①增强患者的自信心,提高患者的自我价值意识。②根据患者的个性特征、心理状态、发病原因给予个体化的心理辅导,解除致病的心理因素。③另外,还应对有自杀倾向和杀婴倾向的患者进行有效的监护。

表 23-2　Edinburgh 产后抑郁量表

在过去的 7d

1.我能够笑并观看事物有趣的方面

  如我总能做到那样多　0 分　现在不是那样多　1 分

  现在肯定不多　　　　2 分　根本不　　　　　3 分

2.我期待着享受事态

  如我曾做到那样多　0 分　较我原来做得少　1 分

  肯定较原来做得少　2 分　全然难得有　　　3 分

3.当事情做错,我多会责备自己

  是,大多时间如此　3 分　是,有些时间如此　2 分

  并不经常　　　　　1 分　不,永远不　　　　0 分

4.没有充分的原因我会焦虑或苦恼

  不,总不　0 分　极难得　　　1 分

  是,有时　2 分　是,非常多　3 分

5.没有充分理由我感到惊吓或恐慌

  是,相当多　3 分　是,有时　2 分

  不,不多　　1 分　不,总不　0 分

6.事情对我来说总是发展到顶点

  是,在大多数情况下我全然不能应付　3 分

  是,有时我不能像平时那样应付　　　2 分

  不,大多数时间我应付得相当好　　　1 分

  我应付与过去一样好　　　　　　　　0 分

7.我难以入睡,很不愉快

  是,大多数时间如此　3 分　是,有时　　2 分

  并不经常　　　　　　1 分　不,全然不　0 分

8.我感到悲伤或痛苦

  是,大多数时间如此　3 分　是,相当经常　2 分

  并不经常　　　　　　1 分　不,根本不　　0 分

9.我很不愉快,我哭泣

  是,大多数时间　3 分　是,相当常见　2 分

  偶然有　　　　　1 分　不,决不　　　0 分

10.出现自伤想法

  是,相当经常　3 分　有时　2 分

  极难得　　　　1 分　永不　0 分

* (CoxJL,HoldenJM,SagovskyR,1987)

(二)药物治疗

重症患者单纯心理治疗远远不够,还应进行药物治疗。选用抗抑郁症的药物以不进入乳汁为佳,目前常用的药物有:

1.氟西汀

选择性地抑制中枢神经系统 5-羟色胺的再摄取,延长和增加 5-羟色胺的作用,从而产生抗抑郁作用,每日 20 mg,分 1～2 次口服,根据病情可增加至每日 80 mg。

2.帕罗西汀

通过阻止 5-羟色胺的再吸收而提高神经突触间隙内 5-羟色胺的浓度,从而产生抗抑郁作用。每日 20 mg,一次口服,连续用药 3 周后,根据病情增减剂量,1 次增减 10 mg,间隔不得少于 1 周。

3.舍曲林

作用机制同帕罗西汀,每日 50 mg,一次口服,数周后可增加至每日 100~200 mg。

4.阿米替林

阿米替林为常用的三环类抗抑郁药,每日 50 mg,分 2 次口服,渐增至每日 150~300 mg,分 2~3 次服。维持量每日 50~150 mg。

五、预防

产褥期抑郁症的发生受到许多社会因素、心理因素及妊娠因素的影响。因此,加强对孕妇的精神关怀,了解孕妇的生理特点和性格特点,运用医学心理学、社会学知识,及时接触致病的心理因素、社会因素,在孕期和分娩过程中,多给一点关心、爱护,对于预防产褥期抑郁症具有积极意义。

(1)加强围生期保健,利用孕妇学校等多种渠道普及有关妊娠、分娩常识,减轻孕妇对妊娠、分娩的紧张、恐惧心情,完善自我保健。

(2)对有精神疾患家族史的孕妇,应定期密切观察,避免一切不良刺激,给予更多的关爱、指导。

(3)在分娩过程中,医护人员要充满爱心和耐心,尤其对产程长、精神压力大的产妇,更需要耐心解释分娩过程。

(4)对于有不良分娩史、死胎、畸形胎儿的产妇,应向她们说明产生的原因,用友善、亲切、温和的语言,给予她们更多的关心,鼓励她们增加自信心。

(5)产妇是一个特殊的群体,需要特殊的爱,这个爱来自丈夫、家庭、朋友及社会等各个方面,相信只要大家多一点微笑,就会少一点"产褥期抑郁症"。

六、预后

本病预后良好,约 70% 患者于 1 年内治愈,但再次妊娠有 20% 复发率。其下一代的认知能力可能受到一定影响。

（刘　平）

第三节　晚期产后出血

晚期产后出血指分娩 24 h 后,在产褥期内发生的子宫大量出血。产妇多伴有寒战、低烧。产后 1~2 周发病最常见。

一、病因与临床表现

(一)胎盘、胎膜、蜕膜残留

常见于阴道分娩后。临床表现为血性恶露持续时间延长,反复出血或者突然大出血,多发生于产后 10 天左右。检查发现子宫复旧不全,宫口松弛,有时可见残留组织堵塞宫口,B 超检查示子宫内膜线不清,宫腔内有强光团回声。若蜕膜剥离不全,影响子宫复旧,容易继发子宫内膜炎,导致晚期产后出血。B 超检查显示子宫内膜线不清,宫腔内可能有细小光团回声或液性暗区。宫腔刮取物病理检查见变性、坏死蜕膜细胞,但没有绒毛或胎盘组织。

(二)子宫复旧不良或胎盘附着面感染

常见于子宫内膜感染,引起胎盘附着面复旧不全,子宫收缩欠佳,血窦关闭不全导致出血。

（三）胎盘附着部位复旧不良

胎盘附着部位血管在胎盘排出后即有血栓形成,其后血栓机化、透明样变,血管上皮增厚,管腔狭窄、堵塞,同时底蜕膜深层的残留腺体和内膜重新生长使子宫内膜正常修复,该过程需 6～8 周。如胎盘附着部位发生感染,血栓脱落,血窦重新开放可以导致大出血。妇科检查子宫增大、质软,宫口松弛。B 超检查显示子宫内膜线不清,宫腔内无组织回声。

（四）子宫切口愈合不良

多见于切口的两侧端裂开。造成切口裂开的原因有:

1.切口选择不当

①切口过低,由于接近宫颈外口,此处组织结构以结缔组织居多,愈合能力差,且靠近阴道,增加感染机会。②切口过高,切口上缘宫体肌组织与切口下缘子宫下段肌组织厚薄相差大,缝合时不易对齐,愈合不良。

2.缝合不当

切口两端未将回缩血管缝扎,形成血肿;切缘对合不良;缝扎过密或过紧。切口血液循环供应不良等。

3.切口感染

子宫下段横切口距离阴道近,术前有胎膜早破、产程延长、多次阴道检查、术中出血多或贫血等诱因,易发生切口感染。

切口裂开患者常表现为术后 2～3 周突然发生无痛性大量阴道流血,并反复发作,短时间内患者陷于休克状态。

二、诊断

（一）病史

产后恶露有异味,颜色由暗红变鲜红,反复或突然阴道流血。若为剖宫产,应了解手术指征、术式和术后恢复情况。同时应排除血液系统疾病。

（二）症状和体征

阴道出血,腹痛和发热。双合诊检查发现子宫增大、质软,宫口松弛。

（三）辅助检查

进行血、尿常规检查了解感染和贫血情况;宫腔分泌物培养可辅助指导用药;B 超检查子宫大小,宫腔内有无残留物;剖宫产切口愈合情况等;血 β-HCG 有助于排除胎盘残留及绒毛膜癌;宫腔刮出物送病理检查等。

三、治疗

（一）少量或中等量阴道流血

可先用子宫收缩药物及足量广谱抗生素保守治疗。

（二）有胎盘、胎膜、蜕膜残留

应行清宫术。刮出物送病检以明确诊断。刮宫前备血、建立静脉通道及开腹手术的准备,刮宫后应继续给予抗生素及子宫收缩药物。

（三）疑剖宫产子宫切口裂开

出血量少可用上述保守治疗,出血量多有条件者采用血管介入技术,必要时行剖腹探查术。

（四）肿瘤引起的出血

应行相应的处理。

四、预防

分娩后应仔细检查胎盘、胎膜是否完整;剖宫产术注意切口位置的选择,避免切口两侧角部撕裂及血肿形成;严格无菌操作,术后应用抗生素预防感染。

（刘　平）

第四节　产褥期中暑

产妇在高温闷热环境中，体内余热不能及时散发所引起的中枢神经性体温调节功能障碍称为产褥期中暑(puerperal heat stroke)。表现为高热，水、电解质紊乱，循环衰竭和神经系统功能损害等。此病发病急、病情重、死亡率高。

一、病因

外界气温超过 35 ℃时，机体要依靠蒸发大量汗液来散热，汗液蒸发需要流通的空气得以实现。因门窗紧闭，将产妇关在室内且包头盖被，盛夏季节亦不例外，产妇穿长袖衣、长裤，使居室内及产妇居于高温，严重影响产妇出汗散热。更甚者，产妇有发热症状时，不管是何原因而用衣被覆盖，强行出汗，严重捂压，导致产妇体温调节中枢功能衰竭而出现高热、意识丧失和循环功能衰竭。另外也与产时失血、脱水、体力耗竭而使体温调节功能失常有关。当人体处于超过散热机制的极度负荷时，因体内热蓄积过度而引起高热、中暑。

二、临床表现

（一）先兆中暑

在炎热季节突然出现心悸、口渴、多汗、恶心、呕吐、胸闷、头晕眼花、四肢无力，发病急剧，此时体温正常或低热。

（二）轻度中暑

先兆中暑未及时正确处理，产妇体温开始升高达 38.5 ℃，皮肤多干燥无汗且有痱疹随后面色潮红，呼吸、心率加快，胸闷。

（三）重度中暑

产妇体温升高达 41~42 ℃，呈稽留热，可出现谵妄、昏迷、抽搐、面色苍白、血压下降、呼吸急促、反射减弱、瞳孔缩小、皮肤干燥无汗、胃肠及皮下出血等危急症候群。若不积极抢救，常在数小时内出现呼吸循环衰竭而死亡。即使幸存也常遗留中枢神经系统障碍的后遗症。

三、诊断和鉴别诊断

在炎热季节，根据患者家居环境闷热、产妇的衣着及临床表现，产褥期中暑不难诊断。但要与产后子痫、产褥感染败血症及季节性传染病如中毒性细菌性痢疾、流行性乙型脑炎相鉴别。要注意产褥感染产妇可发生产褥期中暑，而产褥期中暑患者又可并发产褥感染。

四、预防

产褥期中暑主要在于预防，加强产褥期保健、卫生宣教，破除旧的风俗，居室保持空气流通。避免室温过高很重要。另外，夏季产妇衣着应宽大透气，产妇应多喝水，保持皮肤清洁。此外，产妇及家属应识别产褥中暑的先兆症状，以便及早就医及恰当治疗。

五、治疗

原则是立即改变高热和不通气环境，迅速降温，及时纠正酸中毒和休克，补充水分和氯化钠。

先兆中暑首先要注意通风休息，积极补充水分及中药治疗如给予藿香正气丸口服等。要注意物理降温、输液等对症治疗。重者首先应将患者置于阴凉、通风处，用冷水、乙醇等擦浴，进行快速物理降温，按摩四肢以促进肢体血液循环。但已发生循环衰竭者慎用物理降温，以免使血管收缩加重循环衰竭。可给予糖皮质激素如地塞米松。应重视纠正脑水肿,用20％甘露醇快速静滴,盐酸氯丙嗪25～50 mg加于葡萄糖盐水500 mL静滴,1～2 h滴完,4～6 h可重复一次。紧急时也可使用盐酸氯丙嗪加盐酸异丙嗪静滴,使体温降至38 ℃时,停止降温处理。降温的同时积极纠正酸中毒及水、电解质紊乱。用地西泮、硫酸镁等抗惊厥、解痉。还应重视纠正呼吸、循环衰竭。24 h补液量控制在2 000～3 000 mL,并注意补充钾、钠盐。记24 h出入量,注意血压、体温、呼吸及心脏、肾情况,加强护理,预防和治疗心、脑、肾合并症,给予抗生素预防感染。

中医中药治疗:针灸疗法,采用人中强刺激,内关、足三里、合谷等穴位刺激,或服用中药汤剂解表发汗,清热解毒。

(刘 平)

现代妇产科诊疗与生殖技术 生殖技术篇

第二十四章 不孕症

第一节 阴道疾病所致不孕

一、阴道炎症

正常健康妇女的阴道虽有各种细菌存在,但由于有乳酸杆菌维持阴道酸性及正常的阴道分泌物,使阴道本身具有自净作用。这种环境遭遇各种因素破坏时,则导致阴道炎。单纯阴道炎虽不是引起不孕的主要原因,但如合并宫颈炎即可使宫颈黏液的性状发生改变,影响精子活力而导致不孕。

本病与中医"带下病""阴痒"类似。

(一)发病机制

引起阴道炎症的病原体有大肠杆菌、葡萄球菌、链球菌、淋菌、霉菌、滴虫等。实验证明滴虫等感染后阴道分泌物的 pH 值比正常者高,霉菌感染后阴道分泌物的 pH 值比正常者低,但对精子的活动力影响并不明显。寄生于体内的大肠杆菌有凝集精子的作用,但达到何种程度才能使精子失活,尚不能确定。阴道炎症时分泌物过多,可稀释射入精液的浓度,亦不利于精子穿透宫颈黏液上行。阴道炎常伴有宫颈炎,使宫颈黏液性状发生改变,从而影响精子活力。

中医认为阴道炎多为湿邪致病,湿有内外之别。外湿指外感湿热虫,内湿多责之于肝、脾、肾功能失调。肝藏血,主筋,肝脉绕阴器;肾藏精,主前后二阴,外阴、阴道为经络丛集之处,宗筋聚集之处,冲任与足三阴经均循此而过,若如摄生不洁,或久居湿地,或因手术损伤,湿邪虫侵入阴部,或肝经湿热下注,蕴结阴器,均可致湿热为患,若脾失健运,湿邪流注下焦,伤及任带,或肾虚下元亏损,封藏失职,阴液滑脱,或肝肾不足,精血亏损,生风化燥,阴部肌肤失养,发为虚性病证。无论虚实均因脏腑功能失调、湿热虫而致不孕。

(二)临床表现

(1)阴道分泌物增多,呈脓性或浆液性或血性。

(2)外阴瘙痒,阴道灼热坠胀,性交痛。

(3)分泌物刺激尿道口出现尿频、尿痛,小腹部不适,或全身乏力。

(三)诊断与检查

1.体格检查

妇科检查可见阴道黏膜充血,阴道及宫颈肿胀、潮红,分泌物量多,其性状或为脓性,或为米泔水样,或乳酪状,外阴时见抓痕。

2.阴道分泌物检查

检查可见病原菌、滴虫、霉菌等。

(四)鉴别诊断

1.白淫

《素问·痿论》云:"思想无穷,所愿不得,意淫于外,入房太甚,宗筋弛纵,发为筋痿,及为白淫"。女子骤然从阴道流出白色液体,古称白淫,与带下病之阴中绵绵而下白物,无有休止的症状不同。

2.白浊

白浊指由尿窍流出的秽浊如米泔的一种疾病,夹有血者为赤白浊,全血者称红浊。多随溲而下,小便时或淋涩作痛。白带出于阴户,白浊出于尿窍,所以不难鉴别。

3.漏下

漏下为月经紊乱的出血,下血淋漓不断,质不黏滑。赤带则黏滑而带血色,与月经周期、经期无关。不过,若赤带与漏下并病则较难鉴别,应详问病史及根据各病特点进行观察,结合有关检查以明确诊断。

(五)中医治疗

1.辨证论治

(1)湿热下注。

主证:带下量多,色黄或黄白相兼,质黏稠如脓或质稀如米泔水或如乳酪状,有臭气,外阴瘙痒。心烦易怒,胸胁胀痛,口干口苦不欲饮。舌红,苔黄腻,脉弦数。

治法:清热利湿,杀虫止痒。

方药:萆薢渗湿汤加减。

萆薢10g,苡仁10g,黄柏10g,赤茯苓10g,丹皮6g,泽泻12g,通草6g,滑石15g,苍术10g,苦参10g,白鲜皮10g,鹤虱10g。

方解:方中萆薢、黄柏清利湿热,苍术、苡仁健脾化湿,泽泻、通草、赤茯苓、滑石利湿通淋,丹皮清热凉血,鹤虱、苦参、白鲜皮杀虫止痒。

(2)脾虚湿盛。

主证:带下色白或淡黄,质黏稠,绵绵不断状(滴虫性)或呈糊状(霉菌性)无秽气。面色㿠白或萎黄,四肢不温,精神疲倦,纳少便溏。舌淡红,苔薄腻,脉缓弱。

治法:健脾益气,升阳除湿。

方药:完带汤加减。

白术20g,党参10g,山药20g,苍术10g,白芍10g,陈皮10g,柴胡10g,黑芥穗10g,车前子(包)10g,芡实10g。

方解:方中重用白术、山药以健脾束带;党参、甘草补气扶中;苍术燥湿健脾;柴胡、白芍、陈皮疏肝解郁,理气升阳;车前子利水除湿;黑芥穗入血分祛风胜湿;芡实健脾止带;柴胡与芥穗还有升阳之效,又与白芍为伍而调肝柔肝,防其侮脾。全方有治有防,脾、胃、肝三经同调。

(3)肾阳虚弱。

主证:白带清冷量多,质稀薄,终日淋漓不断。腰酸如折,小腹冷感,小便清长,大便溏薄。舌淡苔薄白,脉沉迟。

治法:温肾培元,固涩止带。

方药:内补丸加减。

菟丝子15g,补骨脂10g,桑螵蛸15g,潼蒺藜10g,黄芪15g,鹿茸10g,熟附子6g,肉豆蔻10g,白术10g,仙灵脾12g,山药10g,炙甘草6g。

方解:鹿茸、补骨脂温肾阳,生精髓,益血脉;菟丝子补肝肾,固任脉;黄芪、山药、白术、炙甘草健脾益气;熟附子、仙灵脾温补命火;潼蒺藜温肾止腰痛;桑螵蛸、肉豆蔻收涩固精。

(4)肾阴不足。

主证:带下量少色黄或赤白,质稍黏无臭,阴部干涩,灼热瘙痒。头昏目眩或面部烘热,五心烦热,失眠多梦,便艰尿黄。舌红少苔,脉细略数。

治法:益肾滋阴,清热止带。

方药:知柏地黄汤加味。

知母6g,黄柏6g,生地10g,山药10g,山萸肉10g,丹皮10g,茯苓10g,泽泻10g,芡实10g,金樱子10g,当归10g,白鲜皮10g,制首乌10g。

方解:知柏地黄汤为滋肾清利的代表方,加芡实、金樱子补肾固涩止带,当归、制首乌养血祛风,白鲜皮止痒。

2.中成药

(1)当归龙荟丸:每次6～9g,每日2次。适用于肝经实火型阴道炎。

(2)妇科止带片:每次5片,每日3次。适用于湿热蕴结型阴道炎。

(3)知柏地黄丸:每次8丸,每日3次。适用于肝肾阴虚型阴道炎,或老年性阴道炎。

(4)苦芩栓:每晚1粒,纳入阴道。适用于湿热蕴结型阴道炎。

(5)子宫丸:每晚1锭,纳入阴道深处,每周2次,4次为一疗程,未愈可继续第2～3疗程。适用于瘀血夹湿热型滴虫性阴道炎。

(6)白带丸:每次1丸,每日2次。适用于脾虚湿毒型阴道炎。

(7)妇宁栓:每晚临睡前洗净阴道,将1枚栓纳入阴道深部,并用无菌棉球放入阴道口,以防药液外流。适用于湿热蕴结型阴道炎。

3.外治疗法

(1)苦参、百部、蛇床子、地肤子、白鲜皮各20g,石榴皮、黄柏、紫槿皮、明矾各15g。水煎,滤去渣,熏洗阴道。每日1剂,每日2次,每次20分钟,7日为一疗程。

(2)苦参、蛇床子各30g,百部、木槿皮、黄柏、花椒、地肤子各15g,龙胆草20g。加水浓煎,滤去渣,熏洗阴道。每日1剂,每日2次,每次20分钟,7日为一疗程。适用于湿热下注型阴道炎。

(3)蛇床子、苦参、百部、木槿皮各15g,黄柏10g,地肤子15g,明矾10g。加水浓煎,熏洗阴道。每日1剂,每日1～2次,每次30分钟,6日为一疗程。适用于滴虫或霉菌性阴道炎。

(4)蛇床子、五倍子、黄柏、川椒、苦参、白鲜皮、木槿皮、百部、地肤子、胡麻各15g,雄黄20g,土茯苓12g,白矾10g,冰片10g。加水浓煎,滤去渣,冲洗阴道。每日1剂,每日1次,7日为一疗程。适用于湿热下注型阴道炎。

(5)黄柏、土茯苓、苦参、蛇床子、乌梅、苦楝根皮、百部、地肤子、土槿皮、儿茶各等份。共为粗末,每次取粗末40g置盆内,开水冲,纱布滤渣,趁热坐盆上熏洗。每日1次,连用10日为一疗程。适用于霉菌性阴道炎。

(6)鸦胆子仁40粒,打碎加水浓煎取液40mL,灌洗阴道,每日1次。适用于阿米巴原虫性阴道炎。

(7)蛤粉20g,冰片、雄黄各5g,研细末,用菜油调匀,涂阴道壁,每日1次。适用于霉菌性阴道炎。

(8)墓头回60g,白芷9g,藁本5g。研细末过筛,高压消毒。双氧水冲洗阴道壁及穹窿部,然后扑撒药粉,每次上药0.8g,每日1次,10次为一疗程。适用于滴虫性阴道炎。

(9)黄柏、青黛、蒲黄、甘草、雄黄、龙胆草、薄荷各3g,石膏30g,冰片12g。共研细末,清洁阴道后喷撒药粉少许于阴道及外阴。隔日1次,3次为一疗程。适用于单纯性阴道炎和外阴炎。

(10)蛇床子60g,苦芩、桃仁、雄黄各30g,枯矾15g。桃仁捣如泥,余药研末,共和做成橄榄形栓剂。每晚洗净后纳入阴道,连用7日为一疗程。适用于滴虫性阴道炎。

(11)苦参蛇床洗方。

组成:苦参30g,川椒、白鲜皮各10g,黄柏15g,百部、蛇床子各20g。

加减:滴虫性阴道炎加苦楝皮、仙鹤草各15g,石榴皮、五倍子各10g,猪胆汁10mL或食醋20mL(另兑);霉菌性阴道炎加白头翁、鹤虱各15g,皂角30g,土槿皮20g,艾叶5g;淋菌性阴道炎加大枫子10～20g,鸦胆子、土茯苓各20g,金钱草15g,轻粉2g(冲用),大蒜汁5～10mL另兑;细菌性阴道炎加天葵子20g,蒲公英、野菊花、夏枯草各10g,青黛30g(另冲);外阴溃疡熏洗后用冰硼散或六神丸研末撒于溃疡面。

用法:上药加水适量,煎30分钟,取药液500mL,趁热先熏后洗,已婚者用带尾棉球或纱布浸汁塞入阴道,未婚者可用特制棉签浸药液入阴道,抬高臀部,30分钟后取出。若外阴有溃疡者,熏洗后用冰硼散或六神丸研末撒于溃疡面。病重者每日早晚各1次,轻者睡前1次。全身症状明显者加辨证治疗:心脾两虚用完带汤加减,湿热下注用止带丸加减,肝郁脾虚用逍遥散加减,肝肾阴虚用麦味地黄丸加减,湿毒蕴结用龙胆泻肝汤加减。全身症状不明显,单一用局部治疗。7~10日为1疗程,一般用1~3个疗程。

适应证:适用于各种阴道炎。

(12)三黄药膜。

组成:黄芩、黄连、黄柏各等量。

用法:上药研细末,取3g,羧甲基纤维素钠4.5g,甘油5mL,蒸馏水250mL,制成面积为30cm×35cm的药膜2块。每次取1块,塞入阴道深处,每日1次。月经期停用。

适应证:适用于阴道炎。

(13)麦饭石。

组成:麦饭石。

用法:将颗粒状麦饭石洗净,按1∶10比例,加清水煮沸5~7分钟,冷至30℃左右,擦洗阴道,每日1次或2次。症状严重者,擦洗后阴道放置该药液浸泡带尾棉球,6小时取出。

适应证:适用于阴道炎。

(14)中药煎剂冲洗。

组成:生半夏30g,白矾10g,生南星、苏叶、菖蒲、苦参、花椒各20g。

用法:上药加水1500mL,煎取药液1000mL,每次500mL用灌肠器作阴道冲洗,冲洗时间30分钟,每日2次,1周为1个疗程。

适应证:适用于念珠菌性阴道炎。

(15)微波加中西药:将制霉菌素片研磨成粉末状,用避孕套将微波治疗仪的阴道探头套上,将咪康唑软膏分别与制霉菌素粉混合涂在探头上,患者取截石位,以4%碳酸氢钠冲洗阴道后,将探头放入阴道,控制微波治疗仪功率在10~20W,治疗20分钟,取出探头。微波治疗完毕,以中药外洗方(苦参、百部各30g,黄柏、白鲜皮、蒲公英各20g)熏洗坐浴,每日1次,每次10~15分钟。7天为1疗程。适用于霉菌性阴道炎。

4.针灸推拿

(1)毫针Ⅰ。

取穴:气海、曲骨、归来、风市、太冲。

操作:前3穴向下斜刺或直刺1.0寸捻转法,使针感向外阴传导。后2穴均直刺0.5~1寸,平补平泻。适用于湿热型阴道炎。

(2)毫针Ⅱ。

取穴:气海、归来、复溜、太溪、阴陵泉。

操作:气海、归来直刺1~1.5寸,捻转泻法,使针感向外阴放射。适用于湿热下注型阴道炎。

(3)耳针Ⅰ。

取穴:外生殖器、肝、肾、肾上腺、三焦、耳背静脉。

操作:急性期用毫针中等刺激,耳背静脉放血,每日1次。慢性期用埋豆法,每周2~3次。

(4)耳针Ⅱ。

取穴:子宫、内分泌、三焦、肾、膀胱。

操作:毫针直刺,中等刺激,留针约15分钟,留针期捻针2次。每日1次,10次为一疗程。

(5)耳针Ⅲ。

取穴:神门、内分泌、肝胆、皮质下、外生殖器、三焦。

操作:毫针中等刺激,每次选4~5穴,每日1次。耳穴埋针法,每次选3~4穴,隔日1次。适用于湿热型阴道炎。

(6)电针。

取穴:曲骨、太冲、归来、阴陵泉、气海、阳陵泉。

操作:每次选用1组密波,中等度刺激,通电20分钟。每日1次。适用于阴道炎。

(7)皮肤针。

取穴:下腹部、腹股沟、期门、三阴交、隐白。

操作:中度刺激,反复叩刺5遍。每日1次,7日为一疗程。适用于慢性阴道炎。

(8)穴位注射。

取穴:曲骨、中极、关元、足三里、三阴交。

操作:每次取2个穴,每穴注射5%当归注射液,隔日1次,7次为一疗程。适用于慢性阴道炎。

5.饮食疗法

(1)椿根白皮汤。

组成:椿根白皮30g。

制作方法:煎取药汁,加入红糖适量,烊化饮服。

服法:每日2次,每日1剂,5日为一疗程。

适应证:适用于湿热下注型阴道炎。

(2)木棉花粥。

组成:木棉花30g,粳米50g。

制作方法:先将木棉花加水浓煎取汁,再入粳米煮成粥。

服法:当餐服食,每日1剂,7日为一疗程。

适应证:适用于湿热下注型阴道炎。

(3)乌皮汤。

组成:乌梅30g,秦皮10g,百部15g。

制作方法:水煎,去渣取汁,加白糖适量烊化。

服法:每日1剂,分次饮服,5日为一疗程。

适应证:适用于湿热下注型滴虫性阴道炎。

(4)苦贯汤。

组成:苦参30g,贯仲、百部各15g。

制作方法:加水浓煎,去渣取汁。

服法:加白糖适量烊化。每日1剂,分次饮服,5日为一疗程。适应证:适用于阴道炎。

(5)白果薏苡仁猪肚汤。

组成:白果(去壳)10个,生薏仁30g,猪肚3个。

制作方法:同煮汤至猪肚熟烂为度。

服法:每日服食2~3次,每次1小碗,3日食完。

适应证:适用于脾虚型阴道炎。

(6)莲子仙茅炖乌鸡。

组成:莲子肉50g,仙茅10g,乌鸡肉100g。

制作方法:隔水炖3小时。

服法:每日1~2次,食肉喝汤,3日食完。

适应证:适用于脾肾两虚型阴道炎。

(7)龟苓汤。

组成:乌龟1只,瘦猪肉100g,鲜土茯苓500g。

制作方法:加水文火煎3小时。

服法:每日服食1~2次,3日食完。

适应证:适用于阴虚夹湿型阴道炎。

（六）西医治疗

1.药物治疗

（1）细菌性阴道病：首选甲硝唑（灭滴灵），每次 200mg，口服，每日 3 次；局部用药，每次 400mg，置入阴道，7 日为一疗程；妊娠 3 个月内慎用。克林霉素 300mg，口服，每日 2 次，局部用 2％克林霉素膏剂，每晚 1 次，连用 7 日。此外，可用双氧水或 1％乳酸液、0.5％醋酸液阴道冲洗，改善阴道内环境，可提高疗效。

（2）滴虫性阴道炎：灭滴灵，每次 400mg，口服，每日 3 次，局部用药，灭滴灵 200mg，每晚 1 片，纳入阴道深处，10 日为 1 疗程。

（3）霉菌性阴道炎：以碱性溶液（多用 2％～4％苏打液）冲洗后，选用克霉唑栓（片）、达克宁栓剂、制霉菌素栓（片）剂、米可定阴道泡腾片中的一种，每晚 1 片（粒）塞入阴道，连用 7～10 天。亦可用 1％龙胆紫水溶液涂擦阴道，每周 3～4 次，连续 2 周。

2.其他治疗

微波治疗：采用 HF-900B 微波妇科治疗仪，患者取膀胱截石位，常规用 1％新洁尔灭液冲洗外阴、阴道后，将阴道炎治疗探头插入阴道内，胶布固定。微波功率 25～30W，每次治疗 15 分钟，7 日为一个疗程。

二、阴道闭锁与处女膜闭锁

阴道闭锁和处女膜闭锁以致不能性交或虽勉强性交，但精子不能上行，故不孕。

（一）发病机制

阴道闭锁和处女膜闭锁系先天发育异常。胚胎期副中肾管尾端抵达尿生殖窦的盆腔面时，该处组织增生，形成尿生殖窦－阴道球，并向头端衍生形成未来的阴道雏形。后从尾端开始自下而上腔道化，形成整个阴道腔。这时，和尿生殖窦之间仍有一薄膜分隔，即为处女膜始基。在腔道化发育过程中出现异常情况，即出现阴道各种畸形，尿生殖窦未参与形成阴道下段，则为阴道闭锁；尿生殖窦上皮未能贯穿前庭部，则为处女膜闭锁。

（二）临床表现

阴道闭锁与处女膜闭锁，临床表现相似，青春期出现进行性周期性下腹疼痛，无月经来潮，或婚后性交困难，患者常因此而就诊。严重者，伴便秘、肛门坠胀、尿频或潴留等。

（三）诊断与检查

根据普通妇科检查和 B 型超声波，就可发现和确诊。处女膜闭锁在检查时可见处女膜向外膨隆，表面呈紫蓝色，无阴道开口。阴道闭锁在检查时其表面色泽正常，不向外膨隆，其闭锁位置较处女膜者为高。肛检时，食指放入肛内可立即扪到阴道内有球状包块向直肠壁突出；行直肠腹部检查，可在下腹部扪及位于阴道包块上方的另一较小包块，为经血潴留的子宫，压痛明显。盆腔 B 型超声波检查，可发现子宫及阴道内有积液。

（四）治疗

阴道闭锁应施行手术治疗，先切开闭锁段阴道，并游离阴道积血下段的阴道黏膜，再切开积血包块。排净积血后，利用已游离的阴道黏膜覆盖创面。术后应注意预防阴道瘢痕收缩、狭窄，定期扩张阴道。

处女膜闭锁患者可作"X"形切口，边引流积血，边切除多余的处女膜瓣，使切口呈圆形。要避免作垂直切口，以防意外伤及尿道和直肠。术后注意防止感染。这类患者术后不影响生育力。

长期经血瘀积于生殖道内，应排净积血，特别是严重的输卵管积血，会影响生育力的恢复。因此，对阴道闭锁与处女膜闭锁患者应争取尽早诊断和手术，多可恢复生育能力。

（张　良）

第二节　宫颈疾病所致不孕

一、慢性宫颈炎

慢性宫颈炎是女性生殖器官炎症中最常见的一种疾病。由于炎症改变了宫颈黏液的性状,宫颈黏液中的白细胞和细菌,减弱精子活力,降低生育能力,而且和宫颈癌发生有一定关系。

中医无慢性宫颈炎的记载,大致与"带下病"有关。

（一）发病机制

慢性宫颈炎多由急性宫颈炎转变而来,常因急性宫颈炎治疗不彻底,病原体隐藏于宫颈黏膜内形成慢性炎症,多见于分娩、流产或手术损伤宫颈后,病原体侵入而引起感染,也有无急性过程者。病原体主要为葡萄球菌、链球菌、大肠杆菌及厌氧菌,目前沙眼衣原体、人乳头瘤样病毒及淋病奈氏菌感染引起的慢性宫颈炎日益增多,已引起注意。病原体侵入宫颈黏膜,加之宫颈黏膜皱襞多,病原体潜藏此处,感染不易彻底清除,往往形成慢性宫颈炎。宫颈鳞状上皮因炎症剥脱,由颈管柱状上皮替代,病程较长,病变程度不一,肉眼下呈多样表现。常见有宫颈糜烂、宫颈肥大、宫颈息肉、宫颈腺囊肿、宫颈管炎。

中医认为本病是由湿热蕴滞所致,日久则可累及脾肾而虚实兼夹。湿热壅滞,阻碍精卵结合,脾肾两虚更不能摄精成孕。

（二）临床表现

1.白带增多

白带增多为慢性宫颈炎的主要症状。通常为黏稠的黏液或脓性黏液,有时可带有血丝或少量血液,也可有接触性出血。白带刺激可引起外阴部不适。

2.疼痛

当炎症沿子宫骶韧带扩散到盆壁,可有下腹部或腰骶部经常疼痛,每于月经期、排便或性生活时加重。

3.膀胱及肠道症状

当炎症通过淋巴道播散或直接蔓延波及膀胱三角区,可出现尿频或排尿困难。有时大便时感到疼痛。慢性宫颈炎亦可无临床症状,仅妇科检查时发现宫颈的炎症表现。

（四）诊断与检查

慢性宫颈炎的症状常被其他妇科病所掩蔽,故不孕症须作常规妇科检查。

1.体格检查

妇科检查通过阴道窥器可见宫颈有不同程度的糜烂、肥大,有时质较硬,有时可见息肉、裂伤、外翻及宫颈腺囊肿。颈管分泌脓性黏液样白带。有时需作阴道清洁度检查,本病常合并阴道炎症。

根据宫颈炎症的程度,可表现为单纯型、颗粒型和乳突型 3 种类型。根据糜烂面积占宫颈面积的比例,分为轻(1/3)、中(1/3～2/3)、重(2/3 以上)度。

2.理化检查

(1)宫颈黏液细菌培养:通过培养可了解致病的病原菌,可靠易行,但有时需作反复多次培养方可确诊。

(2)宫颈刮片:宫颈糜烂与宫颈上皮内瘤样病变或早期宫颈癌从外观上难以鉴别,须常规作宫颈刮片检查及阴道镜指示下活检以明确诊断。

（四）鉴别诊断

1.急性阴道炎

急性阴道炎扩展到宫颈发生炎症者,虽阴道炎症明显,但颈管黏液仍清澈透明;而宫颈炎患者的子宫颈管外口可见脓性黏液栓。

2.宫颈癌前病变

早期宫颈癌一般质地较硬、脆,极易出血;而宫颈糜烂较软、润滑,虽有出血倾向,仅在检查触及后在指套上染有血迹。但大多数宫颈炎的宫颈糜烂性病变与早期宫颈癌在形态上难以鉴别,应作宫颈刮片、阴道镜检查、碘试验、宫颈活检等以区别。

(五)中医治疗

1.辨证论治

(1)湿热下注。

主证:带下量多,色黄或黄白相兼,质稠。心烦易怒,胸胁胀痛,口苦口腻,口干不欲饮,小便黄。舌红,苔黄腻,脉弦数。检查见宫颈轻、中度糜烂。

治法:疏肝清热,利湿止带。

方药:龙胆泻肝汤加减。

龙胆草12g,山栀、黄芩、车前子、木通、泽泻、生地、当归各10g,柴胡6g,土茯苓10g,椿根皮15g,甘草6g。

方解:方中以龙胆草泻肝胆实火,除下焦湿热为主药;黄芩、栀子苦寒泻火,协助龙胆草以清肝胆湿热;车前子、木通、泽泻清热利湿引火下行;生地养血益阴,以补肝热伤阴;当归活血;柴胡疏畅肝胆;土茯苓、椿根皮清热利湿止带;甘草调和诸药。药理研究表明,龙胆泻肝汤具有明显而缓慢的抗炎作用,且能增强和调整机体的免疫功能。

(2)湿毒内侵。

主证:带下量多,色黄或黄绿,或赤白相兼或五色杂下,质黏腻,或如脓样,伴腥臭气。小腹胀痛,腰骶酸痛,小便短赤。舌红,苔黄糙,脉滑数。检查见宫颈重度糜烂或伴息肉。

治法:清热解毒,化湿止带。

方药:五味消毒饮加味。

银花、野菊花、蒲公英各20g,紫花地丁、天葵子、茯苓、泽泻各10g,白花蛇舌草20g,栀子、紫草、椿根皮各10g,败酱15g,白术10g。

方解:方中用银花、野菊花、蒲公英、紫花地丁、天葵子均为清热解毒之品;白花蛇舌草、败酱草既能清热解毒,又可利湿;白术、茯苓、泽泻健脾利湿;栀子泻火;紫草凉血止血;椿根皮清热利湿中兼有止血止带作用。

加减:若脾胃虚弱,正气不足者,可加黄芪以扶正托毒。

(3)脾肾两虚。

主证:带下量多,色白或淡黄,质稀,或月经不调,不孕。精神倦怠,纳少便溏,小便清长,腰膝酸软。苔白滑,脉沉弱而缓。妇科检查有宫颈糜烂,或呈乳突型。

治法:健脾温肾,除湿止带。

方药:完带汤加减。

党参10g,白术20g,山药15g,炙甘草6g,苍术15g,柴胡10g,车前子9g(包),黑芥穗、巴戟天各10g,菟丝子20g,补骨脂10g,茯苓15g。

方解:方中重用白术、山药以健脾束带;人参、甘草补气扶中;苍术燥湿健脾;柴胡、白芍、陈皮疏肝解郁,理气升阳;车前子利水除湿;黑芥穗入血分祛风胜湿。全方脾、胃、肝三经同治。

2.中成药

(1)龙胆泻肝丸:每次6g,每日3次。适用于肝经湿热证。

(2)抗宫炎片:每次4片,每日3次。适用于湿热下注证。

(3)妇科止带片:每次5片,每日3次。适用于湿热证。

(5)温经白带丸:每次9g,每日2次。适用于脾虚证。

(6)愈带丸:每次5粒(浓缩丸),每日3次。适用于湿浊下注,日久化热之证。

（7）治带丸：每次 6g，每日 3 次。适用于脾肾不固证。

（8）宫糜膏：洗净阴道，拭净宫颈，敷药膏于患处。每周 3 次，7 次为一疗程。适用于宫颈糜烂。

（9）妇宁栓：睡前洗净阴道后将栓剂送入阴道深部。每次 1 枚，隔日 1 次，7 次为一疗程。适用于宫颈糜烂。

（10）冰硼散：先清洁局部，再喷药物于患处。隔日 1 次，7 次为一疗程。适用于单纯型宫颈糜烂。

（11）双料喉风散：散剂，先清洁局部，再喷涂药物于患处。每周 2 次，7 次为一疗程。适用于单纯型宫颈糜烂。

（12）白降丹：散剂，按病灶大小使用，用量宜小，须隔开正常健康组织，因本品有较强的腐蚀性。每周上药 1 次。适用于宫颈糜烂，宫颈息肉。

3.外治疗法

（1）黄柏 64g，轻粉 13g，蜈蚣 7g，冰片 3g，麝香 0.7g，雄黄 12.3g。上述药物研粉末和匀，清洁阴道并拭去宫颈分泌物，取药 1g 撒于带线棉球上，塞于阴道深部，于第 2 天取出棉球。每周 1～3 次。适用宫颈糜烂有核异质细胞。一般宫颈糜烂者去麝香。轻粉过敏者去轻粉。

（2）治糜灵：儿茶、苦参、黄柏各 25g，枯矾 20g，冰片 5g。烘干共研成细末，过 200 目筛。用时取适量香油调成糊状，用带线棉球蘸药糊敷贴在清洁后的宫颈糜烂面，24 小时后取出。隔 2 日上药 1 次，10 次为一疗程。适用于慢性宫颈炎。

（3）带必康：蛇床子、苦参、雄黄、枯矾、冰片、硼砂、血竭、滑石、乳香、没药、黄连、金银花、连翘、炒蒲黄、五倍子等。先将冰片、雄黄、枯矾、硼砂研为细末，余药粉碎后过 100 目筛，与前药混合拌匀。用虎杖液棉球（虎杖 500g，加水 1500mL 浓煎，取汁 1000mL）蘸药贴于宫颈糜烂部位。每日上药 1 次，7 日为一疗程。用药前先用 1% 新洁尔灭或 0.9% 盐水棉球洗净阴道和宫颈处分泌物，糜烂面用 2.5% 碘酒及 75% 酒精消毒，干棉球擦干。

（4）苦楝根、百部、射干各 50g，煎汤，趁热熏洗患处。适用于轻度慢性宫颈炎。

（5）野菊花、紫花地丁、半枝莲、丝瓜叶、蒲公英各 30g。水煎汤，熏洗坐浴，每日 1 次，7 次为一疗程。适用于湿热型慢性宫颈炎。

（6）虎杖、千里光、忍冬藤、野菊花、蒲公英各 250g，艾叶 60g。上药加水煎汤，每次取 1/4，加温水 1 倍灌洗阴道，每日 2 次，10 次为一疗程。适用于轻度宫颈糜烂。

（7）刘寄奴 60g，败酱草、山慈菇各 30g，白花蛇舌草 100g，黄柏、苦参、金银花各 30g，蒲公英 80g。加水煎取药液 1000mL，温度降至 25℃ 左右时冲洗宫颈。每日 1 次，7 次为一疗程。适用于湿热型宫颈炎。

（8）宫颈粉。①宫颈Ⅰ号粉：黄柏、大黄、黄芩、土茯苓、苦参、煅龙骨各 60g，紫草 100g，冰片 60g，黄连 50g，研末过 200 目筛备用。②宫颈Ⅱ号粉：Ⅰ号粉加炉甘石 100g，乌贼骨 50g。③外阴冲洗粉：苦参 200g，蛇床子 150g，黄柏、明矾、地肤子、五倍子、艾叶、土茯苓各 120g，黄连、花椒各 40g，研末过 100 目筛。先用外阴冲洗粉煎汁洗阴道，暴露宫颈，用煎汁再行冲洗宫颈，用消毒棉球拭干后将药粉扑撒于宫颈糜烂面。每日 1 次，10 次为一疗程。宫颈Ⅰ号粉有清热燥湿，消炎解毒，活血生肌，杀虫止痒功能，适用于湿热型轻中度宫颈糜烂。宫颈Ⅱ号粉，有收湿敛疮作用，适用于湿热壅盛型重度宫颈糜烂。

（9）青黛 20g～30g，滑石粉 10g～15g，黄柏粉、蛇床子粉、元明粉、马鞭草粉各 10g～15g，冰片、樟脑各 1～2g，磺胺粉，四环素粉各 5g～10g。药粉合匀，月经干净后 3 天上药。清洁阴道及宫颈，将药粉撒于宫颈上，每次 1g，每日 1 次，5 次为一疗程。适用于不同程度的宫颈糜烂。

（10）蛤粉 30g，樟丹、雄黄各 15g，乳香、没药各 3g，薄荷 0.6g，钟乳石 30g。研末，香油调匀后敷患处，每次 1g，每周 2～3 次。适用于颗粒状宫颈糜烂。

（11）蛤粉 30g，樟丹、雄黄各 15g，乳香、没药各 10g，儿茶 10g，硼砂 15g，硇砂、薄荷各 0.6g。研成细末，香油调匀后敷患处，每次 1g，每周 2～3 次。适用于乳头状宫颈糜烂。

4.针灸推拿

(1)毫针Ⅰ。

取穴:关元、带脉、肾俞、照海。

加减:带下量多加大赫、气穴;腰骶酸痛加腰眼、小肠俞。

操作:采用补法,留针30分钟,每日1次,10日为一疗程。适用于脾肾不足证。

(2)毫针Ⅱ。

取穴:①主穴:改良次髎穴(在腰骶部腰眼向内旁开一横指,用5寸长针速进针,进针后将针卧倒斜向骶尾次髎穴)。②配穴:湿毒型加带脉、行间,用泻法。

加减:湿热型加带脉、阴陵泉,平补平泻;脾虚型加足三里、三阴交,灸气海,用补法;肾虚型加肾俞、太溪,灸关元,补法。

操作:针刺改良次髎穴时,使患者感觉极度酸麻,由腰骶向前扩散,从肛门直达会阴部,方可收效。配穴常规操作,留针1小时,中间行针3～5次。隔日1次,10次为1疗程。适用于宫颈糜烂患者。

(3)耳针。

取穴:肝、脾、盆腔、子宫、内分泌、内生殖器、三焦等耳穴。

操作:每次取3～4穴,毫针针刺,或采用埋针,耳穴贴压均可。适用于湿热下注证。

(4)电针。

取穴:关元、子宫、归来、中极、三阴交等穴。

加减:脾虚加足三里;肾虚加肾俞。

操作:每次选用2～4个穴位,上下相配接G6805电针机,疏密波,每次15分钟,隔日1次,10次为一疗程。适用于宫颈糜烂。

(5)水针。

取穴:关元、血海、三阴交等穴。

操作:每穴注射3％～5％当归注射液0.5mL,每日1次,10日为一疗程。适用于脾肾不足证。

(6)穴位照射。

取穴:关元、中极、三阴交、子宫等穴。

操作:用25mW的氦氖光针。每穴照射5分钟,每日2次,10日为一疗程。

5.饮食疗法

(1)椿根皮汤。

组成:椿根皮、红糖各30g。

制作方法:椿根皮加水煎成浓汤,去渣,加红糖。

服法:温热饮服,每日1剂,10日为一疗程。

适应证:适用于湿热下注证。

(2)鲫鱼汤。

组成:鲫鱼1尾,胡椒20粒。

制作方法:鲫鱼宰杀洗净,纳入胡椒煮浓汤。

服法:食鱼饮汤。

适应证:适用于脾肾不足证。

(3)苡仁萆薢饮。

组成:苡仁30g,萆薢6～10g,粳米100g。

制作方法:萆薢单煎取汁,与苡仁、粳米同煮为粥。

服法:温热服食,每日1剂,10日为1疗程。

适应证:适用于湿热下注证。

（4）二仙饮。

组成：鲜藕 120g，鲜白茅根 120g。

制作方法：将鲜藕洗净切片，鲜白茅根洗净切碎，同煮取汁。

服法：代茶频饮，1 日数次。

适应证：适用于宫颈糜烂见赤白带下者。

（六）西医治疗

1.药物治疗

药物治疗适用于糜烂面积较小，炎症浸润较浅的病例。常用的药物为腐蚀剂。

（1）灌洗法：用 1：5000 高锰酸钾溶液，或 1：1000 新洁尔灭溶液，或 1％醋酸溶液，或 0.5％～1％乳酸溶液灌洗，每日 1 次，经期停用。

（2）局部上药。①干扰素制剂：采用喷洒、贴敷、宫颈注射等方法。经净后开始用药。②10％～20％重铬酸钾。操作方法：充分暴露宫颈后，于后穹窿部放一棉球，以保护阴道避免受药液腐蚀。先用棉球蘸0.1％新洁尔灭拭净宫颈上黏液，再以棉签蘸药液涂于糜烂面上，至出现灰白色痂膜为止，再用 75％酒精棉球拭去多余的药液。于每次月经后治疗 1 次，共 2～3 次。③30％硝酸银或硝酸银棒：操作步骤同前，出现白色痂膜后用生理盐水棉球拭或冲洗表面，使多余的硝酸银变成无腐蚀的氯化银。每周治疗 1 次，共3～4 次。④Albothyl：亦是一种局部用药，是间甲酚磺酸和甲醛的缩合体制剂。对发炎和病坏组织有选择作用，使其凝结脱落，并有杀菌及收敛作用。方法：先用稀释药液拭去黏液，再用棉球蘸浓缩药液置患处3 分钟，然后清除。隔日 1 次，共 3～5 次。继之用该药栓剂，每晚置阴道内，隔日 1 次，共 6～12 次。

2.物理疗法

物理疗法是治疗宫颈糜烂效果较好的方法。适用于糜烂面积较大，炎症浸润较深的病例。一般只需治疗 1 次，治疗前应排除子宫颈癌，生殖器急性炎症。于月经干净后 3～7 日进行治疗，并作常规消毒处理。

（1）激光治疗：采用 CO_2 激光器。治疗时管头距宫颈 3～5cm，平行光束照射，自内向外，光界超出病灶 2mm，烧灼深度为 0.1～0.2cm，病变深者可反复多次烧灼。激光可使糜烂面组织碳化结痂，术后 3 周痂皮脱落，鳞状上皮新生而愈。

（2）冷冻疗法：用快速降温装置，使病变组织因冷冻而坏死，脱落。消毒外阴、阴道，暴露宫颈，拭去分泌物，选择合适探头置糜烂面上，按压固定后，冷冻 1～3 分钟，复温后探头自动脱离宫颈，宫颈恢复原状后，再冷冻 1 次。术后第 2 日开始，隔日冲洗阴道 1 次，共 3 次，术后 6 周坏死组织脱落，8 周痊愈。适用于未产或尚未有子女的患者。

（3）微波疗法：采用微波治疗仪。将治疗仪预热后，调节输出功率在 50～55W，从宫颈下唇开始，将微波辐射电极与宫颈糜烂面直接接触，启动开关，约 2～4 秒，即可见局部组织凝固，最后电极深入宫颈管内2～3mm，辐射约 20 秒即可。

3.手术治疗

以上方法治疗无效，或宫颈肥大，糜烂面深广且颈管已受累者可考虑手术治疗。一般采用宫颈锥形切除。此外，宫颈息肉可采取摘除或切除法，宫颈腺囊肿可行局部穿刺。

二、宫颈黏液异常

宫颈黏液是宫颈腺体的分泌物，正常的宫颈黏液为精子的生存和活动创造了良好的环境。宫颈黏液分泌异常，则影响精子的存活和顺利穿行颈管，从而导致不孕。

（一）发病机制

宫颈黏液是一种具有黏弹性、半实质性凝胶样物质，由不溶性糖蛋白——蛋白基质和水溶性物质（酶、非酶蛋白质、碳水化合物、电解质等）组成。

宫颈黏液由宫颈管葡萄状腺体所分泌，在卵巢激素的影响下，其物理、化学性状有周期性变化。随着雌激素分泌的波动,宫颈黏液的量与质发生相应变化,排卵期在体内高水平雌激素的作用下,宫颈黏液的分泌量增多,含水量增加,宫颈黏液变为稀薄、透明,有利于精子的通过。排卵后在孕激素作用下,宫颈黏液分泌量少,变为混浊、黏稠。

如宫颈黏液的凝胶水化不足,纤维厚度增加,纤维间隙明显减少,有横联的糖蛋白,形成紧密的网状结构组织,则阻碍精子的穿越和继续移动。

很多原因都可以引起宫颈黏液异常,如慢性宫颈内膜炎时,其宫颈上皮分泌增多,宫颈黏液变稠,不利于精子穿过;且大量的白细胞有吞噬精子的作用。先天性宫颈发育不良,宫颈手术后,宫颈分泌功能减退;雌激素水平过低,或者宫颈管内膜对雌激素的敏感过低,以致宫颈黏液分泌过少;宫颈肥大、雌激素水平过高、多囊卵巢综合征、盆腔瘀血,可引起宫颈黏液分泌过多。

(二)临床表现

(1)在月经周期中,经净后到排卵期无宫颈黏液的黏度逐渐减少,而拉力逐渐增加,排卵后无黏度逐渐增加,拉力迅速减少的规律。

(2)排卵期无蛋清样带下。

(3)阴道分泌物或黏稠如脓或质稀如水或量少(排除阴道及宫颈原因)。

(三)诊断与检查

1.宫颈黏液检查

月经干净后到排卵期的宫颈黏液量多、稀薄、清亮,拉丝度等于或超过 10cm,无细胞,pH 7～8.27 呈碱性,可中和阴道酸性,最适于精子穿过。

2.性交后试验

于性交后 2～8 小时取宫颈管下段黏液检查。如每高倍镜视野中精子少于 5 个,活动力弱,或死精子,揭示精子过少或宫颈黏液异常,或有免疫问题。

3.体外精子试验

取宫颈黏液和新鲜精液各一滴,放载玻片上,加盖玻片,使两液滴接触,观察精子穿过宫颈液情况。如能穿过,说明精子活动力和宫颈黏液正常,黏液中无抗体。

4.精液宫颈黏液交叉试验

用不育症男子的精液和正常妇女宫颈黏液、不孕症妇女的宫颈黏液和正常男子的精液,分别进行体外精子穿透试验。借此了解阻碍精子穿过宫颈黏液的原因是在精液还是宫颈黏液。

(四)西医治疗

药物治疗:宫颈黏液量少、黏稠者排卵前给予小剂量雌激素,可改善宫颈黏液,使精子易于穿透,提高妊娠率,如用炔雌醇(EE)0.025mg,每天 1 次或倍美力(CE)0.625mg,每天 1 次,自月经周期第 5 天起连服 7～9 天。

促排卵药物氯米芬(CC)使排卵率高达 70%～90%,但妊娠率仅 30%,是由于 CC 与雌激素受体结合后,影响宫颈黏液的分泌,使其既少又稠,称为宫颈黏液不良。故可在周期的第 5 天起加服炔雌醇 0.25mg/天或倍美力 0.625mg/天,连用 7～9 天,以改善宫颈黏液,增加受孕机会。

(五)中医治疗

1.辨证论治

(1)肾阳虚型。

表现:婚久不孕,月经后期、量少、色淡,带下量少,或伴腰腿酸软,性欲淡漠,大便不实,小便清长,舌淡苔薄白,脉沉细。

治法:温肾填精,调补冲任。

方药:右归丸加减。

(2)肾阴虚型。

表现:婚久不孕,月经量少、质稠、色红、无块,带下量少,甚或阴道发干。形体消瘦,腰酸头晕,耳鸣目花,五心烦热,舌红苔少,脉细数。

治法:滋阴益精、调补冲任。

方药:左归饮加减。

若阴虚火旺,五心烦热明显者,加地骨皮、黄柏清肾中虚火,牡丹皮凉血清热,沙参、麦冬、元参滋阴壮水。则津液充足,宫颈分泌物滴溢而下。

(3)湿毒内侵型。

表现:带下量多、黄绿如脓、质地稠厚,或如米泔、臭秽难闻,或见发热,小溲短赤,大便燥结,舌红苔黄糙,脉滑数。

治法:清热解毒除湿。

方药:五味消毒饮加减。

2.中成药(单方验方)

(1)肾阳虚型:五子衍宗丸、金匮肾气丸、调经促孕丸。

(2)肾阴虚型:知柏地黄丸、杞菊地黄丸。

(3)湿毒内侵型:抗宫炎片、妇炎康片等。

3.其他疗法(中药外用)

子宫丸外用,治疗宫颈炎、盆腔炎引起之不孕,效果良好。有学者曾治疗数例诊为宫颈免疫之不孕,精子宫颈黏液接触试验(SCMC)阳性的患者,经用子宫丸后转阴并获妊娠。子宫丸具有消炎、活血的作用,通过清热消肿,化腐生肌,治疗局部炎症;通过活血化瘀,改善局部血液循环,使分泌物增多变稀;是否还有抑制免疫反应,减少抗精子抗体生成的作用,尚待进一步研究。

4.饮食疗法

肾阳虚寒者可常食海米、狗肉、麻雀肉、核桃仁等温肾固精之品;肾阴虚内热妇女可常食莲子、百合、枸杞子滋阴清热之物,如莲子百合枸杞子汤;脾虚湿盛而致湿热下注者可常食薏苡仁山药粳米粥,每晨尚可食1~2片茯苓饼。

(六)预防与调护

营养要均衡,不要挑食或过度节食。特别要注意摄取富含钙及锌的食品,如牛奶、豆浆及各种豆制品、瘦肉、蔬菜、水果等,以预防宫颈黏液中微量元素失调而影响精子的活力。

(张　良)

第三节　子宫疾病所致不孕

一、子宫畸形

胚胎期双侧苗勒管中段发育并融合成子宫,下段发育并融合成宫颈及阴道上段,其发育过程受性染色体和性激素的调节。胚胎第10周,双侧副中肾管中段和尾端向下、向内跨过中肾管前方,在中线与对侧会合形成宫体与宫颈。12周时两侧副中肾管间的隔融合形成单腔;在这个过程中,受内外因素影响,发育停止或融合不全,形成各种类型的畸形发育。子宫畸形或发育不全除自身功能受损外,往往还伴有卵巢发育不全和功能低下,从而导致月经不调和生育功能障碍。

(一)病因

(1)副中肾管衍化物发育不全。

(2)副中肾管衍化物融合障碍。

（二）分类

1.闭锁性子宫畸形

(1)完全性：残角子宫与宫腔不通，性发育成熟后出现周期性下腹痛，因而婚前常被发现，并已做适当处理。

(2)不完全性：残角子宫与宫腔相通，无明显痛经，但多发生残角子宫妊娠。

2.非闭锁性子宫畸形

(1)双子宫（双子宫、双宫颈、双阴道）。

(2)双角双颈子宫（双角子宫、双宫颈、单阴道）。

(3)双角单颈子宫（双角子宫单宫颈）。

(4)单角单颈子宫。

(5)不完全纵隔子宫。

(6)完全纵隔子宫。

（三）临床表现

子宫畸形是否影响生育，须视畸形的种类和程度而定。这种患者大多数无明显自觉症状，但由于影响受精卵着床常引起不孕。即使受孕，因宫腔不能随之扩大，易发生流产、早产。

（四）临床诊断

根据患者不孕或多次流产之主诉，结合辅助检查，多能确诊。传统诊断方法仅依靠子宫、输卵管碘油造影。目前认为以造影为主，借助腹腔、宫腔镜及 B 超，这样既可了解宫腔内畸形种类，又可直观子宫外形轮廓，以提高诊断的准确性。

（五）治疗

子宫畸形确诊后，治疗则依其畸形类型，给予不同处理。如单角或双子宫畸形，虽易发生晚期流产或早产，但妊娠本身可促进子宫发育，有 50％的活婴率。如纵隔或双角子宫畸形，因宫腔变形、不易受孕，即使妊娠，也易发生流产，应考虑矫形手术。

1.剖腹手术

术后注意事项：①术毕放入金属避孕环 9～12 个月，一则防止术后宫腔粘连，二则达到避孕目的，保证子宫切口如期愈合。②术后必须避孕 12 个月。③术后用雌、孕激素人工周期治疗 3 个月，以促进子宫内膜增生修复，防止不规则阴道出血。④据报道剖腹手术后，术后妊娠率高达 90％，获活婴率可达 80％。分娩方式以妊娠36 周后行择期剖宫产术为宜。

2.宫腔镜手术

宫腔镜直视下行纵隔矫治术近年已在国内流行，其优点是不需剖腹，子宫表面及深肌层无切口，不必担心术后妊娠时子宫破裂等并发症，但必须掌握手术适应证，最好在腹腔镜或 B 超监护下进行。术后放置节育环，防止宫腔粘连。

二、宫腔粘连

宫腔粘连是因宫腔和或宫颈管内膜基底层受损，导致内膜纤维化和局部创面发生粘连，而出现经量减少、闭经、继发性不孕、周期性下腹痛、反复流产及产科并发症等临床表现的一种疾病，又被称为Asherman 综合征。

（一）发病机制

1.宫腔粘连对生殖的影响

可能与以下原因有关：①干涉精子的迁移、卵子的运输和胚胎的移植。②由于改变的宫腔轮廓导致宫腔压力以及子宫收缩性的改变。③宫腔粘连引起减少的宫腔容积，间质纤维化以及炎症反应导致复发性流产。④怀孕后的高危因素包括：胎盘植入、胎儿宫内生长受限。

2.宫腔粘连的病因

(1)妊娠期子宫损伤:有关的宫腔手术如早孕负压吸宫术、中孕钳刮术、中孕引产刮宫术、产后出血刮宫术和自然流产刮宫术等。主要原因为手术后雌激水平下降影响内膜再生,另外妊娠期子宫变得脆弱,内膜基底层更易受损。手术损伤子宫内膜基底层而使子宫肌层暴露,阻碍子宫内膜修复,导致子宫壁互相粘着,形成永久性的粘连。

(2)非妊娠期子宫损伤:子宫肌瘤剔除术(进入宫腔)、子宫黏膜下肌瘤经宫腔摘除术、宫颈息肉摘除术、宫颈活检、诊断性刮宫等破坏了内膜的基底层,使子宫肌层暴露于宫腔内,导致宫壁的前后粘连。

(3)炎症因素:宫内感染子宫内膜结核、绝经后老年性子宫内膜炎、宫腔操作术后继发感染、产褥期感染、放置宫内节育器术后引起继发感染等。

(4)子宫发育异常:副中肾管畸形可致月经碎片及陈旧性血液积存于宫腔内而致炎症和继发性粘连的形成,在副中肾管畸形的宫腔镜探查中可见到不同程度的宫腔粘连(IUA)。

(二)诊断

1.分类

目前国内常依据1998年欧洲妇科内镜协会提出的分类标准。Ⅰ度:宫腔处有纤维膜样粘连带,两侧宫角及输卵管开口正常。Ⅱ度:子宫前后壁之间有致密的纤维状粘连两侧、宫角及输卵管开口可见。Ⅲ度:纤维索状粘连致部分及一侧宫角闭锁;Ⅳ度:纤维索状粘连致部分及两侧宫角闭锁;Ⅴ度:粘连带瘢痕化致宫腔极度变形及狭窄,粘连带致宫腔完全消失。其中Ⅰ度为轻度,Ⅱ度、Ⅲ度为中度,Ⅳ度、Ⅴ度为重度。

2.宫腔粘连的诊断方法

临床上根据患者临床表现、症状、体征,既往妇产科等病史,并可通过宫腔镜检查、子宫输卵管造影(HSG)检查、经阴道超声检查、经阴道宫腔盐水灌注超声造影(SIS)检查、MRI检查等辅助检查来诊断宫腔粘连。其中,宫腔镜检查是目前诊断是否宫腔粘连的金标准。

1)临床表现

由于粘连部位和程度不一,临床表现也略有不同。

(1)病史:既往有人工流产、剖宫产、子宫肌瘤剔除等宫腔操作史,宫腔感染史,以及宫腔化疗、放疗等病史。

(2)症状:按粘连部位不同,症状不完全相同,但主要症状为闭经,月经过少,周期性下腹痛及继发不孕、习惯性流产、早产、异位妊娠等。

A.闭经、月经过少:宫腔完全粘连者,可出现闭经,闭经时间可很长,且用雌激素、孕激素治疗不引起撤退性出血;宫腔部分粘连或内膜部分破坏者,则表现为月经过少,但月经周期正常。

B.周期性腹痛:一般在人工流产或刮宫术后1个月左右,出现突发性下腹痉挛性疼痛,其中有一半以上伴有肛门坠胀感;有些患者腹痛剧烈,坐卧不安,行动困难,甚至连排气、排便都很痛苦,有时有里急后重感。疼痛一般持续3~7天后逐渐减轻、消失,间隔1个月左右,再次发生周期性腹痛,且渐进性加重。

C.不孕、反复流产及早产:子宫腔粘连后易发生继发性不孕,即使怀孕也容易发生反复流产及早产。由于子宫腔粘连,内膜损坏,子宫容积减小,影响胚胎正常着床,并影响胎儿在宫腔内存活至足月。

(3)体征:下腹部有压痛,严重时出现反跳痛,甚至拒按。妇科检查发现子宫体大小正常或稍大、较软,有明显压痛,有时有宫颈举痛;双侧附件检查,轻者正常,重者可有压痛或增厚,或扪及肿块;后穹隆可有触痛,甚至行后穹隆穿刺可抽出不凝固的暗红色血液,故有异位妊娠样综合征之称。

2)辅助检查

1)宫腔镜检查:是应用膨宫介质扩张宫腔,通过光导玻璃纤维束和柱状透镜将冷光源经宫腔镜导入宫腔内,直接观察或由连接的摄像系统和监视屏幕将宫腔和宫颈管内图像放大显示。它可以直接检视宫内情况,确定粘连部位、范围、组织类型和程度,诊断准确率高,手术操作创伤小,麻醉要求低,可以在门诊完成,已经成为宫腔和宫颈管疾病诊断的金标准。宫腔镜下表现三种类型。①中央粘连:两端增宽的前后壁粘连。②边缘粘连:新月体形或半掩窗帘状粘连可遮挡宫角或造成宫腔形态不对称。③混合粘连:可形成闭塞小囊腔,宫腔镜检查难以发现。其局限性在于可能漏诊那些膨宫不全或子宫内膜增生过厚者,对轻微粘连者亦可能造成诊断过度且不同,术者对同一粘连的描述亦可能有较大的主观差异。

2)子宫输卵管造影(HSG)检查:通过观察造影剂的显影情况可以了解输卵管的通畅情况以及可显示宫腔粘连的宫腔形态呈单发或多发的充盈缺损,能判断宫腔封闭的程度,但不能提示粘连的坚韧度和粘连类型,且子宫输卵管造影对少部分粘连易漏诊或误诊,但由于患者痛苦较少,方便、安全、简单,仍是目前诊断宫腔粘连的首选和重要方法。根据 HSG-X 线特征,宫腔粘连可分为 4 类。①完全性粘连:宫腔缩小且变形为豆状或不显影,宫腔两侧呈盲腔。②中央型粘连:宫腔内见一个或多个轮廓清晰且形态不规则的充盈缺损阴影。③周围型粘连:宫腔边缘可见一处或多处呈锯齿状或鼠咬状等形态多样且不规则的充盈缺损阴影。④混合型粘连:宫腔中间及边缘同时出现充盈缺损阴影。

3)经阴道超声(TVS)检查:是一种简便、经济、无创的检查手段,在宫腔粘连的诊断中发挥重要作用,作为诊断宫腔粘连的初筛手段越来越得到临床认可。TVS 根据宫腔内膜线及异常回声信号可以判断宫腔粘连情况,尤其当宫腔粘连闭塞严重,HSG 检查难以观察宫腔情况时,TVS 可以根据宫腔内内膜线中断、内膜相对偏薄、粘连及内膜回声与肌层的回声分界不清及分散的液性暗区等发现宫腔粘连。但阴道超声无法显示子宫冠状面的图像,因此在判断宫腔病变的具体位置方面和分辨凸向宫腔的微小病变方面存在着不足,对于轻度粘连的漏诊和误诊率较高,对于特殊角度的异常情况诊断率较低,在一定程度上降低了其对宫腔粘连的诊断价值。B 超将宫腔粘连分为 3 类:①单纯性子宫颈管内口粘连。②子宫腔内粘连。③子宫腔内广泛粘连伴宫颈管内口粘连。经阴道超声检查中常见的宫腔粘连特征性改变:①子宫内膜回声不均,或者连续性中断,中断处可见不规则的高回声或者片状高回声区域,其间可有形态不规则的低回声区。②粘连致宫腔线显示不清。非绝经期子宫内膜线样。③宫腔分离。④子宫体形态、大小及肌层回声可无明显改变,回声均匀。

4)宫腔声学造影(SHG):经阴道宫腔盐水灌注超声检查是通过向宫腔注射生理盐水、亚甲蓝液或者含有治疗药物的溶液充盈宫腔作为阴性对照剂,方便子宫内膜及肌层在超声下的显影,兼有超声和造影检查的双重效果,可以观察宫腔的形态及内膜异常,也可以了解输卵管的通畅情况并对轻度宫腔粘连以及输卵管粘连有一定的疏通作用。与 HSG 图像只能观察瞬时子宫腔情况不同,SHG 可以对可疑的宫腔病变反复观察,能更清晰地显示宫内病变的部位、大小、形态、数目、回声性质,基底部情况,无辐射且患者耐受性好。

5)经阴道三维超声检查:不仅具有二维超声的优势,同时也克服了二维超声的不足,可清晰显示二维超声无法显示的子宫冠状面的回声,从宫颈内口至两侧宫角所有信息直观地显示出来,并可对图像任意方向旋转,可以从不同的角度和方位对子宫内膜进行详细观察,三维超声并且具有任意切面成像的功能,可以准确、快速地获得子宫内膜丰富的信息,并可准确判断粘连的部位和范围,有利于准确判断病情,可作为诊断宫腔粘连重要的诊断方法。宫腔粘连三维超声表现为子宫失去正常表现,内膜变薄、回声不均,内膜线不连续,可见不规则低回声区,并且内膜和肌层回声分界欠清,内膜厚度随粘连程度的加重而变薄。

6)MRI 检查:在诊断颈管粘连引起的宫腔闭塞时优势明显,能够显示粘连以上部位的宫腔内膜情况,有助于做出诊断、评估预后。其缺点是费用昂贵且诊断并不是很可信。尚缺乏能够提示其敏感性的足够的临床资料。

(三)中医治疗

中医治疗适用于轻度宫腔粘连有生育要求,暂不愿行手术探针或治疗者,中医药辨证论治可改善病灶,减轻临床症状。

宫腔粘连的中医病机为因金刃损伤胞宫,耗伤肾精,无以化生气血,血海不盈,冲任血虚,以致胞宫血少或无血以下而致月经过少或闭经;此外金刃损伤胞宫,瘀血内停;或产后调护不慎,邪气乘虚侵袭冲任、胞宫导致寒凝血瘀;或内伤生冷,血为寒凝,血行不畅,滞涩冲任等均可出现月经异常、不孕等。另外,术后精血不足之时情志不遂,肝郁不舒、冲任失调可导致虚实夹杂之月经过少。因此,宫腔粘连的中医病机为肾阴不足、冲任亏耗、精血失调,以致胞宫瘀阻,无以荣养,日久瘀血、湿热、寒湿互结,胞脉阻滞不通,影响受精卵着床、胚胎种植而不孕,孕后易流产等。

1.辨证论治

(1)肾虚精亏证。

主要证候:经行量少,经色淡黯;伴面容憔悴,头晕耳鸣,腰骶酸软,小腹凉,夜尿多;舌淡黯,苔薄白,脉沉细。

治疗法则:补肾益精,养血调经。

方药举例:归肾丸加肉苁蓉、巴戟天、乌药。

(2)气血两虚证。

主要证候:月经逐渐后延,量少,经色淡而质薄,继而停闭不行;头晕眼花,或心悸气短,神疲肢倦,食欲不振,毛发不泽或易脱落,身体羸瘦,面色萎黄;舌淡,苔少或薄白,脉沉缓或虚数。

治疗法则:补气健脾,养血调经。

方药举例:人参养荣汤加减。

(3)肾虚血瘀证。

主要证候:下腹疼痛或有结块,经期疼痛加重,月经量少或多,经色紫黯有块,带下量多质稀;腰酸膝软,头晕耳鸣,口干不欲饮;舌黯或有瘀点,脉弦细。

治疗法则:补肾益精,活血止痛。

方药举例:归肾丸合少腹逐瘀汤加减。

(4)肾虚湿热证。

主要证候:下腹隐痛或痛连腰骶,疼痛拒按,经行或劳累时疼痛加剧,低热起伏,带下量多,色黄,质黏稠;月经量少,经色鲜红;胸闷纳呆,口干不欲饮,大便溏或秘结,小便黄;舌淡红或红,苔薄腻,脉滑数或弦数。

治疗法则:补肾益精,清利湿热。

方药举例:归肾丸合四妙散加减。

(5)血虚夹瘀证。

主要证候:经血量少,经色淡黯,质稀薄或夹有小血块;小腹隐痛或胀痛不适,经行后痛减;伴面色萎黄,心悸气短;舌淡黯,有瘀点或瘀斑,脉沉涩细。

治疗法则:补气养血,化瘀调经。

方药举例:滋血汤合桃红四物汤加减。

(6)肝郁血瘀证。

主要证候:婚久不孕,月经先后不定期,或数月不行,量或多或少,色黯,有血块;经前胸胁、乳房胀痛,或经行腹痛;平素精神抑郁,或烦躁易怒;舌边紫黯,或有瘀点,脉沉弦或沉涩。

治疗法则:疏肝解郁,活血通经。

方药举例:逍遥散合少腹逐瘀汤加减。

对症加减:腰酸痛者,加牛膝 12g,川断 15g,杜仲 12g,桑寄生 15g;盆腔积液者,加防己 10g,泽兰 15g,益母草 15g,木通 10g 等;失眠者,加酸枣仁 15g,柏子仁 15g,夜交藤 15g,琥珀 10g 等;衣原体、支原体感染者,加白花蛇舌草 15g,蒲公英 15g,黄柏 15g,益母草 15g,生蒲黄 10g,野菊花 15g,红藤 15g,败酱草 15g等;感染严重者及时配合抗生素对症治疗。

2.中成药治疗

(1)血府逐瘀胶囊:每次 2.4g,每日 2 次。适用于肾虚血瘀证(轻度)。

(2)少腹逐瘀胶囊:每次 1.35g,每日 3 次。适用于肾虚血瘀证(中度)。

(3)散结镇痛胶囊:每次 1.6g,每日 3 次。适用于肾虚血瘀证(重度)。

(4)丹莪妇康煎膏:每次 10～15g,每日 2 次。适用于血虚夹瘀证。

(5)芪胶生白胶囊:每次 1.5g,每日 2 次。适用于气血两虚证。

（6）麒麟丸：每次 6g，每日 2～3 次。适用于肾虚精亏证。

3.外治法

（1）中药保留灌肠：大血藤、菝葜、赤芍、玄胡、垂盆草、香附、仙鹤草、薏苡仁、紫草、枳壳，浓煎成 100mL 药汁，温度保持在 37～39℃，晚上临睡前保留灌肠，每日 1 次，10 次为一个疗程，经期停用。

（2）中药外敷：艾叶、制乳香、制没药、细辛、肉桂、透骨草、鸡血藤、忍冬藤、地龙、路路通，蒸热用毛巾包裹外敷，每日 1～2 次，每次 20～30 分钟。

（3）穴位注射：取主穴关元、气海、子宫、次髎等穴治疗月经过少。根据临床辨证配穴，选用丹参、黄芪注射液交替进行；取腰背部和肢体穴位，前后进行交替治疗。每穴注入药物 0.5～1mL，隔日 1 次，经期停治疗，1 个月经周期为 1 个疗程。

（4）穴位埋线：治疗月经过少采取关元、肾俞、足三里、中极、三阴交等穴，将羊肠线埋入穴位，每次选 2～3 个穴位，2～4 个星期埋线 1 次，3～5 次为 1 个疗程。

4.针灸治疗

（1）体针：辨证选穴，气血亏虚证取脾俞、肾俞、足三里、三阴交穴；气虚血瘀证取合谷、足三里、八髎、神阙穴；肾虚湿热证取肾俞、血海、曲池、阴陵泉、合谷、关元等穴；血虚夹瘀取神阙、膈俞、肝俞、委中、太冲、曲泉、期门、三阴交、内关、地机、次髎等穴；肾精亏虚取肾俞、太溪、足三里、三阴交等穴；以上穴位平补平泻，每日 1 次，1 次 30 分钟，10 次为一个疗程。

（2）耳针：选子宫、内生殖器、内分泌、交感、皮质下、肾、肝、脾。每次选 2～4 次，毫针刺，中等强度捻转法，每日 1 次，每次留针 15～20 分钟。

（3）电针：取足三里、三阴交、天枢、地机、次髎、归来、中极等穴，用疏密波，强度以患者能够忍受为度，每日 1 次或隔日 1 次，每次治疗 15～20 分钟。

（四）宫腔镜联合中药治疗

本治疗适用于欧洲妇科内镜协会提出的分类标准中Ⅰ度、Ⅱ度经中医药辨证治疗症状无缓解或无效者；经宫腔镜检查所见的中、重度宫腔粘连，同时患者具有强烈的生育要求者都可实施宫腔镜手术治疗。宫腔镜下宫腔粘连分解术（TCRA）是目前宫腔粘连最理想的手术方法，其直视下放大的作用保证了治疗的精确性及安全性。其能够实现的目的有：①明确诊断。②宫腔粘连分解。③恢复宫腔正常解剖结构。④改善月经异常等临床症状，改善和提高妊娠率。TCRA 虽然能恢复宫腔的正常形态，但无法修复损伤的子宫内膜，手术本身形成的创面容易形成纤维瘢痕。因此，宫腔镜手术后如何防止术后宫腔再粘连是治疗成功的关键。目前有以下几种防止术后再粘连的方法：放置宫内节育器；放置球囊导尿管；雌孕激素周期疗法。⑤羊膜移植。⑥骨髓干细胞移植。⑦中药治疗。中药在宫腔镜术后联合使用，可预防感染、促进子宫内膜的修复，预防宫腔粘连的复发，改善临床症状，促进生殖功能的恢复。其方法可根据病情需要，采用辨证论治或周期治疗。

三、子宫肌瘤

子宫肌瘤又称子宫平滑肌瘤，是女性生殖系统中最常见的良性肿瘤，因统计方法、不同种族、纳入人群、检测手段、数据来源等差异，报道发病率为 5.4%～77%。子宫肌瘤多见于育龄期女性，资料显示≥30 岁女性 20%～50% 患有子宫肌瘤，作为一种激素依赖性肿瘤，绝经后肌瘤会逐渐缩小。

子宫肌瘤对女性生育力损害的特点是不易受孕、容易流产。子宫肌瘤引起的不孕占女性不孕症的 1%～2.4%，子宫肌瘤合并不孕的几率高达 27%；子宫肌瘤患者自然妊娠丢失率可高达 14%～69%，几乎是正常女性的 2 倍。

临床上常按子宫肌瘤与子宫肌壁的关系进行分类（图 24-1）：肌壁间肌瘤（占 60%～70%）、浆膜下肌瘤、黏膜下肌瘤，其中，黏膜下肌瘤和较大的肌壁间肌瘤改变了子宫的正常解剖结构，对于女性生育力影响较大。

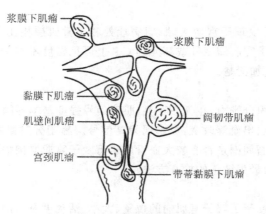

浆膜下肌瘤

浆膜下肌瘤

黏膜下肌瘤

阔韧带肌瘤

肌壁间肌瘤

宫颈肌瘤

带蒂黏膜下肌瘤

图 24-1　子宫肌瘤的分类

（一）发病机制

子宫肌瘤相关性不孕的原因列举如下。

1.子宫解剖结构改变

子宫肌瘤生长部位、大小，与子宫解剖结构正常与否关系密切，可能导致宫颈、宫腔和输卵管开口形态改变。异常宫腔形态和输卵管堵塞，会直接影响精子和受精卵的输送及胚胎着床。

2.子宫收缩与蠕动功能障碍

子宫肌瘤可以使子宫收缩和蠕动的方向、频率等发生异常，影响精子正常运动、受精卵和胚胎的着床。

3.内膜容受性变化

子宫肌瘤伴随的高雌激素环境、慢性炎症反应、异常血管生成等均可能与此有关。其中，子宫肌瘤细胞的旁分泌效应使肌瘤旁边的子宫内膜出现过度生长，并对局部环境中细胞黏附分子、各种生长因子和细胞因子产生影响，影响胚胎种植窗，导致子宫内膜的生长发育与囊胚种植不同步。

4.异常血管生成

子宫肌瘤内血管生成因子调控紊乱，组织差异性表达多种生长因子，造成异常血管生成、肌瘤生长、异常的低氧环境、营养物质供给不良等，影响胚胎黏附、着床及生长。

5.慢性炎症和免疫失调

肌瘤患者子宫局部组织慢性炎性反应、全身和局部的免疫调节异常，会直接或间接（子宫内膜容受性、血管生成）影响受精卵的黏附、侵入、着床及种植。

（二）诊断

子宫肌瘤可通过 B 超检查、CT 检查、MRI 检查、妇科检查来进行诊断。

1.B 超检查

B 超可用于大部分妇科疾病的检查，具有"简、便、廉"的特点，对于子宫肌瘤可以较好的了解其肌瘤数量、大小、血供情况等。但对于较小的肌瘤容易漏诊，特殊部位的子宫肌瘤如浆膜下带蒂样肌瘤，因完全位于子宫外，可被误认为卵巢肿瘤。目前，绝大多数的子宫肌瘤都是通过 B 超检查发现的（图 24-2）。

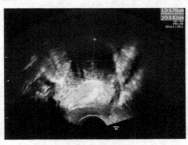

图 24-2　浆膜下肌瘤

2.CT 检查

下腹部—盆腔 CT 平扫可发现子宫增大,肌瘤病灶处和正常肌层相比局灶性密度均匀减低,界限清晰,呈现良性肿瘤的表现。若子宫肌瘤变性或坏死则 CT 上可见密度不均匀减低,CT 增强检查则能对变性区域的不规则低密度显示更加清楚。

3.MRI 检查

由于 MRI 具有较高的组织分辨力,在 T_1WI 上,肌瘤信号强度基本等同正常肌层,在 T_2WI 上肌瘤则呈明显低信号,若有坏死、液化、出血等改变,可表现为高信号。易于分辨黏膜下、浆膜下、肌壁间肌瘤,对肌壁间肌瘤是否穿透内膜、肌瘤周围是否有较大血管的走行及子宫肌瘤肉瘤样变具有一定的参考价值,故可认为是发现和诊断子宫肌瘤最为敏感的检查方法。

4.妇科检查

妇科二合诊、三合诊能有助于了解子宫肌瘤的位置、大小、活动度及与周围脏器的粘连情况等,在患者手术前选择手术方案、评估手术等方面有着重要的参考价值。

(三)中医治疗

子宫肌瘤的中医病机为正气虚弱,邪毒内侵,或七情不遂、房事不节、饮食不调,脏腑功能失司,气机阻滞,加之血瘀、痰饮、湿浊等有形之邪阻滞冲任胞宫而成。因此,正虚标实为本病之病机特点。治疗时首先要辨虚实、善恶、气血,选择攻补兼施、或先攻后补、或先补后攻之治则,随证施治;其次,谨记正虚之本,治疗当"衰其大半而止"。

1.辨证论治

(1)气滞血瘀证(主要指子宫肌瘤病久,月经不调、不孕,中医学辨证属气滞血瘀者)。

主要证候:下腹部可触及包块,质偏硬,小腹胀满;可伴月经量多,有血块,色黯;情志不舒,胸闷胁胀,口渴不欲饮,肌肤不润,甚则肌肤甲错,面色晦暗。舌紫黯,舌尖、边有瘀点或瘀斑,脉沉涩或沉弦。

治疗法则:行气活血,化瘀消癥。

方药举例:香棱丸加减。

(2)痰湿瘀结证(主要指体型肥胖,中医学辨证属痰湿瘀结者)。

主要证候:小腹可扪及包块,按之不坚,带下量多,色白质黏稠,胸闷脘胀,口吐痰涎,月经后期或闭经,经色淡。舌淡胖,苔白腻,脉弦滑。

治疗法则:化痰除湿,活血消癥。

方药举例:苍附导痰丸合桂枝茯苓丸加减。

(3)湿热瘀阻证(主要指子宫肌瘤变性;或黏膜下肌瘤,合并赤白带下,中医学辨证属湿热瘀阻者)。

主要证候:小腹包块疼痛拒按,重者可痛连腰骶,带下量多色黄或赤白相杂,可伴子宫异常出血,发热口渴,大便干结,尿少色黄。舌黯红,有瘀斑,苔黄腻,脉弦滑数。

治疗法则:清热利湿,化瘀消癥。

方药举例:大黄牡丹汤加减。

(4)肾虚血瘀证(主要指子宫肌瘤病久,合并不孕或滑胎,中医学辨证属肾虚血瘀者)。

主要证候:小腹包块,腹痛隐隐,经行腹痛较剧,经色紫黯有块,婚久不孕或曾反复堕胎,腰酸膝软,头晕耳鸣,小便清长。舌黯,脉弦细。

治疗法则:补肾活血,消癥散结。

方药举例:补肾祛瘀方加减。

对症加减:月经量多、淋漓不净,辨证瘀阻胞宫者可加蒲黄炭 15g,五灵脂 9g,三七粉 9g 以化瘀止血;阴道出血量多,血热妄行者可加贯众炭 12g,山栀炭 12g,仙鹤草 12g 凉血止血;湿热重者可加蒲公英 15g,大血藤 15g 清热解毒;癥瘕日久可加鳖甲 12g,仙鹤草 15g 软坚散结;脾胃虚弱,不能耐受药力者可加党参 12g,黄芪 12g,白术 12g 扶正健脾。阴道出血量多者当及时配合西药止血,黏膜下肌瘤可行宫腔镜下电切术,怀疑肌瘤肉瘤样变则当及时手术治疗。

2.中成药治疗

(1)血府逐瘀胶囊:每次 2.4g,每日 2 次。适用于气滞血瘀证(轻症)。

(2)宫瘤宁胶囊:每次 1.8g,每日 3 次。适用于气滞血瘀证(重症)。

(3)大黄䗪虫丸:每次 3～6g,每日 2 次。适用于气滞血瘀证(重症)。

(4)少腹逐瘀胶囊:每次 1.35g,每日 3 次。适用于痰湿瘀结证(中度)。

(5)小金丸:每次 1.2～3g,每日 2 次。适用于痰湿瘀结证(重症)。

(6)经带宁胶囊:每次 0.9～0.2g,每日 3 次。适用于湿热瘀阻证(轻症)。

3.针灸疗法

(1)体针:辨证选穴,气滞血瘀证取气海、血海、中极、三阴交、合谷等穴;痰湿阻滞证取曲池、足三里、三阴交、丰隆、气海等穴;湿热者加阴陵泉;肾虚者加取肾俞、命门、然谷、太溪等穴;均取平补平泻法,使患者得气后,留针 20 分钟,将针退出体外。

(2)耳针:取内生殖器、子宫、卵巢、内分泌、肝、脾、肾等,每次 2～4 个穴位,留针自检行针 2～3 次,以加强刺激量,每天 1 次,15 次为一个疗程。

(四)辨证联合子宫肌瘤剔除术治疗

目前子宫肌瘤剔除术可以选择腹式、腹腔镜下、宫腔镜下。肌壁间和浆膜下肌瘤可选择腹式、腹腔镜下手术,黏膜下肌瘤选择宫腔镜手术。但对于不孕症患者的手术治疗选择时机,目前仍有争议,一般而言,对于>4cm 的肌瘤宜选择适当处理。子宫肌瘤剔除术可能残留小肌瘤,腹腔镜处理无法触摸,即使开腹手术也难以摸清,容易出现术后"复发"现象。因此,应当根据患者的年龄、肌瘤的生长特点(大小、多少、部位)、手术器械适应证等选择处理方式。

对于保留子宫手术治疗后的患者,适宜根据辨证施治,一方面改善术后身体功能的恢复,一方面降低子宫肌瘤术后"复发"现象,为 6 个月以后的不孕症治疗创造良好的受孕条件。

(五)辨证联合西医药物治疗

对于有生育要求;子宫体积小于 2 个月妊娠大小,症状不严重;肌瘤合并贫血,需要纠正贫血以便于择期手术;有手术禁忌证的不孕症患者,可以选择中医辨证联合西医药物治疗。

西药的选择包括促性腺激素释放激素激动剂(GnRH-a)、选择性雌激素受体调节剂(selective estrogen receptor modulators,SERMs)、芳香化酶抑制剂(aromatase inhibitors,AIs)、米非司酮、孕三烯酮、甲睾酮或丙酸睾酮等。这些药物均有各自的适应证和不良反应,在使用时还需考虑患者的耐受程度,调整用药。

辨证论治需要重视子宫肌瘤正虚与邪实的关系,处理好扶正和攻邪的关系,以免犯"虚虚""实实"之戒。另外,西药作用机制大都从雌、孕激素调节入手,或致假绝经;或拮抗雌、孕激素;或影响雌、孕激素受体,会对机体产生一系列反应,当根据辨证,随证施治。

在子宫肌瘤的药物诊治过程中,不仅要关注女性的生育要求,还需注意未病先防,已病防变,不能因其恶变率较低而掉以轻心。小的肌瘤当定期随访,若出现肌瘤短期内明显增大、腹痛、阴道出血、发热等变证则当积极检查,必要时手术治疗。

(六)中西医结合的辅助生殖技术治疗

目前关于子宫肌瘤性不孕采用辅助生育技术的适应证和结局尚有争议。比较公认的结果:体外授精－胚胎移植技术结局好坏与子宫腔解剖结构正常与否相关,浆膜下子宫肌瘤对妊娠结局没有不良影响,黏膜下子宫肌瘤肯定有不良影响,而肌壁间肌瘤则与肌瘤大小、部位、个数等有关,一般当肌瘤不累及子宫腔变形时,对孕、产率没有明显不良影响。另外,还要考虑妊娠后肌瘤增大、变性等问题。因此,子宫肌瘤性不孕选择辅助生殖技术时,应当慎重。

四、急性子宫内膜炎

急性子宫内膜炎是指病原体侵入宫腔,引起子宫内膜层的急性炎症。常见的病原体为葡萄球菌、链球菌、大肠埃希菌、厌氧菌、淋球菌、衣原体等。

（一）病因

急性子宫内膜炎往往有流产或分娩感染史、宫内放置节育环及宫颈癌放疗后内膜坏死引起,经期性交亦可引起,另外坏死的子宫内膜息肉、子宫黏膜下肌瘤或子宫内膜癌也可引起急性子宫内膜炎,引起急性子宫内膜炎的病原菌为需氧菌,亦可为厌氧菌,或二者混合感染,当病原菌侵入后沿子宫内膜表面直接蔓延引起炎症。

急性子宫内膜炎的病理变化为子宫内膜充血、水肿或坏死,重度炎症者内膜表面有脓性分泌物,中性多核粒细胞弥漫性浸润,甚至子宫内膜间质破坏,腺上皮充盈于腺腔内可形成溃疡,并向肌层蔓延,在子宫肌层中形成多发性脓肿。镜检下可见宫内膜结构破坏,网状纤维断裂,呈浅表子宫内膜坏死剥脱。

（二）临床表现

起病较急,高热,恶寒,脉搏加快,下腹剧痛。若为产后或流产后,恶露多,浑浊,可伴腰酸,下腹坠胀;或白带增多,可呈血性脓性或水样白带,若系厌氧菌感染可伴恶臭。

（三）临床诊断

1.病史

往往有产褥感染史,或节育术感染史,如放置宫内节育器、人工流产或中期妊娠引产史,经期性交或性生活紊乱、不洁性交史,患者多在生育年龄。

2.体征

发热,下腹压痛,宫颈充血,举痛明显,子宫略大或正常,质软,压痛明显。

3.辅助检查

（1）B超:急性子宫内膜炎表现内膜肿胀、增厚,中等回声;急性子宫体炎的早期为子宫轻度增大,回声衰减;重者子宫轮廓模糊不清,子宫肌层肿胀,回声衰减加重。

（2）血常规:白细胞计数增高,中性粒细胞明显上升,血沉增快。

（3）取宫颈分泌物涂片或培养:查明细菌种类及敏感药物。

（四）西医治疗

（1）一般治疗:积极改善患者的一般情况,卧床休息,取半卧位,以利于宫腔分泌物排出。

（2）药物治疗:在做宫腔分泌物培养及药敏试验的同时,首选广谱抗生素,同时应用甲硝唑、替硝唑类控制厌氧菌,待药敏结果后,再选用细菌敏感的药物治疗。

（五）中医治疗

1.辨证论治

（1）湿热壅盛证。

表现:发热恶寒或低热起伏,腰骶酸胀,小腹疼痛,按之痛甚,带下量多、色黄、质稠如脓,秽臭,或恶露不绝,量多、浑浊,或经血淋漓不净、质稠、色暗,舌质红,苔黄腻,脉弦滑数。

治法:清热利湿,活血化瘀。

方药:解毒活血汤加减。

连翘20g,葛根12g,柴胡10g,赤芍15g,牡丹皮15g,红花12g,桃仁10g,生甘草10g,金银花15g,败酱草30g。

加减:若产后恶露量多,或经期延长,可加益母草15g,茜草10g,以化瘀止血;若腹痛甚,可加延胡索10g,川楝子10g,蒲黄10g,五灵脂10g,以理气行滞,化瘀止痛;若腰痛,可加川续断15g,桑寄生12g,以补肾强腰。

（2）瘀热互结证。

表现：乍寒乍热，下腹痛甚，拒按，恶露不畅，或时下时止，色暗有块，或经期延长，带下量多或不甚多，色黄或赤，大便秘结，舌暗红或有瘀斑，苔薄黄，脉细滑或滑数。

治法：活血化瘀，清热解毒。

方药：血府逐瘀汤加减。

当归、川芎、甘草、红花、柴胡、桃仁各10g，赤芍、牛膝各12g，生地黄、枳实、大血藤、败酱草各15g。

加减：腹痛甚，加乳香、没药各10g，以化瘀止痛；若腹胀明显，可加川楝子10g，木香6g，以理气行滞；若恶露日久不绝，经期延长，可加益母草30g，茜草10g，以活血止血。

（3）热毒炽盛证。

表现：寒战高热，头痛，下腹胀满。疼痛拒按，腰痛甚，烦躁口渴，尿黄或尿频、尿痛，倦怠乏力。嗜睡，恶露时下时止，带下量多，浓稠臭秽，舌质红，苔干黄，脉洪数或滑数无力。

治法：清热解毒，凉血化瘀。

方药：五味消毒饮合解毒活血汤加减。

蒲公英、紫花地丁、金银花、野菊花各15g，天葵子10g，连翘15g，柴胡10g，赤芍15g，枳壳12g，生地黄15g，桃仁、红花、甘草各10g。

加减：若尿频、尿痛，可加车前子10g(包)，泽泻10g，以清湿热、利小便；若高热、烦渴、少气懒言，可加人参15g(或西洋参12g)，麦冬15g，天花粉15g，以益气养阴。

若热入营血，证见高热、汗出、烦躁，甚或斑疹隐隐，舌红绛，苔黄燥，脉弦细而数，可用清营汤(玄参、生地黄、麦冬、金银花、连翘各15g，竹叶心6g，丹参15g，黄连10g，水牛角粉15g冲服)加紫花地丁15g，重楼12g，以清营解毒、养血滋阴。

若有神昏肢厥，可用清营汤送服安宫牛黄丸，以开窍醒神。

若高热持续不退者，可用穿琥宁注射液160mg，加入5%的葡萄糖注射液500mL中，静脉滴注，每日2次。

2.中成药(单方验方)

（1）妇科止带片：清热燥湿，用于湿热证。片剂，每片0.25g。口服，每次5片，每日3次。

（2）四妙丸：清热祛湿，适用于湿热证。水丸剂，15粒重1g。口服，每次6g，每日3次。

（3）鱼腥草30～60g(鲜草加倍)，蒲公英30g，忍冬藤30g，水煎服，用于热毒内盛型。

（4）黄柏粉3～5g，分3次空腹睡前服下，连用7天，用于湿热型。

（5）鲜益母草捣为碎末，每次服6g，甘草汤送服，用于瘀血阻滞型。

3.饮食疗法

（1）败酱紫草煎。

组成：败酱草45g，紫草15g。

用法：水煎，加红糖服用，每日2次。连服1周为1个疗程。

适应证：本方具有清热解毒利湿作用，适用于湿热壅盛证。

（2）荞麦散。

组成：荞麦不拘多少。

用法：炒后研末，每次6g，每日2次。

适应证：本方具有理气活血化瘀作用，适用于气滞血瘀证。

（张　良）

第四节　输卵管疾病所致不孕

一、输卵管发育不良

输卵管发育不良为较常见的先天性异常,发育不良的输卵管外形往往细长且弯曲,伴有程度不同的肌层发育不良,有时可无管腔或仅有部分通畅,造成不孕。

（一）发病机制

输卵管发育不良如先天性输卵管峡部缺损,可能系患者胚胎早期输卵管扭转后闭塞萎缩所致。由于发育不良的输卵管肌层菲薄,管腔纤细,不利于受精卵的输送,易发生输卵管妊娠。有时可能无管腔,或仅有部分通畅;有的输卵管逶迤扭曲,或呈螺旋状,输卵管发育不良,常伴有输卵管的功能障碍,导致不孕。

中医认为凡生殖器官发育欠佳者,均属肾气欠盛,天癸欠充,冲任盛通欠佳,胞脉胞络呈半闭或闭塞状态,冲任不得相资,胞脉胞络欠通利。由于肾虚血脉不利,还可兼夹气郁、痰湿、湿热等证。

（二）临床表现

结婚2年以上,夫妇同居,性生活正常,男女生殖功能正常,未避孕而不孕者,一般无明显的临床症状,或伴有月经失调、精神紧张、性欲淡漠等。

（三）诊断与检查

凡不明原因的不孕症患者,应及早作输卵管碘油造影、宫腔镜、输卵管镜检查。发育不良的输卵管细长弯曲,伴有程度不同的肌层发育不良,有时可能无管腔,或部分通畅,输卵管间质部与峡部痉挛性收缩,或输卵管通气试验呈痉挛形曲线。

（四）鉴别诊断

排除生理上的畸形和缺如及发育过度不良、排卵功能障碍、子宫内膜异位症、输卵管炎、宫腔粘连等。

（五）中医治疗

1.辨证论治

（1）肾虚血瘀。

主证:婚久不孕,月经正常,或月经后期量少,色淡红,或暗红,间有小血块,或小腹作胀,脘腹不温,腰酸无力,带下偏少,性欲淡漠。舌淡红边紫黯,脉弦细尺弱。

治法:补肾养血,化瘀调冲。

方药:补肾活血汤。

怀山药、山茱萸、熟地、当归、赤白芍、牡丹皮、茯苓各10g,川断、菟丝子、紫河车各12g,红花9g,天仙藤15g,穿山甲片9g,丝瓜络6g。

方解:方中怀山药、山茱萸、熟地滋补肾阴,益精填髓,合紫河车、川断、菟丝子温补肾阳,另用当归、赤白芍、红花、牡丹皮养血活血调经,茯苓、天仙藤、丝瓜络,化湿祛浊通络。诸药合用,肾阴肾阳得补,瘀浊得除,血充脉畅,冲任得调。

加减:带下偏少,形体消瘦,舌红少苔者,加女贞子、炙鳖甲各10g;畏寒肢冷,小便清冷者,加补骨脂、鹿角霜、巴戟天各9g;心烦失眠,加广郁金、炒枣仁各9g,莲子心5g。

（2）肝气郁结。

主证:婚久不孕,月经后期,量少,色淡红,有少量血块,腰酸,胸闷叹气,烦躁不安,精神紧张,头昏心悸,带下偏少。舌淡红,脉细弦。

治法:养血补肾,疏肝解郁。

方药:调经种玉汤。

当归、赤白芍、熟地、牡丹皮、茯苓各10g,川断、菟丝子各12g,广郁金、制香附各9g。

方解:方中当归、赤白芍养血活血;熟地、牡丹皮、茯苓补肾填精,川断、菟丝子温补肾阳;广郁金、制香附疏肝解郁。全方共奏养血补肾,疏肝活血,调经种子之功。

加减:夜寐差者,加合欢皮10g,炙远志6g;心烦舌红,加钩藤15g,炒栀子9g;形寒少腹冷者,加巴戟天9g,紫石英10g。

(3)痰浊壅阻。

主证:婚久不孕,月经后期,经量偏少,色淡红有血块,胸闷不饥,形体肥胖,或多毛,平素带下量少,或量多,色白质黏稠,无气味,腰酸头昏,畏寒。舌淡红,苔白腻,脉细。

治法:补肾活血,化痰调经。

方药:补肾活血汤合越鞠二陈(丸)汤。

当归、赤白芍、熟地、山茱萸、牡丹皮、茯苓各10g,川断、紫河车、巴戟天各12g,制香附9g,制苍术、穿山甲片、陈皮、制半夏各9g。

方解:方中当归、赤白芍、制香附养血活血调经;穿山甲片、山茱萸、熟地、牡丹皮、茯苓补肾填精;川断、紫河车、巴戟天温补肾阳;制苍术、陈皮、制半夏燥湿化痰。全方合用,肾气得充,血滞得消,痰湿瘀浊得除。

加减:大便稀溏者,去当归、熟地,加炒白术、砂仁;大便偏干者,去制半夏,加炒枳实、全瓜蒌;经行量甚少者,行经期加川牛膝、泽兰叶、益母草。

(4)湿热瘀阻。

主证:婚久不孕,月经一般正常,或后期量少,色紫有小血块,平时带下色黄白,量多,质黏稠,有腥臭味,少腹作胀,腰酸,小便偏黄。舌苔黄白腻,极厚,脉细濡。

治法:补肾活血,清热利湿。

方药:补肾活血汤合四妙丸。

丹参、赤白芍、怀山药、牡丹皮、茯苓、川断、紫河车各10g,红花6g,天仙藤15g,制苍术、怀牛膝、炒黄柏各12g,薏苡仁20g,败酱草15g。

方解:方中丹参、赤白芍、牡丹皮、红花活血化瘀,怀山药、川断、紫河车补肾温阳,天仙藤、制苍术、怀牛膝、炒黄柏、薏苡仁、败酱草清除湿热。诸药合用,能补肾活血,清化瘀热,通络化湿。

加减:腹胀便溏者,去黄柏,加炒白术、砂仁;大便干结者,加炒枳实、大黄。

2.中成药

(1)五子衍宗丸:每次5g,每日2次。适用于肾虚血瘀证。

(2)定坤丹:每次半粒,每日2次。适用于肾虚血瘀证。

(六)西医治疗

手术治疗:开腹手术,放置输卵管内支架。放置2~3个月后,以取环钩取出,亦有部分患者,经1~2次月经后自行排出。目前不少学者主张早期输卵管通液,即术后第一天用抗生素、地塞米松、非那更作输卵管通液治疗,每天一次,连用7天。以后酌情延长通液间隔时间。

二、输卵管炎症

输卵管炎症是妇科临床常见病,是引起女性不孕的主要原因之一。近年来以性传播疾病(STD)淋菌性、沙眼衣原体性输卵管炎症导致不孕症发病率呈明显增高的趋势,防治生殖道感染,对不孕症至关重要。

(一)急性输卵管炎

1.病因

(1)病原微生物性传播疾病的病原体,如淋病奈瑟菌、沙眼衣原体、支原体、病毒等;非特异性的有球菌类、大肠埃希菌、厌氧菌。急性输卵管炎通常是多种病原微生物的混合感染。

(2)机体抵抗力减弱:①流产后、产后、月经期等全身及局部抵抗力低下。②侵入性的检查或治疗时防治感染措施不严格,如在诊室进行诊断性刮宫术、宫颈炎治疗术、子宫输卵管通液术、置入宫内节育器术等。③由邻近组织器官炎症波及而感染,主要是生殖道炎症,如宫颈炎、子宫内膜炎等逆行感染;亦见于化脓性阑尾炎、腹膜炎扩散到输卵管等盆腔生殖器官。④性交传染:如不洁性交、滥交、丈夫感染性病反复传染给妻子。

2.临床表现

(1)症状:急性发作的下腹痛、坠胀,尿频尿痛,阴道排液脓血状;可伴寒战发热,还可能有腹胀、便秘或腹泻。若在月经期或流产后发病,则流血量增多,经期延长。追问可能有妇科病或性病接触史等。

(2)体征:可有体温高,脉率加快,下腹部可有肌紧张或抵抗感,压痛、反跳痛。妇科检查可有阴道宫颈脓血性排液,宫颈充血或触之易出血、举痛。附件区压痛,可能触到痛性包块。阴道后穹穿刺术可抽出少量脓性液。

3.临床诊断

(1)病史:有流产或分娩感染史、宫腔手术或经期性交史,有腹痛发热及阴道分泌物增多史。

(2)症状:发热,如高热时出现恶寒或寒战,脉搏加快,两侧少腹剧痛,大便时加重,全身乏力,食欲缺乏并伴有月经过多、经期延长及脓性白带等症状。

(3)体征:急性病容,颜面潮红,舌干苔白厚,腹部特别是下腹部压痛明显,拒按,腹肌强直,反跳痛明显并有鼓胀。

(4)辅助检查:①常规血象检查见白细胞总数及中性白细胞升高情况,红细胞沉降率加快。②取脓液、渗出液做涂片、细菌培养及药敏试验。必要时做阴道后穹穿刺,抽取腹水,测定同种淀粉酶值,凡腹水同种淀粉酶值/血清同种淀粉酶的商值<1.5多系急性输卵管炎。③盆腔B超可协助诊断附件炎或附件包块。

(四)西医治疗

(1)一般疗法:卧床休息,高热应补液,防止电解质紊乱及脱水,必要时物理降温。尽量避免不必要的妇科检查,以免引起炎症扩散。

(2)药物治疗:应根据细菌培养与药敏试验结果选用适当抗生素。①先用广谱抗生素,如庆大霉素24万U加入5%氯化钠葡萄糖内,同时加用0.5%甲硝唑100mL静脉滴注。②如发现为淋病奈瑟菌感染,首选青霉素针剂800万U加入5%葡萄糖氯化钠及0.5%甲硝唑200mL静脉滴注。③噻酚甲氧头孢菌素每天4~8g,分3或4次静脉滴注。④肾上腺皮质激素与足量抗生素合并应用有助于控制严重感染,一般用氢化可的松100~200mg,每日1次静脉滴注或地塞米松10mg,每日1次,静脉注射或肌内注射,症状控制后先停抗生素后停激素。

(3)手术治疗:如输卵管积脓可行一侧或两侧附件切除手术,必要时行全子宫附件切除术。

(五)中医治疗

1.辨证论治

(1)热毒壅盛证。

表现:高热寒战,少腹两侧疼痛拒按,带下量多、色黄如脓,其气臭秽,口干喜饮,尿短便结,舌质红苔黄厚,脉洪数。

治法:清热解毒,凉血化瘀。

方药:银翘红酱解毒汤加味。

大血藤、败酱草各30g,牡丹皮9g,炒栀子、赤芍、桃仁、薏苡仁各12g,乳香、没药、川楝子、元胡各9g,金银花、连翘各15g,大黄10g,鱼腥草15g。

(2)湿热瘀结证。

表现:身热不甚或低热起伏,少腹或两侧疼痛,腰痛,带多色黄,纳差便溏,舌暗红苔黄腻,脉濡数。

治法:清热利湿,化瘀祛带。

方药:止带汤。

猪苓、茯苓、车前子、泽泻、赤芍、牡丹皮、炒栀子、川牛膝各10g,黄柏8g,茵陈15g。

2.中成药

(1)龙胆泻肝丸:清热利湿,用于湿热型。水丸每100粒重6g,口服,每次6~9g,每日3次。

（2）金鸡冲剂：清热解毒，用于热毒壅盛型。冲剂每袋重6g，口服，每服1包，每日3次。

3.食养疗法

（1）薏苡桃仁粥：牡丹皮、桃仁、冬瓜仁各15g，水煎去渣取汁，加薏苡仁50g，粳米100g，共煮粥食用。有清热解毒，活血化瘀之功。

（2）马齿苋公英粥：马齿苋15g，蒲公英15g，粳米100g，冰糖10g。先将马齿苋、蒲公英加入适量冷水煎煮，去渣将汁放入粳米煮粥熟，放入冰糖煮沸服食。分2次服，每日1料，连服7～10天为1个疗程。

（二）慢性输卵管炎

1.病因

（1）由于下生殖道炎症上行扩散感染，如慢性子宫颈炎、子宫内膜炎、宫旁组织炎等，引起输卵管炎症改变。可因致病微生物毒力不强，机体有一定抵抗力；亦可因治疗不恰当不彻底而呈慢性炎性改变。

（2）急性输卵管炎未经治疗，或治疗不彻底而转为慢性炎症。

2.临床表现

（1）可无明显不适症状，而以原发或继发不孕症就诊。部分患者有下腹隐痛、腰骶部坠胀痛，月经期、性交后或劳累时加重；平日带下增多，月经量较多，经期延长，痛经等。可有盆腔炎及子宫颈炎等病史。

（2）体征：慢性静止性输卵管炎，多无明显体征。部分患者下腹或附件区有压痛，可有宫颈炎，黏性分泌物多，子宫体常呈后倾粘连固定，轻度压痛，附件区可能触到界限不清、不活动的包块，形状不规整，有压痛。

3.临床诊断

（1）病史：发病前多有近期分娩或人流、宫腔内手术操作，安放宫内节育器或月经期性交史。也可因急性输卵管卵巢炎治疗不彻底或延误治疗，迁延日久成为慢性，或有时病原菌毒力较弱，或机体抵抗力强，无明显急性期症状未予重视，而发展为慢性过程。

（2）症状：①不孕症：婚后数年不孕育。②腹痛：下腹疼痛或一侧有牵拉疼痛，有部分患者无此症状。③其他：部分患者可出现带下增多、色黄或白及月经失调、痛经等症状。

（3）体征：下腹部两侧可有轻度压痛，双合诊见子宫压痛、活动度差，附件可触及增厚或触及包块，伴有压痛，如形成积水可摸到壁薄的囊性肿物，可有活动性，无明显压痛。

（4）输助检查：①子宫输卵管碘剂造影术及输卵管通液通气检查：了解输卵管是否通畅。②B超检查：了解两侧输卵管有否炎性病变及积水。③腹腔镜检查：了解输卵管形态与周围有否粘连以及输卵管通畅程度等。

4.西医治疗

1）非手术疗法。

（1）适当休息，保持精神愉快，避免剧烈运动及过度劳累，减少性生活。

（2）症状及炎性体征明显，可应用抗生素（如青霉素、庆大霉素及甲硝唑等）治疗。

（3）物理疗法：慢性的可采用物理疗法，常用的有超短波、红外线、激光等。可加用抗生素以提高疗效。

（4）宫腔注射法：①"消瘀通管Ⅰ号"法（川芎嗪，鱼腥草，胎盘组织液等）在月经干净后3～4天开始每隔2～3天，做宫腔注射1次，共2或3次，经期停止治疗。②庆大霉素针剂16万U，地塞米松针剂5mg，糜蛋白酶针剂5mg，加注射用水至40mL，通液。

2）手术治疗。

（1）输卵管周围粘连分离术：将输卵管周围特别是伞端的粘连分离，使输卵管保持伸直游离的状态，以免过分弯曲形成输卵管妊娠或不孕，可用剪刀或手术刀行锐性分离，必须结扎出血点，分离后的创面必须用浆膜层包好，操作须细致，以免再次形成粘连。

（2）输卵管造口术：当造影证实输卵管阻塞发生于伞端及扩大部末端时，可将闭锁部分截除另行造口，以替代原来闭塞的伞端。因所造成之口失去伞端捕捉卵子的功能，且患侧输卵管常伴有炎症，故术后需进一步治疗，如及时做输卵管通气或子宫输卵管通液治疗等非常重要。

（3）输卵管移植术：输卵管峡或子宫部阻塞，但扩大部及伞端尚正常者可行输卵管移植术。①检查输卵管。②切除输卵管阻塞部。③切除子宫角部组织。④移植输卵管入子宫角部。⑤缝合子宫角肌层。⑥创面腹膜化。⑦塑料管外端自腹壁引出，术后处理同造口术。⑧缝合腹腔。

（4）输卵管导管介入再通术：采用同轴导管配导丝技术，在 X 线透视下经宫颈管将导管、导丝送至子宫角－输卵管开口部行输卵管再通术。

5.中医治疗

1）辨证论治。

（1）气滞血瘀证。

表现：不孕，经期先后不定，行经不畅，下腹胀痛，月经色紫、夹块，伴乳房胀痛，性躁易怒，苔薄白，脉弦。

治法：疏肝理气，化瘀通络。

方药：四逆通管法。

柴胡 10g，枳壳 12g，赤芍 10g，丹参 15g，川楝子 10g，穿山甲 15g，路路通 15g，麦冬 9g，茜草 15g，延胡索 8g。

（2）寒凝瘀阻证。

表现：不孕，经行后期，下腹冷痛，或痛而喜熨，便溏尿清，苔薄白，舌质青紫，脉沉细。

治法：活血散寒通管。

方药：逐瘀通管法。

桃仁 10g，穿山甲 15g，路路通 15g，蒲黄 10g，桂枝 9g，当归 10g，川芎 9g，香附 10g，茴香 9g，莪术 9g，细辛 6g，地龙 9g，地鳖虫 6g。

（3）湿热夹瘀证。

表现：不孕，小腹胀痛，经行加剧，痛时拒按，或低热起伏，经后带多、色黄、气臭，苔黄腻，脉细弦。

治法：清热利湿通络。

方药：大血藤汤。

大血藤 30g，败酱草 30g，桃仁 9g，薏苡仁 9g，赤芍 10g，皂角刺 10g，王不留行 15g，穿山甲 9g，制大黄 9g，车前子 12g，香附 10g，地鳖虫 10g。

（4）痰浊瘀阻证。

表现：形体肥胖，经期延后或闭经，带多、色白，伴头晕、胸闷，痰多，便溏，苔白腻，脉弦滑。

治法：理气化痰，破瘀散结。

方药：开郁二陈汤。

半夏 10g，陈皮 6g，茯苓 10g，川芎 6g，莪术 12g，木香 6g，槟榔 10g，苍术 10g，甘草 10g，生姜 5g。

2）中成药，单方验方。

（1）丹栀逍遥丸：每次服 6g，每天 2 或 3 次，适用于肝郁气滞证。

（2）定坤丹：每次 1 丸，每天 2 次，适用于气虚血瘀者。

（3）妇科千金片：每次 3 片，每天 3 次。

（4）八珍益母丸：每次 6g，每天 2 次，适用于气虚血瘀者。

3）饮食疗法。常用活血乌鸡蛋：乌鸡蛋 3 枚，红花、穿山甲各 6g，血竭 4.5g。将后三味药共研细末，乌鸡蛋上打一小口，取出少量蛋清，将药面分装蛋内搅匀，用白纸封口，上笼蒸 8～10 分钟，晾温。行经前每晨食蛋 1 枚，黄酒送下，微汗，连服 3 天。本方适用于气血瘀滞者。

（张　良）

第五节　卵巢疾病所致不孕

一、卵巢炎

本节主要叙述卵巢的非特异性炎症。由于感染细菌,导致卵巢发炎,就可以产生卵巢粘连、卵巢输卵管包裹、卵巢输卵管脓肿及输卵管梗阻、卵巢排卵障碍等严重后遗症,造成不孕。

（一）病因

由于防御机制遭到破坏或抵抗力低下,病原体侵入,病原体有链球菌、葡萄球菌、大肠埃希菌和厌氧菌（消化链球菌、消化球菌、脆弱类杆菌等）等,首先输卵管发病,后沿着输卵管蔓延到卵巢,产生卵巢周围炎、卵巢粘连,重者形成输卵管和卵巢脓肿;或首先子宫受累发生炎症,后波及宫旁韧带和结缔组织,再累及卵巢和输卵管。

（二）临床表现

卵巢非特异性炎症有急性卵巢炎和慢性卵巢炎,前者远较后者少见,且卵巢炎常包含在盆腔炎内。故临床常有以下体征和症状:急性者可能有发热,腹痛（呈钝痛,不向他处放射）,腰骶部疼痛,肛门坠胀感等;慢性者则症状被包含在慢性盆腔炎内,如腰骶部不适,酸痛,肛门坠胀感,纳差,全身疲乏无力,精神欠佳,月经改变,多数为经量增多,甚至下腹包块等。

（三）临床诊断

1.妇科检查

急性者有下腹压痛、肌紧张、反跳痛、宫颈举痛、阴道后穹饱满等症状,有时附件区可触及压痛明显、边界不清、质软的包块;慢性者则可能有下腹压痛,附件区增厚,甚至包块等体征。另外还有一个重要的表现就是不孕,因为盆腔炎症引起生殖道炎性分泌物增多,影响精子存活和活动;输卵管阻塞和积水,导致精卵不能相遇;卵巢粘连包裹导致排卵障碍或输卵管不能拾到卵子;卵巢功能受到破坏,导致不能排卵,产生月经失调等。

2.辅助检查

急性期行阴道后穹穿刺,抽到渗出液或脓液,或B超下行卵巢穿刺抽出脓性分泌物;或上述穿刺抽出液体做培养,查出链球菌、葡萄球菌等病原体。慢性者则可行腹腔镜检查,可以明确诊断,镜下常见到卵巢增大或表面水肿或缺血或粘连带、膜样物表面覆盖;卵巢可与输卵管、盆侧壁、子宫后壁形成粘连,或可见卵巢输卵管粘连包裹在一起;有卵巢脓肿则卵巢表面可见到脓苔,卵巢增大明显。

（四）西医治疗

1.一般处理

（1）卧床休息,可取头高足低位,以利引流。

（2）增加营养,补充水分,增强抵抗力。

（3）高热时静脉滴注葡萄糖与生理盐水,补足每日所需热量与水分,注意电解质平衡。体温升高在40℃以上者,给予物理降温。

（4）有条件者可做宫腔内容物培养及药敏试验。

（5）尽量减少阴道检查及冲洗等刺激,以免感染扩散。

2.手术治疗

一般以药物治疗为主,以下情况可考虑手术。

（1）伴子宫腔内积脓,可行宫颈扩张术,以利引流。

（2）伴盆腔内积脓时,根据情况可行阴道后穹切开引流或腹腔内引流。

（3）脓肿局限在两侧附件处,经药物治疗无效时,或脓肿自行破裂而炎症向腹腔蔓延时,可剖腹做脓肿引流,或行子宫、附件切除术,术后注意保持引流通畅。

（五）中医治疗

1.辨证论治

（1）热毒壅盛证。

表现:高热恶寒甚或寒战,体温在 39℃以上,白细胞上升,总数为$(10\sim20)\times10^9$/L,无汗或有汗,腹痛拒按,口干口苦,大便秘结,小便黄赤,带下量多,色黄质稠,或呈脓性,秽臭,月经量多或淋漓不净,舌苔黄糙或黄腻,脉滑数。

治法:清热解毒,化瘀止痛。

方药:银翘大血藤解毒汤或黄连解毒汤。

连翘 30g,金银花 30g,大血藤 30g,败酱草 30g,牡丹皮 9g,生栀子 12g,赤芍 12g,桃仁 12g,薏苡仁 12g,延胡索 9g,川楝子 9g。

（2）湿毒瘀阻证。

表现:发热、恶寒,或高热虽减,低热起伏,下腹疼痛、拒按,口干便秘,胸闷泛恶,舌苔黄腻,脉弦滑数。

治法:清热解毒,活血止痛。

方药:仙方活命饮合桃仁承气汤加薏苡仁、冬瓜子。

金银花 30g,甘草节 9g,穿山甲 9g,皂角刺 9g,当归尾 9g,赤芍 12g,乳香 12g,没药 12g,天花粉 15g,陈皮 6g,防风 9g,川贝 9g,白芍 6g,桃仁 9g,牡丹皮 9g,芒硝 6g,大黄 6g。

（3）气营两病证。

表现:高热不退,口渴欲饮,汗多烦躁,甚则神昏谵语,舌红绛或略红,苔少或黄燥,脉弦数。

治法:清热凉营,凉血解毒。

方药:白虎汤合清营汤或清瘟败毒饮。

石膏 30g,知母 9g,粳米 12g,甘草 6g,水牛角 9g,生地黄 10g,玄参 10g,丹参 15g,麦冬 10g。

2.中成药

（1）妇科千金片:清热解毒、活血止痛。每次 6 粒,一日 3 或 4 次,口服。

（2）金刚藤糖浆:清热解毒、活血化瘀。每次 15mL,一日 3 或 4 次,口服。

（3）康妇消炎栓:清热解毒、消炎散结。每晚 1 粒,纳肛。

3.食养疗法

皂角刺大枣粥:皂角刺 15g,大枣 15g,煎煮 30 分钟,去渣,取药液加粳米煮成粥,分服。

二、卵巢肿瘤

卵巢肿瘤是妇科常见肿瘤,占女性生殖器官肿瘤的 32%。其种类之多为全身各器官肿瘤之首,而且大多发生于生育期,卵巢良性肿瘤约 2/3 发生于 20～44 岁,常引起不孕。

中医学本病属于癥瘕、肠覃范畴。

（一）发病机制

卵巢肿瘤的发生可能和环境因素、内分泌、病毒因素、遗传因素等多种因素有关。卵巢肿瘤首先是引起卵巢位置的改变,从而影响了输卵管伞端对卵子的捕获。更重要的是卵巢肿瘤引起内分泌异常,影响排卵而导致不孕。如分泌雌激素过多的多发性卵泡囊肿,可能引起持续性无排卵,导致不孕。

卵巢肿瘤多数为囊性,实质性者较少,在非实质性卵巢肿瘤中,有时与不孕有关。在实质性卵巢肿瘤中,各种能分泌激素的肿瘤与不孕有关。如分泌女性激素的颗粒细胞瘤、卵泡膜细胞瘤;分泌男性激素的睾丸母细胞瘤、类肾上腺皮质瘤、门细胞瘤等。

中医认为,本病的发生主要在于脏腑虚弱,气血劳损,七情太过,风冷寒湿内侵,经产血瘀阻滞,致肾阳不振,寒凝气滞,阴液散布失司,痰饮夹瘀,或痰饮夹气滞内留,或痹而着,阳气日衰,阴凝不化,日益增大。

若病情进一步发展,成痰阻血瘀者,则痰瘀蕴结日甚,阳气日弱,脾肾渐衰,气化不利,已有癥块更大,发展较慢为善证,少数发展较快者则为恶疾。气郁痰结者,常由情志因素导致心肝气郁。卵巢位于少腹部,属厥阴与少阴经络循行之处,心肝气郁日久,必致血行不畅,痰湿滋生,蕴结于此,结为癥瘕。若卵巢处积有痰湿水液,痰气凝结,心肝气郁加重,脾肾阳气虚弱,气化更不利,包块日以益大,酿成恶候。水湿体液凝聚成痰湿,与邪毒相合,必耗气血而导致阴血大耗,肝肾亏损。

（二）临床表现

卵巢良性肿瘤发展慢,早期无明显症状,常在妇科检查时发现,待肿瘤增大或发生并发症时才被发现。常见症状为下腹不适感,腹部肿块,肿块多为双侧,大小不一,极少数可达巨大,较大肿块可产生压迫症状,如腹胀、呼吸困难、心慌、下肢水肿、尿频、尿不畅、腹下坠、大便困难等。少数肿瘤可发生疼痛,偶可引起月经失调和闭经。

（三）诊断与检查

1.体格检查

妇科双合诊及(或)三合诊检查在子宫旁一侧或双侧触及肿物。若肿瘤为双侧实性,部分呈囊性,形态不规则,与周围组织粘连固定,于阴道后穹窿部可触及固定结节者多为恶性肿瘤;若肿瘤为圆形、囊性、半囊性、表面光滑可活动者多为良性肿瘤。

2.理化检查

（1）细胞学检查:腹水中寻找癌细胞对Ⅰ期患者的临床分期及治疗有意义。

（2）B型超声检查:B型超声检查能检测肿块部位、大小、形态及性质,临床符合率达90%。

（3）放射学检查:若为畸胎瘤,腹部平片则可显示牙齿骨骼等,钡剂造影、淋巴造影可了解原发病灶或有无淋巴转移。CT检查可清晰显示肿块,及肝、肺结节,腹膜后淋巴结转移。

（4）腹腔镜检查:腹腔镜检查直接看到肿块大体情况,并对整个盆、腹腔进行观察,在可疑部位活检,抽吸液体行细胞学检查。

（5）肿瘤标志物:卵巢上皮性癌患者CA125高于正常;AFP对卵巢内胚窦瘤有特异性价值;HCG对原发性卵巢绒癌有特异性;颗粒细胞瘤、卵泡细胞瘤产生较高水平的雌激素。

（四）鉴别诊断

1.良性肿瘤的鉴别诊断

（1）卵巢瘤样病变:卵巢瘤样病变多为单侧,直径<5cm,壁薄,2月内自行消失。

（2）输卵管卵巢囊肿:输卵管卵巢囊肿为炎性囊块,有不孕或盆腔感染史,附件区形成囊性块物,活动受限。

（3）子宫肌瘤:肌瘤与子宫相连,并伴有月经异常,浆膜下肌瘤囊性变易与卵巢实质性肿瘤或囊肿相混淆。

（4）妊娠子宫:妊娠妇女有停经史。作HCG测定或超声检查即可鉴别。

（5）腹水:常有肝病、心脏病史,叩诊移动性浊音阳性;B超检查亦可鉴别。

2.恶性肿瘤的鉴别诊断

（1）子宫内膜异位症:内异症常有进行性痛经、月经过多等,B超、腹腔镜检查是有效的辅助诊断方法。

（2）盆腔结缔组织炎:盆腔结缔组织炎表现为发热、下腹痛、妇检附件区组织增厚压痛,用抗生素治疗有效,B超检查有助于鉴别。

（3）结核性腹膜炎:结核性腹膜炎常合并腹水、盆、腹腔内粘连性块状物形成,多有肺结核史,全身症状有消瘦、乏力、低热、盗汗、月经稀少或闭经等。B超、X线胃肠检查多可协助诊断,必要时剖腹探查。

（4）生殖道以外的肿瘤:腹膜后肿瘤固定不动,位置低者使子宫或直肠移位,肠癌多有消化道症状,B超检查、钡剂灌肠、静脉肾盂造影有助于鉴别。

（5）转移性卵巢肿瘤:转移性卵巢肿瘤与卵巢性肿瘤不易鉴别。若附件扪及双侧性、中等大、肾形、活动的实性肿块,应疑为转移性卵巢肿瘤。如若有消化道症状,有消化道癌、乳癌病史,诊断基本成立。

（五）中医治疗

1.辨证论治

（1）气滞血瘀。

主证：良性肿瘤除腹部有肿块外，一般无明显症状，但巨大肿瘤可产生腹胀、腹痛等症状。舌苔正常，脉弦。

治法：活血化瘀，消癥除结。

方药：蓬莪术丸加味。

莪术15g，当归9g，肉桂3g（后下），赤芍10g，炒槟榔、海藻各9g，琥珀粉0.5g（吞），木香9g，炒枳壳5g。

方解：方中当归、赤芍、槟榔、木香、枳壳、琥珀行气活血；莪术、鳖甲、山楂、鸡内金化瘀消癥；肉桂温阳。

加减：大便秘结者加大黄6g（后下）；舌红苔少加干地黄9g，炙龟甲15g（先煎）；腹胀加大腹皮，青皮；块硬加夏枯草、山慈菇；癌变加白花蛇舌草、铁树叶、七叶一枝花；血瘀重加三棱、穿山甲、虻虫；有腹水加甘遂、大戟、芫花；扶正气加党参、黄芪。

（2）痰湿凝聚。

主证：腹部肿块，形体肥胖，胸闷泛恶，带下增多，月经不调，或阴道有不规则出血，或闭经、不孕。肿瘤增大时出现腹胀，腹痛行走气急，如为恶性肿瘤则腹痛加剧，有腹水。舌苔白腻，脉弦滑。

治法：除湿化痰，行气散结。

方药：海藻玉壶汤加减。

海藻15g，海带、夏枯草各12g，石菖蒲、天南星各9g，生牡蛎30g（先煎），苍术、茯苓各9g，陈皮6g，莪术、三棱各9g，桃仁、赤芍各10g，焦楂曲各10g，肉桂3g（后下），皂角刺10g。

方解：方中海藻、海带、夏枯草、皂角刺、牡蛎清热软坚，消肿散结为君药；天南星、苍术、茯苓、陈皮化痰散结为臣药；莪术、三棱、桃仁、赤芍活血化瘀；焦楂曲消食化滞；少佐肉桂温阳。

加减：偏寒者加制附片、白芥子9g，肉桂改为5g；痰湿剧加青礞石、化橘红；气滞加枳壳、青皮；腹痛剧加延胡索、白芷；有腹水加牵牛子、车前子；恶性变时加白花蛇舌草、石打穿各15g，炙鳖甲30g（先煎），铁树叶30g，黄芪15g，墓头回12g。

（3）湿毒聚结。

主证：腹部肿块，多为恶性，带下增多，色黄或夹血，伴有臭味。有时低热，口干咽燥，腹胀腹痛，大便结，小便热赤。苔薄黄，脉细数。

治法：清热解毒，利湿散结。

方药：金鸡冲剂加味。

金樱根10g，十大功劳叶30g，鸡血藤15g，两面针9g，千斤拔9g，穿心莲10g，知母、黄柏、夏枯草各10g，白花蛇舌草15g。

方解：方中用金樱根、十大功劳叶、穿心莲、知母、黄柏清热解毒；两面针、千斤拔、夏枯草利湿散结；白花蛇舌草清热散结；鸡血藤养血活血。

加减：带多加椿根皮、薏苡仁；带下夹血加墓头回，炒地榆；癌肿加土茯苓，木馒头，草河车；肿块硬加浙贝母、生牡蛎；低热加败酱草、紫花地丁。

2.中成药

（1）桂枝茯苓丸：每次6g，每日2次。适用于痰湿凝聚证卵巢囊肿。

（2）大黄䗪虫丸：每次1粒，每日2次。适用于气滞血瘀证卵巢囊肿。

（3）化癥回生丹：每次1粒，每日2次。适用于气滞血瘀证卵巢囊肿。

（4）生水蛭粉：每次3g，早晚用黄酒冲服。适用于气滞血瘀证卵巢肿瘤。

3.秘方验方

(1)消囊回春丹。

组成:炮山甲100g,生水蛭60g,三棱、莪术、白芥子各30g,肉桂20g。

用法:诸药为粉,黄蜡为丸,每次服4.5～6g,早晚温开水送服。1月为一疗程,疗程间隔7日,再服下1疗程。

适应证:适用于卵巢囊肿性不孕。

(2)化瘀筑巢汤。

组成:当归、牡丹皮、桃仁、浙贝母、赤芍、焦白术、栀子、五灵脂、延胡索各10g,柴胡8g,郁金、牡蛎各25g。

用法:水煎服,每日1剂,分2次服。连用2个月。

适应证:适用于卵巢囊肿性不孕。

(3)散结消囊汤。

组成:穿山甲9g,皂角刺12g,象贝母、赤芍、延胡索各9g,川草薢、冰球子各15g。

加减:肾阳虚加鹿角胶、胡芦巴各9g,仙灵脾12g;肾阴虚加熟地12g,女贞子15g;黄体水平低下加龟甲、肉苁蓉各12g。

用法:水煎服,每日1剂,分2次服。

适应证:适用于卵巢囊肿不孕。

(4)消囊孕子汤。

组成:白芍9g,全当归、丹参、益母草、牡丹皮各12g,失笑散15g(包),大枣7枚,炙䗪虫9g,夏枯草24g,绿萼梅9g,生地、熟地各12g,炙甘草5g。

用法:水煎服,每日1剂,分2次服。经期停服。

适应证:适用于卵巢囊肿性不孕。

(5)消肿瘤方。

组成:丹参12g,赤芍10g,桃仁10g,夏枯草10g,乌药10g,牡蛎30g,昆布15g,槟榔10g,海藻12g,莪术10g,炙甘草3g。

用法:每日1剂,水煎服。

适应证:良性卵巢肿瘤。

(6)化瘀消癥汤。

组成:桃仁、红花各9g,赤芍15g,牡丹皮、郁金各9g,山楂12g,三棱9g,川牛膝、香附各15g,炮山甲(冲)6g。

加减:气滞明显者加木香、川楝子各6g;血瘀重者加䗪虫10g,水蛭6g;痰湿重者加半夏、橘皮各9g;有热毒征象加金银花15g,土茯苓20g。

用法:每日1剂,10日为1疗程,每疗程间隔2天。

适应证:气滞血瘀型卵巢囊肿。

(7)通经斑红丸。

组成:斑蝥10个(炒,去头足),红娘子30个(去头足),干漆4.5g(炒去烟),大黄、琥珀各3g。

用法:上药共研细末,分3次服。用下列汤药送服,月经期忌服。汤药:三棱、莪术、红花、香附、归尾、赤芍、青皮、牡丹皮、生地、川芎各等份。

适应证:适用于卵巢囊肿性不孕。

(8)囊肿速消汤。

组成:生地15g,白芍、赤芍各6g,刘寄奴10g,半枝莲、红藤、败酱草各20g,鸡内金9g,当归、黄药子各10g,泽泻12g,夏枯草15g,海藻20g,生甘草6g。

用法:水煎,每日1剂,分2次服。本方可迅速消除囊肿。

适应证:适用于卵巢囊肿性不孕。

(9)囊肿消散汤。

组成:三棱、莪术、当归、葶苈子、车前子各9g,血竭、桂枝各6g,木香、芫花各4.5g,茯苓30g,延胡索、炮山甲各12g,夏枯草15g。

用法:水煎,每日1剂,分2次服。1个月为1疗程。经期停服。

加减:腹泻去三棱、莪术,加党参、白术各30g。

适应证:适用于卵巢囊肿。

(10)卵巢囊肿丸。

组成:党参、当归各45g,川芎30g,桃仁45g,石见穿、刘寄奴各150g,黄药子、三棱各75g,炒黑丑45g,海藻100g,蛇床子、牡丹皮各30g,半枝莲100g,天葵子75g,生山楂45g,青皮、陈皮各30g,败酱草75g。

用法:上药共研细末,水泛为丸,绿豆大,每次6g,每日2次,1个月为一疗程。

适应证:适用于卵巢囊肿性不孕。

(11)新加桂枝茯苓丸。

组成:桂枝、茯苓、路路通、失笑散(包)、牡丹皮各9g,桃仁泥、当归、茯苓各12g,红藤、蒲公英各30g,车前子20g。

用法:水煎,每日1剂,分2次服。

适应证:适用于卵巢囊肿性不孕。

4.外治疗法

(1)阿魏化痞膏:大蒜、香附、大黄、川乌、草乌、三棱、莪术、当归、穿山甲、使君子、厚朴、白芷、蓖麻子、木鳖子、蜣螂、胡黄连、阿魏各100g,乳香、没药、芦荟、血竭各15g,樟脑、雄黄、肉桂各75g。配制成膏药,贴下腹患处。适用于气滞血瘀型卵巢肿瘤。

(2)苏木消癥膏:苏木18g,地鳖虫2个,干漆、牛膝、牙皂各15g,白胡椒、酒三棱、肉桂、酒莪术、木香、鸡骨灰、炒京丹各30g,硇砂、细辛各12g,香油1000g。上药研成细末,小火熬油至油滴水成珠时加入药末,约煎20分钟后再下丹,以油炼成连绵不断之度。摊膏药于布上,每张60g重。用黄酒洗净患处,贴膏药,保留半个月,不愈再贴,效果极佳。

(3)消痞狗皮膏:生地黄、枳壳、苍术、五加皮、桃仁、山奈、当归、川乌、陈皮、何首乌、乌药、三棱、川军、何首乌、柴胡、防风、刘寄奴、猪牙皂、川芎、羌活、官桂、赤芍、威灵仙、天南星、香附、荆芥、白芷、海风藤、藁本、续断、高良姜、独活、麻黄、甘松、连翘各15g,麻油2000g,净血余100g,黄丹1500g。熬制成膏,取膏750g加以下细料:阿魏50g,肉桂、丁香各25g,木香20g,乳香、没药各30g,麝香5g,搅匀即成。微火溶开贴脐上。适用于卵巢囊肿。

(4)薏苡附子败酱散:生薏苡仁30~60g,熟附子5~10g,败酱草15~30g。加水煎2次,分3次温服。药渣加青葱、食盐各30g,加酒炒热,布包乘热敷患处,上加热水袋。每日2次,每次熨1小时。加减:热象重,附子减半量,加红藤30g,蒲公英,紫花地丁各15g,制大黄10g(后下);发热加柴胡、黄芩各10g;湿象重加土茯苓30g,泽兰10g,苍术10g;血瘀重加三棱、莪术,失笑散12g(包);痰湿重加南星10g,海藻15g,生牡蛎20g;包块坚硬加王不留行10g,水蛭5g,蜈蚣2条。

(5)莪术灌肠方:桃仁、三棱、莪术、穿山甲、夏枯草、王不留行、生龙牡、昆布、海藻、枳实、青陈皮各15g,䗪虫12g,皂角刺、鳖甲各15g。上药煎液保留灌肠,每日2次。适用于卵巢囊肿,质稍硬者。

5.针灸推拿

(1)毫针Ⅰ。

取穴:关元、子宫穴、三阴交、血海、归来、大肠俞。

操作:直刺得气后针柄加温6~7次。手法强刺激。适用于卵巢囊肿。

(2)毫针Ⅱ。

取穴:关元、天枢、三阴交。

操作:直刺1～1.5寸,提插行泻法。适用于卵巢囊肿。

(3)推拿。

气滞:掐内关,揉承满,商曲,点胃仓、肓门。分推胸胁,按揉脘腹,拿提腹肌并抖揉,掐揉行间,内庭,泻法。

血瘀:按揉下脘,气海,关元,四满等穴,分推胸胁,拿提腹肌并抖揉,直推脘腹,摩运全腹,揉按三阴交,掐揉行间。

痰湿:点灵墟、步廊、华盖、紫宫、玉堂,掐内关,分推胸胁,掐揉天突,拿提腹肌,直推脘腹,摩运全腹,掐揉丰隆。

6.饮食疗法

(1)山楂酒。

组成:干山楂片200g,60°白酒300mL。

制作方法:将山楂去核置瓶中,加入白酒浸泡1周。

服法:每次服20mL,每日2次。

适应证:适用于卵巢囊肿不孕。

(2)益母鳖鱼羹。

组成:桃仁30g,益母草50g,中华鳖1只(约250g)。

制作方法:前二味装布袋,将鳖宰杀后共煮至烂熟,捞去药袋,加佐料调味。

服法:喝汤食肉,每周2剂。

适应证:适用于卵巢肿瘤不孕。

(3)益母蛋。

组成:玄胡20g,益母草50g,鸡蛋2个。

制作方法:加水同煮,鸡蛋熟后去壳再煮15分钟。

服法:吃蛋饮汤,经前服,每日1剂,连服7日。

适应证:适用于卵巢囊肿不孕。

(4)红花黑豆汤。

组成:红花10g,黑豆30g,红糖适量。

制作方法:将红花用纱布包好,放入黑豆,加水同煮至黑豆酥烂,去红花,加红糖搅匀即可。

服法:食豆喝汤,每日1剂,早晚分服。

适应证:适用于卵巢囊肿不孕。

(六)西医治疗

腹腔镜或剖腹探查,明确诊断,决定手术范围。

一般良性肿瘤,手术时切除肿瘤,尽量保留正常卵巢组织。恶性肿瘤应根据肿瘤分期、病理类型决定手术范围及术后化疗方案。

三、卵巢功能早衰

卵巢功能早衰是指妇女在40岁前绝经,血清雌激素水平低下,促性腺激素浓度过高,有时伴有潮热、出汗等绝经期症状,故又称为过早绝经。《傅青主女科》称之为"年未老经水断。"

(一)发病机制

卵巢功能早衰患者主要是卵泡耗竭过早,其原因可能与染色体异常,卵巢内生殖细胞数目过低;另一原因是卵泡闭锁过速,常与物理化学因素如放疗、化疗、环境内毒物、手术以及病毒感染、遗传、免疫异常等有关。

卵巢内始基卵泡数目正常,但皆无发育,对促性腺激素不敏感称为卵巢不敏感综合征。可能与卵巢或卵泡缺乏LH或FSH受体,或受体结构异常;LH或FSH分子结构或生物活性异常;或免疫功能异常,血内有抗促性腺激素受体的抗体;类固醇合成酶——17α羟化酶缺乏,不能合成雌激素,使卵泡发育受阻。

中医认为本病是女子未到七七即肾气衰,天癸竭,冲任虚衰,阴阳失衡,此与肾关系密切,既有先天禀赋不足,又有后天因素,如放射、药物、邪毒入侵及房劳多产、紧张劳累等,导致肾阳偏虚,脾胃不足,不能涵养天癸,以致癸水早绝,心肝气火偏旺。在病变过程中,也有阴虚及阳,兼以原来脾胃阳气不足,以阳气为主的病证。总之,卵巢早衰的病变,不仅表现为肾虚,还涉及到心肝脾胃以及气郁不畅等多脏器、多因素的病理变化,以及一系列功能衰退性病变特点。

（二）临床表现

青春期发病者可有初潮延迟,第二性征发育不良,原发性闭经。成年后发病可在行经一段时间后闭经和不孕。20%～70%的患者有潮热,汗出,腰膝酸软,神疲乏力,烦躁失眠,心悸健忘,皮肤干燥松弛,阴道干涩,带下缺如等绝经期症状。部分患者有内分泌低下的表现。

（三）诊断与检查

疾病本身诊断并不很困难,但其病因诊断常较困难。主要依靠血促性腺激素（Gn）测定及卵巢活检。

1.理化检查

（1）血清 LH、FSH、PRL、E_2 测定:闭经患者孕激素试验阴性,雌激素试验阳性者应进行血清 LH、FSH、PRL、E_2 测定。凡是 PRL 正常,血清 FSH 超过 40IU/mL,E 低值者应疑及卵巢早衰。LH 浓度可正常或超过 50IU/L。

（2）卵巢活检:腹腔镜检查时取材,以了解有无卵泡。

（3）腹腔镜检查:通过腹腔镜直接观察卵巢的外观。

（4）血清性激素动态观察:每周测定血清 LH、FSH、E_2、P,连续四次,观察其浓度动态变化,以鉴别有无卵泡发育。

（5）其他:其他检查包括甲状腺、甲状旁腺、肾上腺皮质功能测定;染色体核型分析;抗卵巢抗体、卵巢组织的 LH 和 FSH 受体测定及 FSH 生物测定;自家抗体滴定度测定等。

2.诊断要点

（1）继发性闭经,40 岁前月经稀发,渐至闭经,伴绝经期综合征。

（2）高促性腺激素,低雌激素血症。

（四）鉴别诊断

1.低雌激素性闭经

孕激素试验阴性,E_2<20ng/L,促性腺激素水平高低不限。

2.多囊卵巢综合征

多囊卵巢综合征可有闭经、不孕、肥胖及雄激素增多的表现。但以血 LH 升高为主,B 超提示卵巢呈多囊性增大。

3.高催乳素血症

高催乳素血症可有闭经、溢乳及不孕等表现,但血 PRL 高,血 FSH、LH 低。

（五）中医治疗

1.辨证论治

（1）肝肾阴虚。

主证:闭经,白带全无,阴部干涩,口干咽燥,烦躁易怒,头晕耳鸣,腰膝酸软,手足心热。舌质红或中剥少津,苔薄,脉沉细带数。

治法:滋肾柔肝,育阴潜阳。

方药:左归饮加味。

熟地 12g,怀山药 15g,枸杞子、山茱萸各 10g,覆盆子 12g,鹿角胶 10g（烊冲）,龟甲 12g（先煎）,龙骨 15g,补骨脂 10g,女贞子 20g。

方解:方中熟地、怀山药、山萸肉补肝肾益阴血;龟甲、鹿角胶为补肾要药,前者补阴,后者补阳,两药合用峻补精血,调和阴阳;再入枸杞子、覆盆子、女贞子平补肝肾。总之本方配伍全从补益肝肾入手,加龙骨、补骨脂阴中带阳,可免阴柔太过之弊,但方中只取六味地黄丸之地黄、山茱萸、山药的"三补",减去了茯苓、泽泻、牡丹皮的"三泻",故为纯补精血之方,用于纯虚无邪者为宜。

(2)脾肾阳虚。

主证:闭经,或月经后期量少,甚至停闭,阴道干涩,神情淡漠,懒言气短,畏寒怕冷,腰背尤甚,纳谷不香,大便溏薄,小溲清长,神疲倦怠,面色㿠白。舌质偏胖,边有齿痕,苔薄,脉细而沉。

治法:温补脾肾。

方药:右归丸加味。

熟地、枸杞子各 12g,山药 15g,覆盆子 12g,党参 15g,山萸肉 10g,鹿角胶 10g(烊冲),杜仲、补骨脂各 10g,肉桂 4g,制附片 6g,仙茅 8g。

方解:本方所治肾阳不足,命门火衰,火不生土之证。方以金匮肾气丸为基础,减去茯苓、泽泻、牡丹皮三药,增入温阳补肾的鹿角胶、菟丝子、杜仲、覆盆子、补骨脂、仙茅,以加强温补之力;更以枸杞子滋阴养血,党参补气生血。合而成方,其为温肾阳,补精血之剂。其所以用滋补药配伍者,张景岳曾说:"善补阳者,必于阴中求阳",方即此意。本方补而不泻,且加强了温养之力,故肾阳虚衰较重者较宜。

(3)阴阳两虚。

主证:闭经,或月经后期量少,渐至停闭,阴道干涩,时而烘热汗出,烦躁不安,时而畏寒怕冷,纳谷不香,腰背酸痛,神疲乏力。舌苔薄,脉沉细。

治法:调补阴阳。

方药:二仙汤加减。

知母、黄柏各 9g,当归 10g,巴戟天 9g,熟地、山药、枸杞、菟丝子各 12g,山萸肉 10g,仙茅、仙灵脾各 12g。

方解:方中用仙茅、仙灵脾、巴戟天、菟丝子以温补肾阳;当归养血,知母、黄柏清泻肝火,以保肾阴;熟地、山药、枸杞子、山萸肉滋肾阴。温养与苦泄两者并顾,建调补阴阳之功。

2.中成药

(1)归肾丸:每次 6g,每日 2 次。适用于肝肾阴虚证。

(2)乌鸡白凤丸:每次 9g,每日 2 次,口服。适用于肝肾阴虚证。

3.秘方验方

(1)补肾养血调经方。

组成:鹿角、女贞子、熟地黄、全当归、柏子仁、泽兰、香附、桃仁等。

用法:每剂 2 煎,各以水煎煮至 200mL,早晚各服药 1 次。连续用药 6 个月为 1 个疗程,根据病情轻重程度,可服药 1～3 个疗程。

适应证:有卵泡型卵巢早衰。

(2)巢衰汤。

组成:制黄精 15g,大熟地 15g,怀山药 15g,山茱萸 10g,龟甲 15g(先煎),紫河车粉(分冲)10g,女贞子30g,覆盆子 15g,菟丝子 20g,陈皮 6g。

加减:心烦易怒加合欢皮 10g、白芍药 30g、莲子心 6g;汗出津津沾衣加浮小麦 30g、煅龙牡各 30g;腰肢酸楚甚者加杜仲 15g、补骨脂 20g。

用法:每日 1 剂,水煎 2 次,早晚分服,1 个月为 1 疗程,治疗5 个疗程。

适应证:卵巢早衰。

(3)阳和汤加味。

组成:熟地 30g,鹿角霜 10g,鹿角胶 8g(烊化),白芥子 9g,肉桂 9g,麻黄 6g,干姜 9g,甘草 9g,仙茅 18g,阳起石 9g。

用法:每日 1 剂,水煎服。服用 3 周为 1 个疗程,3 个疗程后评定疗效。

适应证:卵巢早衰。

（4）中药周期疗法。

经后期：黄芪 20g，党参 15g，熟地 15g，菟丝子 12g，山药 15g，当归 12g，枳壳 10g，细辛 3g，枸杞 10g，牛膝 15g。

经前期：熟地 20g，山药 20g，山萸肉 15g，茯苓 20g，牡丹皮 10g，当归 15g，杜仲 12g，益母草 15g，细辛 3g，丹参 12g。

行经期：当归 15g，川断 15g，细辛 3g，香附 3g，牛膝 9g。

加减：痛经，加延胡索 10g，青皮 9g；腰痛加寄生 10g；体质肥胖偏湿者加陈皮 10g，半夏 6g；寒盛加桂心 6g；经前胸胁胀痛加柴胡 10g，郁金 6g；性欲低下加鸡血藤 20g。

用法：每日 1 剂，连服 3～6 个周期为 1 疗程。

适应证：卵巢早衰。

患者同时接受人工周期治疗，雌孕激素联合疗法。

4.外治疗法

（1）龙萸外敷方：吴茱萸 12g，龙胆草 20g，仙茅，仙灵脾各 10g，朱砂 0.6g，明矾 3g，小蓟根汁 60g。共研细末，调拌凡士林，敷涌泉、命门穴。适用于阴阳不调，肾阳偏虚型。

（2）益母外敷方：益母草 120g，月季花 60g，置沙锅中加水煎取浓汁，以厚毛巾 2 条泡药汁，拧去药汁，热敷脐眼及下腹部，轮流使用，以少腹内有温热舒适感为佳。敷药过程中，注意腹部保暖。适用于气滞血瘀型。

（3）肝肾两虚方：山茱萸 15g，当归、怀牛膝、菟丝子各 12g，熟地、枸杞子各 10g，川芎、白芍、益母草各 20g。上药烘干研末，取药末适量，用黄酒调成糊状，敷贴于脐上，外盖纱布，胶布固定，2 日换药 1 次，连续敷至病愈为止。适用于肝肾亏虚型。

5.针灸推拿

（1）毫针Ⅰ。

取穴：关元、肾俞、三阴交、血海、足三里、悬钟。

操作：针刺，采用补法，留针 20 分针，每日 1 次，10 次为一疗程，疗程间隔 5 日。用于肾精亏虚型卵巢功能早衰。

（2）电针。

取穴：三阴交、足三里、太溪、肝俞、肾俞、气海。

操作：选用疏密微波，中等强度刺，每日 1 次，每次 20 分钟，10 日为一疗程。用于卵巢功能早衰。

（3）耳针。

取穴：内生殖器、内分泌、卵巢、肾、脾、皮质下、肾上腺、激素点。

操作：均用毫针、压豆等。每日 1 次，两耳交替，连续 10 次为一疗程。

6.饮食疗法

（1）麻雀粥。

组成：麻雀 3 只，粳米 50g，枸杞子 30g，葱白 3 根。

制作方法：麻雀宰杀去毛内脏洗净，置油锅中炒熟，加入黄酒，小杯，煮沸，加入粳米、枸杞子煮成粥，熟后加葱白和佐料调味，稍煮。

服法：每日 1 剂，连服数日。

适应证：适用于肾精虚损型卵巢功能早衰。

（2）黄芪炖鸡。

组成：黄芪、枸杞子、制首乌各 20g。

制作方法：乌鸡肉 200g。将前 3 味置布袋中，和乌鸡肉同炖至鸡肉烂熟，去药袋，加佐料调味。

服法：每日 1 剂，饮汤食肉。

适应证：适用于肝肾不足，气血虚弱型卵巢功能早衰。

(3)枸杞炖甲鱼。

组成:中华鳖1只(约250g重),枸杞子20g,肉苁蓉15g。

制作方法:将鳖宰杀去内脏洗净,枸杞、肉苁蓉纳鳖腹中,加葱、姜、盐、糖、酒共炖至鳖烂熟。

服法:佐餐,每日数次。

适应证:适用于肝肾不足型卵巢功能早衰。

(六)西医治疗

(1)药物治疗:人工周期疗法:通过抑制排卵的方法,调节下丘脑—垂体功能。具体用药方法有单纯雌激素周期疗法和雌—孕激素联合周期疗法。

结合雌激素或戊酸二醇,每日0.625mg,或2mg,连用22日,周期第17日起开始口服安宫黄体酮4mg,每日2次,共10日。20mg,连用3日。

(2)赠卵人工助孕:需在夫妇双方知情同意基础上进行。

(张　良)

第六节　盆腔、腹膜疾病所致不孕

一、盆腔炎

盆腔炎是指女性生殖器官、子宫周围结缔组织及盆腔腹膜的炎症。细菌逆行感染,通过子宫、输卵管而到达盆腔而引发炎症。在现实生活中,并不是所有的妇女都会患上盆腔炎,发病只是少数,这是因为女性生殖系统有自然的防御功能,在正常情况下,能抵御细菌的入侵,只有当机体的抵抗力下降,或由于其他原因使女性的自然防御功能遭到破坏时,才会导致盆腔炎的发生。

(一)病因

1.产后或流产后感染

患者产后或小产后体质虚弱,宫颈口经过扩张尚未很好地关闭,此时阴道、宫颈中存在的细菌有可能上行感染盆腔;如果宫腔内尚有胎盘、胎膜残留,则感染的机会更大。

2.妇科手术后感染

行人工流产术、放环或取环手术、输卵管通液术、输卵管造影术、子宫内膜息肉摘除术或黏膜下子宫肌瘤摘除术时,如果消毒不严格或原有生殖系统慢性炎症,即有可能引起术后感染。也有的患者手术后不注意个人卫生,或术后不遵守医嘱,有性生活,同样可以使细菌上行感染,引起盆腔炎。

3.月经期不注意卫生

月经期间子宫内膜剥脱,宫腔内血窦开放,并有凝血块存在,这是细菌滋生的良好条件。如果在月经期间不注意卫生,使用卫生标准不合格的卫生巾或卫生纸,或有性生活,就会给细菌提供逆行感染的机会,导致盆腔炎。

4.邻近器官的炎症蔓延

邻近器官的炎症蔓延中最常见的是发生阑尾炎、腹膜炎时,由于它们与女性内生殖器官毗邻,炎症可以通过直接蔓延,引起女性盆腔炎症。患慢性宫颈炎时,炎症也能够通过淋巴循环,引起盆腔结缔组织炎。

(二)临床表现

1.急性期

(1)高热、寒战、头痛:开始有寒战发热,体温高达40℃,呈持续性,不久转为弛张热。

(2)下腹部疼痛,腰骶酸痛:在炎症初期,因神经受压而疼痛,当炎症扩散至盆腔腹膜时疼痛可加重,呈持续性,并向臀部及双下肢放射。

（3）膀胱、直肠激惹症：有尿频、尿急、尿痛、排尿障碍；排便困难，里急后重，肛门坠胀感，大便有黏液、腹泻等，重症患者可有急性脓毒血症症状。

2.慢性期

慢性期主要表现为两侧下腹隐痛、腰酸，于性交后或月经前期症状加剧。此外常伴有月经不调、经期延长、经量增多、继发不孕、白带增多及低热等不适。

（三）临床诊断

根据病史、症状、体征常可作出诊断，此外还须做一些必要的化验，如血、尿常规，红细胞沉降率，子宫颈分泌物培养及药物敏感试验；体温高达 39℃ 以上时，做血培养及药敏试验，结合 B 超、CT 检查，必要时做后穹穿刺，如抽出脓液即可确诊。

（四）西医治疗

1.一般处理

（1）急性期：应卧床休息，取半卧位，有利于脓液积聚于子宫直肠陷凹，使炎症局限。给予充足的营养及水分，纠正电解质紊乱，必要时给予多次少量输血；疼痛严重时可给予镇痛药，但禁用吗啡、哌替啶等强镇痛药物；高热时采用物理降温。尽量避免不必要的妇科检查，以免引起炎症的扩散。

（2）慢性期：解除患者思想顾虑，增强治疗的信心，增加营养，锻炼身体，注意劳逸结合，提高机体抵抗力。

2.药物治疗

（1）用药原则：①根据药敏试验选用适当的抗生素。②联合用药，剂量充足，治疗彻底。③感染严重者同时采用肾上腺皮质激素治疗。

（2）抗生素治疗：①轻者选用青霉素、链霉素静脉给药或肌内注射。②严重者静脉滴注广谱抗生素，如四环素、红霉素或氯霉素等，剂量要足够，一般 48～72 小时可见疗效，不要轻易更换药物。③多西环素 100mg 静脉滴注，每日 2 次，加头孢西丁 2g 静脉滴注，每日 4 次，至少 4 天，维持退热后 2 天（至少 48 小时），继之给予多西环素 100mg 口服，每日 1 次，或口服头孢氨苄 500mg，每日 4 次，总疗程 10～14 天。④克林霉素 600mg 静脉滴注，每日 4 次，加庆大霉素或妥布霉素 2mg/kg 静脉滴注，然后 1.5mg/kg，每 8 小时 1 次，患者肾功能须正常，以后则给予克林霉素 450mg，每日 4 次，口服，10～14 天。⑤多西环素的用法同前，加用甲硝唑 1g 静脉滴注，每日 2 次，约 4 天，退热后 48 小时，西药均改为口服，总疗程 10～14 天，甲硝唑对厌氧菌有特效，剂量可为 0.4g，每日 2 次，口服。或上述方法④～⑤任选一种。⑥盆腔脓肿的抗菌药物选择：青霉素 G200 万～300 万 U/24 小时静脉滴注，加氯霉素 4～6g/24 小时静脉滴注；青霉素 G200 万～300 万 U/24 小时静脉滴注，加克林霉素 600～1200mg，每日 3 次，加庆大霉素 5mg/（kg·d）静脉滴注。头孢西丁 8～12g/24 小时静脉滴注。

（3）激素的治疗：感染严重时，在足量抗生素的保护下，常采用肾上腺皮质激素，以促进炎性渗出物的吸收。一般可用地塞米松 20mg 或氢化可的松 200mg，溶于 5％葡萄糖 1000mL 内静脉滴注，每日 1 次，病情改善后，改用每日口服泼尼松 30mg，并逐渐减量至 10mg，持续 1 周左右，停用泼尼松后，仍需继续使用抗生素数天。

3.其他疗法

（1）后穹切开引流：如盆腔脓肿位于后穹，可行后穹切开引流，再注入含青霉素 40 万单位、链霉素 1g 的生理盐水（注入液不宜超过抽出脓液总量的 2/3），然后放置橡皮管引流，一般经 4 或 5 次治疗，脓肿即可消失。

（2）侧穹封闭：慢性盆腔炎患者，可在距宫颈外侧约 1cm 阴道侧穹处进针，深 2～3cm，缓慢注入含有青霉素 20 万单位、链霉素 0.25g、0.25％～0.5％普鲁卡因 10mL 配制的溶液做封闭，隔日注射 1 次，5～8 次为 1 个疗程，一般用 3～4 疗程，于每次经后重复注射。

（3）抗生素宫腔内注射：用橡皮导管插入宫腔，注入青、链霉素溶液，可加入透明质酸酶、蛋白酶或醋酸氢化可的松等，每次注射量 10mL 以内，缓慢注入，压力不宜过高，注入后 10～20 分钟，再抽出橡皮导管，每于月经干净后 3～4 天开始治疗,2～3 天注射 1 次,5 或 6 次为 1 个疗程,可重复 3～4 个疗程。本法适用于慢性盆腔炎。

(4)物理疗法:可促进局部血液循环,改善组织营养状态,提高新陈代谢,以利炎症消散,常用有短波、超短波、超声波、音频、激光、微波、离子透入等。主要适用于慢性盆腔炎。

4.手术治疗

(1)手术指征:①急性盆腔脓肿形成,药物治疗无效者。②盆腔脓肿破裂,出现急性盆腔腹膜炎体征者。③慢性盆腔炎反复急性发作形成盆腔炎性包块,急性炎症控制后。

(2)手术方式:主要视患者年龄和有无生育的要求而定。采用局部脓肿切除及引流或全子宫加双附件切除加引流,但以后者效果为好。手术中尽可能切除脓肿或清除脓液,用抗生素稀释液洗净盆腔,以防炎症扩散。如为盆腔积脓或结缔组织脓肿时,宜经阴道或经腹引流。

(五)中医治疗

1.辨证论治

1)急性盆腔炎。

(1)发热期(热毒壅盛证)。

表现:高热寒战,腹痛拒按,带下黄浊或脓带腥臭,腹胀便秘或溏而不爽,口干舌燥,小便黄赤,舌苔黄厚或腻,脉滑数或弦数。

治法:清热解毒,化瘀止痛。

方药:银翘红酱解毒汤。

金银花 30g,连翘 30g,大血藤 30g,败酱草 30g,牡丹皮 9g,生栀子 10g,赤芍 10g,延胡索 12g,川楝子 10g。

(2)癥瘕期(瘀热互阻证)。

表现:发热恶寒或低热起伏,少腹胀痛或疼痛拒按,腰骶酸痛,带下量多、色黄,盆腔包块增大,压痛明显,苔黄腻,舌质红,脉弦数。

治法:活血化瘀,清热利湿。

方药:棱莪消积汤。

三棱 10g,莪术 10g,丹参 10g,赤芍 9g,桃仁、薏苡仁各 12g,延胡索 12g,牡丹皮 12g,大血藤 30g,败酱草 30g,炙乳药、没药各 6g。

2)慢性盆腔炎。

(1)湿热壅阻证。

表现:低热起伏,少腹隐痛或腹痛拒按,带下增多,色黄黏稠有秽气,尿赤便秘,口干欲饮,舌暗滞,苔黄腻,脉弦数。

治法:清热利湿,祛瘀散结。

方药:银甲方。

金银花 12g,鳖甲 15g,连翘 12g,升麻 9g,大血藤 30g,蒲公英 15g,紫花地丁 12g,生蒲黄 12g,椿根皮 15g,大青叶 9g,茵陈 15g,桔梗 9g,琥珀末 3g。

(2)气滞血瘀证。

表现:少腹两侧隐痛或胀痛、刺痛拒按,腰骶酸痛,腹胀便秘,带下增多,色黄或白,月经不调,婚久不孕,苔薄,舌质暗有而瘀点,脉细弦。

治法:活血化瘀,理气止痛。

方药:少腹逐瘀汤加减。

当归 10g,川芎 5g,延胡索 15g,五灵脂 20g,乳药、没药各 5g,川楝子 10g,小茴香 10g,刘寄奴 10g,焦栀子 12g。

(3)寒湿凝滞证。

表现：少腹冷痛，或胀或如针刺，遇热痛减，腰骶酸痛，经行或劳累后加剧，月经后期，量少、有血块，带下清稀、量多，舌质淡胖或瘀斑，脉沉迟。

治法：温经化湿，理气活血。

方药：桂枝茯苓丸加减。

桂枝 6g，茯苓 10g，桃仁、薏苡仁各 10g，牡丹皮 10g，赤芍 10g，艾叶 6g，香附 12g，乌药 10g，小茴香 10g，失笑散(包)12g，炙甘草 5g。

(4)肝肾不足证。

表现：下腹隐痛，久久不息，带多清稀，腰酸膝软，头晕耳鸣，苔薄，质淡舌边有瘀斑，脉细弦。

治法：调补肝肾，理气和营。

方药：归芍地黄丸。

当归 10g，炒白芍 15g，熟地黄 12g，山茱萸 6g，山药 12g，泽泻 10g，牡丹皮 6g，茯苓 10g，枸杞子 10g，鸡血藤 15g，川楝子 12g，炙甘草 3g。

2.中成药

(1)四季青注射液 12～16mL 加入 5％GS 1000mL 静脉滴注，或四季青注射液 2mL，肌内注射或四季青片，每日 3 次，每次 5 片，口服。

(2)穿心莲注射液 10mL 加入 5％GS 20mL，静脉推注(急性期)。

(3)双黄连 3.6g 加入 5％GS 500mL，静脉滴注。

(4)抗炎灵片：每日 4 次，每次 4 片，口服。

(5)牛黄解毒片：每日 2 次，每次 3 片，用于肠粘连、大便不畅者。

(6)茴香橘核丸：每日 2 次，每次 6～9g，用于腹胀气滞者。

(7)丹参注射液 16mL 加入 5％GS500mL 中，静脉滴注。

(8)复方当归注射液 2mL，肌内注射，每日 2 次。

(9)莪术注射液 2mL，肌内注射，每日 2 次。

(10)银黄注射液 2mL，肌内注射，每日 2 次。

(11)妇乐冲剂：每日 2 次，每次 2 包，连服 1～3 个月。

(12)妇科千金片：每日 3 次，每次 6 片，2 周 1 个疗程。

(13)妇炎净冲剂：每日 3 次，每次 1 包，连服 20 天。

(14)康妇消炎栓：每日 1 次，每次 1 粒，纳肛，10～14 天为 1 个疗程。

3.饮食疗法

(1)活血乌鸡蛋：乌鸡蛋 3 枚，红花、穿山甲各 6g，血竭 4.5g。将后 3 味药共研细末，乌鸡蛋上打一小口，取出少量蛋清，将药面分装蛋内搅匀，用白纸封口，上笼蒸 8～10 分钟，晾温。行经前每晨食 1 枚乌鸡蛋，黄酒送下，微汗。连服 3 天。适用于气血瘀滞者。

(2)银花莲子汤：金银花 30g，牡丹皮 30g，莲子 50g，白糖 50g。前二味水煎，去渣取汁，放入莲子再煎煮至熟烂，加白糖拌匀即可。上为 1 日量，分早、晚吃莲子饮汤，7 日为 1 个疗程。清热解毒，凉血消炎。用于热毒内扰所致急性盆腔炎的辅助治疗。

二、盆腔结核性腹膜炎

(一)病因

1.病原菌

病原菌主要为结核杆菌。

2.传播途径

盆腔腹膜结核多属继发感染，经血行传播者最多见，也有经淋巴传播，或直接蔓延播散的。

（二）临床表现

临床表现呈多样性。一般起病缓慢，症状较轻，常有低热、盗汗等结核中毒症状，渐出现轻度腹痛、腹胀。少数亦可以急性腹痛、高热起病。

1.渗出型（腹水型）

渗出型主要表现为腹膜炎和腹水征，但其腹膜刺激症状较化脓性腹膜炎轻，腹部持续隐痛或胀痛，可阵发加剧，腹壁有柔韧感。腹水量多少不一，少数可呈包裹性肿物（多见于脐部及下腹部）。

2.粘连型

病期较长，呈慢性消耗体质，腹腔渗液量少或无。腹腔内脏器广泛粘连，固定于腹后壁或腹前壁，常出现不同程度肠梗阻症状。腹部压痛及肌紧张可不明显。叩诊腹部有较固定的实音区，1/4病例可在不同部位扣及大小不等的包块。

3.干酪溃疡型

结核中毒症状特别明显，有高热，甚至出现恶病质。常有不同程度肠梗阻表现，腹部不对称胀满或呈扁平状，可见肠型。触诊腹壁呈板状，有柔韧感，触痛、压痛较明显，可伴有轻度反跳痛，并可扣及大小不等、不规则包块，伴压痛。结核脓肿溃破后可出现肠穿孔、腹壁瘘、粪瘘、阴道瘘等。

（三）临床诊断

1.病史

既往有结核史，如肺结核、肠结核和淋巴结核等，或有结核病接触史，胸部X线片示陈旧性肺结核。

2.症状

（1）慢性不规则低热或间歇热，伴急性感染时可表现高热、无力、纳差、消瘦等。

（2）有较明显的腹部症状：如腹痛、腹胀、腹泻等，以月经期更明显，或表现为痛经。

（3）月经不规则、闭经、不孕（育）。

3.体征

（1）营养较差，腹壁柔韧，腹部压痛，腹水征阳性，其腹水具有渗出液的特点。

（2）妇科检查：子宫活动受限，在子宫一侧或双侧触及僵硬呈结节状的索状物，或表面不平、质硬，或囊性、不活动的包块，或组织增厚有小结节。

4.辅助检查

（1）血沉增快。

（2）X线检查。①常规做X线胸片检查：可有陈旧性结核病灶，X线胸片正常也不能除外本病。②盆腔X线平片：如存在局部钙化灶，则提示有过盆腔淋巴结结核存在，盆腔内见不规则钙化点。③子宫输卵管造影：子宫腔有不规则狭窄和变形，输卵管伞部阻塞，输卵管呈多处狭窄，显影呈念珠状，或僵直如铁丝状。

（3）B超检查：提示盆腔肿块呈囊性、实质性或囊实不均匀的肿块，边界不清、表面不平、不活动。常疑为卵巢肿瘤。

（4）腹腔镜检查：如无盆腔腹膜粘连，其他方法又未确诊者可选用。如肠粘连、有损伤肠曲的危险；疑为结核性腹水者，在急性期不宜进行此项检查，以免遇上有干酪坏死病灶而导致切口不愈。

（5）诊断性刮宫：刮取标本送病理检查，如发现结核结节即可确诊，若为阴性尚不能排除结核，诊刮前后用抗结核药治疗3天。

（6）结核菌素试验：结核菌素是结核杆菌的特异产物，机体受结核杆菌感染后就会发生变态反应。若为强阳性，则有一定意义提示可能有盆腔腹膜、生殖器结核。

（7）经血培养及动物接种：将刮出的子宫内膜或经血做结核培养及动物接种，也可协助诊断，但培养率不高，有时需反复多次培养或接种，方能确诊。

（四）西医治疗

1.一般处理

注意休息,增加营养,保持心情舒畅。

2.药物治疗

(1)治疗须遵循"早期、联合、规律、适量、全程"的十字方针进行。

(2)方案:目前全球都推行短期化疗,除非对利福平过敏或肾功能不全者,以 6～9 个月为全程,前2～3 个月可用强化治疗,后 4～6 个月可用间歇疗法。异烟肼、利福平是最强的杀菌药。

具体方案有:①开始 2 个月每日用 HRZS,以后 4 个月用 HR。②开始 2 个月每日用 HRSE,以后 4 个月每周用 HR3 次(H 为异烟肼,0.3g,每日 1 次,口服;R 为利福平,0.45g,每日 1 次,口服;S 为链霉素,0.75～1.0g,每日 1 次,肌内注射;Z 为吡嗪酰胺,0.5g,每日1次,口服;E 为乙胺丁醇,0.75g,每日 1 次,口服)。

3.手术治疗

(1)手术指征:①盆腔包块较大,或经药物治疗未能消退,特别是不能排除恶性肿瘤者。②药物治疗无效,或治疗后反复发作者。

(2)手术方式:术前采用规则的抗结核治疗,手术一般采用全子宫加双附件切除术,年轻患者尽量保留卵巢。术前应充分估计手术难度,以免损伤盆、腹腔脏器,术后需继续抗结核治疗,以免结核的播散和复发。

（五）中医治疗

1.辨证论治

(1)阴虚精枯证。

表现:午后低热,或面红颧赤,五心烦热,口干盗汗,月经逐渐稀少,不能按时而下,久而经闭,少腹隐痛,溲赤便结,舌红少津,苔薄或剥,脉细弱而数。

治法:滋阴清热,养精杀虫。

方药:秦艽鳖甲煎加减。

秦艽 10g,炙鳖甲(先煎)12g,青蒿 10g,知母 12g,当归 9g,黄芩 15g,丹参 10g,银柴胡 9g,百部 12g,延胡索 12g,川楝子 10g。

(2)气血虚弱证。

表现:经行量少,色淡,甚而闭经,少腹冷痛隐隐,面色萎黄,倦怠乏力,纳少便溏,舌质淡红,苔薄白,脉细弱。

治法:益气养血,调经杀虫。

方药:劫劳散加味。

党参 10g,黄芪 12g,白芍 15g,丹参 10g,当归 10g,熟地黄 12g,茯苓 10g,阿胶(烊冲)9g,五味子 5g,红花 5g,百部 15g,陈皮 6g,六曲 10g。

2.中成药

(1)知柏地黄丸:每日 3 次,每次 8 粒。

(2)丹部芩片:每日 3 次,每次 5 片。

(3)复方金养片:每日 3 次,每次 5 片。

(4)生脉饮:每日 3 次,每次 1 支。

3.饮食疗法

夏枯草山甲散:夏枯草 20g,白及 20g,穿山甲 15g,丹参 15g,南瓜藤 50g,川贝 20g,黄酒适量。上药共研细末备用。每次 10g,每日 3 次,黄酒冲服,连服 3～6 个月。能化痰散结,活血通络。用于盆腔结核、输卵管不通等属痰瘀阻滞者。

（韩　敏）

第七节 内分泌功能失调所致不孕

一、闭经

闭经是许多妇科疾病所共有的一种症状,由全身或局部多种原因所引起。正常月经周期的建立依赖下丘脑-垂体-卵巢轴功能完善以及子宫内膜对性激素周期性反应,它们中的任何一个环节发生功能或器质性病变均可引起闭经。

通常将闭经分为原发性闭经和继发性闭经。原发性闭经系指年龄超过 16 周岁,第二性征已发育,或年龄超过 14 周岁,第二性征尚未发育,且无月经来潮者。继发性闭经系指以前曾建立正常月经,但此后因某种病理性原因而月经停止 6 个月,或按自身原来月经周期计算停经 3 个周期以上者。

本病中医学亦称之为"闭经"。《素问·阴阳别论》称其为"女子不月""月事不来""血枯"。《金匮要略》称本病"经水断绝"。《诸病源候论》云"月水不通"。《景岳全书·妇人规》以"血枯""血隔"分虚实而论。

(一)发病机制

引起闭经的原因是多方面的,包括遗传因素、内分泌因素、免疫因素、精神因素、肿瘤、创伤与药物影响,以及感染、营养不良、中毒、环境变化等。其中下丘脑-垂体-卵巢轴功能失调是最常见的主要病因。原发性闭经多由先天性疾病和生殖道畸形,或功能失调及继发性疾病发生于青春期前所致;继发性闭经多由于继发的器官功能障碍或肿瘤引起。

1.下丘脑性闭经

(1)功能性下丘脑性闭经:功能性下丘脑性闭经为中枢神经系统-下丘脑功能失调引起闭经,如精神性闭经、神经性厌食症、假孕、运动性闭经和药物性闭经等。

(2)下丘脑器质性疾病闭经:下丘脑器质性疾病闭经为下丘脑器质性病变引起的闭经,如无嗅觉综合征(Anosmia Kallmann's Syndrome)、颅咽管瘤等。

2.垂体性闭经

(1)原发性垂体促性腺激素缺乏症。

(2)继发性垂体损害:如垂体肿瘤引起的高泌乳素血症(闭经溢乳综合征)、空蝶鞍综合征、希恩综合征。

3.卵巢性闭经

(1)性腺先天性发育不全:如特纳综合征、XX 性腺发育不全、XY 性腺发育不全等。

(2)卵巢早衰与卵巢不敏感综合征。

(3)卵巢炎与损伤(手术、放疗与化疗等)。

(4)卵巢性功能性肿瘤:如产生雄激素的睾丸母细胞瘤、卵巢母细胞瘤,分泌雌激素的颗粒-卵泡膜细胞瘤等。

4.子宫性闭经

(1)先天性无子宫或子宫发育不全。

(2)宫腔病变如宫颈-宫腔粘连综合征(Asherman's Syndrome)、子宫内膜结核、子宫内膜炎等。

(3)子宫切除后或子宫腔内放射治疗或刮宫过度而造成子宫内膜损伤。

5.下生殖道闭经

下生殖道闭经如处女膜闭锁、阴道闭锁、先天性无阴道,虽有月经产生,但因为生殖道阻塞经血不能流出,故又称为隐经或假性闭经。

6.其他内分泌疾病引起的闭经

甲状腺、肾上腺、胰腺等功能紊乱也可影响性腺内分泌功能而引起闭经,常见的引起闭经的其他内分泌疾病有甲亢、甲减、艾迪生病、库欣病、先天性肾上腺皮质增生、糖尿病等。

中医认为月经的正常来潮有赖于肾(心)—天癸—冲任—胞宫生殖轴的生理功能的协调,以肾气盛、天癸至、任通冲盛为根本,以脏腑气血为基础。故任何导致肾或心肝脾、冲任及胞宫功能低下,或破坏他们之间功能协调的因素均可产生闭经。

根据联合国卫生组织(WHO)1976年关于闭经的临床分类标准共分为七种类型。

Ⅰ型:下丘脑、垂体功能衰竭。特点是促性腺激素、雌激素明显降低,泌乳素正常。

Ⅱ型:下丘脑、垂体功能失调。特点是促性腺激素、泌乳素正常或节律失调;雌激素降低、月经失调(黄体不健、无排卵、闭经)。

Ⅲ型:卵巢功能衰竭。特点是促性腺激素增高。

Ⅳ型:先天性(或获得性)生殖道疾患。如先天性畸形、子宫性闭经。

Ⅴ型:高泌乳素血症伴垂体肿瘤,特点是高泌乳素血症(泌乳或不泌乳),促性腺激素、雌激素明显低下,有垂体肿瘤,月经失调(黄体不健、无排卵或闭经)。

Ⅵ型:高泌乳素血症不伴垂体肿瘤。特点是高泌乳素血症(泌乳或不泌乳),无垂体肿瘤,促性腺激素、雌激素明显降低,月经失调(黄体不健、无排卵或闭经)。

Ⅶ型:闭经伴垂体肿瘤。特点是有垂体肿瘤,促性腺激素和雌激素明显降低,闭经,伴或不伴有其他垂体激素异常。

(二)临床表现

月经停闭,或伴有与原发病有关的兼证。

(三)诊断与检查

1.病史

首先分清原发性闭经还是继发性闭经。对原发性闭经应详细询问其母孕期有否接受激素或其他致畸药物、放射线等治疗,有无产伤史,在生长发育过程中,是否在幼年患过严重疾病,如脑炎,有无性发育异常家族史。继发性闭经应了解过去的月经情况,如初潮年龄,既往月经周期、经量、闭经期限;有无周期性腹痛;有无精神刺激或生活环境改变等诱因;有否接受过激素治疗,药物种类、剂量、疗程、效果、末次用药时间;有否接受过抗精神病药物;有无手术切除子宫或卵巢史;有无全身慢性疾病,如结核、营养不良,以及甲状腺、肾上腺功能亢进或减退;是否服过避孕药,有无流产、刮宫、产后流血史。

2.体格检查

(1)全身检查:注意一般发育及营养状况、精神神经类型、智力发育、有无躯体畸形,必要时测量身高、体重及指距、第二性征发育,有无肥胖、多毛、溢乳。

(2)妇科检查:注意外阴、阴道发育,阴道、处女膜有无梗阻、畸形、萎缩,有无阴蒂肥大,阴毛多少及分布,子宫有无及大小,以及卵巢是否肿大。

3.诊断步骤

了解病变所在部位,可采用下列诊断步骤。

第一步:孕酮"撤药性出血"试验。本实验是估计内源性雌激素水平的一种简单、快速方法。常用黄体酮每日20mg,肌内注射,共3日;或安宫黄体酮,每日10mg,共5日。停药后2~7日,如有"撤药性出血"为阳性,可诊断为无排卵性闭经,表示子宫内膜功能正常,且已受足够的雌激素影响。如"撤药性无出血"为阴性,须进一步作雌激素试验。

第二步:雌激素"撤药性出血"试验。每日口服结合雌激素0.625mg或戊酸雌二醇2mg,连续22日。服药的第12天加安宫黄体酮4mg,每日2次,共10日。如有"撤药性出血"为阳性,表示子宫内膜正常,闭经是由卵巢功能减退,分泌雌激素太低所致。如无"撤药性出血"为阴性,表示子宫内膜无反应,此时可诊断为子宫性闭经。

第三步:垂体功能测定。对雌激素试验阳性者,寻找雌激素缺乏的原因。目前多应用放射免疫法测定血清促卵泡生成激素(FSH)和黄体生成激素(LH)。其正常范围 FSH5~40IU/L,LH5~25IU/L。闭经患者 FSH 增高大于 40IU/L,提示卵巢功能衰竭。如 FSH 和 LH 均小于 5IU/L,提示垂体功能减退,病变在垂体或垂体以上部位,应作垂体兴奋试验。

垂体兴奋试验可鉴别垂体本身病变,还是由于下丘脑所分泌促性腺激素释放激素不足。方法是将促黄体生成激素释放激素(LHRH)100μg 溶于 5mL 生理盐水中作静脉注射,并于注射前、注射后 15 分钟、30 分钟、60 分钟、120 分钟,各取血 2mL,用放射免疫法测定 LH 含量。如果注射后 15~45 分钟内 LH 值较注射前增高 3 倍以上,说明垂体功能正常。需重复多次方可诊断。而其病变在下丘脑。如注射后,LH 值仍无升高或增高不多,则说明病变部位在垂体。目前认为此法不能全面了解垂体合成与释放的功能,由静脉注射改为静脉滴注。LHRH100μg 静脉滴注 4 小时,正常情况下,在滴注后 30~45 分钟时 LH 上升,60~90 分钟时下降,2~4 小时内第二次上升。如果下丘脑受损而垂体有惰性,则单次 LH-RH 试验可能阴性,而静脉滴注可在 2 小时左右出现延迟反应;如垂体功能有缺陷,仍可能出现第一次 LH 上升,但不能维持,且继续静脉滴注,不再出现第二次 LH 上升现象。

4.理化检查

(1)雌激素、孕激素、睾酮测定:用放射免疫法测定血清中雌二醇、孕酮值,有助于了解卵巢功能,如睾酮值增高则有助于多囊卵巢综合征、卵巢男性化肿瘤、睾丸女性化等疾病的诊断。

(2)血清 PRL 放射免疫测定:正常值为 0~30ng/mL,如 PRL>100ng/mL 则垂体肿瘤的可能性很大,应作蝶鞍多向断层摄片。

(3)蝶鞍影像学检查:根据其体积大小及有无破坏,确定有无垂体肿瘤。

(4)阴道雌激素测定:了解体内雌激素水平。连续测定可以了解有无周期性变化。

(5)诊断性刮宫:诊断性刮宫可以了解子宫腔大小,宫颈或宫腔有无粘连及子宫内膜情况。刮出物送病理检查,有助于子宫内膜结核的诊断,了解性激素水平。

(6)输卵管碘油造影:输卵管碘油造影有助于诊断生殖道的发育情况,有无结核及宫腔粘连。

(7)染色体核型分析:对原发性闭经,特别是伴有身材矮小,发育迟缓,乳房不发育,生殖器有畸形者,均应作外周血染色体核型检测。

(8)宫腔镜检查:对疑有宫腔粘连者,可在宫腔镜直视下明确有无粘连,粘连部位与范围,还可分离粘连,进行治疗。并可检出其他宫内病变。

(9)腹腔镜检查:经腹腔镜直视下观察子宫和卵巢形态,并可作卵巢活检,有助于了解多囊卵巢综合征、卵巢早衰等卵巢、输卵管和子宫病变。

(10)B 超检查:观察卵泡发育及排卵情况。当卵泡直径超过 18mm 时,预告即将排卵,排卵日最大直径为 13~30mm,平均为 21mm。于月经周期的第 6~8 日检测一次,记录卵泡的直径,从第 10 日起,每日上午 9~11 时检测一次,直至排卵,排卵后第 5、7、9 日再各进行一次检测。卵巢内出现透声囊区为卵泡,当最大的卵泡缩小(囊腔壁皱缩)或消失,认为已发生排卵,排卵后出现回声不匀与实变声像图。

(11)甲状腺、肾上腺皮质功能测定:对疑有甲状腺、肾上腺疾病的患者,可进行 T3、T4、皮质醇测定或进行 24 小时尿的 17-羟、17-酮测定。

(四)鉴别诊断

1.生理性停经与自然绝经

(1)早孕:除停经外,还有妊娠反应,妇检子宫增大、软,与停经月份相符,乳房增大,乳晕黯黑着色。此外,尿妊娠试验阳性,B 超亦可诊断。

(2)哺乳期月经停闭:因垂体分泌过多的 PRL,抑制促性腺激素分泌,停止哺乳,卵巢功能恢复,月经自然来潮。

(3)自然绝经:围绝经期月经正常或先紊乱,继而减少,最终月经停闭,常伴有烘热汗出、失眠心烦、眩晕耳鸣等围绝经期综合征,性激素水平亦有改变,FSH、LH 上升明显,E₂ 低下。

2.暗经

暗经比较罕见。虽无月经来潮,但卵巢功能正常,有周期排卵,子宫内膜有变化,但周期末内膜自然消退。因此仍能怀孕。

3.避年

月经一年一行,可正常生育。

(五)中医治疗

1.辨证论治

(1)肾气不足。

主证:年逾18岁尚未行经,或月经初潮较迟,以后月经周期后延,经量渐少,经色淡或黯,质稀,继而出现闭经。亦可见体质纤弱或矮小,乳房平坦,腰酸神疲,带下清稀,性欲淡漠,月经量少,渐至闭经。舌淡苔白,脉沉细或沉迟。

治法:补益肾气,调养冲任。

方药:苁蓉菟丝子丸加减。

肉苁蓉、菟丝子、仙灵脾各10g,桑寄生、枸杞、熟地各12g,覆盆子10g,当归15g,焦艾叶、紫河车、茺蔚子各10g。

方解:方中肉苁蓉、菟丝子、仙灵脾、紫河车温肾助阳、养血填精;枸杞、熟地滋肾养肝;当归、艾叶温经养血;桑寄生补肾通络;覆盆子补肾益精;茺蔚子活血调经。全方补益肝肾而益冲任,温滋并用,气精血同补,使阳旺阴充,冲任通盛而闭经得愈。

加减:若肢冷、畏寒,加肉桂、淡附片各4g;若腰腹发冷,带下清冷,加紫石英、巴戟天各10g。

(2)肾精亏虚。

主证:月经由后期量少而逐渐停闭,伴有腰膝酸痛,头晕耳鸣,阴部干涩,白带极少,甚则枯燥全无。舌淡苔薄,脉沉弱。

治法:滋肾益精,养血调经。

方药:归肾丸加减。

熟地、怀山药、山萸肉、枸杞子、杜仲、菟丝子、何首乌、肉苁蓉各12g,茯苓、紫河车各10g,阿胶(烊化)12g,当归6g。

方解:方中熟地、山萸肉、何首乌、枸杞子滋肾养肝,菟丝子、杜仲补益肾气,山药、茯苓健脾和中,当归养血调经,加紫河车、阿胶以增强滋阴补血之效。全方补肾气益精血调肝脾,肾气得充,肝血和调,化源充足,冲任得养,血海渐盈,则月经可复。

加减:如小腹冷痛,夜尿多以肾阳虚证候为主者,选加温肾阳药,如仙灵脾、巴戟天、仙茅、补骨脂、益智仁等。以手足心热,咽干口燥,舌红,苔少,脉细数等血虚阴亏、肾阴不足为主者,则加生地、玄参、女贞子等滋养肾阴药。如阴虚火盛者去杜仲、菟丝子,加牡丹皮、知母。

(3)气血虚弱。

主证:月经由后期、量少色淡质稀渐至停闭,面色苍白或萎黄,神倦短气,头晕心悸,失眠多梦。舌淡无华,苔薄白,脉细弱无力。

治法:补益气血,和血调经。

方药:人参养荣汤加减。

党参、黄芪各15g,白术、茯苓各12g,远志、陈皮、当归各10g,白芍、熟地各15g,桂心3g,炙甘草10g。

方解:方中熟地、当归、白芍养营补血;党参、黄芪、白术、甘草补气益肺;再加肉桂心温通阳气,鼓舞气血生长,更用远志、茯苓以宁心安神;配陈皮理气,寓补而不滞之意。综观全方,补气在于生血,养血所以益气。

加减:若因产后大出血所致的闭经,除见气血虚弱征象外,更见神情淡漠,阴道干涩,阴、腋毛脱落,性欲减退,生殖器官萎缩等证,此乃精血亏败,肾气虚惫,冲任虚衰之证,可于上方加鹿茸、鹿角霜、紫河车等血肉有情之品,长期服用;若因虫积而致血虚闭经,当先治虫,继以扶脾胃,补气血而治经闭。

（4）气滞血瘀。

主证：月经数月不行，胸胁胀满，精神抑郁，少腹胀痛，纳谷不香，或腹胀便溏。舌边紫黯，或有瘀点，脉沉弦或沉涩。

治法：活血化瘀，理气调经。

方药：血府逐瘀汤加减。

桃仁 10g，红花 6g，当归、生地各 12g，川芎 6g，赤芍、牛膝各 12g，柴胡 6g，枳壳、鳖甲各 12g，甘草、丹参各 10g。

方解：方中桃红四物汤活血祛瘀，牛膝引血通经，柴胡、枳壳疏肝理气，鳖甲滋阴，丹参养血调经，甘草和中。本方能行血分瘀滞，解气分郁结，瘀去气行，则诸症可除。

加减：偏于气滞，证见胸胁及少腹胀甚者，加莪术、青皮、木香；偏于血瘀，证见少腹疼痛拒按者，加姜黄、三棱；若因实热滞涩而瘀者，证见小腹疼痛灼热，带下色黄，脉数，苔黄，可加黄柏、败酱草、牡丹皮。

（5）寒凝血瘀。

主证：以往月经正常，突然停经，数月不行，小腹疼痛拒按，得热痛减，或四肢不温，带下量多色白。舌质紫黯，或边尖有瘀点，脉沉涩。

治法：温经散寒，活血化瘀。

方药：温经汤加减。

吴茱萸、当归、芍药、川芎各 10g，党参 15g，桂枝 6g，阿胶 10g（烊冲），生姜 5g，甘草、半夏各 10g，丹参 15g。

方解：方中吴茱萸、桂枝温经散寒，兼通血脉以止痛；当归、川芎养血活血调经；阿胶、丹参养血益阴；芍药、甘草缓急止痛；党参益气；生姜、半夏和中。

加减：若腹痛甚者，加乳香、没药各 10g；若小腹冷痛明显者，加小茴香 10g，艾叶 12g；若因内有癥积，瘀血阻滞所致闭经，如正气尚实者，用大黄䗪虫丸加减；若久攻无效，则改养血调经之法，以免伤正，药用大黄、生地、桃仁、杏仁各 10g，白芍 15g，甘草、黄芩、䗪虫、水蛭、虻虫各 10g。

（6）痰湿阻滞。

主证：经水渐少，体型渐肥，月经由后期渐至停闭，呕吐痰多，脘痞纳差，性欲淡漠，或面浮足肿，倦怠乏力，带下量多，色白质黏稠如涕。舌淡苔白腻，脉滑。

治法：祛痰除湿，活血通经。

方药：苍附导痰丸合佛手散加减。

茯苓 15g，半夏、陈皮、甘草、苍术、香附、南星各 10g，枳壳 15g，生姜 5g，神曲 12g，当归、川芎各 10g。

方解：方中二陈汤化痰燥湿，和胃健脾；苍术燥湿健脾；香附、枳壳理气行滞；南星燥湿化痰；生姜温中和胃；当归、川芎养血活血通经，使痰湿消除而经水得通。

加减：若呕恶、脘闷可加厚朴、竹茹各 10g；若因经期或人流术后感染湿热之邪，胞脉阻滞而经闭，可用四妙散加味：苍术、黄柏各 10g，薏苡仁 20g，牛膝 10g，鸡血藤 30g。经祛痰除湿治疗一段时间后，宜佐以温肾药，可选用菟丝子 20g，巴戟天、仙灵脾各 10g。

（7）肝肾阴虚。

主证：月经由后期量少而逐渐停闭，头晕耳鸣，腰膝酸痛，足跟作痛，阴部干涩，白带极少，甚则全无，身形瘦削，或潮热颧红，或骨蒸盗汗，口干咽燥，或健忘失眠。舌红苔薄，脉沉细弱而数。

治法：滋补肝肾，养阴清热。

方药：当归地黄饮加减。

当归、熟地、牛膝各 12g，杜仲、山茱萸、龟甲（先煎）、麦冬、牡丹皮、地骨皮各 10g，生甘草 5g，怀山药 15g。

方解：方中熟地、山茱萸滋补肾阴，共为君药；当归养血活血调经；杜仲补肾助阳；麦冬滋补阴液；龟甲、牡丹皮、地骨皮滋阴降火；怀山药益脾固精，以培万物之母；甘草和中。诸药合用使阴阳得补，水火互济，经水得复。

加减:咽干,手足心热,加知母 10g;若喜叹息,纳谷不香,加制香附、党参各 10g。

(8)胃阴虚损。

主证:月经停闭不潮,口渴烦饮,心胸烦热,尿黄便结,或消谷善饥。舌红少津,脉细滑数。

治法:清胃养阴,活血通经。

方药:瓜石汤加减。

瓜蒌 15g,石斛 12g,生地 15g,瞿麦 12g,益母草 15g,牛膝 12g,玄参、麦冬、车前子(包煎)、马尾连各 9g。

方解:本方以瓜蒌、石斛为主药。瓜蒌甘寒润燥,宽胸利气;石斛甘淡微寒,益胃生津,滋阴除热。合用共奏宽胸润肠,利气和胃之效。另加玄参、麦冬滋阴增液;生地滋阴生血;瞿麦、车前子活血通经;益母草偏寒,通经活血之中又能生津液;马尾连清胃热,热去则津液能自生;牛膝引血下行,以期经行血至之目的。全方以滋阴清热,宽胸和胃之力而达到活血通经之功。

加减:若大便燥结,可加大黄 10g。里热燥实解除后,酌加当归 10g,赤芍、丹参各 15g,泽兰 10g。

(9)心火亢盛。

主证:月经后期量少,渐至闭经,形体瘦削,两颧潮红,五心烦热,盗汗,夜寐多梦,或咳嗽唾血,口干咽燥,或骨蒸劳热。舌红少苔,脉细数。

治法:养阴清心,清热调经。

方药:加减一阴煎加味。

生地、白芍各 15g,麦冬、熟地各 10g,知母 15g,地骨皮 12g,黄连 3g,肉桂 1g,北沙参 15g,当归 10g。

方解:方中生地、麦冬、沙参、知母滋阴清热;熟地、白芍养血益精;地骨皮凉血退蒸,除虚热;当归养血调经;黄连清心以泻上亢之火,肉桂温肾以引火归源,导心火下交于肾,使心肾相交。

加减:虚烦潮热,加青蒿 20g,鳖甲 15g(先煎);失眠心悸者,加柏子仁、酸枣仁、五味子各 10g,夜交藤 30g。

2.中成药

(1)艾附暖宫丸:每次 1 丸,每日 2 次。适用于寒凝血瘀型闭经。

(2)血府逐瘀丸:每次 1 丸,每日 2 次。适用于肝郁气滞,血行不畅闭经。

(3)二陈丸:每次 6～9g,每日 3 次。适用于痰湿阻滞型闭经。

(4)乌鸡白凤丸:每次 1 丸,每日 2 次。适用于阴血亏虚型闭经。

(5)当归浸膏片:每次 4～6 片,每日 3 次。适用于阴虚血燥型闭经。

(6)女金丹:每次 1 丸,每日 2 次,姜汤或黄酒送下。适用于气血两虚或寒凝胞宫型闭经。

(7)坤灵丹:每次 15 粒,每日 2 次。适用于肝肾不足型闭经。

(8)女宝:每次 4 粒,每日 3 次。适用于肝肾不足型闭经。

(9)妇科金丸:每次 1 丸,每日 2 次。适用于肝肾不足型闭经。

(10)八珍益母丸:每次 1 丸,每日 3 次。适用于气血两亏型闭经。

(11)八宝坤顺丹:每次 1 丸,每日 2 次。适用于气血虚弱型闭经。

(12)少腹逐瘀丸:每次 1 丸,每日 2 次。适用于寒凝血瘀型闭经。

(13)通经甘露丹:每次 6g,每日 2 次。适用于气滞血瘀型闭经。

(14)妇科回生丹:每次 1 丸,每日 2 次。适用于气血亏虚,瘀血凝滞型闭经。

(15)调经化瘀丸:每次 10 粒,每日 2 次。适用于气滞寒凝,瘀血阻滞型闭经。

(16)舒肝保坤丸:每次 1 丸,每日 2 次。适用于肝郁气滞,寒凝血瘀型闭经。

(17)活血止痛散:每次 2g,每日 2 次。适用于瘀血内阻型闭经。

3.秘方验方

(1)养血通经方。

组成:黄芪、紫石英各 30g,当归、怀牛膝各 20g,紫河车 10g。

加减:瘀血阻滞者,加红花、桃仁、川芎;七情郁结,加乌药、香附、延胡索;积痰闭塞,加陈皮、半夏、石菖蒲;气血虚弱,加人参、白术、枸杞子;肝肾虚损,加熟地黄、山茱萸、鸡血藤;阴虚血燥,加生地黄、石斛、地骨皮、

用法:每天1剂,水煎,每次服180mL,每天2次,连服3月后停药。

适应证:适用于继发性闭经。

(2)活血汤。

组成:当归尾、桃仁、泽兰、红花各9g,益母草12g,丹参30g,白芍9g,柴胡6g,香附、陈皮、牛膝各9g,甘草3g。

用法:水煎服,日服1剂。

适应证:适用于闭经气滞血瘀证。

(3)养血补肾汤。

组成:炙黄芪、当归、丹参、菟丝子、覆盆子、芫蔚子、紫河车各15g,鸡血藤12g,川芎,甘草,熟地各10g,木香6g。

用法:水煎服,日服1剂。或制成注射液用,每次2mL,肌内注射,1日1次。

适应证:适用于血虚肾亏型闭经。

(4)陈氏闭经方。

组成:柴胡6g,郁金、香附、丹参各9g,当归6g,赤芍、牛膝各9g,川芎6g,益母草12g。

加减:若寒凝血瘀闭经,加桂枝、吴茱萸;血虚闭经,加鸡血藤、白芍、何首乌、熟地等。

用法:水煎服,日服1剂。

适应证:适用于气滞血瘀型闭经。

(5)三紫调心汤。

组成:紫石英(先煎)15g,紫丹参12g,紫参15g,琥珀末(吞服)5g,淮小麦30g,合欢花10g,柏子仁、广郁金、生卷柏各12g。

用法:水煎服,日服1剂。

适应证:适用于肝郁气滞,郁而化火型闭经。

(6)3号调经合剂。

组成:全当归、丹参、赤芍、细生地、䗪虫、炒蒲黄、炒川楝、艾叶、鸡内金各9g,桑寄生、菟丝子各15g,川芎6g,三七粉3g(冲服)。

用法:水煎服,日服1剂。

适应证:适用于原发性闭经属气滞血瘀、肾气不足者。

(7)扶甲健固汤。

组成:党参30g,巴戟6g,白术12g,茯苓30g,黄芪15g,淫羊藿6g,制首乌30g,大枣6枚,陈皮5g,蕲艾15g,菟丝子20g。

加减:促排卵,选加郁金15g,路路通20g,香附9g(或陈皮);腰痛,加杜仲12g;便溏,作呕,加春砂仁5g(后下);催经加当归9g。

用法:水煎温服,日服1剂。

适应证:适用于原发性甲状腺功能低下闭经属脾肾两虚证。

(8)化湿调冲汤。

组成:生山楂,生薏苡仁,姜半夏,茯苓,陈皮,平地木,泽兰,泽泻,苍术,大腹皮,生姜皮。

加减:痰多加天竺黄、陈胆星、桑白皮;肌肤胀满加官桂、椒目、生麻黄;白带多加白鸡冠花、川草薢等。

用法:水煎服,日服1剂。

适应证:适用于痰湿型继发性闭经。

(9)参芪四物汤。

组成:生地黄(酒炒)10g,酸枣仁、当归身各 10g,茯神 7g,炙黄芪 10g,杭白芍(酒炒)7g,西党参 7g,地骨皮、牡丹皮、於潜术各 5g,红柴胡、炙远志、炙甘草各 3g,川芎 5g,肉苁蓉 10g。

用法:水煎服,日服 1 剂。

适应证:适用于干血痨。证属肝气郁结,阴血衰少,虚热内燔。

4.外治疗法

(1)归萸牛膝外敷方。

组成:山萸肉 15g,当归、怀牛膝、菟丝子各 12g,熟地、枸杞子各 10g,川芎、白芍、益母草各 20g。

用法:上药焙干研末,取药适量,黄酒调成糊状,敷贴于脐上,外以纱布覆盖,胶布固定,2 日换药 1 次,连续敷至病愈为止。

适应证:适用于肝肾不足型闭经。

(2)五灵通经外敷方。

组成:当归、川芎、牛膝、肉桂各 15g,五灵脂、蒲黄、乳香、没药各 10g,赤芍 5g,益母草 10g。

用法:共研细末,用时取药末 30g,与血竭末 0.5g 拌匀,加入热酒调和成稠膏,将药膏贴在患者脐部,外以纱布覆盖,胶布固定,每日换药 1 次。

适应证:适用于瘀血阻滞型闭经。

(3)参术外敷方。

组成:党参、白术、当归、熟地、白芍、川芎各等量。

用法:烘干共研为末,黄酒适量调成膏状,贴脐部,外覆盖纱布,胶布固定,2 日换药 1 次,连续敷至病愈为止。

适应证:适用于气血虚弱型闭经。

(4)柴胡活血外敷方。

组成:柴胡、当归各 12g,白术、白芍、茯苓各 10g,薄荷 3g,三棱 6g,牛膝 20g。

用法:共研细末,调拌凡士林,外敷贴关元。虚证,加香附、牛膝各 12g,陈皮 10g,敷贴关元、命门、中脘、膝眼;实证者,加半夏、桃仁各 12g,红花 6g,加敷神阙、八髎、涌泉。

适应证:适用于一般闭经。

(5)海蛤坐药方。

组成:海蛤粉 25g,苦葶苈 12.5g,牙皂 12.5g,巴豆(榨去油)1 个,天花粉 25g,苦丁香 7.5g,红娘子 7.5g,麝香少许。

用法:共研细末,用时取药末 5g,与葱汁同捣为丸,装入胶囊,纳入阴道中。

适应证:适用于实证闭经。

(6)棱莪大黄薄贴方。

组成:大黄 128g,芒硝 64g,柴胡、花粉、桃仁、当归、生地、红花、穿山甲、莪术、三棱、川芎各 32g,乳香、没药、肉桂各 22g,川乌 10g。

用法:油煎熬,黄丹收膏,花蕊石 32g,血竭 15g,另研搅拌,敷于生殖腺等足部穴位对应区。

适应证:适用于气滞血瘀型闭经。

(7)延胡外熨方。

组成:延胡索、大黄、五味子各 12g,木香 8g,桂枝 20g,山楂 10g。

用法:共研细末,加食盐炒热,外熨腰部、小腹部,然后温灸中极、关元、气海。

适应证:适用于气滞血瘀型闭经。

(8)益母草 120g,月季花 60g。加水煎浓汁,去药渣,小火烧。患者仰卧,用厚毛巾 2 条泡药汁中,轮流取出拧去药汁,热敷脐下及小腹部,以小腹部温热舒适为佳。适用于月经不通。

(9)蚕砂茺蔚热熨方。

茺蔚子、晚蚕砂各300g,大曲酒100mL。先将前二药各150g置锅内炒热,加大曲酒50mL洒入拌炒片刻,将炒热的药末装入布袋,扎紧袋口,熨脐腹,至袋中药冷再取另一半药炒热再敷。适用于寒湿凝滞型闭经。

(10)熏脐方。

组成:麝香、龙骨、虎骨、蛇骨、木香、雄黄、朱砂、乳香、没药、丁香、胡椒、青盐、夜明砂、五灵脂、小茴香、两头尖各等份。

用法:麝香另研备用,余药共研细末瓷罐贮藏,切勿泄气。用时先将麝香放于脐心再用面粉作1圆圈套在脐周,然后装满适量药粉,外盖槐树皮或生姜片,用艾灸之,按年龄每岁1壮,间日1次,3次为1疗程。

适应证:适用于下焦虚寒型闭经。

5.针灸推拿

(1)毫针Ⅰ。

取穴:关元、肾俞、肝俞、三阴交、太溪、太冲。

操作:直刺0.5～1.5寸,捻转补法。适用于肝肾不足型闭经。

(2)毫针Ⅱ。

取穴:足三里、三阴交、气海、归来、脾俞、肝俞、肾俞、膈俞。

操作:直刺0.5～1寸,捻转补法。适用于气血虚弱型闭经。

(3)毫针Ⅲ。

取穴:关元、天枢、归来、腰阳关、关元俞、三阴交。

操作:直刺0.5～1.5寸,捻转补法,或烧山火手法。适用于寒凝胞宫型闭经。

(4)毫针Ⅳ。

取穴:脾俞、三焦俞、中极、中脘、丰隆、三阴交。

操作:直刺或斜刺0.5～1.5寸,捻转平补平泻,或提插平补平泻。适用于痰湿阻滞型闭经。

(5)毫针Ⅴ。

取穴:合谷、三阴交、太冲、地机、血海、中极、气冲、次髎。

操作:直刺或斜刺1～1.5寸,捻转或提插平补平泻。适用于气滞血瘀。

(6)毫针Ⅵ。

取穴:关元、肾俞、三阴交、血海。

配穴:痰湿阻滞,加丰隆;寒湿凝滞,加中极、地机;肝肾阴虚,加肝俞;脾肾阳虚,加足三里、天枢。

操作:直刺0.5～1.5寸,平补平泻,留针20～30分钟,每日1次。

(7)毫针Ⅶ。

实证闭经取穴:次髎、中极、三阴交、行间、合谷。

操作:直刺0.5～1.5寸,捻转泻法,不用灸。

虚证闭经取穴:脾俞、肾俞、血海、气海、足三里。

操作:直刺1～1.5寸,捻转补法,并可采用灸法。

(8)电针Ⅰ。

取穴:归来、三阴交;中极、地机;天枢、血海。

操作:每次选用1～2组,或各对穴位交替使用。疏密波,通电20～30分钟。每日或隔日1次。

(9)电针Ⅱ。

取穴:关元配三阴交,足三里配归来,中极配血海。

操作:每次选1～2对穴,疏密波或断续波中度刺激,每次通电20分钟,每日1次,10次为一疗程。

(10)激光针。

取穴:肝俞、脾俞、肾俞、中极、石门、行间、三阴交。

操作:用 2～3mW 氦—氖光针,每穴照射 5 分钟,每日 1 次,10 次为一疗程。

(11)皮肉针。

取穴:血海、足三里。

操作:消毒穴位局部及针具,将皮肉针刺入穴位,沿皮刺入0.5～1.0 寸深,然后将针柄贴在皮肤上,用胶布固定,埋针时间2～3 日,7 次为一疗程。

(12)皮肤针。

取穴:腰骶部,脊柱两侧。

操作:重点叩打带脉区、腹部、期门、三阴交、关元及有阳性反应处。

(13)耳针。

取穴:内分泌、卵巢、子宫、脑点、肝、肾、脾。

操作:每次取 4～5 个穴位,用毫针中等刺激,留针 20～30 分钟,留针期间可捻针 2～3 次,每日 1 次,两耳交替施治,10 次为一疗程。月经来潮后,应继续治疗1～2 疗程。也可采用耳穴埋针或豆压法治疗。

(14)耳压Ⅰ。

取穴:子宫、肾、卵巢、肝。

操作:每次取单侧,用绿豆或王不留行籽压耳穴,每 3 日交换1 次,连用至愈。

(15)耳压Ⅱ。

取穴:用王不留行籽贴压子宫、内分泌、卵巢、肝、肾、脾、胃、三焦等耳穴。

操作:每日 1 次,两耳轮换贴穴,中等刺激,并辅以艾炷隔姜灸气海。适用于血滞经闭。

(16)灯火灸Ⅰ。

取穴:中极、血海、气海、归来、三阴交。

配穴:寒凝者,加中极、关元、外关;气滞血瘀,加内关、太冲、肝俞;痰湿阻滞,加丰隆、脾俞、阴陵泉。

操作:用明灯火爆灸法,每穴灸 1 壮,隔天施灸 1 次,10 次为一疗程。

(17)灯火灸Ⅱ。

取穴:中极、血海、气海、归来、三阴交。

配穴:气血不足,加膈俞、足三里;脾胃虚弱者,加足三里、脾俞、胃俞;肝肾不足,加肝俞、肾俞、太溪。

操作:采用明灯灼灸法,每天施灸 1 次,每次 1～2 壮,15 日为一疗程。

(18)隔药灸Ⅰ。

取穴:关元。

操作:关元穴上放置胡椒饼加丁香粉、肉桂粉,然后以艾灸之,共 6 壮,每日 1 次,7 次为一疗程。

(19)隔药灸Ⅱ。

取穴:神阙。

操作:丁香、胡椒、肉桂、乳香、没药、小茴香、两头尖各等分,研末,置脐眼,外盖生姜片,用艾灸,每日1 壮,3 次为一疗程。

(20)隔姜灸。

取穴:中脘、关元、气海、归来、命门、肾俞、三阴交。

操作:每次选用3～4 个穴,用 0.2cm 厚鲜姜片针刺数小孔,放在施灸穴位上,然后置艾炷灸,使施灸处皮肤红晕,湿润为宜,可反复灸 4～5 壮,每日 1 次,10 日为一疗程。

(21)烟草灸。

取穴:腰、带脉区、骶部、关元、曲骨、足三里、血海。

操作:用香烟代替艾卷施灸,烟卷点燃后熏灼(距皮肤约 3cm),以患者温热舒适为度,每穴施灸7～10 分钟,隔日 1 次,10 次为一疗程。适用于实证闭经。

(22)常规按摩。

取穴:关元、气海、血海、三阴交、足三里。

操作:患者仰卧,逆时针方向摩揉其小腹,手法要求深沉缓慢,同时按揉关元、气海约 10 分钟,再按揉血海、三阴交、足三里,每穴约 2 分钟,继证患者俯卧,推腰部脊柱两旁,按揉肝俞、脾俞、肾俞,每穴 1～2 分钟。①肝肾不足,气血虚弱者:横擦前胸中府、云门及左侧背部脾胃区、腰部肾俞、命门,以透热为度。②肝郁气结者:按揉章门、期门各半分钟,按掐太冲、行间,以患者感觉酸胀为度,斜擦两胁,以微热为度。③寒凝血瘀者:直擦背部督脉,横擦骶部,以小腹透热为度,按揉八髎以局部温热为度。④痰湿阻滞者:按揉八髎穴,以酸胀为度,横擦左侧背部及腰骶部,以透热为度。适用于各种闭经。

(23)耳穴按摩。

取穴:肝、肾、心、脾、内分泌、内生殖器、皮质下、神门等穴。

操作:以直压对压法强刺激 3～5 分钟。

(24)穴位注射法。

取穴:肾俞、气海、关元、三阴交、足三里、中都。

操作:用 5% 当归注射液或用 10% 红花注射液 5mL,选用肾俞、气海加下肢穴任何 1 个,每穴注射 1mL,每日 1 次,5 次为一疗程。

6.其他治疗

(1)肌内注射法:复方当归注射液,每日 1 次,每次 2～4mL。适用于闭经。

(2)静脉注射法:红花注射液每日 1 次,每次 4～20mL,加入 5%～10% 葡萄糖液 500mL 中静脉滴注。有降低血压作用,低血压者慎用。

7.饮食疗法

(1)加减归肾膏。

组成:乌鸡 1 只,枸杞子、熟地、山药、百合各 200g,杜仲、菟丝子、当归、茯苓、仙灵脾各 150g,山萸肉、仙茅、阿胶、龟甲胶、鹿胶、大枣各 100g。

制作方法:将乌鸡宰杀,除去内脏及头足,除阿胶、龟胶、鹿胶外,其他药均洗净与乌鸡同炖至鸡肉熟烂,去骨及药渣,取汁约 5000mL,入胶,小火煎熬成膏,入防腐剂贮藏备用。服法:每日 3 次,每次服 1 汤匙(约 30g)。

适应证:适用于肾虚型闭经。

(2)枸杞兔肉汤。

组成:枸杞子 30g,兔肉 250g。

制作方法:洗净同入沙锅内,小火煮烂,加入佐料调味,每日 2 次。

服法:食肉饮汤。

适应证:适用于肝肾不足型闭经。

(3)鸡血藤炖瘦肉。

组成:鸡血藤 15g,猪瘦肉 150g。

制作方法:洗净 2 味同置锅内炖至肉烂熟。

服法:食肉饮汤,每日 1 次,5 日为一疗程。

适应证:适用于虚实错杂型闭经。

(4)黄芪枸杞炖乳鸽。

组成:黄芪、枸杞各 30g,乳鸽 1 只。

制作方法:将乳鸽宰杀去毛及内脏洗净,放入炖盅内,再将黄芪、枸杞洗净放入炖盅,隔水炖至熟烂。

服法:食肉饮汤,日 2 次。宜常服。

适应证:适用于气血虚弱型闭经。

(5)猪肝煮木瓜。

组成:猪肝 100g,红枣 20 枚,木瓜 1 个。

制作方法:将木瓜切开洗净,和猪肝,红枣同放入沙锅内加水煮熟。

服法:饮汤食肝及大枣,日2～3次。宜常服。

适应证:适用于气血虚弱型闭经。

(6)老母鸡炖木耳。

组成:老母鸡1只,木耳30g,红枣15枚,麦冬30g。

制作方法:老母鸡宰杀去毛及内脏,与木耳、红枣、麦冬同时放入沙锅内,炖至鸡肉熟烂,加佐料调味。

服法:日服2～3次,2料为一疗程。

适应证:适用于阴虚血燥型闭经。

(7)苏木木耳方。

组成:苏木、木耳各30g。

制作方法:上二味加水酒300mL,煮成300mL。

服法:分2次服,每日1剂。7天为一疗程。

适应证:适用于气滞血瘀型闭经。

(8)鳖甲炖乳鸽。

组成:鳖甲50g,乳鸽1只。

制作方法:将乳鸽宰杀去毛及内脏,鳖甲打碎后和乳鸽同置沙锅内,小火炖至熟,加佐料调味。

服法:食肉饮汤,隔日1只,每月连服6～7只。

适应证:适用于肝肾不足,精血亏虚型闭经。

(9)留行猪蹄汤。

组成:王不留行20g,茜草、牛膝各15g,猪蹄250g。

制作方法:洗净同入沙锅炖至熟烂,加佐料调味。

服法:食肉饮汤,日2次,连服5料。

适应证:适用于气滞血瘀型闭经。

(10)二陈桃仁粥。

组成:陈皮10g,法半夏(布包)15g,桃仁10g,大米30g。

制作方法:共煮成粥,去药渣。

服法:加糖调味服食,每日1剂。

适应证:适用于痰湿阻滞型闭经。

(六)西医治疗

1.药物治疗

(1)性激素替代性治疗:适用于先天性卵巢发育不良,或卵巢功能障碍者。每晚口服倍美力0.625mg,共20天,或17-β雌二醇1～2mg/d,共20天,连服20日为一周期,撤退出血第5日继续服用,共3～6个周期。自服药第16起,每日加用黄体酮10mg肌内注射,共5日,3个周期为一疗程。亦可自服药第12天始加安宫黄体酮4mg,每日2次,共10天。

(2)诱发排卵。①绝经期用促性腺激素(HMG)与绒毛膜促性腺激素HCG:适用于下丘脑及垂体性闭经。HMG含有等量FSH和LH,能促进卵泡发育和成熟,卵泡成熟后再给予外源性HCG,模拟正常排卵周期的LH高峰,从而使卵泡破裂、排卵,并维持正常的黄体功能。用法:常用量为HMG每日75～150IU,肌内注射。用药3～5日后根据雌激素反应调整用量,若雌激素水平未上升,可增加用量,每日150～225IU,若雌激素水平已上升,可维持原剂量,待卵泡生长到18mm以上时,给予HCG5000～10 000IU,肌内注射。HMG/HGG促排卵常见的并发症为多胎及卵巢过度刺激综合征。后者卵巢增大,多个卵泡同时发育。严重者卵巢极度增大,出现胸腹水、电解质紊乱、少尿、休克等,甚至危及生命。因此该药应用时剂量必须恰当,并且必须在具备B超及激素监测条件下使用。②氯米芬(克罗米芬):适用于体内有一定雌激素水平,经黄体酮试验能产生撤药性阴道流血。下丘脑—垂体—卵巢轴完整,对雌二醇能产生正反馈作用,血清泌乳素值正常。于经期第5起,每日50mg,连续5日,若该月经周期BBT为双相,提示促排卵有效,可连用 3～6 个月,75％患者在用药后 3～4 月内妊娠。如无排卵,可改为每日 100mg,连用 5 日,最大剂量每日不超过 200mg。应特别提出的是,耐心摸索有效剂量,进行个别化治疗十分重要,停药后5～10 日内为易孕期。③氯米芬＋HCG 联合治疗:适用于单纯氯米芬治疗卵泡发育良好,但不能自发排卵者。用法为自停氯米芬后第 4 日起,通过宫颈黏液评分和 B 超观察,待卵泡成熟时即用 HCG10 000IU,肌内注射。假如上午肌内注射 HCG,宜嘱患者自当夜起连续 3～4 日同房。④氯米芬＋HMG-HCG 联合治疗:鉴于 HMG-HCG 诱发排卵可能会引起卵巢过度刺激综合征、多胎妊娠、卵巢增大等不良反应,可采用氯米芬＋HMG-HCG 联合应用。具体方法:氯米芬每日50～100mg,然后根据卵泡大小每日肌内注射 HMG1～2 支(每支含 FSH 及 LH 各75IU),待卵泡成熟后再用 HCG 诱发排卵。排卵率可达 98％。⑤氯米芬＋雌激素:适用于单用氯米芬后宫颈黏液少而稠者,可于周期第 5 日起,每日服氯米芬50～100mg,共 5 日,每日结合雌激素 0.625mg 或每日戊酸雌二醇 1～2mg,共 6～7 日。以改善宫颈黏液,增加受孕机会。

2.一般治疗

合理安排工作及生活,避免精神紧张,防止过度疲劳,加强营养,对一时性闭经,如避孕药后闭经可短期观察。

二、多囊卵巢综合征

多囊卵巢综合征是由下丘脑、垂体及卵巢间的相互调节功能异常所致,临床表现有闭经或月经稀少,多毛,肥胖,不孕,双侧卵巢常呈多囊性增大等四大特点。本病约占女性不孕患者的 0.6％～4.3％。

(一)病因

病因尚未完全明了,可能与下列因素有关。

1.精神因素

忧虑、烦恼、恐惧及过度紧张等均可成为致病因素,青春期少女对各种刺激尤其敏感。

2.雄激素水平增高

由于肾上腺皮质分泌较多的雄激素,21,11-羟基化酶和 3β-羟甾体脱氢酶及其异构酶缺乏,妨碍雄激素进一步的代谢与转化。

3.其他

可能与遗传因素有关,大多数患者染色体核型为 46XX,然可呈现 X 染色体长臂缺失或 X 染色体数目及结构异常的嵌合体。

(二)病理生理

本病的病理变化主要是:LH 持续在高水平,FSH 水平偏低,LH/FSH 比值＞3。由于持续的、高水平的 LH 的刺激,闭锁卵泡的卵泡膜细胞黄素化,分泌多量的雄激素,形成恶性循环。LH 峰值消失,排卵停止,双侧卵巢增大。包膜增厚呈灰白色;卵巢内间质及卵泡膜细胞增生。子宫内膜轻度(单纯性)、腺囊型(瑞士干酪型)、腺瘤型或不典型增生过长。总之,多发性卵泡囊肿合并增厚纤维化包膜是本病的主要组织学改变。由于没有排卵,必然造成不孕。

(三)病机

本病属中医"闭经""崩漏""月经不调""不孕"等病范畴。主要病机为肾虚、痰湿、肝郁化火、气滞血瘀,导致肾气不足,冲任失荣,脏腑功能失常,气血失调,经络不畅,痰湿脂膜积聚,血海蓄溢失常而致闭经、不孕、月经失调。

(四)临床表现

(1)月经失调:根据卵巢功能缺损的程度不同,可表现为黄体功能不足、无排卵性功能失调性子宫出血、月经稀发、闭经(原发或继发)。

(2)不孕:由于月经失调和无排卵所致。

(3)肥胖多毛:是常见症状,也有部分患者并不具备此症状。据报道。20％～40％的患者有中等度肥胖。约有半数患者有多毛现象。体毛分布呈男性化倾向,多在青春期后发生。如上唇、乳头旁、腹中线,肛门周围及四肢的毛略多。阴毛粗黑。

(4)黑棘皮症常在阴唇、颈背部、乳房下和腹股沟等处皮肤出现灰褐色色素沉着,呈对称性,皮肤增厚,轻抚软如天鹅绒。

(5)双侧卵巢增大,比正常卵巢大 2～3 倍,包膜厚,质坚韧。

(五)诊断与检查

1.基础体温

基础体温呈单相型或表现黄体功能不足。

2.B 超检查

B 超检查可发现双侧增大的多囊性卵巢声像。

3.腹腔镜检查

腹腔镜检查可直接看到双卵巢呈多囊性增大,包膜增厚光滑呈灰白色。

4.盆腔充气造影

盆腔充气造影显示增大的卵巢,由于 B 超及腹腔镜检查的普遍应用,该项检查现已极少使用。

5.激素测定

LH/FSH 比值＞3,LH 峰值消失。LHRH 兴奋试验呈亢进型。血睾丸酮水平高于正常。雌激素水平恒定,雌酮/雌二醇的比值增大。

(六)鉴别诊断

1.卵泡膜细胞增殖症

其病理变化为卵巢皮质有一群卵泡膜细胞增生,临床内分泌征象与 PCOS 相仿但更严重。本症患者更肥胖,男性化更明显,睾酮水平比 PCOS 高,而 DHEA-S 正常。

2.卵巢男性化肿瘤

血清睾酮值＞6.9nmol/L 时,可排除此类肿瘤。男性化肿瘤多为单侧性、实性肿瘤,进行性增大明显,可作 B 超,CT 或 MRI 定位。

3.肾上腺皮质增生或肿瘤

当血清 DHEA-S＞18.2μmol/L 时,应与肾上腺皮质增生或肿瘤鉴别,肾上腺素皮质增生患者对ACTH 兴奋试验反应亢进,作过夜地塞米松抑制试验时抑制率≤0.70;肾上腺皮质肿瘤患者则对亮度两项试验反应均不明显。

(七)中医治疗

1.辨证论治

(1)肝肾亏虚。

主证:月经失调或闭经、不孕,腰膝酸痛。

偏肾阳虚者,身冷肢逆,大便不坚,小便清长。舌质稍淡,苔薄白,脉沉细。

治法:温肾补督。

方药:温肾补督汤。

熟地 15g,鹿角霜、仙灵脾各 12g,狗脊、胡芦巴、当归、夏枯草各 10g,覆盆子 12g,菟丝子 10g,黄精 12g。

方解:方中鹿角霜、仙灵脾、狗脊、胡芦巴、菟丝子温肾阳;熟地、覆盆子、黄精填肾精;当归活血调经;夏枯草清肝火。

偏肾阴不足者,五心烦热,口干便秘,舌红,苔少,脉细数。

治法:滋肾清火。

方药:滋肾清热汤。

石斛、全瓜蒌各 15g,天花粉、麦冬、知母、瞿麦、车前子(包煎)各 10g,龟甲、牛膝、益母草、生地各 12g,

黄连 3g。

方解:方中知母、生地、石斛、瓜蒌、天花粉、麦冬养阴生津;瞿麦、车前子、黄连清热利湿;牛膝、益母草调经;再加龟甲血肉有情之品更增滋阴力度;知母、生地滋阴同时,复可退除虚热。诸药合用,阴复湿除热退。

(2)肝郁化火。

主证:月经量少或闭经,不孕,口苦咽干,乳胀胁痛,性躁心烦,多毛或痤疮,大便干结,小便黄赤。舌红,苔黄,脉弦数。

治法:清泻肝火。

方药:龙胆泻肝汤加减。

龙胆草 5g,黄芩 8g,炒栀子、柴胡、车前子(包煎)、泽泻、当归、制大黄各 10g,生地 12g,茜草 15g。

方解:方中龙胆草性味苦寒,善泻肝胆之实火,并能清下焦湿热,用为君药。臣以黄芩、栀子、柴胡苦寒泻火;车前子、泽泻清利湿热,使湿热从小便而解。肝为藏血之脏,肝经有热则易伤阴血,故佐以生地、当归养血益阴;大黄清热泻下;茜草调经。全方清热为主结合利湿,配合生地、当归,诸药合用,泻中有补,清中有养,相辅相成。然本方药性多偏于苦寒,易伤脾胃,应中病即止,不宜久服。

(3)痰浊壅阻。

主证:月经稀少或闭经,肥胖多毛,白带多,胸闷痰多,便秘。舌淡苔腻,脉滑。

治法:燥湿化痰,理气调经,软坚破瘕。

方药:苍附导痰汤加减。

苍术、香附、陈皮、半夏各 10g,昆布 12g,浙贝母 10g,黄精 15g,仙茅、仙灵脾、穿山甲各 9g,覆盆子 12g,菟丝子、莪术各 10g。

方解:方中香附素有"气病之总司,女科之主帅"之美誉,行气解郁,和血调经;苍术燥湿健脾,治生痰之源,共为君药;陈皮、半夏燥湿化痰;昆布、浙贝母、穿山甲、莪术软坚破瘕,是为辅药;黄精、覆盆子滋补肝肾;仙茅、仙灵脾、菟丝子温肾暖宫,共为佐使。全方诸药配伍,使气顺痰消,瘀滞悉除,气血调和而经脉通利,月经自行,不孕之证亦自然可愈也。

(4)气血两虚。

主证:月经稀少或闭经,不孕,倦怠懒言,面色少华,头晕。舌质淡嫩,苔薄白,脉细乏力。

治法:补气养血,和血调经。

方药:归脾汤加减。

党参 12g,炙黄芪 15g,仙灵脾、川断各 12g,白术、茯苓各 10g,当归 8g,炙甘草 6g,鸡血藤 15g,桃仁、皂角刺各 6g。

方解:方中党参、黄芪、白术、茯苓、甘草均入脾经,健脾益气,脾气强则生化有源;当归、鸡血藤,桃仁养血调经;仙灵脾、川断温补肾阳;少佐皂角刺消癥增强调经之力。

2.中成药

(1)桂附八味丸:每次 5g,每日 2 次。适用于肾阳虚损型。

(2)当归龙荟丸:每次 5g,每日 2 次。适用于肝郁火旺型。

(3)夏枯草膏:每次 1 匙冲服,每日 3 次。

(4)右归丸:每次 1 丸,每日 3 次。适用于肾虚型。

(5)二陈丸:每次 6g,每日 3 次。适用于痰湿阻滞型。

(6)血府逐瘀丸:每次 1 丸,每日 2 次。适用于气滞血瘀型。

(7)丹栀逍遥丸:每次 1 丸,每日 2 次。适用于肝郁化火型。

3.秘方验方

(1)加味补中益气汤。

组成:党参 15g,黄芪 15g,柴胡 9g,甘草 6g,白术 30g,升麻 9g,陈皮 12g,茯苓 20g,半夏 15g,当

归 20g。

用法：每日 1 剂，水煎服，1 个月为 1 疗程。服药 1～6 个疗程。

适应证：多囊卵巢综合征。

（2）龙胆泻肝汤。

组成：龙胆草 6～9g，当归 10～15g，柴胡 6～9g，黄芩 10～15g，山栀 10～15g，生甘草 1.5～3g，泽泻、木通、车前子各 10～15g，生地黄 6～12g。

用法：水煎，每日 1 剂，分早晚服。行经期停服或予活血通经药物，连续用 3 个月。

适应证：多囊卵巢综合征。

（3）健脾益肾化痰汤。

组成：当归、仙灵脾、党参、黄精、巴戟天、苍术、白术、茯苓、胆星、姜半夏各 10g，陈皮、白芥子、炙甘草各 6g。

加减：阳虚畏寒者加淡附片 6g，桂枝 10g；带下黏稠者加椿根皮 10g，黄柏 10g。

用法：上方水煎，每日 1 剂，早晚分服，7 剂为 1 疗程。

适应证：多囊卵巢综合征。

（4）俞氏温补方。

组成：熟地、山药、仙灵脾、补骨脂、菟丝子、黄精、皂角刺、山慈菇、桃仁各 12g，山甲 9g。

加减：怕冷加附子 9g，肉桂 3g。

适应证：用于多囊卵巢综合征属于肾虚痰实型。

（5）补肾化瘀汤。

组成：熟地黄、山茱萸、巴戟天、肉苁蓉、紫石英、当归、川芎、桃仁、红花、三棱、莪术、穿山甲、丹参、甘草。

适应证：用于多囊卵巢综合征伴双侧卵巢增大者。

（6）天癸方。

组成：知母、龟甲、麦冬、黄精、当归、补骨脂、石菖蒲、虎杖、马鞭草、淫羊藿、生地黄、桃仁等。

适应证：用于多囊卵巢综合征。

4.针灸推拿

（1）毫针Ⅰ。

取穴：三阴交、关元；虚证配足三里、血海、肾俞；实证配太冲、中极。

操作：直刺 1～1.5 寸，使针感向会阴方向放散，每日 1 次。

（2）毫针Ⅱ。

针刺诱发排卵：服完中药于月经周期第 14 日基础体温尚未上升者，开始针刺诱发排卵。每日 1 次，共 4 日。

取穴：关元及双侧子宫。

操作：排空膀胱后在双合诊，未婚者在肛腹双合诊指导下进行，关元穴应深刺直达子宫体，子宫穴应刺到增大的卵巢部分，最好能进入增大滤泡中，使之减压促进排卵，留针 15 分钟，进针应缓慢，防止感染及刺伤膀胱、肠管。在针刺达子宫、卵巢时，术者内诊手指稍摆动时有牵拉感，患者自觉会阴部坠胀。

（3）耳针。

取穴：子宫、内分泌、卵巢、皮质下、神门、交感。

操作：毫针刺留针 15 分钟，亦可埋针。每日 1 次。

（4）灸法。

取穴：气海、中极、脾俞、白环俞、三焦俞、次髎。

操作：用艾条温和灸或温针灸或艾炷灸。每日或隔日 1 次。

（5）穴位注射。

取穴：气海、关元、肾俞、白环俞、三阴交、足三里、太溪、脾俞。

操作:用维生素 B_1 或当归注射液,每穴注入 $0.2\sim0.5mL$。每次选用 $3\sim4$ 穴,隔日 1 次,10 次为一疗程。适用于多囊卵巢综合征。

(6)皮肤针。

取穴:$L_{11}\sim S_5$ 夹脊穴及膀胱经第一侧线,脐下任脉及脾经循行线,膝至踝。

操作:中等刺激,隔日 1 次,10 次为一疗程,适用于多囊卵巢综合征。

(7)推拿按摩。

取穴:气海、中极、天枢、肾俞、三焦俞、白环俞、八髎、三阴交、阴陵泉、太溪。

操作:取仰卧位,顺时针方向推摩小腹约 5 分钟,按揉气海,中极、天枢各 1 分钟。拿小腿内侧,按揉三阴交、阴陵泉、太溪各 2 分钟。再取俯卧位,指按肾俞、三焦俞、白环俞,按揉八髎穴以酸胀为度。适用于肾虚痰阻型。

5.饮食疗法

(1)蚌肉白果汤。

组成:鲜河蚌肉 60g,白果肉 15g,黄花菜 30g,党参 15g,红糖适量。

制作方法:上几味同时入锅,加水煎熟,加糖。

服法:分 2 次服,每日 1 剂,饮汤食肉。

适应证:适用于脾虚型。

(2)猪腰核桃汤。

组成:猪腰 1 对,杜仲 30g,核桃肉 30g。

制作方法:猪腰剔去臊筋,与杜仲、核桃肉共入沙锅加水煮。去杜仲,食猪腰、核桃,喝汤。

服法:每日 1 剂,分次服。

适应证:适用于肾阳虚型。

(3)益母蛋。

组成:益母草 50g,香附 15g,鸡蛋 2 个。

制作方法:上几味加水同煮,蛋熟后去壳,再煮片刻,去药渣。

服法:饮汤食蛋,每日 1 剂,连续服 10 日为 1 疗程。

适应证:适用于气滞血瘀型。

(4)乳鸽鳖甲汤。

组成:乳鸽 1 只,鳖甲 50g。

制作方法:先将鸽宰杀去毛及内脏,鳖甲打碎放入鸽腹,水煮至熟烂。加佐料调味。

服法:食肉饮汤,日 1 次。

适应证:适用于肝肾阴虚型。

(5)通经蛋。

组成:鸡蛋。

制作方法:用妊娠 3 个月以上孕妇尿泡鲜蛋,敲裂缝,24 小时后取出洗净,冷水文火煮熟。

服法:每日吃 1 个,10~20 日为 1 疗程。

适应证:适用于肝肾虚损型。

(八)西医治疗

1.药物治疗

(1)降低雄激素:达因-35(含炔雌醇 0.035mg,环丙孕酮 2mg),每次 1 片,每日 1 次。自月经第 1 日始服,21 天治疗周期,连服3~6 个周期。

(2)肾上腺皮质激素:皮质醇能反馈抑制垂体促肾上腺皮质激素(ACTH),减去肾上腺来源的雄激素,从而中断过多的雄激素对下丘脑、垂体及卵巢的多环节影响,恢复其正常功能。克罗米芬同时加服地塞米松 0.5mg,每日 1 次,连用 5 日。

（3）治疗胰岛素抵抗：控制糖代谢紊乱，降低胰岛素水平，对肥胖的 PCOS 患者，高胰岛素血症者非常重要。常用二甲双胍200～500mg，每日 3 次，随饭口服。

（4）促排卵。①克罗米芬：为诱发排卵的一线药。竞争结合于下丘脑及垂体的雌激素受体，恢复其正常反馈调节，增加 FSH 分泌，刺激卵泡发育、成熟。应从小剂量开始。于月经周期第 5 日或黄体酮撤药性出血第 5 日开始，每日 50mg，每日 1 次，连服 5 日，停药后 7～10 日出现 LH 峰，继之发生排卵。此间若隔日性交，能增加受孕机会。如无排卵，在下一周期可增加至每日 100mg，最大剂量不得超过每日 250mg。经 3～4 个疗程仍不发生排卵者，则为治疗失败。为提高受孕率，有人主张在月经周期的第 10 天加用天然雌激素，连用6 日，以增加宫颈黏液分泌，以利于精子通过。②克罗米芬与绒毛膜促性腺激素配合：克罗米芬单独使用不能诱发排卵或排卵后黄体功能不足，可在停用克罗米芬 7～10 天加用 hCG 5000～10 000IU，肌肉注射，模拟月经中期 LH 峰促排卵。宜在清晨注射，当晚及次日晚进行性交。对卵巢中多个卵泡同时成熟者，慎用 hCG，谨防卵巢过度刺激。③hMG/hCG 对克罗米芬治疗无效者，可谨慎地使用人类绝经期促性腺激素（hMG），或 FSH。用法：常用剂量为每日 75IU，肌内注射。用 3 日后 B 超监测卵泡发育及测定雌激素水平，若卵泡生长慢、雌激素水平未上升可缓慢增加用量，每日 100～150IU；若雌激素已上升，可维持原量，视其水平或减量至卵泡成熟，一般需较长时间，待优势卵达到 18mm 以上时给予 hCG 肌内注射，剂量为每次 5000～10 000IU。卵泡成熟的指征为宫颈黏液量达 0.2mL 以上，B 超卵泡直径达 18～25mm，血雌激素水平达1.84～3.67nmol/L，尿雌激素水平达 100～200μg/24 小时。hMG/hCG 常见的并发症为多胎及卵巢过度刺激综合征。故该药应用时剂量必须恰当，并且必须在具备 B 超及激素监测条件下使用。

2.手术治疗

双侧卵巢楔形切除术曾经是多囊卵巢治疗的常用方法。使雄激素水平迅速下降，解除对下丘脑—垂体—卵巢轴功能的干扰，LH/FSH 比值得以恢复正常，卵泡能够正常发育、成熟并排卵。目前少用。有报道采用 B 超引导下双侧卵巢穿刺术，可达到类似效果。

三、高催乳素血症

高催乳素血症是指各种因素引起血清催乳素（prolactin，PRL）水平持续高于正常值的状态。是年轻女性最常见的垂体—下丘脑轴内分泌紊乱。

催乳素由垂体前叶的催乳素细胞合成和分泌，受下丘脑多巴胺能途径的调节，多巴胺作用于催乳素细胞表面的多巴胺 D_2 受体，抑制催乳素的生成与分泌。任何减少多巴胺对催乳素细胞表面多巴胺 D_2 受体作用的生理及病理过程，都会导致血清催乳素水平升高。

催乳素的生理作用极为广泛和复杂。在人类，主要是促进乳腺分泌组织的发育和生长，启动和维持泌乳，使乳腺细胞合成蛋白增多。催乳素还可影响性腺功能，高催乳素血症（HPRL）不仅对下丘脑促性腺激素释放激素（GnRH）及垂体卵泡刺激素（FSH）、黄体生成素（LH）的脉冲式分泌有抑制作用，而且可直接抑制卵巢合成孕酮及雌激素，导致卵泡发育及排卵障碍，临床上表现为月经紊乱或闭经，导致不孕。

（一）发病机制

1.生理性因素

体力运动、精神创伤、低血糖、夜间、睡眠、进食、性生活及各种生理现象如卵泡晚期和黄体期、妊娠、哺乳、产褥期、应激状态（手术、心肌梗死、晕厥、外伤）等均可引起催乳素暂时性升高，但升高幅度不大，持续时间短，不会引起相关的病理症状。

2.药物性因素

此类药物通过拮抗下丘脑 PRL 释放抑制因子（PIF）或增强兴奋 PRL 释放因子（PRF），从而降低多巴胺的作用，少数药物还可能对催乳素细胞有直接影响，导致催乳素分泌增多。常见的药物有如下几种。①多巴胺受体拮抗剂：如精神类药物吩噻嗪类和止吐药物多潘立酮，可以结合多巴胺受体，拮抗多巴胺功能。②多巴胺耗竭剂：如甲基多巴、利血平可以耗竭多巴胺。③激素类药物：如雌激素、口服避孕药、抗雄性激素、促甲状腺激素可以作用于垂体催乳素细胞,促进催乳素的合成和释放。④氯丙嗪:可使下丘脑儿茶酚胺含量减低,从而减弱泌乳素释放抑制激素(PIH)的活性,导致催乳素增加。⑤鸦片类药物:抑制多巴胺的转换,促进催乳素的释放。⑥中药(尤其是具有安神、止惊作用的中草药):如六味地黄丸、安宫牛黄丸亦可促进催乳素的释放。此外,异烟肼、依那普利、达那唑等也会引起高泌乳素血症。药物引起的HPRL,血清催乳素水平多<4.55nmol/L,但也有文献报道,长期服用一些药物,可使血清催乳素水平高达22.75nmol/L,引起大量泌乳和闭经。

3.病理性因素

下丘脑或垂体柄病变(如颅底脑膜炎、结核、梅毒、放线菌病、颅咽管瘤、类肉瘤样病、神经胶质细胞瘤、空蝶鞍综合征、动-静脉畸形、帕金森综合征等)、甲状腺功能减退、腺瘤、各类胸壁炎症、慢性肾衰竭、未分化支气管肺癌、肾上腺样瘤、胚胎癌、子宫内膜异位症等,都会引起催乳素分泌增多。另外,多囊卵巢综合征(PCOS)患者中6%～20%会出现催乳素水平升高,可能是由于雌激素作用于垂体催乳素细胞,促进催乳素合成和释放导致催乳素分泌增多。最常见的病理因素是垂体催乳素瘤。

4.特发性因素

血清中催乳素水平增高,但未发现确定的垂体或中枢神经系统疾病,也无导致高催乳素的其他原因。此类患者的催乳素升高与妊娠、服药或器质性疾病无关,多因下丘脑-垂体功能紊乱引起。临床上当无病因可循时,可诊断为特发性高催乳素血症。但这其中有可能是未被放射线检查出来的垂体微腺瘤或垂体催乳素腺瘤早期阶段。

(二)诊断

临床上对于存在提示高催乳素血症的临床表现,或在检查其他疾病过程中发现血催乳素水平异常的患者均应怀疑高催乳素血症。高催乳素血症的诊断包括两步。

1.确诊高催乳素血症

综合分析临床表现和血PRL水平而确诊高催乳素血症。

(1)临床表现。①月经改变和不孕:HPRL可引起女性月经失调和生殖功能障碍。当血清催乳素水平轻度升高(4.55～6.82nmol/L)时,可引起黄体功能不足而发生复发性流产;而随着血清催乳素水平的进一步升高,可出现排卵障碍,临床表现为功能失调性子宫出血、月经稀发、闭经及不孕症。②溢乳:HPRL时,在非妊娠期及非哺乳期出现溢乳者占27.9%,同时出现闭经和溢乳者占75.4%。这些患者血清催乳素水平一般都显著升高。③头痛:垂体前叶瘤的压迫症状。④性功能减退。⑤其他:HPRL者通常存在体重增加。长期HPRL可因雌激素水平过低导致进行性的骨痛、骨密度降低、骨质疏松。少数患者可出现多毛、脂溢及痤疮,这些患者可能伴有多囊卵巢综合征等其他异常。

(2)血液学检查:血清催乳激素>4.55nmol/L,可确诊为高催乳素血症。检测应在安静的清醒状态,时间最好在上午10～11时。

需注意一些临床表现和血清催乳素水平变化不一致的情况,需考虑存在巨分子催乳素血症,或因催乳素水平太高造成"钩子(HOOK)"现象。后者需要用倍比稀释的方法重复测定患者的血清催乳素水平。

2.确定高催乳素血症的病因

HPRL的病因诊断需要通过详细询问病史、相应的实验室检查、影像学检查等排除生理性或者药物性因素导致的血清催乳素水平升高,明确是否存在病理性原因。其中最常见的病因为垂体催乳素腺瘤。

(1)病史:应询问患者的月经史、分娩史、手术史和既往病史,有无服用相关药物史,采血时有无应激状态(如运动、性交、情绪波动或盆腔检查)等。有无月经稀少或闭经、不孕、性欲减低、生殖器萎缩、习惯性流产、骨质减少、多毛等临床症状。

(2)实验室检查:血清催乳素、妊娠试验、垂体及其靶腺功能、肾功能和肝功能等,排除妊娠、甲状腺功能减退、胰岛素抵抗及肝肾功能异常等。

(3)影像学检查:当血清催乳素水平轻度升高而未发现其他明确病因,或血清催乳素水平>4.55nmol/L时,均应行鞍区影像学检查(MRI或CT),以排除或确定是否存在压迫垂体柄或分泌催乳素的颅内肿瘤及空蝶鞍综合征等。MRI 检查软组织分辨率高,可以多方位成像,在垂体微小肿瘤的检出,对鞍区病变的定性、定位诊断等各个方面都明显优于 CT,以矢状位和冠状位薄层 T_1 加权像尤为敏感,表现为垂体腺内局灶性异常信号;垂体柄移位;垂体局灶性上凸;鞍底向下膨隆,同时可观察下丘脑有无病变。并非所有的催乳素瘤在磁共振上都有阳性表现,肿瘤小于 3mm 或位于中线的,垂体柄不偏和肿瘤成扁平状、紧贴鞍底,即使增强扫描也很难发现。因此,血清 PRL 高,而磁共振检查阴性的也不能完全排除催乳素瘤可能。垂体中间部囊肿或 Rathke 囊肿平扫类似微腺瘤,增强扫描可见无强化。

(4)眼底检查:由于垂体腺瘤可侵犯和(或)压迫视交叉,引起视乳头水肿;也可因肿瘤压迫视交叉致使视野缺损,因而眼底、视野检查有助于确定垂体腺瘤的大小及部位,尤其适用于孕妇。

(三)中医治疗

中医学无高催乳素血症疾病名称,根据其临床症状,归属于中医学"月经不调""闭经""头晕""乳泣""不孕"等范畴。肾虚、肝郁、脾虚是高催乳素血症的基本病机,其病理因素主要是湿、痰、郁、虚四个方面。

1.辨证论治

(1)肝郁气滞证(主要指体型肥胖,中医学辨证属痰湿证者)。

主要证候:月经错后,量少,或月经闭止不行,可伴乳汁自出或挤压而出,烦躁易怒或情绪抑郁,自觉胸胁乳房胀痛,或少腹胀痛不舒。舌淡红,苔薄白,脉弦。

治疗法则:疏肝理气,活血调经。

方药举例:逍遥散加减。

对症加减:乳房胀痛有块者,加桔核 10g、荔核 10g、夏枯草 10g 等;郁久化热,热象较显者,加黄芩 10g、栀子 10g、丹皮 10g。

(2)肝肾不足证。

主要证候:月经初潮推迟,月经稀发,量少,色淡黯,质稀,甚至闭经,兼见头晕耳鸣,腰膝酸软,形体瘦弱,舌淡,苔少,脉弦细。

治疗法则:补肾柔肝,养血调经。

方药举例:养精种玉汤加减。

对症加减:阴虚内热症状明显者,加生地、地骨皮、鳖甲等;肝郁症状明显者,加郁金、香附。

(3)脾虚痰凝证。

主要证候:月经后期,经量少,渐至闭经,溢乳,可有下肢水肿,平素带下量多,婚久不孕,胸闷痰多,舌淡胖边有齿痕,苔薄白,脉沉滑。

治疗法则:健脾益气,化痰调经。

方药举例:苍附导痰丸加减。

对症加减:兼见瘀滞者,可加丹参 10g。

2.中成药治疗

(1)复方玄驹胶囊:每次 1.26g,每日 3 次。适用于肝肾不足证。

(2)逍遥丸:每次 3g,每日 3 次。适用于肝郁气滞证。

3.针灸治疗

主穴:气海、关元、足三里(双)、三阴交(双)、太冲(双)、太溪(双)、蠡沟(双)。

配穴:肝郁气滞者配以肝俞、阳陵泉;肾阳虚者配以肾俞、命门;脾虚痰湿者配以脾俞、丰隆、公孙等。

操作:气海、关元向上斜刺 1 寸,补法;足三里直刺 1.5 寸,补法;太冲直刺 0.5 寸、蠡沟平刺 0.5 寸,泻法;太溪直刺 0.5 寸,补法。留针 30 分钟,每日 1 次,10 天为一个疗程。每个月经周期内针刺一个疗程。

(四)西药联合中药治疗

溴隐亭(bromocriptine,CB154)是目前国内外治疗高催乳素血症的首选药物,它是一种半合成的生物碱溴化物,具有持久刺激多巴胺受体的功能,可透过血脑屏障作用于垂体催乳细胞膜内的多巴胺受体,并与之结合产生类多巴胺效应,抑制 PRL 合成与释放,并促进其降解,从而降低血清 PRL 水平,恢复月经和生育能力,已普遍地用于治疗高催乳素血症,效果显著,由于溴隐亭的安全性已确立,有妊娠要求或妊娠妇女需要服用药物时,基本上选用溴隐亭。中药联合溴隐亭治疗可起到协同作用,减少用药量和缩短用药时间。

（五）手术治疗

当垂体肿瘤产生明显压迫及神经系统症状,或药物治疗无效时,应考虑手术治疗。

1.微侵袭手术

微侵袭外科技术是新世纪神经外科的发展方向,神经内镜技术是微侵袭神经外科最重要的组成部分之一,它为微创神经外科的实现奠定了基础。对于垂体肿瘤的患者,应用内镜单独手术或内镜辅助显微外科手术经鼻-蝶窦行垂体瘤切除术,几乎不损伤鼻腔的正常结构,在内镜直视下切除肿瘤,增加直视下切除肿瘤的范围,提高手术的安全性和疗效。

2.γ刀立体定向手术

γ射线立体定向放射治疗系统,是一种融立体定向技术和放射外科技术于一体,以治疗颅脑疾病为主的立体定向放射外科治疗设备。它采用γ射线几何聚焦方式,通过精确的立体定向,将经过规划的一定剂量的γ射线集中射于体内的预选靶点,一次性、致死性地摧毁点内的组织,以达到外科手术切除或损毁的效果。病灶周围正常组织在焦点以外,仅受单束γ射线照射,能量很低,而免于损伤。

（六）放射治疗

放射治疗适用于对常规手术后 PRL 下降不满意、有残余肿瘤组织,或其他原因不愿意或不能进行手术治疗的患者。主要有以下几种方法:质子和粒子产生的"Bragg 峰"效应照射;钇-90 或金-198 组织间内照射;钴-60 或直线加速器进行常规外照射治疗。

（七）中西医结合促排卵治疗

1.中药调周疗法联合枸橼酸氯米芬促排卵

采用多巴胺受体激动剂治疗后的 HPRL 妇女,90%以上血清催乳素水平可降至正常并恢复排卵。若血清催乳素水平下降而排卵仍未恢复者,可中药调周疗法联合枸橼酸氯米芬（clomiphene,CC）促排卵治疗。CC 用于促排卵只适用于下丘脑和垂体有一定功能的患者,而对垂体大腺瘤患者或手术破坏垂体组织较严重、垂体功能受损时,CC 促排卵无效。

2.中药调周疗法联合 Gn 促排卵

对 CC 促排卵无效或垂体瘤术后垂体组织遭破坏、功能受损而导致低 Gn 性闭经的患者,可用中药调周疗法联合外源性 Gn 促排卵。人绝经后尿促性腺激素（HMG,每支含 75U 的 FSH 及 75U 的 LH）,促进卵泡发育、成熟,并用 HCG 诱发排卵。由于卵巢对 Gn 的敏感性存在个体差异,故应以低剂量 HMG 开始,一般可从 HMG 75U,每日 1 次开始,连续使用 5～7 天,然后行超声监测卵泡发育,如果无明显卵泡发育,每隔 5～7 天增加 HMG 用量 75U。切忌过快增加 Gn 用量,以防严重的卵巢过度刺激综合征（ovarian hyperstimulation syndrome,OHSS）发生,当最大卵泡直径达 18mm 时,注射 HCG。

（张宗凤）

第二十五章　辅助生殖技术

第一节　人工授精技术

一、历史

人工授精技术（artificial insemination，AI）1790 年英国的 John Hunter 将一位尿道下裂患者的精液置入患者妻子阴道内，获得妊娠。1890 年美国的 Dulemson 开始在临床上实际应用；1953 年美国阿肯色大学医学中心首次应用冷冻精子行人工授精成功。国内建国后不少地区即开展鲜精人工授精。1983 年湖南医学院用冷冻精子行 AI；1984 年上海第二医科大学用洗涤过的丈夫精液行 AI 成功，现 AI 技术在我国广泛开展。

二、分类

（1）按精液来源不同分：夫精 AI（artificial insemination with husband，AIH）；供精 AI（artificial insemination with donor，AID）；混合精 AI（artificial insemination，mixed semen，AIM）。

（2）按精液使用方法不同分：鲜精人工授精；冻精人工授精。

（3）按注射精子途径不同分：阴道内授精（intravaginal insemination，IVI）；宫颈内授精（intracervical insemination，ICI）；宫腔内授精（intrauterine insemination，IUI）；输卵管内授精（intratubal insemination，ITI）；腹腔内授精（intraperitoneal insemination，IPI）；卵泡内授精（direct intrafollicular insemination，DIFI）。后四种是近年来逐渐探索的新的 AI 治疗方法。

三、AI 的适应证及供精者选择

（一）AI 的适应证

受精者须有规则的月经周期、排卵正常；输卵管必须一侧通畅；生殖器官应无严重疾患。

1.AIH 的适应证

丈夫患阳痿、早泄；逆行射精；尿道下裂等，但精液正常或轻度异常；女性先天或后天生殖道畸形以及宫颈性不孕也可采用之。

2.AID 的适应证

丈夫无精症；丈夫遗传性疾病；双方血型不合导致严重母婴血型不合经治疗无效。

3.AIM 的适应证

丈夫少精症或精子质量差，有心理治疗意义。

（二）AID 供精者的选择

①宜选智商高，身体素质好，已婚已育的青壮年自愿者；②应无遗传性疾病和遗传性疾病的家族史；③供受精双方互不相识；④供受精者双方血型最好相同；⑤供者外貌上，五官端正，体格健壮，外貌最好与受方夫妇双方相似。

安全性：性传播性疾病是 AID 的主要危险。因沙眼衣原体可通过 AI 而传给受精者，而造成许多不良后果,如盆腔炎、宫外孕或输卵管梗阻性不孕,因此须对供精者尿道取材进行沙眼衣原体检查;而 HIV 感染后 3 个月,血清才呈阳性反应,故美国生殖学会禁止用鲜液而必须采纳冷冻精子 AI 技术。

AID 的管理:①建立供精者档案;②人工授精前对采集的供精者精液进行常规检查;③取精前禁欲5～7 天,要求 24 小时内禁饮含酒精饮料;④供精者泌尿生殖道性病检查;⑤已使受精者受孕达5 人次时,不能再使用此供精者的精液。

3.AI 的禁忌证

目前尚无统一标准。①患严重全身性疾患或传染病;②严重生殖器官发育不全或畸形;③严重宫颈糜烂;④输卵管梗阻;⑤无排卵。

四、AI 的主要步骤

(一)精液收集及处理

IVI、ICI 可不行精液洗涤;IUI、ITI、IPI 和 DIFI 须行精子优化。

(二)促排卵或自然排卵的预测

排卵障碍者可促排卵治疗方案:单用 CC;CC 加 HMG 加 hCG 或单独用 HMG 等。

(三)排卵的预测方法

①月经周期史;②基础体温测定(BBT);③宫颈黏液;④B 超卵泡监测;⑤实验室生化检查 E_2、LH;⑥尿 LH 测定。

(四)AI 时间选择

人工授精时间选择适当与否是 AI 成功的关键。因受孕的最佳时间是排卵前后的 3～4 天,促排卵周期于 B 超示有 2 个以上卵泡>18mm,hCG 肌注后 34～36 小时,自然周期于 LH 峰出现后 26～28 小时。一般采用宫颈黏液、B 超及 BBT 等综合判断排卵时间;于排卵前和排卵后各注射一次精液为好。

(五)方法

人工授精的妇女取膀胱截石位,臀部略抬高,妇科检查确定子宫位置,以阴道窥器暴露子宫颈,无菌棉球揩净子宫外口周围黏液,然后用 1mL 干燥无菌注射器接用于人工授精的塑料管如 Tomcat 管,吸取新鲜精液 0.3～0.5mL 或冻融复苏精液混合液 0.3mL。

1.阴道内授精(IVI)

将精液直接注入阴道后穹窿。

2.宫颈管内(ICI)

一般将导管插入宫颈管 0.5～0.8cm(不超过 1cm),以低压缓缓推注精液入宫颈管内,待注入精液自然徐徐地流至子宫颈外口为止。

3.宫腔内人工授精(IUI)

只能使用按无菌要求操作经洗涤的精子悬液进行,围排卵期禁止性生活以利于阴道的清洁。用专门设计用于子宫腔内人工授精的塑料管或使用用于胚胎移植的导管。全过程按无菌操作要求进行。导管后吸取精子悬液,小心置入导管,导管必须能通过宫颈管达宫腔近宫底部为宜,并尽量避免创伤宫颈及子宫内膜,确认进入宫腔后注入精子悬液。有时插入导管和注入精液时会遇到困难,特别是在子宫颈狭窄、严重的前位或后位子宫者,可预先用 B 超测量宫颈管、宫腔长度以及宫腔方向,必要时使用探针了解子宫颈管及内口方向。

4.输卵管内人工授精(ITI)

在 B 超或宫腔镜下经阴道自宫腔输卵管开口插入导管至输卵管壶腹部与峡部交界处,注入经洗涤的精子 50～100μL。从理论上讲,ITI 可保证近排卵期有足够的精子存在输卵管内。

5.腹腔内人工授精(IPI)

在诱发多卵泡发育的超促排卵下,取含有 300 万条活精子的精子悬液,在无菌条件下应用 2.2cm 长的19 号针阴道后穹窿注入子宫直肠陷凹内,待其自然受精。若在 B 超监护引导下做腹腔内直接人工授精,效果可能更佳。由于精子直接注入盆腔邻近输卵管壶腹部，故对于某些免疫性不孕患者或许能奏效。此法有否增加腹腔妊娠的危险性，尚待进一步积累资料和研究。

6.卵泡内人工授精（DIFT）

将 $50\mu L$（含 2 万条活精子）精子悬液经阴道 B 超引导穿刺针直接注入成熟卵泡内人工授精，已有成功妊娠的报道。

注毕垫高臀部，仰卧 1/2～1 小时。24～48 小时内可酌情用抗生素预防感染。受精后随访 BBT、宫颈黏液变化，以便及早确定是否早孕或预防流产，BBT 升高超过 20 日以上则提示妊娠。

（张　良）

第二节　配子移植技术

人类配子是指男性的精子与女性的卵子而言，当这两种配子结合受精后即成为合子——孕卵，进一步发育成为一个新个体，将精卵于配子期植入女性体内的技术，称为配子移植技术。

目前有宫腔配子移植（gamete intrauterine transfer，GIUT）和配子输卵管移植（gamete intrafallopian transfer，GIFT）。前者指通过药物控制超促排卵后，在超声引导下经阴道穿刺取卵、将卵子取出体外；同时丈夫精液经体外洗涤获能处理，将卵子和精子在分隔状态下直接移植到患者宫腔内，使之妊娠的一种辅助生育技术。该项研究已由山东省立医院苏应宽教授等人完成并应用成功，于 1992 年 5 月诞生了我国首例"宫腔配子婴儿"。

其主要特点是：①技术程序趋于简化，无需进行复杂繁琐的体外胚胎培养过程，最大限度地减少了外界环境因素对卵子与孕卵的影响；②对设备条件与操作技术的需求相对较低，实施过程在数小时内即可完成，可节省人力物力，便于临床推广，尤为适合我国国情。

GIFT 的前几步同 GIUT，但卵子和精子是在分隔状态下通过开腹或经腹腔镜从输卵管伞端直接移植到患者输卵管内，使之妊娠的一种辅助生育技术。其主要特点是：①输卵管是成熟的卵子受精和早期胚胎，发育的更好的场所。配子输卵管移植提供了更符合于生理的受精和受精发生后胚胎早期发育的条件。②在输卵管发育的早期胚胎进入子宫腔的时间与自然的胚胎植入发生的时间更为接近，因而胚胎的发育与子宫内膜的发育更趋于"同步"，有利于植入，成功率高。事实上，已有大量的临床资料证明对有恰当的适应证的患者，该技术的治疗效果比体外受精与胚胎移植技术好。

一、宫腔配子移植

（一）适应证

①各种因素所致的输卵管梗阻，缺损及病变。②盆腔与腹膜因素。如子宫内膜异位症，手术后或炎症引起的盆腔粘连。③排卵障碍。包括内分泌因素或机械性因素造成的黄素化未破裂卵泡综合征。④其他。免疫因素，少精等男性因素或不明原因不孕，经药物或其他助孕技术治疗后失败者。

（二）手术步骤

分控制超促排卵、卵子的采集、卵子的体外识别与处理、取精及精子的优化、精细胞与卵细胞配子宫腔内移植和移植后管理等。前四种程序基本和人卵体外受精与胚胎移植过程相同，只是在移植前的精细胞及卵细胞处理方法、时间和准备有所不同。移植的时间一般选择在取卵术后 2～3 小时。由于宫腔内容积较大，且内环境也不完全同于生理受精的输卵管部，因此移入卵子数目及移植液总量均较胚胎移植为多。一般选择质优成熟的卵子 5～6 个，在尽量减少外界不利因素影响的情况下，送入母体子宫内，让精卵在宫腔内完全受精，早期胚胎形成，着床及胎儿发育全过程。这是程序中最后关键的一步。

1.移植前的准备

目前移植管种类很多,可分别用带套管和无套管的单管移植管。移植抽吸方法先将选择移植的卵子转入移植液中,以气柱分隔"三滴法"在镜下依次抽吸:精子液(浓度 $10\times10^9\sim20\times10^9/L$)$20\mu L$;气柱 $5\mu L$;卵子移植液 $20\mu L$;气柱 $5\mu L$;精子液 $10\mu L$,共计 $60\sim70\mu L$。

2.移植过程

患者取膀胱截石位,消毒过程同取卵术。将移植管在尽量减少光照的状态下,经宫颈插入宫腔,管前端距宫底 $0.5\sim1cm$ 处,缓慢注入内容物,停留 1 分钟后退出移植管,用培养液冲洗,在显微镜下检查有无卵子带出或遗留。移植动作要求:要轻柔,避免任何损伤和出血。一般在移植的前一周期探测宫腔及宫颈内口。

3.移植后管理

同胚胎移植。

二、配子输卵管移植

(一)适应证

适用于经子宫输卵管碘油或腹腔镜检查确证输卵管正常并伴有以下因素之一的不孕患者:①原因不明的不孕症。②子宫内膜异位症的不孕症。③轻度的男方因素所致的不育症。④经超促排卵下的宫腔内人工授精最少三个周期无效。一侧输卵管通畅而另侧输卵管受损时,很难确认通畅侧是否存在轻微的未影响输卵管腔的病变,或是否存在输卵管黏液或功能的障碍,此种情况建议还是采用体外受精与胚胎移植技术。

(二)手术步骤

近年来出现了经宫颈输送配子至输卵管的新技术,但由于经腹腔镜途径输送配子操作稳定、效果确实而成功率相对较高,故经典的经腹腔镜技术把配子送达输卵管的壶腹部技术仍然被普遍采用。

1.经腹腔镜配子输卵管移植

刺激超排卵和精子悬液的准备等基本技术与体外受精与胚胎移植技术相同。但应注意精子悬液的准备应提前于术前进行,将精子悬液的精子密度调节达 $100\times10^3\sim500\times10^3/25\mu L$,并置于 $37℃$,$5\%CO_2$ 培养箱中培养直到 GIFT 手术。此外,视成熟卵泡的数目必要时同时做体外受精的准备,以便将剩余的卵子进行体外受精和培养后将胚胎冻存。卵子回收可采用经阴道超声引导下的操作,也可用腹腔镜下卵子回收技术。目前主张用经阴道途径取卵。其优点:①可缩短卵子在二氧化碳气体中暴露的时间;②超声显像对卵巢内部卵泡的观察更为有利,从而提高取卵率;③经阴道取卵在每侧卵巢的表面只需 $1\sim2$ 个穿刺点,从而减少出血和创伤。最主要的一点是:万一回收的卵子均是不成熟的卵子时,可改用体外受精与胚胎移植术而避免腹腔镜手术。手术台上按常规腹腔镜技术麻醉气腹。采用双穿刺腹腔镜技术,进入腹腔后,吸净盆腔内因取卵引起的血性物,必要时以生理盐水或培养液局部清洗。经第二穿刺点插入输卵管持钳使输卵管伞部及其壶腹部处于导管易插入的位置。插管成功的前提是能保持输卵管和引入的导管呈同轴位置。成功插管后置入内芯并注入配子,注入的液体总量应少于 $40\mu L$,控制注入的液体量极为重要。据患者的年龄、胚胎的成熟程度等决定移植总数,一般移植 $3\sim5$ 个卵子。移植管应进入伞端和输卵管最少 $3\sim4cm$。如操作容易,行双侧移植,否则应移植至更好的一侧输卵管。注意移植前的配子的保温,这一点非常重要。手术台下准备移植管内芯:将选定的成熟的卵子及精子悬液备用。选用专为经腹腔镜配子输卵管移植生产的导管,内芯接 $1mL$ 注射器,先以培养液冲洗导管数次,再以培养液充满管腔,后装管:吸取 $5\mu L$ 气泡;精子悬液(含精子 $100\times10^3\sim500\times10^3$ 精子)$10\mu L$;$5\mu L$ 气泡;含卵子的 $15\mu L$ 培养液;$5\mu L$ 气泡;精子悬液(含精子 $100\times10^3\sim500\times10^3$ 精子);继后吸取 $5\mu L$ 气泡。

2.经阴道配子输卵管内移植

经阴道在超声显像引导下将导管插入输卵管,然后送入配子。尽管这一技术有独到之处,但由于这一技术对操作的要求甚高,目前似仍无取代腹腔镜下的配子移植的趋势。目前更有以盲插的方法进行移植的技术，这对操作者的要求更高，操作经验可能是成功的一个重要因素。黄体期支持同 GIUT。

虽然配子输卵管移植技术为卵子受精和胚胎的早期发育提供了一个更为生理化的环境，然而，①由于配子输卵管移植本身无法观察所移植卵子的受精情况，如果没有剩余卵子进行体外培养的话，我们更无法了解不育夫妇是否存在受精的问题，而事实上这可以是个别不明原因不育症的真正原因。②很有可能我们把配子移植到并不完全正常的输卵管内，从而降低了成功率而增加了宫外孕的发生。对于经阴道配子输卵管内移植而言，更存在子宫内膜的创伤甚至输卵管的损伤的可能。

（张　　良）

第三节　合子/胚胎输卵管内移植

合子输卵管内移植（zygote intrafallopian transfer，ZIFT）又称原核移植（pronuclear stage transfer，PROST），即将处于原核阶段的受精卵移植于输卵管，而胚胎输卵管内移植（tubal embryo transfer，TET）将已度过合子阶段而分裂的早期胚胎移植于输卵管，有时它们均被称为胚胎输卵管内移植即 TET，差别取决于进行移植时胚胎所处的发育阶段。

TET 的优点：为胚胎的早期发育提供了生理化的环境，同时也保证所移植的是已获得受精的卵子而且是正常受精的合子。不足：需要腹腔镜手术的过程，而且，取卵手术与输卵管内移植手术在不同的时间进行，因此从方便和经济的角度考虑这是其不足之处。

一、适应证

（1）严重的男性因素的不育症（如经附睾取精后的体外受精）。
（2）免疫性不育症。
（3）配子输卵管移植失败。

二、途径与方法

TET 的指征与配子输卵管内移植相同。其基本步骤包括：超促排卵、卵子回收、精子的优化等。

与 GIPT 不同的是 TET 在体外受精后的 16～20 小时将经检查证实正常受精的合子（双原核）或 40～45 小时已形成的胚胎，经腹腔镜下移植至正常的输卵管。剩余的合子应继续培养成胚胎然后冻存。也可以经阴道的输卵管导管术将合子或胚胎移植至输卵管。黄体期支持与体外受精与胚胎移植相同。

（张　　良）

第四节　体外受精与胚胎移植

体外受精与胚胎移植（in vitro fertilization and embryo transfer，IVF-ET）技术是现代人类助孕技术中最常用最基本的技术，为其他助孕技术的进一步开展奠定了基础。1978 年 7 月 25 日，英国学者 Steptoe 与 Edwards 经过多年研究，报道了世界上第一例 IVF。这是人类生殖医学历史上的一项重大突破和贡献。其后澳大利亚、美国、德国、加拿大、日本等国家相继报道了 IVF 成功。

一、适应证

（1）输卵管堵塞性不孕症（原发性和继发性）：为最主要的适应证。如患有输卵管炎、盆腔炎致使输卵管堵塞、积水等；输卵管整形手术失败，或输卵管通而不畅长期不孕；输卵管结核堵塞而子宫内膜无结核病变者;宫外孕一侧输卵管切除,另一侧堵塞或通而不畅长期不孕者;两次宫外孕双侧输卵管均已切除者。

(2)原因不明的不孕症。

(3)子宫内膜异位症经治疗长期不孕者。

(4)输卵管结扎术后子女发生意外者,或输卵管吻合术失败者。

(5)多囊卵巢综合征经保守治疗长期不孕者。

(6)其他如免疫因素不孕者。

二、患者准备

除详细了解和记载月经史及近期月经情况、妇科常规检查、了解盆腔器官状态、子宫大小、位置、附件情况、子宫颈与阴道状况等外。阴道分泌物的滴虫、真菌检查、阴道清洁度等。肝脏功能检查,血尿常规检查等。还需进行以下检查:

(1)B型超声检查:了解盆腔情况,测量子宫大小、双侧卵巢大小、有无异常、测量子宫内膜厚度、子宫颈情况等。并了解生殖器官有无异常如子宫肌瘤、卵巢囊肿;双侧卵巢是否易穿刺等。

(2)诊断性刮宫:子宫内膜病理检查,判定子宫内膜是否正常,有无排卵、黄体功能不全及有无感染及结核等。

(3)输卵管造影(碘油或泛影葡胺),或B超下输卵管通液术;判定输卵管通畅情况。

(4)基础体温测定。

(5)女性内分泌激素测定:可采用放免法或酶免法测定卵泡刺激素(FSH),黄体生成激素(LH),泌乳素(PRL),雌二醇(E_2),孕酮(P),睾酮(T)等内分泌激素,以了解垂体和卵巢的功能状态。必要时测其他有关内分泌激素。发现异常可先进行必要的治疗。

(6)自身抗体检查及抗精子抗体检查:抗精子抗体阳性可造成不孕。

(7)男方需做精液综合分析:检查了解精子数量、活动力、活动率、畸形精子和死精数量及精浆状态等。

(8)男女双方染色体检查。

三、超促排卵周期前的准备

月经后半期(黄体期,约周期的第21天)做一次B超检查,测卵巢大小,有无滤泡囊肿。如有较大的滤泡囊肿,需进行阴道B超下穿刺。抽出滤泡囊肿液体(必要时病检),抽净滤泡囊肿液后方可进行促超排卵。同时探测子宫颈管的位置、方向,测量子宫腔深度(长度),并记录子宫颈管方向、子宫位置及宫腔长度,为胚胎移植时提供依据。此项准备工作一般在卵泡期进行,也可在前一周期的黄体期进行。

综合患者情况,决定超促排卵方案,并向夫妇双方交代、解释有关的IVF-ET情况,约好患者来诊时间,使夫妇双方做好心理准备。

四、超促排卵

超促排卵又称控制超排卵术,指以药物的手段在可控制的范围内诱发多卵泡的发育和成熟(其治疗的对象很多本身有正常的排卵功能),从而为一系列的辅助生育技术奠定基础。

(一)超促排卵常用药物

1.枸橼酸氯米芬(clomiphene citrate,CC)

见上节。

2.促性腺激素(gonadotropin,Gn)

促卵泡成熟(FSH):①重组FSH(r-FSH):是20世纪90年代应用基因工程技术人工合成的,其优点是纯度高、稳定性强、生物学差异小、无变态反应。②高纯度尿源型人卵泡刺激素(u-FSHHP):几乎不含LH(<0.1),杂质蛋白<5%,但其所含极微量的杂质蛋白成分仍可抑制FSH作用。尤适用于LH/FSH比例较正常值增高的无排卵或闭经的治疗。依据个体反应性的不同和治疗方案的不同,使用剂量及时间不

同。可于月经周期第 3 至第 5 天开始,每天肌注 75～300U,连用 8～10 天,至恰当的卵巢反应性的出现,并监测卵泡大小、数量进行调整。对缺乏反应者,可以加大使用剂量。

3.人绝经期促性腺激素(HMG)

人绝经期促性腺激素(HMG)是从绝经期妇女尿中提取的 HMG,含有大约 75U 的 FSH 和 75U 黄体生成素(LH),是白色冻干的无菌、无热原质的粉剂。其生物作用与上述的 FSH 相似但因含有 LH,在 LH 水平升高的患者中诱发排卵时使用受到限制。而且募集卵泡及刺激卵泡的发育主要依靠 FSH,LH 不参与募集始基卵泡。卵泡发育中,LH 在刺激下,卵泡颗粒细胞分泌雄激素,再受 FSH 控制下的芳香化酶作用转化为雌激素,此时需要少量 LH。在排卵前如出现过高 LH 水平,会导致提前出现 LH 峰,使卵母细胞过早成熟以至黄素化而影响到受精和胚胎的质量。此外,大剂量使用会导致多个卵泡发育,增高卵巢过度刺激综合征(OHSS)发生的风险。

4.促性腺激素释放激素激动剂(GnRH-a)

GnRH-a 对 GnRH 受体有更高的亲和力,并且更为持久,当 GnRH-a 存在时,大部分的受体被占据并内移至细胞内,这一方面引起用药初期的一个短促的血浆促性腺激素高峰(flare up),另一方面使垂体的受体明显地丢失并得不到补充,因而垂体不能对内源性或外源性的促性腺激素释放激素进一步发生反应。此外,持续而非脉冲式兴奋垂体可能增加它的无反应性。其结果就是垂体的 LH 和 FSH 分泌显著减少,呈药物去垂体状态,称为垂体降调节,这种状态可随停药而恢复。

在超促排卵中使用促性腺激素释放激素激动剂基本有如下目的:①利用垂体的降调节减少早发 LH 峰的发生,后者在不恰当的卵子成熟阶段引发卵细胞减数分裂恢复,导致过早排卵和黄素化,减少周期取消率;②减少内源性的 LH 分泌,降低血浆内的 LH 水平,减少卵子暴露在高水平 LH 的可能;③在卵泡的募集阶段使用药物,利用用药初期的一个短促的血浆促性腺激素高峰,从而增加卵泡募集的数量;④期望卵巢内的卵泡能同时启动发育,从而改善卵泡发育的同步化,争取在同一时间有更多的卵泡成熟。目前超排卵周期中普遍结合 GnRH-a。分长效和短效两种剂型,前者 3.6mg 和 3.75mg,后者 0.1mg。

5.绒毛膜促性腺激素(hCG)

化学结构和生物活性与 LH 类似,hCG 主要生理功能有:①有促进卵泡发育成熟和卵母细胞发育成熟作用,利于获得高质量的成熟卵细胞;②与 HMG 共同作用,可诱发排卵;③与黄体细胞膜上受体相结合,可延长黄体寿命,并促使黄体增大变为妊娠黄体,增加甾体激素的分泌,以维持正常妊娠。

常用制剂从早孕妇女尿中提取,也有进口重组 hCG,商品名艾泽。目前国内常用 hCG 制剂有不同剂量,每安瓶有 500～10 000U 多种。在超促排卵过程中,当 B 超监测卵泡、LH 或 E_2 水平达到标准时,一般一次肌内注射 hCG 10 000U,注射 36 小时后取卵。

6.促性腺技术释放技术拮抗剂(GnRH-ant)

GnRH-ant 作用特点:①与垂体 GnRH 受体竞争性结合;②即时产生抑制效应,降低 Gn 和性激素水平,无 flare-up 现象;③抑制效果呈剂量依赖型;④保留垂体反应性。单次注射 Cetrorelix 3mg 可抑制 LH 峰的时间(保护期),最短 96 小时,最长 6 天。目前常用的拮抗剂有 Cetrorelix,Ganirelix。

7.生长激素(GH)

为促代谢激素,调节糖、蛋白、脂肪的代谢,受下丘脑生长激素释放激素和生长抑素的双重调节。并受肥胖、饮食及睡眠等多种因素的影响。它可以直接或通过胰岛素样生长因子(IGF-Ⅰ)间接调节卵泡的生长和发育。可以增加卵巢对 Gn 的反应能力,增加卵巢内 IGF-Ⅰ及 IGF-Ⅱ的产生,加强依赖 FSH 的颗粒细胞的分化,与 Gn 协同调节周期性的卵泡发育和激素合成,从而显著减少 Gn 诱发排卵所需的总量。有研究报道合并使用可以改善卵子质量并高临床妊娠率。但是目前关于应用辅助促排卵治疗的方式、剂量尚无一定标准。

(二)超促排卵方案

超促排卵方案各种各样,但 20 年来随着助孕技术的进展,为了提高妊娠率目前常用方案如下:①HMG/hCG 方案;② FSH/hCG 方案;③ FSH/HMG/hCG 方案;④ GnRH-a/FSH/hCG 方案;

⑤GnRH-a/HMG/hCG方案；⑥GnRH-a/FSH/HMG/hCG 方案；⑦FSH/HMG/GnRH-antagonist/hCG
方案；⑧微刺激方案。

采用上述超促排卵方案，均曾获得成功。在选择方案时，须根据患者年龄、卵巢储备、既往促排卵卵巢的反应等情况决定。具体介绍目前临床常用的几种超促排卵方案：

1.HMG/hCG 方案

从月经周期的第 3 或 5 天开始，每日肌内注射 HMG 2 支（每支 75U），连续肌注 7～11 天；月经的第 9～10 天开始 B 超监测两侧卵巢的卵泡大小，每天上午监测一次（腹部或阴道）。停用 HMG 24～36 小时后，1 次肌注 hCG10 000U。

停用 HMG 的时间：当优势卵泡直径有 1～2 个达到或超过 18mm 或有 2 个以上卵泡直径达到 16mm；当 E$_2$ 达到或超过 500pg/mL 时；当 B 超监测卵泡达到前述停药标准前，可每日测尿 LH 1 或 2 次。当 LH 峰出现，LH 测定阳性时。

2.FSH/HMG/HCG 方案

从月经周期的第 3 天开始，每日上午 9 点肌注 FSH2～3 支（每支含 75U），连用 3 天。从来月经的第 6 天起，每日上午 9 点肌注 FSH 及 HMG 各 1～2 支（或上午 9 点 1 支，下午 3 点 1 支），连注 5～7 天。月经周期第 9～10 天开始 B 超监测两侧卵巢的卵泡发育情况、测量大小等。有条件可测定 E$_2$ 和尿 LH。停用 FSH 和 HMG 的指标同上述方案。停用 FSH 和 HMG24～36 小时后，肌内注射 hCG10 000U。采用此方案同样在注射 FSH 和 HMG 过程中，可根据患者对药物的反应，酌情调整用药剂量，不宜固定不变。如开始每日 3～4 支，反应较好，卵泡发育良好，可酌减至每日各 1 支。

3.GnRH-a/FSH/HMG/hCG 方案

该方案是目前国内外公认效果较好的超促排卵方案，也称为常规超促排卵方案。包括三个阶段：降调节、超促排卵和诱发卵细胞的最后成熟。

目前常用有三种方式：①短效/长效 GnRH-a 标准长方案：开始于前一个月经周期第 21 天或 B 超检测自然周期排卵后 5～7 天，达菲林或达必佳 0.1mg，每日 1 次，皮下注射 14 支后，约月经第 2～3 天，抽血测 E$_2$、LH，若 E$_2$≤50pg/mL，LH≤5mU/mL，B 超提示子宫内膜厚度≤6mm，无 10mm 以上卵泡，认为降调节完全，若未达降调节标准，继续给予 GnRH-a 0.1mg 每日 1 次，达到标准后起给予 Gn（丽申宝或果纳芬）150～300U/d，卵泡中晚期加用 HMG75～150U，给予 Gn 促排同时继续给予 GnRH-a 0.05mg 每日 1 次，直至 hCG 日前一天，停用 Gn 的时机同 2)上所述。也有中心使用长效 GnRH-a 1.3～1.8mg（1/2～1/3 支），一次皮下注射，代替上述短效多次注射。②GnRH-a 短方案：月经第 2 天超检查子宫内膜厚度＜5mm 及最大卵泡径线＜10mm，给予短效 GnRH-a 达菲林或达必佳 0.1mg 直至 hCG 日前一天。同时给予 Gn 150～300U/d，卵泡中晚期加用 HMG75～150U，停用 Gn 的时机同 2)。③GnRH-a 超长方案：长效 GnRH-a 3.6～3.75mg，月经第 1 天皮下注射，每 28 天一次，连用 3 个周期，最后一次给药失效前，抽血测 E$_2$、LH，后开始超促排卵，促排卵同时用短效 GnRH-a。较多适用于子宫内膜异位症患者。

4.FSH/HMG/GnRH-antagonist/hCG 方案

目前使用方案主要有：①单次用药方案：Gn 用法同前，周期第 8 天或血 E$_2$ 水平达 1468pmol/L 时，也有在血 E$_2$ 达 183.5～734pmol/L，最大卵泡直径达 14mm 时，皮下注射 Cetrorelix 3mg，在最大卵泡直径达 18～20mm 时，注射 hCG 诱发排卵 36～48 小时后取卵。②连续用药方案：Cetrorelix 连续给药方案的最低有效剂量为 0.25mg/d。Gn 用法同前，于周期第 7 天或者优势卵泡直径达到 14mm 时开始注射 Cetrorelix 0.25mg/d 至注射 hCG 日（含该日），可避免过早 LH 峰。目前认为对于促性腺激素刺激卵巢反应差的女性使用 GnRH-a 可能导致过度抑制，从而延长治疗周期，增加治疗费用，且并不增加临床妊娠率。最近在人类卵巢上发现 GnRH-a 受体，一些调查者认为 GnRH-a 可能直接对卵巢产生有害作用，尤其低反应者，因此倾向于不使用 GnRH-a。MchmetA Akman 等采用在卵泡早期增加促性腺激素的传统方案（不使用 GnRH-a 或者 GnRH-anta）与 GnRH-anta 联合促性腺激素的方案进行比较。两组周期取消率并无差别，但 GnRH-anta 组妊娠率高于未使用 GnRH-a。有学者对因卵巢功能减退前次行激动剂方案 IVF 失败的卵巢低反应患者再次行 IVF 使用拮抗剂方案,结果显示两者促排卵时间,Gn 的用量,获卵数目,胚胎形成率,均无显著性差异,拮抗剂组优质胚胎形成率高于激动剂组,无显著性差异,拮抗剂组的胚胎种植率和临床妊娠率均高于激动剂组,有显著性差异。Ragni 等认为对于反应高的患者,GnRH-anta 可增加卵母细胞收集和胚胎移植的成功率;降低 OHSS 的发生率和由 OHSS 导致的被取消的人工授精周期的数量。

5.微刺激方案

随着辅助生殖技术的发展,临床妊娠率和胚胎种植率得到了较大幅度的提升,获得成功妊娠所平均需要的卵子数目逐渐降低,近年来有学者主张在体外受精-胚胎移植治疗中使用小剂量的促排卵药物对卵巢实施"微刺激"。①低剂量 Gn 的微刺激方案:也特别适用于多囊卵巢综合征(PCOS)的患者。PCOS 的促排卵容易出现两个极端的结果,一是卵巢持续不反应,众多小卵泡对氯米芬和 Gn 均发生抵抗,卵泡生长迟缓,雌二醇水平上升缓慢;二是卵巢的过度反应,出现卵巢过度刺激综合征的风险。比较流行的微刺激方案以 FSH 75U 周期第 2~3 天启动,每天或隔天注射,到第 7 天开始在超声监测下,每 3 天以 50% 的剂量递增,持续到优势卵泡成熟。这种刺激方案有效地改善 OHSS 的预后,也减少了一次获卵的数目,但妊娠率似乎不低。缺点是患者和医生不一定能忍耐如此长时期的用药和监测,周期取消率较高。②联合 GnRH-a 的氯米芬微刺激方案:这个方案的基本原理是在氯米芬加 Gn 的基础上,对卵巢反应较低的患者,为了募集尽可能多的优质卵母细胞,联合 GnRH-a 的"fare-up"作用,在周期第 3 天,氯米芬50~100mg 和 GnRH-a 0.1mg/d 同时启动,酌情加上 Gn 和雌二醇,这样的组合可以将两种来源的内源性的 Gn 叠加起来,大大增加了卵泡募集所需要 FSH 血浓度。刘嘉茵等对前次因卵巢功能减退而 IVF 失败的卵巢低反应患者,采用组合氯米芬方案,临床妊娠率(25.0%)较常规方案组(12.5%)有明显增加;胚胎种植率(14%)较常规方案组(5%)明显增高。

注意:超促排卵方案的各个环节依据不同的情况可以进行适当或必要的调整。以卵巢反应不良为例,可递增 75U 的促性腺激素,三次加量仍无效应停药,并于下一次促排卵考虑其他方案。如可提前于月经的第三天使用促性腺激素,还可在此基础上增加促性腺激素的剂量,甚至达每天 450U。如已知患者对超促排卵的反应高,一方面可使用降调节作用较强的 GnRH-a 或 GnRH-anta,另一方面可减低促性腺激素剂量,从每天 75U 或 37.5U 开始,视其反应程度而缓慢地增加剂量,加量过程应定期检查血中各种激素水平以利于分析。

在以前的超促排卵中的主要问题是卵泡的数量不足,可提前使用促性腺激素,于月经第二或第三天开始,或者在开始数天使用高剂量每天 225~300U,数天后减至常规剂量。如果主要表现为卵泡的生长速度缓慢,可于超促排卵中使用 FSH 和 HMG 各 75U,后者成分中的 LH 可使卵泡的生长速度略有加速。患者的年龄,基础 FSH 值,月经第三天窦卵泡个数等是影响患者对超促排卵反应性的重要因素。

(三)hCG 的使用时机

掌握注射 hCG 的时机是获得高质量的卵子的关键。主要参考卵泡直径的大小及卵泡的数目。当主导卵泡中有一个直径达 18mm 或两个达 17mm 或三个达 16mm 时,可于当天停用促性腺激素,于外源性促性腺激素最后一次给药后的 36 小时注射 hCG5000~10 000U;外周血中的 E_2 水平达 1110pmol/L,主导卵泡达到要求时也可注射 hCG;当成熟卵泡数目较多,为避免增高的 E_2 水平诱发内源性的 LH 峰,可适当提前注射 hCG 的时间。

(四)卵泡监测

一般从超促排卵月经周期的 9~10 天开始,每日上午 9~10 点进行阴道 B 超监测双侧卵巢大小,卵泡的数目、大小,动态的观察卵巢和卵泡的发育情况,并测量子宫内膜的厚度等。根据其卵泡的数量、直径大小决定其停用促性腺激素时间和决定注射 hCG 的时间,以及预测可能排卵时限。

五、卵子收集

采卵目前最常用的方法是,阴道 B 超引导,经阴道穹窿部穿刺取卵术。

（一）设备

超声仪；阴道探头和阴道探头配套的穿刺针导支架；穿刺针，有单腔和双腔两种类型，双腔穿刺针有利于冲洗卵泡，但现多用单腔针；负压吸引器，现为电子自动负控制仪；灭菌的一次性试管等。

（二）患者准备

术前 30 分钟肌注哌替啶 50～100mg；排空膀胱；用无菌生理盐水冲洗外阴及阴道；铺无菌手术单。

（三）手术操作

全过程无菌操作，阴道探头涂上耦合剂后套上经气体消毒的乳胶薄膜套，装上穿刺针导支架后置入阴道，作常规扫描检查后，活动探头清晰显示目标卵泡，沿针导置入穿刺针，缓慢穿入阴道壁，加 12～18kPa 负压后迅速刺入目标卵泡中央，同时快速捻转和小范围来回抽动穿刺针，直至目标卵泡完全塌陷。尽量穿刺所有的卵泡；位于同一穿刺线上的卵泡可自浅至深于一次进针内完成，对不同穿刺线上的卵泡，退针至卵巢表面（不退出阴道壁），改变穿刺方向再行穿刺；术毕常规扫描盆腔，检查有否内出血；手术结束后拭净阴道积血，如有穿刺点出血可置棉纱填塞压迫，数小时后取出；术毕平卧休息半小时，如无异常即可回家休息，或住院观察，待胚胎移植。取出的卵泡液立即送培养室拾卵与培养。

六、取精与处理

精子的洗涤是辅助生育技术中的基本技术之一，从 IUI 到尖端的 ICSI 都要求有良好的精子洗涤技术作为基础。

（一）精液的收集

男方禁欲 3～7 天（一般禁欲 4～5 天），收集精液当天注意局部的清洁，采集精液前洗净双手，需要使用精子前 2～3 小时收集精液。应提醒男方收集全程精液特别是射精时的第一部分精液，其中常含有较高浓度的精子。将精液收集于一只无菌、无毒的专门用于收集精液的容器内，待精液液化后行常规检查，记录并进行精液分析。

（二）精子洗涤的方法

上游法（swim-up）：主要利用活动精子能游过液体界面进入不同的培养液，从而与死精子、活动力差的精子、凝集精子、畸形精子、红、白细胞及其他有害成分及杂质自行分离。由于纯物理作用使精子重新分布，故理论上不影响精子的生物学特性。用于精液参数正常患者，密度＞$35×10^6$ 活动精子/mL，以收集快速直线运动精子和正常形态精子。本方法是 ART 程序中应用最广泛的常规首选，具体步骤如下：①将液化后的精液均分到 2 支离心管内，然后分别加入等量 hepes 缓冲的培养液，置入 37℃培养箱，培养上游 30～60 分钟（时间根据精液质量来调整），避免晃动。②用无菌吸管吸取呈云雾状上层液到另一支试管，再加 hepes 缓冲的培养液 2mL 混匀。离心 300g×5 分钟。③弃上清液，轻指弹管底，让沉淀松散。④转入含 3mL 与受精液相同的培养液中，混匀。离心 300g×5 分钟。⑤弃上清液，轻指弹管底，让沉淀松散。滴片分析精子密度、活力及形态，用适量培养液调好密度，置入 37℃培养箱待授精用。上游法能明显提高精子的活动率、存活率、正常形态百分率，增加具有正常浆膜的精子数，显著提高精子的运动速度。主要缺点是精子的回收率较低，而回收精子的数量与体外受精率及妊娠率有很大关系。故上游法并不太适用于精液严重异常者，尤其是精子密度≤2 千万/mL，活动率≤40%者。目前均主张对精液正常者应用上游法，而对精液严重异常者使用密度梯度离心法能得到更好的效果。

密度梯度离心法：原理是利用密度梯度离心的作用分离精液的不同成分达到收集活动精子和洗涤精子的目的。具体步骤见 ICSI 章节。

七、卵冠丘复合物和卵母细胞的形态和成熟度的评估

（一）卵冠丘复合物的评估

穿刺卵泡采集到的卵母细胞不是以单个细胞的形式存在，而是被多层颗粒细胞所包裹，以卵冠丘复合物（oocyte/cumulus complex，OCC）的形式存在。包裹卵母细胞的由多层颗粒细胞（卵泡上皮细胞）组成

的丘细胞团,我们称之为卵丘,而最内层的直接围绕卵母细胞的上皮细胞为放射冠。虽然第一极体是评估卵母细胞成熟度的确定指标,但通常被卵丘包裹,不容易看到。因此只能根据卵丘的细胞密度和放射冠的形态来间接反映卵母细胞的成熟度,以决定合适的授精时间。①不成熟OCCs:卵丘致密不扩张,周围细胞紧紧包裹卵母细胞,无光环。②成熟排卵前OCCs:卵丘非常扩张,呈绒毛状;冠细胞排列松散,呈放射状。③过熟OCCs:卵很难被发现;卵丘断裂,有时缺失;放射冠部分缺失或成团,细胞发黑。

（二）卵母细胞的评估

根据次级卵母细胞是否有第一极体、生殖泡（germinal vesicle,GV）等情况来评估,同时记录卵胞质和透明带的特殊改变,包括空泡、包涵体、色泽、胞质颗粒、透明带厚度、第一极体形态等。①MⅡ(MetaphaseⅡ)卵:即成熟卵母细胞,主要表现为卵胞质内GV泡消失,卵周间隙内可见第一极体。②MⅠ(MetaphaseⅠ)卵:不成熟卵母细胞的一种,主要表现为卵胞质内GV泡消失,卵周间隙内第一极体尚未排出。③GV期卵:也是不成熟卵母细胞的一种,主要表现为卵周间隙内无第一极体,卵胞质内仍可见GV泡。④特殊情况:a.胞质内可见一个或多个空泡;b.胞质内含包涵体;c.胞质中央颜色灰暗,颗粒变粗;d.卵周间隙充满碎屑;e.第一极体碎片状。

八、受精评估（原核评估）

（一）评估时间

原核形成至融合消失在一定的时间范围内,因此检查原核有时间限制。通常原核最早出现于常规IVF-ET授精后5～6小时,ICSI后4小时,而于授精/注射后20小时左右原核开始消失。因此通常于授精后16～18小时评估原核,最晚不超过授精后20小时。

（二）根据卵胞质内原核（PN）数量和是否有第二极体等情况进行原核评估

1.正常受精卵（2PN）

表现为胞质内有两个原核,可见第二极体。

2.异常受精卵

多原核:以3PN为例,发生率:常规IVF 5%～10%;ICSI 1%。不适合移植。因为在人自然流产胚胎中,三倍体占20%;而且研究发现:三倍体胚胎很少能足月分娩,即使极少数能足月,出生的新生儿多带有严重的体格发育异常和智力障碍。多原核绝大多数可卵裂,少数可以发育至囊胚甚至着床,但绝大多数会流产,葡萄胎。而多原核卵裂后,与二原核胚胎无法区分开,因此在原核消失前正确评估原核数目非常重要。发生机制:①卵的成熟度和存活力。现在认为这是多精受精的主要原因。卵质不成熟或过熟均增加多精受精的发生率。卵必须处于适当的发育状态才能产生正确的皮质反应,来阻止多精受精。如授精时胞质不成熟,皮质颗粒可能数量不够或未移到皮质,而导致皮质反应不全。有一项研究发现成熟卵IVF后多原核发生率为1%～2%,而不成熟卵多精受精发生率大于30%。而卵质过熟,比如卵在培养过程中老化,转移到皮质区的皮质颗粒又退回到细胞内,皮质颗粒释放不足,也会导致皮质反应不全。②卵的遗传缺陷:如第二次减数分裂时染色体不分离,高龄患者可能易发生。③培养条件有关。暴露时间过长、过冷或过热等因素;培养时间过长致卵母细胞老化等。④与授精的精子浓度有关。关于这一点有争议,尚未达成一致。

（2）1PN:卵质内只见到一个原核,可有或没有2pb。发生机制:①孤雌来源。卵母细胞偶尔被热、冷、生化、渗透压或机械方法激活。ICSI后的IPN多是这一来源,机械操作卵母细胞被激活,但由于技术原因精子并没有注入。②雌雄原核发育不同步。③雌雄原核融合。少见。一般双倍体的单原核要比通常的原核大。一般认为,常规IVF后产生的1PN通常是双倍体,在可移植胚胎数太少情况下可考虑移植。而ICSI后产生的1PN多为孤雌来源,不要移植此类胚胎。

卵质内没有原核,但卵子有2pb,即使该卵细胞在D2和D3出现正常分裂,这种胚胎原则上既不选择移植,也不冷冻,因为其受精情况不明,不能确定该卵是正常受精卵还是异常受精卵。

未受精卵:卵质内没有原核,卵周间隙也没有2pb,只有第一极体,表明该卵未受精。

九、卵裂期胚胎质量

当前采用的评估卵裂期胚胎质量的形态指标有:依据卵裂球数判断分裂速率,卵裂球大小,形状对称性及胞质形态,无核胞质碎片的比例等。尽管认为此种评估过于随意,不太客观,但因其快速、无损伤、易于操作,而且有助于去除最差的胚胎,因而仍为广大中心广泛采用。

（一）形态学指标

可根据卵裂球对称性和碎片的多少将卵裂期胚胎分为以下 4 级。

1 级:胚胎卵裂球大小均匀,胞质碎片≤5%。

2 级:胚胎卵裂球大小均匀或稍不均匀,胞质碎片>5%,≤20%。

3 级:胚胎卵裂球大小均匀或不均匀,胞质碎片>20%,≤50%。

4 级:胚胎卵裂球少,胞质碎片>50%。

（二）卵裂速率

卵裂速率是预测胚胎活力的另一有用参数,可能比形态学指标更重要。研究表明,发育缓慢的胚胎着床能力明显受损,而卵裂快的胚胎,如评估时细胞数最多的胚胎被认为着床能力更强。但也有研究认为,发育过缓和过快的胚胎的妊娠率均低于正常卵裂速率的胚胎。通常在授精后 44～48 小时卵裂期胚胎应处于 4～5 细胞期,授精后 72 小时胚胎应处于 8 细胞期,应优先选择此期胚胎移植。

（三）其他因素

还记录可能影响胚胎质量的因素:①透明带厚度和(或)透明带厚度的变异:透明带薄且厚薄不均有变化为好,透明带过厚可能不易孵出;②卵裂球大小:卵裂球扩张,大为好;③胚胎的每个卵裂球内是否由单个核存在;④胚胎卵裂球内有无多核存在:排除多核卵裂球胚胎;⑤8 细胞期胚胎中,卵裂球间已开始形成紧密连接为好。

十、胚胎移植

胚胎移植(ET)是指将体外已培养成的 2～8 个细胞的早期胚胎送回母体子宫腔内的过程。一般在取卵后 48～72 小时进行胚胎移植。20 世纪 80 年代中期有学者提出 B 超引导下的胚胎移植可提高妊娠率。此法的优点是:①充盈膀胱可纠正子宫前屈度,便于插管,但应避免过度充盈引起患者不适并造成宫缩影响容受性。②超排周期增大卵巢可影响子宫位置,部分宫腔深度增加,B 超下移植者可及时调整插管方向或深度,增加移植的信心,并避免盲插损伤内膜。③可直观插管及胚胎推注的全过程,移植物注入的位置,并了解移植后强回声点的移动情况。超声下观察到部分周期注入的强回声点迅速上移至宫角或间质部,分析可能是导致种植失败或异位妊娠的原因之一。④可测量患者宫颈管和子宫深度,根据患者子宫深度觉得具体移植位置。B 超引导下的胚胎定位移植有助于提高临床妊娠率和单胚种植率,值得在胚胎移植过程中推广。同时应对胚胎移植位置距子宫底部位置、子宫三维形态、移植时子宫收缩状态及血流指数等进行更深入地观察探讨,以使超声技术为提高 IVF-ET 妊娠率提供更有利的条件。

（一）操作步骤

(1)患者取截石位,按手术要求无菌操作,动作轻柔以免刺激宫颈、子宫等,窥器充分暴露宫颈,干棉球拭净阴道、宫颈白带及分泌物,再以培养液拭净宫颈口。

(2)根据宫腔的深度将内芯尖端设置位于距宫底 0.5～1.0cm 处;并根据宫颈内口及宫腔的走向及其弯曲程度调整外套管的弯曲度。

(3)内芯及外套管设置好以后,取出内芯,并固定。

(4)同时培养室工作人员将移植导管接到 1mL 注射器上;首先将选择好移植的胚胎转移至与胚胎一样的培养液的培养皿内,放入培养箱内待用。用同样培养液冲洗套上注射器的移植管 3 次,其目的是检查抽吸系统是否完好。然后将胚胎装载入导管内,移植总液量不超过 15μL。

(5)吸好胚胎的移植导管,从外套管置入宫腔,将胚胎与移植液(约 15μL)注入宫腔内。固定注射器的活塞以免回抽导致移植失败。

（6）取出移植导管送回培养室，将导管内剩余的培养液注入移植碟内，解剖镜下仔细观察是否有胚胎遗漏。

（7）取出外管及器件，手术完毕。

（8）患者在移植室卧床休息1～6小时。然后回家或住院卧床休息1～3天。

（二）与妊娠率有关问题

（1）移植的胚胎的质量以及总评分和移植胚胎的平均评分成正相关。

（2）子宫内膜是否与植入胚胎发育同步。

（3）胚胎数目太多如超过6个时，妊娠率并不一定相应提高，移植胚胎的数目宜限制在2～3个为好。

（4）移植过程中子宫内膜受创伤而导致出血可明显地影响胚胎移植的效果。

十一、移植后的处理

（1）休息移植后需卧床1～3天。虽无确切证据证明绝对卧床休息可以提高着床率和妊娠率，但对年龄偏大者还是绝对卧床休息好。

（2）超促排卵的黄体支持：由于在超促排卵下多使用降调节，GnRH-a对垂体的过度抑制，导致LH分泌受到影响，继而使黄体酮的分泌减少，黄体期变短，E_2（雌二醇）/P（孕酮）的比例发生改变；抽吸卵泡导致颗粒细胞的过多丢失，使颗粒黄体细胞数减少，而早期黄体期孕酮主要由颗粒黄体细胞合成，因而一般进行黄体期的支持。通常采用方法如下：①于取卵当天、取卵后第3、6天注射hCG 2000U。注意外源性hCG可影响妊娠试验结果，但一般停药8天后这种影响明显降低。使用hCG最大的顾虑是增加OHSS（卵巢过度刺激综合征）的危险，为了减少重度及危重OHSS的发生率，很多生殖中心选择了孕激素支持黄体功能。②每日肌内注射黄体酮60～80mg。由于人工合成孕酮的不良反应和可能的致畸作用，在IVF中极少使用。天然黄体酮除针剂外，还有口服微粒化黄体酮、孕酮凝胶和孕酮阴道环，近年来也应用类似天然黄体酮的地屈孕酮。给药途径有肌注、口服、皮下、阴道、鼻内、直肠和舌下给药。用黄体酮的持续时间一般至少12～14天或直至月经来潮，如果妊娠试验阳性，孕酮治疗可持续到胚胎移植后30天，直至看到胎心或维持至妊娠12周。但也有文献报道，hCG试验阳性后继续用黄体酮3周对分娩率无影响。还有实验表明，孕4周时血孕酮浓度大于192nmol/L时终止使用黄体酮，其分娩率与继续使用组无明显差异。③hCG与黄体酮联合用药。于取卵当天、取卵后第3、6天注射hCG 2000U。同时肌注黄体酮。④黄体酮加天然雌激素：采卵日起分两次肌注黄体酮总量80～100mg/d，如妊娠则维持剂量至超声检查日，此后逐渐减量至停药；自移植日起给予2～6mg/d天然雌激素戊酸雌二醇，口服。Baird等发现自然受孕周期比未受孕周期在排卵后12天有较高的E_2水平。Sharara等的一项研究表明E_2峰值至黄体中期下降超过4倍可致低种植率和低妊娠率。目前仅在接受赠卵胚胎移植周期，雌激素和黄体酮同时被常规用于黄体支持。自20世纪90年代早期，人们开始尝试将雌激素用于常规IVF周期黄体支持，并观察其效果。Fatemi 2006年在拮抗剂方案IVF周期中，自采卵日起加用4mg/d的戊酸雌二醇与单用黄体酮相比，种植率、继续妊娠率、早期流产率无显著差异。Lukaszuk 2005年研究了231个ICSI-ET周期，自采卵日起分别给0、2、6mg/d补佳乐持续整个黄体期，同时黄体酮600mg/d阴道给药，结果发现6mg组获得高种植率和高妊娠率，差异有显著性。有学者研究发现6mg/d戊酸雌二醇用于黄体支持有可能是提高IVF或ICSI-ET周期种植率和妊娠率、降低早期妊娠丢失率的有效剂量。

（3）妊娠的判定：于胚胎移植后的14、16天测定血清hCG水平及其上升情况以判断妊娠与否，或取晨尿查hCG以判断妊娠。若阳性可于月经49天以后进行超声检查以确定临床妊娠与否。要注意出现少量的阴道流血应继续密切观察，不能轻易否定妊娠。

（张　良）

第五节　单精子显微注射受精技术

随着人们对生殖医学基础理论研究的深入,针对部分不明原因不育及严重男性因素的不育症的治疗,常规 IVF 技术已不能完全满足临床需要,从而发明了显微受精技术特别是精子显微注射技术。目前临床上广泛应用的主要为卵母细胞胞浆内单精子显微注射(intracytoplasmic sperm injection,ICSI)。

一、适应证

(1)严重少精症,一次射精的精子密度≤$2×10^6$/mL。

(2)精子密度介于 $2×10^6$～$20×10^6$/mL,但前向运动精子(A＋B)＜40％或 A 级精子＜25％,或精子畸形率＞85％。

(3)精子密度正常,但精子活动率＜5％或精子畸形率＞95％。

(4)输精管阻塞或缺如:包括先天性输精管缺如和输精管阻塞的患者,睾丸活检示生精功能正常,可通过手术获得附睾或睾丸精子后行 ICSI。

(5)常规体外受精失败:在前次 IVF-ET 周期中,卵子不受精或受精率＜20％的患者,再次手术可考虑 ICSI。

(6)射精障碍,如逆行射精或电刺激取精等。

二、禁忌证

ICSI 的主要禁忌证为染色体异常或严重先天畸形,故所有患者在进行 ICSI 前,需检查夫妇双方染色体核型及激素水平,均在正常范围者方可进行 ICSI。

三、超促排卵与取卵

使用药物监测与取卵过程和常规 IVF-ET 基本一致。

四、显微受精设备

①倒置显微镜及显微操作仪;②恒温载物台;③卵固定针、卵注射针;④IVFET 实验室设备。

五、卵母细胞的处理

取卵后 4 小时,进行去除卵丘结构的处理。采用酶消化法和机械法相结合。将卵冠丘复合物(OCCs)置于 80U/mL 的透明质酸酶中反复吹打,以去除大部分颗粒细胞,时间控制在 1 分钟内。然后在 HEPES 缓冲的培养液中换用不同口径的巴氏管吹打,直至颗粒细胞去除,可看清极体和卵母细胞成熟度。将卵子转移至受精用培养液中至显微注射。

六、精液的处理

(一)密度梯度离心

可采用密度梯度离心法处理少、弱精精液及附睾/睾丸穿刺精液。目前商品化的密度梯度液的主要成分为硅烷包被的胶体硅分子,对胚胎无毒,不像 Percoll 为聚乙烯吡咯烷酮包被的胶体硅分子,可能存在潜在毒性。密度梯度离心也要根据不同的精液样本进行调整,特别是离心时间、离心速度、梯度体积的调整。离心速度越高,获得的活动精子和低密度分子也越多,因此,如离心速度高,则时间应缩短。梯度体积越大,滤过效果越好,但得到的精子也越少。对严重少精样本,则需采用小体积(mini)梯度,不仅可改善滤过效率,而且小体积使获精子率增加。①在锥形离心管内加入80％或90％密度梯度液1～1.5mL,在其表面缓慢加入40％或45％密度梯度液1～1.5mL,注意勿混合,两液体间应有清晰的界面;②在两液体表面缓慢加入已液化的精液1～1.5mL,以300g离心20分钟;③吸去精浆及40％或45％密度梯度液层,保留80％或90％密度梯度液层;④换新的巴氏管,插入锥形管底,吸取沉淀到含4mL hepes缓冲的培养液的试管中,混合后400g离心10分钟;⑤转入含3mL培养液中,混匀,离心300g×5分钟,弃上清液,轻指弹管底,让沉淀松散,滴片分析精子密度、活力及形态,置入37℃培养箱待用。

（二）上游法

同IVF的精液处理。但沉淀可用含HEPES培养液稀释至精子浓度<300 000/mL备用。

（三）直接沉淀法

如果精子密度太低,而活力尚可时,则采用直接离心沉淀法。

七、显微操作

1）显微操作皿的准备:ICSI皿的中央为5～10μL的10％聚乙烯—氯五环酮(polyvinylpyrolidone,PVP)的培养液,周围绕以数滴5～10μL的培养液,再以无毒矿物油覆盖,将处理后精子加入到皿中央的PVP溶液中,处理后的卵子则单个地加入其周围的培养液中。

2）注射前的准备:检查操作平台温度是否达到设定温度(通常为39℃左右),检查显微操作仪、注射系统的连接、运行是否正常,并排空注射系统的气泡。

3）装上显微固定针和显微注射针,并在低倍镜下调试显微固定针及显微注射针的角度和高度。

4）显微注射针过程。

（1）精子的制动:精子在注入之前,必须经过制动。在200×镜下,先将视野调至中央的精子,即PVP小滴液面的边缘,选择一条活力好的形态正常的精子,将注射针稍微调高后,垂直放于仍在活动的精子尾部的中点,慢慢下压,随即将注射针快速拉过精子尾部,使精子制动。将制动的精子从尾部吸入注射针内,然后将注射针移至含MⅡ卵细胞的液滴。精子制动可使精子质膜失去稳定性,致使卵母细胞激活,诱导所必需的精子胞液因子及其他成分释放。注意制动过程必须轻柔而有效,避免损伤精子。

（2）显微注射:用显微固定针固定卵子,将显微注射针与卵子均调节至最清晰状态,使注射针位于卵子的正中部位,卵子的极体位于12或6点位置(尽量减少对纺锤体的损伤)。将精子推至注射针尖端处,注射针于3点钟位置垂直穿越透明带及卵子胞浆膜进入胞浆内,回吸可见破膜过程,表现为部分胞质和精子迅速回流,然后将回抽的胞浆连同精子以及尽量少的PVP一起缓慢注入胞浆,最后撤出注射针,把精子留在胞浆内。如果精子被注射到卵周间隙或随注射针漏出,则需要重复注射一次。将注射后的卵子在培养液中冲洗数次,再移至新鲜的培养液中继续培养。

（3）胞质回吸破膜所形成的机械刺激也是ICSI中激活卵母细胞的重要途径,如果操作不正确,卵母细胞可能未能激活而不受精,而操作过猛,回吸胞质过多,则可能损伤卵或将过多PVP注入卵质内,导致卵退变或发育不良。

（4）其他注意事项:①操作过程保持温度稳定,卵的微管系统对温度变化敏感,受干扰后导致染色体分离异常,产生非整倍体。②避免卵的孤雌激活:脱颗粒时不够轻柔、透明质酸酶浓度过高、低温刺激等都可能使卵激活,应尽量避免。

八、单精子注射后的处理

受精、卵裂、移植及黄体支持同IVF。

（张　良）

第六节 胚胎冷冻保存—移植技术

自 1983 年澳大利亚 Trounson 等首例人类冻融胚胎移植成功妊娠后,此项技术作为 IVF-ET 技术的补充,已被各国生殖中心广泛应用。胚胎冷冻保存已成为人类辅助生殖技术必不可少的重要组成部分。大量 IVF 剩余胚胎被冻存,在提高 IVF 的累积妊娠率,降低多胎率,降低总体治疗费用、预防卵巢过度刺激综合征等方面起着重要作用。通常胚胎冷冻采用慢速冷冻、快速复苏的冻融过程,又称程序化冷冻。而近年来发展起来的玻璃化冷冻技术具有简便、快速、经济和避免细胞内外冰晶形成的优点,尤其是超快速玻璃化冷冻在囊胚的冷冻保存方面显示出良好的临床应用前。目前胚胎冷冻保存—移植技术(frozen-thawed embryo transfer,FET)的临床妊娠率在 30% 左右。

一、适应证

(1)保存 COH-IVF 周期中的多余优质胚胎。
(2)有重度 OHSS 倾向者,为避免其进一步加重,可将胚胎冻存留待以后再移植。
(3)胚胎移植时插管入宫腔非常困难者。
(4)PGD 后等待诊断结果或必须排除供配子者 HIV 感染。
(5)接受赠卵周期。
(6)COH-IVF 周期中移植时患者有感染发热、严重腹泻等内科并发症。
(7)肿瘤患者在治疗病情控制后保存生育功能。
(8)保存患者年轻时胚胎,供年纪大时移植(时控生育)。

二、冻存胚胎的选择

为达到理想的冻融成功率,首要的是仔细选择预后良好的存活胚胎。从原核期至囊胚期的胚胎均可冷冻保存,但技术比较成熟的是卵裂期胚胎和原核期胚胎冻存。

卵裂期高质量的 2~8 细胞胚胎(1 级或 2 级,胞质碎片<20%,处于适当发育阶段)。卵裂球大小不一致或碎片率高会损害存活力。而原核期的受精卵必须透明带完整,胞质健康,两原核清晰可见。

三、卵裂期和原核期胚胎程序化冷冻和复苏

现在可从提供培养液的公司购买到冷冻液,随着制备方法不同,各冷冻液的使用方法和冷冻方案不尽相同,应遵照各厂家的使用说明。也可自行配制冷冻液。并参考标准的程序进行冷冻和复苏。

四、冻融周期子宫内膜准备

影响 FET 能否获得妊娠的因素有很多,主要取决于胚胎质量、子宫内膜的容受性及子宫与胚胎发育的同步化。随着冻融胚胎技术的日趋发展和成熟,对于子宫内膜准备的临床用药方案的选择显得尤为重要。主要方式:

(一)自然周期法

月经第 10~12 天开始监测卵泡发育及内膜发育情况,子宫内膜类型按 Godnen 等阴道 B 超检查子宫内膜形态学分类法分类,Ⅰ型,典型三线型或多层子宫内膜,外层和中央为强回声线,外层与子宫腔中线之间为低回声区或暗区;Ⅱ型,均一的中等强度回声,子宫腔强回声,中线断续不清;Ⅲ型,均质强回声,无子宫中线回声。内膜厚度测量为两外层强回声线的最大垂直距离。取移植前最后一次子宫内膜厚度>8mm 的,排卵后查血 P,当 P>5ng/mL 时,于次日(多在排卵后第 4~5 天)融胚,培养 2~3 小时后优选 1~3 个胚胎移植。并肌注黄体酮 40mg/d。

优点：它既符合胚胎着床的生理要求，又可减少周期药物使用给患者带来的痛苦、不便及增加经济负担。适用于月经周期规则、有排卵、卵泡监测可见内膜发育较好患者。

（二）激素替代（HRT）法

递增法口服补佳乐：月经第 1～4 天补佳乐 2mg/d，口服；月经第 5～8 天补佳乐 4mg/d，口服；月经第 9～12 天补佳乐 6mg/d，口服，月经第 13 天 B 超查内膜，当子宫内膜≤8mm，继续口服补佳乐，3mg，每日 2 次，或增量为 4mg，每日 2 次，子宫内膜＞8mm 时给黄体酮按 40mg/d、60mg/d、60mg/d、80mg/d 顺序给予。余同自然周期法。适用于：既往自然周期子宫内膜准备失败、无排卵和既往有卵泡发育停滞、排卵障碍的患者。

（三）自然周期加补加乐

使用于自然周期子宫内膜薄者。于月经第 10～12 天开始监测卵泡及内膜情况，根据患者内膜的厚度决定戊酸雌二醇，用 2～4mg/d，口服，2mg/d，阴道塞，或合用，排卵及内膜厚度达到 8mm 以上时，给黄体酮按 40mg/d、60mg/d、60mg/d、80mg/d 顺序给予。余同自然周期法。

（张　良）

第七节　精液冷冻

一、精液冷冻保存

精液冷冻保存是辅助生殖中成熟而常用的技术，已广泛用于人工授精的治疗。近年来，随着体外受精—胚胎移植尤其是 ICSI 技术的发展，精子冷冻技术的运用更为广泛。

适用于：将正常供精者精液冷冻保存，建立精子库；并可使供者于 6 个月后再次接受病毒筛查，阴性者才能将冻存精液用于受者；肿瘤患者接受放疗或化疗前，将精液冷冻供以后生育用；精神异常紧张或需出差者，在需要授精时不能提供精液，将其任何时候射出的精液冻存作为储备，在需要时可获得精子；冻存少、弱精精液，特别是经皮附睾取精（PESA）或睾丸取精（TESE）获得的少量精子，以避免反复穿刺取精。

手淫法取精，收集精液于无菌容器内；将精液样本置于 37℃ 培养箱内使其液化，在射精后 1 小时内进行处理和冷冻；按常规进行精液分析；使精子冷冻液复温至室温，精液样本也冷却至室温；室温下，以 1∶1 的比例将冷冻保护液逐滴加至精液中，边加边混匀，时间持续 2～5 分钟，确保完全混匀；活动精子多的精液样本可 2∶1 或 3∶1 稀释；精子数量很低，尤其是精液量大的样本可离心收集沉淀后加精子冷冻液；将稀释的精液分装至冻存管中，做好标记；尽快将冻存管放入程序冷冻仪行程序冷冻或液氮蒸汽中手动冷冻。

而复苏过程是从液氮中取出冻存管，流水冲至溶液融化，取出精液，取 1 滴样品评估数目和活力，立即通过密度梯度离心或上游法制备精子。

注意无菌操作，整个操作过程应在Ⅱ级（层流）生物安全柜内进行；一次只处理一个精液样本；冻存管标志清晰持久，在实验室登记本和患者病历资料中均有完整的相关记录。复苏前仔细核对冻存管的位置、实验室登记本和患者病历，确保一致；要求精液样本冷冻的患者须进行 HIV、HBV、HCV 和梅毒筛查，避免交叉感染。阳性患者的标本需单独存放。

二、附睾精子的冷冻

附睾穿刺取出较多活精子后，加入 Spermrinse（Vitrolife）常规法洗涤精子 2 次，2 次离心后仍用 Spermrinse 将沉淀精子密度调为 2～5 个/HP。ICSI 治疗周期直接用处理好的精子，ICSI 后若所剩余精子数目足以再次行 ICSI，则将剩余精子加以冷冻；诊断性穿刺则将精子 2 次洗涤处理后直接冷冻。按体积 1∶1 的比例加入冷冻保护剂(Sperm Freezing Medium),冻存管内静置 5 分钟,以使精子与保护剂充分混匀,液氮面上方悬吊 30 分钟,最后投入液氮冷冻保存。

(张　良)

第八节　植入前遗传诊断

植入前遗传学诊断(preimplantation genetic diagnosis,PGD)是在体外授精—胚胎移植(in vitro ferti-lization-embryo transfer,IVF-ET)基础上发展起来的一项新兴的衍生技术。其核心是在胚胎移植前,采取分子生物学技术对卵母细胞或体外培养的胚胎进行遗传学分析,去除携带严重遗传性疾病的胚胎,选取正常的胚胎进行移植,有效地防止了遗传病患儿的妊娠和出生,避免了选择性流产对患者造成的身心伤害和伦理道德观念的冲突,成为目前预防遗传缺陷儿出生的最佳方案之一。

Handyside 于 1990 年进行了 PGD 的第一次临床实施。当前在世界范围内,已完成了超过 7000 例 PGD,出生了 1000 多个经 PGD 检测的健康婴儿。目前已有假性肥大性肌营养不良症(DMD/BMD)、囊性纤维病、脆性 X 综合征、脊肌萎缩症、血友病、地中海贫血等 40 余种单基因和性连锁遗传病可采用 PGD 诊断。尽管诊断错误的危险很小,但大多数进行 PGD 的中心,都要求进行绒毛活检及羊膜腔穿刺等产前诊断以进行确诊。

目前应用的主要技术有多聚酶链式反应(PCR)和荧光原位杂交(FISH),前者主要用于单基因疾病的诊断;而后者主要用于染色体疾病的诊断。FISH 具有快速、安全、灵敏度高、特异性强等优点,已成功用于胚胎性别鉴定避免 X 连锁性疾病、非整倍体筛查以提高 IVF 成功率及平衡易位携带者。随着人类基因组计划的完成,人类各种疾病基因定位的实现,PGD 技术有望日趋完善,成为提高人口遗传素质、预防遗传缺陷儿出生的最有效手段,具有极其广阔的应用前景。

一、FISH 用于 PGD 的基本过程及技术要点

FISH 用于植入前遗传学诊断,基本过程如下:①选择和标记探针;②标本制作;③标记探针和变性靶 DNA 的特异杂交;④杂交探针的检测;⑤信号观察和结果分析。

(一)探针

①染色体特异性重复序列探针(如 α 卫星探针)。②单一序列探针。③全染色体涂抹探针(WCP)。

探针可用连接有荧光素的 dUTP 直接标记,也可用和生物素、地高辛一类的半抗原键合的 dUTP 间接标记。常用的标记方法有缺口平移法、随机引物法、PCR 法等。

(二)标本的制作

用于 PGD 的标本有卵母细胞的第一极体和第二极体,卵裂期胚胎的 1 或 2 个卵裂球,囊胚的滋养外胚层细胞。

标本经显微操作活检取得,活检的原则是不能损害卵母细胞或胚胎的继续发育能力,最常用激光破膜打孔后吸拉法进行活检。标本取出后经低渗、固定处理即可冻存以待 FISH 分析。对单细胞标本进行 FISH 分析,固定是 PGD 成功的关键步骤之一,固定过程中微核丢失导致特异性结合位点减少或消失及细胞核分散不佳致信号重叠是 FISH 误诊的主要原因。通常采用甲醛/冰醋酸或 Tween20/Hcl,与传统的甲醛/冰醋酸固定方法相比,Tween20/Hcl 固定的标本核丢失较少,而 FISH 信号更强。

(三)标记探针和变性靶 DNA 的特异杂交

标记探针和待测标本分别变性后,探针加到载玻片上与中期染色体或间期核进行原位杂交。对于单一序列探针和全染色体涂抹探针,需先与过量未标记的全基因组 DNA 或 Cotl 片段预变性,封闭非特异重复序列,即染色体原位抑制杂交(ISS)。杂交反应通常在 37℃大约 16 小时完成。对于重复序列检测,杂

交时间可更短(数分钟至数小时)。

（四）杂交探针的检测

用免疫细胞化学原理显示杂交反应。无论是直接还是间接标记探针,如信号太弱或为了获得稳定持久的强信号,可进行单层或多层免疫放大。

（五）信号观察和结果分析

探针信号用荧光显微镜检测。常配备多种双色或多色滤光片以便同时观察 DAPI、FITC、Rhodamine或 TexsaRed 等多种颜色的信号。荧光信号的成像可用高度敏感的高分辨力的彩色胶片摄取,也可用 CCD 照相系统或共聚焦激光扫描成像系统将摄得的影像储存在计算机里,通过适当的软件,聚焦成像在荧光屏上。为保证观察结果的可信性,需采用严格的计数标准和一定的统计学分析。

二、FISH 在 PGD 中的应用

（一）性别鉴定

对植入前胚胎进行性别鉴定,选择女性胚胎移植以避免 X 连锁隐性遗传病患儿的出生,自 1990 年首次取得临床成功以来,已在全世界许多实验室常规开展。尽管首例 PGD 的健康女婴是通过 PCR 实现的,但 FISH 的优势使其成为性别鉴定的首选方法。荧光素直接标记的双色间期 FISH 技术可在 2 小时内完成植入前胚胎的性别诊断,准确率达 100%,同时还可区分 XO、XX、XXX、XXY 等性染色体非整倍体。

（二）非整倍体筛查

非整倍体的 PGD 最早用于筛查进行 IVF-ET 的高龄妇女。大量 IVF-ET 的实践表明随母亲年龄增长着床率下降,而母亲年龄与胚胎生存之间唯一清楚的联系是非整倍体。在自然流产和新生儿中常见的年龄相关非整倍体也广泛见于未受精卵母细胞和卵裂期胚胎,且植入前胚胎中的染色体异常率明显高于自然流产胚胎,说明相当比例的染色体异常胚胎在着床前或着床过程中死亡。

非整倍体筛查的指征主要包括:高龄、反复自然流产和反复 IVF 失败。然而近年来关于非整倍体筛查的价值存在争议。Munne 等对非整倍体 PGD 后的 IVF 患者进行回顾性分析,按年龄、促排卵药刺激天数、血 E_2 水平、既往周期数等因素配对设立对照,结果表明:通过 FISH 分析选择移植染色体正常胚胎可提高高龄妇女的胚胎着床率,减少着床后胚胎丢失,继续妊娠率和分娩率明显增高。对不明原因反复流产患者植入前胚胎的 FISH 分析也得出:XY,13,16,18,21,22 染色体非整倍体明显高于对照组(因性连锁疾病进行 PGD 者),IVF 结合 PGD 可作为治疗不明原因反复流产患者的手段。然而近来也有学者持反对意见,认为非整倍体筛查并未提高高龄女性 IVF 的成功率。因此,非整倍体筛查的临床价值尚有待于多中心临床对照研究来进一步证实。

非整倍体筛查中 FISH 探针的选择很重要。PGD 的特殊要求决定了只能对 1~2 个细胞进行分析,这 1~2 个细胞所提供的染色体信息越多,PGD 的效率越高。近年细胞再循环(在同一卵裂球上依次进行两轮或三轮 FISH 分析)的应用使能同时筛查的染色体种类大大增多,现已增至 9 种(XY,13,14,15,16,18,21,22)。通常 FISH 筛查的是自然流产和新生儿中最常涉及的染色体异常,但 Bahce 等的研究表明自然流产中常见的异常染色体不一定是导致胚胎着床率下降的染色体,如 1,17 染色体非整倍体仅见于卵裂期胚胎,因此有必要重新考虑非整倍体筛查的染色体种类。

（三）用于相互易位携带者,使之达到正常妊娠

相互易位指两染色体间发生的染色体物质的相互交换,是最常见的染色体结构畸变,发生率在新生儿中为 1/500。相互易位携带者因没有遗传物质的丢失,表型常是正常的。但在减数分裂过程中易产生遗传不平衡的配子而表现为反复妊娠丢失或出生表型异常后代,应用相应探针对极体或卵裂球进行 FISH 分析,移植正常信号胚胎,可达到正常妊娠。染色体相互易位种类很多,迄今已记载 500 余种,涉及多种染色体的不同部位;同时,在减数分裂中经交换、重组、分离等过程,相互易位携带者可产生多种类型的配子,给探针的开发和制备带来困难,这也是染色体易位 PGD 进展缓慢的重要原因。

目前用于相互易位 PGD 的探针主要为针对不同易位类型的特异性探针,这种探针的制备费时且昂

贵,包括跨越易位断裂点探针,邻近易位断裂点探针等。Munne 等分析 1 例 t(3;4)(p24;p15),结合跨越断裂点探针和 3 染色体的 α 卫星探针检出所有正常、平衡、不平衡胚胎,82% 为染色体异常胚胎,移植一正常胚胎和一平衡胚胎后妊娠。Conn 等用两种不同标记的邻近断裂点的 21 染色体探针检测 1 例 t(6;21)(q13;q22.3)患者,共 2 个 PGD 周期中 91% 的卵母细胞/胚胎表现 21 染色体非整倍体,其中在一个周期单个正常信号胚胎移植后产生一生化妊娠,经检测为 6 染色体单体,可见这种探针设计只检测出 21 染色体不平衡而未考虑 6 染色体的不平衡。

用于罗伯逊易位携带者的着丝粒探针可区分不平衡胚胎,防止三体后代出生,但不能区分正常和平衡信号胚胎,而后者在家族中传递遗传病且易于流产。基于采卵后短期内卵母细胞第一极体染色体处于中期,Munne 等采用全染色体涂抹探针(WCP)分析女性易位携带者第一极体,可区分不平衡、平衡和正常卵母细胞。目前采用这一方法已对 11 名女性易位携带者进行 PGD,胚胎着床率非常高(41%),产生 5 例妊娠,且自然流产率显著下降,同组患者自然流产率从自然周期的 95% 降至 PGD 周期的 12.5%。为防止诊断错误,可加至少一个着丝粒探针以明确染色单体的提前分离,末端易位者需加一端粒探针。用 WCP 进行中期极体 FISH 分析似乎是最有效的为女性易位携带者提供妊娠的方法。最近一种新的可商业提供的染色体特异性亚端粒探针将促进相互易位 PGD 的发展,这种探针可用于任何相互易位,无须制备特殊探针。必要时与近端探针组合,可检测易位携带者减数分裂的所有不平衡产物。

（四）其他

除上述各应用外,FISH 还可用于其他染色体结构畸变的 PGD(如缺失,倒位等)。

三、FISH 的局限性

FISH 观察到的信号并不一定能代表真实的情况,有 6%～18% 的错误率(假阳性和假阴性)。

(1)早期卵裂的胚胎存在高比率的嵌合体是导致误诊的主要原因。按照 Munne 分析,将异常胚胎误诊为正常胚胎的概率为 4.3%。将正常胚胎误诊为异常胚胎的概率为 5.6%。另有报道发现,PGD 筛查染色体异常误诊率达 15%。获取 2 个卵裂球检测可减少误诊率。

(2)假单体为常见的错误,主要与标本制备过程中微核的丢失有关,用 Tween20/Hcl 取代甲醛/冰醋酸固定标本并谨慎操作可减少微核丢失;假单体也可能是信号叠加的后果,这就要求标本制作时尽量使细胞核分散,尽量保证每种染色体用不同荧光素来显示,合理的信号判断标准也很重要。

(3)来源为二体胚胎中的假三体或单体胚胎中的假二体,即信号分裂,除与固定过程有关外,某些探针易分离(如 18 染色体的 α 卫星探针)也不容忽视,应以非重复探针代替。植入前胚胎嵌合体比例较高,也会导致错误,但嵌合体产生的错误无法消除,除非更多细胞用作分析,如囊胚分析。因此,PGD 后妊娠的妇女均应做产前诊断。

（张　良）

[1] 常美英.妇产科疾病与病例解析[M].石家庄:河北科学技术出版社,2013.

[2] 单鸿丽,刘红.妇产科疾病防治[M].西安:第四军医大学出版社,2015.

[3] 邓姗,郎景和,田秦杰,等.协和妇产科临床思辨录[M].北京:人民军医出版社,2015.

[4] 丁淑贞.妇产科临床护理[M].北京:中国协和医科大学出版社,2016.

[5] 冯进.妇产科护理学[M].北京:中国中医药出版社,2016.

[6] 冯琼,廖灿.妇产科疾病诊疗流程[M].北京:人民军医出版社,2014.

[7] 冯文,何浩明.妇产科疾病的检验诊断与临床[M].上海:上海交通大学出版社,2012.

[8] 贺朝.妇产科疾病介入治疗学[M].石家庄:河北科学技术出版社,2013.

[9] 华克勤.住院医师规范化培训 妇产科示范案例[M].上海:上海交通大学出版社,2016.

[10] 贾书荣,王泽菊,温晓辉.妇产科疾病诊疗思维[M].上海:第二军医大学出版社,2010.

[11] 孔玲芳.妇产科疾病诊疗程序[M].石家庄:河北科学技术出版社,2015.

[12] 乐杰.妇产科误诊病例分析与临床思维[M].北京:人民军医出版社,2011.

[13] 黎梅,周惠珍.妇产科疾病防治[M].北京:人民卫生出版社,2015.

[14] 李继俊.妇产科内分泌治疗学[M].第3版.北京:人民军医出版社,2014.

[15] 李亚里,姚元庆.妇产科聚焦[M].北京:人民军医出版社,2011.

[16] 林寒梅,李善霞.妇产科中西医结合诊疗手册[M].北京:化学工业出版社,2015.

[17] 凌奕,金松.妇产科实践指南 英汉对照[M].杭州:浙江大学出版社,2013.

[18] 刘东,马丁.慢性病用药指导丛书 妇产科疾病用药分册[M].武汉:湖北科学技术出版社,2015.

[19] 刘琦.妇科肿瘤诊疗新进展[M].北京:人民军医出版社,2011.

[20] 刘元姣,贺翔.妇产科速查[M].北京:北京科学技术出版社,2015.

[21] 刘芸,黄吴键.妇产科医嘱速查手册[M].第2版.北京:化学工业出版社,2013.

[22] 马丁.妇产科疾病诊疗指南[M].第3版.北京:科学出版社,2013.

[23] 马偕医院妇产科医师团队.妇产科常见病症防治图解[M].新疆人民卫生出版社,2016.

[24] 彭鹏,赵福亮,杨俊艺,等.基层医院妇产科手术学[M].上海:第二军医大学出版社,2011.

[25] 史常旭,辛晓燕.现代妇产科治疗学[M].北京:人民军医出版社,2010.

[26] 史佃云.新编妇产科常见病防治学[M].郑州:郑州大学出版社,2012.

[27] 王晨虹,陈敦金.妇产科住院医师手册[M].长沙:湖南科学技术出版社,2012.

[28] 王宏丽,李玉兰,李丽琼.妇产科学[M].武汉:华中科技大学出版社,2011.

[29] 王建六,古航,孙秀丽.临床病例会诊与点评 妇产科分册[M].北京:人民军医出版社,2012.

[30] 魏丽惠.妇产科[M].北京:中国医药科技出版社,2014.

[31] 吴素慧.新编妇产科住院医师问答[M].武汉:华中科技大学出版社,2015.

[32] 向阳.协和妇产科查房手册[M].北京:人民卫生出版社,2016.

[33] 谢庆煌,柳晓春.经阴道子宫系列手术图谱[M].北京:人民军医出版社,2012.

[34] 杨慧珍,张媛.妇产科医生临床手册[M].太原:山西科学技术出版社,2013.

[35] 杨延冬.妇产科诊疗常见问题解答[M].北京:化学工业出版社,2013.

[36] 张帆.妇科急腹症的临床诊治分析[J].中国社区医师:医学专业,2013,7(182):188.

[37] 郑翠玲.妇产科疾病的诊断与治疗[M].昆明：云南科技出版社,2016.

[38] 周容,傅晓冬,肖雪.妇产科疑难问题解答之胎监篇[M].成都：四川大学出版社,2016.

[39] 孔敏蓉,金玉杰,龚丹丹等.改良 B-Lynch 缝合术治疗 45 例剖宫产术中宫缩乏力出血临床探讨[J].黑龙江医药,2016,29(6):1238-1240.

[40] 苏明兰[1].水通道蛋白在子宫内膜异位症的表达及子宫内膜细胞迁徙中的作用[J].中国现代药物应用,2016,10(13):18-19.

[41] 田君.左炔诺孕酮宫内缓释系统在子宫内膜异位症治疗中的远期疗效分析[J].现代诊断与治疗,2017,28(5):852-854.

[42] 王红.慢性宫颈炎无创治疗 3167 例临床分析[J].中国妇幼保健,2018,33(1):72-74.

[43] 王伟.左氧氟沙星与阿奇霉素联用对患者宫颈炎的临床疗效与安全性评价[J].抗感染药学,2018,15(1):168-169.

[44] 吴雅琼.保妇康栓联合头孢曲松钠、甲硝唑治疗慢性盆腔炎的效果观察[J].实用妇科内分泌杂志(电子版),2017,4(28):17.